靶器官毒理学丛书

TARGET ORGAN TOXICOLOGY SERIES

化学致癌

Chemical Carcinogenesis

主编　朱宝立　王民生　莫宝庆
主审　常元勋

北京大学医学出版社

HUAXUE ZHIAI

图书在版编目（CIP）数据

化学致癌/朱宝立，王民生，莫宝庆主编.
—北京：北京大学医学出版社，2016.11
ISBN 978-7-5659-1429-4

Ⅰ.①化… Ⅱ.①朱… ②王… ③莫…
Ⅲ.①致癌物－研究 Ⅳ.①R730.231

中国版本图书馆CIP数据核字（2016）第172049号

化学致癌

主　　编：朱宝立　王民生　莫宝庆
出版发行：北京大学医学出版社
地　　址：（100191）北京市海淀区学院路38号　北京大学医学部院内
电　　话：发行部 010-82802230；图书邮购 010-82802495
网　　址：http://www.pumpress.com.cn
E-mail：booksale@bjmu.edu.cn
印　　刷：北京佳信达欣艺术印刷有限公司
经　　销：新华书店
责任编辑：陈　奋　张立峰　**责任校对**：金彤文　**责任印制**：李　啸
开　　本：880mm×1230mm　1/32　**印张**：25.125　**字数**：742千字
版　　次：2016年11月第1版　2016年11月第1次印刷
书　　号：ISBN 978-7-5659-1429-4
定　　价：92.00元

本书由

北京大学医学科学出版基金

资助出版

编写人员名单

主　　审　常元勋　北京大学公共卫生学院

主　　编

朱宝立　江苏省疾病预防控制中心

王民生　江苏省疾病预防控制中心

莫宝庆　南京医科大学公共卫生学院

编　　委　（以编写章节前后顺序排列）

常元勋　北京大学公共卫生学院

姜允申　南京医科大学公共卫生学院

莫宝庆　南京医科大学公共卫生学院

马文军　北京大学公共卫生学院

贾　光　北京大学公共卫生学院

谭壮生　北京市疾病预防控制中心

汪庆庆　江苏省疾病预防控制中心

张晓玲　江苏省疾病预防控制中心

卞　倩　江苏省疾病预防控制中心

白　瑩　江苏省疾病预防控制中心

王民生　江苏省疾病预防控制中心

蒋晓红　江苏省疾病预防控制中心

梁　婕　江苏省疾病预防控制中心

吕中明　江苏省疾病预防控制中心

凌　敏　江苏省疾病预防控制中心

党瑜慧　兰州大学公共卫生学院

李芝兰　兰州大学公共卫生学院

孙　宏　江苏省疾病预防控制中心

朱宝立　江苏省疾病预防控制中心
崔伦标　江苏省疾病预防控制中心
肖　竟　江苏省疾病预防控制中心

作者名单（以编写章节前后顺序排序）

王建锋　江苏省疾病预防控制中心
张恒东　江苏省疾病预防控制中心
俞　萍　江苏省疾病预防控制中心
陈新霞　江苏省疾病预防控制中心
石根勇　江苏省疾病预防控制中心
施伟庆　江苏省疾病预防控制中心
杨明晶　江苏省疾病预防控制中心
陈　耿　江苏省疾病预防控制中心
徐　军　江苏省疾病预防控制中心
陈俊义　兰州大学第二医院
赵乾龙　兰州大学第二医院
陈东亚　江苏省疾病预防控制中心
丁帮梅　江苏省疾病预防控制中心
胡贵平　北京大学公共卫生学院
王天晶　北京大学公共卫生学院

秘　　书　赵　茜　北京大学公共卫生学院

《靶器官毒理学丛书》编审委员会

（第二届）

序

《靶器官毒理学丛书》以机体各系统（器官）为靶器官，以靶器官损伤与外源化学物的关系为切入点，全面总结和介绍外源化学物对神经、血液、心血管、呼吸、免疫、消化、泌尿和生殖系统，以及眼、皮肤与骨的毒性表现、毒性机制、防治原则。丛书重点介绍近几十年来外源化学物对人和动物的致突变性、生殖发育（致畸）毒性及致癌性。这将填补我国这一领域的空白。

本丛书是国内第一套全面介绍外源化学物对各系统（器官）损伤的丛书。北京大学医学出版社委托常元勋教授担任本丛书编审委员会主任委员，组织全国部分院校、省（市）疾病预防控制中心的教授和研究员，作为本丛书各分册的主编。

本丛书作为毒理学综合参考书，具有系统性、完整性和先进性。我相信本丛书对从事环境卫生、劳动卫生、环境保护和劳动保护等领域的专业人员的工作和研究会有所帮助。

中国科学院院士
北京大学教授　王夔

2009年4月24日

丛书前言

20 世纪人类进步的一个表现是通过使用天然的和合成的化学物质解决迅猛增加的人口的生存问题，并且提高了人类的生活水平。但是经过一百多年的迅猛发展后，人们慢慢觉悟到生存、生活质量和安全是互相关联的，不可忽略其中任何一个方面。因此，环境有害化学因素对人体健康的影响已受到全社会的关注。

人体的生命活动是组成人体的各个系统（器官）功能的综合。因此，在健康状态下系统（器官）方能行使正常功能，如血液系统中血液的循环，呼吸系统对气体的吸入和排出，消化系统对食物的消化和吸收，泌尿系统对代谢产物的排出，免疫系统的防御功能，健康的生殖系统关系到出生人口的素质，皮肤是人体重要的保护器官，眼是重要的视觉器官。神经系统在人体各系统（器官）中起着主导作用，它全面地调节着体内各系统（器官）的功能，以适应内外环境的变化。由此可见，环境中任何一种化学因素，如果影响到某一系统（器官）或多种系统（器官）功能，将会引起人体综合功能的改变，导致损伤或死亡。

本丛书分为《神经系统毒理学》《血液毒理学》《呼吸系统毒理学》《心血管系统毒理学》《免疫毒理学》《消化系统毒理学》《泌尿系统毒理学》《生殖与发育毒理学》《皮肤、眼与骨毒理学》《内分泌毒理学》和《化学致癌》11 个分册。以机体各系统（器官）为靶器官，以靶器官损伤与外源化学物的关系为切入点，全面总结和介绍外源化学物对神经、血液、心血管、呼吸、免疫、消化、泌尿和生殖系统，以及眼、皮肤与骨的毒性表现、毒性机制、防治原则。重点介绍近几十年来外源化学物对人和动物的致突变性、生殖发育（致畸）毒性及致癌性。这将填补我国这一领域的空白。

由于本丛书是国内第一套全面介绍外源化学物对各系统（器官）损伤的丛书。为此，我们组织全国部分院校、省（直辖市）疾病预防控制中心的教授和研究员，作为本丛书各分册的主编。尤其令人振奋的是，作者群中有相当数量的年轻的、学有所长的硕士和博士，这显示了我国未来毒理学领域发展的巨大潜力。本丛书的出版发行无疑意味着我国毒理学研究水平正在向国际一流行列迈进。本丛书的编写得到了北京市疾病预防控制中心和江苏省疾病预防控制中心的资助，以及北京大学医学科学出版基金的资助，同时还得到各分册主编、编委及编写人员所在单位领导的大力支持。

本丛书作为毒理学综合参考书，具有系统性、完整性和先进性。对从事环境卫生、劳动卫生、食品卫生、毒理学、中毒抢救、环境保护和劳动保护等领域的专业人员的工作将有所帮助。

由于编写人员较多，文字水平有差别，编写者对编写内容的简繁掌握可能有所不同，本丛书难免有些疏漏之处，请读者谅解。

常元勋

2015.3.17

前　言

肿瘤方面的研究已逾百年，尽管取得了较大进展，但总体上许多常见肿瘤的发病率和死亡率仍居高不下，尚有许多肿瘤的病因至今仍不清楚，严重危害着人类的身心健康，并消耗着大量卫生资源。近10多年以来，随着毒物代谢组学、毒物基因组学、环境基因组学、表观遗传学、毒物蛋白组学等研究技术的发展，主要环境致癌物的识别和鉴定、生活因素在人类癌症发生中的作用、结构活性关系（QSAR）的确立、个体遗传易感性的差异和风险评估等方面已取得长足进步。

流行病学和职业医学研究证实，化学致癌物和其他环境因素是人类癌症的主要致病原因。某些特征性癌症发生率在不同国家有明显差别，例如，乳腺癌、胃癌、结肠癌和肝癌发病率各国之间可相差5～10倍。移民患癌症的危险性，通常与其原来生长国家类似，但其后代患癌发病率似乎与其移居国人群类似。由此可见，人类癌症主要与职业和环境接触致癌物，以及不健康的生活、饮食习惯有关，并非完全取决于遗传因素。当然，人类活动环境中存在的一些自然产物，例如黄曲霉毒素、黄樟素、蒿脑、吡咯哩硒啶生物碱（PAS）等，经研究证实是潜在致癌物。在国际癌症研究所（IARC）公布的致癌物名单中，许多致癌物是通过职业接触某种外源化学物后发现某一癌症发病率升高而确定的，例如多环芳烃和芳香胺、氯代溶剂、多溴联苯、杀虫剂、二噁英、砷、镍、铬、铍、镉、石棉和其他无机纤维等，其中多环芳烃既是重要的职业致癌物，又是环境致癌物，对人类健康危害极大。因此，化学致癌仍是近年来肿瘤研究的热点和重点。为此撰写一部全面、系统介绍化学致癌研究领域的最新成果、观点和方法的专著，以推动我国肿瘤防治研究的发展和相关科学知识的普及，正是《化学致癌》编著的初衷。

本书分总论和各论。总论主要介绍化学致癌研究的意义、发展历史和进展，致癌物分类，化学致癌物的代谢活化，致癌物致癌机制，致癌物识别与鉴定，肿瘤流行病学等。各论重点介绍一些常见的IARC分类中人类致癌因素（1类）和人类可疑或可能致癌因素（2类）等，主要描述实验动物和人致癌表现、临床表现、防治原则、致癌机制、危险性评价等。本书每章后附有近年来相关领域的重要参考文献，供读者深入查阅；同时为方便业内人士理解，本书保留了如ppm（10^{-6}）和ppb（10^{-9}）等国外习惯使用的非法定计量单位，特此说明。

本书的作者都是多年从事毒理学研究、职业病危害因素评价、食品安全风险评估、化学品毒性鉴定等方面的专家教授和毒理学硕士、博士，他们在繁忙的工作之余，尽心竭力，付出了辛勤的劳作，从而完成编写。东南大学和南京医科大学硕士研究生朱晓露、李诺和汪艳玲同学在文献资料收集和查阅等方面做了大量的工作，特此致谢！

由于化学致癌涉及众多学科和现代毒理学诸多实验室技术，加之各位编著者专业各有所长，书写风格各异，部分内容可能在少数不同章节中均有涉及，但侧重点不同，本书均予以充分尊重，由此给读者带来不便，敬请谅解。囿于各参编人员业务技术水平和工作经验，书中难免存在疏漏或不妥之处，真诚希望各位同仁和读者不吝赐教。

承蒙北京大学公共卫生学院常元勋教授对本书主审，对总论和各论的撰写进行指导和内容审校。对江苏省疾病预防控制中心、北京市疾病预防控制中心、北京大学公共卫生学院、南京医科大学公共卫生学院等单位参与编写的人员，以及北京大学医学出版社对本书出版的大力支持，在此谨表示衷心感谢！

朱宝立　王民生

2016年3月

目 录

第一部分 总 论

第二部分　对人类致癌的外源化学物

第三部分　对人类可疑与可能致癌性外源化学物

第一部分

总　论

第一章

绪　论

第一节　概　述

一、化学致癌物与人类癌症

流行病学和职业医学研究证实，化学致癌物（Chemical carcinogen）和其他环境因素是人类癌症（human cancer）的主要原因。特征性癌症的发生率不同国家是明显不同的。例如，乳腺癌、胃癌、结肠癌和肝癌发病率在各国之间可相差 5～10 倍。这种差异并非主要为遗传因素。移民患癌症的危险性，通常与其原来生长国家类似，但其后代患癌的发病率似乎与其移居国人群类似。由此可见，人类癌症主要与环境因素与生活习惯有关，并非决定于遗传因素，某些工业发达国家癌症死亡的主要原因，与他们职业和环境接触致癌物，以及不良的生活习惯，如吸烟，以及不健康的饮食习惯有关。

二、致癌研究的早期历史回顾

化学致癌的研究最早可追溯到英国内科医生 Hill J 和 Pott P 在 18 世纪 70 年代的直接临床观察。Hill J（1771 年）发现，某些鼻癌患者都是使用鼻吸烟器者，因为他们暴露于鼻烟。Pott P（1775 年）发现，扫烟囱的工人中许多人患阴囊癌，推测可能与其接触煤烟有关。但这些报道在当时影响很小。值得注意的是，德国外科医生 Rehn L（1895 年）报道，染料行业工人膀胱癌发生率很高。

最早开始致癌实验研究是 Yamagawa 和 Ichikewa（1915 年），他们将煤焦油反复涂抹在家兔耳朵上，发现在涂抹处出现皮肤癌。在此之后，Tsutsui（1918 年）报道，将煤焦油涂抹在皮肤上可诱发皮肤癌。随后英国学者在煤焦油沥青中分离出活性致癌成分，并鉴定为多环芳烃（PAHs）中的苯并（a）芘（BaP）（图 1-1）（Coak 等，1933 年）。

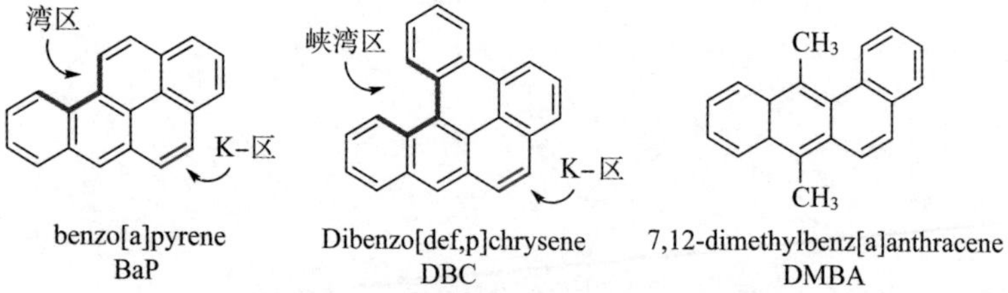

湾区 K-区 benzo[a]pyrene BaP

峡湾区 K-区 Dibenzo[def,p]chrysene DBC

CH_3 CH_3 7,12-dimethylbenz[a]anthracene DMBA

图 1-1　早期鉴定出的多环芳烃类致癌物

第二节　多环芳烃

一、结构-活性关系

发现某些 PAHs 具有致癌性后，人们很快提出疑问，什么是 PAHs 的活性结构？PAHs 的结构与活性关系（structure-activity relationships）被研究者证实，PAHs 是直接活化或经代谢活化，表现其致癌性。同时还提出 PAHs 的靶细胞是什么。早期研究认为，PAHs 是直接致癌物。因为其尿中代谢产物（酚、二氢二醇、苯醌及其结合物）无活性，或仅有轻度致癌性。

对 PAHs 的结构-活性关系进行了充分研究之后发现，PAHs 具有 4～7 个芳香环，并具有“湾区”（图 1-1）。

DAHs 的典型代表 BaP 在其 4,5 键之间有“K 区”引入甲基，活性通常加强。苯蒽［benz（a）anrhralcene，BA］不致癌，若在 BA6-、7-、8-或 12-位置引入甲基，生成 7,12-二甲基苯蒽（DMBA，图 1-1），就成为最强的致癌物。在一系列 5 环 PAHs 中，BaP 是最强的致癌物，dibenz［a,h］anthracence，benzo［g］chrysene 和 benzp［c］chrysene 是中等致癌物，其他异构体为弱肿瘤起动剂。国际癌症

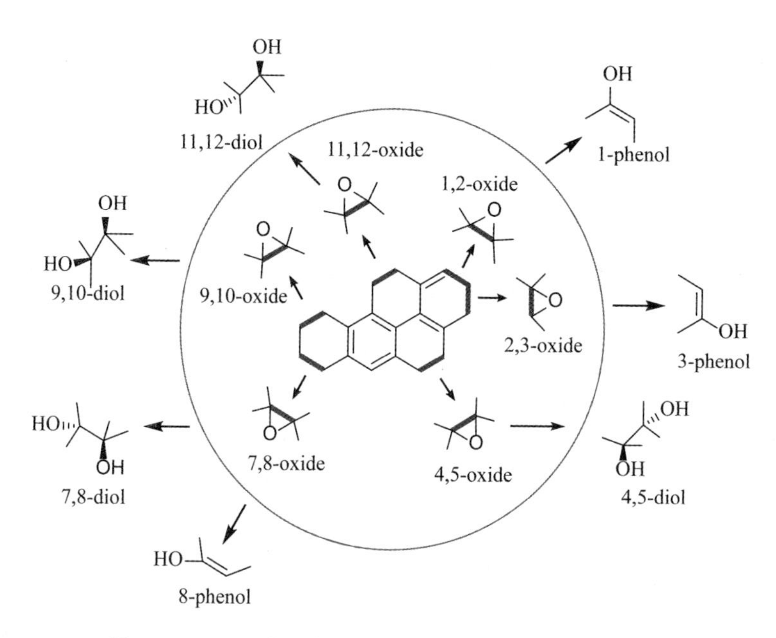

图 1-2 BaP 通过细胞色素 P-450 代谢过程及其代谢产物

研究所（IARC）将 BaP 归入 1 类，人类致癌物。

在 6 环 PAHs 中，dibenz［def・p］chrysene（DBC）是最强的致癌物。PAHs 分子中若被某些极性基因，例如 COOH、NO_2 和 SO_3H 取代，致癌性则大大降低。

二、代谢与代谢活化

Boyland（1950 年）设想，苯醌环氧物（arene oxides）是 PAHs 的主要代谢产物，同时生成酚、二氢二醇和其他氧化代谢产物，这种观点受到广泛接受。他认为 K 区苯醌氧化物，如 Bap-4,5-氧化物（图 1-1，图 1-2）是 PAHs 中最强的致癌物之一。由 Puelman（1995 年）提出“K 区”概念之后，将具有亲电性芳香键类似物称为 9,10-菲（9,10 phenanthrine）。

BaP 通过内质网细胞色素 P450 代谢（图 1-2）。苯醌氧化物经 3

条途径进行生物转化：①重排成酚；②经环氧化物水解酶催化水解为顺式-二氢二醇（Oesch 等，1984 年）；③与谷胱甘肽反应（Siger 和 Grunber，1983 年）。最为稳定的 BaP-2,3 氧化物，快速重排为酚。根据分子轨道理论通常是形成两种同分异构体酚之一，即 3-BaP。较为稳定的 BaP-7,8 氧化物可部分转化为二氢二醇；最为稳定的 BaP-4,5 氧化物可完全转变为二氢二醇。酚和二氢二醇可转化成水溶性结合物和硫酸酯。谷胱甘肽结合物转变为巯基尿酸。其次氧化物生成苯醌及其他高度氧化产物。Brosks 和 Lawley（1964 年）将^{3}H-PAHs 涂在小鼠背上形成了核酸和蛋白质加合物。这种加合物的生成，PAHs 必须经微粒体细胞色素 P450 氧化代谢完成。同时显示与 DNA 的结合程度与 PAHs 致癌性呈正相关（Goshman 和 Heidelberger，1967 年）。这种发现与 K 区氧化物作为活性代谢一致。Harvey 等（1978 年）合成了强致癌物 BaP 和 DMBA（图 1-2）K 区氧化物。Dansette 等（1974 年）报道合成了 BaP-4,5 氧化物。Baired 等（1973 年，1975 年）发现 BaP-4,5 氧化物和 7-甲基-BA-5,6-氧化物与 DNA 形成的加合物，经水解酶水解所得色谱图，与在体内形成的色谱图不同，因此，排除 K 区氧化物并非活性代谢产物。

（一）二醇环氧化途径（diol expoxide pathway）

BaP 代谢产物在小鼠细胞中形成的 DNA 加合物，较 BaP-4,5 氧化物形成 DNA 加合物有较强的色谱极性。Borgen 等（1973 年）将 BaP-7,8-二氢二醇与 DNA 在仓鼠肝微粒体中孵育，生成 DNA 结合物。Sims 等（1974 年）认为活性代谢产物是二醇环氧化物（图 1-3）。

据 Beland 和 Yagi 等（1975 年，1976 年）报道，已经合成立体的反式-和顺式-Bp 二醇环氧化物（anti-和 Syn-BPDE）（图 1-3）。Anti-BPDE 在分子表面有一个朝向环氧化氧的苄基羟基集团（benzylic OH group），而 Syn-BPDE 在相同分子面上也有这种集团。因此，这两种异构体就呈现出一对±对映体（图 1-3）。

根据 anti-和 syn-BPDE 推测在体内可能形成加合物结构。用 NMR 和质谱分析所得的 80%～85%的主要加合物，分别为 anti-BPDE-dGua 和 anti-BPDE-dAde（图 1-3）。以及已发现的其他一些类似

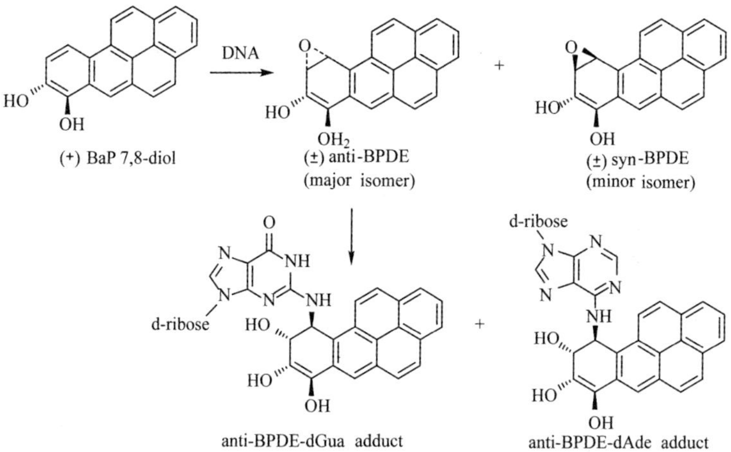

图 1-3 BaP-7,8-二氢二醇通过 CYP 代谢生成反式-BaP 和顺式-BaP 二醇环氧化物 (anti-and syn-BP DE)

的加合物。另外，BaP 在啮齿类、牛和人细胞中代谢也鉴定出上述类似 DNA 加合物。

Anti-和 syn-BPDE 在细菌和哺乳动物细胞中是强致突变物。在哺乳动物细胞，anti-BPDE 致突变活性明显强于 syn-BPDE；（＋）-anti-BPDE 致突变活性明显强于（-）-anti-BPDE。在小鼠皮肤涂抹致癌性实验中发现，（±）-anti-BPDE 的致肿瘤性明显强于（±）-syn-BPDE。PAHs 中的某些致癌物，如 DMBA、DBC、5-甲基䓛、苯并[a]䓛的二氧二醇-环氧化物已被合成。由此可见，二氢二醇-环氧化物代谢途径在 PAHs 的致癌中具有非常重要的意义。但不能排出 PAHs 其他代谢途径的作用。根据 Jerina 和 Daly（1977 年）提出的"湾区理论"，依据分子轨道理论计算，具有湾区结构的二氢二醇-环氧化物，可预测为强致癌物。它们能很快从内质网转入细胞核。在细胞核内与 DNA 反应生成加合物。BaP 和 DMBA 若具有 K 区氧化物结构，也能与核酸反应生成加合物。苯醌氧化物快速转变为酚，或转化为二氢二醇，不会在体内与 DNA 反应形成加合物。另外一种设想是，具有湾区的二氢二醇环氧化物能对抗酶的解毒作用，因此可在体内保留较长时间。同时环氧化区域定位在主体分子限制区域，也有利于其长期存在。从而不易通过酶调节转化为水溶性结合物。因此，具有湾区的二氢二醇环氧化物并非环氧化物水解酶的合适底物。同时湾区环氧化物又较苯醌氧化物稳定。因为湾区可保护它的环氧化物环，保证它可充分的由内质网转入细胞核，在细胞核内它们可损伤DNA。

（二）自由基-阳离子途径（radical-cation pathway）

这一途径PAHs一电子氧化生成短暂PAH自由基阳离子。据Cavalieri和Rogan报道，用Mn（DAC）氧化BaP，在HOAc中提供BaP自由基阳离子，然后与醋酸反应生成6-AcO-BaPc（图1-4）。

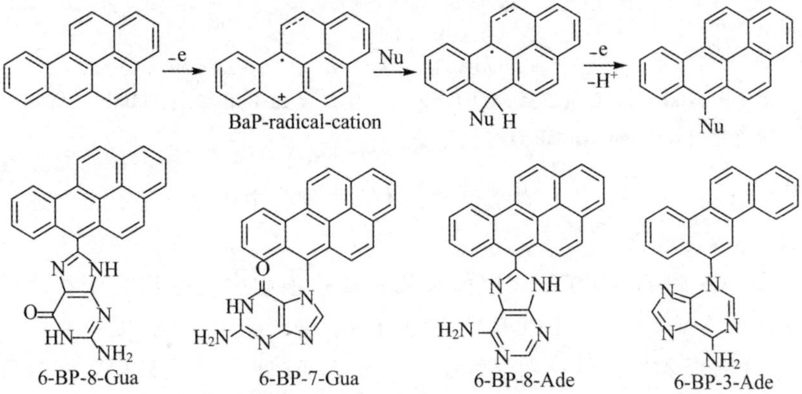

图1-4 BaP阳离子自由基与亲核物反应生成的几种脱嘌呤加合物

通过细胞色素P450过氧化酶可氧化BaP和PAHs。同样也可提供同样的PAH自由基阳离子，进一步与DNA起反应生成脱嘌呤加合物。在体外大鼠肝细胞和小鼠皮肤都证实BaP可形成脱嘌呤加合物（图1-4）。DBC-电子氧化也可产生类似加合物。近年来已有效合成出了BaP与鸟嘌呤和腺嘌呤加合物。

对于自由基阳离子途径仍有争议。高度活性自由基阳离子可在非常短的时间与细胞核和DNA反应，备受关注。值得怀疑的是，是否脱嘌呤水平能有效的超过本底水平，有人估计正常细胞中脱嘌呤速度约有 10 000 次/（细胞·天）。推测 PAH 自由基阳离子脱嘌呤起着重要作用。脱嘌呤速度足以超过这个本底水平。

（三）氧化还原-活化苯醌途径（redox-active quinine pathway）

这一途径首次被证实，BaP-7,8-二氢二醇，通过二氢二醇脱氧酶转化为邻苯二酚。不稳定的邻苯二酚自动氧化，最初生成半醌阴离子自由基和 H_2O_2，随后转变为苯醌和超氧阴离子自由基（图 1-5）。第一步，一电子氧化提供 O-半醌和 H_2O_2；第二步，一电子氧化提供 O-苯醌和超氧阴离子。O-苯醌进入氧化还原环，促进活性氧（ROS）生成并消耗 NADPH，或与 DNA 反应生成稳定的脱嘌呤加合物。

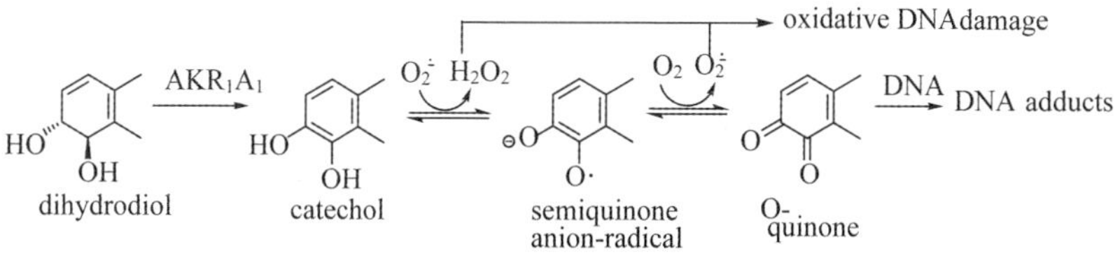

图 1-5　氧化-还原-活化苯醌途径

已知 ROS 可致 DNA 氧化性损伤，形成 8-OXO-dGuo，导致 G-T 转换。少量 PAH 苯醌通过这一途径可诱发大量 ROS 生成，可致大量 DNA 损伤。据 Park 等（2008 年）报道，这种活化途径在人肺腺癌细胞（A549）中起作用。推测可能在人肺癌发生中起重要作用。

第三节　芳香胺、酰胺与硝基芳烃类

一、芳香胺与酰胺

对于芳香胺的致癌性，应该追溯到 1895 年 Rehn 的发现，在德国染料工业中，作业工人出现膀胱癌高发现象。后来鉴定出致癌物是 z-amnonaphthylamine、4-aminobiphenye 和 benzidine（图 1-6）。

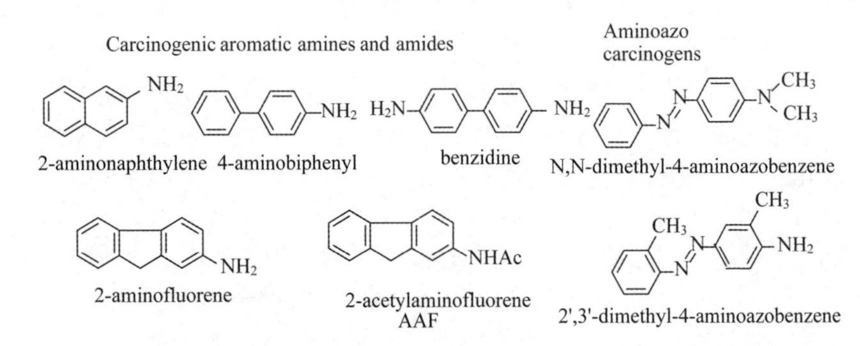

图 1-6 致癌性芳香胺、酰胺类、氨基偶氮化合物和硝基芳烃

Yoshida（1933 年）报道，用 O-aminoazotolune 和 2,3′-dimethyl-4-aminoazobenne 可诱发大鼠和小鼠发生肝癌。Kinosita 报道，N,N-dimethyl-4-aminoazobezene 为强膀胱致癌物。最初作为杀虫剂使用的 2-acetylamiofluorene（AAF），后来显示也为强致癌物（Wieson 等，1941 年）。

Miller 在 20 世纪 60 年代报道，给大鼠喂饲 AAF，在体内可转化为 N-hydroxy-AAF，其致肝和其他器官肿瘤的作用比 AAF 更强。近年的证据表明，AAF 代谢主要在肝，通过细胞色素 P450 进行 N-羟化作用（Beland 和 Kadlubar，1990 年）。AAF 的 N-羟化代谢产物转化为乙酸酯或硫酸酯，然后与 DNA 反应。这条代谢途径具有种属特性（Freundenthal 等，1999 年），在啮齿类动物主要致肝癌、肺癌和乳腺癌，但膀胱癌少见。在狗致膀胱癌。值得注意的是，在狗所致膀胱癌类似于人膀胱癌（diechmann 等，1965 年）。肿瘤发生的种属差异，与所用研究动物的品系具有不同的活化途径有关。例如，在啮齿类动物，N-HO-AAF 的进一步转化通过 3 条途径（图 1-7）：

（1）经硫酸酯酶转化为硫酸酯（Lai 等，1985 年）；

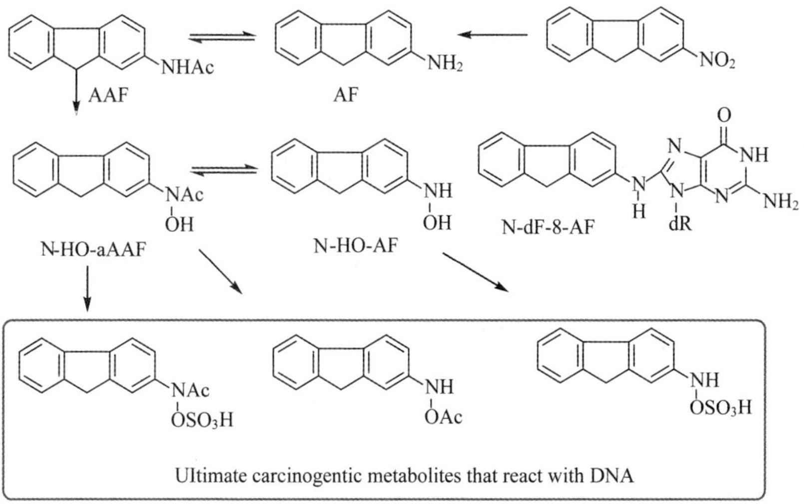

图 1-7　2-乙酰氨基芴（AAF）代谢活化

（2）N,O-乙酰转移酶催化乙酰基从氮转向氧，形成 N-AcO-aminofluorene（King 和 Glowinski，1983 年）；

（3）N-hydroxy-2-aminofluorene（A-HO-AF）脱乙酰化。

N-HO-AF 转化为活性 N-次硫酸酯（N-sulfoxy ester）（Beland 和 kadlubar，1990 年）。在狗体内的主要转化途径为形成 N-glucuronide（Pouko 等，1979 年）。转运至肾后，被水解而丧失与 DNA 反应活性。

N-HO-AF 与 DNA 反应，生成 dGuo-C-8 加合物 N-（deoxyguano-sin-8-yl）-2-aminofluorene（N-dG-8-AF）（Beland 和 Kadlubar，1990 年）（图 1-7）。

整体动物实验，给予 AAF，2-minofluorene，2-nitrofluorene，N-hydroxy 衍生物（N-HO-AAF、N-HO-AF）均可生成上述加合物（Beland 和 Kadlubar，1990 年；Lai 等，1985 年；Poirier 等，1988 年）。

dG-C-8 芳基胺加合物可在细菌和哺乳动物细胞诱发突变，这类突变主要是 G-T 转换。在 N-HO-AAF 诱发小鼠肝肿瘤期间，在原癌基因 ras 的编码 61 形成这类加合物。类似突变作用与人类膀胱癌发生有关（Fujita 等，1985 年）。

二、硝基芳烃类

硝基芳烃类（nitroarenes）是广泛存在的环境污染物。它们是在 PAHs 与燃料和某些有机物发生硝化反应生成。Pitts 等（1978 年）和 Jager（1978 年）报道，在模拟大气条件下，PAHs 与氮氧化物反应生成硝基芳烃类。1-nitropyrene（1-NP）和 1,3-、1,6 和 1,8-dinitropyrene（图 1-6）是静电复印油墨中主要的致突变成分。硝基芳烃同时又存在于柴油机燃烧排放气中、飞扬的煤烟中、城市空气颗粒物中，以及香烟烟雾中。美国国家毒理学计划（NTP）研究证实，1-NP 可能是人呼吸道致癌剂（NTP，1996 年）。二硝基芘比单硝基芘有更强的致癌性。有机物燃烧时所产生的其他致癌物 6-nitrochrysene、2-nitrofluene、4-nitrobiphenyl、2-nitrofluoranthene 和 3-nitrobenzanthrone，在人体内通过肝细胞色素 P-450 硝基还原为 N-hydroxy-1-aminopyrene（N-HO-AP）。随后通过 O-乙酰化生成具有遗传毒性的 N-acetoxy-1-aminopyrene（N-AcO-AP）（Hatanaka 等，2001 年；Sugimura 等，2004 年）。N-AcO-AP 与 DNA 反应生成 deoxyguanosine类似物，再通过N-HO-AF与DNA反应生成N-dG-8-AF（图1-7）。

第四节 N-亚硝基化合物

Magee和Narnes（1956年）首先证实了N-亚硝基化合物（N-nitroso compounds）是致癌物。用N-亚硝基二甲胺（NDMA）喂饲大鼠可诱发大鼠肝肿瘤。同时Magee及其同事还发现NDMA进入大鼠肝产生活性形式，可甲基化蛋白质和核酸。随后发现，用亚硝酸钠防腐的鱼肉喂饲绵羊，导致羊发病并死于肝毒性。最后证实鱼肉中含NDMA，推测NDMA是由二甲胺与亚硝酸盐反应生成，但最初是有争议的。因为亚硝化作用在酸性条件下发生，而鱼肉是中性或碱性，后来证实，亚硝化作用需在甲醛存在的条件下，在pH＝7时才能发生。

一、饮食中N-亚硝基化合物

人们对人类食物中是否含有N-亚硝基化合物进行了深入研究，发现广泛用于熏肉、火腿、香肠、烤牛排和烤鱼等食品的亚硝酸钠未受到严格控制。因此在上述食品中存在各种N-亚硝基化合物，特别是NDMA及其含二乙基类似物NDEA。随后又鉴定出其他一些类似N-亚硝基化合物，并且多数具有致癌性（Lawley，1990年；Lijinsky，1999年）。随后在啤酒和其他饮料中发现存在N-亚硝基化合物。Spizegelhalder等（1980年）分析了不同类型啤酒样品200多份，几乎都含有NDMA，其中黑啤酒含量最高，甚至高于肉类中NDMA含量。啤酒中NDMA最初来源于用燃气加热麦芽，麦芽中生物碱发生亚硝化作用而产生的。要解决这个问题，需将燃气与麦芽分离。

二、烟草特异的N-亚硝基化合物

最早在20世纪70年代的先驱研究者Hecheh等发现，烟草中的亚硝酸盐可诱发肺癌。烟草生物碱、烟碱与亚硝酸盐反应生成N-亚硝化合物 NNN、NNK 和 NNA（图 1-8）。

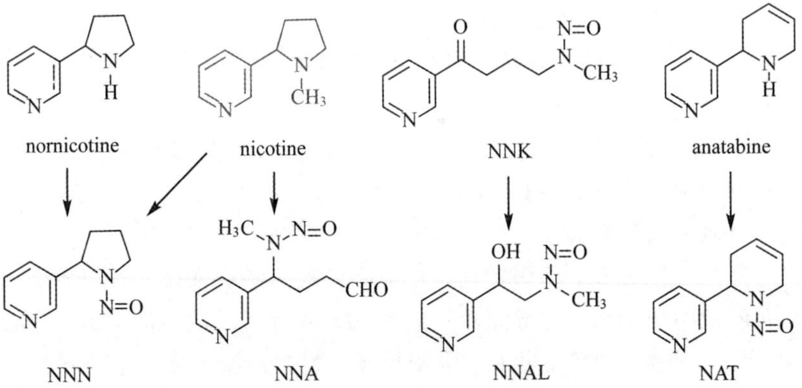

图 1-8 烟草中特异的 N-亚硝基化合物

最后鉴定出 7 种存在于烟草中的亚硝胺，其中 NNN 和 NNK 是最重要的致癌物。它们通常存在于主流烟、测流烟和未燃烧的烟草中。NNK 在所研究的多种动物中均可致肺癌，尤其对大鼠具有特别强的致癌性。同时 NNK 还可致胰腺癌、鼻癌和肝癌。NNN 对大鼠可致食管癌、鼻腔癌，对小鼠和仓鼠可致呼吸道肿瘤。

NNK 和 NNN 已被国际癌症研究所（IARC，2007 年）归入 1 类，人类致癌物。

三、N-亚硝基化合物代谢活化

已知二烷基亚硝胺，无论在甲基，还是在亚甲基位置上，通过 CYP450 2A6 羟化生成 α-羟基-二烷基亚硝胺（图 1-9）。

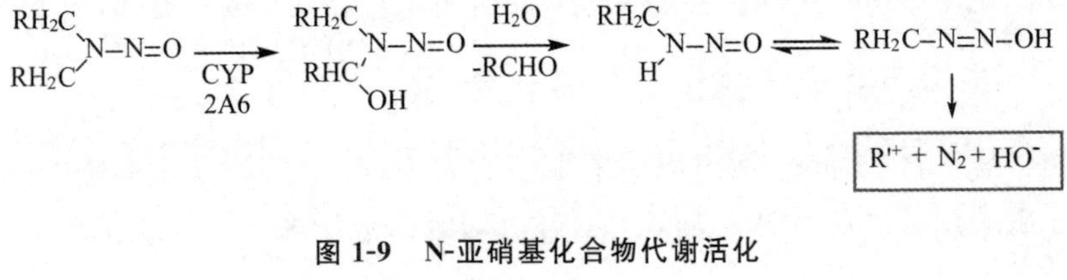

图 1-9 N-亚硝基化合物代谢活化

分解生成相应的乙醛和二烷基亚硝胺，并与二烷基重氮氢氧化物处于动态平衡（Preussmann 和 Stewart，1984 年），这些中间代谢产物是前致癌物，它们降解失去 N_2，生成高活性终致癌物烷基阳离子。它们有足够存在条件到达细胞核，并与 DNA 反应。

第五节 自然界与生活中生成的致癌物

在人类活动环境中产生的致癌物，公众通常产生一种概念，认为“自然”与“安全”是相同意义的。然而，某些潜在致癌物正是一些自然产物。其中包括霉菌代谢产物，例如黄曲霉毒素；各种草药和香料，例如黄樟素、蒿脑；植物产物，例如吡咯里西啶生物碱（PAs）。

一、黄曲霉毒素

黄曲霉毒素（aflatoxins，AF）是由丝状霉菌产生的霉菌毒素。它们通常是生长在谷物和其他农作物上的霉菌，如黄色曲霉菌（aspergills flavusa）和寄生曲霉（aspergillus perasiticus）的代谢产物。黄曲霉毒素主要分为 B_1、B_2、G_1 和 G_2（图 1-10）

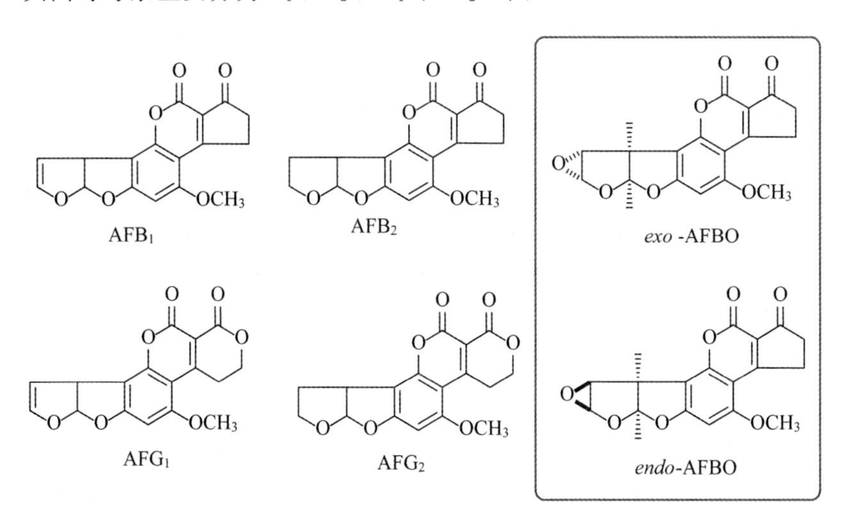

图 1-10 黄曲霉毒素主要成分

图中字母代表在紫外线下荧光颜色。B 为蓝色，G 为绿色。B 毒素有一个附着在香豆素内酯环上的环戊烯酮环。而 G 毒素具有一个替代的内酯环。黄曲霉毒素的活性主要与 AFB_1 有关，已知 AFB_1 为最强肝致癌物。黄曲霉毒素的荧光特性为筛查存在于谷物和各种商品中的黄曲霉毒素提供理论基础。

根据世界不同区域研究发现，食物中黄曲霉毒素的含量与肝癌发生率的关系，证实黄曲霉毒素是人类肝癌的主要致癌因素。研究证实，在非洲许多国家、中国和泰国，肝癌的发生与黄曲霉毒素有关。在美国东南部地区肝癌发生率高达 10%，可能与该地区每日平均摄入较高含量黄曲霉毒素有关。黄曲霉毒素影响全球健康问题，尤其是发展中国家。在这些国家中作为主要食物的谷物，多贮存在高热、高湿，有利于霉菌生长的条件下。IARC 认为，黄曲霉毒素是自然产生的毒素，是人类致癌物。已知 AFB_1 需要通过 CYP450 代谢活化为基因毒性物。根据其代谢产物与 DNA 反应，生成的 DNA 加合物，推测其主要代谢产物是 8,9-环氧化物（AFBO）。研究者最初试图合成 AFBO，但失败了，最终还是合成了（Iyer 等，1994 年）。首先，AFB_1 氧化为 2-甲基-2-环氧乙烷；随后通过 MFO 细胞色素 P450 代谢。通过这两种反应生成 exo-AFBO 和 endo-AFBO 两种异构体（图 1-10）。exo-AFBO 被认为是活性产物，在碱基回复突变试验中，具有很强的致突变作用。而 endo-AFBO 无致突变性。

尽管 AFB_1 是强致癌物，但小鼠相对不敏感。实验证实，小鼠肝微粒体比大鼠肝微粒体有较高特异 AFBO 产物，但小鼠对 AFBO 有较强的解毒作用（Eaton 和 Gallagher，1994 年）。AFB_1 诱发的致突变作用，主要与 AFBO 结合在 dGuo 位置一致，导致 G-T 转换（IARC，1993 年）。

二、黄樟素、蒿脑与相关化合物

烯丙基苯衍生物，如黄樟素（safrole）、蒿脑（estragole）等（图 1-11，图 1-12）是作为食物调味剂的草药和香料成分。檫本油中含 93%以上的黄樟素，龙蒿油含蒿脑高达 60%以上，而罗勒属植物油含蒿脑 20%～70%。甲基木精是罗勒属植物肉桂、香茅和甘淑树油的主要成分。肉豆蔻在欧芹中占 10%～30%，在肉豆蔻核仁和肉豆蔻皮中占 4%～8%。

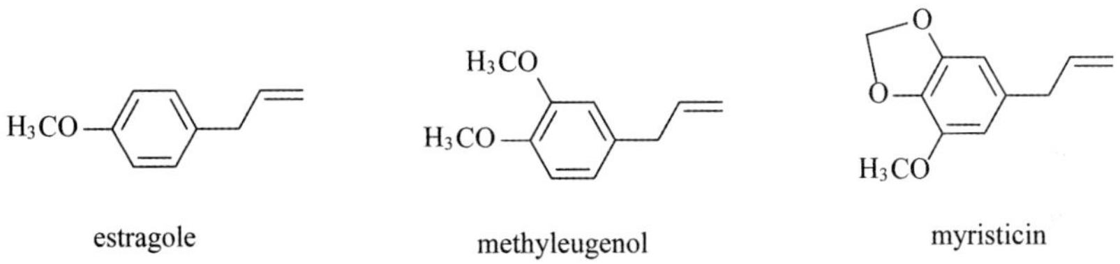

图 1-11 蒿脑可能转化的致癌物结构

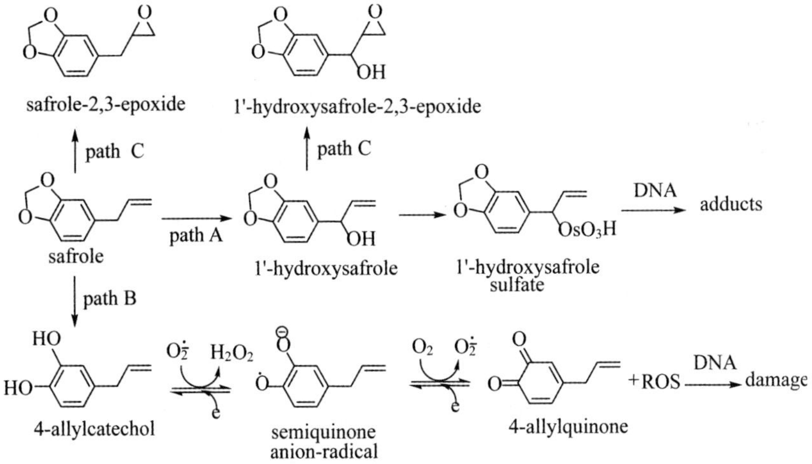

图 1-12 黄樟素的主要代谢途径

黄樟素（图 1-12，path A）的主要生物活化途径是经 CYP450 羟化为 1′-hydroxysafrole，随后，经硫酸转移酶转化为硫酸酯，硫酸酯分解生成烯丙基碳离子，并在 dGUO 位与 DNA 反应，生成 N_2-（trans-isosafrol-3-ye）-dGUO 和 N_2-（safrol-1-yl）-dGuo（Chung 等，2008 年）。

黄樟素的第二个活化途径（图 1-12，path B），通过 CYP450 催化 O-脱甲基形成 4-allycatechol，随后被氧化生成 4-allyl-o-quinone（Bolton 等，1994 年）。在此过程中，还可生成活性氧（ROS），并导致 DNA 损伤，这里还有一个次要途径（图 1-12，path C）1′-hydroxysafrole 环氧化生成 1′-hydroxysafrole-2′, 3′-epoxide（Wiseman 等，1985 年）。IARC（1976 年）将黄樟素归入 2B 类，人类可能致癌物。

三、吡咯里西啶生物碱

吡咯里西啶生物碱（pyrrolizidine alkaloids，PAs）是自然产物，多数有肝毒性和致癌性。多数有毒 PAs 是由紫草科（Boraginaceae）、菊科（Compositae）和豆科（Legumionsae）三种植物种属产生的。现在已从这 3 类种属植物中鉴定出 660 种以上 PAs，其中一半以上 PAs 是有毒的。含 PAs 的植物长期在民间用作草药茶和草药。如紫草科植物，是常用的草药茶，通常含有 PAs，并可引起中到重度肝损伤。尽管美国 FDA 明文规定禁用紫草科植物做为食品添加剂，但人们仍广泛认为 PAs 对健康有益。人们接触 PAs 主要是来自食品的污染。许多 PAs 中毒事例，都是因食用被 PAs 污染的麦粉制作的面包。其他摄入 PAs 的途径，包括食用由于喂饲含 Pas 饲料的动物的乳制品，以及食用蜜蜂采集含有高含量 PAs 的花粉，而产生的蜂蜜。多种重要的 PAs 结构见图 1-13。

吡咯里西啶结构多具有 2～5 种稠环，并共用氮原子。一个环有 OH，而在其他环还有 CH_2OH 和双键。无双键 PAs 通常是无毒的。在多数情况下，环上链接替代的二酯。单酯 PAs 毒性低于双酯 PAs，例如野百合碱（monocrotaline）、瑞德灵（riddelliine）和倒千里光碱（restrosine）（Fu 等，2001 年）。PAs 的毒性范围，包括与 DNA 结合，DNA 交联、蛋白质-DNA 交联，致突变和致癌性（Fu 等，2001 年）。PAs 需代谢生成吡咯样衍生物才表现其肝毒性，瑞德灵的活化途径见图 1-13。

途径 A 催化脱酯生成 necine 基（retronecine）。途径 B 通过在烯

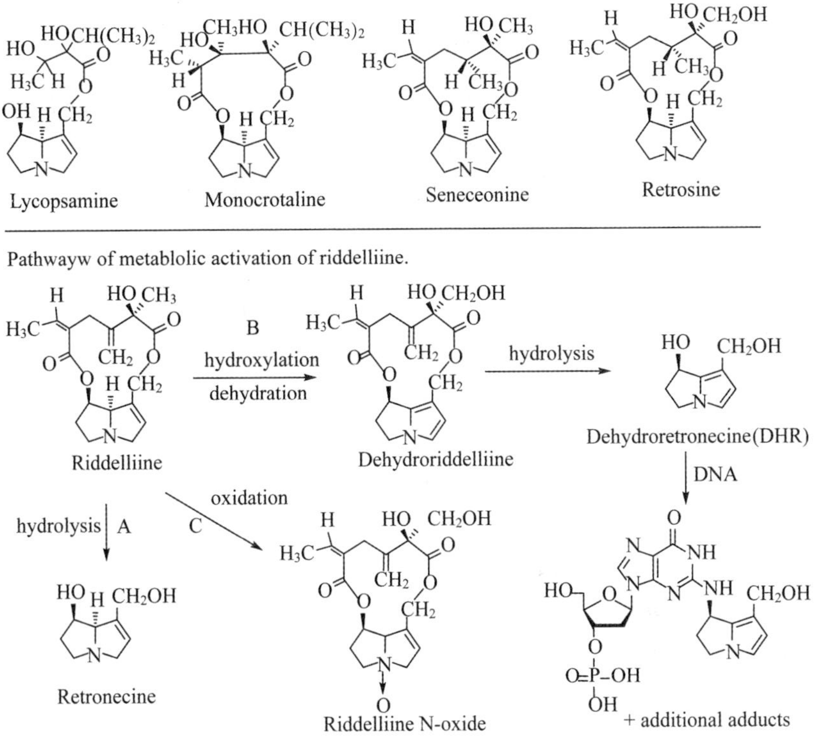

Lycopsamine　Monocrotaline　Seneceonine　Retrosine

Pathwayw of metablolic activation of riddelliine.

Riddelliine　B hydroxylation dehydration　Dehydroriddelliine　hydrolysis　Dehydroretronecine(DHR)　DNA

hydrolysis A　C oxidation

Retronecine　Riddelliine N-oxide　+ additional adducts

图 1-13　吡咯里西啶生物碱结构与瑞德灵代谢途径

丙基位置羟化，在其不饱和环通过羟化脱氢，生成 3-或 8-hydroxy-necine 衍生物，随后脱水生成 dehydroriddelliine，并再水解成为 dehydroreonecine（DHR）。途径 C 氧化为 riddelliine N-oxide。近年来的证据表明，途径 B（CYP450 催化 DHR 形成）可能具有重要作用。在小牛胸腺 DNA 存在条件下，无论在人还是大鼠肝微粒体能生成 8 种加合物，这 8 种 DHR 与小牛胸腺 DNA 形成的加合物已全部鉴定出来（Yang 等，2001 年；Xia 等，2003 年）。其中两个加合物是差向异构体 DHR-dGua 单磷酸加合物，并且在 DHR-7 与 dGua2-氨基形成共价结合（图 1-13）。因此推测可能 dehydroriddelline 与 DNA 共价结合，或首先启动 DHR 的生成，随后与 DNA 反应。

四、烹饪中生成的杂环芳香胺

烹饪生成的杂环芳香胺（neterocyclic aromatic amines formed in cooking，HAAs）是正常人饮食中的成分。最初在炸鱼时发现HAAs（Sugimura，1976年），并证实在细菌实验中具有很强的致突变性（Sugimura，2000年和2004年）。在随后的研究中，从烹饪肉类中鉴定出致癌性HAAs。

HAAs分为二类：第一类为2-amino-3-imidozo（4，5-f）-quinoline（IQ）及其类似物MeIQ、MeIQx；第二类为Trp-p-1、Glu-p-2和phiP（图1-6）。在肌酸酐、氨基酸和糖混合物在加热过程中形成含与IQ相关化合物，并在细菌实验中呈现较强的致突变性。第二类化合物是氨基酸和蛋白质热解产物。

HAAs可诱发大鼠和小鼠多种肿瘤。HAAs主要致肝癌，其次是结肠癌、乳腺癌和前列腺癌（Sugimura等，2000年）。HAAs在啮齿类动物和人体中代谢活化，首先通过细胞色素P450（CYP450）IA2对氨基进行羟化作用，随后对N-HO进行乙酰化。N-乙酰基代谢并分离生成高活性arylnitrenium ions（$Ar-NH^{+}$），并与DNA反应生成类似于其他芳香胺生成的dGuo-C-8加合物（Snyderwune和Turteltaub，2000年；Turesky等，1992年）。

第六节 化学致癌物在人类癌症中的作用

一、职业致癌物

许多致癌物是通过在工厂工人接触某种外源化学物发现癌症发病率升高而确定的。例如多环芳烃（PAHs）和芳香胺就是由这种方法确定的。最为著名的例子包括：氯代溶剂、多溴联苯、杀虫剂，二噁英；有毒金属与类金属（砷、镍、铬、铍和镉）；石棉和其他无机纤维。PAHs是重要的职业致癌物，又是环境致癌物，接触PAHs的职业有铝生产、煤气作业、焦炭生产、铁和钢生产作业、焦油蒸馏法、页岩油提取、炭黑生产和炭电极生产等，PAHs 对运输工人，如卡车和出租车司机的健康也会带来极大危害。

二、化学致癌物在人类癌症中的重要性

癌症发生的实验研究自开始以来大约 100 年过去了。致癌作用研究的发展，是因为由 Watson 和 Crick 确定了 DNA 结构，并阐明 DNA 作为主要的遗传信息携带者。这种发现在分子遗传水平中提供了认识癌症发生的基础。并且这种发现快速进展。主要进展包括：

（1）鉴定出主要环境致癌物。

（2）人类癌症发生中生活因素的作用。

（3）证实生物转化的作用。

（4）个体遗传易感性的差异。

（一）鉴定出主要环境致癌物（identification of the major classes of environmental carcinogen）

自从 1930 年发现致癌物 PAHs，一系列致癌物被发现，例如氯甲基甲醚、环氧化物、氯乙烯、氯代烃杀虫剂、多溴联苯、二噁英、激素、甲醛，以及砷、镍、铬，铍和镉和石棉等。

（二）对生活方式作用的评价（appreciation of the role of lifestyle factors）

已知某些致癌物的致癌作用与其接触者的职业和生活方式有关。20 世纪早期，主要是职业因素，可能因为绝大多数是在生产车间中接触致癌物而发生癌症有关。对于生活方式与癌症发生的评价是很难，因为接触致癌物与癌症发生需经过很长时间。例如，从吸烟开始到肺癌发生约需 20 年或更长时间。第一次世界大战前，美国居民的肺癌发病率很低。在战争期间，在军中服役的美国军人养成吸烟习惯。20 多年以后，这些军人的肺癌发病远高于其他癌症，自从外科医生 General 报道，肺癌与吸烟有关之后，人们认识到生活方式与癌症发生有关。

已知 PAHs 是主要的环境污染物，主要来自各种燃烧过程，例如煤和油的燃烧产物；发动机和工业场所排放物；汽车和航空器发动机排放物；垃圾燃烧产物；森林火灾与火山喷发产物。全球每年的

BaP 排放量在 5000 万吨以上。然而，PAHs 主要来源于煤炭燃烧物。

亚硝胺可通过在空气中的 PAHs 与氮氧化物反应生成，也可在石油产品燃烧中产生。在柴油燃烧排出的 25％以上 1-硝基芘具有致突变活性。PAHs 和 mitro-PAHs 是重要的环境和职业致癌物。值得注意的是，在 PAHs 中非致癌物芘也可转变为致癌性硝基芳烃。

饮食和食物制品同样是致癌作用的重要生活因素。据报道，美国大约 35％的癌症死亡与饮食有关。饮食中的致癌物和前致癌物来自多种途径，其中包括自然发生的致癌物（咖啡酸）各种食品添加剂和调味剂（黄樟树油），燃料，防腐剂（亚硝酸盐），各种污染物，如农药、黄曲霉毒素，以及烹饪过程中产生的致癌物。另外一种饮食因素就是摄食的质量和数量。流行病研究证实，高脂肪和高热量摄入也是某些癌症发生的危险因素。

同时还有证据表明，在饮食中存在抗癌物质。例如，食物中的水果和蔬菜有降低胃癌、肺癌、乳腺癌和结肠癌发病率的作用。另外，大葱、西兰花和茶可有效预防食管癌、结肠癌、肺癌和乳腺癌。这些蔬菜和水果等的预防癌症效果因其内含类黄酮（芹菜素、杨梅黄酮、栎精和芸香苷等）。动物实验支持这些化合物是有效的抗癌剂。

（三）对生物活化作用的认识（recognition of the role of bioactivation）

致癌研究的最为重要的进展，人们普遍接受多数致癌物无直接致癌活性，需经酶转化为活性形式，才能产生遗传毒性作用概念。首先，已知化学致癌物的化学性质和结构不同，很难用单一机制解释它们的活性。然而代谢途径的研究揭示它们的基础机制类似。Miller 及其同事（1966 年）根据对 AAF 和其他致癌物的研究，提出，多数致癌物的终活性代谢产物是亲电性的，能与细胞大分子形成加合物。设想它们的靶点是蛋白质、RNA 和 DNA。

这些证据来自 Brooks 和 Lawley（1964 年）的发现，他们在小鼠皮肤上测得多种 ^{3}H-标记 PAHs 活性代谢产物与蛋白质、RNA 和 DNA 的结合。他们发现活性代谢产物与 DNA 结合程度有良好相关性，但与 RNA 和蛋白质结合程度不相关，这种观察结果与 DNA 是唯一的主要遗传信息携带者一致。Miller 设想，化学致癌作用的启动步骤是致突变作用，终致癌物引起 DNA 改变，这种设想获得广泛接受。

多数重要致癌物的活性代谢产物已经被鉴定出来（图 1-14）。已经充分证实，PAH 二氢二醇环氧化物代谢产物是 PAHs 的主要活化途径。通过 NMR 测定出 BaP 同质异构体二氢二醇环氧化物形成 DNA 结合物结构。质谱分析显示，（-）-antiBPDE 反应产物在 dGuo 的 2-氨基。多种证据表明，氧化还原苯醌途径可能是 PAHs 的重要代谢途径。近年来，在人肺 A549 细胞中证实了这种途径。类似的还原-活化苯醌途径涉及激素致癌以及黄樟素和其他自然油的活化过程（图 1-11）。

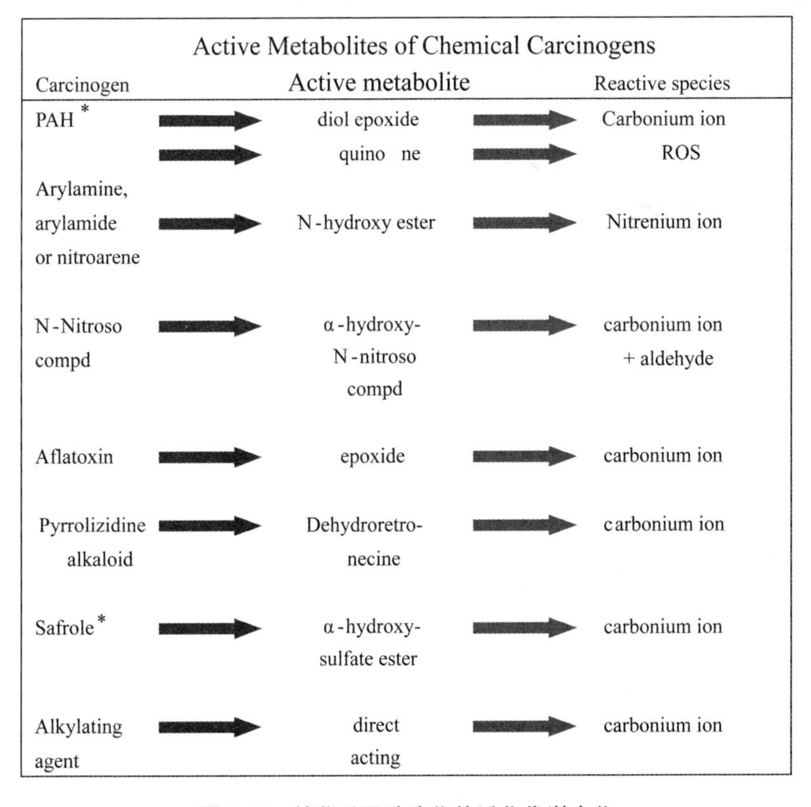

图 1-14 某些重要致癌物的活化代谢产物

第七节 结 语

尽管致癌研究有很大进展，但许多问题仍不清楚。一个重要问题就是，对致癌物致癌作用存在明显的个体差异。例如为什么不是所有吸烟者都患肺癌。个体间差异取决于活化和解毒途径之间的平衡。化学致癌物诱发的DNA结合物，可导致细胞致突变，在修复细胞活化原癌基因，灭活肿瘤抑制基因。

这些结合物的稳定水平取决于活化代谢产物的量，及其再活化或解毒的速度，以及DNA修复效力。这些过程中涉及的许多酶具有高度多态性。这些酶的遗传变异决定个体对致癌物的敏感性。

（常元勋）

主要参考文献

1. Penning TM. Chemical Carinogenesis：Current Cancer Research，New York NY：Humana Press LLC，2011：1-26.
2. Cooper CS，Grover PL. Chemical Carcinogensis. Berlin：springer-verlag，1990：267-325.
3. Coombs MM. Polycyclic Aromatic Hydrocarbons：Chemistry and Carnogenicity. Cambridge，UK：Cambridge University Press，1991.
4. Coombs MM. Human Cancer：Epidemiology and Environmental Causes. Cambridge，UK：Cambridge University Press，1992.
5. IARC. Monographs on the evaluation of carcinogenic risk of chemicals to humans：Some naturally occurring substances：food items and constituents，heterocyclic aromatic amines and mycotoxins. 1993 Vol 56，Lyon，France.
6. IARC. Monographs on the evaluation of the carcinogenic risk of chemical to human：Traditional beral medicines，Some mycotoxins，naphthalene and styrene. 2002 Vol 81，Lyon，France.
7. IARC. Monographs on the evaluation of the carcinogenic risk of chemical to human：Smokeless tobacco smoke. 2007，Vol 89，Lyon，France.

8. Mattocks. Chemistry and toxicology of pyrrolizidine alkaloids. London：Academic Press，1986.
9. National Research Council. Cacinogens and anticarcinogens in the human diet. Wsahington DC：National Academy Press，1996.

第二章

致癌物分类

目前世界上已知并登记在册的化学物有2600余万种，每年约有2000多种新化学物进入商品市场，但常见的和正在使用的化学物仅近10万种。在这些化学物中，有部分可能具有致癌性，即本章所述的致癌物。

致癌物是人们通过各种途径接触的、存在于自然界的外源化学物，它们对人类可能具有致癌性，能引起正常细胞发生恶性转化，并发生癌或肿瘤。

根据国际癌症研究所（IARC）2014年公布的致癌物名单，根据致癌物不同的性质，可将其分为不同的类别。

第一节　按化学性质分类

1. 金属（Ⅰ），如铝、铍、无机铅化合物、无机铅、二氧化钛等。

2. 金属（Ⅱ），如镉、铬（六价）、有碳化钨的金属钴、无碳化钨的金属钴、钴及其化合物、五氧化二钒、镍（金属和镍合金）等。

3. 有机金属，如甲基汞。

4. 氯及其化合物，如三氯化锑。

5. 硫及其化合物：硫酸（酸雾）、硫酸钴及其他可溶性盐类（2价）等。

6. 砷及其化合物，如砷和无机砷化合物。

7. 硅及无机硅化合物，如二氧化硅、石棉等。

8. 无机磷化合物，如磷化铟。

9. 有机磷农药，如敌敌畏。

10. 其他农药，如无机砷杀虫剂、敌菌丹、杀螨特、氯苯氧基除草剂、百菌青、七氯、草克死等。

11. 氮及无机氮化合物，如硝酸盐或亚硝酸盐（摄入）。

12. 有机氮化合物，如氮芥、氨基甲基咪唑并［4,5-f］喹啉、2-氨基-5-（5-硝基-2-呋喃基）-1,3,4-噻二唑、N-亚硝基吡咯烷、2-氨基-1-甲基-6-苯咪唑并［4,5-b］吡啶、盐酸苯偶氮吡啶、2-（2-甲酰肼基）-4-（5-硝基-2-呋喃基）噻唑、氮丙啶、2-甲氮丙啶、反式-2-［（二甲氨基）甲亚氨基］-5-［2-（5-硝基-2-呋喃基）-乙烯基］-1,3,4-噁二唑、N-亚硝基吗啉、2-氨基-3,4-二甲咪唑并［4,5-f］喹啉、2-氨基-3,8-二甲咪唑并［4,5-f］喹喔啉、N-亚硝基哌啶、2-氨基-9H-吡啶并（2,3-b）吲哚、1（3-氨基-1,4-二甲基-5H-吡啶并［4,3-b］吲哚）、3-氨基-1-甲基-5H-吡啶并［4,3-b］吲哚、2-氨基-3-甲基-9H-吡啶并［2,3-b］吲哚等。

13. 烷类化合物，如缩水甘油、平均12碳链和约60%氯化的氯化石蜡、1,4-二噁烷、N-甲基-N-亚硝基尿烷等。

14. 不饱和脂肪烃类，如1,3-丁二烯、异戊二烯等。

15. 混合烃类，如煤焦油沥青、柴油废物、柴油、汽油、蒸馏的煤焦油等。

16. 脂肪族环烃类，如1,2-环氧丁烷、4-乙烯环已烷、双环氧-4-乙烯环已烷等。

17. 氟代烯类，如四氟乙烯。

18. 氯、溴代烷类，如1,2,3-三氯丙烷、1,2-二氯乙烷、二氯甲烷、六氯环已烷类、六氯乙烷、四氯化碳、氯仿、溴二氯甲烷、1,2-二溴-3-氯丙烷等。

19. 氯代烯烃类，如氯乙烯、四氯乙烯、三氯乙烯、2,3,7,8-四氯二苯-对-二噁英、1,3-二氯丙烯、氯甲基丙烯、氯丁二烯等。

20. 氟、溴代烯类，如氟乙烯、溴化乙烯等。

21. 卤代环烃类，如六氯苯、对二氯苯等。

22. 脂肪族硝基化合物，如硝基甲烷、2-硝基丙烷、四硝基甲烷等。

23. 脂肪胺类，如N-亚硝基二乙胺、N-亚硝基二甲胺、N-亚硝基二正丁胺、N-［4-（5-硝基-2-呋喃基）-2-噻唑基］乙酰胺、N-亚硝基二正丙胺、N-亚硝基甲基乙胺、N-亚硝基甲基乙烯胺等。

24. 芳香族烃类，如4-氨基联苯、苯、3,4,5,3′,4′-五氯联苯、苯并（a）芘、二苯并［a,h］蒽、二苯并［a,l］芘、二甲基肼、环戊二烯并［cd］芘、氧化苯乙烯、多氯联苯、α-氯化甲苯类（二氯甲基苯、三氯甲苯、苄基氯）联合暴露、苯并［a］蒽、苯并［b］荧蒽、苯并［j］荧蒽、苯并［k］荧蒽、3,7-二硝基荧蒽、3,9-二硝基荧蒽、1,6-二硝基芘、1,8-二硝基芘、萘、1-硝基芘、4-硝基芘、二苯并［a,h］芘、二苯并［a,i］芘、茚并［1,2,3-cd］芘、乙基苯、多溴联苯类、苯乙烯、苯并［c］菲、䓛、5-甲基䓛、苯［j］并茈、黄樟素、二氢黄樟素、5-硝基苊、2,4-二氨基甲苯、对氨基偶氮苯、邻氨基偶氮苯、对二甲氨基偶氮苯等。

25. 芳香族氨基化合物，如联苯胺、2-萘胺、邻甲苯胺、4,4-亚双甲（2-氯苯胺）、萘氮芥、4-氯邻甲苯胺、邻甲氧基苯胺、4-氯-邻苯二胺、N,N′-二乙酰基联苯胺、3,3-二氯联苯胺、3,3′-二甲氧基联苯胺、2,6-二甲苯胺、3,3′-二甲联苯胺、4,4′-亚甲基双（2-甲）苯胺、4,4′-亚甲基二苯胺、对氯苯胺、4,4′-硫代二苯胺、N-亚硝基二乙醇胺、对甲酚定、盐酸苯氧苄胺等。

26. 芳香族硝基化合物，如2,4-二硝基甲苯、2,6-二硝基甲苯等。

27. 酯类，如二甲甲酰盐酸酯、硫酸二甲酯、硫酸二乙酯、甲磺酸甲酯、三（2,3-二溴丙基）磷酸酯、甲基氧化偶氮基甲醇乙酸酯、丙烯酸乙酯、乙烯基醋酸酯、硫酸二异丙酯、甲磺酸乙酯、甲苯二异氰酸酯等。

28. 醇类，如酒精饮料中的乙醇、2,2-双溴甲基丙烷-1,3-二醇、2,3-二溴正丙醇等。

29. 醚类，如双氯甲基醚、氯（甲基）甲醚、2,4-二氨基苯甲醚、4,4-二氨基二苯基醚、3,3′-二氯-4,4′-二氨基二苯基醚、苯基缩水甘油醚、二环氧丙醇间苯二酚醚、2-硝基苯甲醚、丁基化羟基茴香醚等。

30. 酮类，如4-（N-亚硝基甲氨基）-1-（3-吡啶基）-1-丁酮、米蚩酮、5-（吗啉代甲基）-3-［（5-硝基呋喃亚甲基）氨基］-2-噁唑烷酮、1-［（5-硝基呋喃亚甲基）氨基］-2-咪唑啉酮等。

31. 醛类，如甲醛、酒精性饮料有关的乙醛、乙醛等。

32. 酰胺类与内酯类，如环磷酰胺、丙烯酰胺、5-甲氧基补骨脂素、2-（2-呋喃基）-3-（5-硝基-2 呋喃基）丙烯酰胺、乙酰胺、六甲基磷酰胺、β-丙内酯、1,3-丙烷磺内酯、β-丁内酯、硫代乙酰胺等。

33. 腈类，如丙烯腈、3-（N-亚硝基甲氨基）丙腈等。

34. 氯代烃杀虫剂，如毒杀芬、氯丹、十氯酮、滴滴涕、灭蚁灵等。

35. 氯消毒后水中形成的有机氯产品，如 3-氯-4-（二氯甲基）-5-羟基-2（5H）-呋喃酮。

36. 酚类：如己烯雌酚、儿茶酚、多氯酚类及其钠盐、邻苯基酚钠等。

37. 醌类，如 2-甲基-1-硝基蒽醌、1-羟基蒽醌、米托蒽醌等。

38. 环氧化物，如环氧乙烷、环氧氯丙烷、氧化丙烯、缩水甘油醛等。

39. 有机酸，如马兜铃酸、蚁酸（热）、二甲基胂酸、甲胂酸、萘苯丁酸、二氯乙酸、重氮乙酰丝氨酸、氯菌酸、N-亚硝基肌氨酸、咖啡酸、氮川乙酸及其盐类、溴酸钾等。

40. 氮杂环化合物，如 2,3,4,7,8-五氯二苯并呋喃、盐酸甲基苄肼、苯并呋喃、呋喃、1,1-二甲肼、肼、1,2-二乙肼、氮芥 N 氧化物、盐酸三氮芥、二苯并［a,h］吖啶、二苯并［a,j］吖啶、联苯吖啶、丙硫尿嘧啶、N 氧化氮芥、尿嘧啶氮芥、硫尿嘧啶、甲基硫脲嘧啶、2-氨基-6-甲二吡啶并［1,2-a：3′,2′-d］咪唑、2-氨基二吡啶并［1,2-a：3′,2′-d］咪唑、7H-二苯并［c,g］咔唑等。

41. 偶氮染料，如油橙 SS、米蚩酮等。

42. 蒽酮染料与芳甲基染料，如茜素。

43. 其他染料，如 CI 酸性红 114、CI 碱性红 9、CI 直接蓝 15、柑橘红 2 号、锥虫蓝（台盼蓝）、丽春红 3R、丽春红 MX、苄基紫 4B、分散蓝 1、HC 蓝 1 号、酚酞、品红、金胺等。

44. 军用毒剂，如硫芥子气。

45. 放射性核素，如^{32}磷、^{224}镭、^{226}镭及其衰变物、^{228}镭及其衰变物、^{222}氡及其衰变物、^{90}锶、钚、放射性碘（包括^{131}碘）、^{232}钍及衰变物等。

46. 药物，如硫唑嘌呤、白消安、苯丁酸氮芥、萘氮芥、环孢霉素、雌激素、美法仑（苯丙氨酸氮芥）、MOPP及其他包括烷化剂的联合化疗、非那西汀、三苯氧胺（他莫昔芬）、噻替派、苏消胺（曲奥舒凡）、多柔比星（阿霉素）、雄激素类固醇、氯霉素、氮胞苷、顺铂、乌拉坦、鬼臼噻吩苷、双氯乙基亚硝基脲、氯乙环已亚硝脲、氯脲霉素、N-甲基-N-硝基-N-亚硝基胍、N-甲基-N-亚硝基脲、叠氮胸苷、多诺霉素、灰黄霉素、丝裂霉素C、苯巴比妥、孕酮类、避孕用孕激素、链脲霉素、柄曲霉素、甲孕酮、博来霉素、氮烯咪胺、甲硝唑、硝噻哒唑、奥沙西泮（去甲羟基安定）、平菌痢S、苯妥英、扎西他宾等。

47. 中草药，如滑石粉基爽身粉、瑞德灵等。

48. 植物，如羊齿蕨、苏铁苷、毛果天芥菜碱、野百合碱（农吉利碱）等。

49. 真菌及真菌毒素，如黄曲霉毒素B_1、黄曲霉毒素M_1、赫曲霉素A、伏马菌素B_1、微囊藻毒素-L等。

50. 嗜好品，如槟榔、烟草等。

51. 复合物，如艺术玻璃、焦炭生产、赤铁矿开采、钢铁铸造（职业暴露期间）、皮革尘、品红生产、油漆工（职业暴露）、橡胶制造工业、烟灰、木尘、室内燃烧的煤、气化的煤、含酒精饮料、中式腌鱼、腌菜、咖啡（膀胱中）、杂酚油等。

第二节 按作用机制分类

一、直接致癌物与间接致癌物

（一）直接致癌物（direct-acting carcinogens）

直接致癌物是指致癌物本身为一类亲电子性有机化合物，不需要依赖机体的代谢活化，能直接与生物大分子（DNA、RNA、蛋白质）反应，它们的致癌力强、致癌作用迅速，主要为各种致癌性烷化剂（直接烷化剂），如芥子气、氯（甲基）甲醚、环氧乙烷、亚硝酰胺等。此外还有金属致癌物（如镉、镍、铍等）、N-甲基-N-亚硝脲、N-甲基-N′-硝基-N-亚硝基胍、烷基磺酸烷酯类（如甲磺酸甲酯）、内酯类（如β-丙内酯）等。重要的直接致癌物见图 2-1。

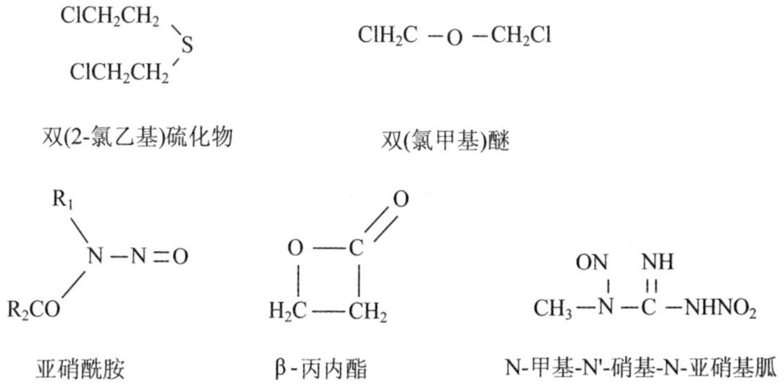

$ClCH_2CH_2$
S
$ClCH_2CH_2$

双(2-氯乙基)硫化物

$ClH_2C-O-CH_2Cl$

双(氯甲基)醚

R_1
N－N＝O
R_2CO

亚硝酰胺

O
O—C
$H_2C—CH_2$

β-丙内酯

ON　NH
$CH_3-N-C-NHNO_2$

N-甲基-N'-硝基-N-亚硝基胍

图 2-1　直接致癌物举例

（二）间接致癌物（indirect-acting carcinogens）

间接致癌物需经宿主或体外代谢活化成亲电子剂后，才能与生物大分子反应，包括二甲基亚硝胺、黄曲霉毒素 B_1、苯并（a）芘、联苯胺、β-萘胺、2-乙酰氨基芴、氯乙烯、苯、丁二烯、环磷酰胺、甲醛、乙醛等。重要的间接致癌物见图 2-2。

间接致癌物的活化一般需经过前致癌物、近致癌物、终致癌物的过程。未经活化的致癌物为前（原）致癌物（pro-carcinogens）；经初步代谢转化为化学性质活泼、但寿命短暂的致癌物为近致癌物（proximate carcinogens）；而被代谢为带正电荷的亲电子物，能与 DNA 反应的致癌物则为终致癌物（ultimate carcinogens），终致癌物也包括不需代谢活化的直接致癌物。

如苯并（a）芘本身无致癌性，为前致癌物，当其被细胞色素 P450（CYP450）代谢为苯并（a）芘-7,8-二氢二醇时，性质较为活泼，但仍不具备致癌性，故为近致癌物。如其再被代谢为苯并（a）芘-7,8-二氢二醇-9,10-环氧化物时，则为终致癌物。

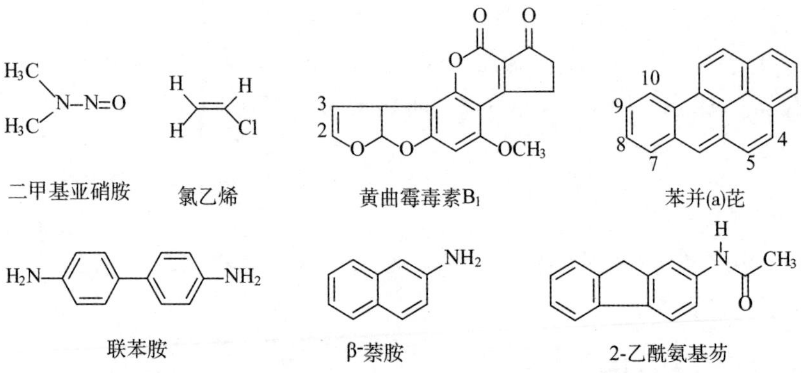

二甲基亚硝胺 氯乙烯 黄曲霉毒素B_1 苯并(a)芘

联苯胺 β-萘胺 2-乙酰氨基芴

图 2-2 间接致癌物举例

（三）无机致癌物（inorganic carcinogens）

是通过选择性改变 DNA 复制保真性，导致 DNA 改变的致癌物，如砷、镍、铍、铬、钛、氡、镭、二氧化硅、石棉等。

二、遗传毒性致癌物与非遗传毒性致癌物

（一）遗传毒性致癌物（genotoxic carcinogens）

这类物质进入细胞后能与 DNA 共价结合，引起基因突变或染色体结构或数目改变，最终导致肿瘤的发生。因其靶部位是遗传物质，故称之为遗传毒性致癌物。

最为典型的遗传毒性致癌物是硫芥子气（sulfur mustard）。其首先被发现能在体外与 DNA 核苷酸碱基起反应，并已从整体染毒的小鼠分离出了烷化 DNA。此外还有苯并（a）芘、二甲基亚硝胺、N-甲基-N-亚硝脲、N-甲基-N′-硝基-N-亚硝基胍、甲磺酸甲酯、β-丙内酯、氮芥、砷、铬、镍等。

（二）非遗传毒性致癌物（non-genotoxic carcinogens）

又称表观遗传致癌物（epigenetic carcinogens）。这类物质没有与 DNA 结合的能力，不会使 DNA 的初级结构发生改变，但可间接影响 DNA 并改变其基因组，导致细胞癌变；也能通过促进有丝分裂，使细胞增殖失调、促进细胞过度增殖，还可使细胞氧化应激增强或影

响细胞信号传递、抑制细胞凋亡，从而导致癌症的发生与发展。

最为典型的非遗传毒性致癌物是2,3,7,8-四氯二苯-对-二噁英（TCDD）（见图2-3）。它不直接作用于DNA，而是通过与胞质中芳香烃受体（aryl hydrocarbon receptor，AhR）结合，形成TCDD-AhR复合体，然后经芳香烃受体核转运体（aryl hydrocarbon receptor nuclear transportor，ARNT）转运至细胞核中。被TCDD活化的AhR与ARNT形成同型二聚体。这种同型二聚体与DNA中二噁英反应元件（dioxin-response element，DRE）结合，使得DNA构象发生改变，进而使细胞出现增生与分化改变，表现其毒性作用。TCDD的毒性作用过程见图2-4。其次为佛波酯和镉。

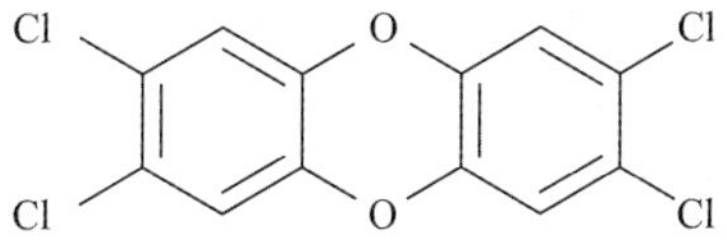

图2-3　2,3,7,8-四氯二苯-对-二噁英（TCDD）结构图

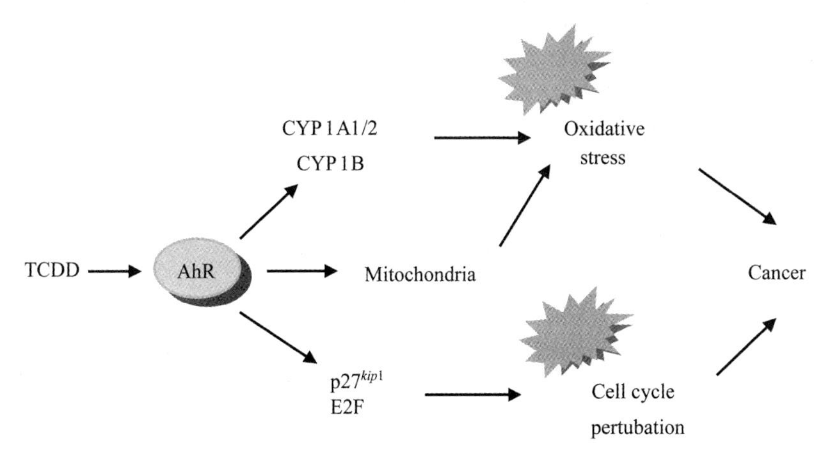

图2-4　TCDD的毒性作用过程

根据其作用机制，可分为以下几类：

（1）促癌剂：促癌剂本身无致癌性。然而在预先给予遗传致癌物后，再开始给予这类促癌剂，可增强遗传毒性致癌物的作用，也可促进细胞自发性转化，发展成为癌细胞。这类促癌剂有佛波酯（TPA）、苯巴比妥、二丁基羟基甲苯（BHT）、DDT、多氯联苯、多溴联苯、石蜡、煤焦油、氯丹、五氯酚、TCDD、胆酸、萘酚平等。

（2）激素调控剂：这类致癌物主要改变机体内分泌系统的平衡，并对细胞分化起促进作用，如己烯雌酚、雌二醇、硫脲、阿特拉津、非那司提、螺内酯等。

（3）细胞毒剂：这类致癌物可引起细胞死亡，导致细胞增殖成癌细胞，如氯仿、次氮基三乙酸、丁羟茴醚（丁基羟基茴香醚）、溴化钾等。

（4）过氧化物酶增殖体：这类物质可使细胞内氧自由基增多，如邻苯二甲酸酯类、哌磺氯苯酸、安妥明、三氯乙烯等。

（5）免疫抑制剂：这类致癌物对病毒诱导的恶性转化起增强作用，如嘌呤类（硫唑嘌呤）、环孢菌素 A 等。

（6）固态物：这类致癌物可引起细胞毒性，如塑料植入物、石棉等。

遗传毒性致癌物与非遗传毒性致癌物的分类并非绝对，如苯并（a）芘、甲基胆蒽在高剂量时表现为启动剂（遗传致癌）和促癌剂（非遗传致癌）活性，但小剂量下仅表现为启动剂（遗传致癌）活性。

重要的非遗传毒性致癌物见图 2-5。

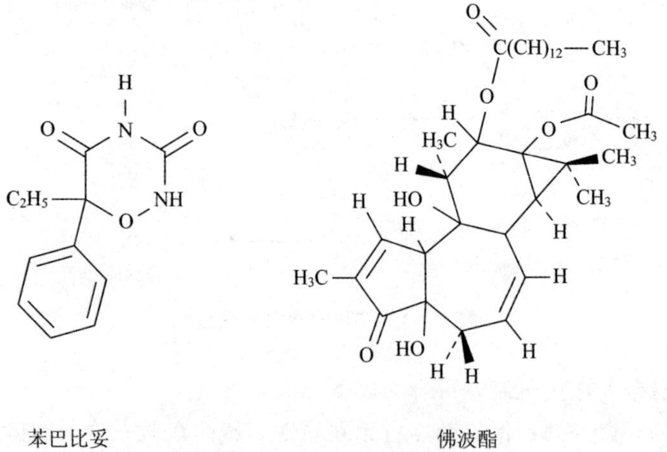

苯巴比妥　　　　佛波酯

图 2-5　非遗传毒性致癌物举例

第三节　按对人类的致癌性分类

一、国际癌症研究所（IARC）的分类

为评价外源化学物对人类的致癌性，IARC 的专家自 1972 年开始对外源化学物或其他因素的致癌危险性进行了评价，根据流行病学、动物实验资料综合分析，出版了系列丛书。至 2014 年 1 月 14 日，已对 970 种外源性致癌因素进行了综合评价。在该丛书中，将致癌危险性分为 4 类，其中 1 类 113 种，2A 类 66 种，2B 类 285 种，3 类 505 种，4 类 1 种，详细内容请见附录。

（一）人类致癌因素（1 类）

这类物质包括对人类肯定的致癌物或混合物或接触环境，如镉、钚、放射性碘、4-氨基联苯、硫唑嘌呤、苯、联苯胺、苯并（a）芘、白消安、黄曲霉毒素、氯乙烯、石棉、环磷酰胺、己烯雌酚、环氧乙烷等。有流行病学证据表明，接触此类物质的人群癌症发生率明显高于不接触人群。

（二）人类可疑或可能致癌因素（2 类）

该类因素分为二个亚组：

1. 人类可疑致癌因素（2A 类）　为可疑的人类致癌物或混合物或接触环境。其对人类致癌性的证据有限，但实验动物致癌性证据充足，如丙烯酰胺、1,2-二甲肼、硫酸二甲酯、乌拉坦、二苯并［a,l］芘、二苯并［a,h］蒽、无机铅化合物、2-硝基甲苯、四氯乙烯、氟乙烯、四氯丹、氯霉素、顺铂等。

2. 人类可能致癌因素（2B 类）　为可能的人类致癌物或混合物或接触环境。其对人类致癌性证据有限，且动物实验致癌性证据也不够充分；或者对人群致癌性证据不足，但对动物致癌性的证据充分。如乙醛、乙酰胺、黄曲霉毒素 M_1、丙烯腈、对氨基偶氮苯、β-丁内酯、咖啡酸、炭黑、四氯化碳、儿茶酚、氯丹、十氯酮（开蓬）、氯丁二烯、钴及其化合物、椰子油等。

（三）当前证据尚不能确定对人类致癌性进行分类的因素（3类）

这类物质对人类的致癌性证据不确切，且实验动物致癌证据也不确切或有限，如威杀灵、吖啶黄、丙烯醛、偶氮苯、蘑菇氨酸、苋菜红、氨苄西林、三硫化二锑、过氧化苯甲酰、溴乙烷、γ-丁内酯、咖啡因、氯胺、蜜胺（三聚氰胺）、汞和无机汞化合物等。

（四）对人类很可能不是致癌因素（4类）

可能对人类无致癌性、人类和实验动物中缺乏致癌性数据的一类化学剂、混合物归入此类。有时，人类致癌证据不确切，并且动物实验强烈证实无致癌性的一类化合物也归入此类，目前该类化学物仅有一种，即已内酰胺。

二、美国的分类

美国环境保护署（USEPA）1996年前将外源化学物分为：人类致癌物、可能人类致癌物、可疑人类致癌物、未分类的人类致癌物和证据表明对人类无致癌作用外源化学物5类。1996年，美国环境保护署又将外源化学物简化分为已知人类致癌物、似能对人类致癌物、未确定为人类致癌物、不像对人类致癌的外源化学物4类。

三、欧洲经济共同体（EEC）的分类

EEC将外源化学物分为3类：

1. 已知为人类的致癌物　有充分证据确定人类暴露与患癌症有因果关系。

2. 认为是人类的致癌物　基于长期动物试验和（或）其他相关信息，有比较强烈的假定人类暴露可致癌症。

3. 证据不足以进行满意评价的外源化学物　有某些动物实验证据，但不足以列入第2类的外源化学物。

另外德国、日本也有自己与IARC相应的分类法。

第四节　按致癌部位分类

一、消化系统

1. 口腔：烟草、乙醇、镍化合物等。

2. 食管：烟草、乙醇、N-3-甲基丁基 N-1-甲基丙酮基亚硝胺、霉菌毒素等。

3. 胃：烟熏类食品、腌制类食品等。

4. 结肠：杂环胺、石棉、亚硝胺、1,1-二甲肼等。

5. 肝：砷及其化合物、黄曲霉毒素、氯乙烯、烟草、乙醇、芳香胺、亚硝胺、PAH、杂环胺、他莫昔芬等。

6. 胰腺：烟草、重氮丝氨酸、亚硝胺等。

7. 胆囊：芳香胺、亚硝胺、环磷酰胺、硝基呋喃类等。

二、呼吸系统

1. 鼻咽：亚硝胺等。

2. 鼻窦：镍及其化合物、木尘等。

3. 喉：乙醇、石棉等。

4. 肺：砷及其化合物、石棉、铍及其化合物、氯甲甲醚、双氯甲醚、镉及其化合物、铬酸盐（六价铬）、未处理或略处理的矿物油、芥子气、镍及其化合物、氡及其衰变物、二氧化硅（结晶型）、氯乙烯、苯并（a）芘、丙烯腈、二甲基硫酸等。

5. 胸膜：石棉等。

三、泌尿系统

1. 肾：石棉等。

2. 膀胱：4-氨基联苯、联苯胺、N,N-双（2-氯乙基）-二萘胺、煤焦油、沥青、β-萘胺、煤烟灰、金胺等。

3. 尿道：己烯雌酚等。

四、造血系统

骨髓：苯、环氧乙烷、烷化剂、烟草、乙双吗啉、依托泊苷（足叶乙苷）等。

五、生殖系统

1. 卵巢：乙醇、滑石粉等。

2. 阴道：己烯雌酚等。

3. 前列腺：镉及其化合物、甲基亚硝基硫脲、亚硝胺、睾酮、3,2-二甲基-4-氨基联苯等。

4. 阴囊：煤焦油、沥青、页岩油等。

六、其他

1. 皮肤：砷及其化合物、煤焦油、沥青、未处理或略处理的矿物油、页岩油、煤烟灰、亚硝胺、烷化剂、芳香胺、PAH 等。

2. 脑：氯乙烯、甲基亚硝硫脲、乙基亚硝硫脲等。

3. 淋巴：石棉、除草剂、砷等。

4. 乳腺：避孕药、甲基亚硝基硫脲、杂环胺、丁二烯、7,12-二甲苯并基 [a] 蒽等。

（姜允申 莫宝庆 常元勋）

主要参考文献

1. Chew Shanhwu，Okazaki Y，Nagai H，et al. Cancer-promoting role of adipocytes in asbestos-induced mesothelial carcinogenesis through dysregulated adipocytokine production. Carcinogenesis，2014，35 (1)：164-172.
2. Cao Shiyi，Liu Ling，Yin Xiaoxu，et al. Coffee consumption and risk of prostate cancer：a meta-analysis of prospective cohort studies. Carcinogenesis，2014，35 (2)：256-261.
3. 姜允申．人类面临肿瘤疾病重大威胁 应加强肿瘤毒理学研究．中华劳动卫生职业病杂志，2011，29 (10)：725.

4. Baan R, Grosse Y, Straif K, et al. A review of human carcinogens—Part F: chemical agents and related occupations. Lancet Oncol, 2009, 10 (12): 1143-1144.
5. Boelsterli UA. Mechanistic Toxicology: The Molecular Basis of How Chemicals Disrupt Biological Targets. 2nd ed. Boca Raton: CRC Press, 2007: 315.
6. 孙长颢．营养与食品卫生学．6版．北京：人民卫生出版社，2007：308.
7. 顾祖维．现代毒理学概论．北京：化学工业出版，2006：301-305.
8. 周宗灿．毒理学教程．3版．北京：北京大学医学出版社，2005：178-195.
9. Ernest HA. Textbook of Modern Toxicology. 3th ed. Hoboken: John Wiley & Sons, Inc, 2004: 238-239.
10. 江泉观，纪云晶，常元勋．环境化学毒物防治手册．北京：化学工业出版社，2004：1-400.
11. 卡萨瑞特·道尔．毒理学．北京：人民卫生出版社，2002：273.
12. 徐厚恩，张铣．卫生毒理学基础．北京：北京医科大学中国协和医科大学联合出版社，1991：108-109.
13. 刘毓谷．卫生毒理学基础．北京：人民卫生出版社，1987：135-136.

第三章

化学致癌物的代谢活化

第一节　概　述

一、化学致癌过程

外源化学物需要通过生物反应介质，或与DNA直接加合或作为可导致DNA损伤自由基的前体物质，才能产生致癌作用。如果其对DNA的损伤难以修复，则可导致肿瘤的发生（图3-1）。许多化学物[如多环芳烃（PAH）、2-乙酰氨基芴（2-AAF）、4-（N-亚硝基甲氨基）-1-（3-吡啶基）-1-丁酮（NNK）、黄曲霉毒素、芳香胺或杂环胺、内源性或外源性雌激素等]原本无活性或不能损伤DNA，而当其被活化后，就具有致癌性。这些物质常被视为前致癌物，其生物反应介质则为近致癌物或终致癌物；这个活化过程被称为代谢活化作用。经代谢活化生成的生物反应介质可分为4类：（1）亲电子剂；（2）自由基；（3）亲核剂；（4）氧化还原剂。

外源化学物在体内的代谢反应过程一般分为两相，即经过Ⅰ相和Ⅱ相代谢，前者产生极性物质，使外源致癌物的分子暴露或增加功能基团、水溶性增高并成为能参与Ⅱ相反应的底物；后者则发生结合反应，生成易于从机体内排泄的水溶性结合产物。在整个代谢过程中，需要经Ⅰ相与Ⅱ相代谢酶的催化，如萘就经历了由Ⅰ相与Ⅱ相代谢酶催化的Ⅰ相与Ⅱ相代谢（图3-2）。

Ⅰ相代谢酶是使前致癌物具有活性的酶，包括氧化相关的酶，如细胞色素P450（CYP450）同工酶、黄素单加氧酶、过氧化物酶（CYP450、前列腺素H_2合成酶、髓过氧化物酶），羰基还原相关的酶，如短链脱氢酶/还原酶（SDRs）和醛-酮还原酶（AKRs），以及水解相关的酶，如酯酶和环氧化物水解酶。其中CYP450酶是最常见

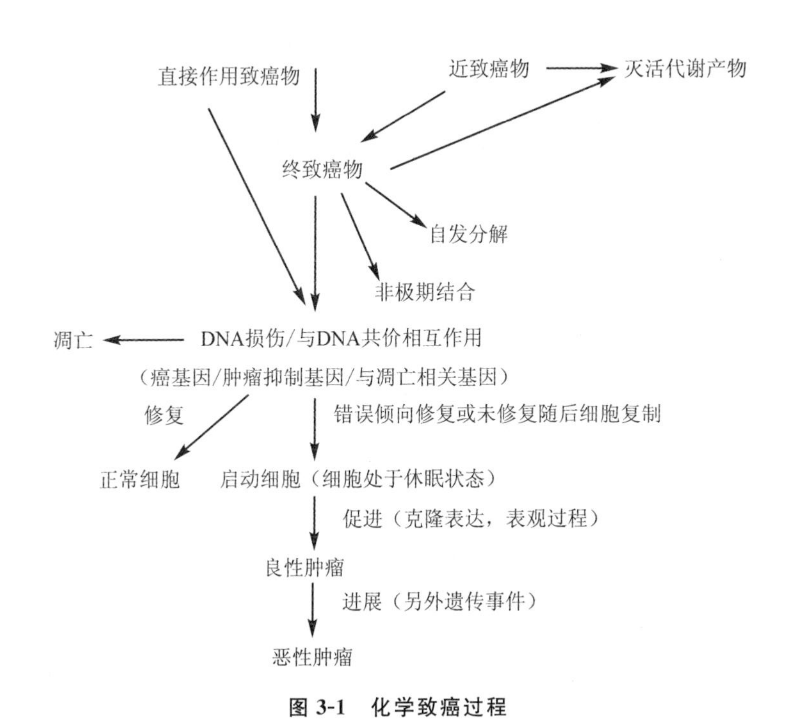

图 3-1　化学致癌过程

的，其催化单加氧反应（环氧化作用、羟化作用、N-羟化作用）、过氧化反应等，一旦这些外源化学物被活化，其将进入由Ⅱ相酶［如谷胱甘肽-S-转移酶（GST）、尿苷二磷酸葡萄糖苷酸（基）转移酶（UDPGT）、硫转移酶（SULT）、N-乙酰-L-甲基转移酶（NAT）和儿茶酚-O-甲基转移酶（COMT）］催化的结合反应。

这些Ⅰ相酶大多属于同工酶家族，只有单一但交叉的特异性底物。而值得关注的是 NAD（P）（H）-醌-氧化还原酶（NQO1）。NQO1 虽然一般作为Ⅱ相酶，但它催化醌转变为氢醌的双电子还原。醌可经 GSTs 催化与 GSH 结合，但氢醌则可经 SULTs 或葡萄糖醛酸转移酶（UGTs）的催化与 GSH 结合。如果氢醌是儿茶酚，它可被 COMT 结合。全部被替换的醌，如 2,3-二甲氧基-萘-1,4-二酮，不能以醌的形式产生结合反应，被还原为氢醌后可有此反应。因此，氢

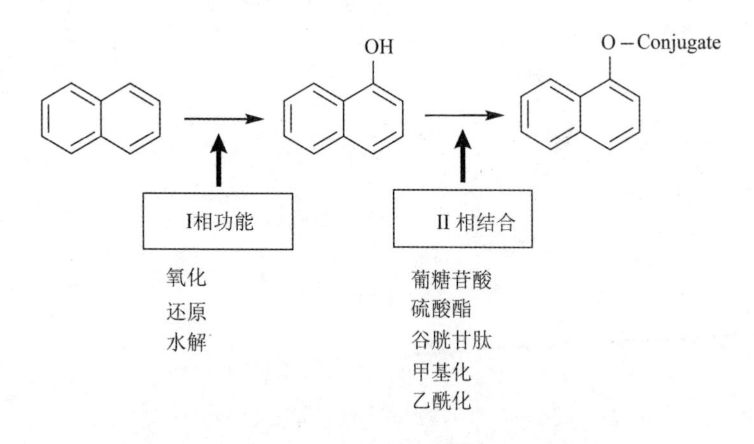

图 3-2　外源化学物的代谢酶（以萘为例）

醌的形成被视为Ⅰ相反应而不是Ⅱ相反应。所以，宜将 NQO1 列在Ⅰ相酶中讨论。

Ⅱ相结合酶 NAT 和 COMT 并没有使水溶性结合物增加，以帮助排泄，但两个酶均催化解毒反应。在 NAT，芳香胺的 N-乙酰化可阻止其发生羟化激活。在 COMT，O-甲基化可阻止儿茶酚参加氧化还原循环（如 PAH-儿茶酚、儿茶酚-雌激素），从而产生活性氧。主要的致癌物及其生物反应介质，与其形成、排泄相关的Ⅰ相、Ⅱ相酶见表 3-1。

表 3-1　参加主要致癌物代谢活化的Ⅰ相和Ⅱ相酶

前致癌物	生物反应介质	Ⅰ相酶（活化）	Ⅱ相酶（解毒）
多环芳烃	反式二羟环氧化物	CYP450 1A1/1A2/3A4/1B1/2B6/2C9	环氧化物水解酶，GST，UDPGT，SULT
	对醌	AKR1A1，AKR1C1-1C4	COMT，NQO1，UDPGT，SULT，GST
	自由基阳离子	CYP450 过氧化物酶 髓过氧化物化酶 前列腺素 H 合成酶	

续表

前致癌物	生物反应介质	Ⅰ相酶（活化）	Ⅱ相酶（解毒）
NNK	重氮氢氧化物 吡啶氧代重氮氢氧化物	CYP450 2A6 CYP450 2A13	CBR1 AKR1C1-1C4
	甲醛	CYP450 2D6	11β-羟基类固醇脱氢酶1型
黄曲霉毒素	黄曲霉毒素 B_1-8，9-环氧化物	CYP450 3A4	环氧化物水解酶，GST AKR7A2-AKR7A3
芳香胺和杂环胺（烹饪产生）	N-羟-硫酸盐	CYP450 1A1/1A2/1B1 SULT1A2	NAT2
雌激素	4-羟-雌二醇 4-羟-马萘雌酮	CYP450 1B1	COMT，NQO1，UDPGT，SULT，GST

Ⅰ相、Ⅱ相反应需要辅因子，辅因子缺乏，就会出现严重的代谢后果。如CYP450需要NADPH来传递电子，主要是通过NADPH氧化还原酶或细胞色素 b_5 还原酶，提示CYP450活性受氧化态影响，并影响反应的进程。

活化代谢形成的许多结合物，如经适宜的有效转运机制，其只能被清除。这些转运物是Ⅲ相蛋白质，属于ATP结合盒（ABC转运体，ABC transporter）基因家族。

参加致癌物活化的Ⅰ相酶是高度可诱导的，相应的系统包括配体诱导的转录因子，如芳烃受体（AhR）、孕烷X-受体和雄烷受体。在AhR，诸如PAH等的配体诱导其自身相关的代谢。参与生物活化物排泄的Ⅱ相酶也是可诱导的，最完全具有代表性的系统是Kelch样ECH相关蛋白1（Keap-1）-核因子（红细胞系2）-样2（Nrf2）系统，该系统的独特之处在于，虽然Nrf2是一个转录因子，但其没有配体，Keap-1是几乎所有可以修饰半胱氨酸残基因子（如亲电子剂、重金属、活性氧等）的灵敏元件，一旦胱氨酸被修饰，Nrf2 则解离。

除了基因组反应可增加基因转录外，参与化学致癌物活化或代谢的Ⅰ相或Ⅱ相酶也是多种形态的，提示其存在等位基因的变异，其可导致对致癌物敏感性的种属或个体差异。

二、反应表型

催化Ⅰ相反应和Ⅱ相反应的酶属于酶家族，应用恰当的策略来定型每个酶家族中参与致癌物生物转化酶的同工酶是非常重要的。这些同工酶相关的信息可用于致癌物暴露和癌症发生易感性相关的基因多态性的分子流行病学研究。一般来说，反应表型主要是通过相关分析确定。在此分析中，人类肝微粒体中的调控器或配有适宜辅因子的细胞液用来催化相关反应，因生物转化率与酶的水平相关，所以可通过同工酶特异性的底物来测定特异的反应，从而测定酶的表达水平。第二种方法是通过免疫耗竭研究，即用同工酶特异性的抗体进行免疫滴定或免疫沉淀目标酶，并将其与生物转化的损失相关联。第三种方法是用重组的酶进行生物转化研究。这个领域的研究目前进展非常迅速，许多酶现在都能进行重组合成，如 CYP450 同工酶家族可在大肠埃希菌中表达为 CYP450 NADPH 氧化还原酶和 CYP450 同工酶，杆状病毒表达的 CYP450 同工酶及 CYP450 NADPH 氧化还原酶现已能在超体（supersomes）中进行表达。用这种重组方法也可轻而易举地获取葡萄糖苷酸转移酶。第四种方法是利用同工酶特异性的化学抑制剂阻断相应的生物转化。还可用 real-time qPCR 在细胞/器官中和（或）进行 si-RNA 敲除或敲除动物来获取表达文本，进而阐明相应的生物转化。

第二节　致癌物Ⅰ相代谢酶

一、细胞色素 P450 酶

许多化学致癌物是由细胞色素 P450（CYP450）同工酶活化的，如多环芳烃是由 CYP450 1A1/1B1 激活；芳香胺、2-氨基芴和其他由烹饪产生的杂环胺类由 CYP450 1A2 激活；NNK 由 CYP450 2A6/2A13 激活；苯、呋喃、卤代烃由 CYP450 2E1 激活；雌激素由 CYP450 1B1 激活；黄曲霉毒素由 CYP450 3A4 激活。在这些反应中，酶催化的反应是将一个氧原子与底物结合，另一个氧原子则结合成为水。

$$RH + NADPH + O_2 = ROH + NADP^+ + H_2O$$

在 CYP450 催化的循环中，基础状态酶所含的血红素是 3 价铁，反应物质与基础态结合后，NADPH 中的 1 个电子经 NADPH-CYP450 氧化还原酶进入反应体系，与 3 价铁结合，产生 2 价铁。底物最大可能地结合铁位点后，将其由低速转动转变为高速转动状态，使酶易于还原。氧分子与亚铁结合，NADPH-CYP450 氧化还原酶中残留的电子加入到反应系统中，形成过氧化铁。酶作用后产生水和氧化高铁，再从结合的底物中抽取 2 个电子，使氧进入，CYP450 则被还原为基础状态（图 3-3）。

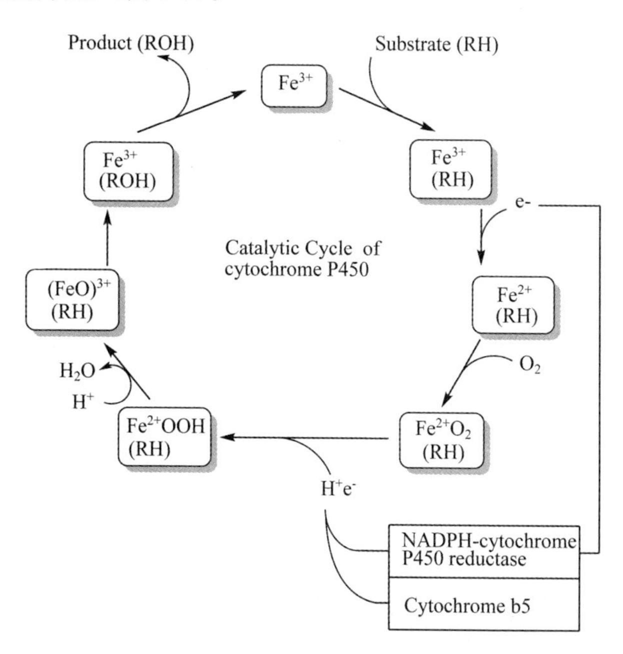

图 3-3　CYP450 的催化循环

苯并（a）芘环氧化形成芳烃氧化物，NNK 的羟化，芳香胺和杂环胺的 N-羟化如图 3-4、图 3-5、图 3-6 所示。

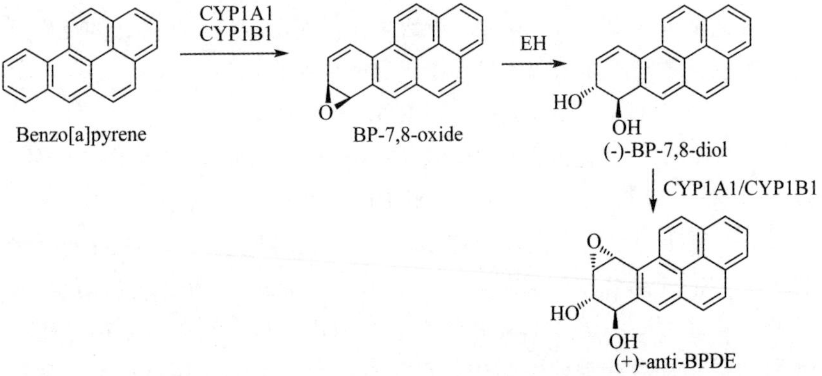

CYP1A1
CYP1B1
EH
Benzo[a]pyrene
BP-7,8-oxide
HO
OH
(-)-BP-7,8-diol
CYP1A1/CYP1B1
O
HO
OH
(+)-anti-BPDE

图 3-4 CYP450 催化 PAH 加单氧成为芳烃氧化物

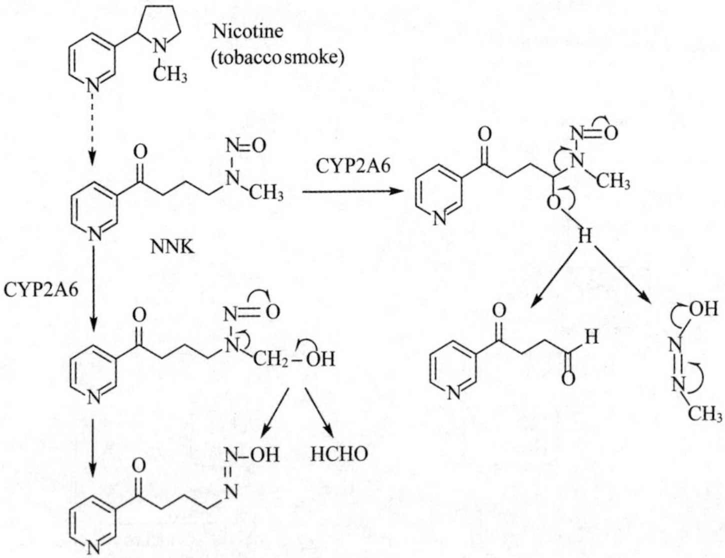

Nicotine
(tobacco smoke)
CH_3
NNK
CYP2A6
CYP2A6
N=O
CH_3
CH_2-OH
N–OH
HCHO
OH
H
CH_3

图 3-5 CYP450 催化亚硝胺羟化为重氮氢氧化物

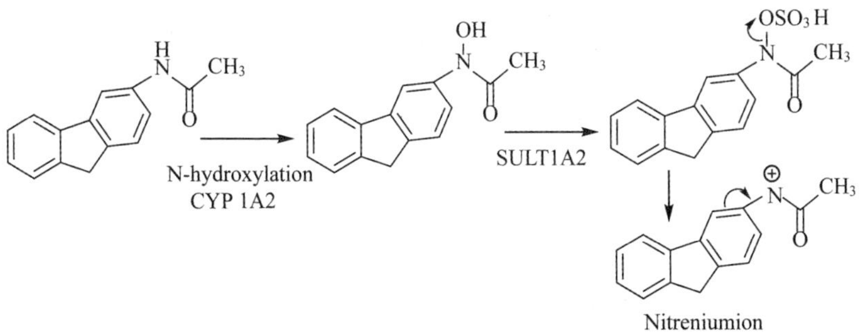

N-hydroxylation CYP 1A2
SULT1A2
Nitreniumion

图 3-6　CYP450 催化芳香胺或杂环胺的 N-羟化，最终由 SULT 活化形成氮宾离子

在苯并（a）芘的氧化过程中，CYP450 1A1/1B1 立体定向性地催化形成 7S,8R-苯并（a）芘-氧化物（芳烃氧化物），然后其被微粒体环氧化物水解酶代谢为（-）-7S,8R-2 羟-2 氢-苯并（a）芘（根据立体化学定位），这种反式的二氢二醇通过相同的 CYP450 同工酶形成（+）-反-B（a）P-二醇-环氧化物［（+）-anti-B（a）PDE］。该二醇环氧化物是苯并（a）芘已知的代谢物中可致癌、致突变的物质。还有一个重要的环氧化反应是黄曲霉毒素 B_1 的生物活化，其被活化为黄曲霉毒素 B_1-8,9-环氧化物。黄曲霉毒素 B_1-8,9-环氧化物主要是由肝中 CYP450 3A4 代谢产生的。在肝中，这个代谢产物是潜在的致肝癌物质。

再如 NNK，催化其羟化的位置可在 α-亚甲基碳，也可在 α-甲基碳上。前者可形成重氮氢氧化物，进一步裂解形成甲基氮宾离子、氮和水，形成 O^6-甲基鸟嘌呤 DNA 加合物（图 3-5）。如果发生了 α-甲基位的羟化，则形成甲醛和重氮氢氧化物，进而分别形成羟-甲基和吡啶氧代丁基-DNA 加合物。这些反应是这类烟草特异性致癌物代谢活化的主要途径。此外还有 17β-雌二醇和马萘雌激素，它们可形成儿茶酚 4-羟-E_2 和 4-羟-马萘雌酮，从而自动氧化为相应的 O-醌类，产生活性氧。

芳香胺可由 CYP450 1A2 经过羟化而活化。一旦形成活化产物，

N-羟化物可经过 O-乙酰化和 O-磺化发生结合反应。在这两种情况下，乙炔基和硫酸盐解离，从而形成与碳宾离子共存的氮宾离子，其与 DNA 具有高度的亲和性（图 3-6）。

无论是羟化、环氧化或 N-羟化，在 CYP450 反应中的关键介质是 $(FeO)^{3+}$。

二、过氧化物酶

细胞中有许多过氧化物酶（如 CYP450 过氧化物酶、前列腺素 H 合成酶和过氧化氢酶），巨噬细胞中也有髓过氧化物酶。每一个过氧化物酶都催化一个过氧化循环过程。在这个过程中，原卟啉 IX-Fe^{3+}（PPIX-Fe^{3+}）与 ROOH 结合，提供 2 个电子，生成 ROH，然后生成 PPIX-Fe^{4}=O（化合物Ⅰ或 Fe^{V+} 类似物）。为了返回休止状态，需要加入一个电子生成化合物Ⅱ或 Fe^{4+} 产物，再加入另外一个电子，生成水，同时将酶返回至休止状态（PPIX-Fe^{3+}）。任何电子丰度较高的碳都可成为电子供体，起辅还原剂的作用，将这些酶返回至休止状态。受过氧化物酶催化的苯并（a）芘第 6 位碳上形成的自由基阳离子就是一个例证。反之，自由基阳离子可被转化为 6-羟苯并（a）芘，后者在空气中形成苯并（a）芘-1,6-二酮、苯并（a）芘-3,6-二酮、苯并（a）芘-6,12-二酮。这些被解离的醌再进入氧化还原循环，生成活性氧（ROS）。

三、还原酶

（一）羰基还原

有两类 NAD（P）H 依赖的氧化还原酶可还原羰基为初级或次级醇，它们分别为 SDRs［即羰基还原酶（CBR1、2、3）和 11β-羟类固醇脱氢酶同工酶）和醛-酮还原酶（AKRs）。一旦形成醇，醇可被结合排出体外。尽管 SDR 和 AKR 间无序列相关性，它们具有各自的蛋白质折叠，但它们有类似的催化机制。在 SDR，有一个可催化的色氨酸，可作为碱基或酸根，其 pKa 值由相邻的赖氨酸残基调节：调节的位置就在活性位点基序：Y-X-X-X（S-）-K。SDR 是多位点的（单个位点亚单位的 Mr＝27 000），经常与膜结合，将 4-pro-S-氢从 NAD（P）H 辅基转入受体羰基。在 AKR，有一个由 Y、D、K、H 组成的催化四联体，可催化色氨酸的 pKa 因邻近的赖氨酸而呈碱性或相邻的组氨酸而呈酸性，AKR 是单个位点（Mr＝37 000）、可溶性的酶，将 4-pro-R-氢从 NADPH 辅基转入受体羰基。这些还原酶在外源致癌物的代谢中起着重要作用。如 PAH-反-二氢二醇、NNK 和黄曲霉毒素二醛以及脂质过氧化产物，均可与 DNA 的碱基反应，成为内源性致癌物。

因为 AKRs 与 NADP（H）有高度亲和性及较好的稳定系数，其主要作为羰基还原酶，但其参加 PAH 代谢时，有较大的不同。由 CYP450 1A1/1B1 和环氧化物水解酶协同作用产生的非-K-区反-二氢二醇近致癌物可发生 AKR 介导的、NAD（P）$^{+}$依赖的氧化反应，形成乙烯醇（二氢二醇脱氢酶活性），在此过程中，热动力平衡很大程度上帮助了自发重排，形成完全的芳香儿茶酚（图 3-7）。儿茶酚对空气敏感，发生两个 1e^{-}氧化反应，第一个反应产生 o-半醌阳离子自由基，第二个产生完全氧化的 PAHo-醌。在此自动氧化过程中，产生了活性氧。PAHo-醌是一个活泼的 Michael 受体，可与 DNA 和 RNA 碱基发生亲核反应，形成 GSH 和氨基酸结合物。PAHo-醌在氧化还原反应中也是较活泼的，在有还原产物存在时，其被还原为儿茶酚。如果儿茶酚没有被结合，可再次被氧化，形成无效的氧化还原循环。这种氧化还原的结果是还原产物被清除，活性氧的产生增多，醌可能未被耗用。这一途径将 PAH 的活化与活性氧产生相关联，而至今传统的 PAH 活化机制仍被视为仅产生活性二醇-环氧化物。参与 PAH 反-二氢二醇氧化的 AKRs 大部分是 AKR1A1 和 AKR1C1-1C4。

在 NNK 的代谢中，CBR1、CBR3、11β-羟基类固醇脱氢酶Ⅰ型和 AKR 酶均能将 NNK 转变为 NNAL，从而使其与葡萄糖苷酸发生结合反应，但目前尚不清楚哪种酶在转化中起最重要的作用。虽然代谢过程中可形成 S-NNAL 和 R-NNAL，但只有 R-异构体可以被结合从而排出体外。在不发生结合反应的情况下，NNAL 可按与 NNK 相同的活化途径经 α-亚甲基和 α-甲基羟化而激活。因此由上述酶催化

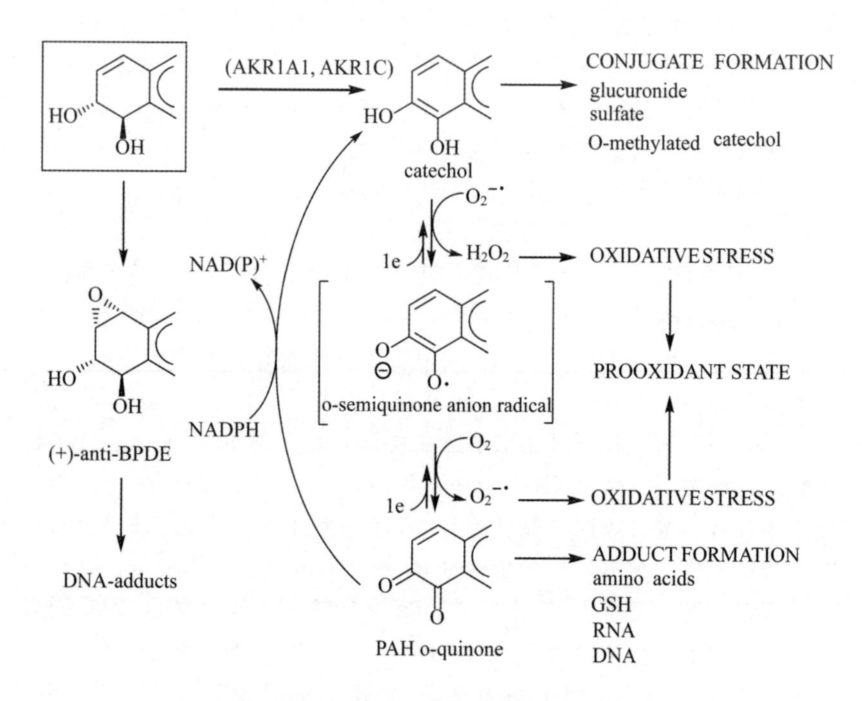

图 3-7 PAH 反-二氢二醇的 AKR 活化

的羰基还原的立体化学作用就显得非常重要。参与这些转化最重要的 AKR 酶有 AKR1C1-AKR1C4，在该酶的作用下，生成了 90%以上的 S-对映体。相比较而言，11β-羟基类固醇脱氢酶 1 型则产生相反的对映体（表 3-1；图 3-8）。

AKRs 还可显示黄曲霉毒素二醛还原酶的活性。在黄曲霉毒素的代谢过程中，潜在的肝毒物（黄曲霉毒素）由 CYP450 3A4 激活为黄曲霉毒素 B_1-8,9-环氧化物。但黄曲霉毒素也可通过氢化过程形成黄曲霉毒素 B_1-二氢二醇，然后重排为黄曲霉毒素二醛，这种二醛可与蛋白质上的赖氨酸作用，形成希夫碱（Schiff′s base)。这种潜在的毒性可被 AKR7A2 和 AKR7A3 逆转，这些酶将二醛转变为一醇和二醇（图 3-9)。

外源性致癌物和机体自身产生的活性氧可与多不饱和脂肪酸形成脂质过氧化物，如 15-氢化过氧二十四碳四烯酸（15-HPETE）和 13-

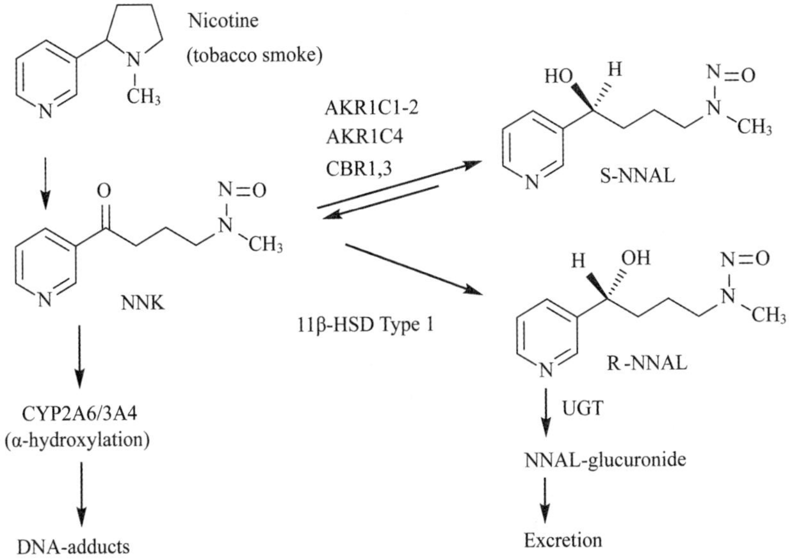

Nicotine (tobacco smoke)
AKR1C1-2
AKR1C4
CBR1,3
S-NNAL
NNK
11β-HSD Type 1
R-NNAL
CYP2A6/3A4 (α-hydroxylation)
UGT
NNAL-glucuronide
DNA-adducts
Excretion

图 3-8　NNK 的羰基还原

氢化过氧十八碳二烯酸（13-HPODE）分别由花生四烯酸、亚油酸形成。这些氢过氧化物最终通过重排形成双功能亲电子产物，如 4-羟基-2-壬烯酸（4-HNE），后者可被还原为 4-氧-2-壬烯酸。上述这些双功能亲电子产物均可形成 DNA 加合物，此外，这些 α,β-不饱和醛可进行迈克尔加成反应（Michael addition）或形成希夫碱（Schiff′s base），再导致蛋白质的交联。有的酶可将醛还原为相应的醇、进而形成 1,4-二羟-2-壬烯酸，此酶只需一步就能消除其双功能性。参与这些反应的 AKR 可能有 AKR1A1、AKR1B1、AKR1C1 至 AKR1C3。其中 AKR1B1 可在谷胱甘肽结合反应后还原醛。

（二）还原型辅酶Ⅱ［NAD（P）H］依赖的醌氧化还原酶

这个酶催化醌的双电子还原，成为氢醌。对 P 位和 O 位的醌具有广泛的底物特异性。该酶以 FAD 作为辅基，将电子由 NADPH 转移至醌。该酶以乒乓动力（Ping-Pong kinetic）机制发生反应。在此

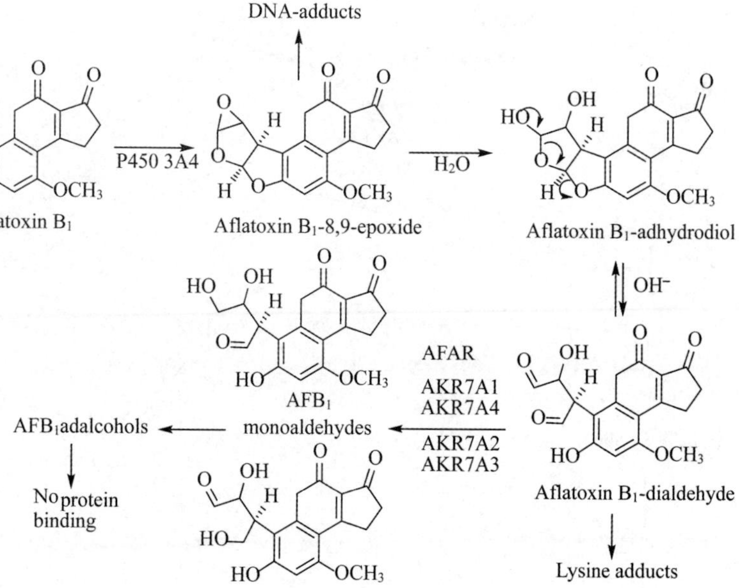

图 3-9 黄曲霉毒素二醛的还原（AFAR：黄曲霉毒素二醛还原酶）

过程中，NADPH 将电子传给 FAD，形成 E·$FADH_2$ 复合物，$NADP^+$ 脱离该酶，醌然后与 E·$FADH_2$ 复合物结合，醌被还原为氢醌。而后氢醌解离，再生成 E·FAD 复合物。酶对 NADP 和 NADPH 的亲和力相同，也能催化 DT-心肌黄酶反应。此酶常被认为具有防止醌毒性的作用，因为其阻止醌进行由 CYP450 氧化还原酶催化的 $1e^-$ 还原反应，后者可产生具有攻击性的 O-位或 p-位半醌阴离子自由基。这些自由基在空气中很容易被再氧化为活性氧。从化学致癌物的角度分析，PAH O-醌和雌激素 O-醌都可为 NQO1 还原。有关 4-羟基-马萘雌酮-O-醌的资料显示，固然 NQO1 是该种醌在微摩尔水平下的较强催化剂，但其反应速率并不令人满意，因为其水平已达到了雌激素代谢产物的生理水平。

四、环氧化物水解酶

环氧化物水解酶催化水反式加入至由CYP450酶系产生的环氧化烯烃和芳烃氧化物中，形成邻位的反式二氢二醇。在PAH芳烃氧化物和黄曲霉毒素-8,9-环氧化物的进一步代谢中，这个反应非常重要。目前有两个环氧化物水解酶的基因引人关注，EPHX1和EPHX2，其可使微粒体和可溶性酶的数量增多。虽然两者的基因几乎无相似性，其催化机制却是保守的，并依赖于催化三联体（亲核的天门冬氨酸，一个碱性的组氨酸和一个酸性的或质子化的谷氨酸或天冬氨酸残基）。在其作用过程中，亲核的天门冬氨酸与环氧化物结合，形成α-羟基酯-酶的中间体，酸与碱性的组氨酸相互作用，形成质子传递物，从而使水被激活，然后酶-酰基中间体被水解，释放二氢二醇和游离的酶。

第三节 致癌物Ⅱ相代谢酶

一、谷胱甘肽-S-转移酶

谷胱甘肽-S-转移酶（GSTs）在体内广泛分布，可位于胞质、微粒体或线粒体中。GSTs在催化谷胱甘肽三肽（GSH；γ-谷氨酰胺-L-半胱氨酸-L-甘氨酸）与亲电受体形成硫-醚结合物反应中的催化效率较高，其活性受到GSH的限制（浓度一般为5～10mmol/L）。在机体发生氧化应激反应、GSH被消耗的情况下，该酶基本失活。以酶代谢途径产生的GSH结合物可能、也不可能与非酶途径形成的结合物相区分，GSH结合底物的位置可能由谷胱甘肽-S-转移酶活性位点的位置或空间作用所决定。GSTs可与芳烃氧化物、环氧化物、二醇环氧化物、α,β不饱和醛和酮结合。GSTs加速GSH非酶性加合速率的机制为GSH脱质子化，在作为碱的活性位置Tyr或Ser上产生硫醇阴离子（GS^-）。

GSTs辅因子GSH的合成包括由γ-谷氨酰胺-L-半胱氨酸合成酶

催化形成 γ-谷氨酰胺-L-半胱氨酸，再由谷胱甘肽合成酶催化，结合 L-甘氨酸，形成谷胱甘肽。在每一步反应中要消耗 ATP，第一步反应可被 L-丁硫氨酸-S-亚砜亚胺抑制。

GSTs 可被抗氧化反应元件（ARE）调节，但存在明显的种属差异。如大鼠 GSTA2、GSTA5、GSTP1 和鼠类 GSTA1、GSTA3 和 GSTP1 的 5′-启动子区域中含有抗氧化反应元件（ARE）（或亲电的反应元件）。但编码可溶性人类 GSTs 的基因中就没有相同的序列。因此，用 Nrf2-Keap-1 系统的诱导物进行化学预防的策略就不能在人类中实现。

人类有 7 个胞质内酶家族（α，μ，π，Σ，θ，ω，ζ），这些酶家族含有 17 个基因，可进行 199～244 氨基酸长度单体的编码，从而形成同源二聚体。与此相类似的还有 GSTA1-1、GSTA2-2 和 GSTpi (PI-1) 同源二聚体与 PAH-二醇-环氧化结合物；GSTA4-4 同源二聚体与 4-羟基-2-壬烯酸结合物；GSTM2-2 同源二聚体与儿茶酚胺 o-醌结合物，GSTP1-1 同源二聚体易与雌激素 O-醌结合物。GSTpi 是肝外发现的最多的 GSTs，是在肺中形成 PAH O-醌的候选酶。

二、尿苷二磷酸葡萄糖苷酸（基）转移酶

尿苷二磷酸葡萄糖苷酸（基）转移酶（UDPGTs）催化尿苷二磷酸葡萄糖苷酸（UDPGA）中的葡萄糖苷酸转移至带电子的亲核物上。N-、O-、S-的酰化反应都可能有这些现象。葡萄糖苷酸化的底物含有功能性基团，如脂肪族醇和酚类（形成 O-葡萄糖苷酸醚）、羧酸形成（葡萄糖苷酸酯）、胺（形成 N-葡萄糖苷酸）、巯基（形成 S-葡萄糖苷酸）。葡萄糖苷酸的 pKa 约为 4.0，故在生理 pH 下，结合物被赋予电荷，增加了水溶性，并被胆和肾中的阴离子转运系统所识别。

在 UDPGA 辅因子中，葡萄糖苷酸与 UDP 的连接是 α 苷-构型的，该构型在酶活性位点遭受亲核基团的攻击后，构型发生反转，葡萄糖苷酸具有 β-型构型，被 β-葡萄糖苷酸酶水解。所有 UDPGTs 结合在内质网上，UDPGA 辅因子由核糖转运体通过细胞膜释放。

有 15 种人类 cDNA 和酶属于 2 个基因家族（UDPGT1 和 UD-

PGT2)。UDPGT1A1、1A3、1A4 和 1A6 至 1A10 共同拥有外显子 2～5，而只在外显子 1 上有差异（有 12 种类型），相互交联而成。有趣的是，UDPGT1A1 外显子中功能性等位基因的变异（在 TATA 盒中）可阻止外显子 2～5 的表达，引起胆红素代谢的遗传性缺陷。UDPGT2 家族可进一步被细分为 UDPGT2A（2A1）和 UDPGT2B（2B4、2B7、2B10、2B11、2B15 和 2B17）。它们由 6 个外显子组成，但互不相同。本章中最重要的 UDPGTs 有 UDPGT1A10（可结合 PAH-反式-二氢二醇)、UDPGT1A6、1A9、2B7 可结合儿茶酚类。

三、硫转移酶

硫转移酶（SULTs）催化Ⅰ相反应中生成的醇、酚、儿茶酚的硫化反应，需要 3-磷酸腺苷-5-磷酰硫酸（PAPS）作为辅基。与外源化学物代谢有关的 SULTs 是胞内酶，多种 SULTs 虽有一定的晶体结构特异性，但也有相似之处，即醇以相类似的方式线性攻击巯基，但没有巯基化酶介导的证据。在这一反应中，3-磷酸腺苷-5-磷酰硫酸（PAPS）被转变为 5-磷酸腺苷-3-磷酸。

巯基供体的合成分为两步。首先，ATP 硫酸化酶将 ATP 和硫酸根转变为腺苷酸-5-磷酸硫酸（APS）和焦磷酸盐。然后，APS 激酶将 ATP 的磷酸基团转到 APS 的 3 位，形成 3-磷酸腺苷-5-磷酰硫酸（PAPS)。

$$ATP+SO_4^{2-}=APS+PPi$$

$$ATP+APS=PAPS+ADP$$

已在人类发现 11 种编码 13 种胞液 SULTs 的基因，它们属于 SULT1、SULT2、SULT4 家族，包括 SULT1A1/2 和 1A3（也被称为酚硫转移酶)、SULT1A1/2（硫化由 2-乙酰氨芴和芳香胺产生的简单酚类、N-氢氧化物)、SULT1A3（硫化儿茶酚胺类)、SULT1B1（硫化 1-萘酚）和 SULT1E1（硫化雌激素）。此外还有 SULT2A1（硫化羟基类固醇）。因为 SULT1A1/2 参与芳香胺或杂环胺 N-氢氧化物的硫化，它们也参与这些致癌物的代谢活化。能催化儿茶酚-雌激素和 PAH-儿茶酚硫化的 SULT 同工酶仍需要进行确认，而候选基因有 SULT1A1、SULT1A12、SULT1A3 和 SULT1B1。

四、N-乙酰-L-甲基转移酶

N-乙酰化是芳香胺、肼的主要生物代谢途径。除此以外的主要反应还有 L-半胱氨酸结合物的乙酰化，前者由谷胱甘肽结合物生成，最终生成硫醚氨酸。N-乙酰-L-甲基转移酶（NATs）以乙酰辅酶 A 作为辅助因子，催化这些反应。NATs 还能催化醇的 O-乙酰化，包括由芳香胺活化产生的 N-氢氧化物。N-羟基化后的 2-乙酰氨基芴的 O-乙酰化使之被激活，但难以被硫酸化。在此状况下，硫基是较好的解离基团，而不是乙酰基，提示 N-位上的硫更易于产生氮宾离子。

NATs 通过酶-乙酰基中间产物催化 N-、O-乙酰化，因此，这些反应以乒乓反应（Ping-Pong）机制进行。在人类有两种特异性的酶，NAT1、NAT2。这些酶是单体蛋白质，长度为 290 个氨基酸，86%同源，具有重叠底物的特异性。NAT2 主要在肝和小肠表达。人类高频度的 NAT1 和 NAT2 基因多态性以及普遍的芳香胺和杂环胺的暴露，提示 NAT1、NAT2 乙酰化因子的基因型是人类肿瘤易感性的重要修饰因素。对于乙酰化是解毒反应的肿瘤来说（如芳香胺相关的膀胱癌），NAT2 慢乙酰化表型者患癌的风险性更大。多项研究结果显示，NAT2 最慢乙酰化表型或基因型的人群，患膀胱癌的风险特别高。

五、儿茶酚-O-甲基转移酶

儿茶酚-O-甲基转移酶（COMTs）催化由甲基供体（S-腺苷-L-甲硫氨酸）提供的甲基转移至儿茶酚。在这一反应中，生成 S-腺苷-L-同型半胱氨酸，其是潜在的 COMT 抑制剂。儿茶酚的 O-甲基化对防止儿茶酚进一步进行氧化还原循环，从而形成醌，进而阻止活性氧生成是非常重要的。COMT 有两种形式，可溶性的和微粒体的 COMT，并由带有两个转录子的相同基因编码。可溶性形式是一个与膜结合 50 个氨基酸剪切版形式（Mr＝25 000），是镁依赖型的酶。该酶在 PAH-儿茶酚和儿茶酚雌激素的灭活代谢中非常重要。

第四节 结论与展望

一、致癌物代谢相关基因的调节与遗传多态性

与化学致癌物代谢有关的Ⅰ相、Ⅱ相代谢酶表达水平的变化有着深远的效应。或许所涉及基因调节的主要两条通路是被 AhR 调节的通路和被 Keap-1-Nrf2 系统调节的通路。芳烃受体（AhR）调节人类 CYP450 基因（CYP1A1/1B1），Keap-1-Nrf2 系统调节人体内下列致癌物代谢相关的基因：如 NQO1、AKR1C1-AKR1C3，以及 γ-谷氨酸-半胱氨酸连接酶轻链（GCLM），后者对 GSH 的合成非常重要。

AhR 是配体激活转录因子，配体主要有 TCDD、多氯联苯、PAH、β-萘基黄酮。内源性受体的配体尚不清楚。AhR 位于细胞的胞质中，并与热休克蛋白 90 相耦联。一旦与配体结合，热休克蛋白 90 脱耦联，结合有配体的受体转位至细胞核，在细胞核，其与异二聚体伴随体-芳香烃受体核转体相遇。该异源二聚物然后与外源化学物反应元件在反应基因的 5′-侧区结合，增加 CYP1A1、CYP1B1 基因的转录。这种调节模式有数个重要特征。第一，芳香烃的配体本身可能没有致癌性，但通过诱导这些 CYP450，这些配体的致癌性（如 PAH）可发生改变。第二，当 PAH 经过这个途径进行代谢后，可生成亲电物，再诱导 Keap-1-Nrf2 系统，这些诱导物历史上曾被称作双功能诱导物。第三，AhR 的配体，如由 AKRs 代谢产生的 PAH O-醌，利用 AhR 作为转运系统，增加核内 DNA 的氧化损伤。在这种情况下，AhR 就扮演了“特洛伊木马”（Trojan horse）的角色。其他的 CYP450 同工酶也可受到配体激活转录因子的调节。例如一旦孕烷或雄烷与 5β-孕烷的配体结合，CYP3A4 就被孕烷-X-受体和结构性雄烷受体所诱导。

二、基因敲除和转基因小鼠

通过创建基因敲除或类人化的小鼠（前者小鼠的基因被敲除，后者在组织特异性的启动子控制下人类的基因被替代），可了解致癌物代

谢酶的重要性。Nebert 和 Gonzalez 团队已开展了有关 CYP1A1 和 CYP1B1 系统的大部分工作。CYP1A1 基因敲除小鼠的明显特征是 PAH 的致肿瘤性增强了。这一结果是出乎预料之外的，因为这个酶被认作是形成二醇环氧化物致癌物的关键酶。目前对这些实验结果的解释为，CYP 450 1A1 是防止 PAH 的致癌性的，因为这些母体烃被代谢为二醇-环氧化物越快，其排泄也越快。相反，CYP1B1 敲除的小鼠可防止二甲基苯并［a］蒽、二苯并［a,l］芘的致白血病作用，提示 CYP1B1 可介导这些化合物在前白血病细胞中骨髓毒性的诱导作用。

三、遗传多态性

每个个体对化学致癌物的易感性取决于多个单核苷酸多态性，主要是与致癌物代谢活化、解毒、DNA 持续不断损伤的修复有关的基因家族。大量的单核苷酸多态性出现在内含子和基因的启动子中，但它们出现在转录位置的一致性序列或连接位置上，就会影响基因的表达。其他的单核苷酸多态性发生在相关基因的编码区域。编码区单核苷酸多态性可以引起氨基酸的改变（非同义替换），也可能不引起氨基酸的改变（因为基因编码的简并或同义替换）。虽然目前已花费了许多精力来了解非同义替换的单核苷酸多态性对酶功能的影响，但越来越多的证据显示，同义替换的单核苷酸多态性也不容忽视。同义替换的单核苷酸多态性可影响 mRNA 的二级结构（茎-环结构），影响其稳定性和延伸性。此外，除了编码的简并外，编码相同氨基酸的不同编码子被翻译为蛋白质的速度也不同。

分子流行病学专家已开展了大量的致癌物活化和代谢相关候选基因单核苷酸多态性与癌症发病率关系的研究。许多研究结果显示，单个单核苷酸多态性对癌症的发生只有微弱的作用，但这些单核苷酸多态性与单个致癌物活化和代谢候选基因相关联时，作用就非常明显了。可以推测对某种特定致癌物是否有易感性，可以用复合基因的特点来进行预测。当单核苷酸多态性与功能改变相关，这些研究更令人振奋。与致癌物活化相关的许多 CYP 都具有多态性，与 PAH 和 NNK 代谢活化相关的 CYP1B1 和 CYP2A6 分别有 37 和 49 个非同义单核苷酸多态性。

CYP2A6 基因型对羟化的 NNK 有还原作用，在亚洲人种中与降低烟草导致的肿瘤发病率有关。奇怪的是 CYP2A6 在肺在很少表达，而主要在肝中表达。故目前并不清楚这种多态性为何能防止肺癌的发生。

NAT2 的等位基因上有 36 个变异。对于接触芳香胺染料而诱发膀胱癌的工人多为慢乙酰化者。这可以解释为在缺少 NAT2 时，或许不能对胺进行乙酰化，或许 N-氢氧化物不能转变为 N-硫化物。在 NAT2 最常见的等位基因变异是异亮氨酸114变异为苏氨酸，降低了酶的最高速率，而没有影响 Km 值。

COMT 等位基因变异（缬氨酸153变异为蛋氨酸）产生了一个低活性、热敏感的突变物。如果 COMT 在儿茶酚的灭活代谢中非常重要，且儿茶酚参与了致癌过程，这一等位基因变异可增加机体对 PAH、雌激素致癌的易感性。

NQO1（脯氨酸187变异为丝氨酸）的活性只有野生酶活性的 4%，因为在与 FAD 结合时出现了缺失，带有这种变异等位基因的个体更易于出现醌的毒性作用。

化学致癌物需要经过代谢活化才能与 DNA 加合或产生 ROS 致 DNA 损伤，进而这些损伤可加入到由 ROS 产生的内源性 DNA 加合物的本底水平。在某些情况下，生物活化（如芳香胺）需要Ⅰ相酶（CYP450）和Ⅱ相酶（SULTs 和 NATs）的共同作用。这些酶的表达与活性取决于接触外源化学物或膳食中的化学成分的诱导作用和等位基因变异。这些研究结果提示，个体对致癌物的易感性是由复杂的基因-环境相互作用决定的。

第五节　经代谢活化的化学致癌物举例

一、经Ⅰ相代谢酶活化的致癌物

（一）经氧化代谢活化的致癌物

经过氧化代谢后，化学物质可产生一些特殊的结合基团。如苯并

(a) 芘在 CYP450 的催化下转变为芳烃氧化物（图 3-10），亚硝胺被羟化为重氮氢氧化物（图 3-11），芳香胺或杂环胺被羟化后形成氮宾离子，进而可形成加合物。

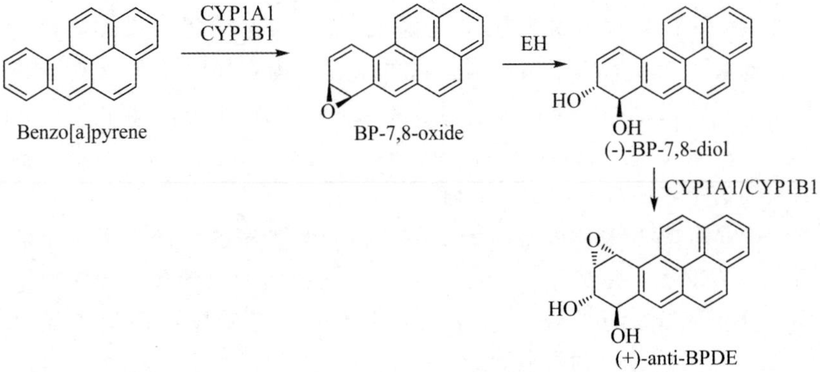

图 3-10 苯并（a）芘在 CYP450 的催化下转变为芳烃氧化物

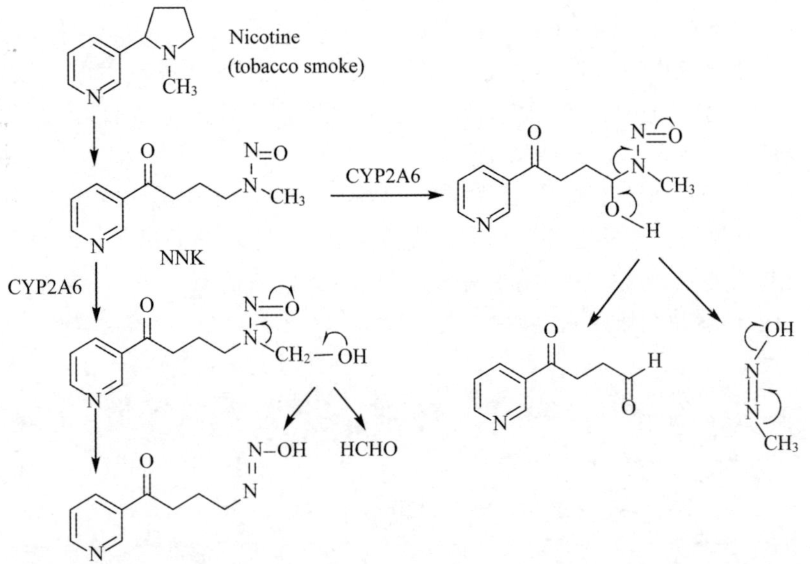

图 3-11 4-（N-亚硝基甲氨基）-1-（3-吡啶基）-1-丁酮被羟化为重氮氢氧化物

1. 经环氧化活化的致癌物　苯并（a）芘必须经过两次环氧化作用。首先由CYP450（CYP450 1A1）酶系催化生成苯并（a）芘-4，5-、-7，8-、-9，10-3种主要的环氧化物。这些环氧化物经环氧化物水解酶（EA）的催化，加水生成相应的苯并（a）芘-二氢二醇衍生物。其中苯并（a）芘-7，8-和-9，10-二氢二醇可由CYP450酶系进一步代谢生成相应的苯并（a）芘-邻二氢二醇-环氧化物，即苯并（a）芘-7，8-二氢二醇-9，10-环氧化物和苯并（a）芘-9，10-二氢二醇-7，8-环氧化物，前者有4种异构体，其中苯并（a）芘-7，8-二氢二醇为近致癌物，而苯并（a）芘-7，8-二氢二醇-9，10-环氧化物为终致癌物（图3-12）。该终致癌物在C-10位置形成活性中心（湾区），该中心可在空间上阻碍解毒酶的作用，且易发生氧化，该环氧化物可与碳离子结合，很容易发生亲核反应。

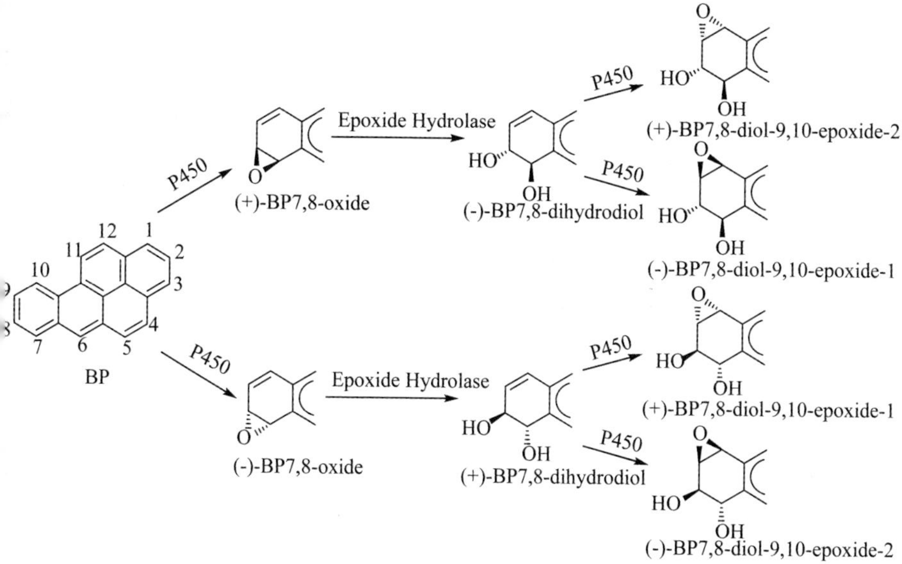

图3-12　苯并（a）芘的氧化活化过程

黄曲霉毒素 B_1（AFB_1）发挥致癌作用的必要条件也是必须先被 CYP450 氧化为黄曲霉毒素 B_1-8,9-环氧化物，才能与 DNA 形成加合物（图 3-13）。

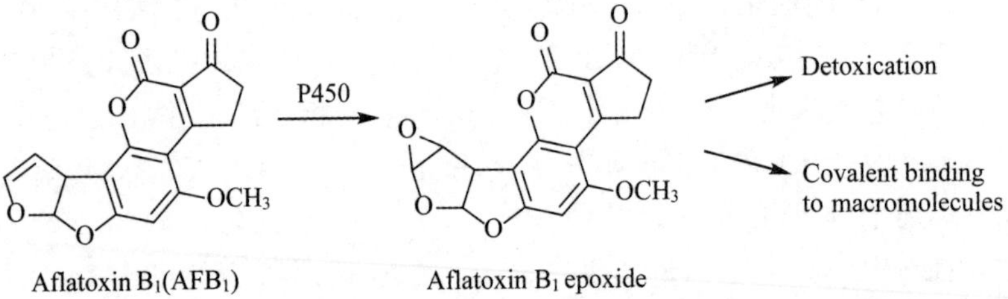

Aflatoxin B_1(AFB_1) —P450→ Aflatoxin B_1 epoxide → Detoxication; → Covalent binding to macromolecules

图 3-13 黄曲霉毒素 B_1 的氧化活化

2. 经脱烷基作用活化的致癌物 如二甲基亚硝胺。二甲基亚硝胺通过 N-脱烷基作用，生成亲电子的碳宾离子，才能与 DNA 生成加合物（图 3-14）。

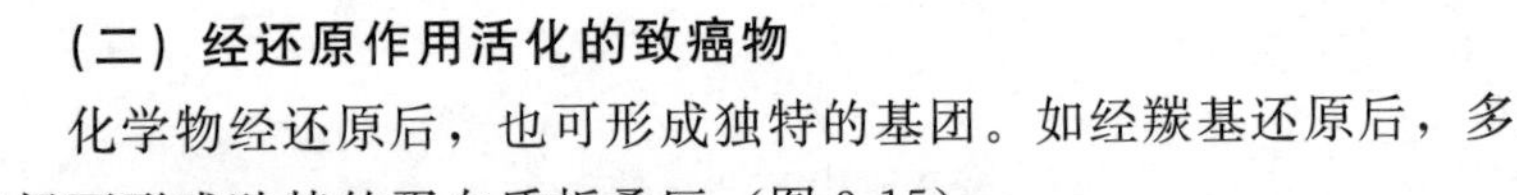

$$(H_3C)_2N{-}N{=}O \xrightarrow{[O]} (H_3C)(H)N{-}N{-}O \rightarrow H_3C{-}N{=}N{-}OH + HCHO \xrightarrow{H^+} CH_3^{+} + N_2 + H_2O$$

二甲基亚硝胺

图 3-14 二甲基亚硝胺的活化过程

(二) 经还原作用活化的致癌物

化学物经还原后，也可形成独特的基团。如经羰基还原后，多环芳烃可形成独特的蛋白质折叠区（图 3-15）。

1. 经硝基还原的致癌物 二硝基甲苯经肝 CYP450 氧化后，与葡萄糖苷酸结合成葡萄糖酸苷，由肠道细菌进行生物转化，其中一个或两个硝基被硝基还原酶还原成胺，被重吸收回肝后，新生成的氨基由 CYP450 催化发生 N-羟化，进一步可裂解为氮宾离子，从而攻击 DNA，引起突变与肝癌（图 3-16）。

2. 经脱卤反应活化的致癌物 四氯化碳经还原脱卤反应代谢活化，一个电子被还原生成三氯甲烷自由基（$\cdot CCl_3$），后者可启动脂

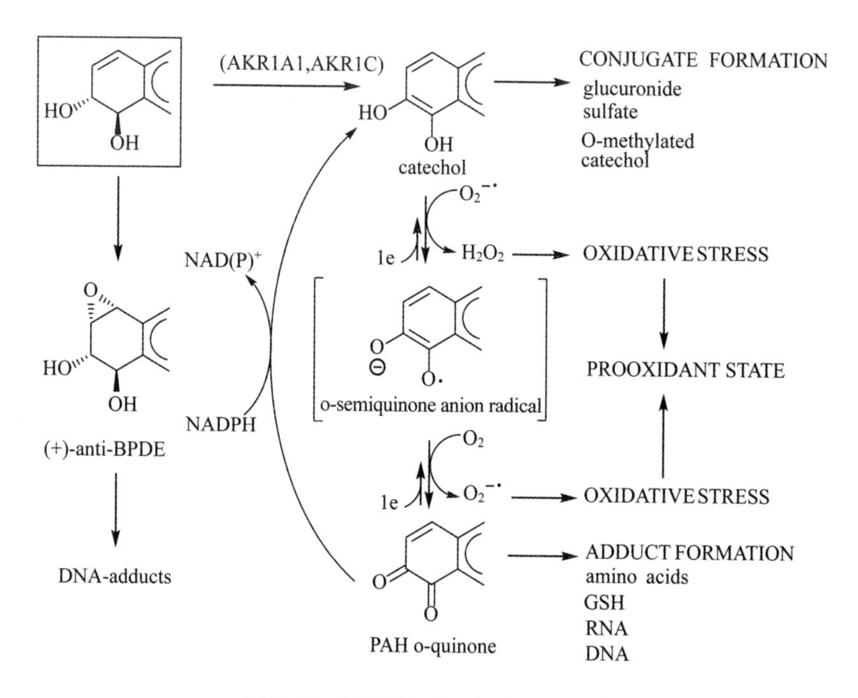

图 3-15 多环芳烃被还原为二氢二醇

质过氧化作用，诱发肝癌。

$$CCl_4 + NADPH \xrightarrow{\text{NADPH-CYP450 还原酶}} \cdot CCl_3 + NADP^+ + HCl$$

3. 经还原活化的致癌物 甲萘醌由 NADPH-CYP450 还原酶催化，形成半醌自由基，引起蛋白质和 DNA 的损伤（图 3-17）。

（三）经水解反应活化的致癌物

2-乙酰氨基芴在肝进行代谢时，形成 N-羟化氨基芴，其与硫酸结合后，是没有活性的。当其被转运至膀胱后，发生了酸水解，成为具有活性的 N-羟基芳香胺，后者可自发性生成芳基氮宾离子，攻击 DNA，引起膀胱癌（图 3-18）。

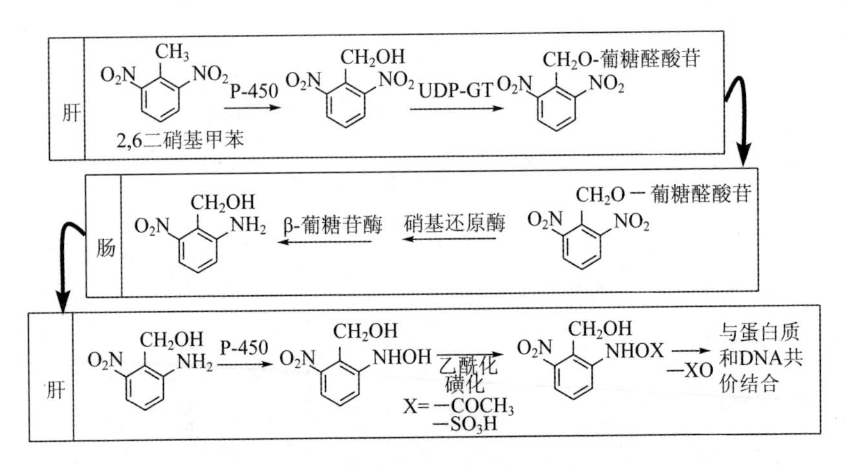

图 3-16 2,6-二硝基甲苯的活化（硝基还原）

二、经Ⅱ相代谢酶活化的化学致癌物

（一）经甲基化作用活化的致癌物

就无机砷本身而言，几乎不能直接导致 DNA 的损伤，故迄今尚未见有砷导致 DNA 链断裂、DNA 蛋白质交联和 DNA 加合物形成的报道，也未在动物身上观察到无机砷化合物的致癌性。而近年来有报道认为，五价的无机砷被还原为三价，然后再被甲基化为单甲基胂酸（MMA）和二甲基胂酸（DMA）。在哺乳动物，上述的还原反应在血液中进行，甲基化则是在肝中进行。甲基化的砷（如 DMA）可在 DNA 上形成 DNA 加合物等修饰，也可诱发氧化应激，使原本无致癌性的无机砷具有致癌性。

（二）与谷胱甘肽结合活化的致癌物

与谷胱甘肽结合活化的致癌物有氯代烯烃、氢醌、二溴乙烷等。给予非细胞毒性剂量的氯代烯烃后，其生成的代谢产物谷胱甘肽 S-结合物可诱发 LLC PK_1（猪肾细胞系）细胞 DNA 的程序外合成，可能是由于六氯丁二烯与 DNA 形成了加合物，这种加合物可能是通过β-裂解酶裂解 S-（1,2,3,4,4-五氯-1,3-丁二烯基）-L-半胱氨酸产生

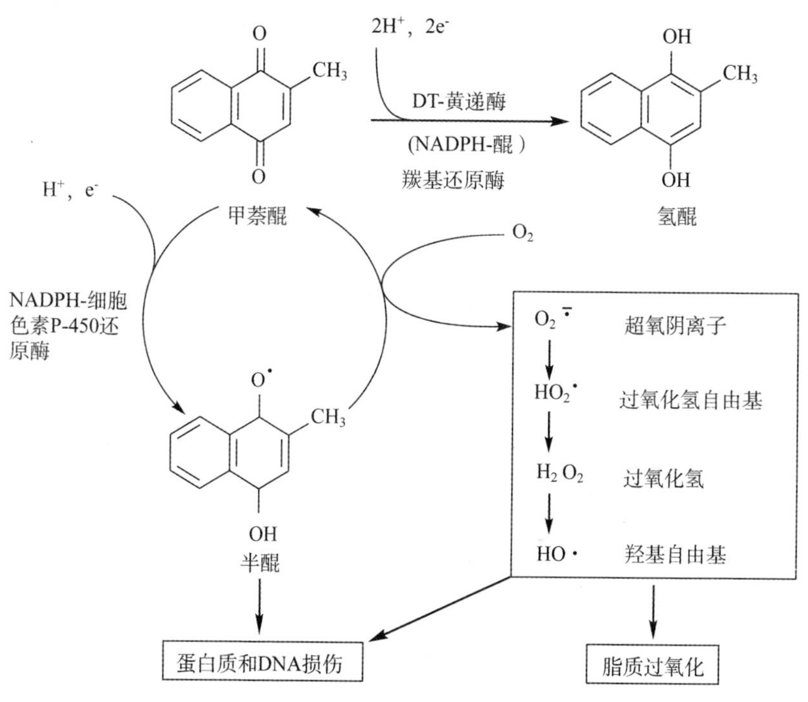

图 3-17　甲萘醌的还原活化

P450
$NHCOCH_3$
2-Acetylaminofluorene
2-AAF
$COCH_3$
OH
N-Hydroxy AAF
O – glucuronide
Glucuronide conjugate
(detoxication)
OSO_3^-
Sulfate conjugate
Binding to tissue
macromolecules

图 3-18　2-乙酰氨基芴的活化过程（酸水解）

的。再如目前已在大鼠肝微粒体中发现，氢醌被代谢为苯醌，在谷胱甘肽存在的条件下，形成 2-谷胱甘肽-S-基-氢醌、2,5 和 2,6-双（谷胱甘肽-S-基）氢醌，这些代谢产物和氢醌能诱发雄性大鼠肾小管肿瘤。

二溴乙烷也可与谷胱甘肽结合，并与 DNA 形成加合物（图 3-19、图 3-20）。

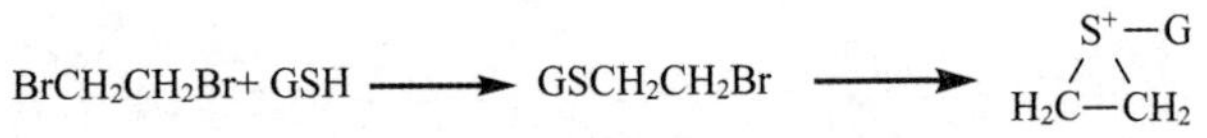

$$BrCH_2CH_2Br + GSH \longrightarrow GSCH_2CH_2Br \longrightarrow \underset{H_2C-CH_2}{\overset{S^+-G}{\wedge}}$$

图 3-19　二溴乙烷与谷胱甘肽的结合

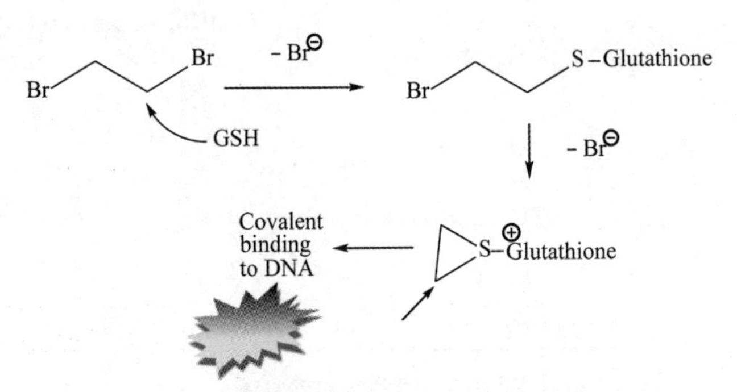

图 3-20　二溴乙烷的活化过程（与谷胱甘肽结合）

（三）与硫酸结合活化的致癌物

他莫昔芬发生羟化反应后，可产生 O-硫化反应，去除硫酸的他莫昔芬，可产生碳宾离子，与 DNA 的碱基结合，形成加合物（图 3-21）。

（四）经乙酰化活化的致癌物

联苯胺首先被羟化，然后发生 N-乙酰化，生成酰胺，后者进一步被分解为氮宾离子，后者可与 DNA 形成加合物（图 3-22）。

（五）经葡萄糖苷酸结合活化的致癌物

2-萘胺在肝中经羟化后，与葡萄糖苷酸结合，经血液转运至肾。在血液的 pH 条件下，该结合物是稳定的，但在尿液的酸性环境中，该结合物发生水解，形成具有活性的氮宾离子，与 DNA 产生加合，这一加合物与膀胱癌有关（图 3-23）。

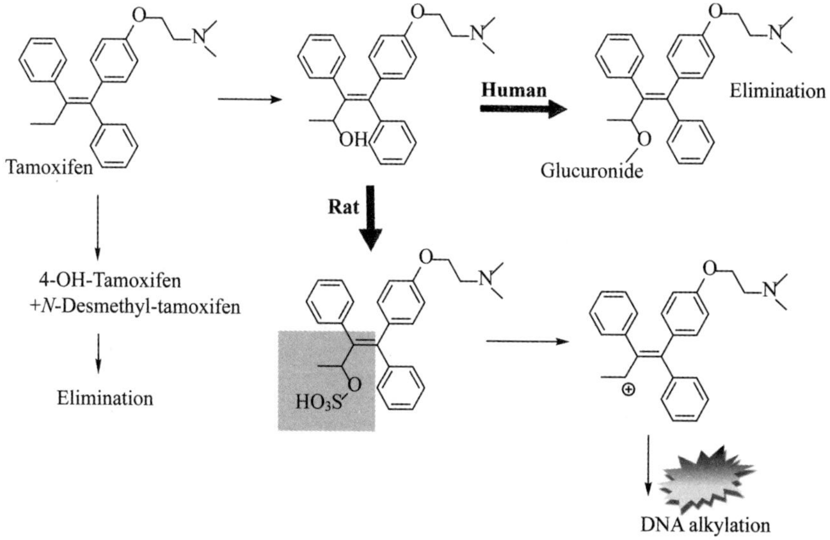

图 3-21 他莫昔芬的活化过程（与硫酸结合）

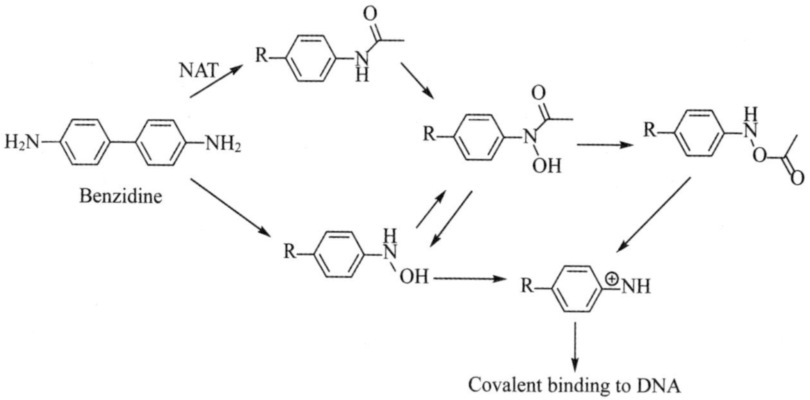

图 3-22 联苯胺的活化过程（乙酰化）

Glucuronide
NHOH
N–OH
NH_2
CYP
UGT
2-Naphthylamine
Urine: pH
NH_3^+
Covalent binding to DNA
Nitrenium ion

图 3-23 2-萘胺的活化（与葡萄糖苷酸结合）

（姜允申 莫宝庆 常元勋）

主要参考文献

1. Crowell SR，Hanson-Drury S，Williams DE，et al. In vitro metabolism of benzo［a］pyrene and dibenzo［def，p］chrysene in rodent and human hepatic microsomes. Toxicol Lett，2014，228（1）：48-55.
2. Modesto JL，Hull A，Angstadt AY，et al. NNK reduction pathway gene polymorphisms and risk of lung cancer. Mol Carcinog，2014，29（3）：215-217.
3. Mchale CM，Zhang Luoping，Smith MT. Current understanding of the mechanism of benzene induced leukemia in humans：implications for risk assessment. Carcinogenesis，2012，33（2）：240-252.
4. Penning TM. Metabolic activation of chemical carcinogenesis//Penning TM ed. Chemical Carcinogenesis. New York NY：Humana press LLC，2011：135-153.
5. 中国科学技术协会．2010-2011 毒理学学科发展报告．北京：中国科学技术出版社，2011：3-35.
6. Casciano DA，Sahu SC. Handbook of System Toxicology. UK West Sussex Chichester：John Wiley & Sons，Ltd，2011：33-43.

7. Zeliger HI. Human toxicology of chemical mixtures：toxic consequences beyond the impact of one-component product and environmental exposures. 2nd ed. UK Oxford：William Andrew，2011：433-439.
8. Irigaray P，Belpomme D. Basic properties and molecular mechanisms of exogenous chemical carcinogens. Carcinogenesis，2010，31（2）：135-148.
9. Boelsterli UA. Mechanistic Toxicology：The Molecular Basis of How Chemicals Disrupt Biological Targets. 2nd ed. Boca Raton：CRC Press，2007：63-315.
10. Stine KE，Brown TM. Principles of Toxicology. 2nd ed. Boca Raton：CRC Press，2006：109.
11. 顾祖维. 现代毒理学概论. 北京：化学工业出版，2006：301-305.
12. 周宗灿. 毒理学教程. 3 版. 北京：北京大学医学出版社，2005：84-195.
13. Ernest H. A Textbook of Modern Toxicology. 3th ed. Hoboken：John Wiley & Sons，Inc，2004：49-249.
14. 卡萨瑞特·道尔. 毒理学. 北京：人民卫生出版社，2002：273.
15. 张桥. 卫生毒理学基础. 3 版. 北京：人民卫生出版社，1987：40-42.

第四章

致癌物致癌机制

第一节 DNA 加合物

进入机体的许多致癌物经体内相关代谢酶的作用，转变为有活性的代谢产物，能与 DNA 发生反应，形成 DNA 加合物（DNA-adduct），造成 DNA 的损伤，从而产生致癌作用。因此，致癌物导致体内出现 DNA 加合物是其重要的致癌机制之一。

一、DNA 加合物的概念与意义

（一）DNA 加合物的概念

DNA 加合物，亦称 DNA 加成物，是致癌物在生物体内经生物代谢活化后，产生的亲电活性产物与 DNA 分子特异性位点相结合，形成的一种共价结合物，是 DNA 化学损伤的最重要和最普遍的形式。DNA 加合物的形成可其使发生烷基化。这种结合物一旦能逃避自身的修复，就可能导致某些特异位点的基因突变，从而诱发癌症。

目前发现的 DNA 加合物主要包括多环芳烃类、芳香胺类、亚硝胺类、霉菌毒素类等形成的 DNA 加合物，如丙烯醛-DNA 加合物（图 4-1）等。

（二）致癌物-DNA 加合物的形成过程

DNA 加合物是致癌物与 DNA 发生化学加合反应而形成的产物，可通过多种途径形成。

1. 直接与 DNA 加合　部分致癌物不需活化就能直接与 DNA 结合，因为核酸中的糖、磷酸、各种碱基，尤其是嘌呤碱基的 N、OH 或 NH_2 基，极易与金属结合。

目前的研究结果提示，金属离子在体内可与生物大分子发生紧密或松散性的结合，形成金属螯合物，易在 DNA 双链中含鸟嘌呤、腺

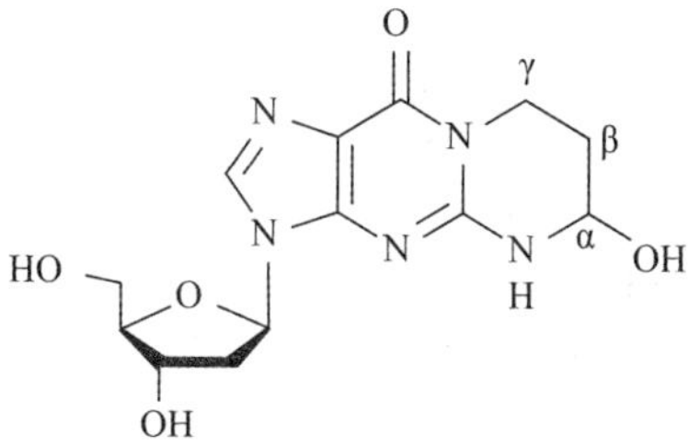

a-OH-PdG 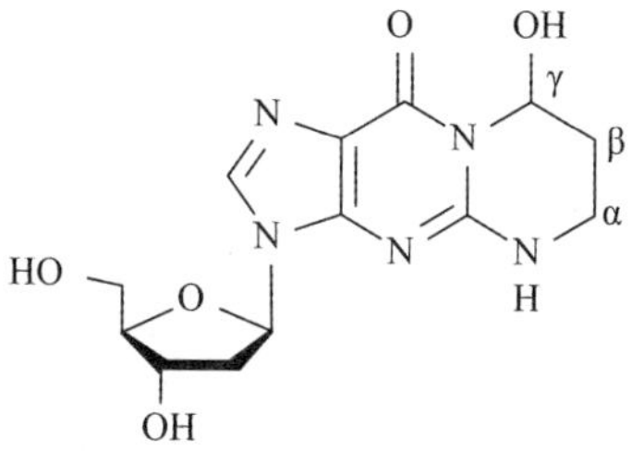 g-OH-PdG

图 4-1 丙烯醛-DNA（dG）加合物

嘌呤丰富的 7 位氮或在含尿嘧啶丰富的 3 位氮的位置上与 DNA 结合。如镉可以直接与 DNA 分子中的磷酸、碱基等发生相互作用。顺铂可以氯的形式与 DNA 碱基上的氮或磷进行加合。Cr^{6+} 的还原产物 Cr^{3+}、Cr^{4+} 和 Cr^{5+} 可与 DNA 结合，是导致 DNA 损伤的主要物质。已有资料证明，Cr^{3+} 可通过静电离子作用，与 DNA 中带负电性的磷酸骨架（磷酸二酯）形成加合物，也可共价结合 DNA 的磷酸骨架，形成磷酸三酯。

金属与碱基的结合打断了碱基键间的氢键，使 DNA 的双股螺旋不再稳定，从而影响了 DNA 的稳定性，导致碱基错误配对或 DNA 链的断裂，还可改变核酸的立体结构，使 DNA 从右旋变为了左旋或 Z-DNA，从而使细胞的生长出现异常。

甲醛、丙烯醛等具有羰基亲电性、较小的空间位阻、活泼的醛基，不需经过代谢就能攻击亲核基团（如核酸和蛋白质等生物大分子物质），从而诱发交联和断裂作用。程学美等（2007 年）在提取的健康成人外周血淋巴细胞体系里，加入甲醛或丙烯醛，发现当甲醛浓度在 40μmol/L 时，即可与淋巴细胞 DNA 发生微弱结合；而丙烯醛与淋巴细胞 DNA 的结合更加敏感，在 20μmol/L 时，即可发生明显的加合反应。环氧乙烷也可直接与 DNA 进行加合。

乙霉威、甲萘威与克百威等氨基甲酸酯类农药在体外也能直接嵌插进DNA的碱基对之中，加合到DNA的亲核位点。孙英等（2004年）报道，分别将0、10、20、30、40和50μl乙霉威溶液（20μg/ml）、甲萘威溶液（10μg/ml）和克百威溶液（5μg/ml）加入ct DNA溶液中，测定紫外吸收值，随着农药加入量的逐渐增多，ct DNA的紫外吸收峰都出现了增色效应。这种增色效应是由于嵌入剂（农药）与核酸相互作用时，其可嵌入核酸双螺旋结构中，因为嵌入剂（农药）可在2个碱基对之间滑动，从而降低了核酸分子的链环数。而链环数的多少又关系到核酸的超螺旋程度，使得超螺旋的紧密结构变成较为松弛的状态。天然的双螺旋ct DNA由于碱基的堆积效应而光吸收率较低；变性成单键后，光吸收率即可增加。他们还发现，随着乙霉威浓度的增加，ct DNA在260nm处的峰发生紫移；而后两者随着农药浓度的增加，它们的吸收光谱都出现了红移现象。根据E. C. Long理论，红移现象应该是物质与ct DNA发生嵌插作用的标志，即表明氨基甲酸酯类农药分子可能嵌插进ct DNA的碱基对之中，加合到ct DNA的亲核位点，引起具有紫外吸收官能团的改变。

2. 间接与DNA加合　大部分的致癌物不能直接与DNA进行加合，而需要在体内通过代谢酶（如细胞色素氧化酶、脂氧合酶、前列腺素H合成酶等）代谢生成亲电子的活性产物。经过代谢活化后，许多具有低电子密度中心的亲电致癌物（如黄曲霉毒素）可以与具有高电子密度的分子（如具有亲核中心的DNA分子）反应，形成DNA加合物。这些活化的代谢产物可与DNA中鸟嘌呤的N-7或C-8位点、腺嘌呤的N-3或N-1或N-7位点、胸腺嘧啶的O-2或O-4或N-3位点发生共价结合，导致DNA的化学修饰，从而形成致癌物-DNA加合物。

致癌物可与DNA的多个部位进行加合，其结合位置与致癌物的性质有关。如N-甲基-N′-硝基-N-亚硝基胍（MNNG）、7,8-二氢二醇-9,10-环氧苯并（a）芘（BPDE）的加合位点为鸟嘌呤；氯氨铂为鸟嘌呤和腺嘌呤；过氧化氢为腺嘌呤，乙烯氧化物则可直接烷化鸟嘌呤N-7位点，2-硝基丙烷则在鸟嘌呤的C-8位。氯乙烯与其他结构相似的致癌物的终代谢产物可形成腺嘌呤和胞嘧啶的环状结构（图4-2）。

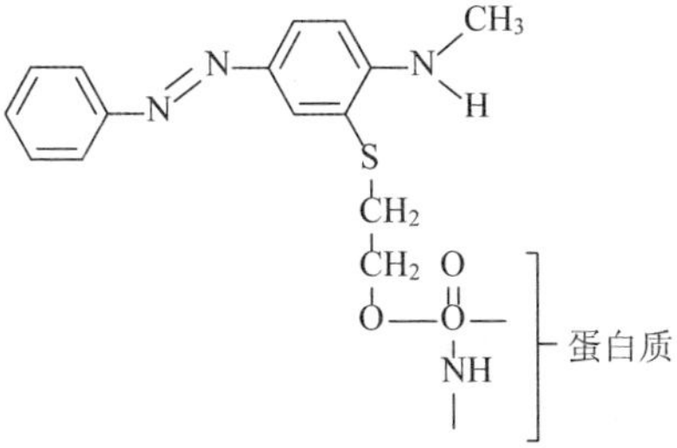

3-（同胱-s-基）N-甲基-4-氨基偶氮苯与肽桥连接

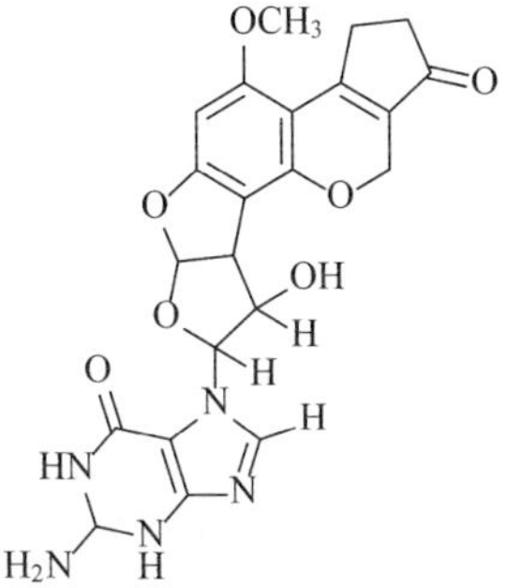

AFB_1N^7-鸟嘌呤加合物

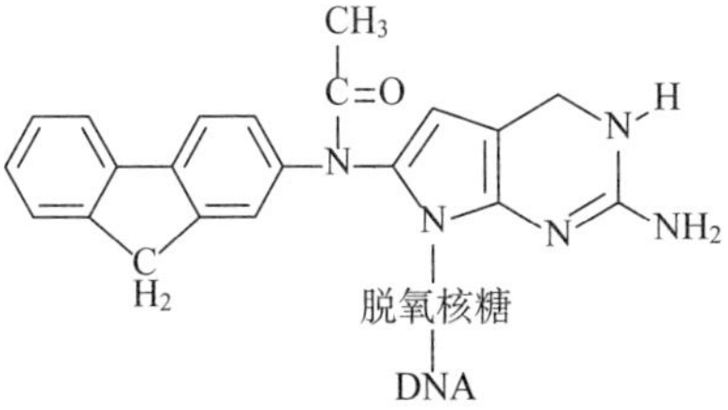

DNA中的N-(脱氧鸟苷-8-基)-AAF

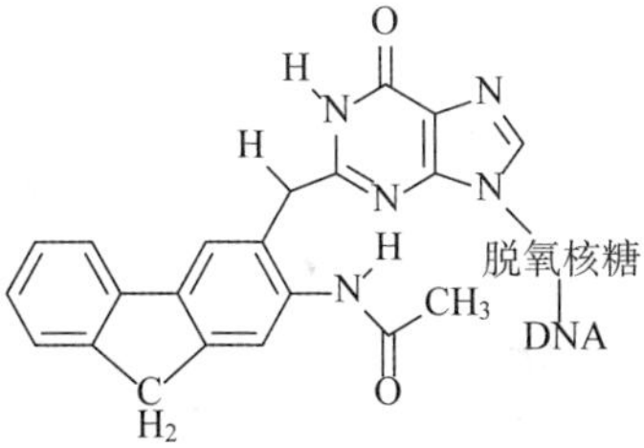

DNA中的3-(脱氧鸟苷N^2-基)-AAF

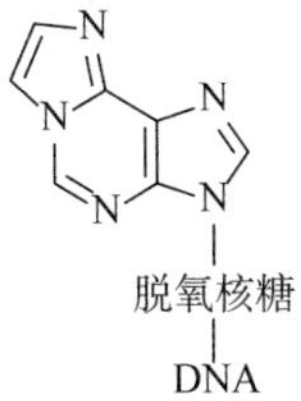

DNA中的1，N^6-乙烯腺嘌呤

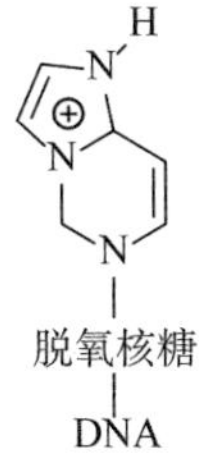

3,N^4-乙烯胞嘧啶

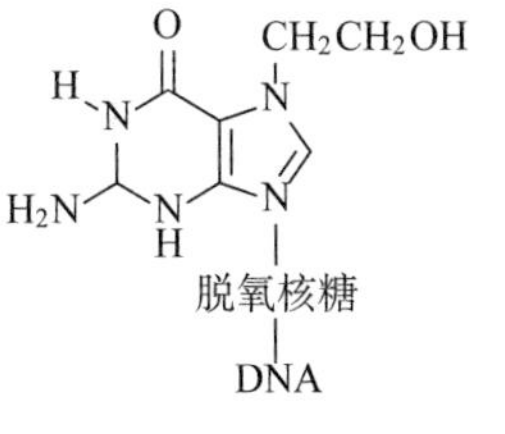

DNA中的7,-(2-羟乙基)鸟嘌呤

图 4-2　特定化学致癌物与蛋白和核酸结合形式的结构图

许多致癌物是亲电化合物，它们具有低电子密度中心，因此可以与具有高电子密度的分子（如具有亲核中心的 DNA 分子或蛋白质分子）反应，形成生物大分子加合物。致癌物与 DNA 的结合有两种类型，一类是非共价结合，另一类是共价结合。非共价结合主要是通过内插、外附的方式与 DNA 结合，如平面型的芳香烃可插入到 DNA 的碱基中，还可与不参与碱基配对的部位结合。这种非共价结合发生在体外。在体内，致癌物主要以共价结合的形式与 DNA 结合。大多数亲电子剂的加合物形成机制是亲核替代，即亲电子基团通过亲核原子（O、N、S 等）的一对不共享的电子与之形成一个新的共价键。

在组成 DNA 的四种碱基中，鸟嘌呤残基最易被亲电基团结合，并具备致癌性。主要的结合部位为的 N、O 位。不同的致癌物与 DNA 加合的位置不同。烷化剂与 DNA 碱基主要的反应位点有鸟嘌呤的 N3、O6、N7 位，腺嘌呤的 N1、N3、N7 位，胸腺嘧啶/尿嘧啶的 O2、O4、N3 位和胞嘧啶的 O2、N3 位，分别形成烷基化鸟嘌呤、烷基化腺嘌呤、烷基化胸腺嘧啶和烷基化胞嘧啶；黄曲霉毒素的加合位置主要为 N7；O6 位的加合主要局限于 N-烷基-N 亚硝胺和 N-烷基亚硝酰胺等；芳香胺多在 C8 位；多环芳烃则主要在 N7 和 N2 位（图 4-3）。

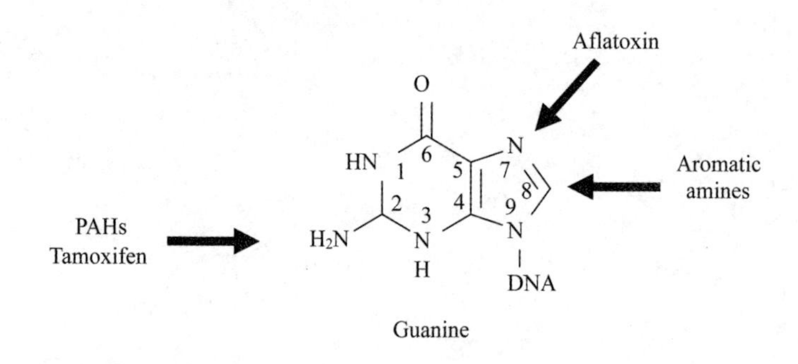

图 4-3 鸟嘌呤加合物的形成部位

（三）DNA 加合物对 DNA 的影响

目前的研究结果显示，DNA 加合物与癌症发生的多个过程有关，它具有底物专一性、预警性和广泛适用性，DNA 分子不同位点上所形成的具有不同生物学特性的加合物，能指示出与致癌机制密切相关的毒性动力学的变化、不同程度的生物学结果及遗传变异后果，它既可以作为接触性生物标志物，反映致癌物到达靶位的内接触剂量；又可以作为一种效应性标志物，反映 DNA 受到致癌物损伤的效应剂量。研究人员发现，与无 DNA 加合物的人群相比，具有 DNA 加合物的人群患癌症的风险增加 20%～90%。

碱基的正常配对是保证 DNA 正确复制的先决条件。一旦 DNA 与致癌物发生加合反应，可对 DNA 碱基的配对产生影响。许多致癌物加合的位置，如鸟嘌呤的 O6、N2 位置，在正常情况下可与邻位的碱基形成氢键，如果该位置被其他致癌物侵占，则相应位置的碱基配对就会出现错误。如活化的苯并（a）芘与 DNA 的加合使原应有的 G∶C 配对变为了 G∶A 配对（图 4-4、图 4-5）。

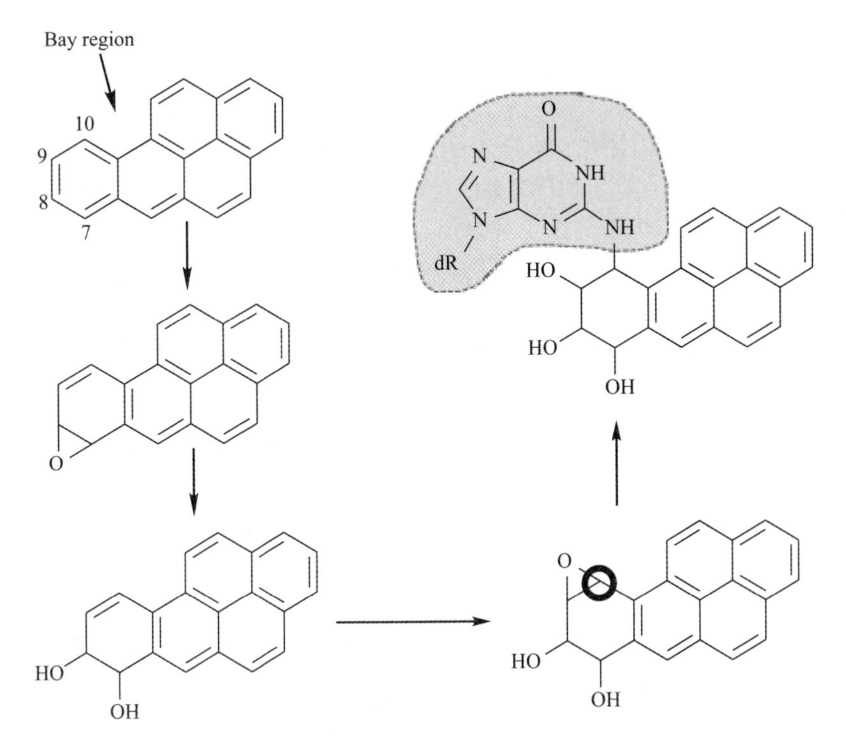

图 4-4　苯并（a）芘终致癌物的形成及与 DNA 的加合

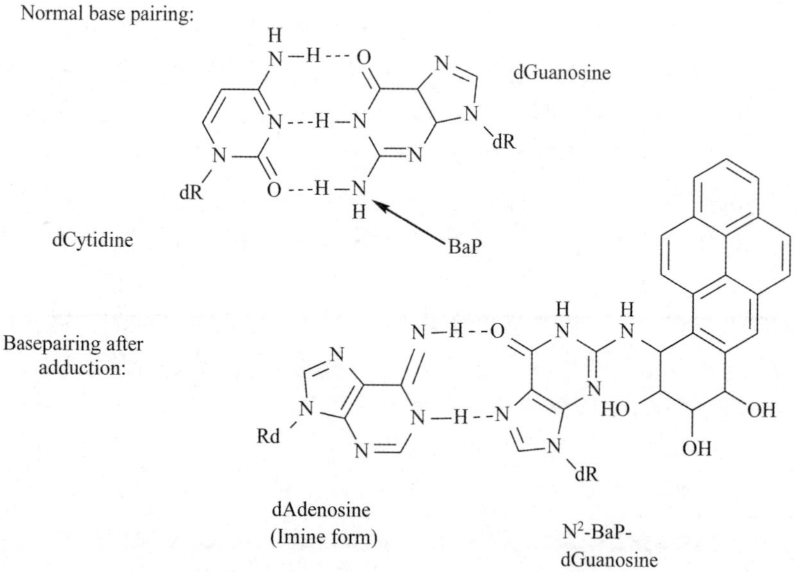

图 4-5 苯并（a）芘［BPDE］-DNA 加合物影响碱基配对

（由应有的 **G：C** 配对变为了 **G：A** 配对）

DNA 加合物的形成，可使 DNA 出现碱基替代、缺失、插入、颠换、单链或双链断裂等，如甲基硝基亚硝基胍（MNNG）-DNA 加合物可导致 DNA 的碱基烷化、亚硝胺-DNA 加合物可致 DNA 单链、双链断裂。这些 DNA 加合物均使 DNA 的结构发生改变，DNA 的复制与转录受到影响，可出现移码突变、点突变，即出现了基因的突变，造成原癌基因的激活、抑癌基因的失活。如多环芳烃的代谢产物苯并（a）芘-7,8-二氢二醇-9,10-环氧化物与脱氧腺嘌呤形成加合物后，可使 H-ras 基因发生 AT→TA 的碱基颠换。

1. 碱基丢失　一些致癌物由单电子氧化途径活化并且生成嘌呤加合物。大多数通过单电子氧化途径形成的 DNA 加合物具有不稳定的糖苷结构，能自动地使嘌呤脱落而形成一个无嘌呤位点，即无编码区，在 DNA 修复时有时用其他碱基来替代，这个位点被认为是

DNA 分子上的一个致突变损伤，同时这些无嘌呤位点也有可能是一些化合物致癌的主要原因。Sassa（2013 年）报道，次氯酸盐能与 DNA 形成加合物（8-Cl-dG），引起 DNA 扩增时发生单碱基丢失。

2. 碱基颠换与错配　Sassa（2013 年）报道，次氯酸盐能与 DNA 形成加合物（8-Cl-dG），引起 DNA 扩增时发生碱基错配，其中错配的 dGMP 为 5.5%、dAMP 为 3.7%、dTMP 为 3.5%，从而导致因次氯酸引发机体炎症后出现肿瘤。孙志伟（1997 年）用苯并（a）芘-7,8-二氢二醇-9,10-环氧化物（BPDE）对脱氧腺嘌呤（dA）的 N6 位进行化学修饰，形成 BPDE-脱氧腺嘌呤加合物，并用 c-myc 模板进行 DNA 扩增。点突变分析结果表明，苯并（a）芘-DNA 加合物不仅影响 DNA 复制的酶动力学过程，而且引起 DNA 复制准确性下降，造成复制过程中碱基误掺。从点突变分析电泳结果看，加合物对应位点上主要为脱氧腺嘌呤的错配，点突变的类型为 AT→TA 的碱基颠换。

铬通过与 DNA 的磷酸骨架加合，形成铬-磷酸加合物，其可通过中和磷酸基团的电负性，导致 DNA 螺旋结构的改变，进而影响 DNA 复制的精确性。

3. DNA 合成受阻　DNA 加合物还可阻止 DNA 合成。孙志伟（1997 年）用苯并（a）芘-7,8-二氢二醇-9,10-环氧化物（BPDE）对脱氧腺嘌呤（dA）的氮（N）6 位进行化学修饰，形成 BPDE-脱氧腺嘌呤加合物，并用 c-myc 模板进行 DNA 扩增。模板序列为含人类原癌基因（H-ras）61 位编码（CAG）的部分同源序列，含有加合物模板的加合位置在 CAG 编码的脱氧腺嘌呤上。实验结果显示，在含加合物的模板上，在用 DNA 聚合酶 I 进行扩增时，DNA 扩增受到明显影响，出现复制阻断。用 T7 DNA 聚合酶催化扩增时，在含有加合物的模板上，DNA 的扩增在加合物对应位点上完全被阻断。

4. DNA 解旋或断裂　DNA 加合物还能引起 DNA 的断裂和解旋。分别将 0.5μmol/ L、2.0μmol/ L 反式苯并（a）芘-7,8-二氢二醇-9,10-环氧化物（BPDE）加到人支气管上皮细胞系（16HBE）中，传代 30 代后，对第 30 代细胞的 DNA 损伤情况进行分析发现，两种剂量下细胞的慧星长度分别为 86.27μm、90.00μm（对照细胞 69.33μm），尾长分别为 43.00μm、55.20μm（对照细胞 17.00μm），Olive 尾距分别为 18.56μm、26.94μm（对照细胞 7.66μm），尾% DNA 分别为 66.06%、84.75%（对照细胞 51.13%）。将用 2.0μmol/ L 的 BPDE 处理后的第 30 代 16HBE 恶性转化细胞注入裸鼠体内长成肿瘤细胞，收集成瘤细胞进行分析，细胞的慧星长度、尾长、Olive 尾距分别为 90.20μm、54.80μm、85.50μm。

亚硝基脲的代谢产物（异氰酸酯、重氮盐离子）与 DNA 形成加合物后（如在鸟嘌呤的 O6 位或 N7 位形成烷化损伤），也可引起 DNA 链的断裂。例如，当鸟嘌呤 N7 位被亲电试剂烷化后，嘌呤环上多余的正电荷可被糖环上的电子中和，这种趋势导致 N7 位烷化产物非常不稳定，大大加速了糖苷键的水解。水解产生的脱嘌呤位点主要以环状缩醛形式存在，该位点可以进一步水解为开环醛形式。当脱嘌呤位点以开环醛形式存在时，邻近羰基的 α-碳原子上的酸性质子与 DNA 链的 3′端磷酸基团能够同时从糖链上消除，从而导致 DNA 单链断裂。

镉与 DNA 形成加合物后，形成修饰碱基 g-羟基多嘌呤、胞嘧啶二醇等结构，最终可引起 DNA 受损。用氯化镉诱导中国仓鼠 V_{70} 细胞的 6-硫鸟嘌呤抗性突变子（6-TG7）及 DNA 单链裂解，均出现阳性结果。在氯化镉浓度为 5mg/kg 时，大鼠骨髓细胞产生了裂隙和染色体破裂，并出现多样染色体畸变或改变。Cr^{5+} 能和 DNA 结合形成 Cr^{5+}-DNA 复合物，该复合物具有明显的 DNA 解旋或断裂作用。

5. 其他 亚硝基脲的代谢产物与 DNA 形成加合物后（如在鸟嘌呤的 O^6 位或 N^7 位形成烷化损伤），可干扰细胞内 DNA 的正常复制，引起细胞毒性反应，使正常细胞癌变。

致癌物还可通过各种途径引起 DNA 构象的改变。DNA 构象可由于核苷酸序列中 GC 排序不同而改变。某些致癌物影响 DNA 调控功能，使 DNA 构象发生转化和转录的失真。Ni^{2+}、Mn^{2+} 均可导致离体的 poLyd（G-C）从 B 型转化成 Z 型。$NiCl_2$、$NiSO_3$、$NiCO_3$、NiS_2 均具有此种效应。

4-甲基亚硝胺基-1-（3-吡啶）-1-丁酮（NNK）及其代谢产物4-甲基亚硝胺基-1-（3-吡啶）-1-丁醇（NNAL）通过α-羟化反应形成的DNA加合物，主要形成甲基加合物和吡啶氧化丁基加合物。甲基加合物主要有7-mG、3-mA、O6-mG三种形式，吡啶氧化加合物不但是致癌性的加合物，而且还能阻止甲基化的修复。分子量大的DNA加合物还能导致单链断裂、阻碍DNA转录、复制等。NNK通过加合物（如7-mG和3-mA）自动降解，导致DNA单链断裂。

此外，致癌物还能与线粒体中的DNA形成加合物，可能与细胞的能量代谢、离子内环境发生改变有关。

二、形成DNA加合物的常见致癌物

许多致癌物能与DNA形成加合物，产生致癌作用。

（一）苯并（a）芘

多环芳烃类（PAHs）中的苯并（a）芘，其在机体内的代谢产生的终致癌物是7,8-二氢二醇-9,10-环氧苯并（a）芘［7,8-dihydrodiol-9,10-epoxide benzo（a）pyrene，BPDE］，BPDE可以与DNA亲核位点一鸟嘌呤（guanine，G）外环氨基端共价结合，形成BPDE-DNA加合物（图4-6），主要在鸟嘌呤（G）的N-2氨基位置上进行了加合，影响了鸟嘌呤（G）与胞嘧啶（cytosine，C）通过三个氢键的结合，取而代之的是，形成加合物的鸟嘌呤（G）与腺嘌呤（adenine，A）配对（图4-5）。在紧接着开始的细胞周期中，错配的腺嘌呤（A）再与胸腺嘧啶（thymine，T）配对，导致了DNA中碱基对（G、A与C、T）的颠换。如果这个错配逃脱了DNA修复，这个变化就是永久性，并可导致点突变，从而引起DNA损伤，诱导基因突变和细胞癌变。

PAH还可由单电子氧化途径活化并且生成嘌呤加合物，大多数通过单电子氧化途径形成的DNA加合物具有不稳定的糖苷结构，能自动地使嘌呤脱落而形成一个无嘌呤位点，这个位点被认为DNA分子上的一个致突变损伤，也与肿瘤的形成有关。

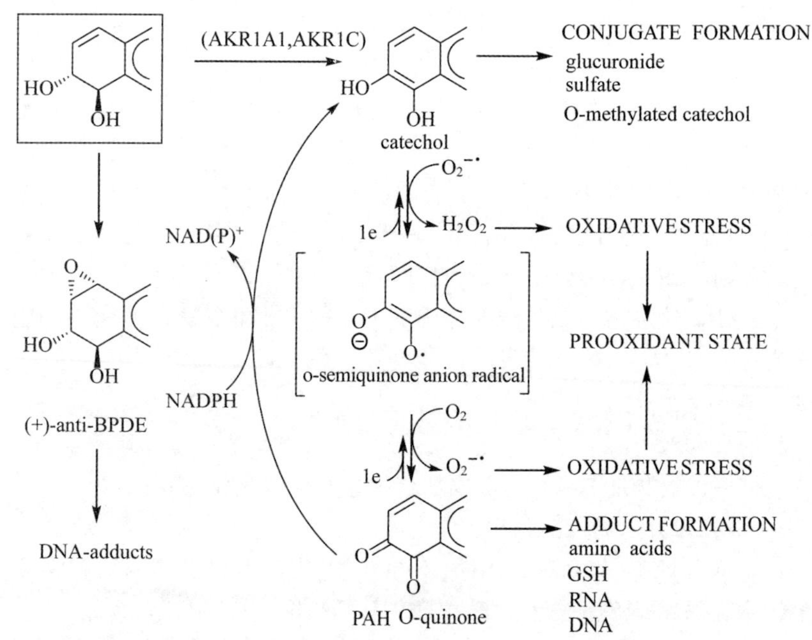

图 4-6 多环芳烃被还原为二氢二醇可与 DNA 加合

（二）黄曲霉毒素 B_1

黄曲霉毒素 B_1 在机体内经肝代谢形成黄曲霉毒素 B_1-N^7-脱氧鸟苷加合物（AFB_1-N^7-dG）（图 4-7），它具有独特的突变热点，在 p53 基因第 249 密码子产生 G→T 颠换。

将黄曲霉毒素 B_1-甲酰嘧啶（黄曲霉毒素 B_1-DNA 加合物）导入 cos-7 细胞中，其可影响聚合酶的活性效率，使 DNA 复制出现错误，发生 G→T 的颠换。

（三）苯乙烯

苯乙烯进入机体后，先形成中间代谢物——氧化苯乙烯（图 4-8），后者具有亲核性，可与体内细胞生物大分子共价结合，且最易攻击脱氧鸟苷碱基上的 O^6 位、N^2 位形成加合物，导致 DNA 加合反应的发生（图 4-9）。若细胞复制前 DNA 加合物未被修复或进行了错误修复，就可能导致基因突变。

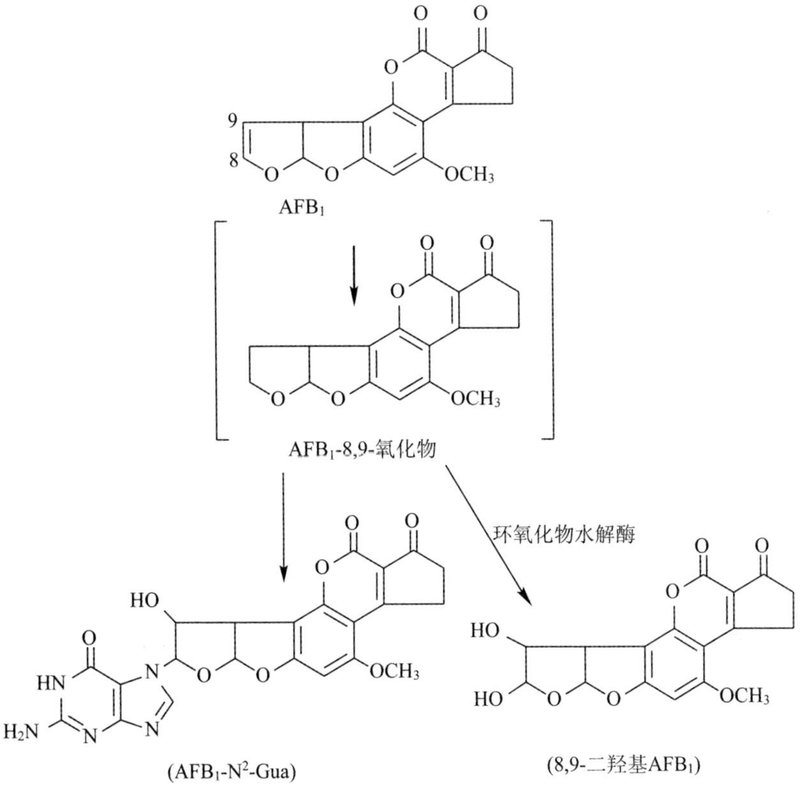
9
8
AFB1
OCH3
AFB1-8,9-氧化物
环氧化物水解酶
HO
HN
H2N
(AFB1-N2-Gua)
(8,9-二羟基AFB1)

图 4-7　黄曲霉毒素 B_1-鸟嘌呤加合物的形成过程

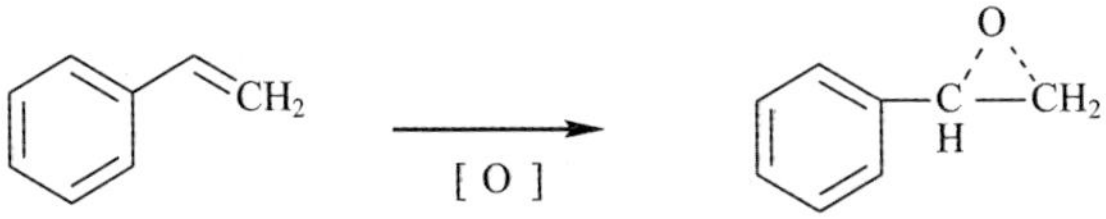

CH2
[O]
O
C
H
CH2

图 4-8　苯乙烯的氧化

(四) 吡咯烷亚硝胺

亚硝胺没有直接致癌作用，其在 CYP450 催化下，烷基上 α-位 CH 会被氧化，生成具有致癌活性的产物（α-羟基化的亚硝胺）。如

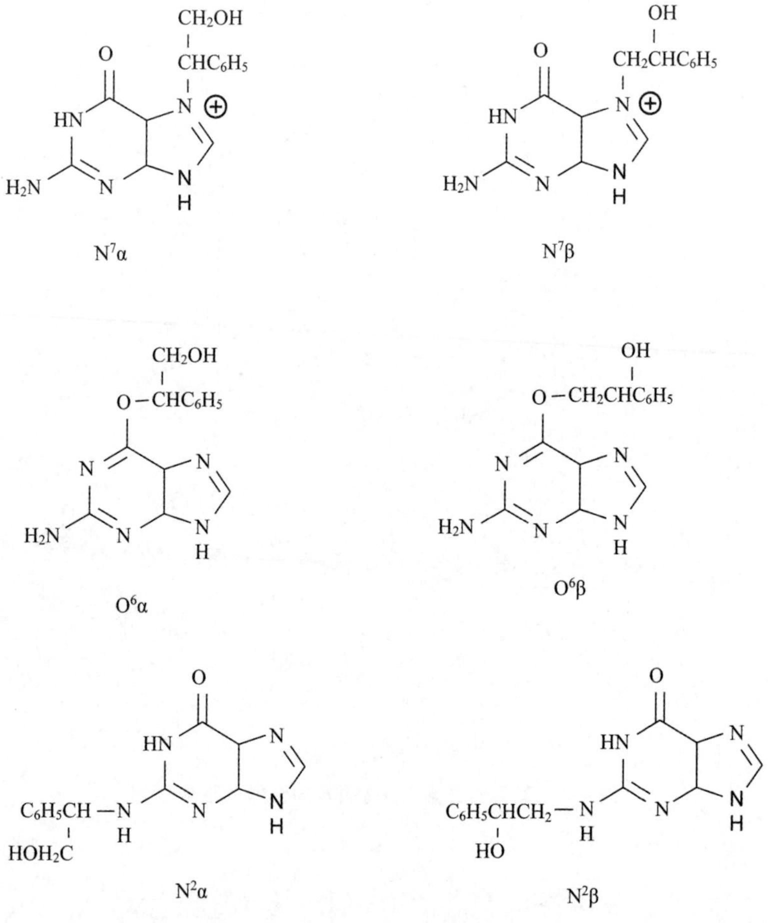

N^{7}α N^{7}β

O^{6}α O^{6}β

N^{2}α N^{2}β

图 4-9 苯乙烯氧化物-鸟嘌呤加合物

吡咯烷亚硝胺是在化学和毒物学方面具有重要意义的环烷亚硝胺，进行羟化代谢后，可形成一种不稳定的化合物——羟基化产物（α-羟基化吡咯烷亚硝胺），后者会进一步异构化，形成具有强致癌活性的重氮烷阳离子，可与DNA进行加合，形成DNA加合物（图4-10）。

$$N{\equiv}N^{\oplus}{-}CH_2CH_2CH_2CHO \xrightarrow{DNA}$$ 7-(4-氧代丁基)鸟嘌呤 + 环化加合物

图 4-10　α-羟基化吡咯烷亚硝胺-DNA 加合物

（五）4-（甲基亚硝氨基）-3-吡啶-1-丁酮（NNK）

NNK 也可与 DNA 产生加合物（图 4-11），具引起多种生物效应。

1. NNK 致 O^6mG 的修复缺失

Steven 等给大鼠连续 12 天投用 NNK100mg/(kg·d)，发现 NNK 处理后 1 天，肺中 O^6mG 浓度为 13pmol/μmol 鸟嘌呤（G），在以后 11 天中，O^6mG 浓度稳定上升。他们又用 NNK 以 0.1～100mg/(kg·d) 处理 F344 大鼠 12 天后，发现 O^6mG 在肺中大量堆集。把 O^6mG 浓度相对于 NNK 剂量作图，O^6mG 对 NNK 的剂量-反应是非线性的，即当 NNK 从 0.1～3mg/kg 时，曲线的斜率非常大，但 NNK 从 10～100mg/kg 时，斜率显著降低。

O^6mG 在大鼠肺中堆集的原因是该突变难以修复。O^6mG 是由肺中 O^6mG DNA 甲基转移酶修复的。此酶将鸟嘌呤上的甲基转移到自身的半胱氨酸残基上，酶本身就是甲基受体蛋白。Steven 等发现，用 1 mg/kg NNK 处理大鼠，对此酶的活性无显著影响。但在 10mg/kg～100mg/kg NNK 时，见到了 O^6mG DNA 甲基转移酶剂量依赖相关的缺失，并与大鼠肺中 O^6mG 浓度成反比。他们还发现，以 NNK 处理后，肺中 O^6mG DNA 甲基转移酶的活性降低了 95%。在大鼠原代肝细胞培养物中，NNK 可经 O^6mG 产生 DNA 单链缺口。

2. NNK 导致点突变，激活癌基因

Steven 等用 NNK 诱发 A/J 小鼠肺肿瘤，然后用磷酸钙沉淀法以肺肿瘤高分子量 DNA 转染小鼠 NIH3T3 细胞，2～3 周后 NIH3T3 细胞发生转化。他们发现 NNK 诱发的腺癌中含有转化基因的比例为

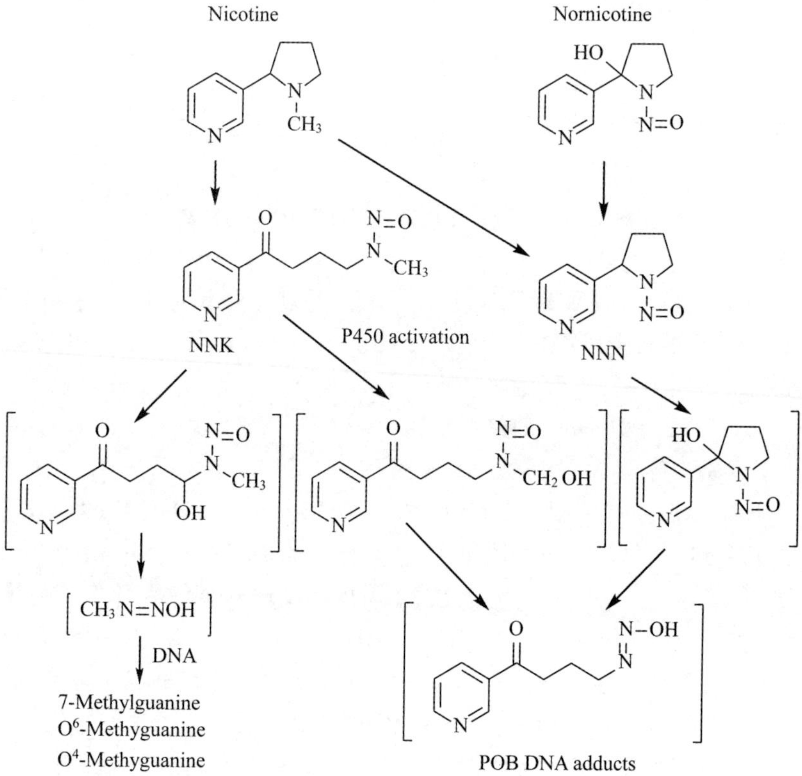

Nicotine

Nornicotine

NNK

P450 activation

NNN

$CH_3N{=}NOH$

DNA

7-Methylguanine

O^6-Methyguanine

O^4-Methyguanine

POB DNA adducts

图 4-11 NNK、NNN 与 DNA 形成加合物

91%。80%的 NIH3T3 转化子有 Ki-ras 基因 12 位密码子的 G→A 转换突变，使甘氨酸（GGT）被天门冬氨酸（GAT）取代。

Bin 等以 0.53mmol/kg NNK 诱发 A/J 小鼠肺腺瘤，发现 59 个肺肿瘤中有 46 个（77.9%）有 Ki-ras 基因活化，100%（46/46）均为 12 位密码子 G→A 转换突变所致。

Steven 等认为，相对于正常的碱基对而言，O^6mG 的 O^6 位降低了链间的氢链相互作用，使之似 A∶T 碱基对。这样使 DNA 复制时的精确性丧失，插入 1 个 A∶T 碱基对，而使 Ki-ras 原癌基因活化，细胞出现失控性增殖，向恶性肿瘤演进。

3. 其他

NNK 还可以使 DNA 碱基甲基化或吡咯丁酮基化，产生烷基化 DNA 加合物，其类似物吡咯丁酮基-4-乙酰甲基亚硝胺形成的加合物主要结合在 p53 基因外显子上，使得 p53 基因失活。

（六）2-乙酰氨基芴

2-乙酰氨基芴（2-AAF）及其衍生物能与 DNA 上 C_8 位的鸟氨酸形成加合物 dG-C_8-AAF 和 dG-C_8-AF（图 4-12），引起碱基置换、移码突变等。虽然 2-AAF 与 DNA 形成的加合物 dG-N_2-AAF 数量最少，但诱导基因突变作用却最强。

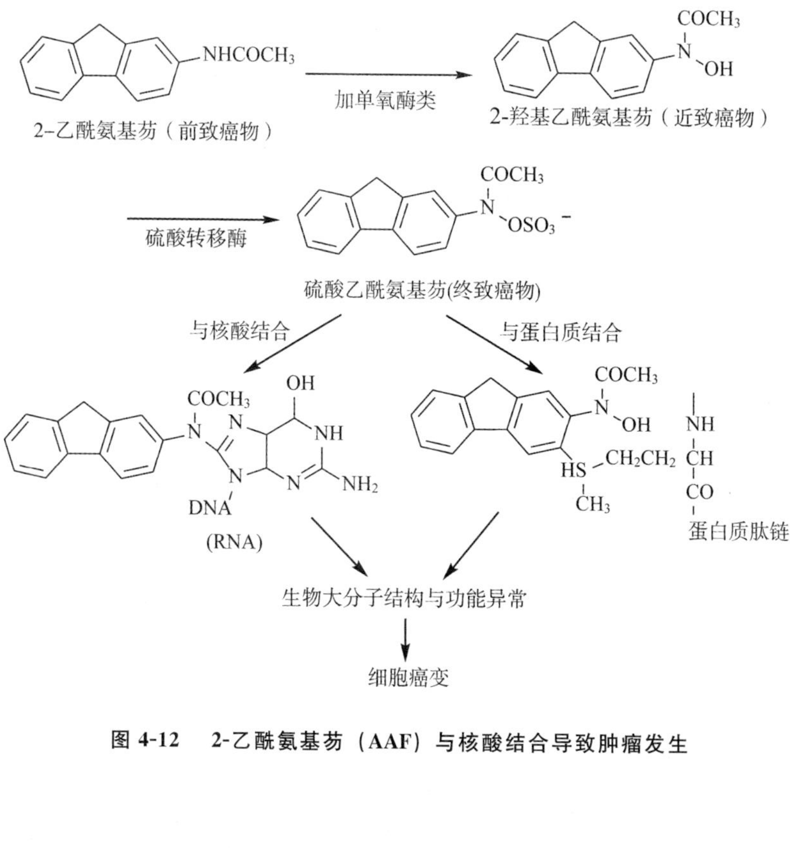

$NHCOCH_3$
2-乙酰氨基芴（前致癌物）
加单氧酶类
$COCH_3$ N OH
2-羟基乙酰氨基芴（近致癌物）
硫酸转移酶
$COCH_3$ N OSO_3^-
硫酸乙酰氨基芴(终致癌物)
与核酸结合
与蛋白质结合
$COCH_3$ N OH NH N N N NH_2 DNA (RNA)
$COCH_3$ N OH HS CH_2CH_2 CH_3 NH CH CO
蛋白质肽链
生物大分子结构与功能异常
细胞癌变

图 4-12　2-乙酰氨基芴（AAF）与核酸结合导致肿瘤发生

（七）苯

苯首先在肝内经 CYP450 氧化酶介导形成苯环氧化物，随之缓慢转化为苯酚，并被进一步氧化为氢醌（HQ）和儿茶酚（Cat）。氢醌可再转化为苯醌（BQ），儿茶酚也可转变为 1,2,4-苯三醇（BT），然后分别被氧化为醌、半醌，或者形成开环产物——反式黏多醛（TTM）。苯的一系列代谢产物都有可能与 DNA 结合形成加合物。

1. 鸟嘌呤加合物

苯醌（BQ）与脱氧鸟苷酸或氢醌（HQ）与小牛胸腺 DNA 共同孵育后，可产生共价结合的化合物，并出现因形成环形加合物而产生的特异荧光。共价结合化合物的分子结构为（3′-羟基）-1,N^2-苯乙烯基-2′-脱氧鸟嘌呤-3′-磷酸（图 4-13、图 4-14）。

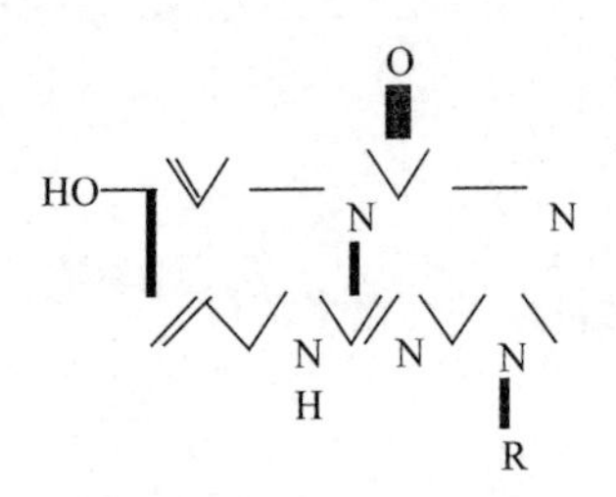

（3′-羟基）-1, N^2-苯乙烯基-2′-脱氧鸟嘌呤-3′-磷酸

图 4-13 苯-鸟嘌呤加合物

2. 胞嘧啶加合物

胞嘧啶核苷-3′-磷酸（CMP）与苯醌（BQ）共同孵育后，所形成的加合物为（3′-羟基）-3,N-4-苯基胞嘧啶-3′-磷酸。用小牛胸腺 DNA 与 BQ 或将 2′-脱氧胞苷-3′-磷酸（dCMP）与氢醌（HQ）共同孵育，可产生一种加合物（3′-羟基）-1,N^2-苯基-2′-脱氧胞嘧啶-3′磷酸（图 4-15）。

3. 腺嘌呤加合物

用小牛胸腺 DNA 与 BQ 反应，BQ 与 dA 可形成加合物（3′-羟基）-1,N^6-苯乙烯基-2′-脱氧腺嘌呤-3′-磷酸（图 4-16）。

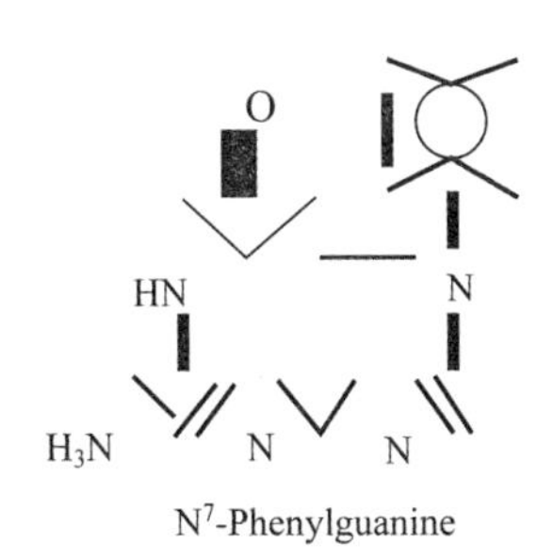

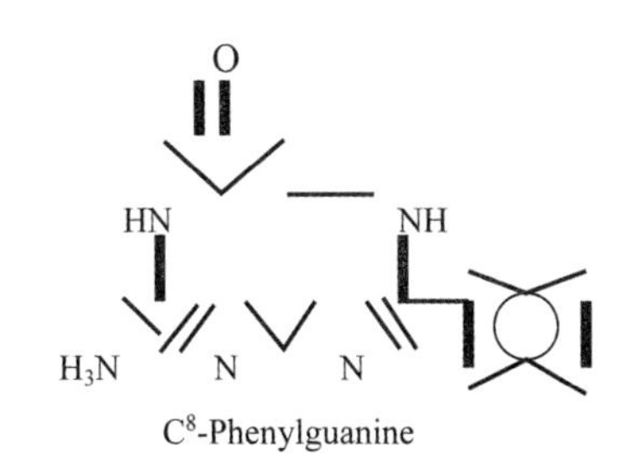

O
HN
NH
H_3N
N
N
O^6-Phenylguanine

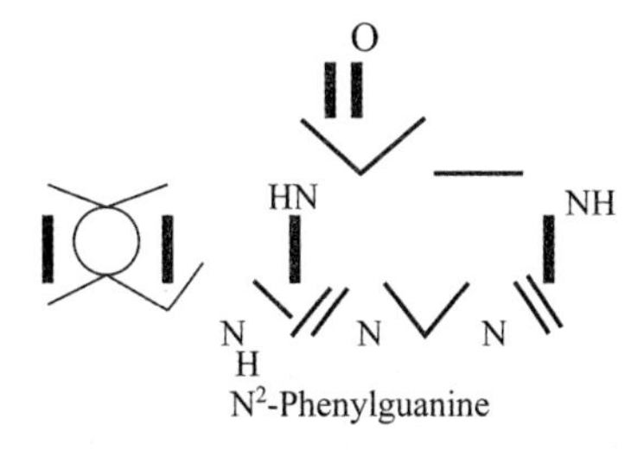

合成苯基-鸟嘌呤加合物异构体

图 4-14　苯-鸟嘌呤加合物异构体

OH
N
N
O
N
R

（3′-羟基）-3, N^4-苯乙烯基-胞嘧啶-3′磷酸

图 4-15　苯-胞嘧啶加合物

4. 其他

近年的研究结果还显示，苯的环氧化物也可与 DNA 形成加合

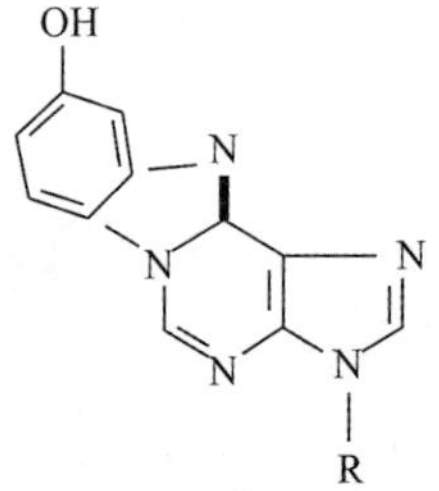

（3′-羟基）-1, N^6-苯乙烯基-2′-脱氧腺嘌呤-3′磷酸

图 4-16 苯-腺嘌呤加合物

物，它如果形成咪唑环则可与 DNA 稳定结合，切除修复对其影响不大。苯的氧化物还可与 DNA 形成 7-苯基鸟嘌呤加合物。

（八）不饱和脂肪酸

不饱和脂肪酸发生脂质过氧化反应后，会分解成碳链长度不等的烯醛类物质，如反式-4-羟基壬醛，后者进一步被代谢为 2,3-环氧-4-羟基壬醛，可与碱基发生加成反应，形成乙烯基-DNA 加合物，产生乙烯基腺嘌呤、乙烯基胞嘧啶、乙烯基鸟嘌呤（图 4-17）。

（九）其他

联苯胺（DCB）与 K-ras 基因外显子 2 第 59 位密码子上 G 碱基形成加合物，诱发突变。目前还检测到 DCB 与腺嘌呤 C_8 形成的加合物。

甲基苄基亚硝胺（NMBzA）作用于人胚食管细胞后，其产生的 O^6MeG 与 NMBzA 呈剂量-反应关系。

他莫昔芬（TAM）可导致人、猴的子宫出现肿瘤。对 8 名使用他莫昔芬进行治疗的女性子宫内膜和肌膜进行检测，发现 TAM-DNA 加合物的平均水平为 $10.3/10^8$ 核苷酸，而在 8 名未使用他莫昔芬的女性子宫内膜中未检出有 TAM-DNA 加合物。

烟草烟雾中的丙烯醛、4-氨基联苯在模型大鼠中可致膀胱癌，在人类膀胱癌组织中同样也检测到丙烯醛-DNA 加合物（acrolein-dG）、4-氨基联苯-DNA 加合物（4-ABP-DNA），且后者具有较强的致突变性。

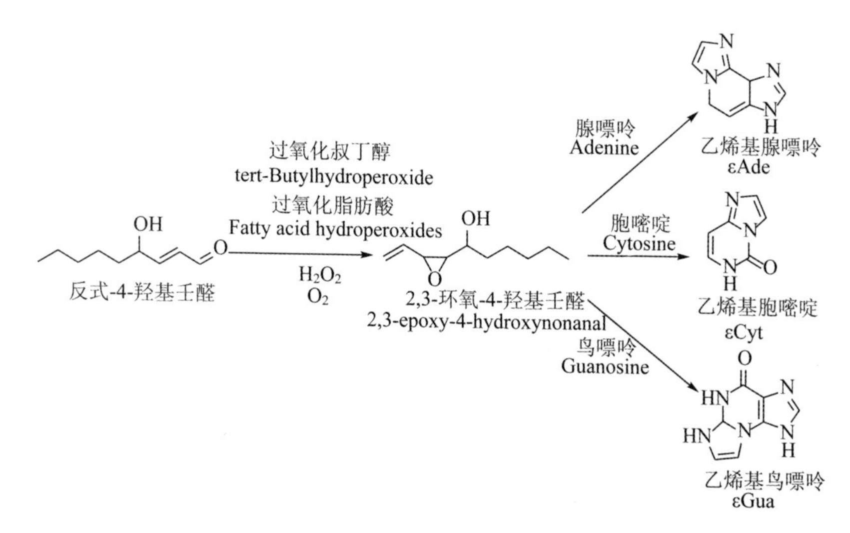

图 4-17　乙烯基-DNA 的形成过程

1,3-丁二烯的环氧化物 3,4-环氧-1-丁烯，可在体内形成 N-7-（1-羟-3-丁烯-2-酮）鸟嘌呤加合物。

低剂量的甲基亚硝脲可导致人淋巴样干细胞出现 N^7-mG 和 O^6-mdG 加合物。

已有报道，许多吡咯里西啶生物碱（pyrrolizidine alkaloids，PAs）都具有致癌性。PAs 表现出的基因毒性包括与 DNA 加合，导致蛋白质与 DNA 加合等。PAs 需要代谢成“吡咯样衍生物”才能发挥其肝毒性作用。该类物质的代表性物质瑞德灵（riddelliine）主要有 3 条代谢途径：

（1）水解脱酯化生成千里光次碱基（倒千里光次碱）；

（2）通过在烯丙基位置羟基化在非饱和环脱氢，生成 3-或 8-羟基千里光次碱衍生物，接着脱水生成脱氢倒千里光裂碱（dehydro-retronecine，DHR）；

（3）氧化成倒千里光裂碱 N-氧化物。

其中第二个途径是主要的代谢途径，其代谢产物 DHR 可与

DNA 鸟嘌呤的 N-2 位共价结合，形成加合物（图 4-18）。形成的两个加合物是差向异构体 DHR-dGua 的单磷酸加合物，共价结合在 DHR 的 7-位和 dGua 的 2-氨基之间。

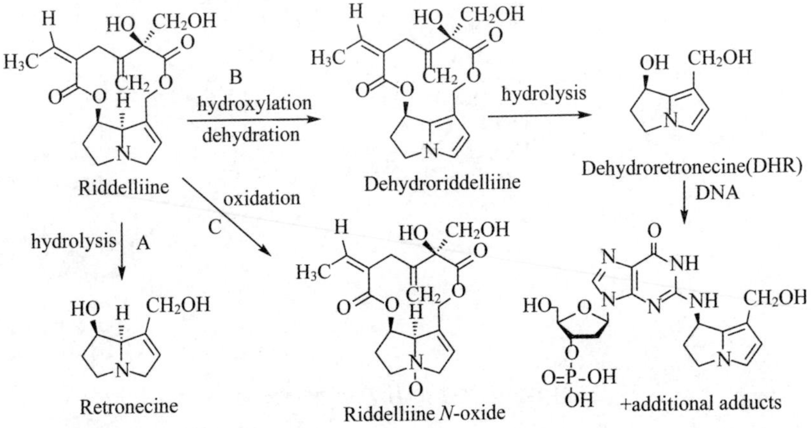

图 4-18 瑞德灵的活化及 DNA 加合物的形成

（莫宝庆 姜允申 常元勋）

主要参考文献

1. Lin Yingchih，Li Liang，Makarova AV，et al. Molecular basis of aflatoxin-induced mutagenesis-role of the aflatoxin B1-formamidopyrimidine adduct. Carcinogenesis，2014，35（7）：1461-1468.
2. Sharma V，Collins LB，Clement JM，et al. Molecular dosimetry of endogenous and exogenous O（6）-methyl-dG and N7-methyl-G adducts following low dose [D3] -methylnitrosourea exposures in cultured human cells. Chem Res Toxicol，2014，27（4）：480-482.
3. Lee Hyunwook，Wang Hsiangtsui，Weng Maowen，et al. Acrolein-and 4-Aminobiphenyl-DNA adducts in human bladder mucosa and tumor tissue and their mutagenicity in human urothelial cells. Oncotarget，2014，5（11）：3526-3540.

4. Sangaraju D，Villalta PW，Wickramaratne S，et al. NanoLC/ESI＋ HRMS3 quantitation of DNA adducts induced by 1,3-butadiene. J Am Soc Mass Spectrom，2014，25（7）：1124-1135.
5. Xie Jiaping，Yang Suping，Seng Seyha. Mechanisms of Cancer Induction by Tobacco-Specific NNK and NNN. Cancers（Basel），2014，6（2）：1138-1156.
6. Zarth AT，Cheng G，Zhang Z，et al. Analysis of the benzene oxide-DNA adduct 7-phenylguanine by liquid chromatography-nanoelectrospray ionization-high resolution tandem mass spectrometry-parallel reaction monitoring：application to DNA from exposed mice and humans. Chem Biol Interact，2014，215：40-45.
7. Hernandez-Ramon EE，Sandoval NA，John K，et al. Tamoxifen-DNA adduct formation in monkey and human reproductive organs. Carcinogenesis，2014，35（5）：1172-1176.
8. Mchale CM，Zhang Luoping，Smith MT. Current understanding of the mechanism of benzene induced leukemia in humans：implications for risk assessment. Carcinogenesis，2012，33（2）：240-252.
9. Penning TM. Metabolic activation of chemical carcinogenesis//Penning TM ed. Chemical Carcinogenesis. New York NY：Humana press LLC，2011：135-153.
10. 尹瑞川，汪海林．丙烯醛-DNA 加合物的研究进展．环境化学，2011，30（1）：180.
11. Irigaray P，Belpomme D. Basic properties and molecular mechanisms of exogenous chemical carcinogens. Carcinogenesis，2010，31（2）：135-148.
12. 李澜，王竑，牛晓娟，等．α-羟基化吡咯烷亚硝胺代谢及形成 DNA 加合物反应机理的理论研究．高等学校化学学报，2009，30（8）：1597.
13. Boelsterli UA. Mechanistic Toxicology：The Molecular Basis of How Chemicals Disrupt Biological Targets. 2nd ed. Boca Raton：CRC Press，2007：63-315.
14. 戴宇飞，常平，李桂兰．苯醌-脱氧鸟苷酸加合物的结构及化学特性初步研究．中华劳动卫生职业病杂志，2003，21（2）：117-120.
15. 吴祖望，卢圣茂．3,3′-二氯联苯胺（DCB）及其致癌毒性．染料工业，2002，39（5）：34.

16. 王志洁．烟草致癌原 NNK 致肺癌变机理研究进展．国外医学·遗传学分册，1997，20 (6)：210-314.
17. 王登忠．苯-DNA 加合物结构研究进展．中华劳动卫生职业病杂志，1997，15 (3)：188.
18. 孙志伟，Albrecht S. 多环芳烃 DNA 加合物致突变作用研究．中华预防医学杂志，1997，31 (2)：84-87.
19. 龙耀庭，郑朝辉，姜兆春．荧光萃灭法研究苯乙烯氧化物与 DNA 的相互作用．光谱学与光谱分析，1994，14 (4)：44.
20. 殷芬，俞顺章．黄曲霉毒素加合物研究进展．国外医学·卫生学分册，1992，(5)：279.

第二节 癌基因

目前研究发现，大多数致癌物的致癌作用与体内基因的改变有关(图 4-19)。因此，致癌物的致癌作用大多也是通过对癌基因的作用而产生的。

最早的癌基因由 Rous 发现，Rous（1901 年）证明，鸡肉瘤无细胞滤液可致癌，随后从鸡肉瘤中分离到第一个可致癌的逆转录病毒——Rous 肉瘤病毒（RSV）；20 世纪 70 年代，在 RSV 中鉴定出了第一个可以致癌的病毒癌基因（v-src）。Michael（1981 年）提出，在所有脊椎动物中都存在与 v-src 近缘的基因，称之为细胞癌基因或原癌基因。目前研究人员发现，机体中存在有 3 种突变后与癌症发生有关的基因，即癌基因、抑癌基因、DNA 修复基因，共有 100 多种(其中 30 种在体内发挥重要作用)。

一、癌基因与原癌基因

癌基因（oncogene）是在自然和实验室条件下具有诱发细胞出现恶性转化的潜在基因，是化学致癌物作用的主要靶分子。正常机体中并不存在癌基因，其是机体内原癌基因在致癌因素激活后产生的。

原癌基因（proto-oncogene）是人和动物体内固有的、维持细胞正常生命活动所必需的基因，是机体内正常细胞所具有的能致癌的遗

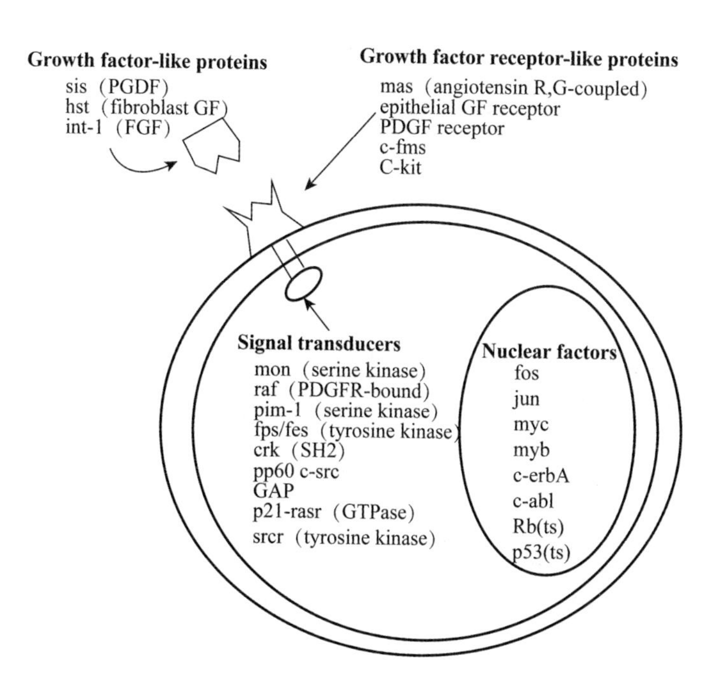

图 4-19 癌基因的作用模式

传信息，在生物进化过程中高度稳定，在功能、结构上高度保守。原癌基因编码的蛋白质大多是对正常细胞很重要的生长因子、生长因子受体、信号传递蛋白、转录因子、核调节蛋白等（见表 4-1）。其本身没有致癌性，可维持细胞增殖、分化、凋亡，并与胚胎发育有关。因此它们的存在不仅对细胞无害，而且在控制细胞生长、核分化中起重要作用。但如果原癌基因受到致癌物或其他致癌因素作用，发生了点突变、DNA 重排、外源或内源启动子插入、基因扩增，其结构和（或）表达水平将会发生改变，其被激活为癌基因，就可诱导易感细胞表现出恶性转化，引起细胞癌变。

表 4-1 不同生物学作用的原癌基因

生物学作用	原癌基因
生长因子	Sis，hst-1，int-2，wnt-1
生长因子受体酪氨酸激酶	EGFR，fms，met/HGRF，ErbB2/neu/HER-2，trk/NGFR
非生长因子受体酪氨酸激酶	abl. src，fgr，fes，yes，lck
鸟苷酸结合蛋白	H-ras，K-ras，N-ras，Tc21，GA12
丝氨酸/苏氨酸激酶	mos，raf，bcr，pim-1
DNA 结合蛋白	myc，fos，myb，jun，E2F1，ets，rel

由上可见，癌基因是能诱发肿瘤的 DNA 序列，而原癌基因是存在于正常细胞中与癌基因 DNA 同源的序列。与癌基因相比，原癌基因的 DNA 仅有少量碱基不同，正常情况下不致癌，只有在数量、结构、功能异常时才会致癌（表 4-2）。

表 4-2 原癌基因的激活及其作用

激活后的改变	作用	结果举例
碱基突变	产生新基因	v-onc 基因，致膀胱癌
碱基缺失	基因产物调节改变	纤维瘤的转移
RNA 聚合酶活性改变	mRNA 转录增多	鸡淋巴肉瘤
碱基插入或替代	基因产物调节改变	鼠骨髓瘤
染色体转位	mRNA 改变	鼠髓外浆细胞瘤
基因扩增	正常基因增多	人膀胱癌
c-onc 基因脱甲基	基因调节改变	人肺癌

(一) 原癌基因的突变

原癌基因是不能致癌的基因，但经过突变后，其转变为能致癌的基因。这些突变包括点突变、DNA 扩增、染色体易位、基因重排、

DNA 甲基化等。

1. 点突变

点突变是原癌基因活化的主要方式，主要包括碱基替代（颠换）、基因插入、基因缺失等。20 世纪 80 年代，美国的 3 个实验室同时发现 H-ras 基因第 12 位密码子出现了 GGC → GTC 的改变，使编码的甘氨酸变为了缬氨酸，其产物 p21 蛋白的结构发生了改变，导致了 H-ras 的活化。目前的研究结果显示，在肝癌形成早期，黄曲霉毒素 B_1（AFB_1）主要诱发肝组织 H-ras 癌基因第 12、13 位密码子上的 G（鸟嘌呤）突变，多数为 GC→TA 的颠换，突变后的 H-ras 癌基因引起了 p21 蛋白（ras 蛋白）表达增加，引发癌症。

2. DNA 扩增

DNA 扩增是原癌基因突变的另一种主要形式。细胞中的一些基因通过不明原因复制成多拷贝，其以游离形式-双微体形式出现，或再次整合入染色体，形成染色体的均染区，扩增突变可导致高度的染色体结构破坏和不稳定性。如用甲基苄基亚硝胺（NMBzA）作用于人食管上皮，其细胞 DNA 可诱发 NIH3T3 细胞的转化，在转化的细胞中就含有人特殊的 Alu 重复序列。这一现象表明，人食管上皮原癌基因受 NMBzA 的作用而激活。给恒河猴喂饲 NMBzA，其食管上皮的 DNA 中出现了表皮生长因子受体（epidermal growth factor receptor，EGFR）及 c-myc 的扩增；用 2-乙酰氨基芴诱发 B6C3F1 小鼠肝癌，肝癌细胞的 DNA 可转化 NIH3T3 细胞，在转化细胞中也有与 H-ras 探针相同的扩增或重复序列。

3. DNA 甲基化

DNA 甲基化是肿瘤发生的早期事件，在肿瘤发生、发展中起着重要作用。DNA 甲基化可以发生在胞嘧啶的 C-5 位、腺嘌呤的 N-6 位、胞嘧啶的 N-4 位或鸟嘌呤的 N-7 位等。在哺乳动物中 DNA 甲基化主要发生在富含 CpG 岛的基因启动子区。该区的 CpG 岛发生甲基化后可导致基因转录受抑，蛋白质表达减少，相应的生物学功能下降甚至丧失。DNA 低甲基化还可使部分微小 RNA（MicroRNA）释放，使相关的 RNA、蛋白质表达下调，从而导致癌症的发生。

在原癌基因中，DNA 的甲基化能控制基因表达，维护染色体稳定性、调节 DNA 重组。DNA 的低甲基化可使受抑制基因表达，基因组出现不稳定性。启动子区域过度或低甲基化（尤其是 CpG 岛过度抑制），均可致癌。如以 50 微升/只的剂量给小鼠灌喂亚苄混合物（2%亚硝酸钠+20%N,N-二甲基苄胺），每日一次，8 周后，小鼠食管鳞状上皮细胞已就初步具有增生倾向。与此同时，每周从小鼠食管组织中提取 DNA，经氢氟酸处理后作变性高效液相色谱（DHPLC）检测，结果显示，前 4 周基因组甲基化水平逐渐呈下降趋势，以后 4 周甲基化水平则基本没有太大变化，表明基因组甲基化水平降低发生于癌细胞形成以前。

4. 染色体易位

黄曲霉毒素 B_1（AFB_1）和 DNA 共价结合后形成的加合物 AFB_1-DNA 能引起细胞中姐妹染色单体交换率增加，从而增加了基因的不稳定性。

有多种癌基因可通过上述过程被激活（见表 4-3）。

（二）ras 癌基因

诸多原癌基因遭受致癌物攻击后可发生突变，成为癌基因，从而导致机体出现肿瘤。本节仅以 ras 基因的激活作为例证。

ras 基因主要编码鸟苷酸结合蛋白，分子量为 21kD（21000 道尔顿）（故又称 p21），它可将细胞增殖分化信号从激活的跨膜受体传递到下游蛋白激酶，一般情况下 ras 蛋白与三磷酸鸟苷（GTP）结合后，可将细胞生长的信号进行传递，以促进细胞的分裂；而其与二磷酸鸟苷（GDP）结合，则不能进行生长信号的传递。

早期人们对人类肿瘤细胞提取的 DNA 进行转化试验时，发现 10%～15%的肿瘤细胞中至少有 3 种 ras 基因的点突变，其中 K-ras 基因的突变最易成为恶性转变的靶基因。目前对人和实验动物的研究表明，出现在 ras 家族基因的 DNA 损伤最有可能导致癌变，如皮肤癌与 H-ras、食管癌与 H-ras，肝癌与 c-H-ras 和 c-myc、乳腺癌与 c-H-ras、膀胱癌与 H-ras 基因的突变有关。

表 4-3 人肿瘤细胞中有代表性的原癌基因及激活方式

原癌基因	蛋白功能	活化机制	相关肿瘤
Ab1	非生长因子受体酪氨酸激酶	易位	慢性粒细胞白血病、急性淋巴细胞白血病
Akt2	蛋白激酶 B	扩增	卵巢癌、乳腺癌
APL-RARA	嵌合型转录因子	易位	急性早幼粒白血病
bcl-2	抗凋亡因子	染色体易位	B 细胞淋巴瘤
BCR-ABL	嵌合型受体性酪氨酸激酶	染色体易位	白血病
CDK4	细胞周期蛋白依赖性激酶	扩增	神经胶质瘤
CYCD1	细胞周期蛋白	染色体易位、扩增	乳腺癌
E2A-PBX1	嵌合型转录因子	染色体易位	急性 T 淋巴细胞白血病
EGFR	生长因子受体	扩增、重排	神经胶质瘤
erb-B1	生长因子受体酪氨酸激酶	过度表达	肺鳞癌
erb-B2	生长因子受体酪氨酸激酶	扩增	乳腺癌、卵巢癌、胃癌、肺癌
erb-B3	生长因子受体酪氨酸激酶	过度表达	乳腺癌
fms	生长因子受体酪氨酸激酶	点突变	白血病
GL1	转录因子	扩增	神经胶质瘤
H-ras	P21 GTPase	点突变	膀胱癌
Hst	生长因子	扩增	胃癌
int-2	生长因子	插入	乳腺癌、胃癌
k-ras	P21 GTPase	点突变	胰腺癌、肺癌、结肠癌
L-myc	转录因子	扩增	小细胞肺癌
MDM-2	p53 结合蛋白	扩增	肉瘤

续表

原癌基因	蛋白功能	活化机制	相关肿瘤
Myc	转录因子	染色体易位、扩增	Burkitt 淋巴瘤
Neu	生长因子受体酪氨酸激酶	扩增	乳腺癌、卵巢癌
N-myc	转录因子	扩增	神经母细胞瘤
N-ras	P21 GTPase	点突变	粒细胞白血病
Ret	嵌合型受体性酪氨酸激酶	重排	胸腺瘤
sis	生长因子	过度表达	星形细胞瘤、骨肉瘤
Trk	嵌合型受体性酪氨酸激酶	重排	结肠癌
TTG	转录因子	染色体易位	急性 T 淋巴细胞白血病

1. 点突变

扩增野生 ras 家族基因的第 12、13、56、61 密码子或使以上密码子发生突变都可以使 ras 基因转变为癌基因。ras 基因在 12、13、61 位的突变，能降低 ras 蛋白水解三磷酸鸟苷（GTP）为二磷酸鸟苷（GDP）的能力及 ras 蛋白与谷氨酰转肽酶活化蛋白质结合的能力，导致 ras 蛋白与 GTP 持续结合，从而促进细胞恶性生长。有研究表明，采用针对 ras 的基因变异，若将 ras 基因的功能灭活，便可抑制肿瘤细胞的恶性增长。目前有报道认为，50％的结肠癌、70％～90％的胰腺癌、30％的肺腺癌都有 ras 基因的点突变。导致 ras 基因突变的致癌物举例见表 4-4。

表 4-4　导致 ras 基因突变的致癌物举例

部位	致癌物	密码子位点	基因的突变
肠（大鼠）	氧化偶氮甲烷	12	K-ras，G→A
肝（鼠）	二乙基亚硝胺	61	H-ras，C→A、A→G
肝（大鼠）	乌拉坦	61	Ki-ras，A→G、A→T
肝（小鼠）	苯并（a）芘	12	Ki-ras，G→C
肝（人）	氯乙烯	13	Ki-ras，G→A
乳腺（鼠）	N-甲基-N-亚硝脲	12	H-ras，G→A
乳腺（小鼠）	二甲基苯并蒽	12	N-ras，A→T
胰腺（仓鼠）	N-亚硝基双（2-氧丙基）胺	不详	K-ras，G→A
皮肤（小鼠）	二甲基苯并蒽	61	H-ras，A→T
尿道上皮	马兜铃酸	61	H-ras，A→T
白细胞（人）	苯	12	Ki-ras，G→T
食管（大鼠）	甲基苄基亚硝胺	12	Ha-ras，G→A
肺（大鼠）	二硝基芘	12，4	K-ras，G→T
肺（叙利亚金黄色地鼠）	NNK	12	Ki-ras，G→A
肺（人）	NNK	12	Ki-ras，G→A，G→T

研究人员发现，多种多环芳烃（PAHs）与 DNA 形成的加合物（PAH-DNA 加合物）都能导致 ras 突变，并且在很多情况下，同一

种 PAH 在不同组织甚至不同物种中形成的加合物是一致的。苯并(a)芘[B(a)P]的代谢物苯并(a)芘-7,8-二氢二醇-9,10-环氧化物(BPDE)能与 DNA 的亲核位点(鸟嘌呤)的外环氨基端共价结合，产生特异突变，包括碱基的插入、缺失、移码突变及碱基替换突变。如反式苯并(a)芘-7,8-二氢二醇-9,10-环氧化物(反式-BPDE)有诱导气管上皮细胞 H-ras 癌基因 12 位点密码子点突变的作用，而且癌基因的点突变早于细胞形态学的改变。用药物遗传学小鼠模型评价子宫内暴露于 PAHs(3-甲基胆蒽)后 Ki-ras 基因等发生的突变状况时，对仔鼠的石腊包埋肝组织溶胞产物中的 Ha-ras、Ki-ras 等基因进行分析的结果显示，筛选的 26 个肿瘤(23 个肝细胞瘤、2 个肝细胞腺瘤、1 个肉瘤)在 Ki-ras 基因位点都显示有 GGC→CGC 颠换。用 200μmol/L B(a)P 处理人类淋巴母细胞(TK6 细胞)90 分钟后，提取基因组 DNA 进行分析，发现 K-ras 基因第 2 外显子出现了第 66 位碱基 T→C 的颠换，而用 100μmol/L 联苯胺染毒 TK60，90 分钟后也在 K-ras 基因第 2 外显子的第 65 位碱基发生了 G→C 的颠换。

接触氯乙烯患肝血管肉瘤(ASL)的工人，Ki-ras 基因 13 位密码子第 2 个碱基发生了 GGC→GAC 突变，使天冬氨酸替代了甘氨酸，产生了突变 p21 蛋白；且该种 Ki-ras 基因突变仅发生于人类的肝血管肉瘤，但未在大鼠肝血管肉瘤中发现。

1,6-二硝基芘可导致雄性 Fischer 344 大鼠出现肺癌，并在肺癌组织中检测量到 K-ras 基因第 12 位密码子 G→T，即由 GGT→TGT。7,12-二甲基(a)蒽可使 H-ras 基因的第 61 位密码子发生 A→T 的突变，从而导致皮肤癌。亚硝基甲基脲可使 H-ras 的第 12 位密码子出现 G→A 的突变，从而导致乳腺癌。

2. 甲基化改变

将叙利亚金黄色仓鼠胚胎细胞用砷处理 48 小时后进行长期培养，观察到 c-H-ras 原癌基因 5′-CCGG 序列呈低甲基化。0.05%(w/w)苯巴比妥经饮水给予 B6C3F1 小鼠，4 周后观察到肝 Ha-ras 基因的低甲基化，并与基因表达增强相关。

二、肿瘤抑制基因

肿瘤抑制基因（tumor suppressor gene）又称抗癌基因（anti-oncogenes）或抑癌基因，是正常细胞分裂生长的负性调节因子，其编码的蛋白质能够降低或抑制细胞分裂活性，对正常细胞起抑制增殖和促进分化的作用，以维持细胞的正常功能，抑癌基因在正常时也可抑制肿瘤细胞肿瘤性状的表达。一旦抑癌基因（如 p53、Rb、MCC、APC、p16 等）出现丢失或功能改变，正常细胞即会发生恶性转化，如食管癌的发生与 p53 丢失、p16 下降有关。目前已发现了 30 多种抑癌基因（18 种确认，12 种有潜在可能，见表 4-5）。

表 4-5 机体的已知或候选的抑癌基因

抑癌基因	相关肿瘤或作用	抑癌基因	相关肿瘤或作用
APC	结肠癌	p15	多种肿瘤
BCNS	皮肤癌	p16	多种肿瘤
BRCA	乳腺癌、卵巢癌	p18	多种肿瘤
DCC	结肠癌、直肠癌	p19	多种肿瘤
DPC4	胰腺癌	p21	多种肿瘤
E-Cadherin	乳腺癌、膀胱癌	p27	多种肿瘤
FHIT	肾癌、肺癌	p33	多种肿瘤
HNPCC	结肠癌	p51	多种肿瘤
K-REV-1	纤维母细胞瘤	p53	多种肿瘤
KAI1	抑制肿瘤转移	p57	多种肿瘤
MEN1	垂体腺瘤	PTEN	胶质瘤
MLM	黑色素瘤	PTPH	肾细胞癌
nm23	抑制肿瘤转移	Rb	视网膜母细胞瘤
NB1	神经母细胞瘤	RCC	肾癌
NF1	神经母细胞瘤	TIMP	抑制肿瘤转移
NF2	雪旺细胞瘤	WT1	Wilms 瘤
		VAL	肾癌、嗜铬细胞瘤

(一) 抑癌基因灭活

抑癌基因可由于致癌物或其他致癌因素的作用而出现突变，也称灭活或失活，突变的类型包括缺失、点突变、低表达、甲基化等。

1. 点突变

用甲基苄基亚硝胺（NMBzA）作用于恒河猴诱发食管癌 48 小时后，猴食管上皮组织 DNA 中 R b 第 17 外显子第 503 密码子 TCT 第 2 个碱基有 C→T 的突变，即由 TCT→TTT。用 NMBzA 刺激正常的人胎儿食管上皮，3 周后会导致 Rb 基因在 501 密码子 AGT 第 1 个碱基因发生 A→G 突变，即由 AGT→GGT。黄曲霉毒素 B_1（AFB_1）可使 p53 基因的第 249 位密码子出现 GC→TA 的突变。NMBzA 体外诱导处理 3 周的人胎儿食管上皮癌中也发现了 p53 基因第 5 外显子第 146 编码子 TGG 第 2 个碱基有 G→T 的突变。

2. 缺失

在用甲基苄基亚硝胺（NMBzA）诱发人胎儿食管上皮癌时，对其 DNA 扩增情况进行分析后发现，其存在有 Rb 基因（主要是 17、21 外显子）的缺失。

3. 异常甲基化

抑癌基因的去甲基或高度甲基化均可使其功能缺失。

如接触氯乙烯发生肝细胞癌的患者，p16 基因的 CpG 岛可出现异常甲基化，使其对细胞增殖失去了控制。接触氯乙烯出现肝血管肉瘤患者的 p16 基因虽未发生突变，但 93%的患者发生了 p16 基因 CpG 异常甲基化、染色体 9p21 杂合子丢失和 p16 基因纯合子缺失，且 CpG 异常甲基化是肝血管肉瘤中 p16 基因失活的主要原因。

采用甲基化敏感的限制性内切酶方法，对燃煤型砷中毒患者 p16 基因第 1 外显子甲基化情况进行分析，发现 p16 基因高度甲基化可能是导致砷相关肿瘤中 p16 基因失活的主要方式，并可能在砷致癌过程中起着重要作用。这可能是因为砷可使抑癌基因发生超甲基化（目前已在地方性砷中毒的人群中观察到了 p53 基因和 p16 基因的高甲基化状态），导致癌症发生。另一方面，无机砷消耗 S-腺苷蛋氨酸的甲基，细胞呈缺甲基状态，从而造成甲基化模式的不稳定，导致基因去甲基化，过分表达癌基因。

在苯中毒组人群中 p16 启动子区 CpG 位点甲基化平均水平 (12.4%) 高于对照组 (11.3%)，苯中毒组人群中 p16 的表达水平 (0.53) 却低于对照组 (2.06)。对甲基化与基因表达水平相关分析发现，p16 CpG 位点平均甲基化水平与基因表达水平负相关 (r=-0.64)。

NNK 可使 p16 基因第 1、2 外显子的 CpG 区甲基化，使其功能受到影响。

(二) p53 基因

诸多抑癌基因可因致癌物的作用出现异常。本节以 p53 基因为例进行详细描述。

p53 基因对细胞增殖起负调控作用，与细胞周期调控、DNA 修复、细胞分化有关。若 p53 基因失活，则可促进基因组的不稳定，且突变型 p53 基因不仅失去抑癌活性，还获得癌基因的性质，抑制细胞凋亡，引起细胞恶性转化，导致细胞异常扩增 (图 4-20)，最后形成肿瘤。

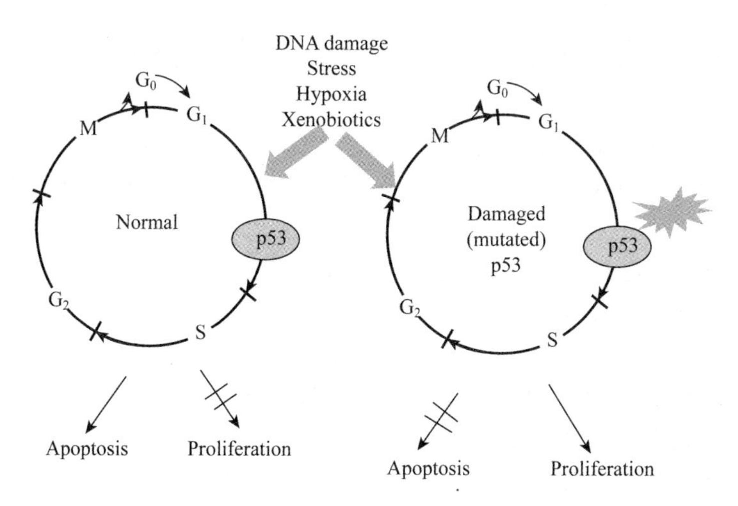

图 4-20 p53 基因的突变及其意义

p53 基因的突变主要有点突变、缺失、插入、移码、重排等，这些突变主要发生在第 5～8 外显子上。目前发现，人类有 50%以上的肿瘤与 p53 基因有关，包括胃癌、结肠癌、乳腺癌、卵巢癌、膀胱癌、前列腺癌、口腔癌、肺癌、白血病、甲状腺癌等，基因缺失、甲基化是导致 p53 基因异常表达的主要原因。

1. 点突变

p53 基因的点突变在不同肿瘤中出现的形式不同，在上皮源性的癌症中，主要引起改变蛋白质功能的错义突变，而在肉瘤中，则以插入、重排的突变为主；所发生的碱基替换，在肺癌、肝癌突变为 C→T，结肠癌的突变则为 GC→AT。

p53 基因的第 249 位密码子易受黄曲霉毒素的攻击而出现突变，如黄曲霉毒素 B_1 在体内经肝代谢形成黄曲霉毒素 B_1-N^7-脱氧鸟苷加合物（AFB_1-N^7-dG），其具有独特的突变热点，即能特异性地引起 p53 基因第 249 密码子产生 G→T 颠换；而且研究人员还发现，AFB_1 高污染区肝细胞癌患者的癌组织细胞中，p53 和 AFB_1 结合率极高，p53 基因突变频率与 AFB_1 暴露程度呈正相关。由于 p53 第 249 密码子（AGG）进化上高度保守，因此该基因突变后，基因产物 p53 蛋白的空间构象发生了变化，丧失了与特异的 DNA 片段结合的能力，无法促进下游相连的报告基因的表达。

苯并（a）芘代谢产物——反式苯并（a）芘-7,8-二氢二醇-9,10-环氧化物（反式-BPDE）可引起裸鼠成瘤细胞中 p53 基因第 8 外显子的第 282 位密码子位置出现 G→T 点突变，其编码的氨基酸由精氨酸变成了亮氨酸。这一改变可能使 p53 基因编码的蛋白质失去了功能，从而失去抑制基因表达的作用。苯并（a）芘的最终活性产物[苯并（a）芘-7,8-二氢二醇-9,10-环氧化物]还能在 p53 基因的易突变区域与 DNA 形成加合物，造成 p53 基因突变，其诱发的小鼠皮肤癌和肺癌中 p53 基因突变也为 G→T 突变。

接触氯乙烯患肝血管肉瘤的工人，p53 基因发生了 AT→TA 的突变。接触氯乙烯出现肝细胞癌患者肝组织中的 p53 基因第 175、248 和 273 位密码子 CpG 位点也具有较高的突变频率。

2-氨基-1-甲基-6-苯基-咪唑并[4,5-b]吡啶（PhIP）主要诱导人类 p53 基因第 8 外显子的第 285 位密码子中 GC→TA 颠换，除一个位点外，所有加合物结合位点都在 GC 碱基上，其中 1 个倾向性结合位点为 5′-GGGA 序列。

在用 NMBzA 给恒河猴灌胃，24 和 48h 后，食管上皮中 p53 基因第 5 外显子第 173 密码子 GTG 第 3 个碱基发生 G→T 的突变，即由 GTG→GTT；在第 180 密码子 GAG 第 1 个碱基发生 G→A 突变，即由 GAG→AAG；在第 8 内含子与第 9 外显子连接处发现 C→T 突变。

导致 p53 基因突变的致癌物举例见表 4-6。

表 4-6　导致 p53 基因突变的致癌物举例

部位	致癌物	密码子位点	基因的突变
肺（人）	α-萘胺	不详	GC→TA、GC→CG
肺	苯	不详	A→G
肝癌	黄曲霉毒素 B_1	249	G→T
肝（人）	氯乙烯	255	A→T
乳腺（小鼠）	2-氨基-1-甲基-6-苯基-咪唑并［4,5-b］吡啶	1，30	G→T
血液（小鼠）	二甲基苯并蒽	177	A→G
		211，242	G→T
肾	镍	238	T→C
皮肤（小鼠）	N-甲基 N′-硝基 N-亚硝基胍（MNNG）	263，276，283	G→A

其余的致癌物还有氨基二酚、砷（二甲基亚胂酸）、N-丁基-4-羟丁基-亚硝胺、二氧嘧啶等。

2. 甲基化的改变

有研究人员发现，AFB_1 及其代谢产物能使 p53 基因突变的敏感性增强，引起 p53 基因突变率升高，是对 p53 基因 CpG 位点甲基化造成的。N-羟基-4-氨基二酚也可导致人类 p53 基因第 285 位点的甲基化，从而诱发膀胱癌。而在贵州省燃煤型砷中毒地区的一项研究结果显示，砷中毒者 p53 基因第 5 外显子“CCGG”序列中第二个胞嘧啶（C）的甲基化率为 50.85%，而未发生砷中毒者 p53 基因第 5 外显子“CCGG”甲基化率为 88.89%，砷中毒组中 p53 基因第 5 外显子“CCGG”甲基化率明显低于对照组。

（莫宝庆 姜允申 常元勋）

主要参考文献

1. Loriot A，Van Tongelen A，Blanco J，et al. A novel cancer-germline transcript carrying pro-metastatic miR-105 and TET-targeting miR-767 induced by DNA hypomethylation in tumors. Epigenetics，2014，9（8）：1163-1171.
2. Mchale CM，Zhang Luoping，Smith MT. Current understanding of the mechanism of benzene induced leukemia in humans：implications for risk assessment. Carcinogenesis，2012，33（2）：240-252.
3. 曾益新．肿瘤学．3 版．北京：人民卫生出版社，2012：49.
4. Penning TM. Metabolic activation of chemical carcinogenesis//Penning TM ed. Chemical Carcinogenesis. New York NY：Humana press LLC，2011：135-153.
5. Casciano DA，Sahu SC. Handbook of System Toxicology. UK West Sussex Chichester：John Wiley & Sons，Ltd，2011：33-43.
6. 高绪芳，陈俊，李明川，等．苯并（a）芘致人 K-ras 基因 DNA 损伤位点检测．中国公共卫生，2009，25（8）：967-968.
7. 杨顺娥．临床肿瘤学．北京：科学出版社，2009：26-27.
8. 董子明．基础肿瘤学．郑州：河南科技出版社，2008：179-188.
9. Boelsterli UA. Mechanistic Toxicology：The Molecular Basis of How Chemicals Disrupt Biological Targets. 2nd ed. Boca Raton：CRC Press，2007：63-315.
10. 高绪芳，帅培强，饶朝龙，等．联苯胺对 K-ras 基因 DNA 损伤位点研究．复旦学报（医学版），2007. 34（1）：92-95.
11. Bachman AN，Phillips JM，Goodman JI. Phenobarbital induces progressive patterns of GC-rich and gene-specific altered DNA methylation in the liver of tumor-prone B6C3F1 mice. Toxicol Sci，2006，91（2）：393-405.
12. Stine KE，Brown TM. Principles of Toxicology. 2nd ed. Boca Raton：CRC

Press, 2006: 109.
13. 顾祖维. 现代毒理学概论. 北京: 化学工业出版, 2006: 301-305.
14. 周宗灿. 毒理学教程. 3版. 北京: 北京大学医学出版社, 2005: 178-195.
15. Ernest H. A Textbook of Modern Toxicology. 3th ed. Hoboken: John Wiley & Sons, Inc, 2004: 49-249.
16. 卡萨瑞特·道尔. 毒理学. 北京: 人民卫生出版社, 2002: 273.
17. Liston BW, Gupta A, Nines R, et al. Incidence and effects of Ha-ras codon 12 G→A transition mutations in preneoplastic lesions induced by N-nitrosomethylbenzylamine in the rat esophagus. Mol Carcinog, 2001, 32 (1): 1-8.

第三节　小鼠皮肤癌多阶段致癌学说

一、前言

多阶段致癌学说起源于20世纪50年代。Deelman发现焦油处理小鼠可引起皮肤癌的发生，结合之前的研究，表明外源化学致癌物致癌是多阶段的，细胞增殖和增生在皮肤癌的发展中起重要作用。多阶段致癌学说的提出有以下原因：

（1）人类在低浓度致癌物单独作用下是不足以发生癌症的。

（2）流行病学和动物实验研究证据显示，有些人类致癌物具有很强的促进肿瘤发生的能力（例如吸烟、紫外线）。

（3）人类饮食中的许多因素都可以通过癌促进作用诱导肿瘤。

肿瘤引发阶段开始于致癌物引发细胞DNA损伤，并进而导致重要基因发生突变。肿瘤进展阶段受引发细胞的选择性地克隆扩张，是基因表达改变的结果，癌前细胞通过基因组不稳定和基因表达改变经历恶性转变。多个突变事件参与人类的致癌作用，例如遗传背景和营养状况，可以显著地影响某种致癌物的易感性。科学家们根据多阶段致癌学说已发现了多个可靶向特定致癌阶段的事件的抑制剂。对于化学致癌的细胞、生物化学以及分子机制的进一步研究，将有助于癌症预防策略的制订。过去50年间，科学家们总结出致癌可分为3个阶段：引发（initiation）阶段、促长（promotion）阶段和进展（progression）阶段。

二、小鼠皮肤癌多阶段致癌学说

外源化学致癌多阶段过程中，一般包括引发、促长、进展三个阶段。小鼠皮肤癌的发生可以有两种染毒方式实现：一种致癌方式是经小鼠皮肤给予大剂量的皮肤完全致癌物；另一种则是重复给予小鼠背部皮肤小剂量（引发剂量）的引发致癌物。在经典的小鼠皮肤多阶段化学致癌系统中，低浓度的致癌物 7,12-二甲基苯并蒽（7,12-dimethylbenz [a] anthracene，DMBA）可引起 Hrasl 基因的突变，但并不会导致小鼠的肿瘤发生，除非有肿瘤促长剂的不断作用［如佛波醇脂（TPA)］。典型的完全致癌物苯并（a）芘等多环芳烃、DMBA 单次或多次接触可能就会发生肿瘤。一些外源化学物本身不是致癌物，但在联合后需要两个或多个先后或同时作用才能引发癌症，例如，小鼠皮肤肿瘤可以通过先使用小剂量的皮肤致癌物 DMBA，12 周以后，再给以长期重复的肿瘤促长剂（如 TPA）来诱发。

小鼠皮肤癌的多阶段模型已经是研究人类上皮癌的多阶段过程的优秀模型。此外，这个模型已经被广泛地应用于识别以及预防化学物的致癌机制研究。在小鼠多阶段皮肤癌的模型中，包括三个阶段的机制：引发、促长、进展（图 4-21），不同阶段具有不同的影响因素（表 4-7）。在引发阶段，突变发生在关键基因，例如 Hrasl 基因，它控制上皮增生和分化。这种基因改变带来了上皮细胞选择性的生长优势，这些细胞在促长阶段发生克隆扩增。大多数肿瘤的促长剂不具有基因毒性，但是引起基因的表达改变，这些基因的产物与细胞增殖、组织重构和炎症反应有关。促长阶段的终点事件是鳞状细胞乳头瘤的形成，它是外生型的，癌前病变包括表皮增生性折叠在基质核上。肿瘤促长剂多样，包括多种外源化学物，例如有机过氧化物、蒽酮等。此外，紫外线、重复磨损、全层皮肤受伤和某些硅纤维摩擦皮肤均可以作为肿瘤促长剂。既然这个模型已经被很好地描述，它提供了很好的范例来研究上皮细胞肿瘤的形成。

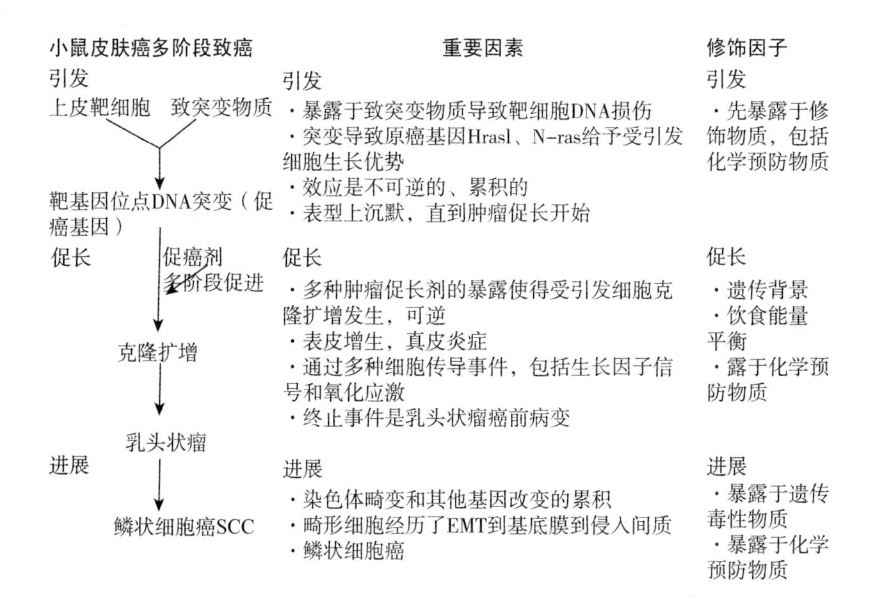

图 4-21 小鼠皮肤癌的多阶段致癌学说

表 4-7 小鼠皮肤多阶段致癌学说各阶段的影响因素

引发阶段	促发阶段	进展阶段
首先暴露于具有修饰作用的物质，如外源化学性预防药物	接触化学物质的性质	接触化学物质的性质
	遗传因素	遗传因素
	不平衡的膳食	基因毒性物质的接触

三、小鼠皮肤癌引发机制

引发阶段是指外源化学物或其活性代谢物（亲电子剂）与DNA作用，导致细胞突变成引发的细胞阶段。引发阶段历时很短，引发作为一个突变事件，需要一次或多次细胞分裂来“固定”引发事件，引发所确定的基因型或表型是不可逆的。但并非所有引发细胞都将成为肿瘤，因其中大多数将经历程序性细胞死亡。引发细胞不具有生长自主性，因此不是肿瘤细胞。DMBA、苯并（a）芘、N-甲基-N-亚硝基脲（N-methyl-N-nitrosourea，MNU）、紫外线等常见引发剂本身均具有致癌性，大多数是致突变物，没有可检测的阈剂量，引发作用是不可逆的，并且是累计的。引发作用的靶标主要是原癌基因和肿瘤抑制基因。引发阶段的个体变异、物种差异及亲器官特征是取决于细胞对癌症物质的代谢、DNA 修复和细胞增殖的平衡。此外，促长阶段的开始可以被延迟。但是在引发癌之前大多前致癌物需要通过在体内代谢活化，而成为最终的致癌物质。

Abel EL 等（2009 年）在探讨小鼠皮肤致癌的多阶段机制研究中，利用 7～9 周龄的 50 只 FVB 雌性小鼠，分为对照组（n=25）和染毒组（n=25），并均剃掉小鼠一部分的毛，经皮肤染毒。其中，染毒组在引发阶段给予 DMBA（25nmol/0.2ml 丙酮）持续 3～4 周染毒，对照组给予生理盐水同样处理。待染毒结束后利用 RT-PCR 检测小鼠皮肤组织基因表达的情况。研究结果显示，与对照组相比，在染毒组中检测到突变关键基因 Hrasl 检测到突变。且与对照组相比，染毒组的突变 Hrasl 等位基因的频率增加（差异具有统计学意义，$P<0.05$）。Hrasl 突变的小鼠在皮肤染毒部位也观察到了皮肤癌的发生，进一步基因分型表明，在 DMBA（25nmol/0.2ml 丙酮）染毒组的小鼠诱发了 Hrasl 基因 61 密码子的 A-T 碱基的转变。而 Hrasl 突变基因的小鼠阻碍了皮肤细胞的部分角化，而是最终向细胞去分化的方向进行，表现出更强的生长优势，引发小鼠皮肤肿瘤的发生。这表明 DMBA 染毒小鼠能诱导 Hrasl 基因的突变，是小鼠皮肤癌的引发主要机制之一。

四、小鼠皮肤癌促长机制

促长阶段是引发细胞增殖成为癌前病变或良性肿瘤的过程，也就是单克隆的癌细胞在一种或多种促癌物质的不断作用下，表型发生了改变，恶性肿瘤细胞各种形状得以表达的过程。这个过程涉及选择性的促使细胞增殖的某些遗传或非遗传的改变启动。具有促癌作用的促癌剂是通过刺激细胞增生使启动细胞的发展进入促长阶段，促癌剂本身无或仅有极微弱的引发作用，但反复使用能刺激细胞分裂形成肿瘤，它们的作用相对短暂，且早期可逆，晚期为不可逆。小鼠皮肤癌常见促长剂见表 4-8。

表 4-8　小鼠皮肤癌常用促长剂类型及名称

促长剂的类型	名称
芳香胺	2-乙酰胺基芴
N-乙酰胺氨基-羟肟酸 (N-arylacetohydroxamic acid)	DMBA、B [a] P、MCA、DB [a,j] A、5-MeC、DB [a,h] A、11-Me-CPP-17-on
PAH	氨基甲酸乙酯、乙烯氨基甲酸
氨基甲酸盐	三氯硝基苯、二氯甲基乙醚
内酯	丙内酯
硝基芳香化合物	6- (6-nitro-chrysenen)
亚硝胺	MNNG
尿素类	NMU

目前，有较多的关于小鼠皮肤癌多阶段致癌过程中的引发阶段的相关研究，且引发阶段机制较促长阶段变化机制相对更加明了。在促长阶段，其可能经特异的受体中介干扰细胞信号传导途径，可导致细胞内发生 DNA 合成增加，鸟苷酸脱羧酶活性升高等众多分子事件。机体暴露于促长剂之后，促长剂可以通过受体结合介导它们的作用，或编码生长调控分子基因的上调，刺激了细胞传导通路的级联事件：蛋白激酶-C (protein kinase C，PKC)，表皮生长因子受体 (epidermal growth factor receptor，EGFR)，转化生长受体-α (transforming growth factor alpha，TGF-α)，转化生长因子-β1 (transforming growth factor-beta 1，TGF-β1)，糖皮质激素受体 (glucocorticoid receptor，GR)，白介素 IL-1 (interleukin 1，IL-1)，ERBB2 及前列腺素等，进一步引起了细胞增殖和分化从而引起肿瘤。以及这些生长调节蛋白及分子的下游介质 c-myc 原癌基因 (c-myc proto-oncogene，

MYC)，FBJ 骨肉瘤基因（osteosarcoma oncogene，c-Fos)，E2F 转录因子 1（transcription factor 1，E2F-1)，转录激活因子 3（activator of transcription 3，Stat3)，转录相关蛋白 63（transformation related protein 63，p63）等的改变。

（一）生长因子受体 erbB 家庭在肿瘤的促长阶段起到重要的作用

生长因子受体系统 erbB 家族信号传导通路是调控表皮细胞生长的中心环节，多种 EGFR 配体在皮肤癌中上调，导致 EGFR 激活。ErbB 家族分为 EGFR（erbB1)、erbB2、erbB3、erbB4 等四个亚类。尽管所有 erbB 家族成员的主要结构、受体激活机制和信号传导模式是相似的，但它们可与不同的配体结合。其中特别是 EGFR 已经被证明在上皮癌中扮演重要角色，在许多上皮癌中均可发现 EGFR 及其受体的表达增加，并且这些表现是维持肿瘤细胞增殖能力的重要部分。Kiguchi K 等（2000 年）利用 50 只 erbB2 转基因 FVB 雄性小鼠，均等分为 A、B 两组，其中 A 组作为染毒组，先经皮肤给予 2 周 25nmol/L DMBA（溶于 2ml 丙酮）引发肿瘤，2 周后给予 5nmol/L TPA（溶于 2ml 丙酮)，每两周一次，直至 26 周停止给药；B 组为对照组，一开始就经皮肤给 2ml 丙酮、再染毒予 5nmol/L TPA（溶于 2ml 丙酮)，每两周一次，直至 26 周停止给药。待实验染毒结束后，分别取各组转基因小鼠皮肤组织进行病理、免疫组化、Westrn Bolt 和基因等分子生物化学技术进行分析相关指标的变化情况。研究结果发现，与 B 组比较，A 组染毒至 6 周到 6 个月间超过 90%的小鼠均长出了乳头状瘤，且数量也明显高于 B 组的数量，且两者具有统计学意义（$P<0.05$)。而通过分析扩增和分化的标志物表明，在 erbB2 转基因小鼠皮肤组织检测到 EGFR、erbB2 蛋白和 erbB2-erbB3 二聚体的高表达。磷酸-腺苷化的 EGFR、erbB2、erbB3 蛋白也升高。这些均表明 erbB 在小鼠皮肤癌发展阶段的重要作用，EGFR 信号和 erbB2 信号传导在紫外线辐射中显著增加导致了角化细胞的增生和表皮细胞增生，提示了 erbB 家族在促长小鼠表皮癌肿瘤中的重要作用。

（二）生长因子受体下游信号通路

研究表明，生长因子受体下游的多个信号通路在肿瘤的促长中起重要作用。以下将对转录激活因子 Stat3（activators of transcription，Stat3）、Akt 信号通路这 2 条主要的通路进行表述。

1. Stat3 信号通路是一个信号传导和催化剂，在 TPA 等促长剂处理的小鼠表皮中发现被激活。此外，Stat3 缺失可降低细胞周期蛋白 D1、E 和 c-myc，可以进一步促长引发早期阶段的肿瘤引发细胞的克隆扩增。Chan KS 等（2004 年）使用 15 只 3～4 周龄 Stat3 基因敲除小鼠（雌雄各半）和 15 只同样来源的非基因敲除小鼠（雌雄各半），两组均先经皮肤染 25nmol/L DMBA（溶于 200μl 丙酮），在染毒 2 周后经皮肤染毒给予 6. 8nmol/L TPA（溶于 200μl 丙酮）；分别测定这两组染毒小鼠的细胞活性和 Stat3 基因表达情况。研究发现，与非基因敲除的小鼠相比，使用 TPA 处理的基因敲除小鼠表现出明显的增殖反应，且基因敲除小鼠在 DMBA 处理下，其表皮干细胞在毛囊隆突区细胞凋亡明显增加，表明 Stat3 在皮肤癌的引发和促长阶段都很重要。就其在促长阶段来说，Stat3 的缺失显著地减少了 TPA 引起的表皮细胞增生。

2. Akt 信号通路是一个 60 kDa 分子量的丝氨酸/苏氨酸激酶组成的肽段，可调节细胞许多生命过程，包括细胞的存活、细胞凋亡、细胞增殖、细胞周期进程，以及葡萄糖代谢，调节其下游信号蛋白的翻译而影响蛋白质表达。Akt1myr 过表达是一种足够的刺激物，可以克服这种小鼠对于肿瘤促长阶段的抵抗。IGF-1 的过表达在转基因小鼠的表皮上，可以诱导表皮细胞增生，增强对皮肤癌的易感性，导致自发皮肤癌的形成。这些转基因小鼠的生物化学改变包括 PI3K 和 Akt 的提高，以及一级细胞周期的调控蛋白的提高。过表达 Akt1wt 和 Akt1myr 转基因小鼠已经被研发出来，用于进一步评价提高 Akt 活性对于多阶段致小鼠皮肤癌的影响。Segrelles C 等（2007 年）用非易感性 C57BL/6J 小鼠进行杂交，得到 Akt 转基因小鼠和非转基因对照小鼠，报道了整个两阶段的皮肤癌进展中持续的表皮 Akt 的活动。他们使用了 Akt 高表达的转基因小鼠随时间的延长在多个器官处形成了肿瘤，表明小鼠上皮细胞增殖延长，分化程度降低。BK5. Akt1wt 和 BK5. Akt1myr 基因型小鼠都对于两阶段皮肤癌具有明显的易感性。

总之，两阶段致癌实验的数据表明，使用 IGF-1 和 Akt 转基因小鼠可以进一步支持假说：提高 Akt 信号在皮肤致癌、尤其在肿瘤促长阶段是发挥着重要作用的。Stat3 信号通路和 Akt 转基因小鼠在肿瘤中的作用可以进一步支持三阶段致癌的假说。

3. 4-羟基壬烯醛（4-Hydroxy-2-nonenal，4-HNE）　4-HNE 是一种高度活性而又相对稳定的 α、β-不饱和醛，为脂质过氧化的终产物。研究表明，4-HNE 和脂质过氧化可以在皮肤癌的促长阶段有重要作用。近年的研究已经将 4-HNE 和信号传导、细胞分化、细胞增生、细胞周期以及自噬等联系起来。4-HNE 可以被转运通过细胞膜，通过转运蛋白，消除了它的化学活性。额外的研究需要来确定是不是表皮细胞的 4-HNE 水平和皮肤癌的发病率有关，这些初始的观察表明，Gsta4 可能在肿瘤促长中通过调控 4-HNE 的水平来发挥作用。近年的研究表明，调控 4-HNE 的主要通路是通过谷胱甘肽（被谷胱甘肽-S-转移酶结合催化）。研究发现 Gsta4 位于小鼠的 9 号染色体末端，是 TPA 促长易感基因。此外，Gsta4 基因的多态性已经被发现是小鼠皮肤癌易感性等位基因。

Zhaorigetu S 等（2003 年）利用 6 周龄的雌性 ICR 小鼠先后进行了 2 个实验。在实验 1 中将 48 只小鼠分为 3 组［即：对照组、2.5mg 胶丝蛋白（sericin）组、5mg 胶丝蛋白组］。3 组小鼠均先经背部皮肤染 190nmol/L 的 DMBA（溶于 2ml 丙酮）以引发肿瘤，随后适应 1 周，2.5mg 胶丝蛋白组和 5mg 胶丝蛋白组分别经皮肤每周染毒 2 次，每次 2.5mg（溶于 2ml 丙酮）和 5mg（溶于 2ml 丙酮）的胶丝蛋白，而对照组则经皮肤给 2ml 丙酮。并在染毒 30 分钟后，3 组小鼠均经皮肤给 3.2nmol/L 的 TPA（溶于 2ml 丙酮），持续 16 周。在实验 2 中，同样分为 3 组，但每组 5 只，染毒与实验 1 不同之处是在 TPA 染毒之前，通过皮肤染 5mg 胶丝蛋白 30 分钟（1 天 2 次，每次 2 小时）。待染毒结束后，测定相关的指标。实验 1 研究结果显示，与对照组相比，2.5mg 和 5mg 胶丝蛋白剂量组在肿瘤的发生和肿瘤的多样性方面显著减少，胶丝蛋白表现为明显的保护作用。此外，与两组胶丝蛋白组相比，对照组中肿瘤坏死因子（TNF）和 4-HNE 表达水平明显降低。同时，实验 2 研究结果表明，4-HNE 抑制了 TPA 诱导的小鼠皮肤发生形态学变化，炎症反应，包括白细胞浸润、增生和细胞增殖明显减轻。此外，与对照组相比，实验组显著抑制 4-HNE 水平、c-fos，环氧合酶-2（COX-2）基因表达水平的升高。根据上述 2 个实验，Zhaorigetu S 等（2003 年）报道了 ICR 小鼠中 4-HNE 水平与 TPA 诱导的皮肤癌反应量级的关系。这表明脂质过氧化和 4-HNE 后续的产物可能是肿瘤促长过程中的主要机制。

五、小鼠皮肤癌进展机制

癌症的进展是指由良性肿瘤转变为恶性肿瘤，并进一步演变成更具有恶性表型或具有侵袭性的肿瘤的过程，主要的表现是细胞自主性和异质性增加、生长加速、侵袭性增加，出现浸润和恶性转移的恶性生物学特征。当细胞开始失去维持核型稳定的能力出现染色体畸变时，它们既进入进展期。核型不稳定性进一步促进肿瘤细胞的生长和恶性表型的发展，同时引起细胞代谢调节功能改变，并赋予肿瘤细胞逃避机体的免疫监视等功能。进展期是一个动态的过程，其与促长期的主要区别是出现核型不稳定性及由其演变而来的染色体异常。

在小鼠多阶段致癌的模型中产生的乳头状瘤可能进展为侵袭性鳞状细胞癌（SCC）。SCC 是高度血管化和下行入侵的病变，主要表现为表皮细胞分裂增快和表皮角化细胞的分化程度降低，进展可以导致梭形细胞癌。在小鼠皮肤癌模型中，乳头瘤到 SCC 的转变与 6、7 号染色体的三倍体化以及 p53 基因突变有关。此外，γ-谷氨酰转肽酶、a6b4 整合素和角蛋白 13 表达上升以及 E-钙黏蛋白（E-cadherin）表达下降，这些都与肿瘤进展相关。

在小鼠肿瘤进展阶段，表皮-间质转化使得表皮细胞被激活和去分化。这一过程中包括了细胞-细胞黏附丧失、细胞骨架重构、获得迁移表型等一系列生理过程。Snail 转录因子能下 E-调钙黏蛋白和促使表皮-间质转化，因此被认为是肿瘤进展过程中的一个重要因子。Olmeda D 等（2007 年）用 MDCK-Ⅱ细胞（一种小鼠皮肤细胞）探讨了 Snail 转录因子在小鼠皮肤肿瘤细胞进展过程中的作用，其中一组细胞经 RNA 干扰沉默 Snail 基因，另一组为正常组，为不经任何处理的 MDCK-Ⅱ细胞，2 组同时在 37℃、5% CO_2 条件下培养观察 14 天，期间经 RT-PCR 和蛋白印迹等技术测定基因和蛋白质的变化，结果显示，与对照组相比，通过 RNA 干扰使 MDCK-Ⅱ细胞的 Snail 基因沉默，发现 Snail 的沉默可以抑制体外细胞的侵袭力，提高 E-钙黏蛋白的表达，并且减少异种移植模型中肿瘤的生长。因此，E-钙黏蛋白介导的细胞间黏附作用可能在小鼠的皮肤癌模型中发挥着重要作用。

肿瘤进展的另一方面，牵涉到基质侵入，金属蛋白酶可以切断细胞外基质蛋白质和黏附因子，得以破坏周围的组织结构和细胞交流。肿瘤细胞的浸润与转移首先须发生基膜的降解。癌细胞与基膜的相互作用可分为三个阶段，即吸附、基质溶解和移动。在肿瘤侵袭过程中，肿瘤细胞首先与基膜表面受体如纤连蛋白和层黏连蛋白结合，然后分泌降解酶或诱导基质细胞分泌酶类，降解基质和基膜，最终肿瘤细胞沿基膜缺损和基质空隙向周围生长。目前认为基质金属蛋白酶（matrix metalloproteinases，MMPs）在肿瘤的侵袭和转移过程中有重要的作用，有些基质金属蛋白酶在小鼠皮肤癌模型中被发现有重要作用。Papathoma AS 等（2001 年）利用 C50、P1、B9、A5 和 CarB（侵袭性逐渐增强）共 5 个小鼠皮肤细胞系在含 10%胎牛血清、5% CO_2 的条件下培养。并在细胞培养 48 小时后，收集细胞培养液的上清，进行 Western Bolt、RT-PCR 和电泳迁移率变动分析。研究结果表明，MMP-9 蛋白在 C50、P1、B9、A5 和 CarB 细胞系中的表达逐渐增多，且具有统计学意义（$P<0.05$）。MMP-9 基因在 A5 和 CarB 中呈现高表达。因此，作者认为在小鼠角质化细胞梭形细胞癌呈现过表达的 MMP-9 可能在肿瘤侵袭的过程中起重要作用。许静等选择中国医科大学附属第二医院 1999—2003 年间的 73 例手术切除组织病理学证实的皮肤肿瘤石蜡标本。其中皮肤鳞状细胞癌（简称鳞癌）30 例（平均年龄 58.1 岁，男 18 例，女 12 例）、基底细胞癌 25 例（平

均年龄 63.5 岁，男 17 例，女 8 例）、Paget 病 18 例（平均年龄 45.6 岁，男 2 例，女 16 例），10 例正常人皮肤来自本院创伤外科患者躯干皮肤。进行了一项病例对照研究。通过免疫印迹法测定病例组和对照组中的 MMP-2、TIMP-4 表达水平。结果显示，MMP-2/TIMP-4 表达于所有皮肤肿瘤细胞及癌旁间质细胞中。与对照组相比，病例组各种类型的皮肤肿瘤细胞间表达具有统计学意义（$F=23.28$，$P<0.01$），TIMP-4 在鳞癌及 Paget 病的表达明显高于正常人皮肤（具有统计学意义，$F=6.81$，$P<0.05$）。

六、角质形成干细胞在多阶段皮肤癌中作用

起源于角质形成细胞（keratinocyte，KC）的肿瘤按其增生行为的不同，可分为良性肿瘤如脂溢性角化病（seborrheic keratosis，SK），癌前期病变如光化性角化病（actinic keratosis，AK），原位癌如 Bowen 病（Bowen disease，BD），以及皮肤癌如基底细胞癌（basal cellcarcinoma，BCC）和鳞状细胞癌（squamous cell carcinoma，SCC）。AK、BD 和 SCC 密切相关，被认为是中波紫外线（UVB）引起 KC 恶性转化过程中，具有不同生物学行为的 3 个发展阶段。在 KC 细胞周期进程中，存在着不同期相间转变（如 G_1 至 S 期）的关卡（checkpoint），其作用是 KC 遇到环境压力（如 UVB 造成 DNA 受损）时使细胞周期停滞于该点。维持基因组的稳定性，避免皮肤癌的发生。在 KC 细胞周期的关卡中，G_1 至 S 期关卡的调控最为重要，已有研究表明，角质形成干细胞（keratinocyte stem cell，KSCs）是小鼠皮肤中化学致癌物的靶点。王平等对 20 例皮肤鳞状细胞癌、24 例基底细胞癌、18 例 Bowen 病、12 例光化性角化病，以及 8 例脂溢性角化病，共计 82 例患者中具不同增生行为的 KC，分别应用免疫组化检测 $p16^{-INK4a}$ 蛋白表达，应用聚合酶链反应（PCR）、PCR-单链构象多态性，以及 PCR-限制性内切酶分析方法分别检测 $p16^{-INK4a}$ 基因外显子 1 和外显子 2 的缺失、突变和甲基化。结果发现，$p16^{-INK4a}$ 蛋白表达的阳性率和表达强度随着 KC 恶性程度的增加而降低，基因缺失和甲基化是皮肤癌 $p16^{-INK4a}$ 基因失活的主要方式，且

p16^{-INK4a}蛋白表达与其基因失活是一致的，因而，认为p16^{-INK4a}基因失活在KC恶性转化中起重要作用。

七、多阶段皮肤致癌作用的影响因素

（一）遗传背景

流行病学资料表明，易感基因决定了肿瘤在人群中的发病风险。易感基因可以修饰个体对于致癌物的反应，而且与DNA修复、免疫反应、致癌物代谢，以及细胞增生、分化、死亡等相关。肿瘤易感基因的多态性，虽然不直接对转化为肿瘤负责，但是通过原癌基因与抑癌基因的基因改变可以启动肿瘤的发生。因为未连接的相关位点的多态性，再加上缺乏明确分段的家族遗传模式。因此，探索基因多态性与肿瘤的关系目前还十分复杂。动物肿瘤发展的基因易感性的模型对于识别和描述人类的这种遗传因子很有帮助。

小鼠癌症的发展与人类一样，是被多种调控肿瘤易感性的基因调控。易感基因多态性修饰位点可影响致癌物导致肺癌、肝癌、结肠癌、肾癌、白血病等表现的差异。Riggs PK（2005年）通过利用6～8周的黑色雌性DBA/2J小鼠（$n=5$）和C57BL/6J小鼠（$n=5$），分别每2周经皮肤染毒3.4nmol/L TPA（溶于2ml丙酮）或丙酮4次，并在染毒6小时后从小鼠表皮细胞提取RNA。用cDNA微阵列的方法比较了在TPA和丙酮染毒下这两种小鼠品系全表皮基因表达谱的差异。在染毒后鉴定了小鼠表皮细胞中的基因表达情况和分析了TPA染毒产生的全身效应，以及潜在皮肤肿瘤易感性基因。研究显示，在TPA染毒皮肤表皮后，超过450个基因发生了改变，其中，全基因表达分析显示，至少44个基因在C57BL/6J小鼠表皮上表达不同于DBA/2J小鼠。在TPA处理DBA/2J和C57BL/6J TPA小鼠后位于染色体与TPA促进表皮敏感性区域的几个基因表现出明显的差异表达。在该实验中Gsta4被确定为肿瘤进展的候选易感基因，Gsta4基因缺陷的小鼠被用来研究TPA诱导的癌症进展阶段肿瘤的易感性，而与野生型C57BL/6J小鼠相比较，Gsta4基因缺陷小鼠更加敏感。因此，Gsta4基因可能是小鼠皮肤多阶段致癌易感的基因，并影响小鼠皮肤癌的发展。

（二）膳食营养状态

膳食能量摄入平衡指的是通过膳食摄入的能量和机体消耗的能量之间达到了一个平衡。流行病学研究表明，长期摄入的能量大于消耗的能量，可导致肥胖、且可增加多种癌症的发生风险，并且增加各种癌症的死亡率。尽管肥胖的发病率不断上升，然而癌症与肥胖之间的机制目前还十分不清楚。目前，已经初步开始使用肥胖的动物模型来检测肥胖与癌症之间的关系。同时，平衡摄入能量已经被饮食干预证实是预防动物癌症发生最重要的措施之一。

在小鼠皮肤多阶段致癌模型中发现，控制能量的摄入可以抑制化学物导致小鼠等啮齿类动物的癌症。特别是在促长阶段控制能量的摄入可以明显的降低肿瘤发病率和恶化。有报道发现，切除肾上腺后并不能降低小鼠皮肤癌的发生，而给肾上腺切除后的小鼠恢复肾上腺素水平，部分的恢复了其对能量控制的抑制作用，这可能是皮质甾酮直接抑制细胞生长的作用。然而，这种能量控制的实验大多数使用的是相对严格的能量控制程度（40%）。在近年的一项研究中，Moored 等检查了多个小鼠上皮组织中饮食能量平衡操控平稳状态的信号传导（专注于 Akt/mTOR 通路信号）的影响。在该项研究中，利用了 30 只 3～4 周的雄性 FVB/N 和 C57BL/6J 小鼠以及 32 只 2～3 周雌性 ICR 小鼠随机等组等比例分为对照组（维持组 10kcal%脂肪）、诱导癌症的饮食组（DIO：60kcal%脂肪）和 30%能量控制组共 3 组。并按各分组情况持续饲养 17 周后，随后利用 Western Bolt 分析各组织相关蛋白质表达的情况以及循环系统中 IGF-1 的水平。研究结果所示，与对照组相比，DIO 组小鼠循环中的 IGF-1 水平明显增加（差异具有统计学意义，$P<0.05$），然而 30%能量控制组小鼠循环中 IGF-1 水平明显降低（差异具有统计学意义，$P<0.05$）。此外，在通过 Western Blot 来分析饮食调控对表皮、肝和前列腺等组织中 Akt/mTOR 的活动的影响表明：无论是那种表皮组织或遗传背景，与对照组相比，DIO 组小鼠饮食量明显增多，且 Akt/mTOR 的活性增强，而在 30%能量控制组表现为 Akt/mTOR 活性减弱，AMP-激活

的蛋白激酶作用来调控饮食能量的代谢，但在表皮或前列腺组织中没有发现类似的情况，这表明 AMP-激活的蛋白激酶对于正负能量平衡状态可能与组织类型有关。总之，这些发现表明，饮食能量平衡调控生长因子信号（特别是 Akt/mTOR 信号）传导通路在肿瘤进展阶段发挥重要作用。

八、结语

综上所述，小鼠皮肤致癌过程是长期的、复杂的多阶段过程，至少涉及引发、促长和进展三个阶段。在引发和进展阶段涉及异常遗传机制，在促长阶段主要是表观遗传机制的改变。在引发阶段主要是细胞原癌基因和肿瘤抑制基因的突变，在进展阶段主要是核型不稳定性。正常的细胞经过遗传学改变的积累才能转变为癌细胞。

肿瘤的多阶段致癌学说已经在过去 50 年间推论出来，主要是来自动物模型实验的结果，这些阶段被定义为引发、促长、进展（图 4-2）。肿瘤引发是在细胞或特定的细胞群的 DNA 暴露于外源或内源性致癌物出现破坏后开始。如果这种损伤没有及时被修复，从而导致特定基因的发生突变。在这种经典的多阶段致癌模型中，低浓度的 DMBA 诱导了 Hrasl 的突变，但是这并不意味着肿瘤的发生，除非肿瘤促长剂的重复应用，例如 TPA。肿瘤进展阶段特点之一是被特定的引发细胞进一步克隆增殖，这是基因表达改变的结果，这些基因的产物往往与高度细胞增生、组织重构、炎症等相关。在肿瘤进展阶段，癌前细胞通过进展性的基因组不稳定和基因改变的促进发生了恶性转变。

对于实验性癌症的经典观点认为，肿瘤引发阶段之后是肿瘤促长和进展阶段，整个过程是连续的、且对于癌症发生很重要。同时，小鼠皮肤癌各阶段的过程与人类癌症发生也类似，但两者在引发、促长、进展事件在肿瘤形成过程中的时序性是否一致还十分复杂。比如，多种突变事件在肿瘤形成中发生。人类总是暴露于各种外源化学物当中，它们在癌症过程的不同阶段往往是同时作用的，并且已经证明增加细胞增殖或降低凋亡的进展阶段的事件，可以影响引发阶段的事件。此外，越来越多的研究意识到个体的遗传背景，可以显著地影响其对于致癌物暴露的易感性。动物实验中的结论表明，主要的修饰基因可能是那些影响促长与进展阶段相关的事件。因此，人类癌症不是发生在三个间断的阶段，不可以预测的顺序发生，而是作为调控细胞内环境稳态的基因改变累积的过程，包括原癌基因、肿瘤抑制基因、凋亡基因和 DNA 修复基因等。

随着种系突变，环境因素和它们的细胞作用目标被鉴别，致癌过程的“多次打击”概念被越来越清楚地认识。这 3 种主要阶段之间交互作用最终可导致肿瘤。种系突变对肿瘤易感性的相对危险度起重要作用，但是种系突变限于那些符合家族性病例的标准，这一发现允许更好地评价由环境因素所引起改变的重要性。环境因素引起细胞转化的能力根据个体基因特质而定，也取决于细胞防御蛋白的活性，代谢激活或解毒酶多态性。据认为，它们对环境因素的易感性起着重要作用。进一步还认为个体间不同的遗传学特质反映在对特定致癌原的反应上，这种特质在确定多阶段致癌过程的发生率和易感性上起重要作用。这一观点为动物模型系统中关于品系差异的发现所支持，因而，所形成的概念是环境因素和个体易感性的联合作用共同决定一个个体发生肿瘤及类型的概率。

（胡贵平　马文军　贾　光　常元勋）

主要参考文献

1. 王心如．毒理学基础．6 版．北京：人民卫生出版社，2013.
2. 周宗灿．毒理学教程．3 版．北京：北京大学医出版社，2006.
3. Trevor M. Chemical Carcinogenesis：Cancer Research，New York NY：Humana Press，2011：28.
4. Abel EL，Angel JM，Kiguchi K，et al. Multi-stage chemical carcinogenesis in mouse skin：fundamentals and applications. Nat Protoc，2009，4（9）：1350-1362.
5. Kiguchi K，Bol D，Carbajal S，et al. Constitutive expression of erbB2 in epidermis of transgenic mice results in epidermal hyperproliferation and spontaneous skin tumor development. Oncogene，2000，19（37）：4243-4254.

6. Chan KS，Sano S，Kiguchi K，et al. Disruption of Stat3 reveals a critical role in both the initiation and the promotion stages of epithelial carcinogenesis. J Clin Invest，2004，114（5）：720-728.
7. Segrelles C，Lu J，Hammann B，et al. Deregulated activity of Akt in epithelial basal cells induces spontaneous tumors and heightened sensitivity to skin carcinogenesis. Cancer Res，2007，67（22）：10879-10888.
8. Zhaorigetu S，Yanaka N，Sasaki M，et al. Silk protein，sericin，suppresses DMBA-TPA-induced mouse skin tumorigenesis by reducing oxidative stress，inflammatory responses and endogenous tumor promoter TNF-alpha. Oncol Rep，2003，10（3）：537-543.
9. Olmeda D，Jordá M，Peinado H，Snail silencing effectively suppresses tumour growth and invasiveness. Oncogene，2007，26（13）：1862-1874.
10. Papathoma AS，Zoumpourlis V，Balmain A，et al. Role of matrix metalloproteinase-9 in progression of mouse skin carcinogenesis. Mol Carcinog，2001，31（2）：74-82.
11. Bassi DE，Lopez De Cicco R，Cenna J，et al. PACE4 expression in mouse basal keratinocytes results in basement membrane disruption and acceleration of tumor progression. Cancer Res，2005，65（16）：7310-7319.
12. Riggs PK，Angel JM，Abel EL，et al. Differential gene expression in epidermis of mice sensitive and resistant to phorbol ester skin tumor promotion. Mol Carcinog，2005，44（2）：122-136.
13. Moore T，Beltran L，Carbajal S，et al. Dietary energy balance modulates signaling through the Akt/mammalian target of rapamycin pathways in multiple epithelial tissues. Cancer Prev Res（Phila），2008，1（1）：65-76.
14. Zhao Y，Xue Y，Oberley TD，et al. Overexpression of manganese superoxide dismutase suppresses tumor formation by modulation of activator protein-1 signaling in a multistage skin carcinogenesis model. Cancer Res，2001，61（16）：6082-6088.
15. Zhang S，Qian X，Redman C，et al. p16 INK4a gene promoter variation and differential binding of a repressor，the ras-responsive zinc-finger transcription factor，RREB. Oncogene，2003，22（15）：2285-2295.
16. Yakar S，Nunez NP，Pennisi P，et al. Increased tumor growth in mice with diet-induced obesity：impact of ovarian hormones. Endocrinology，2006，147

(12)：5826-5834.

17. William WN Jr，Heymach JV，Kim ES，et al. Molecular targets for cancer chemoprevention. Nat Rev Drug Discov，2009，8（3）：213-225.
18. Wilker E，Lu J，Rho O，et al. Role of PI3K/Akt signaling in insulin-like growth factor-1（IGF-1）skin tumor promotion. Mol Carcinog，2005，44（2）：137-145.
19. Trempus CS，Morris RJ，Ehinger M，et al. CD34 expression by hair follicle stem cells is required for skin tumor development in mice. Cancer Res，2007，67（9）：4173-4181.
20. Su LK，Kinzler KW，Vogelstein B，et al. Multiple intestinal neoplasia caused by a mutation in the murine homolog of the APC gene. Science，1992，256（5057）：668-670.
21. Song BJ，Soh Y，Bae M，et al. Apoptosis of PC12 cells by 4-hydroxy-2-nonenal is mediated through selective activation of the c-Jun N-terminal protein kinase pathway. Chem Biol Interact，2001，130-132（1-3）：943-954.
22. Soh Y，Jeong KS，Lee IJ，et al. Selective activation of the c-Jun N-terminal protein kinase pathway during 4-hydroxynonenal-induced apoptosis of PC12 cells. Mol Pharmacol，2000，58（3）：535-541.
23. Segditsas S，Rowan AJ，Howarth K，et al. APC and the three-hit hypothesis. Oncogene，2009，28（1）：146-155.
24. Ruggeri B，Caamano J，Goodrow T，et al. Alterations of the p53 tumor suppressor gene during mouse skin tumor progression. Cancer Res，1991，51（24）：6615-6621.
25. Pino MS，Chung DC. The chromosomal instability pathway in colon cancer. Gastroenterology，2010，138（6）：2059-2072.
26. Park E，Zhu F，Liu B，et al. Reduction in IkappaB kinase alpha expression promotes the development of skin papillomas and carcinomas. Cancer Res，2007，67（19）：9158-9168.
27. Olmeda D，Jordá M，Peinado H，et al. Snail silencing effectively suppresses tumour growth and invasiveness. Oncogene，2007，26（13）：1862-1874.
28. Munshi HG，Stack MS. Reciprocal interactions between adhesion receptor signaling and MMP regulation. Cancer Metastasis Rev，2006，25（1）：45-56.
29. Madson JG，Lynch DT，Svoboda J，et al. Erbb2 suppresses DNA damage-in-

duced checkpoint activation and UV-induced mouse skin tumorigenesis. Am J Pathol，2009，174 (6)：2357-2366.

第四节 表观遗传调控失常

机体基因表达的调控是一个多水平、多环节的复杂过程，包括基因组转录、转录后翻译等，任何一个环节的调控发生改变都可能引发肿瘤。在正常的体细胞转变成癌细胞的过程中，有时基因的结构即DNA的序列并没有发生改变，而是发生了基因外的一些变化，这些变化影响着基因的调控，使基因出现不正常的关闭和开放。如果这些基因表达异常对细胞的增殖调控非常关键，细胞就能产生癌变，表现出分化程度低、无限制生长等恶性肿瘤的生物学特性。许多研究结果表明，部分致癌物（如砷）对细胞DNA并无致突变作用，说明突变不是致癌的唯一机制，细胞的表观遗传调控失常也可导致肿瘤，这也是致癌物致癌的非突变致癌机制。近年来，许多研究结果也表明，无论在整体动物实验还是人体肿瘤细胞都发现表观遗传变异的一些共同特征，包括整个基因组的低甲基化、某些抑癌基因和DNA修复基因的高甲基化以及印记丢失等；还有组蛋白的修饰（包括乙酰化、甲基化、磷酸化、泛素化等），导致细胞异常增生或恶性增生，再生细胞增生。目前已在40％的肠癌、25％的非小细胞肉瘤中发现了基因沉默。因此，研究人员将由致癌物引起的无核酸序列改变的DNA基因外改变、破坏基因调节区和改变染色质结构，以致破坏多种基因的正常转录活性，从而致癌的机制称为表观遗传（epigenetics）机制。

表观遗传失调主要发生在肿瘤早期，这些失调可干扰或激活关键的信号通路，使细胞发生异常的早期克隆性增生，诱导细胞依赖某一癌症相关细胞信号通路，发生的表观遗传变异在统一的信号通路中累积，从而促进肿瘤细胞的发生和发展。早在1939年，Waddington首先提出了表观遗传改变的现象；1983年，Feinberg和Vogelstein发现癌细胞中DNA甲基化的总体水平低于正常细胞；随着研究技术的不断更新，近20年来，越来越多的证据表明，表观遗传在癌症发生、发展中具有关键作用。

目前已发现致癌物可引起表观遗传表达的改变，如DNA的甲基化丢失或获得、组蛋白的修饰改变、启动子异常甲基化等，可造成基因沉默、抑癌基因抑制或消除、转录抑制等。

一、表观遗传及其作用

（一）表观遗传的概念

表观遗传是指不引起基因序列改变的可遗传的改变。真核细胞中存在DNA甲基化、组蛋白修饰、染色体重塑、非编码RNA等形式组成的表观遗传修饰系统，调控着具有组织和细胞特异性的基因表达。一般情况下，机体表观遗传模式的变化在整个发育过程中是高度有序的，也是严格受控的。

表观遗传变异即错误的表观遗传模式，与许多人类疾病的发生密切相关，如肿瘤、衰老、遗传性疾病、免疫性疾病及中枢神经系统疾病等。

（二）表观遗传的作用

1. 组蛋白的作用　染色体转录活化区域组蛋白显示出高度乙酰化状态，而去乙酰化反应通常与转录沉默相关。组蛋白修饰能够引起核小体结构的变化，导致染色体重塑，影响各类转录因子与DNA的结合，进而影响基因的转录，并影响细胞周期、分化和凋亡，可导致肿瘤的发生。

2. 功能性非编码RNA（non-coding RNA，ncRNA）的作用　非编码RNA在表观遗传修饰中具有重要的作用。按照大小可将其分为两类：长链非编码RNA和短链非编码RNA。长链非编码RNA在基因簇乃至整个染色体水平中发挥顺式调节作用，短链非编码RNA在基因组水平对基因表达进行调控，可介导mRNA的降解，诱导染色质结构的改变，决定着细胞的分化命运，还对外源的核酸序列有降解作用，以保护本身的基因组。

目前已在真核细胞中发现了ncRNA，如小干扰RNA（small interference RNA，siRNA）、微小RNA（microRNA，miRNA）、转移信使RNA（transfer-messenger RNA，tmRNA）等。

siRNA为小的双链RNA，长21～23个核苷酸，其通过抑制转座子的转座而保护基因组的稳定性。miRNA 编码长度为 20～30 个核苷酸，5′端带磷酸基团，3′端带羟基，属非编码单链 RNA，广泛存在于植物、线虫和人类细胞中。其通过与靶基因 mRNA 的 3′端非翻译区以不完全互补配对的方式结合，降解靶基因的 mRNA 或抑制翻译，以起到在翻译水平调控靶基因的作用，参加早期发育的细胞增殖、细胞分化、细胞凋亡。siRNA 及 miRNA 通过与靶 mRNA 结合来诱导 mRNA 降解、阻遏翻译，以及引发一些不依赖于 mRNA 降解的 mRNA 衰变，进而调控相关基因的表达，故 siRNA 和 miRNA 均与癌症发生密切相关。

以上几个水平之间的调控是相互作用的，染色体的重塑和组蛋白的去乙酰化是相互依赖的，DNA 甲基化可能需要组蛋白去乙酰化酶的激活或染色体重塑中的成分参与。miRNA 的表达受甲基化和其他表观遗传机制的调控，siRNA 可以通过指导基因组表达修饰，引起转录水平基因的沉默。不同水平的表观遗传修饰在真核细胞中构成了一个完整的表观遗传调控网络。

二、基因表达的表观遗传调控

人类 DNA 由 4 种规范碱基 A、T、G、C 和第 5 种碱基——5-甲基胞嘧啶（5mC，^{m}C）组成。第 5 种碱基（5mC）于 1948 年在哺乳动物 DNA 中被发现并首次报道，有趣的是，当时它被称为“表胞嘧啶”。而其他的修饰过的碱基，包括 N^6-甲基腺嘌呤（N^6-methyladenine，N^6A）、5-羟甲基尿嘧啶（5-hydroxymethyluracil，HmU）和 5-羟甲基胞嘧啶（5-hydroxymethylcytosine，HmC）存在于低等有机体和噬菌体。多年来 5mC 被认为是存在于人类 DNA 中唯一的修饰碱基，而 HmC 是被作为 5mC 的氧化型损伤产物来研究的。近年的研究提示，HmC 可能是人类 DNA 的正常组成成分，通过 5mC 到 HmC 的酶性转化生成，这个过程是尚未完全明确的、调节胞嘧啶甲基化模式的途径的一部分。

修饰的碱基 5mC 占人类基因组总碱基含量的 1%～7%，按细胞类型不同而不同。这一修饰主要存在于对称甲基化的^{m}CpG 二核苷酸

（胞嘧啶-磷酸-鸟嘌呤二核苷酸），60％～90％的 CpG 二核苷酸是甲基化的。CpG 二核苷酸，包括^{m}CpG，在具有 5mC 的高等有机生物的基因组中并非占多数，其系数为 4～5，提示 5mCpG 二核苷酸在化学性质上可能不稳定。

多种有机体都可完成酶性胞嘧啶甲基化，该过程利用 S-腺苷-L-蛋氨酸（S-adenosyl-L-methionine，SAM）作为甲基供体，优先识别在 DNA 半保留复制中生成的半甲基化 CpG 二核苷酸，这是一个 DNA 复制后甲基化模式延续所必需的特征（图 4-22）。在人类 DNA 中，主要的甲基化酶包括 DNMT1、3a 和 3b。DNMT1 是主要的“延续性”甲基转移酶，因为它主要使半甲基化的 CpG 序列发生甲基化，而 3a 和 3b 是全程甲基化酶，作用于非甲基化的序列，因此，3a 和 3b 作用于甲基化模式的最初形成阶段。

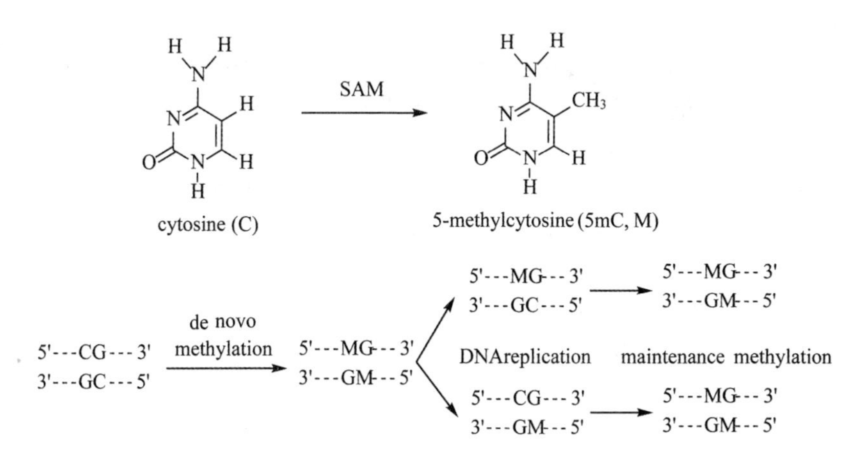

图 4-22 胞嘧啶由酶催化转变为 5-甲基胞嘧啶

人类 DNA 甲基化生物学作用的研究和争议已有多年了。高等有机体胞嘧啶甲基化的基本作用极可能是直接或间接控制基因的表达。一般情况下，启动部位的甲基化与转录部位的沉默有关。人类基因组中的 DNA 有 10^9 个碱基对，分布在 23 对染色体上。DNA 中有重复序列、结构元素和编码基因，但据估计只有 2.5％的 DNA 编码蛋白质序列，在这2.5%的基因中，只有部分DNA编码的基因于特定的时间在特定的细胞中具有转录活性。似乎甲基化对基因的可转录性有重要影响。

胞嘧啶可通过甲基化改变DNA构象来影响转录活性。DNA的甲基化确实引起了寡核苷酸退火温度的轻度增加，这是由于碱基堆积增强所致。在嘌呤-嘧啶交替出现的序列中出现了5mC，能够促进非常规DNA序列的形成，如Z-DNA。然而在没有嘌呤-嘧啶交替的序列中，胞嘧啶的甲基化对DNA结构和功能只有微弱的影响。

人们已经发现胸腺嘌呤上的5-甲基基团对于许多序列特异性DNA-结合蛋白（包括转录因子）的结合功能来说非常重要，而如果该甲基被氢（H）原子取代或甲基基团受到氧化损伤，会使蛋白质的结合能力下降。与之相反，胞嘧啶转化为5mC后，阻断了多种序列特异性DNA-结合蛋白的结合功能，这可以部分解释胞嘧啶甲基化与转录沉默之间的关系。但CpG二核苷酸中胞嘧啶的甲基化确实促进了DNA-结合蛋白中亚单位的结合功能，包括那些含有结合甲基结构域（MBD）。

细胞核中DNA与许多被称为组蛋白的蛋白质密切相关。DNA的约146个碱基对被围聚在核小体的八聚体核心周围，这个核心含有各2个的组蛋白（H2A、H2B、H3、H4），这些组蛋白的大小为11～21kDa。连接组蛋白H1在核小体的核之间与50个DNA碱基对相结合。组蛋白并不能识别特异性的DNA序列，但主要是其带正电荷的尾与DNA发生相互作用。组蛋白可进行多种修饰，特别是在与DNA相互作用的尾部进行修饰。这些修饰包括乙酰化、甲基化和泛素化。不同的组蛋白修饰与转录时染色质被活化或失活有关，可能参与染色质的浓集。

一个完整的含有结合甲基结构域（MBD）的非组蛋白DNA-结合蛋白与甲基化CpG二核苷酸的亲和性非常强。当DNA发生对称性甲基化时，含有MBD的甲基结合蛋白的解耦联常数可降低100倍，提示DNA的甲基化信号可通过DNA-蛋白质相互作用进行传递。带有MBD的数个蛋白质，如MeCP2，可选择性地与甲基化的DNA结合，并招募组蛋白修饰酶。这种结合表明，DNA的序列特异性甲基化可启动一系列反应，导致染色质浓集和转录沉默。

胞嘧啶甲基化与人类肿瘤的关系可明显分为两类：

（1）是在关键基因中观察到的突变，尤其是p53基因，似乎在甲基化的CpG二核苷酸上的频率较高，可经常观察到^{m}C：G→T：A的转换突变和^{m}C：G→A：T的颠换突变。出现这些突变的机制可能源于经酶学甲基化后DNA理化性质的改变。

（2）也是在人类肿瘤发生上与胞嘧啶甲基化后同样重要的作用，是在人类肿瘤中即使不是经常看到，但是频繁出现的关键基因表达改变，异常的脱甲基使得抑癌基因不恰当地表达，而且不正常的甲基化会使抑癌基因发生转录沉默。

在广泛了解5mC的生物学意义前，许多DNA碱基的化学性质就已有所描述了，所以有关5mC的化学性质的研究可以依据大量文献。由于5mC只占DNA的一小部分，所以对DNA化学性质的早期研究不可能发现其与5mC发生作用的证据。对5mC化学反应性的认识是随着对其基因调控作用不断的认识而得以增加的。

三、5-甲基胞嘧啶的化学活性与致癌作用

所有生物DNA的损伤包括内源性和外源性损伤。内源性损伤是由正常细胞分子导致的，包括DNA的水解、烷化和氧化。外源性损伤则是由细胞外或生物产生的活性物质而诱发的。几乎所有的碱基都可能受到损伤，但在5mC上发生的化学反应或许有更大的生物学意义。倘若胞嘧啶转化为5mC是基因控制的关键，那么干扰了甲基化模式的化学反应可能在癌症发展中起重要作用。

5-甲基胞嘧啶水解脱氨基可生成尿嘧啶，5mC脱氨基则可生成胸腺嘧啶（图4-23）。这在DNA化学反应中是唯一的特例，其为能将一种正常DNA组分转化为另一正常DNA组分的唯一内源性反应。因此，5mC的转化突变被长期作为研究的热点。

有人研究了胞嘧啶和类似物的水解脱氨基反应。一项研究报道认为，5mC脱氨基比胞嘧啶快20多倍，其他研究人员的报道是其脱氨基的速率接近2～4倍。胞嘧啶残基的脱氨基作用在水分子攻击中性分子时出现，并通过胞嘧啶质子化而增加。电子供体（甲基基团）可

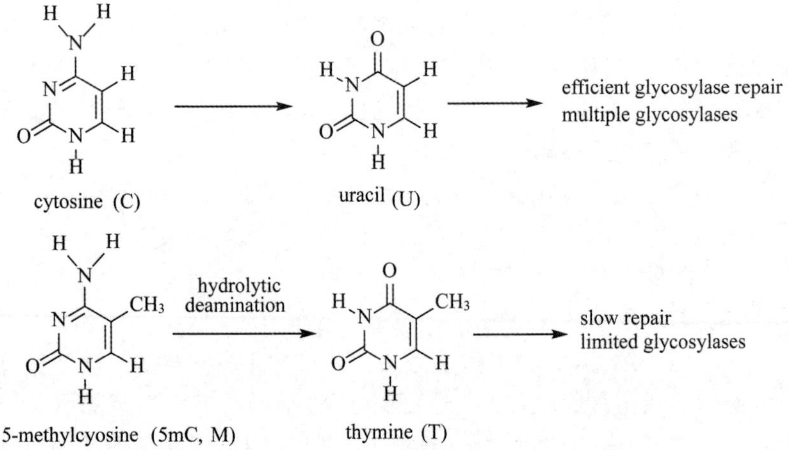

cytosine (C) → uracil (U) → efficient glycosylase repair
multiple glycosylases

5-methylcyosine (5mC, M) —hydrolytic deamination→ thymine (T) → slow repair
limited glycosylases

图 4-23 胞嘧啶和 5-甲基胞嘧啶的水解脱氨

轻度增高嘧啶的碱性，并增加脱氨的速率。当胞嘧啶的残基位于双螺旋 DNA 时，其可免受水的攻击，水解反应以 100 倍的速率下降。水必须从嘧啶环的上部或下部攻击嘧啶，质子的位点一般被与鸟嘌呤结合的氢所占据，这是胞嘧啶在 DNA 双螺旋中发生反应减少的原因。

5mC 和胞嘧啶在脱氨方面最大的差异可能在于其相应产物的酶学修复不同。胞嘧啶产生尿嘧啶，其不是正常的 DNA 组分，但很容易被人类基因组编码的多个糖基化酶识别和消除。相反，5mC 脱氨反应生成胸腺嘧啶，是 DNA 的正常组分。对由 5mC 脱氨生成的胸腺嘧啶进行酶学修复，并非简单易事，其必须取决于其上游与下游的情况，视其是否为与鸟嘌呤的错配。已知有一种修复反应，但其活力比对尿嘧啶的修复要小得多，这种反应有助于解释 Jones 等与 Matthews 等发现的不同结果。在 CpG 二核苷酸内由 5mC 脱氨生成胸腺嘧啶是在人类癌症中观察到最常见的单个碱基变化，这种脱氨基与无效修复关系更大，而不是非常高的反应所致。

通过各种修复途径将 5mC 从 DNA 中进行酶性去除，可能允许 5mC 通过补救途径进入核苷酸池，5mC 重新随机整合到 DNA 中；

然而，也有防止 5mC 再利用的机制。5mC 的类似物可迅速脱氨，不容易磷酸化。虽然修复片段在细胞分裂之前可能不会被完全再甲基化，但在修复片段中新合成的含有胞嘧啶的 DNA 可以被再甲基化。

虽然甲基化反应可以增加水解脱氨的速率，但出现在 5 位上的甲基能显著地抑制亲核物质（亚硫酸氢盐的阴离子和肼）的攻击（图 4-24）。这些亲核物质可以攻击 5-6 键上的胞嘧啶，产生非平面性的中间体（二氢胞嘧啶类似物），这种中间体易于水解脱氨。使用化学方法对 DNA 进行测序的初始研究就是用肼选择性地在胞嘧啶位置切割 DNA，从而产生一个空白点。但肼可以成为一种亲核物质，并可以攻击 6 位的胞嘧啶，而 5mC 却没有这种反应。事实上，5mC 的低反应性是目前用以确定 5mC 残基在基因组 DNA 中位置的亚硫酸盐测序法的依据。

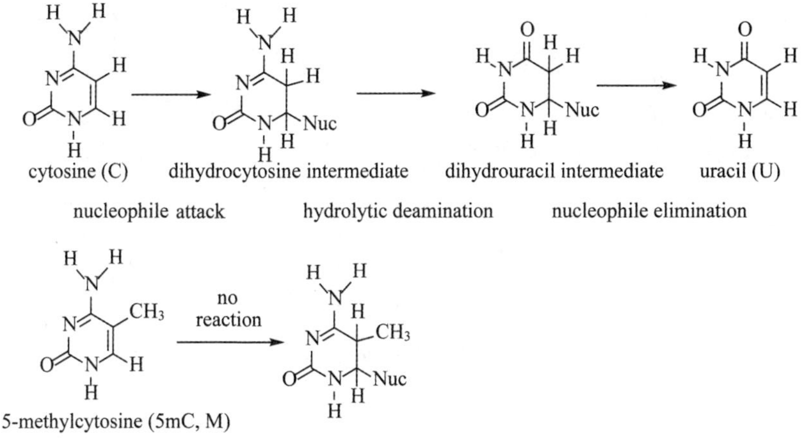

图 4-24　胞嘧啶与 5-甲基胞嘧啶受亲核物质攻击的结果

尽管 5mC 对于亲核攻击的反应性较差，但它更可能是参加了光二聚体的形成（如图 4-25）。已发现了多种嘧啶光二聚体，包括胸腺嘧啶二聚体、胞嘧啶二聚体或混合二聚体。由于胞嘧啶甲基化的序列特异性，在 CpG 二核苷酸中出现甲基化的部位，可能含有 5mC 的光二聚体将仅为 T-5mC 和 C-5mC。

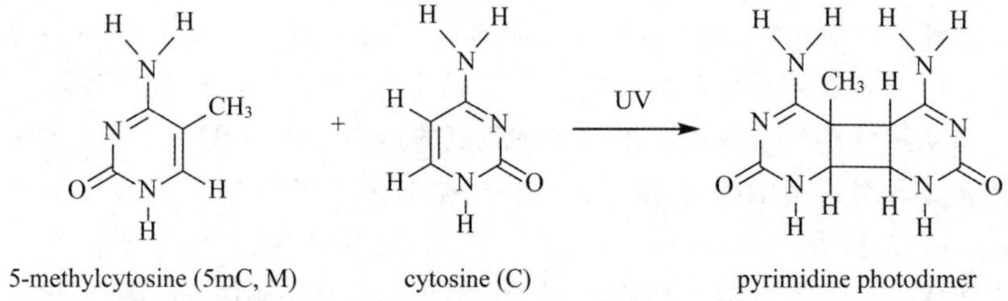

图 4-25 紫外线诱导 5mC 产生光二聚体

相邻碱基位的重叠性突变是紫外线诱发肿瘤的标志。胞嘧啶的甲基化将紫外线的最大吸收峰进一步移到了可见光，可增加光反应性。Lee 和 Pfeifer 已证实 5mC 很容易发生嘧啶光二聚体形成反应，这也很好地解释了紫外线与 CpG 位置上发生转换性突变的高度相关性。

除了参与光二聚体形成，5mC 也可以进行光水合作用和 5-甲基基团的氧化反应。5mC 的 5-甲基基团可被氧化，产生一系列物质，包括 5-羟甲基胞嘧啶、5-脱氢甲基胞嘧啶、5-甲酰胞嘧啶和 5-羧基胞嘧啶（图 4-26）。这些变化主要影响 DNA-蛋白质的相互作用。

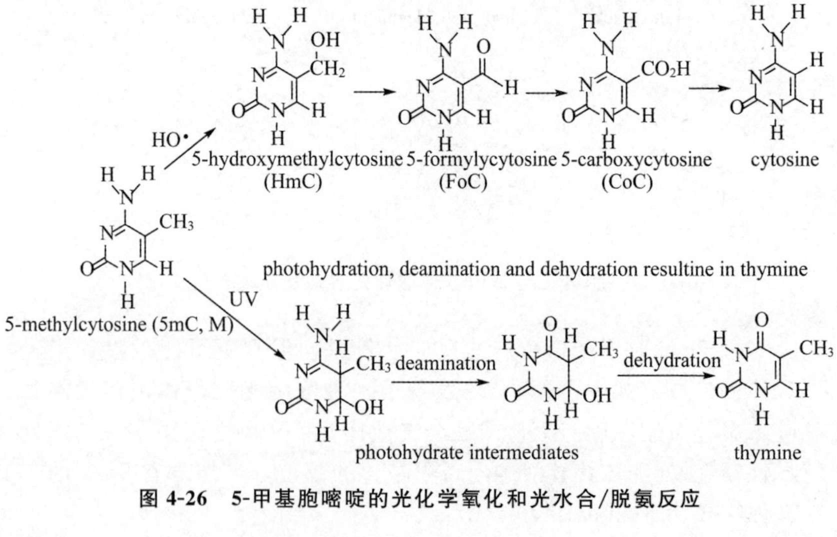

图 4-26 5-甲基胞嘧啶的光化学氧化和光水合/脱氨反应

5mC 的光水合作用可生成 5-6 饱和中间体，使之易于脱氨基。中间体光水合物可同时脱水，再生成 5mC，或脱氨后再脱水，生成胸腺嘧啶。光水合作用引起的脱氨是形成 5mC→T 突变的另一个可能机制。

在 CpG 二核苷酸上出现的 5mC 可影响其反应活性，并通过间接机制引起突变。多环芳烃是一类重要的人类致癌物。由烟草燃烧产生的分子，如苯并（a）芘，可被代谢为相应的反应性二醇环氧化物，后者紧接着与鸟嘌呤的 2-氨基反应（图 4-27），这些 N^2-鸟嘌呤加合物可从正常的反式构型转变为顺式构象，改变了在 DNA 复制过程中参与氢键形成分子的表面构型。在顺式构象状态下，N^2-鸟嘌呤加合物与三磷酸腺嘌呤脱氧核苷（dATP）配对，导致了 C∶G→A∶T 颠换突变。

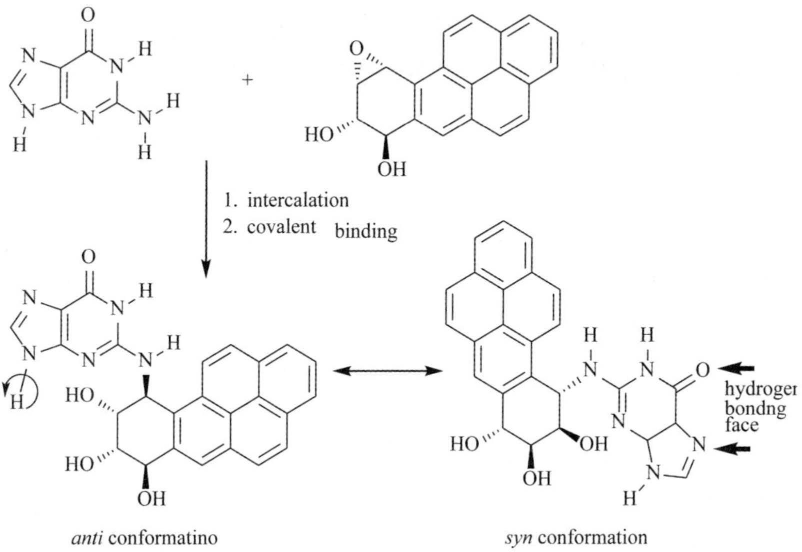

1. intercalation
2. covalent binding
hydrogen bondng face
anti conformatino
syn conformation

图 4-27　在 CpG 二核苷酸上形成的苯并（a）芘-二醇环氧化物加合物

在共价键形成之前，苯并（a）芘-二醇环氧化物从碱基对和相邻的一个鸟嘌呤之间插入 DNA 螺旋。胞嘧啶转化为 5mC 后可增加嵌入剂分子的结合能力。Denissenko 等（1997 年）认为，甲基化可以提高一个数量级的结合力，而 Geacintov 等却认为这种影响只是一个较为温和的因子。Tretvakova 及其同事应用经典的拖尾实验研究了这个问题，结论是胞嘧啶甲基化增加了相关反应力，但是只增加了25%～40%。胞嘧啶甲基化同样影响了顺-反式的平衡、相关同分异构体的形成以及随后的修复。

虽然胞嘧啶甲基化确实增加了 CpG 二核苷酸与嵌入剂（如 BP-二醇环氧化物）的反应性，但在某些情况下，甲基化也可以降低其反应性。小分子烷化剂易于与鸟嘌呤的 N^7 位反应。在对称甲基化的^{m}CpG 二核苷酸中，5mC 甲基基团的出现可部分阻断小分子烷化剂与相邻 N^7 位的接近，这部分解释了在 CpG 二核苷酸中 N^7-甲基鸟嘌呤减少了约 36%。

总之，胞嘧啶转变为 5mC 可以在某些情况下增加其化学反应性，在其他情况下却降低了其反应性。在人类癌症中观察到的^{m}CpG 对突变的重要作用可以归因于在某些情况下的反应性增加，以及相应反应产物效率降低。

四、DNA 损伤和表观遗传信号紊乱

基因突变导致了关键基因编码区域中观察到的序列改变，如 p53 基因。但越来越多的证据表明，人类肿瘤中关键性的变化并没有出现基因突变，而是关键基因转录活性方面的改变。这些基因转录活性的任何一种改变都与表观遗传的改变有关，包括胞嘧啶甲基化和组蛋白修饰模式的改变。

虽然表观遗传的改变可能是人类肿瘤的标志，但导致这些关键变化的机制还不清楚。甲基代谢的紊乱可导致快速生长肿瘤中甲基化反应的异常缺失。甲基转移酶的不当表达或该酶的突变也应加以考虑。

相反，对 DNA 的化学损伤可能使正确传输表观遗传信号时所需要的信号发生改变，而且已有证据表明，DNA 的损伤可能使表观遗传模式的可遗传性发生紊乱。有的研究工作已在关注内源性 DNA 损伤，以及这种损伤如何改变胞嘧啶的甲基化模式。估计在所有人类活

体细胞中每天每个细胞所受到的 DNA 损伤是 $10^4 \sim 10^5$ 次。内源性的损伤包括 DNA 碱基的水解、氧化和烷基化等，在接触化学致癌物及其他外源性因子后，损伤所产生产物的数量可能会增加。

发生胞嘧啶甲基化 DNA 的信号被翻译成可以修饰组蛋白的蛋白质时，需要含有 MBD 的蛋白质首先与甲基化的 CpG 二核苷酸结合。可以确信，DNA 的化学修饰可能会干扰 MBD 的结合力，以及最终的染色质修饰。

DNA 氧化是内源性损伤的常见形式。鸟嘌呤的氧化可以生成 8-羟基鸟嘌呤，而 5mC 的氧化则可形成 HmC（图 4-26）。含有甲基结合 MBD 的蛋白质（MBP）与含有 CpG 二核苷酸的寡核苷酸的结合已可通过凝胶电泳迁移率（EMSA）来进行研究。在该方法中，标记的寡核苷酸双链与浓度递增的蛋白质共孵育，以确定结合 50%寡核苷酸所需要的蛋白质浓度。

运用 EMSA 已经确定，一个 CpG 二核苷酸上的一个 CpG 甲基化后，使 MBP 结合亲和力增加了 10 倍。再加上第二个甲基基团，且是对称性增加甲基，与非甲基化的双键（duplex）相比，蛋白质的结合力增加了 100 倍。含有位置特异性的 HmC 或 8-氧鸟嘌呤的寡核苷酸已能用现有寡核苷酸合成法进行构建。碱基氧化对 MBP 结合力的影响可用 EMSA 法进行检测。鸟嘌呤或 5mC 残基的氧化可显著减弱 MBP 的结合力。5mC 被氧化为 HmC 后，可有效地消除正常情况下由胞嘧啶甲基化产生的结合力。与胸腺嘧啶上的 5-甲基基团相比，5mC 上的 5-甲基基团更容易被氧化。任一 CpG 二核苷酸上出现 5mC 的 5-甲基基团似不会影响其与羟自由基的相对反应速率。

奇怪的是，5mC 水解脱氨成为胸腺嘧啶（T）并没有改变 MBP 的结合力。尽管有甲基基团是很重要的，但是 4-氨基基团似不是 MBP 结合力所必需的。MBP 与错配的 T∶G 结合可能使该错配碱基对不能与修复糖基化酶发生反应，从而可增强 5mC 水解脱氨致基因突变的作用。具有 T∶G 糖基化酶活性的 MBD4 蛋白也含有 MBD，提示其能识别或修复任一个 CpG 位点上的 T∶G。然而，关于 MBD4 和其他 MBP 是如何在 DNA 损伤位点发生竞争的，目前尚不清楚。

在一个特定细胞内，在 CpG 二核苷酸内或周围出现的化学损伤可能会改变 DNA-蛋白质相互作用，进而影响附近的转录活性。但是，为了使这类损害有持久的影响，甲基化模式的改变需要转移入子代细胞中。已有证据表明，鸟嘌呤（G）被转化为 8-氧鸟嘌呤后可以抑制靶部位甲基转移酶的活性，这种表现与某种 DNA 的损伤在胞嘧啶甲基模式改变中的作用相一致。如图 4-22 所示，在一个具有由半保留复制 DNA 所产生的半甲基化序列的母链上，5mC 残基的甲基基团指使着维持性甲基化酶对子链上的胞嘧啶进行去甲基化。与未甲基化的胞嘧啶相比，在人类 DNMTl 的作用下，一条链的 CpG 中出现的 5mC 使互补链 CpG 的甲基化增加了约 100 倍。而 5mC 被 HmC 取代后，这种甲基化指使作用消失。

DNA 复制后，如不能对特定 CpG 位点进行甲基化，将会产生一个非甲基化位点，且这个位点在所有后代细胞中都保持非甲基化。在人类肿瘤中，已经观察到由于位点特异性甲基化的缺失，使得转化基因的反应不正常。短暂抑制甲基转移酶可出现功能性“去甲基化”，但是，尽管可能的去甲基化酶机制一直存在有争议，但有证据表明，在真核细胞中确实存在“去甲基化酶”途径。

近年的证据表明，HmC 的形成可能同样也来自酶催化过程。Tet1 基因经常出现在人类白血病的 DNA 易位中，已经证明在 DNA 中其可以将 5mC 转化为 HmC，且在浦肯野神经元和大脑中可以观察到 HmC。5mC 转化为 HmC 或许是功能性去甲基化和表观遗传模式再建生理过程的一部分。5mC 转化为 HmC 并没有明显影响 DNA 的功能。虽然 T-even 噬菌体的 DNA 中，胞嘧啶（C）全部被 HmC 所取代，但其并不比胞嘧啶（C）或 5mC 出现更多的错误编码，以前的研究提示 HmC 脱氨基的速度并不比 5mC 更快。事实上，5mC 转化为 HmC 不仅可以改变 MBP 的结合力，也会改变甲基指使的甲基化反应，但不会影响 DNA 复制和转录的功能。5mC 的化学氧化干扰了去甲基化途径，导致表观遗传模式传递发生可遗传的修饰。5mC 氧化引起的甲基化和表观遗传信号抑制可导致转化基因的不正常反应。

5mC 被氧化为 HmC 本身就可导致甲基转移酶和 MBP 表观遗传标记逆转。许多 DNA 结合蛋白的结合力直接因胞嘧啶甲基化而受抑制，HmC 可能同样也可阻止这些蛋白质的结合力，因此可能存在由 HmC 向胞嘧啶转化的机制。一个可能的机制就是通过 HmC 糖基化酶途径。相反，5mC 和 HmC 化学性质的不同提示还有下述不同的途径。

直接去除嘧啶的 5-甲基基团，无论通过化学或者是酶学的方法都很困难。相比较而言，HmC 的羟甲基基团可能是不稳定的。羟甲基嘧啶可以通过在甲醛溶液中孵育未被取代的嘧啶来合成，该反应需要在碱性条件下完成。然而，如果将该产物保存在合成反应的逆反应体系的碱性条件下，羟甲基嘧啶有时可能会失去羟甲基（图 4-28）。在 T-even 噬菌体中，dCMP 在酶的作用下转变为 5-羟甲基类似物，且是以三磷酸盐的形式，并作为 DNA 复制的底物。与对甲基基团进行转移的胞嘧啶甲基转移或胸苷酸合成酶不同，羟甲基化酶反应可通过 5-6 键的酶性饱和而发生逆转。

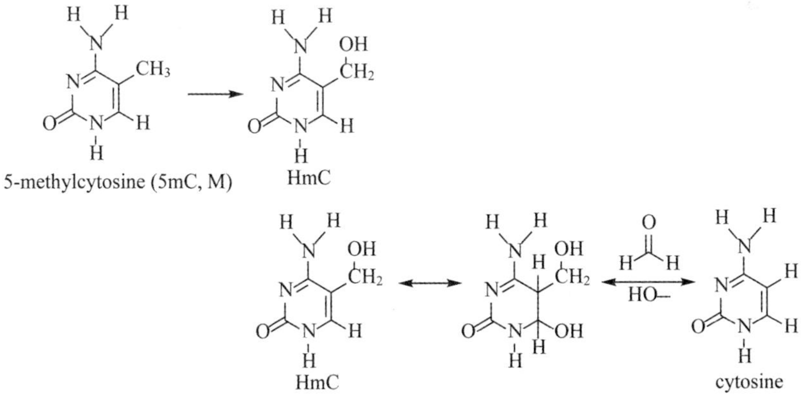

图 4-28　5mC“脱甲基”的可能路径

以往对 5mC 光化学性质的研究结果显示，胞嘧啶是重要的反应产物。最初怀疑 5mC 转化为胞嘧啶是分阶段的氧化过程（图 4-26）。然而，胞嘧啶的数量始终多于 5-甲酰和 5-羧基胞嘧啶。HmC 不特别需要经过5-甲酰和5-羧基中间体很容易就可转化为胞嘧啶。推测光水合作用可能会导致甲醛的消除和胞嘧啶的直接生成，类似于合成反应的逆转。已有的研究资料表明，原核甲基转移酶确实可以将CpG二核苷酸上的HmC转化为胞嘧啶（图4-29）；然而哺乳动物的酶系统中尚未能建立该反应。

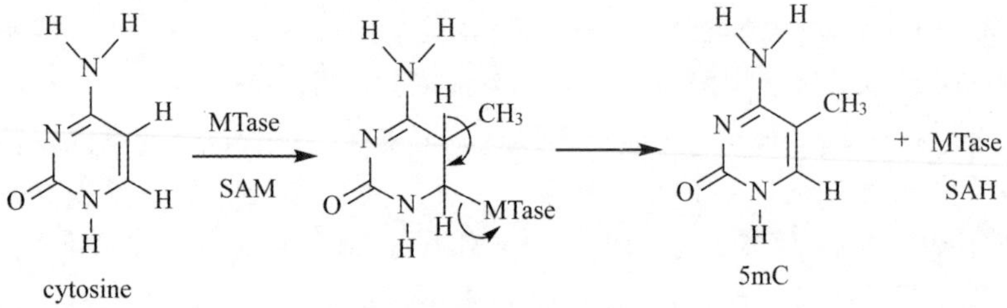

胞嘧啶甲基转移酶作用机制

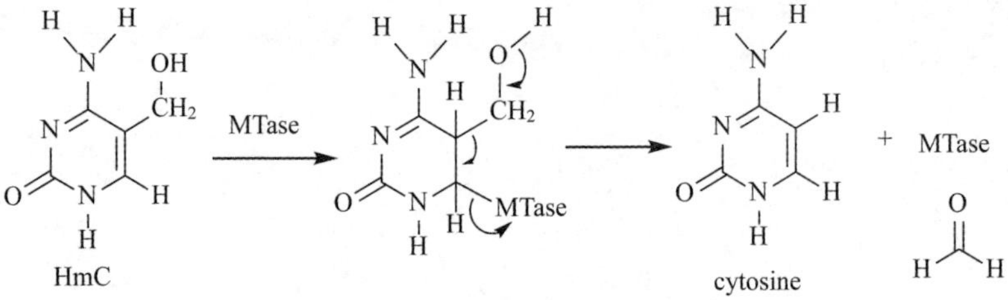

图4-29 甲基转移酶的作用机制及甲基转移酶变为脱甲基酶的可能机制

已经知道甲基转移酶的作用机制包括其通过5-6键加入，由SAM进行甲基基团的转移。在没有SAM的情况下，甲基转移酶可以通过胞嘧啶的双键加入，引起脱氨基反应，过程就如非酶性脱氨反应（图4-24）。羟甲基酶也类似地通过5-6键加入，转移一个羟甲基。在其他的类似反应中，甲基转移酶本身也可能加入到HmC上，引起5-羟甲基的丢失和功能性脱甲基。

在上述研究中，重点讨论的是甲基化反应缺失的可能途径，或者是通过酶性去甲基化途径，或者是通过DNA的化学损伤。这些途径的生物学结果可能是使具有转化作用基因的再次激活。然而在人类肿瘤中更多观察到的是抑癌基因的异常沉默。在一些肿瘤中，包括前列腺癌，多个基因通过异常甲基化而沉默，包括解毒蛋白胎盘-谷胱甘肽-S-转移酶（GST-P）。

大部分的 DNA 损伤可导致脱甲基，而不是异常甲基化。DNA 损伤导致异常甲基化的可能途径是通过活化的中性白细胞与次氯酸（HOCl）的反应。在炎症部位，由活化中性粒细胞产生的髓过氧化物酶可生成大量的 HOCl，HOCl 是一种强杀菌物质。HOCl 也可引起宿主分子的间接损伤，这些分子包括蛋白质、DNA 和脂质。当致癌物或促癌物直接或间接通过化学损伤产物引起炎症反应时，就出现了增加 DNA 损伤的旁路机制。

在 HOCl 与 DNA 反应所产生的产物中就有 5-氯胞嘧啶（图 4-30）。氯原子比甲基稍小一些，但溴原子要比甲基稍大些。已有化学研究直接证明，在双螺旋 DNA 中的 CpG 二核苷酸上就有胞嘧啶被转化为 5-氯胞嘧啶（5ClC）。由于甲基基团与 5-氯替代物的分子大小差不多，有可能 5ClC 会充当甲基基团来影响 MBP 的结合力。已对该假设进行了验证，结果显示含有 ClC 的寡核苷酸难以与含有 5mC 的寡核苷酸相区分。因此，在 DNA 中形成的 ClC 可增强组蛋白修饰酶的结合力，引起局部染色质的浓集。

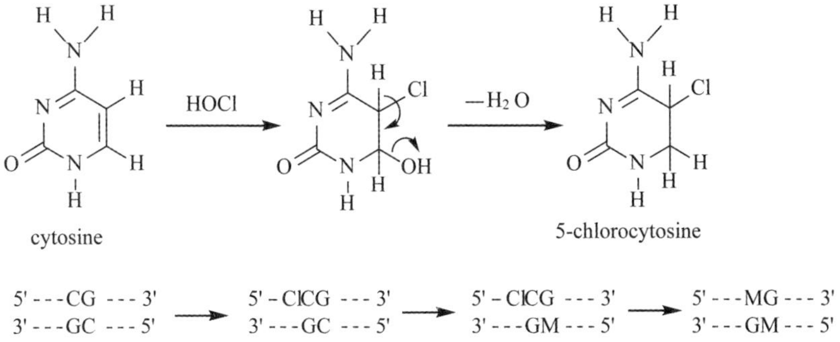

cytosine —HOCl→ … —$-H_2O$→ 5-chlorocytosine

5'---CG---3'　→　5'-ClCG---3'　→　5'-ClCG---3'　→　5'---MG---3'
3'---GC---5'　　　3'---GC---5'　　　3'---GM---5'　　　3'---GM---5'

图 4-30　ClC 导致的全程甲基化

为了使甲基化能发生遗传性改变，在 CpG 二核苷酸上的 ClC 残基也必须诱导维持性甲基转移酶欺骗性地对新复制的 DNA 链进行甲基化。有研究者对这一假设也进行了验证，结果也类似地发现其是正确的。CpG 二核苷酸上的 ClC 残基所诱导 DNMT1 介导的甲基化反应效率约为 5mC 残基所诱导反应的一半，但比胞嘧啶诱导反应的效率高得多。

近年来在细胞培养体系中对 ClC 可能的作用进行了验证。与次黄嘌呤鸟嘌呤磷酸核糖（基）转移酶（HGPRT）基因半合的哺乳动物细胞对由嘌呤类似物 6-硫代鸟嘌呤（6TG）引起的细胞毒性较为敏感。如果 HGPRT 因为甲基化而发生沉默，细胞可逃脱由 6TG 诱导的细胞死亡。细胞已可用 5CldCTP、5mdCTP（正向调控）和 dCTP（负向调控）进行电穿孔。对 6TG 有抗性的细胞可通过用 CldCTP、5mdCTP 处理来获取，但不能通过用 dCTP 处理来获得。对存活克隆后续进行的亚硫酸氢盐测序结果显示，HGPRT 启动子中有大量的甲基化。用 5-氮杂胞苷处理后，可使 HGPRT 的表达重新恢复，提示所观察到的作用是由甲基化引起的，而不是由突变所致。

炎症与肿瘤的进展长期相关。尽管尚未发现这种相关的机制，但是必须考虑由 HOCl 引发损伤所导致的异常甲基化和抑癌基因沉默。HOCl 损伤可产生多种产物，包括具有致突变性的碱基类似物。因此，炎症介导的损伤可能既包括基因突变，也包括表观遗传改变。最新的证据清楚地表明，在人类肿瘤中甲基化模式发生了改变，由此引起的关键基因表达的变化与肿瘤的进展相关联。DNA 的损伤也能引起甲基化出现稳定的、可遗传的改变。需要开展进一步的研究来确定甲基化模式改变的可能机制。

五、化学致癌物导致的表观遗传改变与肿瘤

（一）对 DNA 甲基化的影响

化学致癌物通过影响启动子或 DNA 甲基化的改变，如引起抑癌基因启动子的高甲基化、原癌基因启动子低甲基化或 DNA 甲基化改变，从而导致启动子不能启动或 DNA 表达的异常，诱导肿瘤的形成或进展。

1. 对启动子甲基化的影响

（1）启动子的高甲基化：

① 苯：Xing 等检测了 11 名苯中毒长达 20 年的患者和 8 名非苯暴露者外周血 p15 和 p16 的基因表达和甲基化状态。结果显示，与非苯暴露者相比，苯中毒患者 p16 基因的表达下降，且平均甲基化水平升高，p15 基因启动子区第 3 个 CpG 岛呈现高甲基化水平（$P<0.05$）。

② 砷：使用 1、10、100ppm 的五价砷经饮水染毒 A/J 雄性小鼠 18 个月后，小鼠肺肿瘤的数量增多和瘤体体积增大，且存在剂量-反应关系。肺中 p16 和 RASSF1 基因启动子区甲基化水平升高（$P<0.05$），p16INK4a 和 RASSF1A 表达减少或缺失。

③ 镍：张敬等（2007 年）使用 Ni_2O_3 和 Ni_3S_2 处理人胚肺成纤维细胞株（WI-38）（剂量为 5、10、15μg/ml），使用甲基化特异性聚合酶链反应（methylation-specific polymerase chain reaction, MSPCR）方法检测基因启动子区甲基化水平。发现 18 个镍诱导转化的 WI-38 细胞中 p16 和 Rassfl 基因启动子区部分高甲基化，其中 p16 基因为 27.8%（5/18），Rassfl 基因为 44.4%（8/18）。3 例正常细胞中均未发生 p16 和 Rassfl 基因启动子区的高甲基化。

（2）启动子区的低甲基化：

① 亚砷酸钠：Okoji RS 等（2002 年）使用亚砷酸钠经饮水添加染毒 C57BL/6J 雄性小鼠，剂量为 0、2.6、4.3、9.5 和 14.6mg/(kg・d)，每天染毒，持续 130 天。结果显示，哈维鼠肉瘤病毒癌基因 1（Harvey rat Sarcoma virus oncogene 1，H-ras 1）启动子区域发生低甲基化，从而使 H-ras 1 mRNA 表达水平上升。

② 砷：Takahashi M 等使用二倍体叙利亚仓鼠胚胎细胞（diploid Syrian hamster embryo，SHE），暴露于 0～416μmol/L 亚砷酸钠和砷酸钠 48 小时。结果显示，c-myc 和 c-H-ras 等基因启动子区的 5′-CCPG 序列甲基化水平下降（$P<0.05$）。

2. 对 DNA 甲基化的影响

（1）DNA 甲基化水平升高：

① 镉、铅：用 0.05 和 5.00mg/L Cd^{2+}、Pb^{2+} 及 $Cd^{2+}+Pb^{2+}$ 对

市售健康泥鳅染毒，染毒 2、7、14、21、28 和 35 天时摘取泥鳅肝、肾、胰、鳃等，用高效液相色谱（HPLC）分析 DNA 甲基化水平。结果显示，5.00mg/L Cd^{2+} 与 Pb^{2+} 作用下，鳃 DNA 甲基化水平在第 7 天时明显升高，而肝、胰、肾 DNA 甲基化水平则在第 14 天时升高（$P<0.05$）。

② 砷：Pilsner R 等运用病例对照研究，测量了孟加拉某地区的 294 名成年人的外周血白细胞的 DNA 甲基化水平、血浆叶酸含量、血浆砷浓度和尿砷等。结果显示，尿砷、血浆砷和血浆叶酸浓度与外周血白细胞 DNA 甲基化水平呈正相关（P 分别为 0.009、0.03 和 0.03）。

③ 苯：Gao A 等（2011 年）用 10mmol/L 苯处理淋巴细胞样 F32 细胞（Lymphoblastoid cell line F32），发现其 DNA 关键修复基因 PARP-1 基因的甲基化水平明显升高，PARP-1 的 mRNA 表达量急剧下降。但是 DNA 甲基化酶抑制剂（5-aza）却能使 PARP-1 基因的 mRNA 表达恢复正常，并使 PARP-1 高甲基化的水平降低。这表明苯可以通过影响甲基化引起 DNA 修改的异常。

④ 氡：江其生等（2011 年）将 30 只 SPF 级雄性 SD 大鼠随机分为 5 组，每组 6 只，其中 4 组为氡暴露组，即 30WLM（工作水平月）组、60WLM 组、90WLM 组、120WLM 组，暴露组大鼠整体暴露于氡浓度为 $40000Bq/cm^3$ 的 HD-3 型多功能生态氡室中，氡暴露总时间分别为 471、942、1413 和 1890 小时，剂量率为 0.056WLM/h，各组大鼠累积受照剂量分别为 30、60、90 和 120WLM。另外一组为对照组，在本底氡浓度低于 $50Bq/m^3$ 的环境中喂养。使用甲基化特异性 PCR 法检测各组大鼠支气管肺泡灌洗液（BALF）细胞中 p16 和 MGMT 基因甲基化率，ELISA 方法检测各组大鼠血清中常见的肺癌标志物。结果显示，120WLM 组大鼠 BALF 细胞中 p16 基因的甲基化率为 16.7%，血清癌胚抗原（carcino-embryonic antigen，CEA）浓度高于其他各组（$P<0.05$)），神经元特异性烯醇化酶（NSE）浓度高于对照组、30 WLM 组及 60 WLM 组（$P<0.05$）。随着氡暴露剂量的增加，大鼠 BALF 细胞 p16 基因甲基化率及血清 CEA、NSE 浓度显著升高（$P<0.05$）。

（2）DNA 低甲基化：

① 苯：Ji Z 等使用 0、2.5、5、10、15 和 20mmol/L 对苯二酚（hydroquinone，HQ）处理人 TK6 淋巴样细胞（human TK6 lymphoblastoid cells）48 小时。结果显示，HQ 可导致 TK6 淋巴样细胞的全基因组低甲基化，其效应强度与已知可致白血病的烷化剂和拓扑异构酶Ⅱ抑制剂相当。

② 镉、铅：使用 0.05 和 5.00 mg/L Cd^{2+}、Pb^{2+} 及 $Cd^{2+}+Pb^{2+}$ 对市售健康泥鳅染毒，染毒后 2、7、14、21、28 和 35 天时摘取泥鳅肝、肾、胰、鳃等，用高效液相色谱（HPLC）分析 DNA 甲基化水平。结果显示，0.05mg/L Cd^{2+} 与 Pb^{2+} 染毒 21 天或 Pb^{2+} 单独染毒 28 天时，泥鳅的肾组织出现异常的低甲基化。

③ 砷：傅海英等（2005 年）检测了 0、0.5、1.0 和 2.0μmol/L As_2O_3 处理前、后人骨髓瘤 U266 细胞株的 p16 基因甲基化状态和 p16、DNA 甲基转移酶 1（DNAMT1）、DNAMT3a、DNAMT3b 的 mRNA 的表达。结果显示，未处理组的 U266 细胞组 DNA 的胞嘧啶保持不变，而经 As_2O_3 作用的 U266 细胞基因组的胞嘧啶均已变为胸腺嘧啶，这说明 U266 细胞存在 p16 基因甲基化，As_2O_3 作用后 p16 基因的异常甲基化现象被逆转。

④ 亚硝胺：吴强强等（2008 年）将 Balb/c 二级健康雄性小鼠随机分为 2 组，对照组 40 只灌喂蒸馏水；实验组 70 只，灌喂诱导混合物（20g/L 亚硝酸钠＋200g/L N，N-二甲基苄胺）。在诱导 4、8、20 周时，提取食管组织 RNA，反转录合成 cDNA，并与基因芯片杂交。结果显示，与对照组小鼠相比，第 4 周小鼠体内甲基化酶基因无明显改变，但在第 8、20 周稍有升高；去甲基化酶基因中 Mbd2b 从第 8 周开始上调，但脱甲基化酶 Gadd45a 从第 4 周就已诱导上调，第 8、20 周仍然上调，这提示基因的低甲基化参与了食管癌的形成。

（二）对组蛋白的影响

1．磷酸化水平的增加

组蛋白 H3 磷酸化与细胞分化有关，并调节基因表达。在细胞有丝分裂期，组蛋白 H3 磷酸化会影响染色质的紧缩和分离，进而影响基因转录的起始；而在细胞分裂间期，组蛋白 H3 磷酸化却可诱导染色质松弛和使基因再表达。这些改变均与肿瘤的发生有关。

① 侧流烟气：Yuko Ibuki 等使用侧流烟气（sidestream smoke，含 14mg 煤焦油和 1.2mg 尼古丁）处理人肺上皮细胞 A549、正常人肺纤维细胞 MCR-5 和 WI-38，发现组蛋白 H3 在丝氨酸 10 和 28 残基处发生磷酸化（H3S10、H3S28），原癌基因 c-fos、c-jun 启动子区 H3S10 磷酸化也有明显增加。

② 砷：Li Ji 等使用 400μmol/L 亚砷酸钠处理早期传代 WI-38 人二倍体成纤维细胞（early passage WI-38 human diploid fibroblast cells）。结果发现，亚砷酸钠可使组蛋白 H3 的第 10 位丝氨酸（H3S10）发生磷酸化改变，并且原癌基因 c-jun 和 c-fos 的染色质上的 H3 组蛋白磷酸化增多。

2. 乙酰化水平的改变

在对细胞进行表观遗传调控时，组蛋白乙酰化和 DNA 甲基化可以互相协调，实现基因表达的精确调控。如甲基化的 DNA 可募集组蛋白脱乙酰基酶（histone deacetylase，HDAC），导致组蛋白去乙酰化；组蛋白去乙酰化又可引发 DNA 甲基化，从而导致稳定的基因抑制。化学致癌物可改变这一循环，引起基因开放的异常。

① 砷：Taylor Jensen 等用 50nmol/L 甲基胂酸处理人尿道上皮细胞 UROtsa 细胞 52 周后，细胞发生恶性转化成为 URO-MSC52 细胞。经检测发现，与 UROtsa 细胞相比，URO-MSC52 细胞中 23 个启动子的组蛋白 H3 乙酰化增高，33 个启动子的组蛋白 H3 乙酰化降低，将 URO-MSC52 接种至联合免疫缺陷小鼠后，小鼠可发生肿瘤。此外，在 URO-MSC52 细胞中 ZSCAN12（一种转录因子 kruppel 家族的锌指蛋白）、DBC1（一种膀胱癌中的抑癌基因）启动子组蛋白 H3 的乙酰化降低，两者相关基因的表达水平也降低，且在一些低乙酰化的启动子区 DNA 呈高甲基化状态。

② 苯：Gao Ai 等用 10μmol/L DNA 甲基化酶抑制剂（5-aza）和 200nmol/L 组蛋白乙酰化抑制剂（TSA）单独处理或联合处理淋巴细胞样 F32 细胞（lymphoblastoid cell line F32），发现均可使

10mmol/L 苯处理所致的 PARP-1 基因 mRNA 表达下降恢复正常，同时也可使升高的 PARP-1 甲基化水平有一定程度的下降，联合处理比单独处理效果更显著，表明苯可以通过影响组蛋白的乙酰化，引起基因表达的改变。

Kuang Yu 等对 25 名慢性苯中毒患者（男 9、女 16）和健康志愿者（男 11、女 14）进行病例对照研究，检测了所有人的骨髓单核细胞拓扑异构酶Ⅱα（topoisomerase Iiα，Topo Ⅱα）的活性、表达和 mRNA 水平。发现病例组的 Topo Iiα 的活性和表达均出现下降，伴随有组蛋白 H4 和 H3 乙酰化以及组蛋白 H3K4 甲基化的减少，还伴随有 H3K9 甲基化的增多。这也表明了苯导致的组蛋白乙酰化对基因表达的影响。

3. 组蛋白甲基化的改变

组蛋白甲基化是表观遗传修饰方式之一，参与基因转录调控，是一个可逆的过程。组蛋白甲基化通常发生在组蛋白 H3 和 H4 的 N 端精氨酸或赖氨酸残基上，组蛋白甲基化修饰可调节相应位点的基因表达及维持染色质结构。1 个组蛋白上的赖氨酸残基最多可以被 3 个甲基修饰，通过不同位置的甲基化标记可以判断基因是被激活还是被抑制，例如组蛋白 H3K9 和 H4K20 的甲基化与基因沉默有关，而组蛋白 H3K4、H3K79 和 H3K36 的甲基化却可以使基因活化。组蛋白甲基化和 DNA 甲基化可联合作用，共同参与抑癌基因的沉默而诱发肿瘤。

Zhou Xue 等用 2.5、5.0μmol/L $NaAsO_2$ 处理人肺癌 A549 细胞 24 天后，发现组蛋白甲基转移酶 G9a mRNA 水平呈中度增高，G9a 蛋白的表达明显升高，二甲基-组蛋白 H3K9 表达也增加。这表明砷在转录水平对组蛋白甲基转移酶 G9a 蛋白的水平进行了调节，从而使二甲基-组蛋白 H3K9 的水平升高，而后者是基因出现沉默的主要原因。

（三）对 miRNA 的影响

MicroRNA（miRNA）是一类调节 mRNA 稳定和翻译的非编码 RNA，大小为 21～23 个碱基对。成熟的 miRNA 与其他蛋白质组成复合物，引起靶 mRNA 的降解或翻译抑制，可影响大量基因 mRNA 和蛋白质的水平，包括癌基因和抑癌基因。

Wang Z 等用 2.5μmol/L 亚砷酸钠处理敲除 p53 基因的人支气管上皮细胞 16 周后，发现细胞恶性程度增加且转变成间质细胞。该结果的发生是由于亚砷酸钠通过两条途径抑制了 miRNA-200 家族的表达：一是使 miRNA-200 启动子 DNA 低甲基化；二是使锌指增强结合蛋白 1、2 结合到 miRNA-200 的启动子区阻碍其转录。

（四）其他

二噁英对细胞质蛋白受体有高度特异亲和力。一旦二噁英结合受体形成复合体，将会移动至细胞核与 DNA 受体结合位点结合，诱导基因转录芳烃羟化酶（AhR）以及其他几个基因的表达，并通过对各种调控酶的作用促进细胞分裂。

（莫宝庆 姜允申 王天晶 常元勋）

主要参考文献

1. Lbuki Y，Toyooka T，Zhao Xiang. Cigarette sidestream smoke induces histone H3 phosophorylation via JNK and PI3K/Akt pathways，leading to the expression of proto-oncogenes. Carcinogenesis，2014，35（6）：1228-1237.
2. 张洁，木晓丽，王晓雪，等．砷对 DNA 甲基化影响的研究进展．环境与健康杂志，2014，31（3）：269-275.
3. Mchale CM，Zhang Luoping，Smith MT. Current understanding of the mechanism of benzene induced leukemia in humans：implications for risk assessment. Carcinogenesis，2012，33（2）：240-252.
4. 徐霞，闫洪涛．苯毒性的表观遗传机制研究进展．中华劳动卫生职业病杂志，2012，30（9）：712-714.
5. 凌敏，刘起展．砷所致表观遗传改变与致癌作用的研究进展．中国地方病学杂志，2012，31（1）：107-110.
6. Penning TM. Chemical Carvinogensis：Current Cancer Research. New York NY：Humana press LLC，2011：245-259.
7. Wang Zhishan，Zhao Yong，Smith E，et al. Reversal and prevention of arsenic-

induced human bronchial epithelial cell malignant transformation by microRNA-2006. Toxicol Sci，2011，121（1）：110-122.

8. 王春辉，王先良，江艳，等．镉暴露致DNA甲基化改变的研究进展．职业与健康，2010，26（16）：1901-1903.
9. Jensen TJ，Novak P，Eblin KE，et al. Epigenetic remodeling during arsenical-induced malignant transformation. Carcinogenesis，2008，29（8）：1500-1508.
10. Zhou Xue，Sun Hong，Ellen TP，et al. Arsenite alters global histone H3 methylation. Carcinogenesis，2008，29（9）：1831-1836.
11. 王丙莲，张迎梅，谭玉凤，等．镉铅对泥鳅DNA甲基化水平的影响．毒理学杂志，2006，20（2）：78-80.
12. 张敬，张军，石红军．镍化合物对人胚肺成纤维细胞DNA的损伤．环境与健康杂志，2007，（4）：204-206；281.
13. Okoji RS，Yu RC，Maronpot RR，et al. Sodium arsenite administration via drinking water increases genome-wide and Ha-ras DNA hypomethylation in methyl-deficient C57BL/6J mice. Carcinogenesis，2002，23（5）：777-785.
14. Li J，Gorospe M，Barnes J，et al. Tumor promoter arsenite stimulates hisone H3 phosphoacetylation of proto-oncogenes c-fos and c-jun chromatin in human diploid fibroblasts. J Biol Chem，2003，278（15）：13183-13191.
15. Gao A，Zuo X，Sonf S，et al. Epigenetic modification involved in benzene-induced apoptosis through regulating apoptosis-related genes expression. Cell Biol Int，2011，35：391-396.
16. 傅海英，沈建箴．多发性骨髓瘤患者p16基因甲基化及砷剂诱导去甲基化的研究．中华内科杂志，2005，44（6）：411-414.
17. 吴强强，魏亚宁，张素珍，等．亚硝胺诱导食管癌变早期基因差异表达与表观遗传修饰的关系．世界华人消化杂志，2008，16（14）：1487-1492.
18. 江其生，李志韧，陈凤，等．氡对大鼠BALF细胞基因甲基化和血清肿瘤标志物的影响．辐射研究与辐射工艺学报，2011，29（5）：271-274.

第五节　关于癌症（肿瘤）发生的阈值问题之争

16世纪Parasesus提出一个著名论断，认为从本质上来说，任何外源化学物（以下简称化学物）都是有毒性的，其是否对生物体有害，取决于进入生物体的量。这成为毒理学研究的最基本的原则。在进行危险度评价时，主要考虑两方面的内容，化学物毒性的大小及可能的接触量。在已知暴露水平的情况下，危险度评价主要根据剂量-反应关系的信息对化学物进行评估。但在涉及具有遗传毒性化学物的评价时，剂量-反应关系的信息没有获得充分的重视，没有详尽地分析不同化学物的不同作用特点，只是观察其遗传毒性有没有体现出随剂量增加而增加的趋势，从而对其做出“有遗传毒性”或“无遗传毒性”两种定性的结论，忽视其是否存在无作用剂量或阈值。但是，随着分子生物学等生物科学和其他科学技术的发展，研究人员对遗传毒性化学物的作用机制有了更深入、更全面地了解，开始对传统的遗传毒性化学物的评价方法的科学性提出挑战。

大多数化学物的毒性作用存在阈值或阈剂量，即超过这个剂量时才可导致健康损害，并以此作为制订安全接触剂量的依据。但是对致癌物来说，是否存在阈值尚有争论。主张致癌物无阈值的理由是，在单个细胞内的一个 DNA 改变就可能启动肿瘤发生过程，那么这个细胞只要一次性小剂量接触致癌物，甚至一个致癌物分子就可能导致 DNA 改变，就会启动肿瘤发生，即所谓“一次有效击中”学说（one hit theory）。按照这种观点，致癌物不存在安全接触剂量，人类不应该接触任何致癌物。主张有阈值的理由是，即使单个致癌分子可能诱导细胞的基因改变，但这个分子经过机体的防御屏障达到它的靶目标的可能性在小剂量时是小概率事件。这种致癌物还可与细胞其他的亲核物质如蛋白质或 DNA 的非关键部分作用而代谢。而且，细胞具有修复 DNA 损伤的能力，机体的免疫系统又有杀伤癌变细胞的能力，如果癌变细胞被这些机制消灭，那么小剂量接触的致癌概率将被降低。一次击中是指一次有效击中而言，即损伤超过了其正常修复能力，若虽有击中，但尚可修复，就可能存在“无作用水平”值。此外，大多数致癌物的致癌过程中可有前期变化（增生、硬化等），肿瘤是“继发产物”，因此，确定阈值就更有可能。目前主张有阈值者获较多支持，一些国家已据此规定了“尽可能低”的职业致癌物接触的“技术参考值”。但阈值问题并没有解决。

1998年9月，欧洲生态毒理学、化学物毒理学及环境诱变剂协会在奥地利萨尔茨堡（Salzburg）举行了“剂量-反应及阈值相关的突变机制研讨会”，讨论在突变作用和致癌作用中存在阈值的新观点。2002年，在匈牙利首都布达佩斯，欧洲毒理计划（EUROTOX）大会上报告了化学物致突变研究工作组对遗传毒性中可能存在的阈值问题进行的研究。2003年，在土耳其毒理学会第5届国际研讨会上对化学物的致癌作用的不同类型进行了研讨。在同一年，欧洲科学院（European Academy）决定成立研究工作组，研究“在低剂量范围内的剂量-反应关系及在危险评价中的作用”。

总的来说，多数研究机构或研究人员都认为，非DNA反应性的遗传毒性化学物存在阈值，如纺锤体的毒性化学物秋水仙碱，但对DNA反应活性的遗传毒性化学物，则观点迥异，都有相关的研究结果支持。现在的观点认为，对不同化学物采用不同的方式处理更科学、更恰当。

一、与癌症（肿瘤）阈值相关的观点

传统上，只要某化学物与DNA发生反应，其作用模式就被认为与离子辐射损伤的“一次有效击中（one hit）”模式相似。这种理论认为，离子（光子、电子、质子）与DNA一次相互作用，就足以引发突变。按照这个原理，电子辐射引起的遗传物质损伤没有阈值，也就是对其没有安全接触剂量。对此科学界仍然存在很大的争议，支持或反对“一次有效击中”“线性无阈值（Linear no-thresholds，LNT）的低剂量电离辐射”的双方都发表了大量文献。美国国家科学院（U. S. National Academy of Science）2014年发表的电离辐射生物效应的报道仍然坚持“一次有效击中”和“LNT”的观点，但不否定采用其他模型来评价电离辐射危险度的可能性。另外，国际辐射保护委员会（International Commission on Radiological Protection，ICRP）、国家辐射保护和检测委员会（the National Council on Radiation Protection and Measurements，NCRP）、电离辐射生物效应（Biological Effects of Ionizing Radiation，BEIR）和联合国原子辐射效应科学委员会（United Nations Scientific Committee on the Effects of Atomic Radiation，UNSCEAR）也持相同的观点，但法国国家医学和科学院（French National Academies of Science and Medicine）通过对人群接触放射性物质的数据分析，认为人群接触低剂量电离辐射（<100mSv）后，会引起细胞的保护性反应，如激活细胞的DNA修复系统和受损细胞的死亡等，电离辐射效应存在有阈值。并在报告中明确表示：对剂量低于20mSv的辐射使用LNT方法进行危险度评价是不正确的，应该禁止使用。

“一次有效击中”学说也被用到一些具有DNA反应性的化学物，并运用类似于LNT的方法对其致突变和致癌性进行评估。按照现有理论，化学物的遗传毒性是其内在特性，并且所有的化学物都可以分为遗传毒性化学物和非遗传毒性化学物两类。然而这种观点是过时的，遗传毒性和其他毒理学终点一样，也是与试验系统、剂量、作用时间等相关试验条件有关。大量的文献表明，在一定条件下或某种极端情况下，任何化学物都可以表现出遗传毒性，如食糖、食盐、蔬菜中的水溶性成分。考虑到致突变的分子机制、DNA加合物形成的多个步骤、突变基因的表达产物等，“一次有效击中”学说已没有存在的科学基础。DNA损伤后有许多机制可以逆转或避免突变发生。如DNA修复、跨损伤旁路（translesion by pass）、细胞凋亡等，而且即使核苷酸序列发生了改变，并不意会其表达的功能蛋白质也会发生改变或功能失效，因为蛋白质的编码、功能蛋白质的核苷酸序列都有冗余功能。现代科学表明，生物体时时刻刻都在各种的攻击下生活，如不断产生的内源性活性氧（ROS）、病毒、细菌、其他疾病状态、日常生活来源的大量有毒化学物质（食物、空气中的污染物等）。身体内每天都有一定水平的DNA损伤，程度随时间的变化而不同，加上机体的应激状态，如疾病、饥饿、训练过度等，都会加剧DNA的损伤程度。这些可定量的DNA突变的背景值，常常作为正确设计的致突变试验的一部——未处理组或对照组。是致突变的剂量关系曲线的重要部分。其外推并没有到零，而是到这种背景值，这是危险度评价中的需要重点考虑的问题。

Natalie 等（2014 年）研究了黄曲霉毒素 B_1（aflatoxin B_1，AFB_1）和合成的抗癌的齐墩果烷三萜类化学物（CDDO-Im）对 F344 大鼠进行终身的致癌实验，结果显示，AFB_1（连续 4 周，每天 200μg/kg）实验组肝癌发生率 96%（22/23），添加 CDDO-Im 组，虽然在大鼠尿中也检测到了 aflatoxin-N7-guanine（黄曲霉毒素在致癌过程中的 DNA 加合物，是其致 DNA 损伤的关键步骤），但并没有肝癌发生，认为其可能储存在非实质肝细胞或非编码的肝基因组中，从侧面证实了黄曲霉毒素 B_1 的遗传毒性存在阈值。虽然 DNA 加合物可以导致突变发生，但 DNA 加合物的存在不等于突变已经发生。Kaden 等证实，虽然 aflatoxin-N7-guanine 呈线性增加，但突变的人淋巴瘤细胞数却没有相应的增加，而是存在一个明显的饱和浓度，认为造成这种现象的原因是，当 DNA 加合物浓度较高时，会诱导体内的 DNA 修复系统发挥作用，维持一个合理的突变细胞数水平。Semla 等认为 aflatoxin-N7-guanine 要导致细胞发生突变需要造成细胞 30 处损伤，其氧化代谢产物 FAPyr（formamidopyrimidine）致突变能力是其 10 倍以上，35% 含有 FAPyr 的细胞易于发生突变。JohnsonNM 等（2014 年）也进行了类似的实验，结果表明，添加 1-[2-cyano-3-,12-dioxooleana-1,9（11）-dien-28-oyl] imidazole（CDDO-Im）组的 FAPyr 水平仅下降了 70%，但其 2 年致癌实验和 6 个月的癌前病变实验均是阴性结果，据此，作者认为，AFB_1 促发肝癌的形成中有阈值存在。但在 AFB_1 致癌性的阈值问题上，David 等却有不同的观点：虽然 Johnson 等发现 AFB-DNA 加合物与肝癌发生存在明确的非线性关系。但添加 CDDO-Im 组没有肝癌发生有部分归因于其对细胞被激化后的下游系列事件的调节。除了在抗氧化中主要作用外，Nrf2（CDDO-Im 是其激活剂）可以对许多信号通路发生作用。与细胞生长、繁殖、营养感应（nutrient sensing）、（PI3K/AKT/mTOR 通路）分化（Notch1）；调节与糖异生、β-氧化、脂肪生成相关的基因。而且 CDDO-Im 可以阻断 NF-κB 信号通路（负责细胞激酶的生成及后续的炎症反应的转录因子）。因此有可能 CDDO-Im 改变了细胞的其他生化进程，如炎症反应，提高机体对受损细胞的清除能力或干扰了受损细胞的发生、发展进程，提高了机体对 AFB_1 的抵抗力，使之对 AFB_1 的剂量-反应曲线出现明显的非线性关系，有了明确的阈值。但这种现象在长期、低剂量暴露 AFB_1 时可能不成立，如 Bechtel 等实验表明，AFB-DNA 加合物与肝癌之间有线性关系。

Cupid BC 等（2004 年）用 F344 大鼠对 AFB_1 的肝癌毒性进行研究，表明在剂量低至 0.16 ng/kg 时，AFB1-DNA 加合物与 AFB1 剂量也呈线性关系。然而不可否以 Johnson 等提供了最令人信服的实验数据支持 AFB_1 在引起 DNA 加合物及肝癌中存在阈值。在目前对低剂量致癌化学物是否存在阈值的争论中，争议依然存在，如 EPA 对遗传毒性致癌物的危险度评价依然采取线性无阈值模型。而且长期以来人们都接受 AFB_1 和其 DNA 加合物之间存在线性关系，从而推论 AFB_1 与肝癌发生率也存在线性关系。虽然 Johnson 等提供的实验数据明确地支持 AFB_1-DNA 加合物与肝癌之间没有线性关系，但考虑到实验的样本量较少、剂量较大（连续 5 周，每 2 天 200μg/kg），其数据不能否认在剂量较低的实验条件下不存在 AFB-DNA 加合物与肝癌之间的线性关系。管理机构在对遗传毒性化学物的危险度管理上，也不尽相同。

欧盟职业暴露限值科学委员会［The Scientific Committee on Occupational Exposure Limitts（SCOEL）of The European Union］对不同特性的致癌物进行分类，以便对其职业暴露限值（occupational exposure limits，OELs）进行管理：

（1）无阈值的遗传毒性致癌物：如 DNA 反应性致癌物，如肿瘤激发剂（tumor initiator）、烷化剂、电离辐射等。进行低暴露危险度评价时，应采取线性无阈值（LNT）模型方式进行评价。采取尽可能低原则［ALARA（as low as reasonably achievable）principle］，并参考技术可行性及社会政治因素。

（2）有可能存在阈值，但目前还没有充分的证据证明其存在阈值的遗传毒性致癌物：在此种情形下，从谨慎的科学态度出发，同样采用 LNT 模型进行评价，遵守 ALARA 原则。

（3）有实际阈值（practical threshold）的遗传毒性致癌物质：这些化学物是通过对其进行机制研究或毒代动力学获得其未观察到有害

作用剂量（NOAEL），非遗传毒性致癌物或无 DNA 反应活性致癌物均属这一类。这些化学物存在真正阈值（true threshold）或有效阈值（perfect threshold）。肿瘤促进剂（tumor promoter）、纺锤体毒剂、拓扑异构酶Ⅱ毒剂及激素都是这类化学物。

美国环境保护署（EPA）1987 年对食品中农药的致癌性进行分类：

（1）人类致癌物（human carcinogen）；

（2）可能人类致癌物（probable carcinogen）；

（3）可疑致癌物（possible human carcinogen），根据致癌可能性大小，进一步分为 Cq 和 C；

（4）缺乏人类致癌潜力（not classifiable as to human carcinogenicity）和非致癌物（evidence of noncarcinogenicity）。

A、B、Cq 三类按照无阈值进行危险度管理。

EPA2005 年发布的有关致癌物评价指南中规定，一般情形下，对于遗传毒性致癌化学物，从相对高剂量动物暴露模型获得的数据外推到人的肿瘤发生率时，采用线性模型（无阈值模型）；如果有充分的肿瘤发病机制相关的数据支持非线性模型，可以采用有阈值的方法进行危险度管理。

二、基因修复系统在遗传毒性致癌物或致突变中的作用

DNA 修复系统是体内的重要稳态系统，能抵抗/修复遗传毒性化学物的攻击。在现实生物体中，即使是细菌也有一套复杂的防御系统抵抗遗传毒性化学物，作为高级生物的人类，更是具有包含多层次的防御系统，如（不限于以下）：

1. 皮肤阻止化学物进入。

2. 体内的减毒机制，通过增加化学物的水溶性，将化学物排出体内。

3. 组织的生物安全隔离区（compartmentalisation of tissue）减少遗传毒性化学物进入体内。

4. 细胞膜和核膜减少遗传毒性化学物进入细胞核内。

5. 细胞 DNA 修复系统可以修复或清除错误的基因序列。

6. 细胞内含有大量冗余 DNA。

7. 通过细胞凋亡、自噬性溶酶体的吞噬作用、失巢凋亡等机制清除突变细胞。

机体本身具有复杂而精致的防御系统以保证自身的正常运行，因此从理论上很难理解 DNA 损伤程度仅与所接触的化学物的量有关，而不考虑机体本身的防御机制对其的修复或消除作用。首先是由于防御机制阻止遗传毒性化学物进入目标器官或组织的 DNA，因此，即使是在一个简单的细胞培养系统，由于细胞外和细胞内的其他生物分子与遗传毒性化学物的相互作用，再加上细胞膜的排斥系统，是不可能看见一个线性的剂量-反应关系的。而且，即使遗传毒性化学物进入了细胞核内，DNA 的修复系统还要发挥作用。遗传毒性化学物只有克服了所有这些障碍，才能产生可持续或可遗传的 DNA 损伤。几十年来对 DNA 修复系统的研究表明，该系统是一个复杂的、有时是可引导的维持细胞基因组稳定性的系统。其由多种修复机制存在，如碱基切除修复（base excision repair）、核苷酸切除修复（nucleotide excision repair）、同源重组（homologous recombination）、错配修复（mismatch repair）。因此，DNA 修复系统通过消除损伤 DNA 或基因片段，将影响遗传毒性化学物的线性剂量-反应关系。在低剂量的暴露情况下，修复系统可以完全消除受损的小量 DNA/基因片段。但在高剂量的情况下，DNA 修复系统的改错能力达到饱和，因此不能消除新产生的 DNA 损伤片段。Perera 和 Zito 的实验表明，DNA 加合物的总量随剂量的增加而呈线性增加，与此同时，虽然他们使用灵敏度达 10^{-8} 的检测方法，也无法检测到突变（如点突变）、染色体损伤等遗传物质损伤。考虑到细胞在进化过程中，经常是以牺牲非编码区 DAN 的代价换取编码区 DNA 功能的完整性，因此，以目前的科学知识，我们不能认为编码区 DNA 的损伤存在线性剂量-反应关系。

Doak SH 等（2007 年）通过对已知的同时具有致突变性和致癌性的两种烷化剂甲磺酸乙酯（ethyl methanesulfonate，EMS）和甲磺酸甲酯（methyl methanesulfonate，MMS）进行研究。在低剂量时，与对照组相比，暴露组细胞的DNA损伤没有统计学意义的增加。统计模型表明，EMS和MMS的剂量-反应关系是一种曲棍球棒的形状，明确无误地存在一个关键的阈值点，同时伴随着DNA加合物量在同一剂量范围之内的线性增加，这说明两种化学物能够到达其作用的位点——细胞核。但也不排除其他非hprt基因（本次实验检测的位点）的突变。更重要的是，在体内实验中，Gocke E等（2009年）证实EMS在大鼠的骨髓微核实验和lacZ位点的点突变中获得相似的结论。而且，通过全面的药动学研究和种间分析，可以由大鼠获得的阈值推导出人的相对应的阈值。因此对EMS的安全接触阈值已经被确认，为其他遗传毒性致癌物的安全评价提供了一个范例。令人兴奋的是，Gocke等在大鼠的微核实验中发现了一个潜在的激效效应/低剂量兴奋效应（hormetical effect），提示在一定的剂量范围内，体内的稳定机制（homeostatic mechanisms）发挥作用，清除内源性的DNA损伤。这是第一次在遗传毒性实验中发现有激效效应存在，更加明确地证实有机体可以修复低程度的DNA损伤。因此，在低浓度遗传毒性化学物暴露的情形下，通过体内的稳定机制，可消除其造成的DNA损伤，保持DNA功能的完整性。因此我们可以认为，某些化学物在体内外确实存在遗传毒性阈值，但需要进一步的实验证实在多大程度上或是否所有的遗传毒性化学物都存在阈值。遗传毒性致癌物EMS和MMS在一定的剂量范围内没有基因损伤发生或与对照组相比损伤程度没有统计学意义升高，因此，可以认为两种化学物存在着安全暴露（接触）剂量，从危险度管理上调整对两种化学物的接触水平。但这些实验没有提供相应的数据，帮助我们了解细胞是如何在低剂量暴露情况下保护DNA结构的完整性。Jenkins G等实验证实，DNA的修复蛋白MGMT（methylguanine-DNA Methyltransferase）修复O^6G损伤。MGMT在低剂量时受MMS刺激表达水平增高，含量增加，但在大剂量时（高于其阈值）却没有发挥作用。可能表明MGMT在低于阈值时可以选择性清除DNA加合物，但在高于阈剂量时，其清除能力达到极限而受到抑制。在对细菌或哺乳动物细胞的体外研究中，Rebeck、Kaina和Sofuni均发现MGGT具有改变剂量-反应关系曲线的形状的作用，敲除 MGGT 后，其突变的剂量-反应曲线由亚线性关系变成线性关系。

越来越多的证据表明，一些具有 DNA 反应性的化学物具有阈值或 NOAEL。Hoshi M 等（2004 年）等用转基因雄性大鼠（Big Blue transgenic rat）对食品来源的致癌物 2-氨基-3,8-二甲基咪唑并［4,5-f］喹噁啉（MeIQx）进行致癌实验，发现大鼠肝的 lacI 位点突变率及谷胱甘肽-S-转移酶胎盘型（glutathione-S-transferase placental form，GST-P）增加，lacI 位点突变率在 10～100ppm 剂量范围内有统计学意义的增加，而 GST-P 的增加在 100ppm 剂量时也有统计学意义，但两者在低于上述的剂量都没有观察到有统计学意义。MeIQx 通常引起 G 移码突变到 T。由此作者获得了体现 MeIQx 致癌性的瘤前损伤诱导（preneoplastic lesion induction）和致突变的两个指标的 NOAEL，并且致突变的 NOAEL 低于致癌性的 NOAEL。DoaK 等发表的实验结果支持具有 DNA 反应性的化学物甲磺酸甲酯（methyl methanesulfonate，MMS）也存在阈值或 NOEL 的剂量-反应曲线。MMS 可以引起 AHH-1（一种人的淋巴细胞系）发生点突变及体外的微核实验阳性。Pottenger LH 等（2009 年）也用 MMS 进行小鼠淋巴细胞的 TK 位点突变实验，并获得了明确的阈值/NOAEL 的剂量-反应曲线，并且经过统计学验证其结果与有阈值的反应曲线一致/符合性。Pottenger 同时也证明了甲基亚硝脲（methylnitrosourea，MNU）也能引起小鼠淋巴瘤细胞 TK 位点的突变，并且同样具有明确的阈值/NOAEL 剂量-反应曲线。

突变细胞表型假说（the mutator phenotype hypothesis）认为，癌变细胞由于维护基因稳定的基因发生突变，其基因突变的频率或错配频率显著增高。这一学说从另一方面证明了修复基因在肿瘤形成过程中的重要。这些基因主要包括：修复基因、复制基因、染色体分离基因和细胞周期基因。有证据表明，那些体内负责基因稳定性的基因发生突变或异常的个体，其肿瘤发生率高于正常人。例如在人群中遗传性非息肉结肠癌［hereditary non-polyposis colorectal cancer (HNPCC)］，该病患者缺乏 5 种错误配对修复基因中的一种

（MLH1、MSH2、MSH6、PMS1、PMS2），导致发生结肠癌的危险性提高5%。家族性腺瘤性息肉（familial adenomatous polypopsis）个体，由于一种肿瘤抑制基因发生突变或修复基因（MUTYH）发生突变，他们患结肠癌的风险增高。着色性干皮病（xeroderma pigmentosum，XP）患者体内同样发现有一种核苷酸切除修复酶发生突变。类似情况还可以在乳腺癌患者体内出现，其体内负责同源染色体重组及双链DNA断裂修复基因的BRCA1和BRCA2发生突变。MT1也是一种错误配对修复基因缺乏细胞（缺乏MSH6），其对烷化剂引起的突变敏感。甲磺酸乙酯（ethyl methanesulfonate，EMS）同时作用于MT1和AHH-1细胞（修复基因正常），MT1细胞的剂量-反应曲线明显左移，细胞对遗传毒性化学物的敏感性增强；引起Hprt基因突变的剂量分别为1μg/ml和1.4μg/ml。

三、可能存在作用阈值的遗传毒性化学物的特征

非遗传毒性致癌物的作用特点之一就是可以用典型的剂量-反应关系曲线进行描述，并从中推出未观察到有害作用剂量（NOAEL），再加上一定的安全系数（涉及个体差异或种间差异），就可以获得安全接触的阈值。

但对于遗传毒性化学物，要从其毒性机制出发，考虑不同化学物的不同作用特点，分别对待。如一个化学物只引起染色体畸变，而没有诱变性，如非整倍体剂、染色体断裂剂，提示该化学物可能只在高剂量（毒性剂量）产生致癌作用。同样，一些非DNA反应活性致癌物，如拓扑异构酶抑制剂、纺锤体或与其相关蛋白质的抑制剂，也是相似的情形。在这些情况下，大家比较公认的是，存在一个实际的阈作用剂量（practical thresholds）。

如果致癌化学物存在一个线性的剂量-反应曲线，我们就可以认为其没有阈值，这在一些经典的致癌物中获得了证实。由于我们对在低剂量范围内的剂量-反应关系没有一个精确的认识，我们只能推测其他的致癌物可能存在阈值。有时同一化学物在不同的组织中的机制不一致，也需要区别对待。

（一）阈值的定义

Seiler（1977年）首先提出应该对有明显阈值（apparent threshold）和真正阈值（real threshold）的遗传毒性化学物进行区分。Kirsch volders对此问题进行了进一步的研究，并对之进行细分：

1. 绝对阈值（absolute threshold） 化学物低于某个浓度时，细胞不与它发生任何反应。

2. 真正或生物的阈值（real or biologic threshold） 化学物虽然在其靶目标有少量存在，但此浓度的化学物不能产生有害的生物反应。

3. 明显阈值（apparent threshold） 化学物在其靶目标含量很低，无法检测或为零，从而无法引起突变反应。此种情形可能是该化学物代谢过快或其药动学或其他原因限制其到达靶目标。

4. 统计阈值（statistical threshold） 其在检测终点引起统计学意义改变的最低剂量，如有丝分裂纺锤体毒性化学物，通过与微管蛋白的相互作用，干扰纺锤体的形成，导致非整倍体染色体畸变发生（染色体数目减少或染色体不分离），例如秋水仙素，其导致染色体数目减少或不分离的统计学阈值分别为0.037mmol/L和0.020mmol/L。

长期以来公认遗传毒性化学物是没有阈值的。认为这种化学物可以在任何剂量水平造成DNA损伤，并最终引起肿瘤发生。该理论认为，即使是一个分子的致癌剂，也将引起不可逆的损伤；一个突变细胞经过不断增殖，并最终形成肿瘤。无安全剂量致癌模型或单分子致癌模型，与“一次有效击中”模型用于描述低剂量电离辐射的危害很相似。

有证据表明，在高剂量实验条件下形成的基因毒性，其机制在低剂量是不存在的，或只能在遗传毒性实验的条件下才能形成，人群暴露条件下，其遗传毒性不会发生。在以下情况，遗传毒性化学物可能存在阈值：

（1）剂量-反应关系曲线很陡（steep），特别是在以哺乳动物细胞为体系的检测系统中。

（2）在遗传毒性检测中呈阳性结果，而且表明该化学物在DNA结合实验中，没有DNA反应活性的。

（3）体外遗传毒性反应阳性、体内试验阴性（同时应该考虑该化学物是否与目标发生结合或是否到达目标）。

（4）只在一种试验类型中呈阳性。

（二）有阈值的遗传毒性化学物的作用机制

1. 干扰或阻断细胞分裂或染色体分离　这是比较公认的一种非DNA靶向的化学物遗传毒性的作用机制，一般通过作用于纺锤丝、着丝粒、细胞膜的形成等。要求化学物对目标的多次冲击（hits），才最后形成非整倍体或多倍体的细胞畸变结果。

2. 干扰DNA的合成　有实验表明，化学物与DNA没有反应活性，其通过影响DNA的合成，形成一个陡峭的染色体畸变的剂量-反应曲线，反映其在某个阈值之上导致畸变的形成。

3. 细胞代谢的变化　拓扑异构酶抑制剂通过与拓扑异构酶的结合，导致与DNA合成有关的大分子物质失活或DNA修复系统的破坏，最终导致突变的形成；体内外试验表明，导入核酸类化学物也可以引起基因毒性反应。Haynes P等（1996年）发现，将具有抗病毒作用的核酸类化学物，如喷昔洛韦（penciclovir，PCV）、阿昔洛韦（acyclovir，ACV）、更昔洛韦（ganciclovir，GCV）、咖啡因（caffeine，CAF）作用于小鼠，都能引起小鼠微核实验阳性结果，提示其存在具有阈值的剂量-反应曲线，虽然结果差异没有统计学意义；有充分证据表明，脱氧核苷酸三磷酸盐的含量发生改变，通过不同机制，如对聚合速率、酶解离、掺入错误及编码校对过程的影响，引起培养细胞突变、染色体重组异常和染色体畸变，但还缺少足够的信息表明它们的反应存在着阈值。

4. 细胞内稳态的破坏　通过螯合作用将细胞内必需离子如钙、铁、镁等消耗尽，可以引起培养的细胞发生基因突变。如果补充相应的离子，就可以防止细胞基因突变；健全的动物或人类具有足够的防御能力对抗内源性或外源性氧化性损伤。通常在体外检测系统中，缺乏相应的抗氧化机制，导致假阳性率增高；如果将氧化机制整合到体外系统中，就能抑制氧化损伤的形成，但目前这方面的文献或研究很少。在现在的体外遗传毒性研究系统通常都包含有外源性的代谢活化系统，但它清除化学物毒性的能力有限，即缺乏Ⅱ相代谢酶，导致在评价中对一些化学物造成假阳性。同时研究发现，某些化学物在高剂量和低剂量时，其代谢的通路是不同的。例如对乙酰氨基酚（扑热息痛）在高剂量时，体内外试验都能引起染色体的断裂。这是因为形成硫酸盐、葡萄糖醛酸合成物和谷胱甘肽的代谢通路超负荷，不能有效降低其毒性所造成的，而且这种效应，只在引起肝毒性的剂量才能观测到。一些离子，如锌、砷、锰等，可引起体外培养细胞的遗传毒性，但在体内试验中没有观测到相同的效应，比较合理的解释是，在体外高剂量的条件下，它们可能与体内的一些必需的微量离子竞争大分子物质上的位置，导致一些修复酶或转录因子失活，形成遗传毒性。

5. 在体外培养中人为形成的 pH 改变和高渗透压，也常常形成遗传毒性。

6. 生理因素对遗传毒性指标的影响　在体内由于红细胞生成素的增加，常常导致实验动物微核率增加。红细胞生成素并不与 DNA 发生反应，但却能够提升小鼠骨髓细胞微核率。如果给小鼠进行放血处理，就可以观察到嗜多染红细胞微核率增加。如果进行 7 天放血处理，那么其微核率将有 3 倍的增加。在转基因啮齿类动物实验中，观察到其突变率的增加常常伴随着受损细胞的增殖。

Roberts 等通过对细胞周期、DNA 损伤的修复通路及细胞凋亡方面的研究，认为转基因小鼠的突变结果不适合使用线性剂量-反应模型进行分析。5,9-dimethyl-dibenzo（c,g）carbazole 引起的转基因小鼠的 lacZ 突变，符合非线性的剂量-反应模型。就是在其高剂量时引起细胞增殖后引起的。因为该化学物没有 DNA 反应性，所以认为其反应属于有阈值的基因毒性反应。

主要参考文献

1. Henderson L，Albertini S，Aardema M. Threshold in genotoxicity responses. Mutat Res，2000，464（1）：123-128.

2. Zito R. Low doses and thresholds in genotoxicity：from theories to experi-

ments. J Exp Clin. Cancer Res，2001，20（3）：315-325.

3. Doak SH，Jenkins GJS，Johnson GE，et al. Mechanistic influences for mutation induction curves following exposure to DNA-reactive carcinogens. Cancer Res，2007，67（15）：3904-3911.
4. Doak SH，Brüsehafer K，Dudley E，et al. No-observed effect levels are associated with up-regulation of MGMT following MMS exposure. Mutat Res，2008，648（1-2）：9-14.
5. Gocke E，Ballantyne M，Whitwell J，et al. MNT and Muta Mouse studies to define the in vivo dose-response relations of the genotoxicity of EMS and ENU. Toxicol Lett，2009，190（3）：266-270.
6. Bailey GS，Reddy AP，Pereira CB，et al. Nonlinear cancer response at ultrlow dose：a 40，800 animal ED（001） tumor and biomarker study. Chem Res，Toxicology，2009，22（7）：1264-1276.
7. Calabrese EJ，Baldwin LA. Toxicology rethinks its central belief. Nature，2003，421（6924）：691-692.
8. Rebeck GW，Samson L. Increased spontaneous mutation and alkylating sensitivityof Escherichia coli strains lacking the ogt O6 methylguanine DNA repairmethyltransferase. J Bact，1991，173（3）：2068-2076.
9. Kaina B，Christmann M，Naumann S，et al. MGMT：key node in thebattle against genotoxicity，carcinogenicity and apoptosis induced by alkylatingagents. DNA Repair，2007，6（8）：1079-1099.
10. Sofuni T，Hayashi M，Nohmi T，et al. Semi-quantitative evaluation of genotoxic activity of chemical substances andevidence for a biological threshold of genotoxic activity. Mutat Res，2000，464（1）：97-104.
11. Jackson AL，Loeb LA. On the origin of multiple mutations in human cancers. Semin Cancer Biol，1998，8（6）：421-429.
12. Loeb LA. A mutator phenotype in cancer. Cancer Res，2001，61（4）：3230-3239.
13. Loeb LA，Bielas JH，Beckman RA. Cancers exhibit a mutator phenotype：clinical implications. Cancer Res，2008，68（5）：3551-3557.
14. Calvert PM，Frucht H. The genetics of colorectal cancer. Ann Intern Med，2002，137（7）：603-612.
15. Cleaver JE. Defective repair replication of DNA in xeroderma pigmento-

sum. DNA Repair，2004，3（2）：183-187.

16. Kinzler KW，Vogelstein B. Cancer-susceptibility genes. Gatekeepers and caretakers. Nature，1997，386（6627）：761-763.
17. EdLer L，Kopp-Schneider A. Statistical models for low-dose extrapolation. Mutat Res，1998，405（2）：227-236.
18. Haynes P，Lambert TR，de Mitchell IG. Comparative in vivo genotoxicty of antiviral nucleoside analogues；penciclovir，acyclovir，ganciclovir and the xanthine analogue，caffeine，in the mouse bone marrow micronucleus assay. Mutat Res，1996，369（1-2）：65-74.
19. Favor J，Neuhauser-Klaus A，Ehling UH，et al. The effect of the interval between dose applications on the observed specific-locus mutation rate in the mouse following fractionated treatments of spermatogonia with ethylnitrosouria mouse. Mutat Res，1990，374（2）：193-199.
20. Favor J，Sund M，Neuhauser-Klaus A，et al. A dose-response analysis of ethylnitrosourea-induced recessive specific-locus mutations in treated spermatogonia of the mouse. Mutat Res，1990，231（1）：47-54.
21. Galloway SM，Deasy DA，Bean CL，et al. Effects of high osmotic strength on chromosome aberrations，sister-chromatid exchanges and DNA strand breaks，and the relation to toxicity. Mutat Res，1987，189（1）：15-26.
22. Cifone MA，Myhr B，Eiche A，et al. Effect of pH shifts on the mutant frequency at the thymidine kinase locusin mouse lymphoma L5178Y $TK^{\pm}$ cells. Mutat Res，1987，189（1）：39-46.
23. Yajima N，Kurata Y，Sawai T. Induction of micronucleated erthrocytes by recombinant-human-erythropoietin. Mutagenesis，1993，8（3）：221-229.
24. Roberts RA. Transgenic rodent mutationrcancer bioassays：cell cycle control，cell proliferation and apoptosis as modifiers of outcome. Mutat Res，1998，398（1-2）：189-195.
25. Linn H，Pottenger B，Gollapudi B. A case for new paradigm in genetic toxicology rearch. Mutat Res，2009，678：148-151.
26. Research on Health Effects of Low-Level Ionizing Radiation. Washington，DC：The National Academy. Press，2014. http：//www. nap. edu/catalog. php? record _ id=18732.
27. Tubina M，Ayrengo A，Averbeck D，et al. Dose-effect relationships and the

estimation of the carcinogenic effects of low doses of ionizing radiation, Academie Nationale de Medecine, Institut de France-Academie des Sciences, Paris, 2005.

28. Galloway SM, Deasy DA, Bean CL, et al. Effects of high osmotic strength on chromosome aberrations, sister-chromatid exchanges and DNA strand breaks, and the relation to toxicity. Mutat Res, 1987, 189 (1): 15-25.
29. Pottenger LH, Schisler MR, Zhang F, et al. Dose-response and operational thresholds/NOAELs for in vitro mutagenic effects from DNA-reactive mutagens, MMS and MNU. Mutat Res, 2009, 678 (2): 138-147.
30. Hoshi M, Morimura K. No-observed effect levels for carcinogenicity and for in vivo mutagenicity of a genotoxic carcinogen. Toxicol Sci, 2004, 81 (2): 273-279.
31. Smela ME, Hamm ML, Paul T, et al. The aflatoxin B1 formamidopyrimidine adduct plays a major role in causing the types of mutations observed in human hepatocellular carcinoma. PNAS, 2002, 99 (10): 6655-6660.
32. Kaden DA, Call KM, Leong PM, et al. Killing and mutation of human lymphoblast cells by aflatoxin B1: evidence for an inducible repair response. Cancer Res, 1987, 47 (15): 1993-2001.
33. Johnson NM, Egner PA, Baxter VK, et al. Complete protection against atoxin B1-induced liver cancerwith a triterpenoid: DNA adduct dosimetry, molecular signature and genotoxicity threshold. Cancer Prev Res, 2014, 7: 658-665.
34. United States Environmental Protection Agency (EPA) . Guidelines for Carcinogen Risk Assessment EPA/630/P-03/001B, March, 2005.
35. Eaton D, Schaupp CM. Of Mice, Rats, and Men: Could Nrf2 Activation Protect against Aflatoxin Heptocarcinogenesis in Humans? Cancer Prev Res, 7 (7): 653-657.
36. Cupid BC, Lightfoot TJ, Russell D, et al. The formation of AFB1-macromolecular adducts in rats and humans at dietary levels of exposure. Food Chem Toxicol, 2004, 42 (4): 559-569.

第五章

致癌物识别与鉴定

第一节　概　述

一、致癌物检测技术的发展简史

18世纪后期首次发现接触外源化学物可以致癌。以下将致癌性外源化学物简称致癌物。Percival Pott证实阴囊癌与烟囱清洁工接触煤焦油或煤灰有关。Yamagiwa和Ichikawa（1918年）首次详细报道了有实验依据的化学物致癌，反复将煤焦油涂在家兔耳朵上可导致皮肤癌。截至20世纪50年代，为人所知的癌症病因都与工作场所接触的外源化学物有关。这使人们相信大多数人类癌症都是由环境中的外源化学物引起的。然而，Wynder和Doll稍后证明癌症的主要类型——肺癌与人类的生活方式有关，其在男性中明显增加的主要原因是长期吸烟和接触香烟烟雾。除外源化学物与细胞内特定位点相互作用之外，多种固体物（包括金、银和铂等贵金属）植入体内可诱发肉瘤，证明了固态物的致癌作用。

美国国会议员Delaney（1958年和1960年）分别引入两条法律条款，即“Delaney条款”。这项立法绝对禁止“致癌物”进入食物链，并首次规定任何致癌物均不准加入食品或化妆品中，且没有必要进行定量以及风险性计算。美国国家癌症研究所（NCI）（1961年）展开了“生物测定计划”。这项计划帮助建立鉴定外源化学物致癌作用的动物（大鼠和小鼠）整体实验研究系统。每项实验都包括相应的阴性和阳性致癌物，以确保模型获得真实的结果。NCI长期生物测定方法成为致癌性实验通用指南的基础。20世纪80年代末期，NCI致癌作用研究部门和其他研究目标相似的部门合并构成了国家毒理学计划项目（NTP）。NTP更侧重于诱变性、致畸和行为研究，以及神经毒性和各种亚长期致癌实验研究。

20 世纪 70 年代和 80 年代，美国、欧洲和日本的注册当局为用于检测致癌物的动物实验制定了指南（表 5-1）。这些外源化学物包括食品色素添加剂、农业化学物、工业化学物、溶剂、医药品和兽医药品。这些指南是基于 NTP 的慢性生物测定实验结果而制定的，并对进入人体途径、频率、剂量水平、每组动物数量、研究持续时间和研究过程中的观察报告等做出了规定。每一个人类的致癌物至少在一项（种）动物模型中获得阳性结果。鉴于此，国际癌症研究所（IARC）（2000 年）认为，虽然我们不能肯定引起动物致癌的外源化学物一定能导致人类致癌，但在缺乏足够人群数据的情况下，对在动物实验中有充分证据表明其致癌性的外源化学物，在生物学意义上，可以认为其同样对人类有致癌作用，而且表明这是一种对与人类健康相关问题的科学、谨慎的态度。美国环境保护局（USEPA）同样认为这种推断虽然没有完全的科学根据，但在没有明显的证据表明其与人类没有相关性的情形下，这种假设是一种特别的规定。

表 5-1　不同管理机构致癌实验相关指南的发布情况

机构名称	年代	对象
USEPA-FIFRA，USEPA	1984	农药（杀虫剂、杀真菌剂、灭鼠药）
USEPA-TSCA；USEPA，1983	1983	化工原料
USFDA-CDER，CFSAN	1982	药品，食品添加剂
OECD	1981	化工原料
MAFF	1985	农用化学品
MAFF	1988	兽药
MHW	1989	药品

注：USEPA（Environmental Protection Agency）：美国环境保护局；

USFDA（Food and Drug Administration）：美国食品和药品管理局；

FIFRA：联邦杀虫剂、杀真菌剂和灭鼠剂法案；

MAFF（Ministries of Agriculture，Forestries and Fisheries）：农林水产省；

MHW（Ministry of Health and Welfare）：日本卫生福利部；

OECD（Organization for Economic Cooperation and Development）：经济合作与发展组织；

TCSA（Toxic Substances Compliance Act）：有毒物质控制法案；

CFSAN（Center for Food Safety and Applied Nutrition）：食品安全和营养应用中心；

CDER（Center for Drug Evaluationand Research）：药物评价研究中心。

致癌物危险评价包括两方面：一是定性的，即该外源化学物能否致癌。二是定量的，即进行剂量-反应关系分析，以推算可接受的危险度的剂量，或人体实际可能接触剂量下的危险度。

二、现有的致癌性评价相关检测技术

由于致癌是一种后果严重的毒性效应，因此致癌性评定的工作极其复杂。需要严密设计的人群流行病调查才能判定对人的致癌性。动物实验只有长期终生实验才被公认为确切证据。这些调查和实验都不易实施，因此先进行致突变实验，可对受试物的致癌性进行初步推测。对非遗传毒性致癌物则需要进行体外恶性转化试验和短期动物致癌实验。

（一）以肿瘤为检测终点的检测模型

1. 多器官模型

（1）哺乳动物：

① 启动-促进肿瘤动物模型：肿瘤启动剂主要是能提高模型动物对致癌物的反应性。此种模型既能检测到肿瘤的发生，又能检测到癌前病变。该模型在20～30周内检测到器官特异性的肿瘤。

② 转基因或基因敲除动物模型：p53-缺失、Tg. AC、CBF_1-Tg-Hras-2小鼠模型的结果表明，致癌物能引起该种模型的阳性结果，相反非致癌物得出阴性结果。这3个模型在很多实验室使用，并且每种模型至少有两个实验室同时利用它们去检测外源化学物的致癌性。现有的实验数据表明（26周），此类模型适合检测癌症或肿瘤的促进剂。由于数据有限，现在无法确定通过其他模型致癌的外源化学物能否被检测到，同时存在假阳性的可能。

（2）非哺乳类动物检测系统：无脊椎类动物或低等脊椎动物致癌物检测模型已使用多年。例如涡虫、软体动物、两栖类动物、多骨鱼等。在环境污染物调查中，利用鱼和双壳类成功地进行了动物的肿瘤流行病学研究，并在致癌物的生物检测中发挥作用。其中与鱼相关的模型运用最广泛、发展最好，尤其是在对肝致癌物的检测上。利用无脊椎动物模型可以预测致癌物，并具有重复性，其效果与物种、年龄、检测物种类和剂量相关。其最大的优势就是鱼与人有相似的肿瘤发生过程，例如对直接的致癌物，其可出现表面肿瘤，对需代谢活化的，就出现器官特异性肿瘤。肿瘤出现的时间少于4～6个月，并且癌前病变和自发肿瘤率低。其不利的地方就是鱼与人类的某些器官如肺、乳腺等构成不同。因此对器官特异性的肿瘤，还需与其他实验综合分析。

2. 哺乳类动物单器官模型

主要是引起模型动物某一特定器官的肿瘤，主要有引起肺腺癌的A小鼠、皮肤乳头状瘤小鼠、乳腺癌大鼠，以及检测肿瘤激发或促进剂的大鼠、小鼠模型。如果某种外源化学物被认为是肿瘤激发剂或促进剂，应用肿瘤激发或促进剂检测大鼠、小鼠模型。在这个模型中，不但能确认肿瘤的发生，还能定量分析癌前病变。如果某外源化学物被认为是肿瘤促进剂，那么它就很有可能引起大鼠、小鼠肝肿瘤的发生。其他模型，如可检测肺癌、皮肤癌、肾癌、结肠癌、胃及膀胱肿瘤等啮齿类动物模型，通常1年内就能得到的相应脏器肿瘤（癌症）预测结果，但应用的相对较少。

（二）以癌前病变为终点的模型

癌症的发展涉及不同的阶段，癌前病变是肿瘤形成的先兆之一。病变有很多种，但不是所有的病变都会发展成肿瘤，这其中的差别可以通过传统的涂片染色技术加以鉴别。对那些不能用涂片染色技术检测的病变，如对肝、胃及结肠的检测，可以运用特殊的染色检测肝组织的胎盘型谷胱甘肽（GST-P）的活性进行判断。这些癌前病变被用来代替肿瘤作为检测外源化学物致癌性的指标。在小鼠的皮肤和肺及大鼠乳腺，癌前病变出现早，可采用的涂片染色技术进行检测，其早期变化也可以成为致癌性评价的指标。这些以组织变化为特征的癌前病变有一个最大的优势，就是它们出现在那些因年龄增长而出现病理改变或自发癌前病变之前。

1. 多器官模型 多器官模型动物在6个月龄大鼠经致癌启动剂染毒后，通常在20～40周出现某些不常见的癌前病变。其中有可能最终并没有发展成肿瘤，但可作为外源化学物致癌的指标。

2. 单器官模型 常用的有3种模型，结肠的异常隐窝点、大鼠胃幽门腺胃蛋白酶原改变、局灶性肝细胞改变。局灶性肝细胞改变有很多检测方法，如苏木素-伊红染色或检测胎盘型谷胱甘肽（GST-P）活性。30周之内能提供有价值的信息，如果使用细胞增长剂，时间会更短。一些模型还可用来确定被测外源化学物是启动剂或是促进剂。在8周龄Fischer 344大鼠模型，也称为“Ito模型”，亚硝基二乙基胺作为启动剂使用，之后对肝进行部分切除以促进肿瘤发生，6周后取被检物。最后检测GST-P活性。约有300种外源化学物通过这个模型验证，有90％的遗传毒性和非遗传毒性的肝致癌物得出阳性结果。那些得出假阴性结果的致癌物，主要是过氧化物酶体增生剂，能抑制GST-P表达，导致阴性结果。45种非致癌物，仅有两种外源化学物得出阳性结果。因此，该模型的阳性结果表明，该类肝致癌物能引起大鼠小鼠肝肿瘤的概率很高，其阴性结果需要进一步研究。

（三）检测细胞增殖和细胞死亡的实验

肿瘤发生的一个关键机制就是细胞增殖与死亡之间的平衡被打破，主动死亡或凋亡就是由生物体生长调控网络控制的。外源化学物有可能通过促进细胞增殖或抑制细胞死亡或两种方式导致克隆扩张（肿瘤促进作用）。反之，通过抑制增殖或增加死亡就可以消灭发生改变的细胞。因此具有细胞增殖作用或减少细胞死亡作用的外源化学物虽然不一定是致癌物，但有致癌的潜力。相反停止染毒后，病灶减退可能预示其促有丝分裂作用是可逆的。外源化学物通过急性毒性或慢性毒性方式影响正常细胞的生长，导致细胞死亡，随后引起修复性增生。主要是促有丝分裂剂和营养因子刺激细胞分裂或抑制细胞死亡，引起靶器官持续的增生。增强的生长能力主要是早期的事件，随后癌前病变或肿瘤细胞可能对有丝分裂原或生存信号反应过度，导致癌前病变克隆扩张，并向肿瘤方向发展。

现在有很多方法去鉴定细胞增殖，但缺少特异地、有效的方法去定量细胞凋亡。这些方法可以作为致癌实验的补充，有助于对结果的解释和了解其致癌机制。与其他生物实验的数据结合，它可以提示一个潜在的致癌物。

上述方法都对致癌性评价提供有益的信息。在缺乏长期动物致癌实验资料或以肿瘤为检测终点的模型的信息的情形下，如果某种被检物在不同的模型中显示其在肿瘤的多个发展阶段都起作用或有影响，就必须考虑其在动物致癌性方面的作用。同时，这些模型的结果还可以提供致癌机制方面及与人类致癌性相关的信息。

在一个设计科学合理的肿瘤启动-促进模型中，如果发现某外源化学物作为启动剂能引发啮齿类动物肿瘤的发生，同时又有证据表明其也有促进剂的作用，那么其致癌性的证据就很有说服力。但它只是有促进作用的时候，提示其有可能引起啮齿类动物肿瘤，但我们必须参考其他信息，如基因毒性、启动剂活性及细胞增殖情况。当某种外源化学物表明其只有促进剂活性而没有启动剂活性的时候，其致癌性的概率就很低。同样，如果是一个合理的癌前病变的模型，如果表明某外源化学物是启动剂，那么它的致癌性概率就会很高，只有促进剂活性的外源化学物其致癌性概率就低。

三、肿瘤相关基因的突变

大部分肿瘤的发生过程都伴随着一系列的基因或表观基因的变化，其中包括了克隆选择、基因不稳定性的获得及细胞生长方式的反转（turnover）等。这些事件在暴露停止后还在继续。人类和实验动物的许多基因都是杂合体和具有多态性，其中含有与致癌物的代谢有关的基因。不同种属或个体基因的特异性导致肿瘤发生中的不同的基因变化模式。

体细胞的突变来源于一系列事件，但可能第一个或一批事件与致癌物的作用有关。DNA 的变化反映外源化学物对细胞本身或其代谢的影响。DNA 结构上的变化有可能在细胞的下一个分裂周期依然存在，但最终不可避免的被细胞的防御系统进行修复或是被优选系统清除，它改变或修饰了最初致癌物与DNA相互作用的结果（基因变化模式）。因此我们最终测定的细胞的基因改变只是部分与最初的化学事件相关。所以我们在从基因“脚印”中鉴别致癌物的身份时要十分谨慎。

人群的遗传（基因）多样性程度越高，我们从包含了许多其他因素导致的基因变化库中选择与致癌物相关的基因变化模式或信息就越难。因此，从原理上来说，我们应该尽可能的减少（近交系）实验动物遗传背景的差异或人类等位基因的多态性，但这样的研究群体只存在于实验室，人类社会是没有的。因此我们较容易从实验动物身上获得致癌物和基因图谱的因果关系。

（一）实验动物的ras基因突变

过去十余年，科研人员建立了近交大鼠、小鼠及它们F1代的一些自发肿瘤的K-ras、H-ras、N-ras突变谱，当中的许多在实验动物中也可由致癌物引起。这些突变的模式及频率可以精确预测，并可与实验中同类型的肿瘤相比较。通过比较不同的突变谱或突变率，就可定性或定量地预测相同类型或位置的肿瘤。通过比较实验组与对照组的ras基因组突变率就能揭示暴露相关的影响。遗传毒性致癌物常能提升上述三个ras家族成员的突变率，相比较，小鼠肝对非遗传毒性物质，包括苯巴比妥、奥沙西泮（去甲羟基安定）及几种氯代烃类，引起的ras突变频率等于或小于同一类型的自发肿瘤的频率。

导致ras突变谱变化的外源化学物可以肯定是致癌物。不同剂量的外源化学物引起不同的突变频率或突变谱，如N-硝基-二乙基胺引起的小鼠肝肿瘤，异戊二烯引起的小鼠哈氏腺肿瘤，N-亚硝基-N-甲基脲引起的大鼠乳腺瘤。

有关ras基因在致癌评价中尚存在不足，如关于ras与肿瘤关系的数据库总体上还很小。目前最大的数据是关于小鼠的肝、肺及皮肤肿瘤，其他部位肿瘤的数据很少，尤其是小鼠的哈氏腺、前胃、肾及大鼠的所有部位肿瘤。ras基因突变并不发生在所有的肿瘤过程，如内分泌器官。在许多实验报告中并没有包含其自发肿瘤的ras相关的资料。继续增加其数据库，检验其突变的剂量-反应关系。进一步证实肿瘤之外其他部位没有发生 ras 基因突变。

（二）其他基因的突变

除了 ras 基因外，其他与实验性肿瘤相关的原癌基因或抑癌基因突变的数据很少。而且有关外源化学物引起的肿瘤的位置与基因突变谱，以及自然发生的肿瘤相关指标的比较研究很少。那些已经发表的研究大多限于编码区的外显子部分，其他部分的结构变化则没有报道，比如启动区，它可间接影响基因表达和基因功能。

已有的证据表明，与人类肿瘤相关的基因不一定与动物实验性肿瘤有可比性，而且不同种系之间的某些特殊基因的外显子/内含子的组织结构不同。包含丰富、但不完全同质的假基因的 DNA 序列也可能在某些种类动物中存在，而在别的种类动物不存在，这样就很容易造成基因发生突变的假象。例如比较 p53 基因在大鼠、小鼠中的不同，因此必须考虑这方面的差异。

转化基因如 neu、raf、ret 及 TGF-a，抑癌基因如 p53、apc、p15/p16、Rb、vhl、wt1 及 DCC，它们在肿瘤发生中的作用已经有所表述。但大部分是从基因工程处理的结构获得的，而这与实际的基因组织结构有很大的不同。大鼠、小鼠体细胞的 neu、p53 及 apc 突变与其引发肿瘤的致癌物有直接的关系，但还不足以通过其突变谱的变化预测某一类致癌物的作用。

尽管有许多不足，但这些基因在肿瘤细胞中确实发生了变化，这是在致癌评价中应该注意的信息。然而由于缺乏自发肿瘤中这些基因的突变谱，因而很难将致癌物引起的肿瘤与其区分开来。

（三）与人类肿瘤相关的基因的突变

被检测外源化学物应该在基因毒性相关实验中呈现出特异性的 DNA 改变谱或信息。相同的 DNA 信息在暴露人群中出现的比例或概率要显著高于未暴露人群。DNA 的信息在低剂量组时也可检测到，在出现肿瘤的器官或组织的正常组织、暴露人群的癌前病变及早期损伤也能检测到。

目前符合这些标准的有：黄曲霉毒素引起的肝癌、与紫外线辐射相关的皮肤鳞状上皮细胞癌中的 p53 的突变、吸烟相关的肺癌中的

K-ras 和 p53 的突变。

最大的问题是收集文献中报告的癌基因的突变信息及个人暴露的信息，而且大多数报告的与癌相关的基因突变的病例，其诊断都是临床的或是病理相关的标准，而不是可信度更高的分子流行病学标准。生物样品的多样性、样品分析的复杂性、疾病诊断及暴露描述中的个人色彩都使信息带有许多不确定性。未来将采用两种方法降低信息产生过程中的异质性：一种方法是发展一个详尽的有弹性的数据库，将突变的信息与个人病史，包括详尽的特异的个人暴露信息；另一种方法对经过挑选的人群进行大规模的分子流行病学研究，收集与癌症相关基因和易感基因的信息。目前的研究由于技术原因而无法进行，但一种快速、经济的分析突变的方法已经开始出现，同时收集数据过程涉及的伦理学问题也需要一个规范标准。

四、一种与人群暴露相关的基因信息评价外源化学物的致癌性

国际癌症研究所（IARC）专家组认为，多数致癌物或可能致癌物都对哺乳类体内外细胞具有致突变性。肿瘤发生过程涉及两种作用模式：一种是外源化学物或其代谢物对 DNA 或染色体的直接作用或影响基因的转录、纺锤体的功能，引起基因突变；另一种，可能是由于组织坏死、凋亡或细胞反转（turnover），导致机体稳态的破坏，间接引起 DNA 的突变。IARC 已经在对多种致癌物的评价中运用到基因方面的信息。

短期实验的特性决定其在预测致癌性方面的相对强度。模型动物系统发育过程与人类的相似性，可以预测检测终点在人类肿瘤发生过程中的作用，可预测被检外源化学物的同类物可能出现的结果。在评价致突变水平较低的外源化学物时应重点考虑可重复性和统计效力。还应注意特异性和敏感性也是重要的参考指标。在对同类的外源化学物进行检测时，还可比较不同短期实验致癌性的高低。

（一）DNA 损伤与修复

1. DNA 加合物　尽管涉及这方面的实验不多，但 DNA 加合物

与肿瘤之间有明确的关系。它们之间的线性关系只存在于很低剂量的暴露条件下，但很接近人类的实际暴露情形。在整个暴露剂量范围，剂量-反应关系就不是线性关系。这些实验结果表明，特异性的 DNA 损伤水平增高，可能预示被检测人群的肿瘤发生率上升。

一些引起 DNA 损伤的物质，如活性氧，就有可能来自体内外的、测定结果反映所有途径的联合作用及机体自主修复的综合结果。一般意义上，DNA 加合物反映的是当前的暴露，与突变的累积作用不同。

2. DNA 损伤与修复试验　这些方法既可以检测靶器官组织的 DNA 损伤，又可以检测常用组织（如血液）的 DNA 损伤。这些实验有细菌 SOS 显色试验、碱性洗脱试验、程序外 DNA 合成实验。这些实验的阳性结果对啮齿类动物的致癌实验有高度的预测性，阴性结果意义不大。

彗星试验可以检测 DNA 单双链的断裂、碱性损伤及不完全的切除修复。其优势是能检测靶器官的单个细胞的 DNA 损伤，但目前用来评价其特异性的数据库较小。虽然其对致癌物特别敏感，但由于其特异性无法确定，因此实验结果意义不大。

（二）基因突变

1. 细菌　Ames 试验是最常用的、经过充分验证的细菌基因突变试验。其菌株对致突变物非常敏感，而且试验过程添加了体外活化系统，模拟哺乳动物的代谢过程。阳性结果预测被测物的致癌性很高，阴性结果不易获得结论。但下结论时必须考虑到所检测外源化学物的化学类型，因其菌株对不同外源化学物的敏感性不同。

2. 真菌　酵母及其他真菌的检测系统可以用来检测或研究致癌物的机制，但只有酿酒酵母通过比较实验证实其检测致癌物的能力。酵母核突变实验阳性预测其可能属于异常毒性致癌物，但由于其线粒体突变的检测终点没有被充分的验证，所以其致癌性的预测价值不高。由于其与基因相关的检测终点很多，所以可以用来研究遗传毒性外源化学物的致癌机制。

3. 果蝇　目前有关果蝇遗传毒性的最大数据库是伴性隐性致死

（正向突变）实验对 700～750 个外源化学物的检测结果。数据库中只包括了 100 种外源化学物的有关染色体损伤的结果。数据表明，66 种外源化学物中只有 44％在伴性隐性致死突变的同时有染色体异位交换。外源化学物引起正向突变或染色体异位交换或丢失的概率，与外源化学物的剂量及烷基化的位点有关。

伴性隐性致死突变的特异性接近 1。如果实验结果阳性（与对照组相比，5 倍或 5 倍以上），就提供了被检物是致突变及致癌物的有说服力的证据。

果蝇重组试验（assays for recombination in drosophila）与其他生殖细胞模型相比，有 3 个特性：可以用多个高剂量组、果蝇有不同遗传特性、检测的基因谱宽。但需要对其体细胞突变数据库进行充分评估。评估的最大目的就是比较其敏感性是否大于伴性隐性致死实验，同时其高度的特异性又没有丧失。

4. 哺乳动物细胞　由于哺乳动物细胞都是双倍体细胞，要观察到靶基因的变化而导致的细胞表型的变化，必须是显性基因或是 X 连锁基因，因此适合的靶基因不多。因此主要用大鼠的皮肤成纤维细胞、啮齿类动物的 T 淋巴细胞、人血的淋巴细胞。

靶基因 DNA 的序列都是已知的，因此检测其 DNA 序列的改变就可以知道外源化学物是否引起 DNA 损伤。如 hprt 和 aprt 基因，对不同类型的碱基对的变化敏感，其突变谱的变化，反应了未修复的 DNA 损伤。紫外线、烷化剂及苯并（a）芘的代谢物都具有明显的特征性的突变谱。通过比较正常细胞与某些修复基因缺乏细胞的突变谱，可以发现某些基因的功能。p53 基因在某些人类肿瘤，以及经紫外线照射、苯并（a）芘及黄曲霉毒素 B_1 处理的啮齿类动物细胞呈现出明显特征的突变谱，而且与引起 DNA 损伤的化学特性及突变的类型有关，但这种相关性或一致性在其他癌症相关基因并未发现。

基因的自我修复过程明显影响突变谱的构成，因此利用修复基因改变的动物模型的靶基因，与发生肿瘤的靶基因进行比较分析，就可以了解不同的基因损伤在致突变反应中的作用。

但某种细胞表型的改变可以由一些有缺陷的修复基因引起。在此种情形下，单个细胞可发生很多基因改变。这样的突变并不是由突变物引起的，而是由于基因的不稳定引起的情形，常常会影响对结果的解释。

5. 转基因动物的突变　许多带有报告基因的转基因动物都被用来研究体内的突变作用，其中使用了质粒穿梭系统（shuttle vector systems）的lacI和lacZ　的两个啮齿类动物模型用得最多。它可以检测碱基置换、移码突变及碱基插入，但最多能检测到7.5kb的碱基缺失。目前它们已被超过50个外源化学物和各种辐射验证。这种模型有3种优点：

（1）可以检测的器官或组织多。

（2）可以用来检测在体内某种情形下，如炎症的突变情况。

（3）可以分析其DNA序列的改变。

首先当动物整体反应较弱时，提供突变证据。其次通过分析DNA序列改变，可以了解发生机制。

目前对少数非致癌物的验证表明，非致癌物不能引起转基因动物的阳性反应，但还需进一步研究和发展。

（三）哺乳动物染色体的改变

肿瘤导致染色体的改变，如移位、小的缺失、非整倍体等都是肿瘤发生过程的事件。肿瘤组织基因组的不稳定性常常引起一些非特异性的改变。

短期实验主要是检测一些染色体的结构或数目的改变或姐妹染色体交换。结构改变主要是由于DNA修复错误或复制错误引起的。电离辐射、类辐射物质以及能与DNA-酶复合体反应的外源化学物，如拓扑异构酶可以引起DNA修复错误。能与DNA发生加合反应的外源化学物可引起复制错误。染色体数目变化主要是由于染色体不能正确分离引起的。姐妹染色体不能正确分离，分离中期的染色体不能正常离开中期板，滞后的染色体和无着丝粒染色体断片被排出细胞核形成微核。影响纺锤体有丝分裂的外源化学物形成非整倍体突变。姐妹染色体交换是由于DNA复制模板损伤，特别是在复制叉停止的位置。

当前，大多数短期实验不能检测遗传（细胞致死性）畸变，如大的缺失、双着丝粒。近年来利用荧光原位杂交技术可检测评价遗传性的畸变，如异位、倒置。这些结果与危害鉴别相关性更高。

从普遍意义上来说，体外实验采用保留一些原有代谢能力的原代细胞或转染了人代谢酶的人源细胞且具有稳定核型的，其结果更有价值。

整体实验，尤其是中期暴露，检测到可遗传的畸变的实验，更适合评估外源化学物的致癌性。骨髓的染色体畸变对致癌性的预测性高。姐妹染色体交换提示有暴露存在，但并不说明发生了突变反应。

对人群的外周血淋巴细胞中细胞染色体畸变的检测也是一种整体实验。体外染色体单体畸变或姐妹染色单体交换细胞实验是在培养的S期发生，因此其畸变率只是反应最近的暴露情况。但随着新技术的运用，能检测到一些可遗传的小的染色体畸变，这些数据可以对累积的暴露情况进行评价。

（四）细胞恶性转化实验

研究表明，在细胞恶性转化实验中发生的细胞改变与致癌物的多阶段肿瘤发生过程具有高度的一致性。细胞的基因改变与细胞的表型改变相一致，而且与原癌基因的激活、抑癌基因的失活也一致。总之现有数据表明，细胞恶性转化实验与整体的致癌发生过程具有生物学相关性。因此，可用来预测外源化学物的致癌性和研究其致癌机制。

目前使用的细胞恶性转化实验中，涉及的BALB/c3T3细胞和叙利亚金黄色仓鼠胚胎细胞的数据最多。对致癌性的预测具有高度的灵敏度和特异性。BALB/c3T3细胞、叙利亚金黄色仓鼠胚胎细胞及C3H 10T1/2细胞对人类致癌物的灵敏度为70%～80%。更重要的是，这些被检测的外源化学物致癌机制多种多样，有的被认为是非致突变物，都可以被检测出。

2013年12月17日，欧盟动物实验替代方法参考实验室（European Union Reference Laboratory for Alternatives to Animal Testing，EURL）及欧洲替代方法验证中心（the European Centre for the Validation of Alternative Methods，ECVAM）推荐以Bhas 42细胞转化

实验（CTAs）用于体外致癌实验，其认为：

1. 该方法具有标准化、技术可转让（transferable）、实验室间重复性，可为致癌性实验提供相关信息，此外还可以阐明被检物是否为肿瘤引发剂或促进剂。

2. 由于致癌机制的复杂性及体外转化实验的局限性，Bhas 42 细胞转化实验不能作为单独的方法用于致癌性评价，而是作为系统实验中的一个组成部分，互为验证、对照、补充。

3. 结合管理环境、其他相关实验结果及被检物本身的性质，根据 CTAs 的结果，在某种特定的情形下，就可以放弃长期啮齿类动物致癌试验。但需要特别注意的是，CTAs 结果与肿瘤的相关性与被检物质的种类有关，相关程度差异很大。

4. 由于 Bhas 42 是成熟的细胞系，实验观察不涉及实验动物，比叙利亚金黄色仓鼠胚胎（SHE）细胞转化实验更符合 3Rs 原则。同时其采用 96 孔板方式利于发展成高通量的检测技术。

5. 鉴于其在致癌性评价中的作用，如证据权重的组成部分，或成组实验的一部分，检验将其 96 孔或 6 孔板的方法补充到 OECD 的实验规范中。

2012 年 3 月 14 日，EURL 和 ECVAM 推荐叙利亚金黄色仓鼠胚胎（SHE）细胞和 BALB/c 3T3 细胞、mouse fibroblast cell line 的 3 种细胞转化实验模型作为体外致癌实验方法。认为其在危害识别和危险度评估中可部分替代或减少使用实验动物。同时也强调了一些使用注意事项：对三个实验结果的评分标准进行统一培训，确保评分原则的一致性；BALB/c 3T3 细胞的重复性需进一步验证，同时配以适当的统计方法和对结果解释的程序。用现有的数据更深入地分析 SHE 细胞模型的特征。

多数研究者认为，只需少量的实验数据就能判断外源化学物是否具有致突变性，这些实验常常是细菌、哺乳动物细胞等组成。以往的实验证明，一些基因突变及其相关的结果并不足以鉴别外源化学物的致癌性。近年一些新的实验方法如彗星试验、转基因动物的突变实验、荧光原位杂交及细胞恶性转化实验，都可以为致癌评价提供新的信息。

五、致癌性评价技术发展趋势

(一)对遗传毒性检测的价值与评价

遗传毒性检测和动物2年长期实验是评价外源化学物致癌性的标准，已经施行了40～50年。其理论根据就是“致突变物同时也是致癌物”(Ames，1973年)。外源化学物的致癌风险性可以从啮齿类的终身最大可耐受剂量(MTD)暴露的致癌实验的肿瘤发生率中推算出(Weisburger，1983年)。这套标准虽然对保护患者及消费者免除有害药物和其他环境外源化学物的致癌危害发挥了很大的作用，但它是不可持续的。虽然遗传毒性与致癌性有很大的相关性，但是它本身的缺陷也很明显，它不能检出非遗传毒性的致癌物，无法解决种属特异性的问题，同时实验过程及结果无法提供致癌机制的信息。这些将导致在致癌性预测方面出现很大的偏差。遗传毒性检测方案可以检测93%的致癌物，但是它的特异性却很低，50%的非致癌性药物检出遗传毒性阳性。虽然不同的研究者由于选取的样本种类不同，导致结果不尽相同，但这套方案的特异性低确实是事实，它的最大缺陷是不能检出非遗传毒性致癌物，如对人有很大致癌风险的激素类物质。长期动物实验则是费用大、时间长、动物消耗量大，同时准确性低，从动物外推到人存在不确定性。有些外源化学物可能通过一种啮齿类动物特有的机制致癌，其对人类致癌性的相关性就很低。另外的是其假阳性的问题。the Carcinogenic Potency Database包含了对1547种外源化学物所做的大鼠、小鼠及中国仓鼠类的6540个致癌实验，其中751个实验阳性(51%)。同样对所有临床长期使用的药物检测发现，有50%可检测出使啮齿类致癌，但大量流行病学调查却只发现20种外源化学物可以致人类肿瘤。通过对比，有理由怀疑啮齿类肿瘤发生与人类的相关性。面对毒理学的挑战及人类危险评估的要求，加上大量外源化学物的致癌性评估的需求，以及动物福利的规定。美国国家科学院(U. S national academies)认为需要在致癌性实验上有一个质的改变。

（二）基因组学的应用

为了发展一个致癌实验的路线图，2009 年，在意大利威尼斯成立了一个专家工作组，讨论了“基因组学与致癌评估”，这些专家来自美国及欧盟的研究结构、工业界、政府管理部门及风险顾问（risk assessor）。讨论替代现行致癌实验的最优策略，重点讨论了基因组学技术在这方面的作用。认为如果现行的实验没有被新的基于从机制角度研究的方法替代，这些方法应该优先从人的体外细胞模型方向开始，开展转化研究，与人的体内数据（来源于对患者的调查、临床检查资料和人的生物标志物研究）进行比对，不断优化体外的研究模型。新的方法不应依赖动物的使用，并且应该有足够的人体资料来满足大量的实验要求。由于现行的实验结果，对于研究对象的致癌机制方面的解读帮助有限，无法提供对人致癌危险进行有效评估的信息，建议将基因组学运用到评价方法中。因为分子机制及信号传导通路在物质间是相对保守不变的，并且这些信息在各个平台都能很便利地获得，因此基于基因组学的方法有潜力将与人致癌机制相关的体外及临床前体内实验联系起来。对于分子机制不同的部分，将有利于了解这些分子在物种间不同生物效应所起的作用。对于非基因毒性物质，可以通过短期的毒理基因组学方法获得与人致癌性相关的信息，而这些是 2 年的啮齿类实验所无法提供的。Auerbach 等（2010 年）通过对已知致癌物的短期实验（2 周或 90 天），在大鼠的肝和肾发现与通路相关的基因表达，与已知的致癌机制十分吻合。它能分清致癌物与非致癌物、基因毒性与非基因毒性致癌物，敏感性达 92%，特异性达 88%，与现行动物实验相比有显著的提升。Elkinger-Ziegelbauer 认为，这些与通路相关的基因信息可以作为生物标志物，有助于对不同靶器官致癌性的预测。

（三）肿瘤生物标志物简介

基因组学的应用要求技术标志化和生物学意义（解释）的标准化，尤其是那些与毒理学检测终点相关的基因及其信号通路的解释。我们必须在系统毒理学取得更大的进步，也就是发展综合了多基因组、基因、分子和细胞的方法，从整体去验证评估毒性事件。早期的基因组学是用包含全基因的基因芯片分析基因的改变，而现在我们更加关心表观遗传学事件（例如 DNA 的甲基化、组氨酸的乙酰化、mRNA 表达水平、调节性 microRNAs 水平）、蛋白组学和代谢组学事件的相互作用，这就增加了对疾病发展起重要作用的关键通路的鉴别。面对这些超量的数据，需要好的数字分析工具。同时也要求公开各种数据库，使大家都能获得。这些数据包括正常增加的基因组学数据、传统的病理学数据、毒理学、生理学、分子和临床数据。同时对所有人员进行方法的培训和研究方法及策略的学习，对学生和职业培训增加相关的培训课程。

新的方法不但能识别外源化学物的毒性，并且也能对人的潜在危害进行分析，最终替代现行的致癌实验方案。这就要求以人源细胞作为体外模型的新方法，既能检测出分子水平的变化，还能提供致癌机制方面的信息，同时还能与人的相应的生物反应建立联系。现在正在进行的体外毒理基因组学研究与人基因组学技术为基础的生物标志物研究，正推动这种联系的建立。关键的是需要大量的人群资料，尤其是那些明确的、低剂量接触人群。因为建立一套适合人群暴露检测的生物标志物是对人群的进行危险评估和评价体外试验相关性的关键。目前的紧迫任务就是为已知的致癌物建立一个或一组适当的基因组学的生物标志物，为大规模的生物标志物方法的建立提供研究思路。基因组学方法有能力发现新的生物标志物，这些标志物有可能是基因表达的信息、蛋白质表达谱或与特异表型相关的代谢物。基因组学信息的“表型锚定法”（phenotypic anchoring）运用基因谱作为生物标志物对临床的治疗和管理部门的危险评估，即使是在对危害机制不是十分清楚的情况下，也是十分有用的。与基因表达相关的生物标志物在乳腺肿瘤的诊断与治疗方案的制订中能够起到很大作用。

系统的毒理学研究方法对个体的敏感性及个体的生物反应的变异都有考虑。致癌物影响多个分子及涉及多个信号通路。对这些机制进行研究有助于发展特异的、机制相关的人的生物标志物，这些新的生物标志物有助于了解肿瘤发生过程中不同的基因反应。对于危险评价中涉及的个体易感性或个体差异资料的鉴别和运用有重要作用（既往病史、不同的暴露过程及多因素暴露等），提高环境与内暴露相互作用后果的预测。对低水平暴露的风险评价，鉴别出与危害发生相关的关键因子是极其重要的工作。一旦对个体反应特性有充分的分子水平上的了解，我们就有可能获得不同个体或人群的剂量-反应曲线，这些曲线可以以不同形状呈现，这决定于个体的基因背景、被影响的器官、内暴露的剂量等。

（四）对致癌物评价的发展趋势

基因组学是一个有着美好发展前景，但又包含复杂技术手段的方法，需要各个相关的机构，如研究部门、管理者、工业界、私人机构及公众，共同制订计划和配合实行计划。虽然替代现行致癌评价方法还有很多的研究需要开展，但基因组学的研究结果可以提供证据，尤其致癌机制方面的资料，为人类致癌危险评价提供有益的帮助。美国和欧盟已经开展了有关基因组学引入人类致癌危险评价的研究，同时要求制药企业把其在药物研制过程中所获得的基因组学资料提供给研究机构。管理机构应该为即将到来的新方法制订技术标准和管理标准。

目前最大的挑战是如何将由体外实验通过表型锚定方法获得的致癌物的基因组学资料与人体病理变化过程建立联系，这种重要联系的建立在过去一直是个棘手的问题，因为缺少经过甄别的人的样本和信息。要改变这种情况就必须各方建立合作，共享资源，开展广泛的合作。2012年，美国国家癌症研究所（the National Cancer Institute，NCI）向社会公布了21世纪癌症流行病学的发展纲要，内容包括8个部分。将其重点的病原学研究扩展到早期发现、诊断、治疗，并将其转化为人及人群的健康保护措施。充分利用流行病学中的队列研究，寻找并确认相关的生物标志物。但其研究成果很少与外界共享，严重影响了成果的再现性、可行性及使用效率，造成研究资料少、不系统、带有个人喜好，不易将它们之间进行合并整合。基因组学研究不仅带来大量的再现性的成果，而且也带来了合作研究的新方法。最大范围的共享数据、研究方法和分析成果。重点进行癌症的队列研究，用分子的方法发现肿瘤的亚型、肿瘤的先兆症状或体征、评价干预结果及存活率。适当的运用基因组学、蛋白质组学、代谢组学、非编码RNA、表观遗传学标志物、线粒体DNA、端粒酶、免疫标志物等技术。这些技术能够发生多大的作用、如何利用、如何高效地组合都有待研究，但我们必须对队列中生物样本的获得及储存建立科学的方法。科学地、全面地、高效地整合所有数据（包括阳性结果和阴性结果，阳性结果常常容易被报告，导致数据形成偏差），加速转化到人群的健康促进措施中。流行病学需要从单独的病原学研究转变到对疾病或研究对象的完整过程的考察研究，要求他们更多掌握生物学的疾病知识和研究方法、临床技能。他们必须掌握合作技能、转化研究方法、数据的多层次分析技术，需要将各种平台的资源进行整合，并转化到临床研究和人群健康促进中。最大化地利用各种资源为流行病学研究所用。首先对现有资源的重新分类，找出新的思路或特征。采用一个公正透明的过程对各种标准或规范进行审视，确定哪些要废除、哪些要更新或补充，或对现有研究进行扩展，或扩展研究资助的范围。这些资源包括生物库中的生物样本、各种资源库、研究的电子版、随机进行的临床试验。利用现有的资料指导实验，验证假设，发现新的暴露（危险因子）。所有这些8个方面主要是提高癌症流行病学的透明度，增强多学科的协作，采用当代最新技术为其所用。这些建议同样适用于流行病学的各个分支，为增强其转化能力打下坚实的基础，加速其研究成果或资源转化到保护个体健康和促进人群健康中。

第二节 短期试验

一、基因突变试验

（一）Ames试验

鼠伤寒沙门菌营养缺陷回复突变试验（Ames试验）用于检测受试物能否引起鼠伤寒沙门菌基因组碱基置换型或移码型突变。鼠伤寒沙门菌的突变型（即组氨酸缺陷型 his^-）菌株在无组氨酸的培养基上不能生长，在有组氨酸的培养基上可以正常生长。但如在无组氨酸的培养基中有致突变物存在时，即沙门菌突变型可回复突变为野生型（表现型 his^{+}），因而在无组氨酸的培养基上也能生长，故可根据在无组氨酸培养基上试验菌株能否形成菌落及菌落形成数量，确定检查受试物是否为致突变物及有无致突变性的能力。对于间接致癌物，可用多氯联苯（PCBs）诱导的大鼠肝匀浆制备 S9 混合液作为代谢活化系统活化后，再进行回复突变检测。

该方法比较快速、简便、敏感、经济，且适用于测试混合物，故此法是检测外源化学物基因突变的常用方法。Ames 试验的常规方法有斑点试验和平板掺入试验。

（1）斑点试验法：如在点样纸片周围长出密集菌落圈，为阳性；菌落散布，密度与自发回复相似，为阴性。如在滤纸片周围见到抑菌圈，说明受试物具有细菌毒性。

（2）在平板掺入试验中，受试物最高剂量为 5 毫克/皿或出现毒性及沉降的剂量，通常设 4～5 个剂量，并有阴性（溶剂）对照和阳性对照。如在背景生长良好条件下，受试物每皿回变菌落数等于或大于溶剂对照回变菌落的 2 倍，并设剂量-反应关系，或至少某一测试点有重复的、且有统计学意义的阳性反应，即可认为该受试物为致突变物。当受试物浓度达到每皿 5mg 仍为阴性者，则可认为是阴性结果。如果受试物对 4 种菌株（加或不加 S9）平皿掺入试验均得到阴性结果，可认为受试物对鼠伤寒沙门菌无致突变性。如受试物对一种或多种菌株（加或不加 S9）平皿掺入试验为阳性结果，即认为受试物是鼠伤寒沙门菌的致突变物。

Ames 试验突变菌株检出能力不一，因此在试验中菌株需要配套使用。中国普遍采用 1983 年由 Maron 和 Ames 推荐的组合菌株，即 TA100、TA98、TA97 和 TA102。Ames 菌株中除了组氨酸缺陷基因被引为检测诱发突变发生的靶标外，还含有一些其他帮助检测的基因和质粒。常规使用的基本菌株已经多次改进，它们的作用和特性见表 5-2。TA1535 及 TA100 菌株含有 his G46 等位基因，其中含有 GGG 序列，可用于检测碱基替换型回复突变，由于 TA100 引入

pKM101质粒，因此其不仅能检测碱基替换，也能检测移码突变。TA1538和TA98含有his D3052等位基因，D基因中含有可以发生移码突变的4个GC重复。在TA98菌株中引入pKM101质粒，不但提高了对诱变剂的敏感性，还提供了方便的选择标记，这类菌株主要用于检测移码突变。TA1537和TA97在组氨酸D基因上具有不同的突变形式，这类菌株主要检测移码突变，TA97引入了pKM101质粒并存在突变热点，因而比TA1537更敏感，且具有更宽的移码突变检测范围。此外，由于TA97的突变位点与TA98接近，因此TA97还可检出部分TA98的诱变剂。上述三类菌株的可回复突变关键位点上都含有GC碱基对。在实际工作中，TA98、TA100、TA97可分别代替TA1538、TA1535和TA1537。TA102作为另一种类型的测试菌株，含有his G428基因，该基因可回复突变的关键位点含有AT碱基对和无义突变序列ATT，在其质粒DNA上，含有突变基因座的多个拷贝，从而增加了细胞靶位点序列的数目，它可检出TA100所不能检出的AT—GC转换。利用TA100及TA102可相互补充并可检测作用于GC和AT特异性的外源化学物。

表5-2 Ames试验常用测试菌株

菌株名称	突变	检出突变	切除修复	R因子	脂多糖突变
TA100、TA1535	G46	置换、置换+移码	ΔuvrB	pKM101	rfa
TA98、TA1538	D3052	移码	ΔuvrB	pKM101、—	rfa
TA97	D6610	移码	ΔuvrB	pKM101、—	rfa
TA1537	C3076	移码	ΔuvrB	—	rfa
TA102、TA104	G428	置换+移码	+、ΔuvrB	pKM101和pAQ1	rfa

除了上述Ames测试的常规菌株，目前还在不断地发展出新衍生菌株，它们具有更高的敏感性和特异性的特点（见表5-3），如

YG7014、TG7108，都是由 TA1535 衍生而来，由于缺乏编码 O^6-甲基鸟嘌呤 DNA 甲基化转移酶的 ogtST 基因，因此缺乏对烷化剂损伤的修复作用，可专用于检测烷化剂引起的 DNA 损伤；引入乙酰转移酶基因的 YG1024、YG1029 菌株，对硝基芳烃和芳香胺的敏感性显著提高，比原菌株高 100 倍以上。TA7001～TA7006 为一组新的各自只带有一个组氨酸操纵子错义突变的测试菌株，具有检测碱基专一性诱变剂的能力。对于一些间接致癌突变物，需经过代谢活化后才具有诱变活性，或一些外源化学物可经代谢解毒，为了模拟哺乳动物对外源化学物的体内代谢活化过程，在 Ames 试验中添加 S9 作为外源化学物代谢活化系统具有重要意义。为了克服 S9 制备上的困难和不稳定性，Josephy 等将沙门菌的芳香胺 N-乙酰转移酶基因和人类细胞色素 P450（CYP）基因 CYP1A2 引入细胞，构建了在无外源 S9 时也可检出芳香胺诱变性的 Ames 测试菌株如 DJ4501A2。

表 5-3　Ames 新衍生测试菌株举例

菌株名称	来源	特点
YG7104、YG7108	TA1535	缺乏编码 O^6-甲基鸟嘌呤 DNA 甲基化转移酶的 ogtST 基因，因此缺乏对烷化剂损伤的修复作用，可专用于检测烷化剂引起的 DNA 损伤
YG1024、YG1029	TA98、TA100	引入沙门杆菌乙酰转移酶或硝基还原酶基因，使其对硝基芳烃、芳香胺的敏感性提高
YG1006、YG1016	TA1538	
YG1041、YG1042	TA98、TA100	引入沙门菌乙酰转移酶及硝基还原酶基因
YG3001、YG3002	TA1535、TA1975	来源菌的 8-羟基鸟嘌呤 DNA 糖基化酶基因缺失，使其对 DNA 损伤修复作用被破坏，提高了对氧化型诱变剂的敏感性

续表

菌株名称	来源	特点
NM3009	TA1535	引入含有O-乙酰转移酶及硝基还原酶基因的质粒（Psk1002），对硝基芳烃的敏感性升高
NM2009	TA1535	O-乙酰转移酶过表达菌株，S9存在时，对致癌芳香胺的检测敏感性显著提高
NM5004	TA1535	引入含谷胱甘肽-S-转移酶（GST）的cDNA质粒，用于检测需GST活化和解毒的物质
TA7001-TA7006		为一组新的各自只带有一个组氨酸操纵子错义突变的测试菌株，具有检测碱基专一性诱变剂的能力
TA7041-TA7046		含有野生型的raf基因，功能类似TA100、TA102，但自发突变率极低，对诱变剂敏感性升高
DJ4501A2		引入芳香胺N-乙酰转移酶基因和人类细胞色素P-450基因CYP1A2

（二）哺乳动物细胞基因突变试验

哺乳动物细胞基因突变试验（mammalian cell gene mutation test）用于检测受试物引起的突变，包括碱基对突变、移码突变和缺失等，从而确定受试物引起突变的可能性。哺乳动物体外培养细胞的基因正向突变试验常用的测试系统有小鼠淋巴瘤L5178Y细胞、中国仓鼠肺成纤维细胞（V79细胞）和中国仓鼠卵巢（CHO）细胞的三个基因位点的突变，即胸苷激酶（TK）、次黄嘌呤鸟嘌呤磷酸核糖（基）转移酶（HGPRT）及Na^+-K^+-ATP酶（OUA）位点。HGRPT和TK位点突变可用于上述3种细胞，OUA位点突变仅适用于CHO细胞。

TK基因突变试验是一种哺乳动物体细胞基因正向突变试验，近年来其应用价值有明显的提高。TK 基因编码胸苷激酶，该酶催化胸苷的磷酸化反应，生成胸苷单磷酸（TMP）。如果存在三氟苷（TFT）等嘧啶类似物，则产生异常的 TMP，掺入 DNA 中导致细胞死亡。如受检物能引起 TK 基因突变，胸苷激酶则不能合成，而在核苷类似物的存在下能够存活。TK 基因突变试验可检出包括点突变、大的缺失、重组、染色体异倍性和其他较大范围基因组改变在内的多种遗传改变。小鼠淋巴瘤细胞 L5178YTK$^{+/-}$ 基因突变试验使用 TK 座位杂合子（TK$^{+/-}$）细胞，一次正向突变就会形成 TK$^{-/-}$ 表型，失去 TK 活性，获得 TFT 抗性，在 TFT 选择性培养基中存活并形成集落。

HGPRT 为 X 连锁的功能性单倍体基因，即半合子。其基因产物是 HGPRT，作用是催化次黄嘌呤和鸟嘌呤与磷酸核糖焦磷酸间的转磷酸核糖基，是细胞内嘌呤核苷酸合成的一条补救途径。它还可以以嘌呤类似物如 6-巯基嘌呤（6-MP）、6-硫代鸟嘌呤（6-TG）及 6-杂氮鸟嘌呤（6-AG）为底物掺入细胞 DNA 中，导致细胞死亡。因此，当 HGPRT 座位发生突变时，细胞就表现出 G-MP、G-TG 与 G-AC 抗性，在选择性培养基中如存在 6-TG 则培养细胞存活并形成集落。

还有一种细胞基因突变测试方法为乌本苷基因座测试，在中国仓鼠卵巢（CHO）细胞中，常用乌本苷作膜结合 Na^+-K^+-ATP 突变型的筛选。结合乌本苷后 Na^+-K^+-ATP 酶活性会受到抑制，其就是通过细胞是否出现乌本苷抗性突变来检出移码诱变剂。由于乌本苷抗性的表达需要完整蛋白质存在，而移码突变剂常导致转录过早中断，当基因产物全部或部分丧失时，移码突变效应为致死效应。但该系统不适宜于常规诱变检测。

L5178YTK$^{+/-}$ 和 V79/HGPRT 两个系统都能检测座位内的碱基置换、缺失、移码和重排等点突变，可相互替代使用。而 L5178YTK$^{+/-}$ 系统还能检测包括多基因、多座位缺失等断裂剂活性。这些突变终点，包括点突变和染色体突变，可以根据 TK$^{+/-}$ 集落的大小来判断。细胞遗传学和分子证据支持小集落变异体与 11 号染色体畸变相关学说。小集落是由于 TK 基因和其所在的染色体以及控制细胞生长的其他基因和它们所在的染色体发生改变而引起，突变方式有易位、不分离、多点缺失和有丝分裂重组等。大集落是由于TK基因位点的表达被改变而引起，包括单个碱基的点突变，从几个碱基对到整个TK基因的缺失以及基因转换、有丝分裂重组等其他染色体改变，一般不发生大范围的基因缺失和DNA序列重排。因此，L5178YTK$^{+/-}$系统可检测从点突变到多座位突变的遗传性损伤，并能根据致突变剂的反应构建其突变谱。

在小鼠淋巴瘤实验（mouse lymphoma assay，MLA）应用于致突变检测过程中，经过长期的验证以及与其他致突变试验的比较，MLA被认为具有较高的灵敏度和特异性。Broschinski等分析了德国1982—1997年间776个外源化学物的几种诱变试验的比较。其中使用细菌基因突变试验（BGMA）检测所有外源化学物质中13.4%为阳性；333个外源化学物的染色体畸变试验阳性率为25.2%；118个外源化学物的哺乳动物细胞突变MCGM试验中，如HGPRT试验与MLA的阳性率分别为5.5%和37%。美国国家毒理学规划署对41个外源化学物同时进行细菌回复突变试验（Ames）、中国仓鼠细胞染色体畸变试验（CAA）、中国仓鼠细胞姐妹染色单体交换试验（SCEA）和MLA，对其比较的结果证实，这4种试验的灵敏度为MLA>SCEA>CAA>Ames，因此MLA被公认为是遗传毒性检测实验中有效的实验方法。但由于其灵敏度高，所以检测容易出现假阳性。

二、染色体畸变实验

（一）染色体畸变分析

染色体畸变（chromosome aberration）是指染色体发生数目或结构上的改变。包括整个染色体组成倍的增加、成对染色体数目的增减、单个染色体某个节段的增减，以及染色体个别节段位置的改变。染色体畸变分为数目畸变和结构畸变。染色体偏离正常数目称为染色体数目畸变，又分整倍体和非整体改变。染色体数目异常是以二倍体细胞为标准进行命名的，非整倍体指增加或减少一条或多条染色体；多倍体指以染色体组为单位的增加。染色体结构畸变：指染色体发生断裂，并以异常的组合方式重新连接。其畸变类型有：

（1）缺失：指染色体某一节段的丢失。

（2）重复：指同一条染色体上某一节段连续含两份或两份以上。

（3）倒位：指某一条染色体发生两处断裂，形成三个节段，其中间节段旋转 180°变位重接。

（4）易位：指从某一条染色体上断裂下的节段连接到另一染色体上。

观察染色体形态结构和数目的改变称为染色体畸变分析，又称细胞遗传学试验。染色体畸变分析的优点是将观察细胞停留在细胞分裂中期相，可直接用显微镜检查染色体畸变和染色体分离异常，可以观察到裂隙、断裂、断片、无着丝粒环、染色体环、双着丝粒染色体、射体和染色体粉碎；但缺点是分裂中期相分析耗时、且需要熟练技巧。随着技术的发展，目前已出现了 G 显带（G-banding）、荧光原位杂交（fluorescence in situ hybridization，FISH）、光谱核型分析、多色荧光原位杂交（multi-fluorescence in situ hybridization，M-FISH）、多色显带（cross-species color banding，CSCB）分析、比较基因组杂交（comparative genomic hybridization，CGH）和微阵列比较基因组杂交（array comparative genomic hybridization，ACGH）等诸多新的检测方法，通过计算机自动而又准确的分析标记的染色体弥补了人工分析费时费力且不易出结果的缺点，为确定染色体是否存在畸变及染色体的新突变位点起到了重要的指导意义。

（二）微核实验

微核（micronucleus）是真核生物细胞中的一种异常结构，是染色体畸变在间期细胞中的一种表现形式。一般认为，微核是由有丝分裂后期丧失着丝粒的染色体片段产生的。在细胞有丝分裂时，受到环境中有害因素的损伤，染色体发生断裂，在下一次分裂后期，丧失着丝粒的染色体片段行动滞后，不能进入子细胞的主核，形成滞留在核外的微小染色质块，即微核。微核形成是细胞受遗传毒物作用后的一种遗传学终点。以观察细胞中微核的形成来检测遗传毒物，称为微核实验（micronucleus assay，MNA）。其主要可检出 DNA 断裂剂和非整倍体诱变剂。微核实验因其快速、简便而成为广泛使用的遗传毒理学试验之一。

传统的微核实验是整体实验，它观察骨髓嗜多染红细胞（PCE）中的微核。虽然微核可以出现在多种细胞中，但因有核细胞中难以与正常核分叶及核突出物区分，所以选择观察 PCE。骨髓细胞微核实验具有简便、经济、快速、可靠等优点，仍是当今各种微核测定法中的一种首选方法。其不足的地方在于它取样于骨髓，不能对实验动物作多次取样，难以观察外源化学物在体内产生致突变作用的强度和持续时间；外源化学物主要在肝活化，其活化产物有可能在到达骨髓之前消失。仅观察体细胞得出的结果外推至其他组织时应慎重。

近年来，国内外学者对微核实验在方法学上进行了不少的探索和改进。人外周淋巴细胞的微核实验能考察环境诱变物直接对人类的影响。人外周血淋巴细胞容易获得，适用于人群监测，在国内该实验使用很广泛。胞质分裂阻断法微核实验能很好地排除细胞分裂的影响。该方法中，双核细胞是只分裂一次的细胞，计算其中的微核率，使结果更加稳定、敏感。体外微核实验，常用的细胞有中国仓鼠肺（CHL）细胞、中国仓鼠卵巢（CHO）细胞和中国仓鼠肺成纤维细胞（V79 细胞）等，体外实验比整体实验更易于操作和控制化学物浓度。免疫荧光法和荧光原位杂交法，可使被观察的特定 DNA 序列显现荧光，不仅可以提高灵敏度，还可以判断微核是源于断片还是染色体。随着研究的不断深入，这些研究方法和手段也将会更加完善。

（三）显性致死实验

显性致死实验（dominant lethal assay）是观察哺乳动物生殖细胞染色体损伤的一种方法。生精细胞在减数分裂期和受精期最易发生突变，突变后失去与雌性生殖细胞结合的能力，或者结合后会出现发育不正常的胚胎，以致造成总着床数减少或早期胚胎死亡及畸胎等现象。显性致死实验可检出单纯染色体断裂导致的大缺失或重复，或者同时还有因染色体重排所形成的非整倍体。

该实验是对雄性动物染毒，观察一个精子发育周期中各个阶段雌鼠胚胎早期死亡发生率的变化，从而判断外源化学物对雄性生殖系统的损害情况和损害发生的敏感期，是否存在致突变作用。此法在动物体内进行，不需要特殊设备，观察容易，结果明确，能反映遗传损伤的直接后果，是一种较为实用的方法。缺点是只在严重突变时，才能引起胚胎死亡。因此，不够灵敏，而且只限于观察生精细胞。

三、DNA 损伤实验

（一）姐妹染色单体交换实验

姐妹染色单体交换（sister chromatid exchange，SCE）是一个染色体的两个姐妹染色单体的同源片段间发生交换。在细胞分裂时，每条染色体均由两条染色单体组成，每条染色单体由一条双链 DNA 组成。5-溴脱氧尿嘧啶核苷（5-bromodeoxy-uridine，BrdU）是脱氧胸腺嘧啶核苷的类似物，在 DNA 链的复制过程中，可替代胸腺嘧啶。当细胞生存环境中存在 BrdU 时，BrdU 取代脱氧胸腺嘧啶核苷掺入到复制的 DNA 中。经两个复制周期后，两条姐妹染色单体中一条 DNA 的双链均有 BrdU 掺入，而另一条 DNA 双链中仅有一条链有 BrdU 掺入。利用特殊的分化染色技术对染色体标本进行处理，可使双链均含有 BrdU 掺入的单体浅染，而只有一条链掺入 BrdU 的单体深染。当姐妹染色体间存在同源片段交换时，可根据每条单体夹杂着深浅不一的着色片段加以区分。由于姐妹染色单体的 DNA 序列相同，SCE 并不改变遗传物质组成，但 SCE 是由于染色体发生断裂和重接而产生的。因此，SCE 通常用来检测染色体断裂频率，借此可判断受试物是否对 DNA 有损伤作用。

SCE 是一种相当简易、快速和灵敏的检测诱变剂的方法。能很好地检出产生 DNA 加合物的外源化学物，如烷化剂，它不仅能检出强的致癌性诱变物，也能检出像糖精那样弱的诱变剂和弱致癌剂。

但形成 SCE 的机制未明，SCE 虽可作为 DNA 损伤的“信息”，但只能反映损伤的很小一部分。如 SCE 实验对能诱导 DNA 双链断裂的博来霉素相当不敏感，对需要反复慢性接触的致癌物也不敏感。当外源化学物到达靶组织前，活化不充分或物质有反应性都可导致假阴性。因此，SCE 阳性反应较阴性反应具有更大意义。阳性结果一般表明外源化学物是诱变性的致癌剂。

（二）程序外 DNA 合成（UDS）实验

根据 DNA 修复的启动可判断是否有 DNA 损伤发生。最常用的 DNA 修复检测手段是程序外 DNA 合成（unscheduled DNA synthesis，UDS）实验。正常细胞需经过细胞周期达到增殖的目的，细胞周期包括 G_1 期、S 期、G_2 期和 M 期，在 S 期的 DNA 合成是按固定程序进行，称为程序性 DNA 合成。而当 DNA 损伤时，发生在正常复制合成期（S 期）以外 DNA 的修复合成，称之为程序外 DNA 合成。程序外 DNA 合成实验可以在啮齿类原代肝细胞中进行，也可在活体啮齿类肝细胞中进行，但以原代肝细胞培养物作靶细胞为首选。UDS 的发生是 DNA 受到损伤的标志，评价 UDS 反应的方法是给受试细胞加入标记 DNA 合成原料，如 ^{3}H-胸苷，观察在 S 期外是否有 DNA 合成发生，通过 ^{3}H-胸苷的加入量，判断受试物是否造成 DNA 损伤。

程序外 DNA 合成实验经济、快速、操作简单。但某些不掺入新核苷酸的 DNA 损伤修复类型，用 UDS 则无法测出相关损伤。

（凌 敏 王民生）

第三节 哺乳动物中短期致癌实验

哺乳动物中短期致癌实验是指在有限的短时间内完成实验，而不是动物终生；又指观察的靶器官限定为一个而不是全部器官和组织。中短期致癌实验的实验期限一般均不超过 1 年（通常为 3～6 个月），主要用于对外源化学物，尤其是非遗传毒性致癌物致癌作用的初步筛查，或者作为对哺乳动物长期致癌实验的支持和验证。与长期致癌实验比，中短期致癌实验更符合 3R 原则（即减少、替代、优化），具有实验周期短、受试物消耗量少、所需实验动物数量少等优点，发展前景广阔。国外各大制药公司及研究机构竞相投入短期致癌实验研究。目前对致癌实验已经积累了大量实验数据并建立了技术平台，而我国在这方面的致癌性评价研究尚属空白，与西方先进国家还有差距。

一、有限致癌模型

有限致癌模型是指时间有限（3～6个月）、靶器官有限，主要用于环境外源化学物的致癌性监测，也是在国内研究较多的模型。它具有以下特点。

（1）属于器官特异性的致癌模型，靶器官谱窄，专一性强。另外，近些年来也逐渐发展了多器官的致癌诱发模型。

（2）观察终点是癌前病变而不是肿瘤，如大鼠的肝转化灶、小鼠皮肤乳头状瘤、大鼠大肠和结肠的变形隐窝等。

（3）评价指标是以能否加速肿瘤的进展过程，而不是实验结束后肿瘤的发生率。

（4）染毒方式可以在实验期限内连续给予受试物，也可设计为引发-促长模型。

二、常用的有限致癌模型

目前应用较多的有限致癌模型主要有4种：小鼠皮肤肿瘤诱发模型、小鼠肺肿瘤诱发模型、大鼠肝转变灶诱发模型和雌性大鼠乳腺癌诱发模型。

（一）小鼠皮肤肿瘤诱发模型

作为引发-促长模型的原型，发现并提出了化学致癌的2阶段学说，即引发（initiation）和促长（promotion）。随后在肝、膀胱、胃、胰腺、肾等肿瘤诱发模型中得到证实。引发阶段形成前肿瘤细胞，一经引发是不可逆的，但需要通过细胞分裂来固定引发。促长阶段是从前肿瘤细胞增殖成为癌前病变的过程，一般是可逆的。

（二）小鼠肺肿瘤诱发模型

最初用于进行环境外源化学物致癌性的生物检测，是检测外源化学物致癌性启动作用最快的方法之一。通常采用A系小鼠，因为A

系小鼠的自发肺肿瘤发生率最高，在自发状态下，早在3～4周龄，即可发现肺肿瘤。到第2年，肺肿瘤的发生率几乎可达到100%。染毒途径采用腹腔注射，每周3次，持续8周，6个月可结束实验，观察终点为肉眼所见肺肿瘤的发生率和平均肿瘤数。A系小鼠对不同外源化学物的致癌敏感性不同，如对多环芳香烃、亚硝胺、亚硝基脲、氨基甲酸酯等有高敏感性，而对氨基芴、脂肪类、芳香胺等则敏感性低。董奇男等比较3种不同品系小鼠在肺肿瘤诱发模型中的敏感性，结果为A/J小鼠>KM小鼠>Balb/c小鼠。

(三) 大鼠肝转变灶诱发模型

对大鼠进行肝大部分切除术后，并给以受试物，观察肝转化灶的生成。肝癌发生过程有几种明显的肝细胞病灶。较早发现的是转变灶，进一步发展成为瘤性结节。用酶组织化学和免疫组织化学方法将转变灶和结节中的谷氨酰转肽酶和胚胎型谷胱甘肽转移酶染色，显色表明有肝癌细胞生化表型的癌前细胞。大鼠中期肝癌实验是研究受试物促癌作用的简便、经济、有效的方法。

(四) 雌性大鼠乳腺癌诱发模型

致癌物二甲基苯蒽（DMBA）诱导大鼠乳腺癌癌前病变与人体乳腺癌变过程相似。在造模10周后发展为浸润性乳腺癌之前及时阻断其发展进程，即可成功制出乳腺癌癌前病变的动物模型。此模型的特点能科学可靠地再现乳腺癌癌变过程和疾病转归等，为乳腺癌发病机制的深入研究提供条件。

另外还有口腔癌模型、小肠癌模型、结肠癌模型、胃癌模型、胰腺癌模型、膀胱癌模型、肾癌模型等。

三、新生鼠模型

新生鼠模型1959年开始用于实验，到目前为止，已对大量的不同种类外源化学物进行过评价，可作为致癌性评价的强有力的候选替代模型。新生鼠是指从出生到3周龄大的正常小鼠，多在出生后24小时内进行染毒，染毒期限为1年。与其他替代模型相比，新生鼠本身具备一些特点，如解毒酶及免疫系统尚未完善，解毒功能较成年动物差，对致癌作用比较敏感等。此模型对遗传毒性致癌物，如多环芳香烃、芳香胺等，具有较高灵敏度与特异性。但由于多是单次染毒，而非持续每日给以最大耐受剂量（MTD），因此不能检测出非遗传性的致癌物。孙雨梅等研究发现，己烯雌酚（diethylstilbestrol，DES）和乌拉坦联合作用可致新生 ICR 小鼠肺肿瘤发生率明显提高，肺肿瘤平均结节数有所增加，与已报道的 DES 对成年小鼠的肺肿瘤发生率比较差异显著，因此可作为肺肿瘤模型建立的有效方法。但研究也发现，新生鼠模型对弱阳性及可疑致癌物的检出率较低，与其他实验研究的结果可能得出相反的结论，可靠性有待提高。

四、转基因/基因敲除动物模型

转基因动物（transgenic animal）是指一类动物其基因组中整合有外源目的基因。目前常用于转基因动物致癌性评价的模型包括 $p53^{+/-}$、Tg rasH 2、Tg AC、$XPA^{-/-}$ 等。转基因动物虽然还不完全适合作为独立的致癌模型进行评价，但结合传统的长期致癌性实验，可以补充在长期实验不易得到的信息，减少动物的消耗量，降低假阴性率，为致癌性评价中有关证据权重提供有价值的信息。目前利用转基因动物进行的 6 个月的短期致癌实验的阳性结果已经在经济合作与发展组织（OECD）及美国食品和药品管理局（FDA）的申报中被接受作为补充资料用于药物申报。

中短期致癌实验作为致癌性替代模型的应用推广，需要进行有效性验证。ILSI/HESI ACT 于 1996 年利用转基因模型和新生鼠模型对 21 种已知具有致癌性的外源化学物进行了致癌性的评价。其中 $p53^{+/-}$ 的预测总准确率为 81%，TgrasH2 为 76%，TgAC 为 74%，$XPA^{-/-}$ 为 83%。中短期致癌实验的结果作为“证据权重”的一部分并结合结构活性关系、遗传毒性实验、大鼠致癌实验以及其他信息，可以更好地提高其对人体致癌性的预测能力。

第四节 哺乳动物长期致癌实验

哺乳动物长期致癌实验又称哺乳动物终生实验，是目前公认的确证动物致癌物的经典方法，较为可靠。致癌物的一个最大特点是潜伏期长，在啮齿类动物进行 1～2 年的实验即相当于人类大半生时间。如果用流行病学调查方法确证一种新外源化学物的致癌性，一般需要人类接触受试物 20 年后才能进行。

为提高实验的灵敏度及可信度，必须做到以下几个方面：

(1) 使用无特殊病原体动物（specific pathogen-free animal，SPFA)，防止疾病成为结果的混杂因素，同时能保证实验结束时有足够的存活动物进行有统计学意义的比较。

(2) 适当的动物饲养环境及动物管理，保证足够的存活动物数。

(3) 统一的病理评价标准和适当的病理核查程序，保证病理评价全程的一致性。

(4) 暴露涵盖啮齿类动物的主要生命过程，一般为 18～24 个月，可以评估对鼠类低龄到高龄的潜在影响，及与致畸数据进行比较。

(5) 每组有适当的动物数，如至少每组每性别 50 只，确保有足够的存活动物进行统计比较。

(6) 通常以人实际接触剂量的很多倍作为高剂量，最高至最大耐受剂量（MTD)，在预实验中能产生轻微毒性的剂量。

近年来，一直有研究者建议更早开始进行实验或延长 24 个月的时间至动物的全部存活时间。围产期暴露适合于那些在孕期暴露的外源化学物或有可能产生孕期相关疾病的外源化学物，但最大的问题是目前还没有任何致癌物是通过这种暴露方式被发现的。同样，在延长实验时间至动物自然死亡上，也没有经充分审查的独立的研究报告支持这样的变化。而且由于实验延长伴随的高的自发肿瘤率，需要大量的实验动物满足统计学要求，也使实验成为不可能完成的任务。

一、动物选择

在致癌实验中选择动物最重要的依据是对人致癌物的敏感性。因此，要考虑物种、品系、年龄和性别。同时对使用的动物要进行定期评估，判定其是否继续适合做致癌实验模型。

首先实验开始时，动物必须是健康没有疾病的，这是致癌动物实验成功与否的基本与必要的条件。实验结束时要有足够的存活动物，这是获得一个有意义统计结论的关键。

物种的选择对受试物有特定的靶器官时尤为重要。如大鼠对诱发肝癌敏感，小鼠对诱发肺肿瘤敏感。常用大鼠和小鼠是因为它们个体小、生命周期短、生理和生化资料齐全与详尽。

品系不同也会对实验结果产生影响。如同是小鼠，A系及亚系诱发肺肿瘤敏感。常用的远交系动物，因为它们对疾病抵抗力强、生长快、繁殖能力强、寿命长，以及和人一样具有基因的多样性。在实验中应该注意动物的遗传背景。不同来源的相同品系鼠有可能遗传背景不同，使得遗传背景成为研究的混杂因素。有可能造成遗传背景发生变化的因素：如远交系动物群的长期繁殖；远交系开始配种的动物数量少；配种动物选择错误；繁殖过程产生的变异被固定下来，导致遗传差异。近交系鼠则没有遗传背景不同造成的混杂因素存在，由于其染毒组和对照组在对肿瘤的敏感性上及生物反应性上差异很少，更容易获得有意义的肿瘤发生率信息。

通常用的大鼠是 Sprague Dawley、Fisher F344 和 Wistar 品系，小鼠用 CD-1 或 C57BL、B6C3F1/N 品系。大鼠 Sprague Dawley 与大鼠 Fisher F344 相比，Sprague Dawley 大鼠体积较大，而且有较多的自发肿瘤。国家毒理学计划（NTP）（美国）推荐使用 Fisher F344 大鼠和杂交的 B6C3F1/N 小鼠。而美国环境保护局（US EPA）和经济合作与发展组织（OECD）则没有具体的建议使用动物，只是提出原则性指导或要求。

致癌实验动物年龄多使用断乳或断乳不久的动物。OECD 虽然认为胎鼠、新生鼠及刚断乳小鼠与成年鼠在生理、生化、激素水平和免疫方面不同，但目前没有足够的证据表明年龄小的动物能检出更多的致癌物。性别一般是雌雄各半。

每个剂量组应至少包括两种性别动物。动物要求按照随机原则分配到各个染毒组和对照组，保证各组之间的动物的均衡性。但美国食品和药品管理局（FDA）要求在这之前，先按体重或体重范围分层，再进行随机分组。体重在均数的 20% 以外或不健康动物均需排除。

应避免同一窝（same litter）动物分在一组，容易造成动物遗传背景上的差异，导致错误的结论。如果实验必须在不同的房间进行，各个染毒组和对照组应随机地分到各个房间，减少由于各个房间湿度、空气清净度及微生物构成不同造成的偏差。还应考虑动物的自发肿瘤状况，应选动物肿瘤自发率较低者。

二、动物数量

从统计学、动物福利及经济上综合考虑，OECD 和 FDA 规定每组动物、每种性别至少需要 50 只。如果实验过程中定期处死动物或者部分动物是为了观测代谢、药效、毒效方面的指标就应适当增加动物。FDA 还提示，到实验终点至少每组动物数为 25 只，才有可能获得有统计学意义的结论。同时动物数与对照组的肿瘤自发率和致癌物的强度有关，如当对照组肿瘤自发率为 1%，而染毒组肿瘤发生率为 20%时，每组动物需要 40 只才能有 90%的把握度为阳性。如对照组肿瘤自发率上升为 10%，或肿瘤发生率下降为 10%，则每组动物需 214 只或 114 只。所以一般提出每组最少 50 只动物，是指当对照组肿瘤自发率为 1%、5%、10%、20%或 30%时，染毒组肿瘤发生率应相应为 20%、30%、40%、50%或 60%时，才有 0.9 以上的把握度获得阳性结果。

三、剂量设计与染毒途径

一般使用 3 个剂量。较低剂量为前一级较高剂量的 1/3～1/4，最低剂量最好相当于或低于人类实际可能接触的剂量。最高剂量应为最大耐受量（MTD）。FDA、EPA 认为的理想 MTD 不应致死，也不引起可能缩短寿命的毒性表现和病理改变，与对照组相比体重下降不大于 10%。OECD 与其类似，在 2009 年修改版中规定最高剂量不能因毒性（除肿瘤外）显著地改变动物的正常寿命，导致动物体重与对照相比下降 10%左右，其剂量差在 2～4 倍，不能超过 10 倍。MTD 主要通过 90 天毒性实验获得，90 天实验必须与致癌实验的动物和染毒方式一样。传统的观测指标主要是死亡率和体重变化情况，但近年来又增加了一些组织病理、代谢方面的指标。

Haseman 和 Lockhart（1994 年）对 NTP 216 种致癌物的检测过程进行研究后，认为如果不使用高剂量的 MTD，将有超过 1/3 的致癌物不被发现。虽然其中的 80% 在同一位置肿瘤的数量有所增加，但 MTD 一直被认为是剂量过大、对组织有伤害、导致细胞增生、增加代谢负荷等，尤其是与人类的低水平暴露相差甚远。Gaylor 和 Swirsky Gold（1998 年）建议用 MTD/7 作为最高剂量，并且认为如果人类的接触低于这个剂量，就没有必要对该外源化学物进行致癌实验。

NTP 如今在长期致癌实验剂量设计中也参考被检物的药代动力学数据，以此来判定体内的代谢负荷或正常生理/代谢过程的饱和情况。人用药物注册技术要求国际协调会议（the International Congress for Harmonization，ICH，2008 年）和欧洲药品评价局（European Medicines Evaluation Agency，EMEA，2005 年）建议长期致癌实验的 MTD 可以通过药代动力学（PK）参数确定。ICH 推荐啮齿类中的 MTD 相当于人血中的代表峰循环剂量曲线下面积（area under the curve representing peak circulating dose in blood，AUC）25 倍。2008 年，FDA 同意并采纳此建议。但对新食品或食品添加剂来说，此种方法缺乏可行性。

在对照组方面，通常情况下是设一个组，但 FDA 认为，在食物中添加被检物后，会引起食物味道或营养上发生改变，导致实验组动物吸收或营养情况发生变化。因此增加一个在食物中添加一种惰性物质的对照组，就可以解释这方面的问题，同时也可观察对照组的变化程度，便于解释处理组的肿瘤发生情况。如何利用历史对照方面，FDA 和 HCD（the Historical Control Data Working）都认为对实验结果的判断有很大作用，尤其是在一些罕见肿瘤和处理组动物的肿瘤发生率微弱增加的情形下，对结果的判读很有作用。但一个前提条件就是这些数据必须进行严格的审批程序后方能使用。工业动物毒理学数据库（The Registry of Industrial Toxicology Animal-Data，RITA）（2009 年）提供了在美国和欧洲常用的实验动物的标准化的、审核后的肿瘤自发率。

外源化学物暴露过程应尽可能模拟人接触外源化学物的状态，最常用的途径是口服。过去受试物质常常混在饮用水或饲料里喂饲动物。整个研究过程中可以固定饲料中药物的浓度，或者在预期存活期中维持每千克体重的染毒剂量不变。FDA 特别强调在基础饲料中添加被检物不能影响正常的营养和水平衡，且比重不能超过 5.5%。如今，除了农用化学物和食品添加剂还应用饲料染毒外，其余的都采用口腔管饲法染毒。口腔管饲法可以使受试物的摄取量更准确，但受试物与体内环境接触的模式与其他染毒方式相比则有不同（染毒后即达峰值）。OECD、FDA 和 EPA 要求整个实验过程要定期对受试物进行分析，确保样品稳定、纯净、均衡分布，符合设计要求，同时要确保对照组饲料不应被受试物污染。NTP（2006 年）在喂饲研究中特别规定，在实验开始前 30 天对受试物的纯度进行评估，并在实验过程中定期（24±2 周）进行。各剂量组浓度的变化幅度小于 5%（10±2 周进行一次）。采用口腔管饲法可导致肾上腺酮增加 58%～59%，体重减少 3.5%～9%，其他的有体温、活动、肝细胞凋亡等变化，其中最严重的是导致样品的吸收、代谢、毒性的改变。EPA 规定，如果采用口腔管饲法，必须提供资料证明其与经饲料或饮水染毒达到相同的暴露效果或者提供两者代谢方面的资料，以便对结果进行评价时采用。

四、饲养条件、实验期限与染毒时间

FDA（1978 年）、EPA（1983 年、1984 年）、OECD（1998 年）分别在其良好实验室规范（GLP）上对致癌实验的饲养条件有了明确而具体的要求。之后美国与欧盟均把 NRC（the National Research Council）有关动物饲养与福利的规定都整合到其 GLP 上。需要注意的是，对于是否单笼或群笼喂养，不同部门有不同规定。FDA（2000 年）明确规定，涉及与喂饲相关的研究必须单笼喂养，便于计算食物摄入量及个体观测，避免动物争斗、残杀。OECD（1981 年，2001 年）规定，单笼或群养（≤5 个同性别）均可。NTP（2006 年）

要求群养的雄性动物≤3只，雌性动物≤5只。另外笼具的大小对实验结果有重大的影响。在进食方式上，大部分施行自由进食，但NTP从1994年开始，对正常的饲料配方进行了改进，控制实验动物热量、蛋白质的摄入，降低动物生长速率、提高生存率、减少肾病和心肌症的严重度。OECD（1981年，2009年）、FDA（2000年）、NTP（2006年）、ERF（1999年）等要求，如果将受试物添加到饲料或饮水中，为了获得最大的暴露量，动物每天都要接触受试物。NTP（2006年）和FDA（2000年）要求的致癌实验周期无论大鼠、小鼠均为24个月；OECD（1981年，2009年）规定小鼠18个月，大鼠24个月，同时认为如果低剂量或对照组的死亡率大于25%，或者当实验获得的数据不能满足统计学要求时，就可以停止实验。染毒周期与实验的长短一致，停止染毒日，即是实验的结束时。观察时间延长导致对照组的自发肿瘤率增高，影响了对染毒组的判断。但ERF认为，停止染毒后不用马上处死动物，而是继续观察到动物自然死亡为止，这样更能揭示一些稀有存在的或低发生率的肿瘤。

Solleveld等（1984年）发现，110周后F344大鼠对照组的常见损伤随时间延长有增加的趋势，但肿瘤类型并不随年龄的增加而增加，而且年龄大的动物并没有出现特异类型的肿瘤，表明终生实验与2年的实验相比，并没有出现明显优势，相反由于对照组的自发肿瘤率的增加，使得假阴性的发生概率增加。另外按照统计学要求，对照组的肿瘤自发率增高，必须极大增加实验动物数，才能获得明确的统计学结论。

在染毒方式上，FDA近年规定在两种动物实验中有一种动物必须通过子宫染毒的方式判定其致癌作用或慢性毒性影响。OECD和NTP在其致癌实验设计的过去或修改版中都没有这方面的要求。但NTP在其以Harlan SD大鼠为模型检测致癌、生殖发育毒性中将允许使用子宫染毒的方式。

实验期限要求长期或终生。一般情况下小鼠最少1.5年，大鼠2年。可能时分别延长至2年和2.5年。一般主张一直染毒至实验结束。但也有人认为，为减少中途非肿瘤死亡，应在9～12个月后即停止染毒，以便使动物可由中毒或亚中毒状态恢复，存活时间较长和存活动物也较多。对于完全致癌物无较多影响，对于促癌剂有可能出现可逆过程，以至肿瘤发生率下降。

五、结果的观察、分析和评定

主要分析指标有：肿瘤发生率；多发性（指一个动物出现多个肿瘤或一个器官出现多个肿瘤）；潜伏期。致癌物剂量越大潜伏期越短。可以用各组第一个肿瘤出现的时间作为该组的潜伏期。这种办法只适用于能在体表观察的肿瘤。对内脏的肿瘤，则需分批剖杀，计算平均潜伏期。

分析结果应注意有无剂量-反应关系。染毒组与对照组的差异需经显著性检验。存在剂量-反应关系，并与对照组差异显著时，为阳性结果。

与以往认为的从线性剂量-反应关系获得的致癌物无阈值的观念不同，很多研究者认为，致癌物无论是否具有 DNA 反应活性都是有致癌阈值的，而且易于获得人接触的安全剂量范围。

国际癌症研究所（IARC）（1980 年，2006 年）提供了详尽的统计方法分析实验数据。FDA（2000 年）提供了从实验设计、数据采集，到统计处理的相关方法。OECD（1981 年，2009 年）、EPA（1998 年）都没有提供具体的数据统计方法，只是要求统计方法合理即可。但选用正确的统计方法可以避免得出错误的结论。在统计处理过程中需特别注意各组生存率不同的问题。在评价染毒组与对照组对某种损伤的发生率不同时，如果两组动物的寿命不因处理因素发生改变时，一般采用卡方检验或是 Fisher 精确检验。如果染毒组动物出现早死现象，这两种方法就有可能低估处理因素的作用。同样在多个剂量组模型的致癌实验中进行肿瘤发生率（线性增加）的比较，采用 Cochran-Armitage test 可获得较高的统计效力。如果各组的存活动物不一样，当采用成对比较的 t 检验时，就会极大影响到统计效力。合理的做法是先调整各组的生存率，如保险业采用的精算法，再进行比较，可以获得各剂量组之间的明确关系，从而正确的评估被测物的致癌危险性。

致癌实验中出现假阴性主要是因为实验动物相对较少、肿瘤发生率低，同时又因为年长动物的自发肿瘤发生率高而加重出现假阴性。假阳性主要是由于要比较的数据太多，如不同种类的动物、两种性别、3～4个剂量组，30种以上需评估的组织或动物，增加了得出统计学意义差异结论的机会。

在下结论的时候，应该考虑以下问题：

（1）实验数据是否适当，其中有没有染毒组与对照组的动物存活率不一致的问题，有没有很高或很低的肿瘤发生率，有没有因自溶或感染导致组织的额外损失等问题。

（2）如果染毒组肿瘤发生率与对照组相比显著增加，那么其在相同组织中的其他生物学表现或毒性特征是否与其理化特性相符。

（3）有没有其他辅助性证据支持其致癌性，如遗传毒性、肿瘤发生过程中的组织增生等。

在考虑致癌实验的生物学意义的时候，利用实验室的历史对照有助于评价一些罕见的或发生率略有增加的实验。

第五节　转基因小鼠在致癌研究中的应用

现在常用的转基因动物（transgenic animal）研究模型有C57BL/6（N5）-TRp53小鼠、CB6F1-Tg-ras Tg rasH2小鼠、Tg. AC小鼠、$XPA^{-/-}$小鼠和$XPA^{-/-}/p53^{+/-}$双敲除小鼠。

随着人们对癌基因（oncogene）或肿瘤抑制基因（tumor suppressor gene）在肿瘤发生、发展中作用的认识日益深入，以及近年发展起来的小鼠生殖系引入可诱导或精细调控突变技术的应用，小鼠肿瘤模型的建立工作取得了突破性进展，转基因动物模型也成为致癌性研究评价的重要组成部分。

转基因动物是指一类动物的基因组中整合有外源目的基因。通过转基因技术，将改建后的目的基因或基因组片段导入实验动物的受精卵，使其与受精卵DNA发生整合。然后将此受精卵转移到雌性受体的输卵管或子宫中，使其顺利完成胚胎的发育。这样，后代的体细胞和性细胞的基因组内携带有目的基因，并能表达而呈现其生物效应。

转基因动物技术常用方法包括：受精卵微注射技术、胚胎干细胞介导技术、逆转录病毒载体技术，以及脂质体介导法、电脉冲介导法、原生殖细胞介导法和细胞融合法等。

外源基因有的只整合到动物的部分组织、细胞的基因组，称为嵌合体动物；如果动物所有的细胞均整合有外源基因，并具有将外源基因遗传给子代的能力，称为转基因动物。通过分析基因和动物表现型，揭示外源基因的功能。转基因动物有可能作为常规动物模型用于评价外源化学物的致癌性，但必须对动物的生物学性质、实验设计、数据分析及解释提供一个完整的方案。

目前，采用转基因动物进行的短期致癌实验，一是可以对外源化学物致癌作用进行初步测试。同时通过观测动物对致癌物的生物效应，一定程度上可了解肿瘤发生的分子机制。另一方面，转基因动物实验可为传统的大鼠致癌性实验提供有益的信息。在第一次传统致癌实验无法获得明确结论时，转基因动物短期致癌实验可以作为啮齿类长期致癌实验的有益补充，明确进一步实验的方向。

目前常用于致癌实验评价的转基因动物有转癌基因小鼠和肿瘤抑制基因敲除小鼠，主要分为以下几类。

一、C57BL/6（N5）-TRp53 小鼠（TRp53 小鼠）模型

野生型 p53 蛋白能抑制人和啮齿类动物体内的肿瘤发生。p53 作为一种转录因子参与调控细胞周期停滞、细胞凋亡、血管生成抑制、分化、修复和基因稳定性相关基因的活性。在 26 周的短期致癌实验中，TRp53 小鼠模型的整体肿瘤自发率较低。在未采用植入型电子标识芯片的实验中，雄性小鼠肿瘤自发率为 2.8%（$n=283$），雌性小鼠肿瘤自发率为 6%（$n=284$）。而在采用植入电子标识芯片的实验中，雄性小鼠肿瘤自发率为 8%（$n=150$），雌性小鼠肿瘤自发率为 11.3%（$n=150$）。最常见的 3 种自发性肿瘤为淋巴瘤、皮下肉瘤及骨肉瘤，其他类型的肿瘤发生率较低（$<0.2\%$）。TRp53 小鼠模

型常用的阳性对照物为P-3-氨基对甲苯甲醚。ILSI /HESI项目中有19个受试物的实验均采用P-3-氨基对甲苯甲醚作为阳性对照，其中除1个受试物的实验结果为阴性外，其他实验中阳性对照组的雄性动物结果均为阳性，而阳性对照组中的雌性动物结果仅有15个为阳性。说明在P-3-氨基对甲苯甲醚在致癌性方面，雄性动物比雌性动物更敏感。

综合ILSI /HESI项目与其他文献报道，C57BL p53 $^{+/-}$小鼠模型应用较广泛，对遗传毒性致癌物如甲基亚硝脲和乌拉坦特别敏感，但目前尚无法确定该模型是否比其他转基因模型更有优势。

二、CB6F1-Tg-ras Tg rasH2小鼠（Tg rasH2小鼠）模型

Tg rasH2小鼠携带人的c-Ha-ras基因，该基因在最后一个内含子处发生点突变导致该基因的多表达。转基因动物的体重是对应野生型小鼠的80%～90%，但脏器与体重的比例相当。实验第77周动物的存活率雄性小鼠为53%，雌性小鼠为32%，相应的野生型的存活率雄性小鼠与雌性小鼠分别为96%和97%。Tg rasH2小鼠模型动物在18月龄时肿瘤自发率可达到50%，而6月龄时的肿瘤自发率并不高。发生率最高的肿瘤为肺腺瘤（6.7%）、脾血管瘤（3.9%）和前胃乳头状瘤（2.8%）。180只雄性和178只雌性Tg rasH2小鼠与179只雄性及180只雌性野生型小鼠肿瘤自发率相比为：Tg rasH2雄性小鼠超过1%，自发的肿瘤有：肺腺瘤（1.6%）、肝血管瘤（1.6%）、脾血管瘤（1.6%）和鳞状上皮细胞乳头状瘤（1.1%）。野生型雄性小鼠有肺腺瘤和肺癌、神经系统脂肪瘤（发生率0.6%）和附睾血管瘤（0.6%）。Tg rasH2雌性小鼠肿瘤自发率超过1%，自发的肿瘤有：肺腺瘤（1.6%）、脾血管瘤（1.1%）、造血系统恶性淋巴瘤（2.2%）、前胃乳头状瘤（1.1%）和副泪腺腺瘤（1.1%）。

其他文献报道Tg rasH2小鼠自发率较高的肿瘤有肺腺瘤、脾血管瘤和皮肤乳头状瘤，为3%～8%。ILSI /HESI项目中，以腹腔注射给予甲基亚硝脲75mg/kg作为阳性对照物。结果表明，Tg rasH2小鼠对于阳性对照物比野生型小鼠敏感，靶器官为血液系统、胸腺、

前胃/胃（70%～100%）、皮肤和副泪腺。大部分的 Tg rasH2 小鼠由于淋巴瘤在 14 周内死亡。虽然该动物模型肿瘤发生的机制还需进一步研究，但基本被接受作为长期致癌实验的补充，用于中期致癌实验评价外源化学物的潜在致癌风险。

三、TG. AC 小鼠模型

TG. AC 小鼠由 FVB/N 小鼠通过原核内注射 v-Ha-ras 基因产生。该模型中，未染毒小鼠皮肤中检测不到转基因的表达，而表达激活后诱导的肿瘤优先在分层的表皮上形成。模型小鼠背部去毛后局部给予激活剂或完全致癌物，产生鳞状上皮细胞乳头状瘤或癌。因此，该模型可用于皮肤染毒的致癌性实验；但经口染毒，也可引发前胃上皮细胞恶性转化，形成前胃鳞状上皮细胞乳头状瘤或癌。v-Ha-ras 基因使 TG. AC 小鼠产生一些 FVB/N 小鼠未出现过的罕见肿瘤，如牙齿肿瘤及毛发生长较慢区域的鳞状上皮细胞乳头状瘤。大部分 12 月龄动物在毛发生长较慢的区域出现小型皮肤乳头状瘤，如鼻、耳、爪、嘴及泌尿生殖区和臀区。ILSI /HESI 项目中早期使用纯合子的 TG. AC 小鼠，后期的实验中使用杂合子的 TG. AC 小鼠。在 ILSI / HESI 项目中，大部分局部染毒的实验使用的阳性对照物为 12-O-十四烷酰佛波醋酸酯-13，1.25 或 2.5μg。有大约一半的经口染毒（灌胃或喂饲）的实验使用的阳性物为二甲基乙烯基氯（100 mg/kg）。2 种阳性对照物在 26 周内均可引发相对稳定的腺瘤产生。杂合子 TG. AC 小鼠和纯合子 TG. AC 小鼠对二甲基乙烯基氯的反应率分别为 53%～100%及 78%～100%。在 IARC 的报告中，该模型对 22 种已知的致癌物进行检测，其中 14 种致癌物中检测验到 12 种为致癌物，8 种阴性致癌物有 6 种得出阴性结果。IARC 提示，该模型可能对一些皮肤毒性外源化学物出现假阳性。该模型设计主要用于经皮肤染毒的致癌性评价，不推荐用于经口染毒的致癌性评价实验。

四、$XPA^{-/-}$ 小鼠模型

$XPA^{-/-}$ 小鼠具有无核苷切除修复机制。因此，该小鼠可选择性

地对遗传毒性外源化学物有反应（或对于诱导与DNA修复通路有关的DNA损伤的外源化学物有更灵敏的反应）。9月龄雌性$XPA^{-/-}$小鼠的肿瘤自发率为5%（$n=178$），雄性小鼠为7%（$n=180$）。最常见的（> 1%）自发性肿瘤为淋巴瘤（雌性小鼠）、细支气管腺瘤（雄性小鼠）、肾上腺皮质腺瘤（雄性小鼠）和肾上腺嗜铬细胞瘤（雌性小鼠）。与野生型C57BL/6-（N5）-TRp53小鼠比，其肿瘤自发率低和种类少。尽管目前还没有足够的实验数据，但$XPA^{-/-}$小鼠模型的实验小组建议，今后实验应采用2-乙酰氨基芴作为阳性对照物，并需鉴定更适用的阳性对照物。

ILSI /HESI项目中关于$XPA^{-/-}$小鼠模型数据有限，外源化学物中仅有13/21个采用该模型，且没有重复实验，特别是人类遗传毒性致癌物中的美法仑（苯丙氨酸氮芥）和环磷酰胺均未采用该模型进行实验，故无法对该模型的价值做出最终判断，不推荐使用。

五、$XPA^{-/-}/p53^{+/-}$双敲除小鼠模型

$XPA^{-/-}/p53^{+/-}$双敲除小鼠为DNA修复缺乏和仅携带单份p53基因的小鼠。因此期望该模型小鼠能选择性地对遗传毒性致癌物产生反应，与$XPA^{-/-}$小鼠相比，对于致癌物有更强的反应。$XPA^{-/-}/p53^{+/-}$双敲除9月龄雌性小鼠肿瘤自发率为13%（$n=132$），雄性小鼠为9%（$n=134$），高于$XPA^{-/-}$小鼠。有些肿瘤类型在$XPA^{-/-}$小鼠中未曾观测到，如与$XPA^{-/-}$ $p53^{+/-}$基因有关的肉瘤。阳性对照物有苯并（a）芘、P-3-氨基对甲苯甲醚和2-乙酰氨基芴。由于实验数量太少，尚不能确定阳性对照物的可靠性及其重现性。$XPA^{-/-}/p53^{+/-}$双敲除小鼠模型的数据有限。ILSI /HESI项目中仅有10 /21个外源化学物采用这种模型进行实验，且没有重复实验。由于模型使用较少，历史背景数据较少，这可能增加以“罕见肿瘤”作为评判阳性结果标准，而对实验结果错误分类的风险。

总之，使用$XPA^{-/-}/p53^{+/-}$双敲除小鼠模型作为常规评价还不成熟，目前不推荐使用。进一步的实验，特别是对弱遗传毒性或非遗传毒性致癌物实验，可以增加历史数据，并可更好地了解实验的敏感

性、特异性和重现性。

转基因动物在致癌性评价中的应用前景值得期待，其优越性表现如下：可以在药物研发的前期预测潜在致癌性，及时终止或指导合成候选药物，减少研发费用，降低评价风险性；动物使用量少，耗时短（6个月），花费低，符合3R原则。可提供致癌机制的信息及作用模式，区分是否具有遗传毒性。特异性和敏感性较高，假阳性和假阴性率较低。基于肿瘤机制及作用模式，提高了结果外推到人的可靠性。转基因动物虽然还不完全适合作为独立的致癌模型进行评价，但结合传统的长期致癌性实验，可以补充在长期实验不易得到的信息，为致癌性评价中的证据权重提供有价值的信息。目前利用转基因动物进行的6个月的短期致癌实验的阳性结果已经在OECD及FDA的申报中被接受作为补充资料用于药物申报。美国FDA在2005—2009年间批准的新药中需要进行致癌性实验的全身用药共有51个，其中有3个进行了转基因动物实验。1个采用$XPA^{-/-}/p53^{+/-}$双敲除小鼠模型，2个采用Tg rasH2小鼠模型，仅占不到6%。虽然采用转基因动物作为附加实验的指导原则ICH S1B早在1996年就已发布了，但转基因动物至今尚未作为标准实验广泛用于支持药物上市申请，其应用程度依然很低。

第六节 各种致癌实验的选择与评价

对致癌物的致癌性评价是一个复杂而又艰巨的过程，涉及一系列的实验数据，需要一套统一的评价程序将它们进行分类。这些数据有人或实验动物的肿瘤发生、外源化学物的理化特性、与其他致癌物的构效-活性关系（SAR_S）分析、体内外实验中相关的潜在致癌过程或作用方式，在评价中有重要作用的人的流行病学调查资料。对一个外源化学物最后的结论，EPA采取5种分类：人类致癌物（carcinogenic to humans），可能人类致癌物（likely to be carcinogenic to humans），有致癌潜力（suggestive evidence of carcinogenic potential），缺乏致癌潜力（inadequate information to assess carcinogenic potential）和非人类致癌物（not likely to be carcinogenic to humans）。世界卫生组织下属的国际癌症研究所（IARC）将致癌物质分为四大类：

一类（carcinogenic to humans）：对人体有明确致癌性的物质或混合物，如黄曲霉毒素、砒霜、石棉、六价铬、二噁英、甲醛、酒精饮料、烟草、槟榔等。

二类 a（probably carcinogenic to humans）：对人体致癌的可能性较高的物质或混合物，在动物实验中发现充分的致癌性证据。对人体虽有理论上的致癌性，而实验性的证据有限。如丙烯酰胺、无机铅、氯霉素等。

二类 b（possibly carcinogenic to humans）：对人体致癌的可能性较低的物质或混合物，在动物实验中发现的致癌性证据尚不充分，对人体的致癌性的证据有限。用以归类相比二类 a 致癌可能性较低的物质。如氯仿、DDT、敌敌畏、萘卫生球、镍金属、硝基苯、柴油燃料、汽油等。

三类（not classifiable as to its carcinogenicity to humans）：对人体致癌性尚未归类的物质或混合物，对人体致癌性的证据不充分，对动物致癌性证据不充分或有限。或者有充分的实验证据和充分的理论机制表明其对动物有致癌性，但对人体没有的致癌性。如苯胺、苏丹红、咖啡因、二甲苯、糖精及其盐、地西泮（安定）、氧化铁、有机铅、静电磁场、三聚氰胺、汞与其无机化合物等。

四类（probably not carcinogenic to humans）：对人体可能没有致癌性的物质，缺乏充分证据支持其具有致癌性的物质。如己内酰胺。

一、构效-关系分析

结构-活性关系（structure-activity relationship，SAR）中，定量结构活性关系与定性结构性质关系（quantitative structure-activity/property relationship，QSAR/QSPR）就是应用化学理论计算方法和各种数学统计分析方法，定量地描述和研究有机外源化学物的结构与活性/性质之间的相互关系，建立起 QSAR/QSPR 的数学模型。

可靠的 QSAR/QSPR 模型一旦建立，经过预测能力的检验，就可以用来预测新外源化学物的各种性质。最初是为了合理药物设计的需要而发展起来的，形成了一个定量药物设计的研究分支，对于设计和筛选生物活性显著的药物、阐明药物的作用机制均具有指导作用。

致癌物的化学结构种类繁多，分析从一种同系物着手，找出该类外源化学物化学结构中与致癌性关系最密切的构份，以及其他构份改变时所产生的影响。如对数百种多环芳烃类外源化学物的小鼠皮肤癌诱发实验结果做的结构-活性关系分析表明，不仅化学结构的微小变化都关系着致癌性的强弱，而且与其立体结构性的变化也有密切关系。

EPA 在其化学品和农药的致癌性评价中要求充分运用结构-活性关系对化学品的毒性进行评估。FDA 的信息与计算安全分析组（informatics and computational safety analysis staff，ICSAS）提供相应软件预测向其食品安全与营养应用中心（center for food safety and applied nutrition，CFSAN）申报产品的毒性。同时建议运用其筛选新药品或化学品。英国的食品、消费品和环境中化学物致癌性委员会（the Committee on Carcinogenicity of Chemicals in Food，Consumer Products and the Environment）在其四步的化学物致癌性评价中，其中就要求运用 SAR 技术对外源化学物进行毒性评价。

总之 SAR 在致癌性评价中可以提供有益的信息，对其他实验结果进行补充或佐证。

SAR 中应注意的几个方面：

（一）结构类似化学物的数据

对某一类外源化学物来说，其啮齿类致癌性数据可以大量获得。通过类似物数据可以预测其潜在的靶器官、暴露相关的生物效应、可能的官能团及作用模式（机制）。对所有的数据，无论是阳性结果还是阴性结果都应该进行分析。数据收集应该包含不同的种属、不同品系、不同性别的动物、不同的暴露方式及不同的剂量设计。所获得结论的可靠度与它们在结构、代谢及生物活性上的相似度相关，相似度越高，结论就越可靠，反之亦然。

（二）生化特性

生化特性影响到外源化学物的吸收、组织分布、生物利用度（bioavailability）、生物转化、降解等，这些都对其毒性有重要影响。还要分析其分子量大小、形状、价位、物理状态（气体、液体或固体）、脂水分配系数（影响到外源化学物在组织中停留及分布、体内的稳定性）。另外其与细胞成分，尤其是DNA和蛋白质的反应性，对其毒性大小及性质有重要作用。主要由分子大小、形状、亲电性（electrophilicity）、电子分布等决定其反应活性。

（三）结构-活性关系（SAR）分析

SAR分析或借助模型分析可以用来预测分子的特性、可能的生物学终点、致癌性。总之它们可以提供有价值的初步信息，加强或减弱对某些外源化学物的关注，是证据权重（weight of evidence）的组成部分。

目前对那些通过与DNA发生共价结合引起肿瘤发生的物质，SAR分析很有用。已知某些外源化学物的结构类似物或聚合物有致癌性，并影响相应的生物过程，如受体结合、激活，具有致突变性、基因毒性等。我们应重点考察以下的指标：

（1）其亲电子性的属性及反应性；

（2）通过化学、光化学或代谢形成亲电子反应的潜能；

（3）是否是亲电子分子的载体；

（4）理化特性：物理性质、溶解性、脂水分配系数、水溶液中的半衰期；

（5）结构和亚结构特性：电子数、原子结构、分子结构；

（6）代谢特性：代谢通路、激活或灭活速度；

（7）可能暴露途径。

（四）常见的有机化学物的结构与致癌性的关系

在结构与致癌性研究上提出了很多理论，其中比较广泛被接受的有：Pullman等根据分子轨道计算提出的K区理论、Mill等提出的亲电子理论、Jerina等得出的湾区理论，以及戴乾圆发展的双区理论。对系列化学物致癌机制的研究已有一定的实验证明，但都只能对部分种类的化学致癌物进行解释。在探讨多环芳烃（PAH）的致癌性方面，Scamidt 认为，PAH 分子中高电子密度区域发生活化作用，电子从 PAH 流向生物大分子，产生致癌效应，K 区和湾区理论中指出 PAH 分子的 K 区，L 区复合定域能或分子湾区的离域能在一定数值范围内时分子具有致癌活性，这些理论对化学物分子结构中活性角环离域能或定域能与致癌性之间相关程度进行分析。从分析致癌有机物分子片段与靶分子 DNA 互补碱基对相互作用的角度出发，刘征涛等以分子连接性指数和微扰分子轨道指数作结构、能量参数，从分析 DNA 链互补碱基对与致癌有机物分子片段发生共价交联的构效角度，首次得出产生碱基移码或置换型化学致癌的主要过程，是化学物分子片段中活性原子与 DNA 互补碱基对间氮键的共价结合，显示致癌性的充分必要条件是碱基对 GC 间两个氢健与致癌片段的特异交联。对已知 150 种致癌物的致癌分子片段进行计算分析，成功地获得有机物分子片段结构致癌活性的估测模式，计算结果与实验值基本相符(99%)。

近年来认为，人类的癌症有 50%～90%是由于暴露在环境中的外源化学物所致，这些致癌物大部分是分子量低的有机化学物。有机化学物中有脂肪族和芳香族，官能团包括氧化物、酰胺、硫化物、亚胺、硝基、亚硝基、脂类和卤代物等。

无机致癌物认为与其致突变性有关。如砷、铬、铍、镍、镉、铜、铁、锰、铂、硒及其化合物；含铝、锑、砷、锡、铜、铅、汞、镍、碲及其化合物，均能引起动、植物细胞染色体畸变或异常分裂。实际上这些金属与类金属化合物中，只有少数能引起人的肿瘤。也有人认为，金属元素负电性、溶解度和粒子大小影响金属致癌性，并认为致癌金属的负电性范围在 1.2～1.9 电子伏特之间。

1. 多环芳烃类（PAHs）的结构与致癌性

（1）PAHs 分子大小与致癌性：PAHs 的致癌性随苯环的数目增加而增大，呈现致癌性的 PAHs 其苯环数都在 4 个以上，但是苯环多于 8 时致癌性又显得很小，这可能是苯环数大于 8 的 PAHs 其溶解度很小所致。

苯环的排列方式对致癌的活性亦有关系，相同的苯环数，呈稠环排列的 PAHs 比呈线型排列的致癌活性高。

(2) K 区理论：Pullman 提出的 K 区理论是致癌物分子轨道理论最受重视的学说。他把 PAHs 的分子分为 K 区及 L 区结构。K 区是 PAHs 分子中双键特性最强的区域。有致癌性的 PAHs 一般总是在分子中有一个反应活性的 K 区和一个非活性的 L 区。

(3) Nagato Fuku 将 PAHs 分为三类，假设若有以菲的 9,10 双键相对应的位置为主要致癌区，以蒽对位相对应的为次致癌区，然后按前沿电子理论计算分析 PAHs。

第一类有主要致癌区及次致癌区，并且主要致癌区的超定域度高的 PAHs 是有致癌性的。

第二类只有主要致癌区，这些 PAHs 多数是弱致癌物或不致癌。

第三类只有次致癌区，或者同时没有主致癌区和次致癌区，或者有这两个区但是超定域度很低，这些都不是致癌的。

(4) 湾区理论：Jerina 等通过研究 3,4-苯并（a）芘［3,4-B（a）P］的代谢产物，指出许多 PAH 的最终致癌物为二氢二醇环氧化物。这些位于湾区角环上的环氧化物是多环芳烃分子转化为生物活性中间物的重要一环，湾区对 PAHs 能诱发癌是很重要的。

(5) 反应活性指数理论：Smith 等依据研究 PAHs 代谢作用而提出理论反应。从中考虑了预期致癌物到终致癌物的转化过程。

依此模型计算了正碳离子电荷密度（Qb），超离域指数（Iβ），离域能差（△E3deloc），湾区正碳离子自由价指数（Fr），二氢二醇环氧变化为三羟基正碳离子时 π 电子能量变化△E3π。

Qb 愈小，致癌性强；Fr 愈小，致癌性强；Iβ 愈大，致癌性强；△E3deloc 愈大，致癌性强；△E3π 愈大，致癌性强。

(6) 双区理论：戴乾圆提出双官能亲电子理论，对 49 个 PAHs 计算都获得良好结果，他对 PAHs 进行微挠分子轨道计算，考虑到 PAHs 代谢受几何因素及能量因素的影响，分析了 PAHs 亲电活性区。而提出了双区理论，即显示致癌性能的必要和充分的结构是存在两个活性区。假定 PAHs 致癌活性的两个活性区相应亲电正碳离子离域能分别为△E1和△E2，以计算得到的离域能作为参数，得到以下致癌活性的定量公式：

Logk＝4.751△E1△E2－0.0512n△E2-3

K≤6时，PAHs不致癌（－）；K为6～15时，PAHs为弱致癌（＋）；K为15～45时，PAHs为致癌（＋＋）；K为45～75时，PAHs为显著致癌（＋＋＋）；K达75以上PAHs为强致癌物（＋＋＋＋）。他们成功地使计算的致癌性与实验符合率达98%。

虽然对PAHs的结构与致癌性做了许多的研究，但是还没有找到能概括所有实验结果的结构与致癌性的关系式，而所得到的关系式一般只有有限的几种外源化学物可以适合。

2. 芳香胺的结构与致癌性　苯胺是最简单的结构，虽然不致癌，但是它的衍生物，如3,4-二甲基苯胺等则有致癌性，经口给予大鼠可致脑下垂体肿瘤；3,7-二甲基乙酰基苯胺经口给予大鼠可致乳腺癌。芳香胺致癌性的强弱与插入的基团相关，如在4-胺基联苯的4位上变换不同的取代基，其致癌性便会发生变化。若置换氟（-F）、二氧化氮（$-NO_2$），则其癌性变强；若置换亚甲基（$-CH_3$）、氯（-Cl）、溴（-Br）则没有观察到致癌性。但是，若置换为乙酰基-或2,3-二甲基-4-胺基联苯则致癌性增强。若在联苯中插入不同的基团，则致癌性减弱。

3. 亚硝胺的结构与致癌性　研究结果表明，与胺类、尿素、喹啶、酰氮原子相结合而形成的亚胺化合物都具有较强的致癌性，可诱发肿瘤，按其化学结构分别叙述如下：

（1）烷基亚硝胺类：此类化合物中与氮原子结合的基团是烷烃类，如甲基、乙基等，其中结构最简单的化合物为二甲基亚硝胺。这类化合物能使动物诱发肝癌、鼻癌等，当把烷基置换时，随着烷基碳原子数增加，其致癌性明显降低，不同的烷基异构体也表现出不同的致癌性和不同器官或组织的癌变。

（2）环状亚硝胺类：由环状结构的杂环化合物形成的亚硝胺类也具有强的致癌性。这类仲胺生成的亚硝胺经口能诱发人类与动物发生肝癌和食管癌。例如吡咯烷、吡啶、哌嗪等都可能生成致癌性强的环状亚硝胺。

(3) 芳香亚硝基化合物：亚硝基能直接与大分子生成反应，它的还原体羟基芳香胺又是许多种致癌物的代谢产物和终致癌物。

4. 偶氮化合物的结构与致癌性　偶氮化合物是染料工业中的中间体及产品。这类化合物能使大鼠、兔等发生肝癌和皮肤癌等。其致癌性随胺类而不同，即伯胺< 仲胺< 叔胺。

5. 芳香族硝基化合物的结构与致癌性　硝基苯是芳香族硝基化合物中最简单的一种，从致癌性看，它不引起动物发生癌变，但是硝基萘、硝基蒽、硝基苯并（α）蒽、硝基苯并（α）芘等则显示出致癌性。近年来发现，4-硝基喹啉-1-氮氧化物是一种强致癌物，能引起皮肤癌、胃癌、肺肿瘤等。在该化合物中若减少一个苯环则致癌性减弱，若增加一个苯环则无致癌性。不同取代基对 4-硝基喹啉-1-氮氧化物的影响也很明显，甲基、乙基能增大致癌性，而极性基团如 $-NO_2$、-COOH、$-COCH_3$ 等可使致癌性减弱。

6. 其他的致癌有机化合物种类　卤代化合物、氨甚酯类、肼类、烷基化剂、天然有机致癌物（如黄曲霉毒素）。其致癌性均与其结构和代谢产物有关，并可致肝癌、肺癌和肠癌等。

（五）计算机毒理学/预测毒理学的应

计算机毒理学（computational toxicology）、预测毒理学（predictive toxicology）的目标是揭示外源化学物结构与毒性之间的关系，建立体外效应预测体内效应和种属间预测的模型，通过分析定量构-效关系作为重要研究内容之一的计算机毒理学和毒物基因组学的发展将为这一目标的实现提供可能。目前，国外对单一外源化学物进行毒性预测的模型主要有 QSAR 模型及在此基础上发展的多种新模型。定量预测混合物联合毒性的数学模型主要有浓度加和模型、独立作用模型、相互作用模型和两步预测模型等。国内虽然在预测毒理学领域也进行了探索研究，但自主创新不够，主要是引用国外的预测模型。

OECD 有关定量结构-活性关系研究（SAR）模型的有效性鉴定原则，主要由国际化学协会理事会（the International Council of Chemical Associations，ICCA）、欧盟化学协会（the European Chemical Industry Council，CEFIC）、欧盟的相应管理机构及借鉴美国EPA、FDA的经验，2002年在葡萄牙的塞图巴尔（Setúbal）制定。主要有：

（1）有明确的检测终点，并且是在风险评估中起重要的终点；

（2）采用明确的算法（预测方法）；

（3）有明确的使用范围；

（4）有适当的方法判定其拟合优度、稳定性和预见性；

（5）科学性——最好能够进行机制解释。

1. 致癌性/致突变中常用模型

（1）MC4PC和MDL-QSAR两种模型（软件）：根据OECD有关SAR原则，FDA使用MC4PC和MDL-QSAR两种模型（软件）评价药物中杂质的基因毒性和其对啮齿类动物的致癌性。

MC4PC模型用2～10分子片段（molecular fragment）的方法来描述外源化学物的结构特征，定量预测外源化学物的潜在毒性。MDL-QSAR用多达240个分子/结构描述符（molecular/topographic descriptor）概括化合物的结构特征，其成功地运用非参数判别分析法预测化合物的毒性。判别分析是一种统计学的方法，用来判断被检外源化学物与已知外源化学物相比的毒性高低。MDL-QSAR是自动、批量的预测模型。为了获得有价值的预测结果，专家规则（expert rules）法被整合到这两个软件中。通过用专家规则中的经验值来确定软件中缺省值的大小，并且将这些规则整合到软件设计中，极大地降低分析外源化学物所用的时间和人力。对于危害识别模型/软件，高特异性和阳性预测值是两个重要的指标，通常的做法是使用更多与毒性相关的检测终点或指标，如果某个结构片段在多个终点中都出现，那么就更有把握说明其在毒性中的作用，相反如果某个片段只与一个检测终点相关，那么其毒性意义就较小，在毒性预测中可不予考虑。同样如果某个片段的作用是来自一个大数据库的预测，其作用或预测值则更有意义。总之，专家规则提高了一些相对毒性小的片段的反应值，降低了数据库自身的背景干扰信号。

预测外源化学物对啮齿类动物的致癌性，其致癌性数据库主要来自 FDA、美国国立环境卫生科学研究所/国家毒理学规划处（NIEHS/NTP，National Institute of Environmental Health Sciences/National Toxicology Program）、IARC、L. Gold CPDB 发表的 2 年的大、小鼠的致癌性研究资料。将实验结果分为雄性大鼠、雌性大鼠、雄性小鼠及雌性小鼠四种情况，将文字表述的显著性的肿瘤增加的结果转化为数字表述方式。用 10～80 分来说明外源化学物致癌性的大小；80～50 分表示该物质能引起两种动物、两种性别的多器官/组织肿瘤增加；49～30 分表示两性别、器官/组织肿瘤增加；29～20 分表示结果不明确、肿瘤增加不明显、多次试验结果不一致或只在一种情况下出现单个器官/组织肿瘤；19～10 分表示该外源化学物没有致癌活性；30 分被定义为致癌活性的阈值，在一种情况下出现单器官/组织的肿瘤被定义为弱致癌性（marginal）。验证试验结果表明，对 126 个外源化学物的验证，MC4PC 的特异性为 98%，敏感性为 59%。对于 108 个外源化学物的验证，使用相似性聚类分析法（the similarity cluster analysis），MDL-QSAR 的特异性和敏感性均为 72%；如果使用判别性分析法（discriminant analysis），最低概率阈值（minimum probability threshold）为 65%，对 50 个外源化学物的特异性为 86%，敏感性为 93%。

（2）TOPKAT（计算机辅助毒性预测）：TOPKAT 使用一个含有外源化学物结构和毒性的数据库，建立结构碎片和结构参数与毒性的 QSAR 模型。在 TOPKAT 中，用“MOLSTAC”键产生亚结构描述符。该数据库亦包含并能产生其他结构描述符，如分子电荷描述符、分子连接性和分子形状指数等。这些描述符作为参数用于随后的回归分析。TOPKAT 已用于对各种毒性，如致癌性、致突变性、致畸性、皮肤刺激性、眼睛刺激性、大鼠 LD_{50}、大型蚤 48h EC_{50} 和嗜氧生物降解性等的结构-活性关系（SAR）研究。美国国立癌症研究所的国家毒理学分会（NCI/NTP）系统地复核了 222 个重要有机化合物的致癌性，用 TOPKAT 进行分类。对于 99 个致癌剂的致突变活性，TOPKAT 正确分类 86 个，错分 5 个，不能识别 8 个；对于 87 个非遗传毒性致癌物质的致癌活性，该程序正确分类 79 个，错分

4个，不能识别4个。一般来说，TOPKAT对数据库中外源化学物的分类正确率为85%～90%。

(3) CASE：20世纪80年代，Klopman和Rosencranz建立的CASE程序已用于化学结构与致癌性及致突变性关系的建立，以及关于生物降解和眼睛刺激性的QSAR研究。该程序给每个研究对象赋予生物活性指数，由已知活性的外源化学物建立一个训练集，在训练集中的每个分子均分割成含2～10个直链非氢原子的碎片，并根据母体分子有无活性而将每个碎片标以活性或无活性，然后对这些碎片进行一系列的统计分析，以确定它们在整个数据库中的分值，即趋于“活性”或“非活性”。这些碎片分成激活碎片或失活碎片。某个外源化学物具有活性的概率大小将取决于其结构中有无这些激活碎片或失活碎片。应用CASE研究鼠伤寒沙门菌中外源化学物致突变性的结构要素。这些数据取自由808个外源化学物组成的GeneTox数据库。在该研究中，CASE识别出29个激活结构要素和3个失活结构要素，并以此预报了该数据库中已知为致突变剂和非致突变剂的致癌活性，正确率为93.7%。在一项确认试验中，CASE能以86%的正确率将NTP曾研究过的93种化学品（39个致突变剂、52个非致突变利、2个不明确）的致突变性分类。在另一项对当作无致突变作用的25种生理物质所作的确认试验中，CASE预报了其中的24种为非致突变剂。

2. 计算机毒理学/预测毒理学发展趋势　近年由于经济发展、市场的需求，加上化学信息学、计算机技术的快速提升，促进了计算机毒理学的发展。FDA也发展了新的数据转换技术和数据权重评分体系。可重复的试验结果的意义/权重大于单次试验结果。预测软件系统可认为是一个自动的有经验的专家系统，其决定或决策来自于经验、训练、毒理学理论观点。最终的结论是对各个小的结论或结果的总结、概括。计算机的预测系统也要经历相似的过程，其也是由不同的数据处理技术/算法、应用范围、训练数据库、判定准则及预测参数组成。随着预测软件的增加，我们不是要确定哪套软件最好，而是哪一套更合适，因为每个系统都有其优缺点。

现在使用不同预测算法的复合型软件已经开发出来。通过对同样的数据采取不同的预测算法，比较它们之间的异同，最后得出最终的结论。不同算法之间所获得结论的一致性程度也是预测可靠度的评估方法之一，同时也可以为毒性的分子机制研究提供线索。MC4PC 和 MDL-QSAR 两种模型（软件）采用不同的方法描述与活性/毒性相关的分子特性，因此它们可以互为补充，但是其中一个的阴性结果不能抵消另一个的阳性结果。要获得一个一致的结论，需要使用者对每个算法对不同观测终点的充分理解。

QSAR 技术与传统的毒理学技术的融合正在不断进行着。对该技术进行验证将促进 QSAR 作为毒理学常规的方法使用。在新化学物的研究开发过程中，对新化学物的预测结果应该先于传统试验的结果呈送审核专家，将是促进 QSAR 结果在审核中发生作用的最及时、也是最适当的方式。通过不断的使用，将使使用者不断熟悉其能力并获得相关的经验。促使研究者和管理者接受“计算机预测优先”（in-silicofirst）的研究模式，可以在适当的时机，达到减少传统试验的项目和时机的目的。

进一步发展 QSAR 模型需要大量的实验数据，增加外源化学物的种类、新的分子结构，使得模型能覆盖尽可能多的外源化学物类型，扩大其使用范围。

二、短期致癌物筛检实验

通过致突变实验进行致癌物筛检。此筛检又称为短期致癌物筛检实验。首先应明确，致突变实验是依据大多数致癌物具有致突变性，而大多数非致癌物无致突变性来对受试物进行致突变检测。筛检阳性的受试物可能是具有遗传毒性的致癌物，也可能是具有遗传毒性的非致癌物；阴性的受试物可能是非致癌物，还有可能是非遗传毒性的致癌物。

根据目前对致癌机制的认识，遗传毒性致癌物可能有多种致癌机制。因此要求实验组合尽可能反映较多的遗传学终点。

国际环境致突变物致癌物防护委员会（ICPEMC）1983 年提出，

把致突变实验所反映的遗传学终点分为5类：DNA完整性的改变(形成加合物、断裂、交联)；DNA重排或交换；DNA碱基序列改变；染色体完整性改变；染色体分离改变。

实验组合应反映3种或5种终点。有一种实验阳性，即可认为该受试物为致突变物，因而就可能是遗传毒性致癌物。组合中出现阳性越多，受试物致癌可能性就越大。一般在实验组合中，每一遗传学终点只选一个实验即可。在终点相同的各种实验中应优先选择整体实验。

我国食品安全性毒理学评价程序中的致突变实验组合有体外实验和整体实验。体外实验中Ames实验为必做项目。在整体实验中，可在微核实验和骨髓细胞染色体畸变实验中任选一项；在显性致死实验和睾丸生殖细胞染色体畸变实验中任选一项。

（一）美国环境保护局（USEPA）致突变实验检测方案

USEPA有关化学品和农药的致突变实验组合，分为3个层次。

第一层：(1) 细菌回复突变实验（鼠伤寒沙门菌、大肠埃希菌）；(2) 体外哺乳动物细胞基因突变实验，常用小鼠淋巴瘤细胞；(3) 整体哺乳动物染色体畸变或微核实验。如果出现两个阳性结果，至少含有一个整体实验，而且该受试物的同类中已经发现有致癌性的，就应该进行长期的动物致癌实验，但也应该考虑其潜在暴露的风险及其他因素。如果只出现一个阳性结果，或者两个体外实验的阳性结果，就必须进行进一步实验。同时要考虑到与本次实验相关的所有信息，同时也要参考发表的相关文献，包括代谢过程、毒物代谢动力学、其他实验结果、结果与活性关系、生产量、潜在暴露程度。如果所有的实验结果都是阴性，一般情况下就不需进行进一步实验，但是如果暴露的数据、SAR或其他因素提示有可能致癌，需进一步实验。

如果第一步实验结果阳性，就需第二步实验，验证其在生精细胞的致突变性。包括整体的非程序性DNA合成（UDS）、碱性洗脱实验（AE）、姐妹染色单体交换（SCE）实验、染色体畸变实验（这些实验都在睾丸组织中进行）和啮齿类显性致死实验。还可以包括另外的在体细胞或生精细胞的实验：彗星实验、转基因实验、基因敲除动物模型实验、DNA 加合物实验。

如果出现性腺组织的基因或染色体突变阳性，在对数据进行综合分析后，就需进行第三层的特殊位点实验（special locus test）和啮齿类动物的遗传易位实验（heritable translocation）。

在 TSCA（toxic substances control assay），相对简化的检测方案也是可行的。对产量和暴露水平符合一定标准的新化学品，USEPA 只要求两个实验，一个细菌基因突变实验和整体小鼠微核实验。对一些化学品种类，如丙烯酸酯类、乙烯砜类，不需有一个体外哺乳动物细胞基因突变实验（小鼠淋巴瘤实验）。对于 USEPA 化学知情权项目［Chemical Right-to-Know（RtK）program］中的大量生产（high production volume，HPV）的化学品和 OECD 的高产量化学品筛选信息数据集（screening information data set）要求两个实验组合，一个是细菌基因突变实验，另一个是体内或体外的染色体畸变实验或微核实验。

其他管理机构推荐的实验组合与 USEPA 相似。对人用药，美国 FDA 和人用药品注册技术要求国际协调会议（International Conference of Harmonization，ICH）推荐的组合如下：

（1）细菌的基因突变实验一项。

（2）检测染色体损伤的实验，包括一个体外的染色体畸变实验和体内的微核实验，或体外的小鼠淋巴瘤细胞的胸苷激酶（TK）基因突变实验。

（3）一项体内的基因毒性实验，涉及血液系统细胞的染色体畸变和微核检测。

FDA 其他部门也推荐与以上类似的组合。

（二）ICH 的致突变实验组合

其使用组合有 2 个方案，可以任选一个方案。

1. 方案 1　细菌的基因突变实验一项。检测染色体损伤的实验，包括一个体外的染色体畸变实验和整体的微核实验，或体外的小鼠淋巴瘤细胞的 TK 基因突变实验；一项整体的基因毒性实验，涉及血液系统细胞的染色体畸变和微核检测。

方案1中一项细菌基因回复突变实验，该实验能检测到基因的变化，并能检出大多数的已知人类具有基因毒性的致癌物。哺乳动物细胞的体内、外的染色体畸变实验。体外的染色体畸变实验、体外微核实验和 TK 基因突变实验具有同等价值的实验。因此它们在方案中可以互换。另外必须包括体内试验，是因为在实际中，有很多实验只能在体内实验中才能检出，同时体内实验也考虑了药物的吸收、转运、代谢和排泄过程。

2. 方案2 细菌的基因突变实验一项。来自两个不同组织的体内基因毒性实验，通常包括啮齿类动物血液系统细胞的微核实验、肝细胞 DNA 链断裂检测实验（有其他充分试验证据除外）。

方案1的使用及累积的数据多于方案2。如果体外实验结果为阳性，而体内两个实验为阴性，且实验均在规范化条件下进行，就可认为该受试物基因毒性阴性。某些情况下，体外实验可能比体内实验更有用。对那些以骨髓、血液或肝组织为样本的体内实验，在评价一些特殊物质或药物的基因毒性时，常常不准确。因为这些物质不是全身暴露，而是局部用药，常常不能达到这些组织器官，如局部皮肤用药、放射性物质、一些吸入物质、含铝的抗酸药等。对于这些外源化学物，即使改变暴露途径也不能使足量的受试物达到靶器官，对于这种情况，可以在局部采样或进行体外基因毒性检测。

对于组织的选择，主要基于外源化学物的毒性机制，如果毒性机制未知，那么肝组织就应该包括在内，因为肝是大部分药物（外源化学物）的代谢场所。

方案2中的体内实验首选体内微核实验而不是染色体畸变实验，目的是提供更多证据表明染色体的非整倍体损伤。

如果受试物对细菌有毒性，如抗生素，依据致突变性通常在低剂量、低毒性的状态下发生的特点，Ames 实验依然应该在适当的浓度下进行。

对于那些在细菌基因突变实验中经常出现阳性结果的化学结构或基团，少部分易于在动物细胞中出现基因突变的，如果在方案中出现阴性结果，就可以认为其没有基因毒性。如果是某些特殊基团，就可以增加一些附加实验加以验证。实验的选择主要依据结构的化学性质、反应特性及作用机制。

（三）对结果的评价

比较研究表明，在预测外源化学物的致癌性上，每一项体外实验都可能出现假阴性或假阳性。遗传毒性实验组合是建立在致癌物都具有遗传毒性的理论上。虽然大多数致癌物具有遗传毒性，但也有非遗传毒性致癌物，因此对后者该组合实验是无法检出的。对那些需活化后方显出致癌性的间接致癌物也会出现假阴性。阳性结果也不一定表明该化合物对人具有遗传毒性或致癌性。

虽然体外遗传毒性实验阳性表明该外源化学物具有遗传毒性。但在大多数情况下，该物质的生物学意义主要由其体内实验结果决定。同时有一些非直接遗传毒性物质，发现具有遗传毒性的阈值，有必要建立对这些物质的安全接触阈值。

对那些与对照组相比有统计学意义，但增加值很少，依然在实验室的历史对照值之内，或弱反应或没有重复性的，都认为没有遗传毒性或生物学意义，可以不再进行遗传毒性试验。

1. 对体外实验结果的判断　对体外实验结果的解释必须考虑外源化学物的纯度，因为有可能结果是所含杂质物质引起的。

（1）细菌致突变阳性结果：Ames 试验阳性意味着该外源化合物和 DNA 具有反应性，在没有其他可替代的新的科学评价体系情形下，必须实施进一步的体内实验，检测其致突变性和致癌性。在细菌致突变实验中，由于污染了组氨酸（Ames 试验）或色氨酸（大肠埃希菌试验），可致回复突变数人为的增高；在某些情形下，微生物特有的硝基还原酶发挥作用，导致细菌回复突变实验的阳性结果并不意味着对人具有基因毒性。

（2）体外细胞阳性结果：在评价实验结果时，应对以下的情形进行评估。培养液的 pH、渗透压、沉淀，都在正常的范围之内。

只在最高剂量组出现阳性结果。对于小鼠淋巴瘤实验（MLA）最高剂量可达细胞死亡率的 80%以上的剂量，其他体外的细胞遗传毒性实验的最高浓度可达细胞抑制率在 50%左右的浓度。

如果实验条件符合以上的要求，那么按照致突变实验组合方案1，必须增加一个整体实验，进一步验证结果。

在 Ames 实验结果阴性的情况下：

如果毒性机制研究及其他资料均表明外源化学物没有遗传毒性，那么选择一项有适当暴露时间的体内细胞遗传毒性实验即可，如果先前的结果表明其有可能导致染色体丢失，那么就首选微核实验。如果机制研究及其他证据表明其不能排除遗传毒性的可能，那么就需要进行两个整体实验，选择两个终点、两个不同的组织。这些都要确保有足够的暴露时间和范围。

直接选择两个整体实验。这两个实验必须包括两个不同的组织，有足够的暴露时间和范围。

总之，体内实验阴性，并且终点检测适当，暴露时间和范围足够，就可以说明该外源化学物没有生物意义上的遗传毒性。

如果只有 S9 存在的条件下出现阳性结果，首先应该考虑是否有其他非 S9 的干扰因素，如 S9 组没有血清或与其他组比较其血清浓度相差≥10%。如果排除其他因素，下一步就应重点考虑体内外实验结果的相关性、人工合成 S9 与体内 S9 的代谢异同，重点考察体内与肝组织相关的实验。

(3) 体外实验阴性结果：对于是否需要做进一步的实验，要考虑一些特殊的情况，比如，外源化学物的结构或其代谢实际情况表明所用的常规活化物质（如大鼠 S9）不适合。其结构或已知的特性表明其他的检测方法更适合该外源化学物。

2. 对整体实验结果的判断　整体实验的最大优势是其涉及外源化学物在体内的吸收、代谢、分泌，与人类接触外源化学物的过程类似，是体外模拟体内代谢过程所不能比拟的。如果整体实验与体外实验结果不同，我们需要针对不同的对象从不同的方面进行分析，如代谢不同、体内代谢或排泄快等。

整体实验有时也会得出假阳性结果，例如，在没有接触任何遗传毒性物质的情况下，由于红细胞生成过程的混乱，导致微核率增加。DNA 加合物的数据，必须与内源性的 DNA 加合物比较。一些间接的与毒性结果相关的因素也会影响结果，如碱洗脱法和彗星试验测DNA损伤。因此在对遗传毒性进行评价时，一定要结合一些生化指标综合考虑，同时对那些影响外源化学物毒性的因素应控制在合理的范围，使其不影响外源化学物的毒性表现。

在Ames试验阴性、两个整体实验阴性，同时实验过程规范、暴露时间适当的条件下，就可认为该外源化学物没有遗传毒性。

对体细胞具有遗传毒性的外源化学物中，绝大多数都能引起生殖细胞的遗传毒性。所以体细胞的结果就可以推断生殖细胞的结果，没有必要专门对生殖细胞单独进行检测。

3. 整体微核实验结果阳性　首先明确阳性是否由一些非遗传毒性的因素造成，如红细胞生成障碍、身体处于应激状态、高温或低温等。如果脾的清除功能故障，也会导致血液中的红细胞微核增加。如果既不是红细胞生成障碍，也不是生理因素（如高温/低温），那么整体的染色体畸变检测应该更合适。

如果对微核的增加有怀疑，就应该了解这种增加是否是由于染色体丢失或断裂引起的（可以通过染色体标记实验进行）。实验证明，纺锤体毒性物质可以产生非线性的微核增加并具有阈剂量，这样就可以制定一个接触的安全边际。

总之，在评价外源化学物的遗传毒性时，应对整个实验数据进行考虑，并对所有实验的内在价值和缺陷进行评判。

对遗传毒性实验阴性，但致癌实验显示肿瘤发生增加，但又没有足够的证据表明是非遗传毒物致癌物的物质，我们必须增加有关遗传毒性的检测项目。这些实验对体外的代谢活化条件进行改变，检测发生肿瘤的器官或组织的遗传损伤，包括DNA断裂（如彗星试验、碱冲洗试验）、肝UDS试验、DNA共价结合试验、转基因大鼠试验和肿瘤相关基因的变化。

（四）遗传毒性试验国际工作会议（The International Workshop on Genotoxicity Testing，IWGT）有关遗传毒性实验后续策略的建议

1. 当体外遗传毒性实验结果阳性，需要体内实验进行验证时，体内实验应该根据体外实验的信息对实验进行适当的设计，如相对应的动物种类、足够暴露的靶器官或组织、与体外实验一样的检测终点或能够反映检测终点的间接指标。

在遗传毒性的评价中，体内实验结果比体外实验更有说服力。如果体内实验设计得当，且没有检测到阳性结果，那么就可以认为在已知的暴露水平下，其对人类的遗传毒性可以忽略不计。虽然DNA的损伤可以作为暴露的指标，但效应指标，如可遗传的突变，在风险评价中的作用更大。

利用体内外实验结果进行危险度评估。体内实验与体外实验相比，在定量风险评估中更有价值，但还是有不少缺陷，缺少简单的实验系统直接检测某些与毒性对应的指标，只能使用间接指标；由于体内生物反应过程复杂多变，难以获得反应机制方面的信息。因此对于体内实验结果，不能孤立地分析，应结合体外实验结果，尤其是毒性机制方面的信息，对体内实验结果进行解释，外推到人时尤其有用，同时利用体外数据为体内实验的设计提供指导。专家组认为，体内实验检测终点的设定应该与体外实验的阳性的检测终点相关。虽然多数遗传毒性检测系统并不是针对某一特定单一终点，而且多数DNA毒性外源化学物通常也影响多数终点，但许多外源化学物通常也能引起特定种类的损伤。因此体内实验设计应该包括尽可能多的受影响的检测终点，并考虑到毒物动力学、毒效学、适当的暴露途径。

2. 选择适当的体内动物模型 带有中性报告基因的转基因动物模型可以用来检测基因突变的发生，评估体内的基因突变。这些转基因啮齿类动物包括带有lacI、lacZ、cII和gpt delta基因。这些通过非转录方式构建的转基因动物提供了有效的基因突变标志物，其突变发生在整个暴露过程可以累加，并且不像转录的基因那样容易屈服于选择压力（selective pressure）。专家组认为，转基因动物的实验数据与传统内源性的基因突变数据相比，其质量和致癌性预测能力是相当的。

有发展前景的实验包括新的Pig-a实验方法、流式细胞仪微核实验法和gpt dela大小鼠实验模型。尤其是Pig-a基因突变检测法采用流式细胞术（FCM）对糖基磷脂酰肌醇（GPI）锚蛋白（如CD59、

CD48）缺损的细胞进行计数，进而计算细胞 Pig-a 基因突变率。具有高通量的特征，经过充分认证后，可为剂量-反应关系及外源化学物的动力学特征评价提供大量的必要数据。而且这个实验可以与外周血的微核实验同时进行。Pig-a 实验方法、流式细胞仪微核实验法的最大优势就是采用外周血样本，相对没有破坏性、且适合于大部分种类的动物。Pig-a 突变检测作为体内实验方法为遗传毒性后续实验策略提供更多选择，同时，结合一般毒性重复染毒实验可以实现多终点检测。目前 Pig-a 实验和红细胞微核实验的缺点是它们仅能检测对造血细胞的损伤，对其他组织的损伤，如肝、消化道、肺、肾致突变和癌变无法检测。因此其他方法，如彗星试验、转基因突变试验（尤其是 gpt dela 大小鼠实验模型可以检测碱基置换和基因缺失）可检测其他器官或组织出现的、在疾病发生中起重要作用的突变效应。继续发展多检测终点、多种属的体内检测方法，尤其是适应人源样品的方法。遵从 3R 原则，将体内基因突变实验整合到 28 天重复染毒毒性实验或短期致癌性实验将是未来重要的发展方向。通过整合，可以将基因突变实验效应与其他毒性效应相比较，同时又可以获得相应的毒效学与代谢方面的信息。

3. 从目前积累的实验数据分析，非 DNA 反应活性物和部分 DNA 反应活性物的剂量-反应曲线是非线性的，但是否有普遍意义，还需更多的数据支持。每个实验都需要适当的数据、合理的剂量设计和接触水平的测量方法、严谨的统计分析，对剂量-反应关系的特征进行分析，评估其危险度，获得可接受的安全接触水平。可以采用的方法：采用适当的方法明确其背景值及其变化情况，分析剂量-反应曲线；估算剂量-反应曲线的突破点（break point），如未观察到基因毒性效应剂量（no observed genotoxic effect level，NOGEL），或基准剂量（the benchmark dose，BMD），获得可接受的安全接触边界（acceptable safe margin of exposure，MOE）。

4. 在体内遗传毒性后续检测项目的设计上应考虑所有相关的毒理学信息。阐明单个外源化学物的作用方式（mode of action，MOA）是其危险性评价中的重要组成部分，例如剂量-反应曲线的形成机制，MOA 的结构或框架、主要时间点的评估、致突变反应与致癌反应在时间上、剂量-反应关系上的一致性。

5. 如何判断一种外源化学物是否具有 DNA 反应性遗传毒性 对所有的数据/结果进行权重分析，收集所有不同类型的数据，在综合的基础上进行分析，有两个主要标准和两个支持标准（supporting criteria）。

（1）在体内外标准遗传毒性实验中是否具有遗传毒性：遗传毒性的检测是按照标准成组进行的，如按照美国 FDA 标准：首先进行包括 3 个检测终点的体外实验，基因突变实验、染色体结构、数目畸变实验，通常由细菌突变实验、体外染色体畸变实验、哺乳类细胞基因突变实验或体外微核实验。根据人群的暴露情况或体外实验结果，进行体内啮齿类动物实验，如骨髓微核实验、肝非程序性 DNA 合成实验，后者主要是监测 DNA 的修复情况，提供 DNA 与外源化学物的反应性。体内实验至少进行两个实验。通常情形下，体内实验结果的权重大于体外实验。遗传毒性实验结果只是表明其有遗传毒性，但不一定是具有 DNA 反应活性。很多外源化学物不是直接的 DNA 反应活性物质，其遗传毒性是通过形成活性氧造成遗传毒性或通过在细胞分裂期与微管相互作用导致数目异常。

（2）是否有数据表明其作用方式是与 DNA 相互作用：直接测量化学物与 DNA 的作用，如 DNA 结合实验、DNA 加合物，或间接测量 DNA 损伤，如碱冲洗试验、彗星试验及 DNA 修复试验。

两个支持标准：与其结构相似的物质中是否有 DNA 反应活性遗传毒性致癌物；是否其机制研究的数据表明其不是 DNA 反应活性遗传毒性。

三、短期整体诱癌实验

中短期致癌实验的实验期限一般均＜1 年（通常为 3～6 个月），主要用于对药物的致癌作用进行初步筛查，或者作为对哺乳动物长期致癌实验的支持和验证。与长期致癌实验比，中短期致癌实验更符合 3R 原则（即减少、替代、优化），具有实验周期短、受试物消耗量少、所需实验动物数量少等优点，发展前景广阔。

（一）啮齿类动物有限致癌模型

有限致癌模型是指时间有限（3～6 个月），靶器官有限，主要用于环境外源化学物的致癌性监测，它具有以下特点：靶器官谱窄，专一性强，但近些年来也逐渐发展了多器官的致癌诱发模型。观察终点是癌前病变而不是肿瘤，如大鼠的肝转化灶、小鼠皮肤乳头瘤、大鼠大肠和结肠的变形隐窝等。评价指标是以能否加速肿瘤的进展过程，而不是试验结束后的肿瘤发生率。

1. 小鼠皮肤肿瘤诱发模型　是作为引发促长模型的原型，主要研究外源化学物在肿瘤两阶段中起怎样的作用。

2. 大鼠肝转化灶诱发模型　对大鼠进行肝大部分切除术后，并给以受试物，观察肝转化灶的生成。大鼠中期肝癌实验是研究受试物促癌作用的简便、经济、有效的方法。

3. 小鼠肺肿瘤诱发模型　最初用于进行环境外源化学物致癌性的生物检测，是检测外源化学物致癌性启动作用最快的方法之一。

4. 雌性大鼠乳腺癌诱发模型　此模型的特点是能科学可靠地再现乳腺癌癌变过程和疾病的转归等，为乳腺癌发病机制的深入研究提供条件。

IRAC 认为，短期整体诱癌实验可以对致癌性评价提供有益的信息。在缺乏长期动物致癌实验资料或以肿瘤为检测终点的模型的信息情形下，如果某种被检物在不同的模型中显示其在肿瘤的多个发展阶段都起作用或有影响，就必须考虑其在动物致癌性方面的作用。同时，这些模型的结果还可以提供致癌机制及与人类致癌性的信息。

在一个设计合理的肿瘤启动-促进模型中，如果发现某外源化学物作为启动剂能引发啮齿类动物肿瘤的发生，同时又有证据表明其也有促进剂的作用，那么其致癌性的证据就很有说服力。如果只有促进作用，其有可能引起啮齿类动物肿瘤，但必须参考其他信息，如基因毒性、启动剂活性及细胞增殖情况。当某种外源化学物表明其只有促进剂活性而没有启动剂活性，其致癌性的概率就很低。同样，使用一个适当的癌前病变的模型，如果表明某外源化学物是启动剂，那么它的致癌性概率就会很高，只有促进剂活性的外源化学物其致癌性概率就低。

（二）转基因/基因敲除动物模型

采用转基因动物进行的短期致癌实验，一方面可以对外源化学物致癌作用进行初步测试。另一方面，转基因动物实验可为标准大鼠致癌性实验提供补充信息。在药物的致癌性研究上。ICH（1998 年）认为，一种啮齿类长期致癌实验加上转基因动物短期致癌实验可以作为药物致癌实验的基本方案。

1. CB6F1-Tg RasH2 转基因小鼠　与非转基因对照组相比，恶性肿瘤的发生显著加快、发生率显著提高。肿瘤诱发部位主要限于肺、皮肤和前胃，泌尿、生殖及内分泌器官则不十分理想。虽然该模型肿瘤发生的机制还需进一步研究，但基本被接受作为长期致癌实验的补充，用于中期致癌实验评价外源化学物潜在致癌风险。其优点是：

（1）对基因毒性或非基因毒性的致癌物都可检出。

（2）低的肿瘤自反率，更易阐明新发肿瘤的病因。

（3）与 2 年致癌实验相比，其假阳性率低。

（4）6 个月短期实验时间，不易产生与年龄相关的肿瘤、疾病和死亡，同时也较少出现因肿瘤导致的寿命缩短，因而影响最后对结果的解释。

（5）可以较快获得结果，也可以在获得其他补充材料之后，再进行该实验。

（6）较低的病死率和自发肿瘤率，要求 25 只动物/每性别/每剂量，减少了实验开支和动物数，更加符合 3R 原则。

2. FVB Tg. AC 转基因小鼠　一般通过在剃毛的背部局部应用待测外源化学物，6 个月内引起表皮鳞状上皮细胞癌或皮肤乳头上皮状瘤，来确定其致癌潜能。经口染毒也会产生上皮鳞状细胞癌或前胃癌等反应。然而该模型对一些重要的人类基因毒性致癌剂不敏感（如 cyclophosphamide），是否能准确预测人类的致癌风险还值得怀疑。而且其外源化学物致癌物的癌症发生机制仍不明确。该模型对已知的人类致癌物反应不一致，也不完全。该模型设计主要用于皮肤染毒的致癌性评价，不推荐经口染毒实验。

3. B6.129 N5-Trp53 $^{+/-}$杂合子基因敲除小鼠 与非染毒组相比，染毒组的肿瘤发生率更高，发生更快。但该模型对非基因毒性致癌剂不敏感。

4. Xpa $^{-/-}$ 基因敲除小鼠 短期致癌检测需 9 个月。据已有数据，表现出一些重要优势：肿瘤诱发的部位与野生小鼠类似，包括常见的上皮组织（皮肤、膀胱、肝、肺）和人类癌症发生过程中的重要细胞类型（淋巴细胞）；选择性地对参与核苷酸剪除修复（nucleotide excision repair，NER）途径的基因毒性致癌剂敏感。但作为替代模型还需进行更多评价，如需完成已知人类致癌剂的检测以证明其敏感性和可靠性。

5. Xpa$^{-/-}$/P53 $^{+/-}$ 基因敲除小鼠 短期致癌检测需 9 个月。比 Xpa $^{-/-}$ 小鼠对致癌物的敏感性更高（肿瘤发生更早、发生率更高）。在对某些人类致癌物的评价方面，可能比 Xpa $^{-/-}$小鼠和 p53 $^{+/-}$ 小鼠更优越，但需要更多的证实和评价。实验数目太少，尚不能确定阳性对照物的可靠性及其重现性。历史背景数据较少，这可能增加以“罕见肿瘤”作为评判阳性结果标准而对实验结果错误分类的风险。

（三）新生小鼠——中期致癌模型

在 1 年实验期内，自发肿瘤率低。与 2 年期的致癌实验相比，这类模型的敏感性为 85%，阳性预测率为 96%。对遗传毒性致癌物具有较高灵敏度与特异性，如多环芳烃、芳香胺等，但由于多是单次染毒，而非持续每日给以最大耐受剂量，因此不能检测出非遗传性的致癌物。新生鼠模型对弱阳性及可疑致癌物的检出率较低，与其他实验研究的结果可能得出相反的结论，可靠性有待提高。

（四）转基因或基因敲除小鼠在致癌性评价中的作用

用 21 个已知致癌受试物检测 CB6F1-Tg-ras H2（TgrasH2）及 p53 模型。虽然有个别实验的结果不确定，但总体认为这 2 个模型可用于评价候选物的致癌风险。TG. AC 动物模型不能完全一致地反映已知人类致癌物的结果。该模型可用于筛选外源化学物皮肤染毒的致癌作用，不建议用于经口染毒的实验。XPA$^{-/-}$ 和 XPA/p53 模型是有潜力的模型，但仍需更多的实验数据进行验证。对于 $XPA^{-/-}$ 模型，需完成对已知人类致癌物的验证实验以证明其敏感性和可靠性。对于 XPA/p53 模型，仅有单次染毒的有限数据。

国际生命科学学会—健康和环境科学研究所（International Life Sciences Institute，Health and Environmental Sciences Institute，ILSI-HESI）支持的致癌性实验替代委员会对已知人类致癌物进行比较研究，发现 RasH2 假阳性率明显低于 2 年啮齿类动物致癌实验。在非人类致癌物，如苯巴比妥、噻吡二胺、利血平、氧桥氯甲桥萘、三氯甲烷、氯丙嗪、氟哌啶醇、间羟喘息定、磺胺甲噁唑，RasH2 为阴性，但 2 年啮齿类动物致癌实验为阳性。截至 2011 年，FDA 已经收到 20 个以 RasH2 为模型的致癌性评价项目。

在药物的致癌性试验中，ICH（1997 年）认为，利用中期的转基因或基因敲除小鼠致癌实验替代 2 年啮齿类动物致癌实验是可行的、适当的。FDA 接受 $p53^{+/-}$ 小鼠模型作为检测具有基因毒性的物质的致癌试验的动物模型。Tg. AC 可用于评价局部用药品，但 FDA 不推荐使用。RasH2 被广泛接受用于替代小鼠 2 年致癌实验中的经口或非肠道染毒的基因毒性或非基因毒性药品。

药物动物致癌性评价与人的致癌性相关性不佳的原因主要有：

（1）啮齿类动物特殊的致癌机制。

（2）啮齿类的药物作用剂量与人的临床接触量差异大。

（3）相关肿瘤的历史数据少。

（4）缺少剂量-反应关系。

（5）暴露组肿瘤增加的同时，对照组肿瘤也增加。

（6）科学文献或临床资料揭示缺乏相关性。

（7）药物代谢或靶器官药物浓度有差异。

2 年啮齿动物致癌实验未检出 15%已知的致癌药物。在药物致癌性动物实验中，既存在许多假阳性，也包括小部分假阴性，因此其对人的致癌性评价准确性较低。

2011 年 1 月，美国 FDA-CDER（Food and Drug Administration-Center for Drug Evaluation and Research）已接受、审阅了 211 项关

于替代模型用于致癌性检测的实验设计（占25%），其中有81项用$Trp53^{+/-}$小鼠模型、74项用Tg rasH2小鼠模型，44项用Tg. AC小鼠模型，1项用$Xpa^{-/-}/p53^{+/-}$小鼠模型。并且有73项研究已完成，在进一步接受FDA的评审，其中用$Trp53^{+/-}$小鼠模型的有32项，用Tg rasH2小鼠模型的有20项，用Tg. AC小鼠模型的有18项，采用$Xpa^{-/-}/p53^{+/-}$小鼠模型的有1项。

这些模型均具有如下缺陷：

（1）不能100%地检测出人类致癌物，不能准确区分鼠类致癌剂非人类致癌剂与人类致癌剂非鼠类致癌剂。

（2）预测致癌剂的人类靶器官方面应用有限。

（3）对基因毒性和非基因毒性致癌物的反应不同（如Tg. AC和$Trp53^{+/-}$）。

（4）均具有应用价值，但仍未确定统一被认可的实验方案。

（5）定量风险预测方面的使用范围有限。

（6）替代模型的遗传背景对肿瘤的发生有影响，如C57BL /6背景对肝癌有抑制作用，导致该遗传背景的模型对某些致癌剂不敏感。

所以针对特定外源化学物（已知或未知），难以确定合适的致癌性检测模型。

（五）IARC对不同细胞转化实验预测致癌性的能力比较

见表5-4。

表5-4　不同细胞转化实验预测致癌性的能力比较（IARC）

转化实验	细胞类型	检测终点	致癌预测性
叙利亚金黄色仓鼠胚胎细胞	有限代数仓鼠胚胎细胞	细胞形态的变化（转化克隆）	++++
BALB/c-3T3	永生化的小鼠细胞系	病灶	++++
C3H 10T1/2	永生化的小鼠细胞系	病灶	++
RLV	病毒感染大鼠细胞系	病灶	+
SA7	病毒感染大鼠细胞系	病灶	+

四、长期动物致癌实验

既往的动物致癌实验表明，几乎所有的人类致癌物都能在动物模型上引起肿瘤发生（IARC，1994 年；Tomatis et al，1989 年；Huff，1994 年），约 1/3 的人类致癌物是通过动物实验发现的（Huff，1993 年）。控制细胞生长和分化的分子机制在各个物种之间相似，并且在进化过程中高度保守。但人类与其他动物在致癌机制上还是有部分不一致，因此动物的致癌反应不一定与人类相关（Lijinsky，1993 年；US EPA，1991 年），例如 alpha-2u-globulin 可引起雄性大鼠肾肿瘤。因此长期动物致癌实验结果在人类的致癌评价中既发挥重要作用，也有明显的局限性。

（一）长期动物致癌实验的必要性

在对药物是否需要进行致癌性检测上，各国主要是依据用药的时间长短。如日本要求药物使用时间超过 6 个月、美国 FDA 规定 3 个月以上、欧盟要求连续或累计用药时间 6 个月以上的都必须进行动物致癌性检测。美国制药工业协会认为，综合评价遗传毒理学组合实验结果、大鼠慢性毒性组织病理学检查结果和大鼠慢性毒性组织病理学中的激素紊乱的证据。若未发现阳性信号，受试物的致癌性评价可仅限于单项的转基因模型的短期实验。

ICH 对是否进行致癌实验，主要考虑：

（1）用药的长短：连续用药超过 6 个月，或一些慢性病、反复发作疾病，如过敏性鼻炎、抑郁症、焦虑症等，间断用药或需多次用药都应进行致癌性实验。

（2）其他与肿瘤发生相关的实验的信息：这是决定大部分药物致癌实验的主要原因，这些因素主要有：结构相似物出现与人类相关的肿瘤、结构-活性关系提示有致癌性、多次染毒的毒性实验出现癌前病变、药物或其代谢产物与蓄积组织或器官发生反应或出现病理变化。

（3）遗传毒性：如果某药物具有明确的遗传毒性，在没有其他信息的情况下，被认为对人体有害，无需进行致癌实验。如果该药物是长期用药，那么就需要进行慢性毒性实验（最长可达1年）检测是否出现早期肿瘤征兆。在判断遗传毒性时要充分考虑体内、外实验的证据，明确每个实验的优缺点。如果在一个组合实验中出现一个阳性结果，并不意味其一定具有遗传毒性。

（4）特殊人群用药：如果药品用于治疗严重危害人类生命的疾病，该类疾病又没有其他替换药时，在上市之前不用进行致癌实验。

（5）系统暴露程度：如果经皮用药或眼用药品，不会被人体大量吸收或没有证据表明其具有光致癌性，不需要进行致癌实验。对于药物的不同取代基，如其不同的盐类、酸类、碱类的剂型，如果其母体的致癌性数据是已知的，需提供其衍生物在药代谢学、药物效应学或毒性上的变化情况。如果有变化，就需要增加一些实验证明其是否影响到药物的致癌性。对于酯类或其复杂的衍生物，也需要类似的资料，但必须根据不同药物的不同性质分开考虑。

（6）通过化学合成、提取、纯化获得的肽类或蛋白质或其衍生物需要分别考虑。如果是作为替代疗法的内源性物质，而且又有结构类似的药品的临床使用资料，就无需进行致癌性实验。这一类物质一般不考虑进行致癌性实验，但要注意其治疗时间的长短、临床的症状或其目标人群的情况等，决定是否需要进行致癌实验。但在如下情况下，就需进行致癌实验：①人工获得的外源化学物与其自然体生物活性显著不同；②效果发生明显变化；③导致体内含量明显增高。

另外，也要考虑目标人群的特征、发生肿瘤的概率、系统/全身暴露程度、与内源性物质的异同、研究设计的合理性及药物研究与临床研究的相对进度。

ICH（2012年）及FDA（2013年）建议在考虑进行长期动物致癌实验的必要性及意义时，应该综合研究病理检测结果、激素紊乱方面证据和基因毒性结果。另外，还要考察其主要药理作用、次要药理作用、结构类似药物的结果，大鼠模型与人类在药理学、PK（Pharmacokinetics）/ADME（Absorption，Distribution，Metabolism，and Excretion）上的相似度，可能的人毒性资料等。对某些药物而言，我们只需一些必须重要的信息，如肿瘤发生有关的信号通路或靶器官，如免疫抑制剂、激素、生长因子的信号通路等。如果发现药物的作用模式是特有的、目前了解甚少的模式，就需要其他的资料对其进行必要的补充，以便对其致癌性进行预测，这些资料应该包含结构类似物的致癌性、毒性基因组、癌症信号通路分析、人类资料、与该药物特性相关的毒理学终点检测结果、体外检测、中短期体内肿瘤引发/促进结果。

Sistare 等（2011 年）对 182 种市场上流通或未上市的药物进行研究，发现如果在研制阶段该药物在这几方面缺乏阳性结果，那么其长期致癌实验的结果也可能是阴性。①病理检测；②激素调节混乱；③基因实验。如果以 3 种指标中的任何一种为标准作为其致癌性实验结果判定的依据，其敏感性达 79%（52/66）。当 3 种实验结果均为阴性，可以准确预测 82%（62/76）为非致癌物。14 种假阴性药物的长期致癌实验结果发现与人类相关。对另外 82 种被 IARC 认为可能人类致癌物或可疑致癌药物研究得到相同的预测灵敏度。建议以 6 个月的慢性实验的病理检测结果、激素水平稳定状态、基因毒性结果及 6 个月的转基因动物致癌实验结果作为开展 2 年致癌实验的依据。NEG CARC（Negative for Endocrine，Genotoxicity，and Chronic study Associated histopathologic Risk factors for Carcinogenicity in the Rat）认为，这个判断标准可以消除 30%～40%药物的长期大鼠致癌实验，而没有影响到患者的健康。

2013 年，国际上的管理机构及制药业专家讨论了对 ICH S1 中对于小分子药物致癌性评价进行修改，建议采取证据权重法（weight of evidence）判断进行啮齿类致癌性实验的必要性及项目。对于具有高人类致癌风险（high human cancer risk）的药物可以直接标示为致癌物，不必再进行啮齿类致癌实验。对于较小致癌风险（minimal cancer risk）的药物，可进行 6 个月的转基因小鼠实验（TgrasH2 小鼠或 $p53^{+/-}$ 小鼠）或者 2 年小鼠致癌实验。如果啮齿类动物致癌实验能提供有价值的证据进行致癌性评估，可进行 2 年的大鼠致癌实验加上一个 6 个月的转基因小鼠或 2 年的小鼠致癌实验。因此，在许多情况下，一个啮齿类动物致癌实验就已足够。

（二）致癌实验结果分析

致癌实验数据主要包括：人群某种肿瘤发生率增加、外源化学物的致癌实验数据及其结构类似化学物的致癌数据。其数据的生物学意义是在综合其他与该化学物相关的数据的基础上获得。确认暴露于肿瘤发生之间的因果关系。

对于不会发生恶性转化的良性肿瘤是否有必要进行评估，要针对肿瘤的类型而定。有些良性肿瘤也会引起严重的健康后果，如脑组织的良性肿瘤。如果此类肿瘤在短期的实验中发现，就有必要进行进一步的实验验证；同时也可为在长期致癌实验中出现的恶性肿瘤增加其证据权重；良性肿瘤的作用模式也可有助于理解被检化学物与肿瘤发生之间的因果关系。反之，如果其他实验未显示其有向恶性发展的可能，就没有必要进行危险评估。

1. 人群数据　通常可来自流行病学调查或研究，也可从临床试验中获得。肿瘤流行病学的目的就是获得肿瘤在人群中的分布情况及可能的内、外因。其可以提供直接证据表明某种化学物是否致癌。避免种属间差异、剂量外推误差、全面评价各个因素的综合效果。对于一个设计合理、实施规范、统计方法适当的流行病学研究结果，其在致癌性评估方面优于动物实验结果。

对于阴性结果（null results）也应该重视。它可能预示某外源化学物确实没有致癌作用，也可是由于试验设计、统计处理、混杂因素等引起。如果是一个科学、真实的阴性结果，它有助于获得一个明确的无作用剂量；如果再结合有说服力的发病机制信息，就可以认为其在动物实验上的反应与人类无关。

人群的资料可以证实或明确一些有疑义的致癌性结论，如流行病学研究表明其在人群的发病部位与动物一致，而且有增加的趋势，可加强其人类致癌性的可信度。

（1）暴露资料：主要涉及暴露水平、接触的时间长短、途径、频率、研究结果与之的相关程度。如果是暴露情况不明的回顾性研究，就只能从调查对象的职业特征，如职业场所的接触史等去推算。

如果是当前的或历史的数据，接触分析中就必须包含监测分析方法的局限性、常规监测还是事故性接触。对于数据偏差的分析有助于进行定性或定量分析。这种分析对整个回顾性研究的结果有很大影响。

生物标志物可以很好地测量接触情况，有的指标可以反映近期接触，如血清浓度，有的可以反映累积接触情况，如血红蛋白加合物。但是同一的标志物可以由多种原因造成，因此，比较时必须控制其中的混杂因子。

生物标志物也可作为肿瘤发生的指示指标或先兆，同时分子水平或细胞水平的指标还可以了解其致癌发生的机制。

（2）统计分析：通过适当的统计分析方法确定观测现象与接触之间联系的真实性程度。记录所采用方法的理论根据，统计分析存在的偏差、混杂因素、因素之间的相互作用，有助于确保获得的现象-接触之间联系的统计学和（或）生物学意义，有助于建立联系或剂量-反应关系，提高将较高接触水平人群的结果外推到普通人群的可靠度。如果调查发现没有因果联系，结合动物实验结果，可以获得人群潜在危害的接触上限。

（3）因果判定：在判断因果关系时，不能简单地分析或僵化地按照某种标准，而是为了获得一个客观的结论。在评估过程中对所有的数据，无论阴性或阳性结果，进行全面的考察。即使不符合某种或某几种评判标准，也不一定意味着因果关系不存在，要对整个研究过程进行充分评估后，如接触、样本量大小、混杂因子、统计方法等是否符合标准，再进行判断。

① 观测结果的重复性：如果在不同的研究中都观测到某个因素存在，它成为原因的推断就很可信。如果结果不一致，首先考虑接触不同，存在混杂因素或统计分析方法不同等。

② 因子的联系强度：如果发现一个主要的明确的危险因子，就有理由相信其因果关系不是小概率事件、偏差或其他因素造成的。如果是一个次要因子，也不一定就没有因果关系，它可能反应一个较低的接触水平、较长的潜伏期或较高的正常人群发生率。

③ 联系的特异性：如果一个因素与一个特异性效应或疾病相关

联，那么其因果关系就很强。但一个致癌物可以引发多器官的肿瘤，因此特异性不存在的因素也不能排除在外。

④ 因果联系的时间性：如果因素在疾病发生之前存在，且潜伏期相符，那么这个因素与疾病之间的因果关系就值得重视。这也是因果判定中的一个重要条件。

⑤ 剂量-反应关系：一个明显的剂量-反应关系强烈地支持因果关系的建立，尤其是当接触时间延长时，其反应强度相应增高，这种因果关系更是明确无误地存在。但是流行病的调查结果很难获得因果之间的剂量-反应关系。因此没有这个条件存在，也不能否定其存在着因果关系。

⑥ 具有生物意义：其他实验研究也获得相似的结果或有相关的致癌机制信息，可进一步的证实其因果关系。

⑦ 一致性：如果动物实验、毒效研究、短期实验都支持因果关系或有助于解释它们之间的联系，因果关系成立的可靠性增强。

⑧ 人群的试验研究数据：在一个自然存在的试验人群中发现，在减少某种接触后，某疾病的发生率下降，就有力地支持了它们之间的因果关系。

⑨ 同类物的效应：通过结构-效应关系研究，比较其结构相似物的生物效应，就可以判断其因果关系的存在可靠程度如何。

2. 动物实验数据　长期动物致癌实验是普遍接受的评价外源化学物致癌性的标准实验。其他的短期致癌实验结果也也有助于观测肿瘤、癌前病变或特殊作用模式，但其在癌性评价方面的作用应根据实验的具体情况而定。

长期致癌实验有两个目的，一是发现致癌作用；二是找出剂量-反应关系。其所得的实验数据都应全部考察。首先按照动物致癌实验的评判标准，放弃不适当的实验或结果。这些标准随时都有一定的改动或完善。需要注意的是，有些实验虽然存在缺陷，但其中的一些与肿瘤有关的结果有助于致癌性评估或了解机制。总之，致癌性评价要充分考虑结果的生物学和统计学意义。下面是致癌性评价中需重点考虑的问题。

（1）剂量设计：主要根据亚慢性实验（90 天实验）、代谢实验、毒效实验或机制研究的结果制定。试验设计中应明确描述剂量选择的科学根据。剂量选择是否恰当由实验的最终结果来判定。

实验结果的解释受到其暴露条件、尤其是剂量设计的影响很大。阴性结果可能是由于剂量不足导致研究的敏感性降低。同样，引起实验动物存活率下降的剂量的阴性结果也是不可靠。超大剂量设计常引起动物的明显毒性，显著改变外源化学物的毒性表现，导致肿瘤发生是其他毒性作用的继发症状，而不是由外源化学物直接引起的病症。

在对实验的剂量设计进行评价时，我们应该考虑：

① 适当的最高剂量设计：如果最高剂量设计合理，致癌性实验的结果主要由肿瘤发生率的高低判定。肿瘤发生率有统计意义的增高，就表明其有致癌性，反之亦然。

② 剂量设计过高：如果毒性或死亡率过高，就要根据是否有肿瘤发生判定。

a. 如果肿瘤仅在超量剂量组发生，那么其结果值得怀疑。其致癌证据的价值大小需与其他试验的结果结合判定。如果高剂量组的致癌作用模式与低剂量的不同或低剂量组不存在该模式，那么其结果不适合用于剂量-反应关系的外推。

b. 低剂量组有肿瘤发生，其在致癌性评价中的价值主要由其本身的特性确定。

c. 如果出现毒性反应的高剂量组没有出现肿瘤发生增加的趋势，而低剂量组又有适当的组间距，并且没有出现毒性症状和肿瘤，那么就可以判定该致癌性实验结果阴性。

③ 剂量设计过低：最高剂量过低导致实验敏感性降低，虽然其致癌性的结果存有疑义，但可以利用其结果估算致癌效应产生的剂量范围。

（2）对照问题：通过与并行的对照组相比较，可以明确肿瘤发生率的增加是否有统计学意义。但要了解其生物学意义，尤其是对于罕见肿瘤或高自发率肿瘤，就要参考历史对照数据。在利用历史数据进行比较时，要注意不同研究之间的动物生存率问题，同时要对所引用的数据库的大小进行考虑。对于罕见肿瘤类型，虽然没有统计学意义，但通过与历史对照比较，有时可以证实其与暴露之间相关。对于常见肿瘤，在研究其统计学意义时，应该特别注意那些仅有轻微统计学意义或对照组数据异常对于历史对照数据。

当使用历史数据时，应该考虑影响它们之间可比性的问题，如实验动物的基因变异的问题、病理检查的标准、动物来源异同等。最好的历史对照数据来自同一实验室和同一动物来源，并且时间在2～3年内，实验方法相同，或是经过审查的实验数据。其他来源的历史数据在使用时均需谨慎对待。

（3）肿瘤数据的意义：一般意义上，多组织或器官出现肿瘤、肿瘤恶性度高都有助于获得外源化学物致癌性的结论。出现下面情形之一，都是支持外源化学物致癌性的证据：①罕见肿瘤类型。②多部位肿瘤。③多种途径均致癌。④多种属、多品系、两性别出现肿瘤。⑤出现肿瘤由癌前病变到良性肿瘤，再到恶性肿瘤的变化全程。⑥肿瘤潜伏期缩短。⑦肿瘤转移。⑧肿瘤反应异常。⑨恶性肿瘤比重增大。⑩有剂量-反应关系。

（4）其他致癌实验的数据：其他中短期的致癌实验主要是用于致癌物的初筛。对于转基因或基因敲除小鼠，其主要作用是提供致癌物的致癌机制相关信息、早期发现致癌作用、定量研究暴露与肿瘤发生的关系。由于其作用时间短、数据库缺乏、肿瘤的观测时间有限及人为改变动物的遗传背景等限制其在致癌性评价中的作用，更不能替代长期的动物致癌实验。其最大作用是对其他毒性数据的解释提供佐证。

（三）致癌物的最终确定

外源化学物啮齿类动物模型致癌实验结果评价应根据肿瘤发生率、潜伏期、外源化学物在啮齿类模型与在人体的药/毒动学差异，以及辅助研究或机制研究（这些研究能提示已发现的作用与人体的相关性）中得到的结果来总体分析。

实验结果分析中需考虑的内容有：流行病学信息、外源化学物分类、遗传毒性致癌物还是非遗传毒性致癌物、免疫抑制剂、激素类致癌物、试验设计（包括统计学）、剂量（暴露量）、组织病理学、作用机制等。如在甲基-t-丁酰醚的F344大鼠2年致癌实验出现睾丸肿瘤，研究者认为，未处理大鼠的间质细胞瘤增加可导致睾丸肿瘤事件的增加，但增加幅度不明显，可以忽略。评价机构则认为，该对照组信息虽然与历史数据相似，但染毒组暴露量增加后确实有睾丸间质细胞肿瘤事件的增加，而且同类药物苯乙烷（ethylbenzene）和异戊二烯均可引起间质细胞瘤增加，因此不能排除有致癌风险。

对于动物致癌物的确定，有人认为只有一种实验动物结果为阳性，甚至是哺乳动物短期致癌实验阳性，即可认为致癌；有的人则要求在多种属或多品系动物实验中，或在几个不同实验中，特别是不同剂量或不同染毒途径见恶性肿瘤发生率增高；或在肿瘤发生率、出现肿瘤部位、肿瘤类型或出现肿瘤的年龄提前等各方面极为明显突出，才能确定为动物致癌物。

第七节 肿瘤流行病学

用流行病学方法研究肿瘤在人群中分布，探索肿瘤分布的要素，目的在于识别与癌发生有关的各种因素，以便采取措施预防癌的发生。肿瘤流行病学调查是确定人类致癌物的重要手段。已知的许多环境外源性化学致癌物都是通过人群流行病学调查发现的，包括芳香胺、苯、石棉、砷、铬、镍、乙醇、烟草等。调查外源化学物所致肿瘤的发生率、死亡率，测量外源化学物暴露和肿瘤的联系。研究剂量-反应关系，评价因果关系，检验病因假设，是人类致癌物确定的基础。肿瘤流行病学调查大体上有描述性研究和分析性研究两种类型的方法。

一、描述性研究

用于描述疾病的症状和其他异常变化的分布，也就是对人群疾病和健康状况进行描述，包括对疾病的发生与时间、空间和个体间的关系研究的描述。另外，还包括临床病例报告和临床“病例系列”的研究。描述性研究目的是提出病因假设，为进一步调查研究提供线索，是分析性研究的基础。还可以用来确定高危人群，评价公共卫生措施的效果等。但其不适用于检验病因假设和评价因果关系，因为数据并非通过科研设计而来，而是来自登记和自下而上报告的统计结果、人口普查、疾病普查、企业的劳动统计等现成的资料。所以描述性研究不能单纯用于评定某种外源化学物为致癌物，而需要配合分析性研究，方能做出准确判断。描述性研究常见类型主要有：现状研究（横断面研究）、生态学研究、病例报告、病例系列分析、个案研究、历史资料分析、随访研究（纵向研究）等。Wilkins 根据 1963 年美国华盛顿地区人口普查资料，将 14 553 名男性和 16 227 名女性划分为饮用含氯仿平均浓度为 107μg/L 的地表水和不含氯仿的深井水两个队列进行了调查，并对 1963—1975 年间的肿瘤发生率、死亡率和相对危险度进行估算。调查发现，在饮用地表水组，排除了年龄、婚姻、吸烟等混杂因素后，男性发生膀胱癌的相对危险度（RR）为 1.8（95%CI：0.8～4.8）；女性发生肝癌的 RR 为 1.8（95%CI：0.64～6.8），膀胱癌的 RR 为 1.6（95%CI：0.54～6.3）。

二、分析性研究

检验疾病病因假设或流行因素的一类方法。能为检验病因假设和评价因果关系提供依据。通过专门设计的不同组间的比较，分析研究因素的作用的观察性研究方法。包括队列研究和病例对照研究。

（一）队列研究

是将人群按是否暴露于某种致癌性可疑因素及其接触程度分为不同的亚组，追踪其各自的结局，比较不同亚组之间频率的差异，从而判定接触某种致癌性可疑因素与结局之间有无因果关联及关联大小的一种观察性研究方法。队列研究的基本原理是在一个特定人群中选择所需的研究对象，根据目前或过去某个时期是否接触某个待研究的可疑致癌危险因素，或不同的接触水平，而将研究对象分成不同的组，如接触组和非接触组、高剂量接触组和低剂量接触组等，随访观察一段时间，检查并登记各组人群待研究的预期结局的发生情况，比较各组结局的发生率，从而评价和检验可疑致癌因素与结局的关系。根据研究对象进入队列时间及终止观察的时间不同，可分为前瞻性队列研究、历史性队列研究和双向队列研究。

1. 前瞻性队列研究　前瞻性队列研究是队列研究的疾病形式。研究对象的分组是根据研究对象现时的接触状况而定的，此时研究的结局还没有出现，需前瞻观察一段时间才能得到。刘晓明对天津市两个生产氯乙烯的化工厂接触工人进行了肿瘤流行病学调查。调查采用前瞻性队列研究方法，在1981年建立的以天津两个化工厂接触氯乙烯的生产工人为队列基础上进行的，队列中包括在1982年1月1日至1989年12月31日期间调离、退休、死亡和在职的职工。天津市居民的相应年代的肿瘤死亡资料为标准，经统计标化死亡比（SMR）=3.69，相对危险度（RR）为3.77（$P<0.01$）。

2. 历史性队列研究　研究对象的分组是根据研究开始时研究者已掌握的有关研究对象在过去某个时点的接触状况的历史资料作出的。叶细标等对上海某冶炼厂6971名铅接触工人肿瘤死亡进行历史性队列研究，全队列6971人共观察87 576人年，接触队列3344人共观察41 505人年，以上海市人口的肿瘤死亡率为标准对照，发现铅接触工人肺癌SMR为128.0（$P<0.05$），工龄超过20年的工人肺癌SMR为463.7（$P<0.01$），与同厂非接触工人队列比较，肺癌的相对危险度（RR）为8.58（95%CI：4.82～15.11），而且与累计接触剂量（时间）呈剂量（时间）-反应关系。提示职业接触铅与肺癌有联系。工龄超过20年工人出现鼻咽癌超额死亡，SMR为408.0（$P<0.01$），提示鼻咽癌死亡可能与铅累计接触到一定剂量有关。

3. 双向性队列研究　也称混合性队列研究，即在历史性队列研究的基础上，继续前瞻性观察一段时间，这是将前瞻性队列研究与历史性队列研究结合起来的一种模式。因此，兼有前瞻性队列研究和历史性队列研究的优点，且相对地在一定程度上弥补了各自的不足。Prince在前期建立的队列的基础上，进行随访研究。该队列为1946年7月1日～1977年6月30日在纽约两个电容器加工工厂的2576名接触多氯联苯工人，工人接触多氯联苯的时间不少于90天。一车间的多氯联苯时间加权平均值（TWA）为24～476$\mu g/m^3$，二车间的多氯联苯时间加权平均值（TWA）为 50～1260μg/m³。以纽约市人口的肿瘤死亡率为标准对照，前期的随访研究发现，到 1982 年为止，多氯联苯接触工人死于肿瘤的有 281 人，标化死亡比（SMR）为 1.01（95%CI：0.88～1.15）。研究者对队列继续进行后期随访。收集了 1983—1998 年间队列中工人的死亡情况。发现在这期间有 157 人死于肿瘤，标化死亡比（SMR）为 1.18（95%CI：1.00～1.38）。

（二）病例对照研究

亦称回顾性研究，是比较患某病者与未患某病的对照者接触于某可能危险因素的百分比差异，分析这些因素是否与该病存在联系，是分析流行病学方法中最基本、最重要的研究类型之一。病例对照研究的基本原理是以现在确诊的患有某特定疾病的患者作为病例，以不患有该病、但具有可比性的个体作为对照，通过询问、实验室检查或复查病史，搜集既往各种可能的危险因素的接触史，测量并比较病例组与对照组中各因素的接触比例，经统计学检验，若两组差别有意义，则可认为因素与疾病之间存在着统计学上的关联。在评估了各种偏倚对研究结果的影响之后，再借助病因推断技术，推断出某个或某些接触因素是疾病的危险因素，而达到探索和检验疾病病因假说的目的。Lizbeth 为探讨乳腺癌与邻苯二甲酸酯的关系，收集了 2007 年 3 月～2008 年 8 月在墨西哥北部 25 家医院通过组织病理学证实为乳腺癌的 233 名患者。每个病例根据年龄（±5 岁）匹配一名健康妇女为对照组进行病例对照研究，对病例组和对照组的尿液分析发现，82%的尿液样本中能检测出邻苯二甲酸二乙酯（diethylphthalate，DEP）的主要代谢产物邻苯二甲酸单乙酯（monoethyl phthalate，MEP），说明大部分妇女曾接触于一种或以上邻苯二甲酸酯（PAEs）。此外还发现，患乳腺癌妇女的尿液中 MEP 含量（169.58μg/g Cr）显著高于正常妇女（106.78 μg/g Cr）。通过分层分析排除了绝经和尿液中其他邻苯二甲酸盐等混杂因素后发现，尿液中 MEP 含量升高可能增加妇女患乳腺癌危险，比值比（OR）为 4.13（95%CI：1.60～10.70）。

与一般肿瘤不同的是，化学致癌物引起的肿瘤病因明确，接触某种特定的外源化学物致癌物往往会引起相关肿瘤。化学致癌物引发的肿瘤有其作用特征，首先是潜伏期，接触者在首次接触致癌物到肿瘤发生有一个明显间隔期，不同的致癌物有不同的潜伏期，最短4～6年，最长的40年以上，大多数肿瘤的潜伏期为12～25年，一般来说，外源化学致癌物所致肿瘤的发病比同类非接触性肿瘤发病年龄提前。大多数外源化学物的毒作用存在阈值或阈剂量，即超过这个剂量时才引起健康损害。外源化学物致癌往往有比较固定的好发部位或范围，一般易在致癌因素作用最强烈、最经常的部位发生。由于外源化学物致癌的潜伏期很长，采用人群流行病学调查方法来确定一种外源化学物是否为致癌物，需要的时间可能很漫长，而且肿瘤发生的病因复杂，人群的环境接触以多因素、长期、低剂量的接触为特征，因此对于绝大多数的外源化学物，相关的流行病学研究资料是有限的，研究结果也不一致，可能的原因是缺乏以往接触的评估方法；无法估计多种外源化学物的联合效应。没有考虑到个体防护因素等。

（凌 敏 谭壮生 王民生 常元勋）

主要参考文献

1. 宋征，徐景宏，王庆利，等．转基因小鼠在药物致癌性评价中的应用．中国药理学与毒理学杂志，2010，24（6）：557-561.
2. 杨文襄．有机致癌物的化学结构与致癌性．环境化学，1983，1（2）：1-16.
3. 刘征涛，王连生，马文漪，等．有机化学品分子片段定量结构与致癌活性研究．自然科学进展— 国家重点实验室通讯，1995，6（5）：695-701.
4. Paules S，Aubrecht J，Corvi R，et al. Moving forward in human cancer risk assessment. Environ Health Perspect，2011，119（6）：739-743.
5. Auerbach SS，Shah RR，Mav D，et al. Predicting the hepatocarcinogenic potential of alkenylbenzene flavoring agents using toxicogenomics and machine learning. Toxicol Appl Pharmacol，2010，243（3）：300-314.
6. Ellinger-Ziegelbauer H，Stuart B，Wahle B，et al. Comparison of the expression profiles induced by genotoxic and nongenotoxic carcinogens in rat liver. Mutat Res，2005，575（1-2）：61-84.
7. Sotiriou C，Pusztai L. Gene-expression signatures in breast cancer. N Engl J

Med，2009，360（8）：790-800.

8. Khoury MJ，Lam TK，John PA，et al. Transforming Epidemiology for 21st Century Medicine and Public Health. Can Epide Bioma，2013，22（4）：508-516.
9. 肖凯，李宏．遗传毒性试验方法应用现况与研究进展．现代预防医学，2004，31（4）：524-526.
10. 胡明臣，任发政，罗红霞．遗传毒性试验方法的研究进展．食品安全质量检测学报，2011，2（2）：75-82.
11. 许孝义．利用微生物诱变试验快速筛选化学致癌物的基本原理与方法——Ames 试验．北京医学院学报，1979，3（1）：195-201.
12. 王心如．毒理学基础．6 版．北京：人民卫生出版社，2012.
13. 周宗灿．毒理学教程．3 版．北京：北京大学医学出版社，2006.
14. Oliveira AM，French CA. Applications of fluorescence in situ hybridization in cytopathology：a review. Acta Cytol. 2005，49（6）：587-94.
15. 李宏．微核试验的研究进展．安徽农业科学，2009，37（7）：2864-2866.
16. Philp T，Ketzo U，Michael F，et al. Nucleoplasmic bridges are a sensitive measure of chromosome rearrangement in the cytokinesis-blok micronucleus assay. Mutagenesis，2003，18（2）：187-194.
17. 薛渊博，宋鑫．肿瘤染色体畸变分析方法新进展．遗传，2008，30（12）：1529-1535.
18. Clive D，Johnson KO，Spector JF，et al. Validation and characterization of the L5178Y /tk + /－ mouse lymphoma mutagen assay system. Mutat Res，1979，59（1）：61-108.
19. 刘波．tk 基因突变的分子机制研究．癌变・畸变・突变，2012，17（3）：190-192.
20. 孔志明．环境遗传毒理学．南京：南京大学出版社，2009.
21. 王爽，诸葛坚，余应年．微核与微核试验在遗传毒理学中的应用．癌变・畸变・突变，2000，12（4）：253-256.
22. 陈卫民，凌翔，陶学金，等．纳米磷酸三钙复合人工骨的程序外 DNA 合成试验．临床口腔学杂志，2005，21（11）：653-654.
23. 王海学，刘洋，闫莉萍，等．国际上新药致癌性试验技术要求介绍．药物评价研究，2010 年，33（5）：329-331.
24. 高羚喻，吴纯启，廖明阳，等．药物中、短期致癌试验的研究进展．中南药学，2011，9（3）：231-233.

25. Haseman JK, Lockhart A. The relationship between use of the maximum tolerated dose and study sensitivity for detecting rodent carcinogenicity. Fund Appl Toxicol, 1994, 22 (1) 382-391.
26. Gaylor DW, Swirsky Gold L. Regulatory cancer risk assessment based on a quick estimate of a benchmark dose derived from the maximum tolerated dose Reg. Toxico Pharmacol, 1998, 2 (1): 222-225.
27. IARC. The use of short-and medium-term tests for carcinogens and data on genetic effects in carcinogenic hazard evaluation. In: McGregor DB, Rice JM, Venit S, et al. IARC Scientific Publications No. 146. Lyon, France. Available, 1999. from: http: //monographs. iarc. fr/ENG/Publications/index1. php.
28. 李立明．流行病学．6版．北京：人民卫生出版社，2008.
29. Wilkins JR, Comstock GW. Source of drinking water at home and site-specific cancer incidence in Washington County, Maryland. Am J Epidemiol, 1981, 114 (2): 178-190.
30. 叶细标，倪为民，周峰，等．上海某冶炼厂铅接触工人肿瘤死亡的回顾性队列研究．中华劳动卫生职业病杂志，2001，19 (2)：108-111.
31. 刘晓明．天津市职业接触氯乙烯工人肿瘤流行病学调查研究．职业与健康，2002，18 (6)：20-22.
32. Prince MM, Hein MJ, Ruder AM, et al. Update: cohort mortality study of workers highly exposed to polychlorinated biphenyls (PCBs) during the manufacture of electrical capacitors, 1940-1998. Environ Health, 2006, 5 (13): 1-10.
33. López-Carrillo L, Hernández-Ramírez RU, Calafat AM, et al. Exposure to phthalates and breast cancer risk in northern Mexico. Environ Health Perspect, 2010, 118 (4): 539-544.
34. 魏勤，高翔，徐平．小鼠模型在药物致癌性评价中的应用及研发人源化模型的意义．中国实验动物学报，2013，21 (2)：78-83.
35. Dragan YP, Rizvi T, Xu YH, et al. An initiation-promotion assay in rat liver as a potential complement to the 2-year carcinogenesis bioassay. Fundam Appl Toxicol, 1991, 16 (3): 525-547.
36. Sistarel FD, Morton D, Carl Alden, et al. An Analysis of Pharmaceutical Experience with Decades of Rat Carcinogenicity Testing: Support for a Proposal to Modify Current Regulatory Guidelines. Toxico Path, 2011, 39 (3):

716-744.

37. Boverhof DR, Chamberlain MP, Elcombe CR, et al. Transgenic animal models in toxicology: Historical perspectives and future outlook. Toxicol Sci, 2011, 121 (2): 207-233.
38. Jacobs AC, Hatfield KP. History of chronic toxicity and animal. carcinogenicity studies for pharmaceutical. Vet Pathol, 2013, 50 (2): 324-333.
39. Morton D, Sistare FD, NambiarP R, et al. Regulatory Forum Commentary: Alternative Mouse Models for Future Cancer Risk Assessment. Toxico Pathol, 2013, 20 (2): 1-8.
40. PMDA (Japanese Ministry of Health, Labor and Welfare, Pharmaceuticals andMedical Devices Agency) . (2012) . Proposed change to rodent carcinogenicitytesting of PHarmaceuticals—Regulatory notice for public input. April 14, 2013. http: //www. pmda. go. jp/ich/s/step1 _ s1 _ 13 _ 1 _ 15 _ e. pdf.
41. Tomatis L, Aitio A, Wilbourn J, et al. Human carcinogens so far identified. Jpn J Cancer Res, 1989, 80 (9): 795-807.
42. Huff J. Chemicals and cancer in humans: first evidence in experimental animals. Environ Health Perspect, 1993, 100 (4): 201-210.
43. Huff J, Ucier G, Tritscher, A. Carcinogenicity of TCDD: experimental, mechanistic, and epidemiologic evidence. Annu Rev Phar Toxicol, 1994, 34: 343-372.
44. EPA (US Environmental Protection Agency). Guidelines for Carcinogen Risk Assessment. Washington, DC. EPA/630/P-03/001B, 2005.
45. EPA (US Environmental Protection Agency) . Alpha-2u-globulin: association with chemically induced renal toxicity and neoplasia in the male rat. Risk Assessment Forum, Washington DC. EPA/625/3-91/019F, 1991.
46. EPA (US Environmental Protection Agency) . Guidelines for carcinogen risk assessment. Federal Register 51 (185): 33992-34003, 1986. Available from: http: //www. epa. gov/ncea/raf/.
47. Lijinsky W. Species differences in carcinogenesis. In Vivo, 1993, 7 (1): 65-72.
48. HHS, FDA (Food and Drug Administration) . International Conference on Harmonisation; Proposed Change to Rodent Carcinogenicity Testing of Pharmaceuticals; Request for Comments. Federal Register /Vol. 78, No. 52 /Monday, March 18, 2013 /Notices, 16681-16684.

49. Thybaud V，MacGregor JT，Müller L，et al. Strategies in case of positive in vivo results in genotoxicity testing. Mutation Research，2011，723：121-128.
50. Kruhlak NL，Contrera JF，Benz RD，et al. Progress in QSAR toxicity screening of pharmaceutical impurities and other FDA regulated products. Advanced Drug Delivery Reviews，2007，59：43-55.
51. Renwick S，Kleiner J. Risk assessment of substances that are both genotoxic and carcinogenic，Report of an International Conference organized by EFSA and WHO with support of ILSI Europe. Food Chem Toxic，2006，44：1636-1650.
52. Brien J，Renwick AG，Constable A，et al. Approaches to the risk assessment of genotoxic carcinogens in food：A critical appraisal. Food and Chem Toxic，2006，44：1613-1635.
53. 曹佳，郑玉新，周宗灿，等．毒理学研究进展及热点．中国科学基金，2011，3：138-142.
54. 刘志强，傅旭春．计算机在毒理学研究中的应用．国外医学·药学分册，1994，21（4）：234-237.

第二部分

对人类致癌的外源化学物

第六章

金属及其化合物

第一节 镉及其化合物

镉（cadmium，Cd）是一种富有延展性、银白色的金属或粉末。1817年被首次发现，19世纪末开始广泛应用。在自然界，镉主要以硫化镉形式储存于锌矿、铅锌矿和铜铅锌矿中。人类接触镉的途径主要是通过摄入被镉化合物污染的食物、饮用水和吸入的空气。另一个途径来源于烟草中，主要是种植烟草的土壤被镉污染。职业接触镉主要存在于镉生产制备和使用过程，如镉电镀、制备镍镉电池或银镉电池、制作镉黄颜料、制造合金和焊条、制造原子反应堆控制棒等。经气溶胶形式吸入的镉主要蓄积于肾和肝，与金属硫蛋白（MT）结合形成低毒复合物。镉在体内的半衰期很长，肾皮质中镉的半衰期为10～25年，肝中镉的半衰期约为7年。镉的致癌作用首先发现于动物实验，随即在人群中发现。不同物种和品系的动物研究表明，镉与肺癌存在因果联系，并可能引起前列腺癌。流行病学研究表明，镉还可能与乳腺癌、胰腺癌、肾肿瘤、膀胱肿瘤等有关。

一、致癌表现

（一）动物实验资料

有学者采用鸡血浆镉粉悬液皮下注射诱发大鼠局部横纹肌肉瘤。用硫化镉对大鼠进行皮下注射，除注射部位发生局部横纹肌肉瘤外，还引起睾丸间质细胞瘤。

Takenaka等（1983年）将雄性Wistar大鼠持续暴露于浓度为0、12.5、25、50μg/m^3氯化镉气溶胶中18个月（每周7天，每天23小时），终止暴露后并继续喂养13个月。结果发现，50μg/m^3组大鼠肺镉含量为10.4μg/g湿重，肝镉含量和肺镉含量相当，肾镉含量是肺、肝的3倍。第一例肺表皮样癌出现于25μg/m³组大鼠，该鼠死于实验开始后20个月。50μg/m³组大鼠中，71.4%的大鼠（25/35）诱发出原发性肺癌；25μg/m³组和12.5μg/m³组大鼠原发性肺癌发生率分别为52.6%（20/38）和15.4%（6/39），对照组未发现任何肺肿瘤。并且氯化镉气溶胶浓度与肺腺癌之间存在明显的剂量-反应关系，这是首次用非注射的方法证实氯化镉气溶胶与肺肿瘤之间存在正相关关系。此外，该实验中还观察到部分大鼠肺癌转移到局部淋巴结和肾。

Waalkes和Rehm用含0、25、50、100及200μg/g氯化镉的饲料喂养雄性Wistar大鼠77周，在200μg/g组出现了白血病和睾丸癌。随后Waalkes通过饮用水途径染毒Noble大鼠，结果出现几只大鼠发生肾肿瘤。并发现经口给予的氯化镉可以诱发肾和前列腺增生性病变。而Loser用含0、1、3、10、50μg/g氯化镉的饲料连续2年喂养Wistar小鼠，结果发现，实验组小鼠的肿瘤发生率和肿瘤种类数均没有明显增加（$P>0.05$）。有人用氯化镉、硫酸镉和醋酸镉，经呼吸道吸入、喂饲及胃管给大、小鼠染毒，仅呼吸道吸入染毒可诱发大、小鼠肺癌，经消化道染毒未见诱发癌症，提示镉化合物不易经消化道吸收。

（二）流行病学资料

Potts（1965年）首次报道第一例与镉接触相关的癌症为前列腺癌，在英国一家生产镍镉电池的工厂74名工人中有3人相继死于前列腺癌。在随后的研究中，镉提纯企业和镉合金企业均发现前列腺癌的死亡率增高。我国1998年对297名男性进行病例对照研究发现，提示镉接触与前列腺特异抗原（Prostate Specific Antigen，PSA）之间存在剂量-反应关系。PSA是一种单链糖蛋白，是临床常规用于前列腺良性与恶性疾病诊断与鉴别诊断及前列腺癌患者术后随访的重要指标。而在Kazantzis（1992年）、Sorahan（1995年）、Järup（1998年）等研究中，前列腺癌的标化死亡比（SMR）和标化发病比（SIR）均低于130；Kazantzis的调查认为，并未发现患前列腺癌的风险增加。

肺癌是另一种与镉接触相关的癌症，很多研究提示，在接触镉工人中存在肺癌的超额死亡率。Lemen（1976 年）、Thun（1985 年、1986 年）和 Stayner（1992 年、1993 年）等采用“截止队列”研究证明，镉与肺癌的危险性为正相关，但未排除吸烟和砷接触为混杂因素。Nawrot 等研究环境镉接触与癌症的关系，结果经调整了年龄、性别、吸烟等混杂因素后，肺癌的危害比值比（OR）为 1.70（95%CI：1.13～2.57），癌症总罹患率 1.31（95%CI：1.03～1.65）。Kazantzis 等将镉接触的程度分为高、中、低 3 组，共调查了 17 家使用镉的工厂，调查结果表明，3 组均未发现前列腺癌，但存在明显的肺癌超额死亡率，肺癌死亡数为 277 人（其中低接触组为 12 人、中接触组为 41 人、高接触组为 224 人），镉接触与肺癌发生存在剂量-反应关系。但也有一些研究提出了不同意见，在英国镍镉工厂的报道中，肺癌的标化死亡比（SMR）为 1.11（95%CI：0.81～1.48），研究者认为，他们的研究结果削弱了镉是肺部致癌物的结论。

随着研究的深入，镉对人类肾、胰、乳腺等器官引起致癌作用的证据不断增加。1966－2003 年期间有 3 次大型病例对照研究，从不同的地理区域，采用不同的方法分别进行镉与肾肿瘤发生的评估，发现肾肿瘤的罹患风险增加，OR 值介于 1.2～5。其机制可能是镉-硫蛋白复合物沉积在肾的近端小管，释放出游离镉，从而对肾小管造成损伤。对 1966－1999 年 3 次镉接触与胰腺癌队列研究的 Meta 分析结果显示，合并 SMR 为 1.62（95% CI：0.94～2.79）。McElroy 等（2006 年）对 246 名 20～69 岁女性乳腺癌患者和 254 名配对者进行病例-对照研究，发现经肌酸校正的尿镉水平高的人罹患乳腺癌风险是尿镉水平低的人的 2 倍（OR 为 2.29，95% CI：1.3～4.2）。

1987 年，国际癌症研究所（IARC）将镉及其化合物归入 2A 类，人类可疑致癌物；1993 年修订归入 1 类致癌物，可致肺癌、前列腺癌。

（三）临床表现

镉引起的肺癌没有特异性的临床症状，可出现慢性咳嗽、咯血、胸闷、气急、发热、胸痛、声音嘶哑、食欲及体重下降等表现。镉职业接触史和接触镉浓度的高低和时间的长短是关键，实验室检查尿镉水平增加。

（四）防治原则

一般人群镉的防治原则：应减少环境中镉污染，严格控制镉源、加强对工业镉“三废”的治理。对受镉污染的土壤，可采取土壤改良措施，如在土壤中施加石灰；施用磷酸盐类肥料，减少植物对镉的吸收。尽量减少食用含镉量较高的贝类、海鲜，不吸烟或少吸烟。冶炼和使用镉及其化合物的生产场所应安装排除镉烟尘的装置，设备密闭化。镀镉金属板在高温切割和焊接时，必须在通风良好的环境进行，操作时戴防毒面具。做好就业前和定期健康体检，特别要定期测定尿镉和尿中低分子量蛋白。一旦发现镉中毒患者应及时调离镉作业。镉及其化合物作业的职业禁忌证有慢性肾小管-间质性肾病、慢性阻塞性肺病、支气管哮喘、慢性间质性肺病、原发性骨质疏松症等。

二、致癌机制

（一）氧化应激

薛莲等（2005 年）采用激光共聚焦显微镜技术，结合 H_2O_2 特异性的荧光探针，研究不同浓度 $CdCl_2$（0、1、5、10μmol/L）单独或与 $ZnCl_2$（10μmol/L）同时处理中国仓鼠肺成纤维细胞（V79 细胞），分别测定处理 1、2、3 小时 3 个时间点细胞内 H_2O_2 含量的变化。结果表明，处理时间在 2 小时内 $CdCl_2$ 处理浓度范围在 0～10μmol/L 时 V79 细胞内 H_2O_2 含量呈现浓度-时间-效应关系。同时还可以看到，10μmol/L $ZnCl_2$ 在 $CdCl_2$ 各处理浓度条件下均可使细胞内 H_2O_2 含量减少。由于镉不是 Fenton 类金属（如铁、铜），不能通过 Fenton 反应而引起细胞内活性氧（ROS）含量的增加。因此，镉主要是通过替代抗氧化酶中活性部位的锌进而使抗氧化酶失活，或者可以通过替换出结合态的铁、铜而间接引起细胞内 ROS 的增加。

Hussain 等在实验中发现，大鼠腹腔注射 0.4mg/kg 氯化镉溶液 30 天，血清 SOD 活性下降，继而引起肝、肾脂质过氧化水平增加。大鼠皮下注射氯化镉，36 小时后血清谷胱甘肽过氧化物酶（GSH-Px）活性下降。

（二）原癌基因激活

Andrews等（1987年）首次报道5μmol/L镉能诱导Hela细胞的c-fos表达增强。其他学者用5μmol/L氯化镉处理L6成纤维细胞0～30小时，出现原癌基因c-myc和c-jun mRNA表达，c-jun mRNA水平提高3.5倍。我国学者用100μmol/L和200μmol/L氯化镉溶液分别处理人类成纤维细胞NHF10，处理15分钟，结果表明c-myc和c-jun均被明显诱导，并随处理剂量和时间增加而增加。

（三）遗传毒性

Ames试验结果表明，氯化镉和硫酸镉对TA102菌株阳性，而其他株多为阴性。用氯化镉处理体外培养的人LEO成纤维细胞和中国仓鼠CL-1细胞，结果微核率明显增加并出现非整倍体。Dekaud等报道，与对照组相比，镉接触工人的外周血淋巴细胞染色体畸变率增加。用0、0.04、0.2、1.5mmol/L氯化镉处理离体小鼠骨髓细胞和睾丸生精细胞1小时，发现这两种细胞DNA损伤率均增高，DNA迁移距离增加，实验者认为与DNA单链断裂有关。

我国学者分别用50、100和200μmol/L氯化镉溶液处理NHF10-hTERT细胞15分钟，用流式细胞仪测定细胞周期变化。结果发现，15分钟处理后，G_1、G_2、S期的细胞无明显变化，M期细胞随剂量增高而减少，100μmol/L和200μmol/L剂量组和对照组相比，结果显示有统计学意义（$P<0.05$），提示镉能阻止G_2细胞进入M期。用镉处理中国仓鼠卵巢（CHO）细胞得到类似的结果，细胞停滞在G_2/M期。

（四）细胞凋亡

敖林等（2007年）研究$CdCl_2$在Balb/c 3T3细胞转化过程中对细胞凋亡的影响，用1mg/L N-甲基-N′-硝基-N-亚硝基胍（MNNG）启动后，用324μg/L $CdCl_2$持续处理Balb/c 3T3细胞14天，建立两阶段细胞转化模型。结果发现，1mg/L MNNG单独处理Balb/c 3T3细胞后平均每平皿转化灶数为0.17±0.38个，并不能诱发明显的转化。而324μg/L $CdCl_2$持续处理后平均每平皿转化灶数为3.08±

1.41 个，与对照组比较，差异有统计学意义（$P<0.001$），表明 $CdCl_2$ 具有促进 MNNG 启动细胞转化的能力。$CdCl_2$ 不同处理时间（2～7 天）对 Balb/c 313 细胞凋亡率（7.51%～21.13%）显著升高。同时基因表达谱分析筛选出的差异表达基因中，有 11 个基因的功能与细胞凋亡有关，10 个基因的功能与细胞抗氧化机制有关。

近年研究发现，丝裂原活化蛋白激酶（mitogen activated protein kinase，MAPK）级联是镉毒性作用的重要机制之一，国内有学者观察 MAPK 抑制剂 PD98059 对 $CdCl_2$ 诱导大鼠肾上皮细胞（NRK）凋亡基因 bcl-2 和 caspase-3 mRNA 表达的影响，用 MAPK 抑制剂 PD98059 预先处理 NRK 细胞 1 小时后，再用 2.5、5 和 10μmol/L $CdCl_2$ 处理 NRK 细胞 6 小时。结果发现，NRK 细胞的凋亡率与 $CdCl_2$ 处理剂量存在剂量-效应关系；2.5、5、10μmol/L 镉处理使 bcl-2 mRNA 的表达水平分别下降至对照组的 72%、53% 和 37%；而 caspase-3 mRNA 表达水平上升为对照组的 125%、153% 和 175%。试验表明，PD98059 可明显阻止镉引起的 bcl-2 mRNA 表达水平下降以及 caspase-3 mRNA 表达水平升高。Chuang SM 等（2001 年）曾证实，镉导致的 p38MAPK 和 JNK 活化能使非小细胞肺癌细胞凋亡，而镉能使 p38MAPK 活性降低，因而没有细胞毒性作用；同时大多数实验都表明，镉导致 p38MAPK 活化后的细胞死亡（即镉浓度没达到直接杀死细胞，而是通过激活 p38MAPK 通路导致的细胞死亡）多数是凋亡而不是细胞坏死。由此可见，通过镉作用于哺乳动物后，不仅能对正常组织细胞产生毒性作用，同时镉也可以使癌细胞产生凋亡现象，并且很多实验证实，这种凋亡现象都与 p38MAPK 激活的关系密切。

乳腺癌是一种雌激素依赖疾病，镉作为高度可疑的环境雌激素类物质被研究者关注，解释镉可能是乳腺癌的致病原因之一。用 10^{-5}、10^{-6}、10^{-7}、10^{-8}、10^{-9}、10^{-10}、10^{-11}、10^{-12} mol/L 共 8 个浓度的镉处理 MCF-7 人乳腺癌细胞，10^{-6} mol/L 处理 24 小时和 10^{-9} mol/L 处理 72 小时对细胞的促增殖效应最明显，相对增殖率分别为 133%、138%。10^{-6} mol/L 镉与雌二醇处理 MCF-7 细胞 24 小时后、10^{-9}

mol/L 镉与雌二醇处理细胞 72 小时后均能显著增加 ERα 蛋白表达（$P<0.05$），该效应能够被 ICI 阻断；而 ERβ 蛋白的表达在实验各组均无显著改变。10^{-6} mol/L 镉处理细胞 4 小时和 24 小时之后，10^{-9} mol/L 镉处理 72 小时后，P-Akt 蛋白的表达显著增加（$P<0.05$），雌二醇在上述三个时间点也和镉具有同样的效应。以上实验提示，镉能够促进 MCF-7 人乳腺癌细胞生长，并被雌激素受体拮抗剂阻断，发挥与雌二醇相似的雌激素样作用，通过激活 ERα 表达来促进 MCF-7 人乳腺癌细胞生长，通过调节 PI3K/Akt 信号通路，激活细胞内信号级联放大反应来发挥雌激素效应。

（五）镉与锌相互竞争作用

薛莲等（2005 年）用 1、2、4、8 μmol/L $CdCl_2$ 处理 V79 细胞 24 小时，另设 $CdCl_2+ZnCl_2$ 组，即采用与各 $CdCl_2$ 组相同浓度的 $CdCl_2$ 处理的同时，各加入终浓度均为 10μmol/L 的 $ZnCl_2$。处理 24 小时后用等离子体光谱分析测定 Cd^{2+} 和 Zn^{2+} 含量，结果发现，单独加入 Zn^{2+} 可以使细胞内游离 Cd^{2+} 的含量略有增加。而 $CdCl_2$ 单独处理进入细胞内的 Cd^{2+} 可以将与生物大分子结合的 Zn^{2+} 置换出来，使细胞内游离 Zn^{2+} 的含量增加。$CdCl_2+ZnCl_2$ 组与 $CdCl_2$ 组比较，$ZnCl_2$ 的加入使细胞内 Zn^{2+} 反而减少，推测可能是由于 $CdCl_2$ 与 $ZnCl_2$ 同时染毒时 Zn^{2+} 和 Cd^{2+} 竞争进入细胞及在细胞内竞争结合生物大分子而导致的细胞内游离 Zn^{2+} 含量减少。作者由此推测，细胞内 Cd^{2+}、Zn^{2+} 在结合生物大分子时存在着相互的竞争。

吴赤蓬等（2005 年）采用正常人外周血淋巴细胞体外培养的方法观察镉、锌以及镉和锌的混合物诱导细胞姐妹染色单体交换（SCE）频率增加的情况。结果发现，镉在 $1\times10^{-8}\sim1\times10^{-6}$ mol/L 浓度范围内诱发人外周血淋巴细胞 SCE 频率为 $6.72\pm2.61\sim10.00\pm3.12$ 次/细胞，而锌可拮抗镉诱导 SCE 频率的增加，并且在 $1\times10^{-6}\sim1\times10^{-4}$ mol/L 浓度范围内随着锌浓度的增加，其拮抗作用也增强，SCE 频率由 8.48 ± 2.17 降至 4.80 ± 2.71 次/细胞，并有明显的剂量-效应关系。

三、危险度评价

对 1987－1998 年期间英国、美国、瑞典进行的几次大型队列研究结果总结，肺癌的 SMR 在 81～235 之间，SIR 在 114～173 之间；前列腺癌的 SMR 在 71～122 之间，SIR 为 77。Sorahan 等研究了镍镉电池工厂镉的高接触人群且工龄超过 15 年者，其肺癌的相对危险度（RR）为 1.4。进一步对高镉和高砷同时接触的人群进行研究，在调整了年龄、工龄、种族等混杂因素后，镉累积年接触量 500～999$\mu g/m^3$ 组的 RR 为 1.8，＞1000$\mu g/m^3$ 组的 RR 为 4.0。而 Järup 等对镍镉电池工厂 900 名工人按镉累积年接触量分为＜250$\mu g/m^3$、250～1000$\mu g/m^3$、＞1000$\mu g/m^3$ 3 个组，共发现 15 例肺癌，但未发现剂量-反应关系，3 个组的 SMR 分别为 392、140 和 142。

我国对镉接触区居民的肿瘤研究表明，随访期间共发生 50 例恶性肿瘤和 20 例良性肿瘤患者，其中，肺癌患者 18 人，肺瘤患者 1 人。镉高接触区肺部肿瘤发生率明显高于低接触区［1.80/(1000 人年) 对 0.38/(1000 人年)，$P=0.016$］，镉高接触区肺部肿瘤的人群归因危险度为 67%（95%CI：33%～101%）。年龄每增加 10 岁，发生肺癌的比值比（OR）为 1.64，发生全肿瘤的 OR 为 1.63，吸烟者的 OR 为 4.39，非吸烟者的 OR 为 1.39。

美国环境保护署（EPA）在动物实验基础上建立了推导出人接触镉浓度与理论上发生癌症风险数学模型，认为如果一个人一生持续呼吸含有平均镉浓度为 0.006$\mu g/m^3$ 的空气，理论上发生癌症的概率不超过百万分之一，吸入镉浓度为 0.06$\mu g/m^3$ 的空气，理论上发生癌症的概率不超过十万分之一。

日本采用病例对照方法研究环境镉接触与罹患乳腺癌的风险，尿镉浓度＞2.620$\mu g/g$ 的女性患乳腺癌的风险明显高于尿镉浓度＜1.674$\mu g/g$ 者（OR＝6.05，95%CI：2.90～12.62）。

1988 年，世界粮农组织和世界卫生组织（FAO/WHO）专家委员会提出了镉的暂定可耐受每周摄入量为 0.007mg/kg。以平均体重 60kg 折算，每人每日镉的允许摄入量为 60μg。我国对大米、面粉、薯类、杂粮、蔬菜、肉、鱼、蛋、水果等食品中的镉均制定了容许量标准。

2012年元旦起，美国加利福尼亚州禁止生产、销售及分销镉含量以重量计超过0.03%（或300 ppm）的儿童首饰，成为美国第5个实施有关禁令的州。目前，华盛顿州是唯一全面禁止含镉儿童产品的州，禁令范围包括生产及销售镉含量以重量计超过0.004%的儿童产品。

（汪庆庆　张晓玲　王民生　常元勋）

主要参考文献

1. Ferrís-I-Tortajada J，Berbel-Tornero O，Garcia-I-Castell J，et al. Non dietetic environmental risk factors in prostate cancer. Actas Urol Esp，2011，35（5）：289-295.
2. Lacorte LM，Delella FK，Porto Amorim EM，et al. Early changes induced by short-term low-dose cadmium exposure in rat ventral and dorsolateral prostates. Microsc Res Tech，2011，74（11）：988-997.
3. Violaine V，Dominique L. Cadmium，lung and prostate cancer：a systematic review of recent epidemiological data. J of Toxic and Environ Health，(Part B)，2003，6（3）：227-256.
4. 江泉观，纪云晶，常元勋．环境化学毒物防治手册．北京：化学工业出版社，2004：8.
5. Huff J，Ruth M，Michael P，et al. Cadmium-induced cancers in animals and in humans. Int J Occup Emviron Health，2007，13（2）：202-212.
6. 叶寒青，杨祥良，周井炎，等．环境污染物镉毒性作用机理研究进展．广东微量元素科学，2001，8（3）：9-12.
7. 曹锋，周彤，金泰廙．镉致DNA损伤及对原癌基因蛋白表达的影响．中华劳动卫生职业病杂志，2006，24（10）：587-590.
8. Bertin G，Averbeck D. Cadmium：cellular effects，modifications of biomolecules modulation of DNA repair and genotoxic consequences. Biochimie，2006，88：1549-1559.
9. 李炜修，乔季，颜丙玉，等．环境镉暴露与肿瘤危险性．国外医学地理分册，2007，28（4）：183-185.

10. Chuang SM. Yang JL. Comparison of roles of three mitogen-activated protein kinases induced by chromium (VI) and cadmium in non-small-cell lung carcinoma cells. Mole Cell Bioch，2001，222：85-95.
11. 薛莲，周建华，时锡金，等．氯化镉遗传毒性及氯化锌拮抗作用的机制研究，工业卫生与职业病，2005，31（6）：400-403.
12. 毛胜艳，廖晓岗．p38MAPK 通路在镉毒性机制中的作用，国外医学·医学地理分册 2011，31（3）：175-179.
13. 吴赤蓬，钟雪云，王声溺，等．锌对镉诱导人淋巴细胞姊妹染色单体交换的影响．中国病理生理杂志，2005，21（7）：1356-1358.
14. 徐新云，胡富勇，柯跃斌，等．MAPK 抑制剂对镉诱导凋亡基因表达影响．中国公共卫生，2009，25（9）：1070-1072.
15. 敖琳，高利宏，胡冉，等．氯化镉在 Balb/c 3T3 细胞转化过程中对细胞凋亡的影响．毒理学杂志，2007，21（3）：165-168.
16. Chisato N，Yasuko N，Kozue N，et al. Cadmium exposure and the risk of breast cancer in Japanese women. Breast Cancer Res Treat，2013，138：235-239.

第二节 铬及其化合物

自然界中铬（chromium，Cr）主要以铬铁矿的形式存在。金属铬坚硬而脆，具有耐高温、抗腐蚀的性能。铬有 Cr^{2+}、Cr^{3+}、Cr^{4+} 和 Cr^{6+} 不同氧化价态的化合物。工业上用途最为广泛的是六价铬化合物如重铬酸钾等。铬常用于生产不锈钢、耐火材料、铬酸盐和重铬酸盐，电镀行业的金属镀铬，以及用铬酸盐生产的染料和颜料行业。六价铬化合物如铬酸酐三氧化铬（CrO_3）、重铬酸盐均有很强的氧化性，其毒性也高于其他价态的铬化合物，长期接触一定浓度的六价铬化合物可引起皮肤溃疡、肝炎、鼻黏膜穿孔、喉炎和哮喘，以及呼吸道恶性肿瘤肺癌和鼻癌。

一、致癌表现

（一）动物实验资料

Nettesheim 等（1971 年）给予小鼠吸入铬酸钙粉尘致小鼠肺癌。

Steinhoff等（1986年）给予大鼠气管内滴注铬酸钙，Levy和Venitt等（1986年）给予大鼠支气管内滴注铬酸钙，均致受试大鼠发生肺腺癌、肺鳞状细胞癌。Furst等（1976年）报道，用25只新生Swiss小鼠肌内注射铬酸铅（每月一次，每只小鼠每次3mg），持续4个月，观察25个月，发现3只小鼠发生了肺泡癌。Maltoni等（1976年和1982年）报道，用13周龄的SD大鼠雌、雄各40只（随机分为两组），一次性皮下注射铬黄和铬橙（碱式铬酸铅）（每只大鼠3mg），观察150周后，注射铬黄组有26只大鼠，注射铬橙组有27只大鼠出现了横纹肌肉瘤和皮肤纤维肉瘤。Levy等（1986年）报道，用8～10周龄的PS大鼠雌、雄各50只，支气管内植入铬酸铅2mg，25只受试大鼠出现支气管癌（24只鳞状细胞癌、1只肺腺癌）。Levy等（1986年）还报道，给予大鼠支气管内滴注铬酸锌和铬酸锶，均诱发大鼠发生支气管癌。Adachi等（1987年）给予小鼠吸入三氧化铬粉尘，诱发小鼠鼻乳头状瘤。Glaser等（1986年）给予大鼠吸入重铬酸钠或支气管内滴注重铬酸钠均致大鼠肺癌。

（二）流行病学资料

早在1935年，德国某工厂医师Pfeil发现铬酸盐生产工人肺癌高发。20世纪50年代后对铬酸盐和铬颜料生产工人进行的流行病学调查，发现肺癌发病率较高。在欧洲的法国、德国、意大利和英国，以及美国和日本等国家开展的大量研究，发现生产或使用铬酸锌、铬酸铅等铬酸盐和重铬酸盐的工人肺癌发病率增高。美国的Enterline调查研究发现，从事铬酸盐加工的生产工人肺癌高发，他在1941—1960年间对1937—1940年间从事铬酸盐加工的1200名工人进行随访调查，发现69人患肺癌，相对危险性度（RR）为9.43（95%CI：7.34～11.93）。日本的Satoh等在1918—1978年间跟踪随访调查1918—1975年间从事铬酸盐加工的896名工人，发现肺癌患者26人，RR为9.5（95% CI：6.20～13.92）。英国的Davies（1981年）随访调查1931—1981年间从事铬酸锌、铬酸铅颜料加工的1152名男工，发现接触高浓度铬酸锌的工人12人患肺癌，RR为4.0（95% CI：2.1～7.0）。20世纪80年代，我国流行病学调查发现，从事铬酸盐生产的工人肺癌高发，发病率高达 82.08/10 万，而对照组为 22.79/10 万。在接触铬酸铅以及三氧化铬烟气的实验研究中，实验对象肺癌发病率增高。20 世纪 90 年代，国际癌症研究所（IARC）通过对大量的流行病学调查结果进行分析，铬酸盐、铬酸盐颜料及镀铬行业工人肺癌及鼻癌发生率较高。

吴炜（2014 年）报道，某表面处理有限公司电镀车间 1 名女工，47 岁，接触铬酸盐 4 年 9 个月，2011 年因咳嗽 2 个月就诊，医院病理诊断右中下肺鳞状细胞癌（低分化型）。

我国分别在 2002 年和 2013 年将铬酸盐制造业工人肺癌、六价铬化合物所致肺癌列入职业病分类与目录职业性肿瘤（九）。国际癌症研究所（IRAC，1990 年）将六价铬化合物归入 1 类，人类致癌物，可致肺癌和鼻癌。

（三）临床表现

临床上将肺癌分为小细胞肺癌（small cell lung carcinoma，SCLC）和非小细胞肺癌（NSCLC）。小细胞肺癌（SCLC）还包括复合型小细胞肺癌。非小细胞肺癌（NSCLC）包括鳞癌、腺癌、腺鳞癌、大细胞癌和肉瘤样癌。肺癌的临床表现取决于肿瘤发生的部位和转移生长的扩散及其效应。NSCLC 患者常出现疲劳、活动能力减退、持续性咳嗽、呼吸困难、食欲减退和体重降低等临床表现。SCLC 临床表现没有 NSCLC 患者那么严重，常发生于内支气管部位。小细胞肺癌是肺癌中恶性程度最高的一种未分化型癌，多发生在主支气管或叶支气管，早期沿支气管黏膜下扩展生长，被覆的黏膜上皮稍隆起，皱襞消失，但上皮完整，在痰里很难检查出脱落细胞。此类癌分化程度低生长迅速，能通过淋巴和血流快速播散，并可直接浸润到纵隔。

鳞癌又可分高分化型、中分化型和低分化 3 种类型，早期侵犯支气管黏膜，并逐渐向支气管腔内增殖，引起支气管狭窄，导致肺不张、肺炎或肺脓肿，受侵犯的支气管黏膜出现坏死、溃疡和出血。腺癌分为腺泡状腺癌、乳头状腺癌、细支气管-肺泡细胞癌等类型，多发于肺周边部。

铬引起的肺癌以鳞状细胞癌多见，其次是小细胞肺癌和腺癌。

铬酸盐诱发的鼻癌多数是鳞状细胞癌，或多发性腺癌。多见于单侧鼻腔外侧壁、鼻底及鼻中隔，也有双侧发病者。约 10%癌症患者发生腮腺区及颌下淋巴结转移。起初肿瘤发展缓慢，晚期肿瘤发生广泛转移，多累及眼部、上颌窦、筛窦或前颅底，出现Ⅱ、Ⅲ、Ⅳ、Ⅴ、Ⅵ等颅神经及眼部受累及的症状。检查可见鼻腔内有肿物，表面不平呈暗红色，或呈类息肉样改变，触之易出血。活检时肿瘤组织质地偏脆。Sata 等（2003 年）报道 1 例男性工人有铬酸盐接触史 13 年，该工人退休 11 年后发现左侧鼻腔鳞状细胞癌，经动脉内给药治疗肿瘤得到遏制，两年后在原发肿瘤的同一部位又发现恶性腺癌，通过肿瘤标本的微卫星稳定性检测，研究认为两次肿瘤细胞类型均与长期接触铬酸盐有关。

（四）防制原则

改革或消除落后的生产工艺，铬冶炼、铬染料和颜料制造工艺应实现机械化、自动化、密闭化，采取湿法清扫，减少工作场所空气中铬酸盐粉尘浓度。铬加工作业场所加强通风，控制铬酸雾浓度处于较低水平。操作人员加强呼吸防护，佩戴能捕集粒径为 0.5μm 颗粒物、且效率在 99%以上的面罩。长期接触铬化合物的生产工人应每年体检一次，检查内容重点询问咳嗽、咳痰、胸痛、呼吸困难等呼吸系统症状，耳鼻喉疾病史及相关症状。体格检查包括内科常规检查、鼻及咽部常规检查。实验室检查包括血常规、尿常规、血清 ALT、尿 β_2-微球蛋白、胸部 X 线摄片、肺功能等项目。检查还包括定期进行痰细胞学检查，发现异常者立即采取相应措施，防止肺癌发生。

二、致癌机制

流行病学调查和动物实验研究都已证实，六价铬主要通过吸入进入机体。电镀或金属表面处理过程产生的铬酸烟雾，或由铬铁矿制造重铬酸盐及铬酸铅和铬酸锌生产中产生的铬酸盐粉尘或烟气，以及生产和使用过程中接触的六价铬化合物均可以通过吸入进入机体。在铬酸盐工人的肺组织中发现了一定数量的水溶性、酸溶性和不溶于水的铬化合物。Cr^{6+} 被吸收后极易通过细胞膜的阴离子通道迅速进入细胞内，难溶性或不溶性铬化合物主要通过吞噬作用或胞饮作用进入细胞，在细胞内缓慢溶解释放，致癌性更强。Cr^{3+} 几乎不能通过细胞膜。靶器官肺内铬离子浓度为其他组织的 2～3 倍。

Ewis 等检测到长期接触六价铬工人的肺癌标本癌基因 ras 由于点突变而被激活。用六价铬处理人肺成纤维细胞的实验研究，发现癌基因 bcl-w 和 bcl-xL 水平升高。六价铬处理重组 HepG2 细胞发现癌基因 c-Fos，c-Jun 增多，提示癌基因被激活。贾光等（1998 年）研究重铬酸钾对抑癌基因 p53 及其下游抑癌基因 p21（WAF1）在多阶段致癌中的作用，取指数生长期的人胚肺细胞（HEC），将细胞接种于 150ml 培养瓶中培养 24 小时，处于指数生长期的细胞，分别加入不同浓度（0、0.625、1.25、2.5 和 5.0μmol/L）的重铬酸钾（$K_2Cr_2O_7$）MEM 培养液，处理 24 小时，采用 Northern 杂交技术，观察重铬酸钾对 HEC 内 p53 及 WAF1（p21）的表达，重铬酸钾对 p53 表达的影响呈双向作用，0～1.25μmol/L 浓度的重铬酸钾可抑制 p53 的表达，1.25μmol/L 重铬酸钾抑制作用最强，随着重铬酸钾浓度的增加，p53 表达呈上升趋势，5.0μmol/L 浓度组明显高于 2.5μmol/L 浓度组。WAF1（p21）的变化趋势与 p53 相一致，1.25μmol/L 浓度组出现明显抑制现象，而随着重铬酸钾剂量的增加，WAF1（p21）的表达呈上升趋势，p53 及 WAF1 的低表达可能是低剂量的重铬酸钾在致癌早期刺激细胞增殖，p53 及 WAF1 的过度表达终止细胞增殖，修复受损的 DNA。

熊开容等（2003 年）应用依赖随机化末端连接物聚合酶链反应（PCR，RDPCR）技术研究重铬酸钾对大鼠肺 p53 基因 DNA 损伤作用，选用健康雄性 SD 大鼠，实验组大鼠分别用不同剂量（10、20、40 和 80mg/kg）的重铬酸钾一次腹腔注射，3 小时后处死大鼠取出肺，20 和 40mg/kg 剂量组均检测出肺组织 p53 基因外显子 7 的损伤，10mg/kg 剂量组未检测出 DNA 损伤，可能是剂量较小组没有引起 DNA 损伤，80mg/kg 剂量组也未检测出 DNA 损伤，可能是剂量较大组引起的 DNA 损伤非常严重，产生的片段较小，影响了 DNA 扩增。

张遵真等（1997 年）用 Eagle′S MEM 作为基本培养基以常规传

代进行中国仓鼠肺成纤维细胞（V79细胞）培养，当细胞处于对数生长期时，用不同剂量（0.031、0.062、0.125、0.25、0.5和1.5mmol/L）的重铬酸钾溶液处理V79细胞，2小时后观察DNA损伤程度。结果发现，各剂量组均出现拖尾细胞和慧尾现象，且呈明显的剂量-反应关系，即随着重铬酸钾剂量的增加拖尾细胞数和平均尾长均增加。出现DNA断裂有统计学意义的最低剂量为0.062 mmol/L。1.5mmol/L最高剂量组100%的受试V79细胞出现拖尾现象，平均尾长为88.8±18.2μm。

Hirose等（2002年）对28名接触铬酸盐而患肺癌者，以及对26名未接触铬酸盐患肺癌者，肺癌组织中微卫星不稳定性进行检测。研究发现，38名肺癌患者肺癌组织出现微卫星不稳定性。其中接触铬酸盐患肺癌者肺癌组织出现微卫星不稳定性占78.9%，未接触铬酸盐患肺癌者肺癌组织出现微卫星不稳定性占15.4%。由此可见，接触铬酸盐患肺癌者肺癌组织微卫星不稳定性发生率明显高于未接触铬酸盐患肺癌者。

综上所述，六价铬化合物是遗传毒性致癌物。

三、危险度评价

有人认为，所有铬化合物和铬矿尘都是致癌物，发生肺癌的潜伏期为10～20年。我国对8种外源化学物与职业肿瘤发病关系的调查研究发现，铬酸盐所致肺癌的最短潜伏期为2.2年，最长潜伏期为24.8年，平均15.6年。铬酸盐生产工人肺癌死亡率为一般人口的5～25倍。铬酸盐男性生产工人肺癌平均死亡年龄55.4岁，对照人群为63.9岁，提前了8.5年。

人体口服Cr^{6+}的致死剂量为1.5～1.6g，能影响体内的氧化还原代谢，有明显的致癌作用。美国政府和工业卫生学家协会（ACGIH）规定：工作场所空气中铬酸盐的时间加权平均阈限值（TLV-TWA）为0.001mg/m^3；铬铁矿石加工业工作场所空气中铬酸盐浓度为0.05mg/m^3；工作场所空气中金属及三价铬化合物浓度为0.5mg/m^3；工作场所空气中水溶性六价铬化合物浓度为0.05 mg/m^3，工作场所空气中不溶性铬化合物浓度为 0.01mg/m^3。工作场所空气中铬酸锌盐类（按 Cr 计）浓度为 0.01 mg/m^3。工作场所空气中铬酸铅（按 Cr 计）浓度为 0.012mg/m^3。美国规定水中铬容许浓度为 0.05mg/L。我国《工作场所有害因素职业接触限值第 1 部分：化学有害因素》（GBZ2.1-2007）中规定：工作场所空气中三氧化铬、铬酸盐、重铬酸盐的时间加权平均容许浓度（PC-TWA）均为 0.05mg/m^3。

我国已将铬酸盐制造业工人肺癌列入职业性肿瘤名单，诊断标准中规定从事铬酸盐制造累计接触工龄 1 年以上（含 1 年），潜隐期 4 年以上（含 4 年），出现诊断明确的原发性肺癌，即可诊断为铬酸盐制造业工人职业肺癌。

（张晓玲　汪庆庆　王民生　常元勋）

主要参考文献

1. 闪淳昌．职业卫生与安全百科全书．4 版．北京：中国劳动社会保障出版社，2000：63.
2. 张遵真，衡正昌．用单细胞凝胶电泳技术检测铬和砷化物的 DNA 损伤作用．中华预防医学杂志，1997，31（6）：365-366.
3. 贾光，刘世杰，吕有勇，等．Cr（Ⅵ）对人胚肺细胞 p53 抑癌基因 p21（WAF1）表达的影响．中华劳动卫生职业病杂志，1998，16（4）：201-203.
4. 何凤生．中华职业医学．北京：人民卫生出版社，1999：256-257.
5. Hirose T，Kondo K，Takahashi Y，et al. Frequent microsatellite instability in lung cancer from chromate-exposed workers. Mol Carcinog，2002，33（3）：172-180.
6. Sato H，Murai K，Kanda T，et al. Association of chromium exposure with multiple primary cancers in the nasal cavity. Auris Nasus Larynx，2003，30（1）：93-96.
7. 熊开容，张治位，衡正昌．应用依赖随机化末端连接物聚合酶链反应技术研究重铬酸钾对大鼠肺 p53 基因 DNA 损伤．卫生研究，2003，32（3）：189-190.
8. 魏大成．铬暴露与多发性原发性鼻腔癌的关系．国外医学・医学地理分册，2003，24（2）：69.

9. Russo P, Catassi A, Cesario A, et al. Molecular mechanisms of hexavalent chromium-induced apoptosis in human bronchoalveolar cells. Am J Respir Cell Mol Biol, 2005, 33 (6): 589-600.
10. 易超，于素芳．六价铬化合物致肺癌机制的研究进展．中国公共卫生，2006，22 (4): 497-498.
11. 武红叶，曾明．六价铬致癌机制的研究进展．癌变·畸变·突变，2006，(6) . 491-495.
12. Nickens KP, Patierno SR, Ceryak S. Chromium genotoxicity: A double-edged sword. Chem Biol Interact, 2010, 188 (2): 276-288.
13. 吴炜．铬酸盐致职业性肺癌1例病例诊断分析．工企医刊，2014，(4): 948.

第三节　镍及其化合物

自然界中的镍（nickel，Ni）多与硫、氧、锑、砷和（或）二氧化硅以化合物的形式存在于矿石中。镍具有耐高温、抗腐蚀的性能。工业生产的镍合金以及镍化合物有3000多种。耐腐蚀设备以及建筑和厨房用具多使用不锈钢和其他镍铬铁合金。镍铝合金用作磁铁和催化剂生产，镍铬合金用作加热元件、气体透平机和喷气发动机。金属镍及其化合物用作电镀、电弧焊棒、镍镉电池等生产。通常所谓的镍化合物主要指氧化镍（NiO）、三氧化二镍（Ni_2O_3）、氢氧化镍［$Ni(OH)_2$］、硫酸镍（$NiSO_4$）、硫化镍（Ni_2S_3）、氯化镍（$NiCl_2$）等。硝酸镍、硫酸镍、氯化镍等镍盐属于可溶性镍化合物，氧化镍、三氧化二镍、氢氧化镍属于不溶性镍化合物。

一、致癌表现

（一）动物实验资料

Dunnick等（1995年）分别给F344大鼠吸入不同浓度（0.125、0.25和0.5mg/m^3）的硫酸镍（$NiSO_4 \cdot 6H_2O$）；不同浓度（0.15和1.0mg/m^3）的硫化镍；不同浓度（0.62、1.25和2.5 mg/m^3）的氧化镍，每天6小时，每周5天，为期2年。结果发现，高浓度的3种

镍化合物诱发染毒大鼠肺癌。其中，硫化镍和氧化镍致大鼠肺癌发生率明显高于硫酸镍。

陈家堃等（2003 年）分别用不同浓度的可溶性镍化合物［$NiCl_2$、$NiSO_4$、Ni（$CH_3COO)_2$］以及结晶型硫化镍处理人支气管上皮细胞（16HBE），发现经可溶性镍化合物［$NiCl_2$、$NiSO_4$、Ni（$CH_3COO)_2$］处理12次后的16HBE第75代细胞发生恶性转化；经结晶型硫化镍处理6次后的16HBE第35代细胞发生恶性转化。然后将转化细胞都接种在BALB/C裸鼠颈背部皮下，3周后接种部位出现直径约10nm的肿块，病理检查证实都为低分化鳞状上皮细胞癌。

吕嘉春等（2003 年）用相当$1cm^2$培养皿含2.0μg的硫化镍溶液先后处理正常的人气管上皮细胞6次，第35代细胞发生恶性转化，转化细胞接种于BALB/C裸鼠颈背皮下，3周后形成了低分化鳞状上皮细胞癌，多次清洗传代处理成瘤组织，检测其镍含量为每克干肺组织21.0μg。

（二）流行病学资料

20世纪30年代，英国、美国、挪威等国使用加拿大安大略提供的粗镍进行镍精炼，这些国家的冶炼工人肺癌患者数剧增。例如英国威尔士镍精炼厂，1920年入厂的工人中死于呼吸道癌的人数是全国平均数的300～700倍。

刚葆琪等（1994 年）对我国镍矿和镍加工厂的工人进行肺癌队列研究，观察组为4家镍生产加工企业工人共3991名，观察62 218人年，对照组为4家非镍生产企业工人1993人，观察31 882人年。调查发现，镍接触工龄平均为18.5年，平均死亡年龄53.2岁，较全国肺癌患者平均死亡年龄提前6.3岁。观察组人群全死因数、全肿瘤死亡率未见增加，而男性肺癌危险度增加，镍矿男性肺癌标化死亡比（SMR）为229.9，镍精炼厂男性肺癌SMR为451.1，钢厂男性肺癌SMR为189.9，与同时期全国男性肺癌死亡专率比较，镍矿和镍精炼厂的男性肺癌SMR有统计学意义。

国际癌症研究所（IARC）1990年的调查资料证实，镍冶炼工人肺癌与鼻癌的发病率增高，硫化镍采矿工人和高镍含量合金的制造工人肺癌发病率增多。国际癌症研究所（IARC）将镍化合物归入 1 类，人类致癌物。可致肺癌。

（三）临床表现

镍引起的肺癌以低分化鳞状上皮细胞肺癌多见。早期侵犯支气管黏膜，并逐渐向支气管腔内增殖，引起支气管狭窄，导致肺不张、肺炎或肺脓肿，受侵犯的支气管黏膜出现坏死、溃疡和出血。肺癌的临床表现取决于肺癌发生的部位和转移生长的扩散及其效应。患者常出现疲劳、活动能力减退、持续性咳嗽、呼吸困难、食欲减退和体重减低等临床表现。

镍诱发的鼻癌多数是鳞状上皮细胞癌，或多发性腺癌。多见于单侧鼻腔外侧壁、鼻底及鼻中隔，也有双侧发病者。检查可见鼻腔内有肿物，表面不平呈暗红色，或呈类息肉样改变，触之易出血。活检时肿瘤组织质地偏脆。起初肿瘤发展缓慢，晚期肿瘤发生广泛转移，多累及眼部、上颌窦、筛窦或前颅底，出现Ⅱ、Ⅲ、Ⅳ、Ⅴ、Ⅵ等颅神经及眼部受累及的症状。

（四）防制原则

改革和消除落后的生产工艺，镍冶炼等生产工艺应实现自动化、机械化、密闭化；湿法清扫，减少工作场所空气中镍粉尘浓度；作业环境加强通风；接触镍化合物的镍冶炼等操作工应加强呼吸防护。长期从事镍作业的工人应每年体检一次，检查内容包括新近疾病史、症状检查、体检和对工人完成特殊任务所需要呼吸防护设备的使用能力的重新评估。对镍冶炼厂有高接触风险的工人需要接受定期表皮脱落细胞学检查、鼻镜检查、鼻窦 X 线检查、鼻黏膜活组织检查。采取有效的控烟措施，减少非职业暴露人群肺癌的患病机会。

二、致癌机制

张敬等（2007 年）研究不溶性镍化合物（Ni_3S_2、Ni_2O_3）和可溶性镍化合物（$NiSO_4$）对细胞 DNA 的损伤作用。用不同浓度的 Ni_3S_2、Ni_2O_3、$NiSO_4$ 处理人胚肺成纤维细胞（HLF），通过单细胞凝胶电泳（SCGE）技术检测细胞 DNA 损伤程度（慧星尾矩）。

10μg/ml 的 Ni_3S_2 和 Ni_2O_3 致 HLFDNA 重度损伤（Ⅲ级）分别高达 89%和 93%；HLF 细胞慧星尾矩分别为 189.23±0.62μm，133.09±1.17μm；浓度为 155.0μg/ml 和 464μg/ml 的 $NiSO_4$ 致 HLF DNA 重度损伤（Ⅲ级）分别为 35%和 93%；HLF 细胞慧星尾矩分别为 62.20±0.42μm，412.49±2.46μm。由引可见，3 种镍化合物都可以引起细胞 DNA 损伤。Ni_3S_2、Ni_2O_3 致 DNA 的损伤程度大于 $NiSO_4$。

Kawanishi 等（2001 年）给予 Wistar 鼠气管内滴入 Ni_3S_2，发现 Wistar 鼠肺细胞内 8-羟基脱氧鸟苷（8-OH-dG）含量增加，表明 Ni_3S_2 对 DNA 产生了氧化损伤作用。细胞内 Ni^{2+} 能与核内染色体组蛋白成分的特定氨基酸序列结合，形成具有氧化活性的 Ni^{2+}-肽复合物直接或间接引起 DNA 损伤，这种损伤如不能被细胞碱基切除修复系统正确修复，就会导致 DNA 单链断裂，损伤 NDA。

Nunes AM 等（2010 年）用 Ni^{2+} 作用 H2B（94-125），观察到 pH 为 5 时，镍离子与组蛋白 H2B（94-125）发生络合反应，形成的镍-肽复合物发生扭曲变形；pH 为 8 时，形成的镍-肽复合物发生二维结构的改变，Ni^{2+} 与肽蛋白的结合使肽的结构扭曲变形。

张敬等（2007 年）用不同浓度（5、10 和 15μg/ml）的 Ni_2O_3 分别处理人胚肺成纤维细胞株（WI-38）不同的时段（24、48 和 72 小时），用反转录-多聚酶链式反应（RT-PCR）检测硫氧还蛋白（TRX）、缺氧诱导因子-1（HIF-1）和血管内皮生长因子（VEGF）基因 mRNA 表达。结果表明，各剂量组 48 小时后 TRX 基因的表达均降低，以 15μg/ml 剂量组降低最明显；72 小时后 TRX 表达进一步降低。各剂量组 HIF-1 的表达均呈上升趋势，以 5μg/ml 和 10μg/ml 剂量组 48 小时后表达明显升高，以 5μg/ml 表达升高最为明显，72 小时后表达均开始下降。各剂量组 VEGF 基因 mRNA 表达在 24 小时均显著上升，48 和 72 小时表达均维持在较高水平。

高婷等（2010 年）用不同浓度的 Ni_3S_2 处理人肺癌 A549 细胞，观察其对人肺癌 A549 细胞内钙激活蛋白 43（Cap43）、缺氧诱导因子-1α（HIF-1α）的影响，24 小时后用间接免疫荧光法观察细胞内

Cap43 与 HIF-1α 蛋白的表达变化，发现随着 Ni_3S_2 浓度的增加，人肺癌 A549 细胞内 Cap43 蛋白表达量和 HIF-1α 蛋白表达量均增加。

王婷等（2008 年）研究硫化镍对人支气管上皮细胞内核因子-κB（NF-κB）的影响，用不同浓度（0.05、0.5 和 5μmol/l）的硫化镍溶液，分别处理人支气管上皮细胞（16HBE）4、8、12 和 36 小时，用 RT-PCR 法检测 16HBE 内 NF-κB 的变化，发现硫化镍能激活 16HBE 细胞 NF-κB 的表达，并存在剂量-效应关系，随着硫化镍浓度升高，NF-κB 的表达随之增强，硫化镍各剂量组处理 12 小时 NF-κB 达到高峰。其中，硫化镍 0.5μmol/L 和 5μmol/L 处理剂量组 16HBE 细胞中的 NF-κB 呈高表达。

王婷等（2008 年）研究硫化镍对磷酸化 p^{38MAPK} 的表达影响，用不同浓度（0.5、1.0、2.0、4.0μmol/L 和 5.0μmol/L）的硫化镍溶液分别处理 16HBE 细胞，用 Western blot 方法检测 p^{38MAPK} 的表达，实验结果显示，硫化镍能明显激活 p^{38MAPK} 的表达，硫化镍浓度越高，磷酸化 p^{38MAPK} 的表达值越高，存在剂量-效应关系。

徐增光等（2012 年）研究氯化镍对肺癌细胞侵袭能力的影响，用不同浓度（0.5、1.0、1.5、2.0、2.5mmol/L）的水溶性氯化镍刺激人非小细胞肺癌细胞株 A549 和 H1299。结果发现，随着浓度的增加，穿过基质膜的癌细胞数量明显增加，其中氯化镍浓度为 2mmol/L 时侵袭性癌细胞数量达到峰值。再用 2mmol/L 浓度氯化镍分别刺激上述两种癌细胞株 48 小时，用 ELISA 检测癌细胞分泌物 IL-8 和 TGF-β 的表达，用 Western Blot 法分析癌细胞内 MMP2 和 MMP9 的表达水平改变。结果显示，两种癌细胞分泌物 IL-8 和 TGF-β 都显著升高，MMP2 和 MMP9 表达显著增强。

三、危险度评价

镍作业工人肺癌发病率是一般人群的 2.6～16 倍。鼻腔癌发病率为一般人群的 37～196 倍。国际癌症研究所（IRAC，1987 年）有充分证据证明，镍冶炼职业接触硫酸镍、硫化镍和氧化镍的混合物的工人易患肺癌。镍化合物致肺癌的危险度，主要归因于长期接触可溶性镍浓度>1mg/m^3、不溶性镍浓度>10mg/m^3。镍致肺癌的平均潜伏期为25年（1～33年）。

美国政府和工业卫生学家协会（ACGIH）规定：工作场所空气中时间加权平均阈限值（TLV-TWA）金属镍为1.5mg/m^3，可溶性镍化合物浓度为0.1mg/m^3，不可溶性镍化合物浓度为0.2mg/m^3。我国《工作场所有害因素职业接触限值第1部分：化学有害因素》（GBZ2.1-2007）中规定：工作场所空气中时间加权平均容许浓度（PC-TWA）镍及其无机化合物、金属镍与难溶性镍化合物均为1mg/m^3，工作场所空气中可溶性镍化合物PC-TWA均为0.5mg/m^3。

美国成年人膳食每天镍摄入量在300～600μg范围内。我国建议食品中镍卫生限量标准：粮食（成品粮）≤0.4mg/kg，豆类≤3.0mg/kg，蔬菜和鱼虾类都≤0.3mg/kg，水果类和肉类都≤0.2mg/kg，鲜蛋类和鲜乳类都≤0.1mg/kg。

（张晓玲　汪庆庆　王民生　常元勋）

主要参考文献

1. 闪淳昌．职业卫生与安全百科全书．第3卷．4版．北京：中国劳动社会保障出版社，2000：63.25-63.26.
2. 何凤生．中华职业医学．北京：人民卫生出版社，1999：261-263.
3. Salnikow K，Costa M. Epigenetic mechanisms of nickel carcinogenesis. Environ Pathol Toxicol Oncol，2000，19（3）：307-318.
4. 纪卫东，吴中亮，陈家堃，等．结晶型NiS诱发人支气管上皮细胞系恶性转化．癌变·畸变·突变，2002，14（1）：15-18.
5. 吕嘉春，宾晓农，纪卫东，等．镍、铬等金属与非职业暴露人群肺癌的关系．中国公共卫生，2003，19（5）：513-515.
6. 陈家堃，吕嘉春，宾晓农，等．镍化合物对培养人支气管上皮细胞的致癌性研究．环境与职业医学，2003，20（6）：392-395.
7. 张敬，张军，石红军．镍化合物对人胚肺成纤维细胞DNA的损伤．环境与健康，2007，24（4）：204-207.

8. 王婷，朱玉真，段舞云，等．硫化镍对 NF-κB 基因表达的影响．毒理学杂志，2008，22（6）：435-436.
9. 高婷，吴敏，李超，等．不同浓度不溶性镍化物与人肺癌 A549 细胞内 Cap43、HIF-1α 关系的研究．中国医科大学学报，2010，39（10）：848-849.
10. Nunes AM，Zavitsanos K，Del Conte R，et al. The possible role of 94-125 peptide fragment of histone H2B in nickel-induced carcinogenesis. Inorg Chem，2010，49（12）：5658-5668.
11. 刚葆琪，那常筠，陈力，等．镍工肺癌病因学研究．中华劳动卫生职业病杂志．1994，12（1）：8-11.
13. 徐增光，邬堂春．镍对肺癌细胞发展中侵袭能力的影响及其相关机制研究，武汉：华中科技大学，2012（博士论文）.

第四节 铍及其化合物

铍（beryllium，Be）是一种银灰色轻金属，原子量小而毒性潜能高。铍是毒性最强的金属元素之一。据研究，每 1m³ 的空气中只要含有 1mg 铍尘，便能使人马上得急性肺炎，而且死亡率相当高。环境中的铍主要来源于自然因素和人为因素，环境因素包括矿石的风化、森林火灾等自然活动，人类因素包括铍的开采、冶炼、铍合金的制造和使用。铍被广泛用于电子、航天、军事领域等，主要以粉尘、烟雾、蒸气形式经呼吸道吸收。铍进入人体后，难溶的氧化铍主要贮存在肺部，可引起肺炎或肺水肿。可溶性的铍化合物主要存在于骨、肝、肾和淋巴结等处，铍可与血浆蛋白作用，生成蛋白复合物，引起脏器或组织的病变而致癌。铍的化合物如氧化铍、氟化铍、氯化铍等毒性较大，而金属铍的毒性相对较小些。铍从人体组织中排泄出去的速度极其缓慢，可长达数年，甚至数十年。人体接触铍及其化合物主要可引起急、慢性铍病、接触性皮炎和皮肤溃疡等。已有资料表明，铍及其化合物可诱发某些实验动物的恶性肿瘤，并且铍及其化合物对人类有致癌作用。

一、致癌表现

（一）动物实验资料

国际癌症研究所（IARC，1980 年）鉴于铍可致 3 种动物的恶性肿瘤，分别是兔的骨肉瘤、大鼠和猴的肺癌等，肯定了铍对实验动物的致癌性。

铍是第一个被发现可诱发动物骨肉瘤的非放射性物质。Garder 等于 1946 年首次报道，给 7 只 7 个月龄的家兔静脉注入磷光铍（磷酸锌铍、硅酸锌铍：锰）和氧化铍（20 次，总染毒剂量 1g），诱发出兔的骨肉瘤（7/7，100%）。而后，Barness 给 30 周龄的 5 只家兔静脉注入硅酸铍（17mg）和氧化铍（390mg），每周注射 2 次，共注射 20～22 次，骨肉瘤发生率 80%（4/5）。而 Araki 等和 Vorwald 等先后将磷酸铍（1g）静脉注入 18 月龄的 4 只家兔，其中 2 只家兔出现骨肉瘤（2/4，50%），以上研究证明，静脉注入铍化合物可以在不同骨骼包括肱骨、股骨、髋骨、坐骨粗隆、腰椎、肩胛及肋骨等引起骨肉瘤。即使在同一家兔也可以发生 2 或 2 个以上的原发性骨肉瘤。后来 Tapp 给 12 只 15～20 月龄家兔一侧骨内注射磷酸锌铍（20mg），有 4 只发生骨肉瘤（4/12，33%），并发现这些肉瘤为软骨肉瘤及间骨肉瘤，而另一侧注射部位却未发现肿瘤。Cloudman 给家兔静脉注射硅酸锌铍 17mg，每周注射 2 次，共注射 20～22 次，平均骨肉瘤发生率为 66%（40 /61）。

Vorwald 进行的诱癌试验中给 150 只大鼠，雌雄各半，吸入 34.25$\mu g/m^3$ 硫酸铍，每天 7 小时，第 9 个月时发现染毒组出现第一例肺癌，到第 13 个月时所有大鼠均发生肺癌，所有肺癌均为肺泡腺癌，而对照组未发生肺癌（0/28）。Schepers 给大鼠吸入 35.8$\mu g/m^3$ 硫酸铍，每周 5.5 天，共 6 个月，正常饲养 18 个月后，39%（51/131）发生肺癌，而对照组未发生肺癌（0/139）。

此后不少学者先后以多种铍化合物，不同途径给药均可致大鼠肺癌发生，并发现大鼠吸入铍化合物所诱发的肺癌能转移到气管、支气管、淋巴结、肾上腺、肾、肝、胰和大脑。

（二）流行病学资料

2001年，Sanderson等进行肺癌与铍暴露巢式病例对照研究，选取铍作业车间工人为研究对象，搜集了该车间1947年起的工业卫生监测数据，并对142名肺癌患者进行了1∶5的年龄-种族对照匹配研究，肺癌组铍平均暴露水平和最大暴露剂量均高于对照组。Schubauer对Sanderson等2008年最初报道的巢式病例对照研究的数据进行了混杂因素（年龄、最短暴露时间等）校正后的再分析发现，在铍中毒登记处的689人中，158人死于急性与慢性铍中毒，27人死于肺癌，总的肺癌标化死亡比（SMR）为2.00（95%CI：1.33～2.89）；急性铍中毒中，17人死于肺癌，SMR为2.32（95%CI：1.35～3.72）；慢性铍中毒中10人死于肺癌，SMR为1.57（95%CI：0.75～2.89）。

然而，一项铍暴露工人与肺癌所致死亡率的流行病学调查有不同的结果。2009年，Paolo等对美国的4个不同的铍生产车间的共计4950名工人进行了回顾性调查，调查对象主要暴露于不溶性金属铍、含铍合金（主要为铍铜）及氧化铍等作业环境中，这4个工厂主要分布于宾夕法尼亚州、亚利桑那州和俄亥俄州，调查对象均为1965—2009期间从事铍作业的工人，4950人中男性3912人（79.8%），女性1038人（21.2%），其中95.3%为白种人。预期死亡率以全国死亡率进行标化，调查对象自从事铍作业以来，由肺癌引起的死亡率（n=126，SMR=96.0，95%CI：80.0～114.3）均低于预期死亡率。

国际癌症研究所（IARC，2012），将铍及其化合物归入1类，人类致癌物。可致肺癌。

（三）临床表现

吸入铍对人体损害的主要靶器官是肺；铍及其化合物可诱发的肺癌主要表现为咳嗽、胸痛、胸闷气急、咯血（见于50%的肺癌患者）、喘鸣、体重下降及发热等。

（四）防制原则

预防铍中毒，可从以下几方面着手：

（1）对铍作业人员，均应进行就业前及每2年一次的定期体检。

生产作业时，做好防护措施，穿戴好工作服、防护鞋、防护帽、眼镜、口罩、手套等。

(2) 由于铍是剧毒轻金属，容易飘逸到空气中，因此，铍生产过程应采用密闭化、机械化生产，减少操作工人直接接触的机会。

(3) 含铍的废水、废气等，一定要经过严格的净化处理后才能排放，以防污染环境。

(4) 凡罹患上呼吸道炎症、慢性肺部疾患、慢性肝疾患、心脏疾患、皮肤损失者，均不宜从事铍作业。

(5) 进行铍相关疾病易感基因的筛查。Richeldi 等发现，HLA-DPBI 谷氨酸 69 等位基因与发生慢性铍病的铍暴露者高度相关，33 例慢性铍病患者中 32 例有这种等位基因，而 4 例无慢性铍病的铍暴露者中仅有 33%有这种等位基因。这种标记虽不特异，但强烈支持遗传因素做为本病易感性的确定因素，能用来筛查对铍具有敏感性而需加强监视的那些工人。

二、致癌机制

关于铍致癌机制的假说主要例举如下。

(一) DNA 损伤

DNA 损伤是复制过程中发生的 DNA 核苷酸序列永久性改变，并导致遗传特征改变的现象

铍对 DNA 的损伤表现为：

1. 错配　铍离子 (Be^{2+}) 与 DNA 聚合酶结合，增加三磷腺苷 (ATP) 错配的发生率，同时对该酶的外切核酸酶有强烈的抑制作用；Be^{2+} 可取代 DNA 复制时所必需的 Mg^{2+}，导致 DNA 复制的一系列错误。

2. 抑制参与 DNA 复制的酶　Witschi 等指出，铍可以抑制体内胸腺嘧啶核苷掺入到肝细胞的 DNA 中，且能阻断大鼠肝细胞中 DNA 合成所需要的某些酶的诱导 (DNA 聚合酶、胸腺嘧啶核苷激酶、胸苷激酶、脱氧胸苷酸脱氨酶、胸苷酸合成酶)，而不是直接抑制 RNA 和蛋白质的合成。

3. 交联 包括DNA链交联和DNA-蛋白质交联。交联是细胞受损后在显微镜下看到的染色体畸变的分子基础，会影响细胞的功能和DNA复制。戴乾圜等用碱洗脱法证明铍盐和镉盐均可引起DNA股间交联和DNA-蛋白质之间的交联。碱洗脱法可测出DNA分子中极小比例的损伤（约10^6个碱基中产生1个损伤），解链后的单链DNA随洗脱液流过滤膜时DNA膜上存留率与DNA长度存在剂量-效应关系。

4. 点突变 即DNA上单一碱基的变异。用2～3mmol/L氯化铍（$BeCl_2$）处理中国仓鼠肺成纤维细胞（V79细胞），与对照组比较，可诱发鸟嘌呤突变，导致次黄嘌呤鸟嘌呤磷酸核糖（基）转移酶（HGP-RT）活性下降。

5. 断裂 DNA单链或双链的断裂为较严重的损伤事件。王光俊等用不同浓度的硫酸铍处理体外培养的人胚肺成纤维细胞（HEL-I），用单细胞凝胶电泳（SCGE）和微核实验测定硫酸铍对HEL-I细胞遗传损伤，随着硫酸铍浓度的增加，HEL-I细胞的存活率呈下降趋势，硫酸铍浓度为100μmol/L和200μmol/L时，存活细胞数低于空白对照组（$P<0.05$）；在2.0～100μmol/L浓度范围内，硫酸铍均可诱发HEL-I细胞出现DNA断裂和微核率升高（$P<0.05$）。

（二）致染色体损伤

铍导致培养哺乳动物细胞染色体畸变。Talluri和Guiggiani报道，用0.5～10mmol/L $BeCl_2$处理家猪外周淋巴细胞和原代培养肾细胞，可诱发这两种细胞染色体粘连、染色单体断裂、染色单体出现裂隙以及有丝分裂延迟等。

三、危险度评价

澳大利亚新南威尔士州收集到的铍在各种食物中的污染浓度为10～470μg/kg灰重（0.07～1175μg/kg湿重），以花生壳中的浓度最高。由于数据量有限，来自食品的每日摄入量难以推算。英国的一项研究表明，铍的平均每日总摄入量估计为少于15μg/d。美国环境保护局（USEPA）估计总的每日消耗量约为420ng，大部分来自食物

(120ng/d) 和饮用水 (300ng/d)。

美国非职业暴露人群的铍摄入主要来源于饮用水，每日摄入量约为1μg/d（假定平均浓度为0.5μg/L，饮用水消耗约为2L/d)。20世纪80年代，美国环境保护局估算食物中铍的每日摄入量约为0.12μg/d（基于每克食品中约含铍0.1ng，一个成人每天消耗的食物量约为1200g)。其他研究估算的食物来源的铍每日摄入量为5～100μg。

由环境空气或吸烟等途径吸入的铍是人群铍暴露的次要途径。假定空气中铍暴露平均浓度少于0.03ng/(m^3·d)，那么美国一个成人吸入途径的每日摄入量约为0.6ng或更少。而此估算的吸入量可能还高于人群居住点附近铍污染的实际值。

（卞 倩 王民生 常元勋）

主要参考文献

1. Levy PS，Roth HD，Deubner DC，et al. Exposure to beryllium and occurrence of lung cancer：findings from a cox proportional hazards analysis of data from a retrospective cohort mortality study. J Occup Environ Med，2009，51（4）：480-486.
2. Levy PS，Roth HD，Deubner DC，et al. Exposure to beryllium and occurrence of lung cancer：a reexamination of findings from a nested case-control study. J Occup Environ Med，2007，49（1）：96-101.
3. Hollins DM，McKinley MA，Williams，et al. Beryllium and lung cancer：a weight of evidence evaluation of the toxicological and epidemiological literature. Crit Rev Toxicol，2009，39（Suppl. 1）：1-32.
4. Sanderson WT，Ward EM，Steenland K，et al. Lung cancer case-control study of beryllium workers. Am J Ind Med，2001，39（2）：133-144.
5. Levy PS，Roth HD，Hwang PM，et al. Beryllium and lung cancer：a reanalysis of a niosh cohort mortality study. Inhal Toxicol，R99，2002，14（10）：1003-1015.
6. Patricia DM，Arthur SR，John ET，et al. Chronic Beryllium Disease and Canc-

er Risk Estimates with Uncertainty for Beryllium Released to the Air from the Rocky Flats Plant. Environ Health Perspect，1999，107（9）：731-744.

7. Gregory LF，Mark DH，Fletcher FH，et al. Animal Models of Beryllium-induced Lung Disease. Environ Health Perspect，1996，104（suppl 5）：973-979.
8. Finch GL，Nikula KJ，Hoover MD，et al. Dose-response relationships between inhaled beryllium metal and lung toxicity in C3H mice. Toxicol Sci，1998，42（1）：36-48.
9. Comhair SA，Lewis MJ，Bhathena PR，et al. Increased glutathione and glutathione peroxidase in lungs of individuals with chronic beryllium disease. Am J Respir Critl Care Med，1999，159（6）：1824-1829.
10. Boffetta P，Fryzek JP，Mandel JS. Occupational exposure to beryllium and cancer risk：a review of the epidemiologic evidence. Crit Rev Toxicol，2012，42（2）：107-118.
11. IARC（2012）. Beryllium and beryllium compounds. IARC Monogr Eval Carcinog Risks Hum，2012，100C：95-120.
12. 中华人民共和国国家标准 GBZ 230-2010. 职业性接触毒物危害程度分级.
13. 张晓宇，刘志宏，骆蓉，等. 氧化铍致大鼠肺细胞 DNA 链的断裂损伤 DNA. 中华劳动卫生职业病杂志，2008，26（3）：174-176.
14. 王光俊，刘志宏，安晓丹，等. 硫酸铍对人胚肺成纤维细胞的细胞毒性和遗传毒性. 癌变·畸变·突变，2009，21（3）：222-225.
15. Boffetta P，Fordyce T，Mandel JS. A mortality study of workers exposed to insoluble forms of beryllium. Eur J Cancer Prev，2014，23（6）：587-593.

第七章

砷及其无机化合物

砷元素广泛分布于自然界，可存在于食物、土壤、空气和水中。由于地理和地质的差异，部分地区人群可通过饮用和吸入等方式摄入含有较高浓度砷的饮用水和燃煤烟气；金属熔炼、火力发电、电池组装、玻璃制造等工艺过程中可产生含砷气体，工人可通过吸入等方式接触较高浓度砷。砷吸收入血液后首先在血液中聚集，95％的砷化物与血红蛋白结合，然后转运至肝、肾、脾、脑、皮肤及骨中。砷在体内有较强的蓄积性，尤其是三价砷极易与巯基结合，并于吸收后24小时内分布于富含巯基的组织器官，如肝、肾、脑等实质性脏器。五价砷主要以砷酸盐的形式取代骨组织中磷灰石的磷酸盐，从而蓄积于骨组织中。同时，三价砷也易与角蛋白结合，故易蓄积于皮肤、指（趾）甲、毛发中。五价砷被还原成三价砷后，亦可贮留在毛发和皮肤中。砷在体内的生物半衰期较长，故排泄较慢。肾是砷化物排泄的主要器官；经消化道摄入的砷由门静脉入肝，经甲基化或其他代谢反应后，可由胆汁排入肠道，然后随大便排出体外；另外，经皮肤、汗腺、唾液腺、毛发指甲的脱落等途径，也可排出部分砷。

一、致癌表现

（一）动物实验资料

Cui X等（2006年）将5周龄A/J雄性小鼠分成4组，每组30只，分别自由摄取含有不同浓度砷酸钠（0、1、10、100ppm）的饮水18个月。研究结果显示，小鼠肺肿瘤的种类和大小均增加，但主要为肺腺癌和腺瘤，4个剂量组小鼠所致肿瘤数分别为17、32、44、60（肿瘤直径$>$4mm，$P<0.01$）。

Kinoshita A等（2007年）将14周突变体$Ogg1^{+/+}$和$Ogg1^{-/-}$型小鼠（雌雄各半）分别自由摄取含有不同浓度（0～200ppm）的二甲基胂酸（DMAA）的饮水72周，$Ogg1^{+/+}$型小鼠每组各12只，

Ogg1$^{-/-}$型小鼠每组各 10 只。结果显示，Ogg1$^{-/-}$型小鼠喂食 DMAA 组肺肿瘤发生率增高，与对照组相比较有统计学意义（$P<0.01$），而 Ogg1$^{+/+}$型小鼠喂食 DMAA 组和对照组的肺肿瘤发生率之间无统计学意义。

Arnold LL 等（2006 年）将 5 周龄 F344 雌、雄大鼠分别自由摄取含有不同浓度 DMAA（0、2、10、40、100ppm）的饮水 2 年。结果显示在雌性大鼠的膀胱恶性移行细胞肿瘤发生率呈明显的剂量-反应关系（$P<0.01$），而雄性大鼠肿瘤发生率无剂量-反应关系。

Shen J 等（2007 年）使用 10 周龄 F344 雄性大鼠自由摄取含不同浓度三甲基胂氧化物饮用水（0、50、200ppm）2 年，每组 42～45 只大鼠）。结果显示，高剂量组肝腺瘤发生率显著增高。

Yamamoto S 等（1995 年）分别给予 8 周龄 Syrian golden 雄性仓鼠支气管内滴注不同剂量（0～0.25mg/kg）的砷酸钙，染毒组 30 只，对照组 22 只，持续 15 周。结果显示，在其整个寿命期间，染毒组肺腺瘤发生率高于对照组（$P<0.01$）。

Yamamoto S 等（1995 年）对 7 周龄 F344/DuCrsj 雄性大鼠经饮水给予 5 种致癌启动剂［二乙基亚硝胺、N-甲基-N-亚硝胺、1,2-二甲基肼、N-丁基-N-（4-羟丁基）亚硝胺、N-双（2-羟丙基）亚硝胺］，2 周后让大鼠（每组 20 只）分别自由摄取含 0、50、100、200 和 400mg/L DMAA 的饮水 6～30 周。结果发现，所有 DMAA 染毒组均有膀胱乳头状瘤和移行细胞癌发生，其中膀胱移行细胞癌发生情况分别为：1/20（5%）、10/20（50%）、11/19（60%）、12/20（60%）、13/20（65%）。所有 DMAA 染毒组膀胱移行细胞癌发生率与对照组比较，差异均有统计学意义（$P<0.01$）。肝肿瘤发生情况为：0/20、2/20（10%）、2/19（10%）、17/20（85%）、13/20（65%），200 和 400mg/L 剂量组肝肿瘤发生率与对照组比较，差异有统计学意义（$P<0.05$）。其中，肝细胞癌发生情况为：0/20、2/20（10%）、0/19、8/20（40%）、8/20（40%）；肝细胞癌和肝肿瘤的发生与 DMAA 存在剂量-反应关系（$P<0.01$）。肾肿瘤发生情况为：5/20（25%）、3/20（15%）、6/19（30%）、13/20（65%）、13/

20（65%），各剂量组肾肿瘤发生率与对照组比较，差异无统计学意义。其中，肾腺癌发生情况：0/20、0/20、2/19（10%）、1/20（5%）、7/20（35%），其中400mg/L剂量组肾腺癌发生率与对照组比较，差异有统计学意义（$P<0.01$）。且肾腺癌的发生与DMAA存在剂量-反应关系（$P<0.01$）。

Yamamoto S等（1995年）对6周龄ddy雌性小鼠用4-硝基喹啉-1-氧化物（4-nitroquinolin 1-oxide，4-NQO）作为致癌启动剂（10mg /kg）启动后，自由摄取含0、200、400mg/L DMAA（每组9～13只小鼠）的饮水25周。结果显示，各组每只小鼠肺肿瘤数平均为0.22、3.92、4.38。400mg/L组肿瘤发生数与对照组比较，差异有统计学意义（$P<0.05$）。

Rossman TG等（2001年）先给予3周龄SKI-hrBR雌性小鼠每周3次1.7kJ/m^2的紫外线（85%UVB，<1%UVB，4%UVA，及可见光等）照射3周，然后其中一组自由饮用含砷酸钠0、10mg/L的饮水29周。结果显示，紫外线照射组的皮肤肿瘤发生率低于砷酸钠合并紫外线照射组的发生率（$P<0.01$）。

（二）流行病学资料

地方性砷中毒是对人类危害极大的公共卫生问题。现在世界范围内威胁着包括孟加拉国、印度、拉丁美洲在内的至少22个国家和地区的5000多万人口。在我国分布于内蒙古、山西、吉林、中国台湾地区等十几个地区。山西省为我国饮水型地方性砷中毒重病区，分布于18个县（市）116个自然村，影响人数近10万人之多，其中朔州市是最为严重的地区之一。

Taeger等对德国东部地区肺癌与呼吸性砷暴露进行了病例对照研究，其中3174名从事铀矿开采而死于肺癌，4892例不从事铀矿开采的而死于肺癌。结果显示，吸入砷浓度为0～125.83μg/(m^3·y)组的肺癌发生比值与对照组的比值比（OR）为1.43（95%CI：1.27～1.60）；吸入砷浓度为≥125.83μg/(m^3·y)组的肺癌发生比值比（OR）为1.07（95%CI：0.94～1.21）。

Grimsrud等对挪威1952—1995年肺癌与呼吸性砷暴露进行了巢式病例对照研究，结果显示，低剂量组［0～0.9μg/(m^3·y)］、中剂量组

[1～170μg/(m³·y)]、高剂量组 [170～5900μg/(m³·y)] 肺癌发生的相对危险度（RR）分别为1.8（95%CI：1.1～3.1）、1.7（95%CI：1.0～3.0）和1.8（95%CI：1.0～3.3），与非暴露组肺癌的发生率比较，差异有统计学意义（$P<0.01$）。

Chen对中国台湾地区含砷饮用水与皮肤肿瘤进行了生态学研究，结果显示，随着饮用水含砷浓度的上升，皮肤肿瘤的标准化死亡比（SMR）也随之增大（男性：饮用水砷浓度＜300μg/L，SMR为1.6；饮用水砷浓度300～600μg/L，SMR为10.7；饮用水砷浓度＞600μg/L，SMR为28.0。女性：饮用水砷浓度＜300μg/L，SMR为1.6；饮用水砷浓度300～600μg/L，SMR为10.0；饮用水砷浓度＞600μg/L，SMR为15.1）。

Karagas等的病例对照研究评价了美国新罕布什尔州人群接触低剂量砷暴露水平与皮肤基底细胞癌和皮肤鳞状上皮细胞癌的相关性，研究显示，研究对象指甲中的砷含量与皮肤鳞状上皮细胞癌和皮肤基底细胞癌无相关性。

Marshall等通过生态学研究比较智利北部高暴露Ⅱ区（1958—1970年，该地区饮用含高浓度砷饮用水）和低暴露Ⅴ区的肺癌死亡情况。结果显示，高暴露Ⅱ区1983—1997年肺癌死亡的相对危险度（RR）逐年增大，男性从1983—1985年观察组肺癌死亡的RR为2.72（95%CI：2.29～3.23）增加到1992—1994年观察组肺癌死亡的RR为3.61（95%CI：3.13～4.16）；女性从1983—1985年观察组肺癌死亡的RR为1.77（95%CI：1.23～2.63）增加到1989—1991年观察组肺癌死亡的RR为3.26（95%CI：2.50～4.23），且具有统计学意义（$P<0.05$）。

Ferreccio等采用病例对照研究分析1994—1996年智利北部饮用水砷暴露与肺癌发生的关系，结果显示，调整年龄和性别后，病例组与对照组肺癌发生的比值比（OR）值随着接触砷的浓度增高，逐渐增大。接触剂量为30～49μg/L，OR值为3.9（95%CI：1.2～12.3）；50～199μg/L，OR值为5.2（95%CI：2.3～11.3）；200～400μg/L，OR值为8.9（95%CI：4.0～19.6）。

Marshall等通过生态学研究比较智利北部高暴露Ⅱ区（1958—1970年，该地区饮用含高浓度砷饮用水）和低暴露Ⅴ区的膀胱癌死亡情况，结果显示，高暴露Ⅱ区1983—1997年膀胱癌死亡率的RR均高于低暴露Ⅴ区，且差异均有统计学意义（$P<0.05$）。其中，男性膀胱癌死亡的RR为6.1（95%CI：4.0～9.4），女性膀胱癌死亡的RR为13.8（95%CI：7.7～24.5）。

Chiou等通过队列研究分析1991—1994年间中国台湾地区东北部高砷地区膀胱癌的发生与该地区饮用水含砷浓度的关系。该队列纳入观察对象22 905人，共计发生膀胱癌患者15人，随着饮用水砷浓度的增高，膀胱癌的发生率呈上升趋势（趋势检验$P<0.01$）。其中饮用水含砷浓度最高组（100.0μg/L）膀胱癌发生的RR为4.8（95%CI：1.2～19.4）。

我国卫生部确定的第一个燃煤型砷中毒病区——贵州省兴仁县（也是世界上最早被确认的燃煤型砷中毒病区），其中毒程度国内外罕见。当地随机采样的煤中砷含量均值为417.7、623.5、624.5、2166.7mg/kg（国际标准为0～50mg/kg），远高出国际标准的数十倍至数百倍。当地居民因利用高砷煤取暖、烧饭、烘烤食物而接触砷。据现场流行病学调查发现：目前在贵州燃煤型砷中毒病区有9个乡镇、32个行政村876户，暴露人口数万人，砷中毒患者3000多人。该病区燃煤型砷中毒患者普遍存在肝损伤。安冬等（2004年）调查在该病区的145例砷中毒死亡病例中，死于肝硬化者40人，占28.5%。同时还观察了病区砷中毒患者从1991—2001年10年123例癌症死亡情况，其中肝癌死亡38例，占30.89%。郭永立等从砷中毒病区中选择中、重度砷中毒患者172例进行可疑部位皮肤活检，光镜及电镜下分析病理特征，共检出皮肤癌42例，对此42例皮肤癌患者的发病情况、临床特点进行统计分析。结果发现，中、重度砷中毒患者172例中确诊皮肤癌42例（24.4%），其中Bowen病25例（59.5%），鳞癌11例（26.2%），基底细胞癌6例（14.3%），发生在手、足部位的病变占全部病变的64.3%。多发癌灶（两处以上）14例（33.3%）。

国际癌症研究所（IARC，1987 年）已将砷及其化合物归入 1 类，人类致癌物。可致肺癌、皮肤癌。我国已将砷致肺癌和皮肤癌列为职业肿瘤名单。

（三）临床表现

砷及其化合物经呼吸道进入人体所引起的肺癌，在早期并没有什么特殊症状，仅为一般呼吸系统疾病所共有的症状，如咳嗽、咯血、低热、胸痛、气闷等；肺癌晚期症状主要有面颈部水肿、声嘶、气促、体重下降等。砷所致肺癌病理学分类以鳞状上皮细胞癌最多，其次为腺癌和混合癌。发病部位以肺中心型居多，肺外周型次之。通常肺癌的检查指标主要是影像学检查，如胸部 X 线、电子计算机 X 线断层扫描（CT）和磁共振成像（MRI）等。

砷及其化合物所致皮肤癌主要以鳞状细胞癌为主，好发于手背、颜面等暴露部位皮肤。早期皮损常呈小而硬的红色结节，边界不清；表面有鳞屑，中央易发生溃疡，溃疡表面呈颗粒状，易坏死、出血，溃疡边缘较宽，高起呈菜花状、性质坚硬，伴恶臭。癌组织可进行性扩大，进一步侵犯其下方组织，包括肌肉和骨。皮肤癌病理学分为非典型鳞状上皮细胞癌和鳞状上皮细胞癌。皮肤癌的检查指标通常为肿瘤组织的病理学检查。

（四）防制原则

针对地方性砷中毒流行地区：

（1）改换水源：在地下水含砷量较高的地区，可引水质清洁安全的地面水，供居民应用和灌溉；

（2）饮水除砷：采用沉淀、过滤和吸附等手段，去除饮用水中的砷；

（3）限制高砷煤炭开采：对高砷煤矿采用封闭、禁采政策，减少砷化物向环境中的排放，降低人群外暴露水平。

针对接触砷的职业人群：在采矿、冶炼及农药制造过程中，生产设备应采取密闭、通风等技术措施，减少工人对含砷粉尘的接触。在维修设备和应用砷化合物过程中，要加强个人防护。

针对职业和生活接触砷及其化合物人群，在医学检查时应注意加强对呼吸系统和皮肤的检查，以便早期发现肺癌和皮肤癌。

二、致癌机制

无机砷化合物进入体内后，经过氧化还原反应主要被甲基化代谢生成一甲基胂酸（MMA）和二甲基胂酸（DMAA）。虽然，无机砷化合物至今无致癌的动物模型，而在过去十几年研究中很多有关无机砷的主要甲基化代谢产物DMAA对砷致癌靶器官具有明显致癌作用的报道相继发表，并且建立了相应的整体和体外模型。

（一）细胞信号通路的调控

细胞缝隙连接通信（GJIC）是一种膜结构，相邻细胞有15～20nm的空隙，之间靠细胞质膜上一个嵌入蛋白连接，传递生长发育的信号。抑制细胞GJIC是许多促癌物的共同作用特征之一。

邓芙蓉等（2002年）分别采用细胞划痕染料标记示踪技术和单细胞凝胶电泳技术，研究了氧苯胂对人皮肤成纤维细胞GJIC的影响。结果显示，氧苯胂可显著抑制细胞缝隙连接通信，其作用有明显的剂量-反应关系（$P<0.01$），在浓度为100nmol/L时抑制作用最强，砷很可能通过和嵌入蛋白的巯基结合从而影响细胞缝隙连接通道的结构和功能。砷对GJIC的抑制作用提示砷在癌症发生的促长阶段发挥着重要的作用。

（二）氧化应激的作用

砷的代谢物可以与分子氧反应，生成自由基——活性氧（reactive oxygen species，ROS），这些ROS作用于DNA就会引起DNA的损伤。在体外实验中使用亚砷酸钠培养人成纤维细胞，发现亚砷酸钠可以促进血红素氧合酶的生成增多。若同时给予氧自由基清除剂二甲基亚砜（DMSO），可显著降低砷致血红素氧合酶的生成，这更证明了ROS发挥的作用。ELISA实验显示ROS作用于DNA，引起损伤的主要形式是碱基修饰，绝大部分DNA碱基受损部位位于脱氧鸟嘌呤，形成8-羟基脱氧鸟嘌呤（8-OHdG）。8-OHdG加合物的形成常可诱导H-ras基因和K-ras原癌基因密码子13的活化。用免疫组化方法对砷性鲍恩病（Bowens disease，BD）患者和非砷性诱因的

Bowen 病患者的皮肤肿瘤进行检测，发现前者肿瘤组织和病灶周围的正常组织中 8-OHdG 含量比后者明显增高，而且在砷性皮肤癌患者的肿瘤组织中检测到砷，而对照组为阴性，从而证明了 ROS 在砷诱导的人类皮肤癌中所起的作用。砷可通过诱发的 ROS 引起 DNA 链的断裂，包括单链和双链断裂。应用 SCGE 研究结果表明，砷可通过生成的 ROS 对人体多种细胞造成 DNA 损伤，引起 DNA 链的断裂，加入 DMSO 和 CAT 后可保护或减轻细胞的损伤。

Yamanaka K 等（1996 年）发现，DMAV 可诱导大鼠和小鼠的 DNA 损伤，DNA 损伤主要是由 DMAV 代谢过程中产生的活性氧和二甲基胂酸过氧自由基引起的，亚砷酸钠对大鼠肺部细胞并不能产生 DNA 损伤，而甲基砷化物通过产生的自由基可以造成肺部特异性 DNA 损伤。

（三）生长因子改变

Germolec DR 等开展的体外实验研究发现，人的皮肤角质形成细胞暴露于砷可使其 mRNA 转录增强，转化生长因子-a（TGF-a）、粒细胞巨噬细胞-集落刺激因子（GM-CSF）以及肿瘤坏死因子-a（TNF-a）分泌增多，还可见到角质形成细胞增殖。Germolec 等人进一步用转基因 TG-AC 雄性小鼠做实验，结果发现与对照组相比，饮砷水组小鼠皮肤乳头状瘤发生明显增多。

有报道认为，砷可通过角质形成细胞源性生长因子的慢性刺激促进皮肤肿瘤的发生。砷诱导角质形成细胞源性生长因子过度表达可能在砷性皮肤癌中发挥重要作用，但其诱导机制尚不明确。

（四）抑癌基因抑制

p53 基因是重要的抑癌基因，它的蛋白质产物在细胞周期调控、细胞凋亡和 DNA 修复调控中发挥重要作用。

Hamadeh HK（1999 年）等用 UV 诱导的突变性 p53 基因转染的角质形成细胞株 HaCaT，暴露于砷 2～4 天后，p53 蛋白水平降低。降低 p53 蛋白含量及功能会导致砷暴露生物的突变累积速率加快，最终引起癌症。

Xu Y 等（2013 年）用 10μmol/L $NaAsO_2$ 处理 HBE 细胞后，

$NaAsO_2$ 可激活 JNKs 信号通路，JNKs 与 HIF-1α 结合，上调 HIF-lα 表达水平，进而稳定核内 p53 水平，促进细胞凋亡。

以上研究表明，砷化物可导致细胞 DNA 损伤，该过程可能与砷化物所致基因组不稳定性有关。而 p53 的促凋亡作用可能对基因组的不稳定性有保护效应，提示 p53 可能在砷化物的致癌过程中起重要的调控作用。

Komissarova EV 等（2010 年）研究发现，用 0.1μmol/L $NaAsO_2$ 处理 HaCaT 细胞中可抑制基因组的多聚 ADP 核糖化作用，但增强 p53 的多聚 ADP 核糖化作用，抑制 p53 功能，下调其下游 p21 mRNA 和蛋白质表达水平。抑制 DNA 损伤修复，该过程可能与砷暴露所致基因组不稳定性有关。

三、危险度评价

砷对人类健康的危害研究比较清楚。职业接触和环境污染均可引起急、慢性中毒和皮肤癌、肺癌及其他内脏肿瘤。

英国皇家学会研究认为，砷的毒性阈是存在的；流行病学研究证实，每人每日摄入 400μg 以下的砷是安全的。美国环境保护局（USEPA）认为，每日摄入 200～250μg 砷无慢性不良反应发生，皮肤过度角化发生阈值为 350～400μg/d，推荐人群经口参考摄入量（reference dose，RfD）为 3×10^{-5} mg/(kg・d)，饮用水为 5×10^{-5} μg/L。成人经口摄入砷 1μg/(kg・d)，其终生发生皮肤癌的危险度为 1×10^{-3}。

（王建锋　张恒东　王民生　常元勋）

主要参考文献

1. 金银龙，梁超柯，何公理，等. 中国地方性砷中毒分布调查（总报告）. 卫生研究，2003，32（6）：519-540.
2. Yamanaka K，Ohtsubo K，Hasegawa A，et al. Exposure to dimethylarsinic acid，a main metabolite of inorganic arsenics，strongly promotes tumorigenesis

initiated by 4-nitroquinoline 1-oxide in the lungs of mice. Carcinogenesis，1996，17（4）：767-770.

3. Hayashi H，Kanisawa M，Yamanaka K，et al. Dimethylarsenic acid，a main metabolite of inorganic arsenics，has tumorigenicity and progression effects in the pulmonary tumors of A/J mice. Cancer Lett，1998，125（1-2）：83-88.
4. Anawar HM，Akai J，Mostofa KMG，et al. Arsenie Poisoning in groundwater health risk and geoehemieal sources in Bangladesh. Environ Int，2002，27（7）：597-604.
5. Chawdhury UK，Biswas BK，Chowdhury TR，et al. Groundwater arsenic contamination in Bangladesh and West Benggal India. Environ Health PersPect，2000，108（5）：393-397.
6. 邓芙蓉，李艳宏，张华明，等．亚砷酸钠和氧苯胂对人皮肤成纤维细胞缝隙连接通讯的动态影响及作用特征．中国药理学与毒理学杂志，2002，16（5）：378-381.
7. Deng FR，Jin Y，Wang H，et al. Phenylarsine oxide inhibits gap junctional intercellular communication between human skin fibroblast cells and damages cellular DNA. J Hyg Res，2002，31（3）：151-153.
8. Liu SX，Athar M，Lippai I，et al. Induction of oxyradicals by arsenic：Implication for mechanism of genotoxicty. Proe Natl Aead Sei USA，2001，98（12）：1643-1648.
9. Giovanna T，Pier LT，Roberta B，et al. Phosphoinositide 3-kinase/AKT inhibition increases arsenic trioxide-induced apoptosis of acute promyelocytic and T-cell leukemias. British Journal of Haemat，2005，130（5）：716-725.
10. 顾军，毕新岭．砷剂与角质形成细胞及其致癌机制的研究进展．国外医学·皮肤性病学分册，2001，27（3）：150-152.
11. Hamadeh HK，Vargas M，Lee E，et al. Arsenic disrupts cellular levels of p53 and mdm2：A potential mechanism of carcinogenesis. Biochem Biophys Res Commun，1999，263（2）：446-449.
12. IARC. Monographs on the Evaluation of Carcinogenic Risks to Humans，Volume 55. WHO，Lyon，France，1992.
13. IARC. Monographs on the Evaluation of Carcinogenic Risks to Humans，Volume 92. WHO，Lyon，France，2010.
14. IARC. Monographs on the Evaluation of Carcinogenic Risks to Humans，Vol-

ume 84. WHO，Lyon，France，2004.

15. IARC. Monographs on the Evaluation of Carcinogenic Risks to Humans，Volume 100C. WHO，Lyon，France，2012.
16. Marshall G，Ferreccio C，Yuan Y，et al. Fifty-year study of lung and bladder cancer mortality in Chile related to arsenic in drinking water. J Natl Cancer Inst，2007，99（12）：920-928.
17. Ferreccio C，González C，Milosavjlevic V，et al. Lung cancer and arsenic concentrations in drinking water in Chile. Epidemiology，2000，11（6）：673-679.
18. 张学军．皮肤性病学．5版．北京：人民卫生出版社，2001.
19. 叶任高，陆再英，谢毅，等．内科学．6版．北京：人民卫生出版社，2004.
20. Cui X，Wakai T，Shirai Y，et al. Chronic oral exposure to inorganic arsenate interferes with methylation status of p16INK4a and RASSF1A and induces lung cancer in A/J mice. Toxicol Sci，2006，91：372-381.
21. Kinoshita A，Wanibuchi H，Morimura K，et al. Carcinogenicity of imethylarsinic acid in Ogg1-deficient mice. Cancer Sci，2007，98：803-814.
22. Arnold LL，Eldan M，Nyska A，et al. Dimethylarsinic acid：results of hronic toxicity/oncogenicity studies in F344 rats and in B6C3F1 mice. Toxicology，2006，223（2）：82-100.
23. Shen J，Liu J，Xie Y，et al. Fetal onset of aberrant gene expression relevant to pulmonary carcinogenesis in lung adenocarcinoma development induced by in utero arsenic exposure. Toxicol Sci，2007，95：313-320.
24. Yamamoto S，Konishi Y，Matsuda T，et al. Cancer induction by an organic arsenic compound，dimethylarsinic acid（cacodylic acid），in F344/DuCrj rats after pretreatment with five carcinogens. Cancer Res，1995，55：1271-1276.
25. Rossman TG，Uddin AN，Burns FJ，et al. Arsenite is a ocarcinogen with solar ultraviolet radiation for mouse skin：an animal model for arsenic carcinogenesis. Toxicol Appl Pharmacol，2001，176（1）：64-71.
26. Li J，Zheng B，Aposhian HV，et al. Chronic arsenic poisoning from burning high-arsenic containing coal in Guizhou China. Environ Health Perspect，2002，110（2）：119-122.
27. 安冬，李达圣．贵州燃煤型砷中毒患者患恶性肿瘤死亡观察．中国地方病学杂志，2004，23（1）：42-45.

28. 周运书，杜晖，程明亮，等．燃煤型砷中毒患者死因的调查．中国地方病学杂志，2002，21（6）：484-486.
29. Xu Y，Li Y，Li H，et al. The accumulations of HIF-l alpha and HIF-2 alpha by JNK and ERK are involved in biphasic effects induced by different levels of arsenite in human bronchi alepithelial cells. Toxicol Appl Pharmacol，2013，266（2）：187-197.
30. Komissarova EV，Rossman TG. Arsenite induced poly（ADP-ribosyl）ation of tumor suppressor P53 in human skin keratinocytes as a possible mechanism for carcinogenesis associated with arsenic exposure. Toxicol Appl Pharmacol，2010，243（3）：399-404.

第八章

硅及无机硅化合物

第一节 二氧化硅

二氧化硅（silicon dioxide，SiO_2）又称硅石，岩石或矿物中未与金属或金属化合物结合而呈游离状态的 SiO_2，俗称为矽尘。石英中的游离 SiO_2 达 99%，故常以石英尘作为矽尘的代表。游离 SiO_2 按晶体结构分为结晶型（如石英）、隐晶型（如玛瑙、火石）和无定型（如硅藻土）3 种。矽尘广泛存在于自然界中，任何从事开矿、采石、钢铁与金属制造业的人员均可能接触矽尘。矽尘不仅可导致肺部纤维性变，诱发硅沉着病（矽肺），而且还可致肺癌。因此被认为是一种危害较严重的职业有害因素。

一、遗传毒性与致癌表现

（一）动物实验资料

Price 等用中国仓鼠肺成纤维细胞（V79 细胞）做实验，发现用 1、5、15μg/ml SiO_2 处理 V79 细胞可诱发细胞形成微核，且呈现明显的剂量依赖性，另外还有染色体畸变和非整倍体出现。

Muhle H 等（1995 年）给 100 只 Fischer-344 大鼠，雌雄各半，吸入浓度为1mg/m^3的 SiO_2，每天 6 小时，每周 5 天，连续 2 年。结果发现，染毒组雄性大鼠 1 只发生肺乳头状腺瘤、1 只发生肺腺鳞癌、1 只发生肺鳞状上皮细胞癌、2 只发生肺良性囊性鳞状细胞瘤、3 只发生肺腺癌；雌性大鼠 8 只发生肺腺癌、2 只发生肺良性囊性鳞状细胞瘤。

Holland 对 60 只雌性 Fischer-344 大鼠进行 83 周的 SiO_2 吸入性染毒，每天 6 小时，每周 4 天，吸入剂量为 12mg/m^3，SiO_2 颗粒大小为 2.0±0.2μm。结果发现，20 只大鼠形成肿瘤，其中包括 6 只肺乳头状腺瘤、11只肺腺癌和3只肺鳞状上皮细胞癌。

国际癌症研究所（IARC，2010年）将 SiO_2 归入1类，人类致癌物。

（二）流行病学资料

Amandus等对美国北卡罗来纳州已诊断为硅沉着病（矽肺）的760名接触矽尘工人进行调查，在有效控制了年龄、吸烟及其他职业性致癌物及检查偏倚的影响下，以美国肺癌死亡率为基础得出白人男工肺癌标化死亡率比（SMR）为2.3（95%CI：1.5～3.4），结论为硅沉着病与肺癌之间有相关性。

Merlo等对1961－1980年间诊断为硅沉着病的520名患者随访至1987年，发现患肺癌危险性随职业暴露时间的增加而增加，工龄≤14年、15～29年、≥30年的工人，肺癌SMR分别为2.80、2.99、5.02。其患肺癌危险性与工龄有关。

Rafnsson等对冰岛生产方石英及运输和装卸成品的1346名工人进行队列研究，为充分排除混杂因素的影响，只考虑单纯运输和装卸方石英的男工，设潜伏期分别为5年和9年。工作300小时以上的男工肺癌标化发病率比（SIR）分别为3.72和4.48。

胡俊峰等（2006年）用Meta分析对1966—2001年国内外相关研究资料进行了15个队列研究、12个病例对照研究，合并所有研究总合SMR为2.19（95%CI：1.45～3.31），对SMR进行假设检验（$P<0.05$），即游离 SiO_2 暴露和肺癌之间的联系有统计学意义。

Steenland等检测4626名接触矽尘工人的肺癌死亡率，研究确立的平均接触水平为 $0.05mg/m^3$，结果表明，过高的死亡率来自于硅沉着病，SMR为18.2（95%CI：10.6～29.1），来源于肺癌的SMR为1.60（95%CI：1.31～1.93）。根据平均暴露的四分位数得出OR为1.00、0.92、1.44、2.26（$P<0.05$）。

芬兰1935—1975年诊断的961名硅沉着病患者中患肺癌OR为3.12（99%CI：2.30～4.14），其中采矿工人OR为4.36（99%CI：2.46—6.70）；意大利1959—1963年诊断的1234名硅沉着病患者中肺癌OR为2.28（95%CI：1.69～3.02），其中采矿工人OR为1.56

(95%CI：0.68～8.71)。

(三) 临床表现

肺癌的临床表现有以下 3 方面：

1. 原发肺癌　表现为咳嗽，常常为刺激性咳嗽，大多有阵发性干咳或仅有少量白色泡沫痰；咯血，通常为痰中带血、血丝痰或间断的少量咯血，以中央型肺癌多见。喘鸣，约有 2%的患者可引起局限性喘鸣；体重下降；肿瘤组织坏死可引起发热；多数为肿瘤所致继发性肺炎，抗生素治疗效果不佳。

2. 肿瘤局部扩展　可致胸痛，呼吸困难，吞咽困难，声音嘶哑，上腔静脉压迫综合征，表现头面部、颈部和上肢水肿，胸前部淤血和静脉曲张等。

3. 肺外转移、神经系统转移　表现为头痛、眩晕、复视、偏瘫等；骨转移，肝转移，淋巴结转移，可出现相应症状与体征。

(四) 防制原则

控制石英粉尘致癌，关键在于除尘。工矿企业应重视改革生产工艺、实施密闭尘源、湿式作业、通风除尘、设备维护检修等综合性防尘措施。遵守防尘操作规程，加强个人防护，佩戴防尘口罩。定期监测生产环境空气中粉尘浓度及粉尘中 SiO_2 含量，有效控制作业场所粉尘浓度。做好职业健康监护，定期检查高千伏 X 线胸片。加强职业病防治宣教工作。凡患有肿瘤、硅沉着病以及患有呼吸道疾病的职业禁忌证者，都不宜继续从事接触矽尘工作。对肺癌、硅沉着病患者应采取综合性措施，脱离粉尘作业，及时积极治疗，加强营养和妥善康复锻炼，以增强体质，延长寿命、提升生活质量。

二、致癌机制

用不同剂量（0、50、100、200、500μg/ml）的 SiO_2 刺激 SD 大鼠肺巨噬（PAM）细胞培养上清液，然后将上清液作用于正常貂肺泡上皮（CCL-64）细胞。检测 CCL-64 细胞增殖情况和肺泡上皮细胞间隙连接通信（GJIC）功能，发现 SiO_2 刺激的 PAM 上清液能诱导 CCL-64 细胞增殖，并抑制 CCL-64 细胞间 GJIC 功能，且细胞增殖加快和 GJIC 功能下调都呈剂量依赖性。SiO_2 吸入致肺泡上皮细胞的增殖是肺组织损伤反应的重要表现，GJIC 是细胞增殖与分化的重要调节机制，因此肺泡上皮细胞 GJIC 功能下调在 SiO_2 介导的肺泡上皮组织损伤中有重要的作用。研究者后续又采用间接免疫荧光的 CCL-64 细胞化学法和激光共聚焦扫描显微镜进行肺泡上皮细胞连接蛋白 43（Cx43）的测定。结果显示，正常培养的 CCL-64 相邻细胞连接处有明亮的斑片状标记，聚集分布、连接成线；SiO_2 刺激 PAM 培养上清液作用的 CCL-64 细胞连接处标记斑点逐渐减少，Cx43 标记斑点出现在胞质内，呈无特异性定位状态，但随着 SiO_2 剂量的增加，细胞内大多数的 Cx43 标记斑点向细胞核聚集。结果提示，SiO_2 刺激 PAM 培养上清液可以改变肺泡上皮细胞 Cx43 的定位。SiO_2 抑制 GJIC 功能可能与 Cx43 的内移有关。

余晨等用不同浓度的 SiO_2（终浓度 0、7.5、15、30、60、120 mg/L)分别处理中国仓鼠肺成纤维（CHL）细胞和貂肺上皮（CCL-64）细胞 1 小时或 2 小时来观察 DNA 损伤情况。SiO_2 对 CHL 和 CCL-64 细胞的 DNA 损伤呈剂量依赖性，随着作用剂量的增加，DNA 的损伤逐渐加重。SiO_2 作用 1 小时即可引起明显的 DNA 损伤，随着作用时间的延长损伤加重。用 0～2.5mg/ml SiO_2 与小牛胸腺 DNA 反应 15 小时，在 SiO_2 浓度为 1.5mg/ml 时产生了最大量的 8-OHdG（8-羟基脱氧鸟苷），比对照组升高 5 倍；而后随着剂量的增加，8-OHdG 呈现下降趋势，在 2.5mg/ml 时，8-OHdG 比对照组升高 4 倍。用 0、25、50、75、100μg/ml SiO_2 处理 SD 大鼠肺巨噬（PAM）细胞 10 分钟，细胞内超氧阴离子（O_2^-）和过氧化氢（H_2O_2）水平及 DNA 损伤呈剂量依赖性升高。100μg/ml SiO_2 处理 CCL-64 细胞 0、2、4、6、8、10 分钟，检测细胞内 O_2^- 水平或处理 0.5、1、2、4 小时检测细胞内 H_2O_2 水平和 DNA 损伤情况，O_2^- 和 H_2O_2 水平及 DNA 损伤均呈时间依赖性升高。用超氧化物歧化酶（SOD）或过氧化氢酶（CAT）预处理细胞后可以明显阻滞 SiO_2 所致细胞内的 O_2^- 和 H_2O_2 水平升高，从而减少 DNA 损伤。由此可见，SiO_2 的毒作用主要是由自由基介导的，DNA 分子是该类自由基攻击的重要靶分子。

将 96 只 Wistar 大鼠，雌雄各半，随机分为对照组和染 SiO_2 组。采用暴露式气管内一次注入 SiO_2 粉尘悬液建立大鼠硅沉着病（矽肺）模型。模型建立后，分 6 个时间点（1、3、7、14、21、28 天），每组分别取 8 只大鼠处死取肺组织，制作组织芯片微阵列，检测 TNF-α 及 NF-κB 在肺组织中的表达。结果显示，肿瘤坏死因子-α（TNF-α）和核因子-κB（NF-κB）在对照组大鼠肺泡巨噬细胞极少量表达，在染 SiO_2 组大鼠矽尘结节内巨噬细胞和炎症细胞中明显表达；在染 SiO_2 后的 3、7、14、21 和 28 天时，染 SiO_2 组大鼠肺组织 TNF-α 和 NF-κB 阳性细胞积分光密度高于对照组，差异有统计学意义（$P<0.05$）。NF-κB 的表达滞后于 TNF-α 的表达。综上所述，SiO_2 能够导致大鼠肺组织 TNF-α、NF-κB 表达升高。TNF-α、NF-κB 参与了 SiO_2 粉尘致肺纤维化的病理过程。前炎症细胞因子 TNF-α 可能是 NF-κB 活化的始动因素之一。

用 50～400μg/ml 石英粉尘刺激人胚肺成纤维（HELF）细胞 2 小时后收获细胞或石英粉尘长时间（2 个月）作用于细胞，使细胞具有部分转化细胞的特征（S-HELF），检测信号蛋白因子和细胞周期的变化。结果显示，HELF 暴露于石英粉尘 2 小时后，可以导致丝裂素活化蛋白激酶（MAPK）家族中细胞外调节蛋白激酶 1/2（ERK 1/2）、p38 和 c-Jun 氨基末端激酶 1/2（JNK 1/2）3 个亚家族的磷酸化水平升高。在 S-HELF 中，只有 ERK 1/2 和 JNK 1 较未处理的 HELF 磷酸化水平增高，而 JNK 2 的磷酸化水平没有变化，p38 的磷酸化水平反而下降。细胞周期蛋白 D1（cyclin D1）和细胞周期蛋白依赖激酶 4（CDK4）蛋白在 S-HELF 中较 HELF 中表达增多。抑制 ERK 和 JNK 活化或抑制核转录因子活化蛋白 1（AP-1）的活化后，S-HELF 中 cyclin D1 和 CDK4 蛋白过表达得到控制。而抑制 p38 的活性不能改变 cyclin D1 和 CDK4 蛋白过表达。结果提示，石英能够通过 MAPK 途径诱导 AP-1 的活化，进而调控细胞周期。调控因子 cyclin D1 和 CDK4 可能参与了石英所致肺癌的发生、发展过程。

刘秉慈等（1999 年）对 36 例矽尘相关肺癌组织石腊包埋物中提取的 DNA 进行研究，发现 p53 基因的第 8 外显子突变率高达

43.8%，第5和第7外显子上突变分别为5例和4例。p53基因突变的比率在不同病理分类的肺癌有不同，其中腺癌突变率最高，为53.9%；小细胞肺癌最低为30.8%；鳞癌居中为44.4%。而在非职业性肺癌中，第8外显子的突变频率介于17.5%～23.5%。K-ras基因的研究结果更具明显特征，矽尘相关肺癌组织中K-ras基固突变率为33%，但石英肺癌的K-ras突变未见一例发生于普通肺癌突变热点区第12密码子上。对12例阳性样品进一步进行DNA测序。发现10例存在点突变（腺癌6例、鳞癌3例、小细胞肺癌1例），10例病例中共有16处突变，有的病例中同时存在2处或3处突变，16处突变发生于第7、13、15、20、21密码子上，其中第13、15密码子突变为多，分别占43.8%和37.5%。突变类型主要为G-C突变。癌基因K-ras和抑癌基因p53突变可能在石英致肺癌过程中发挥重要作用。

纳米二氧化硅导致肺损伤甚至肺癌的确切机制尚不清楚。李光剑等（2015年）研究工业生产的纳米二氧化硅颗粒物对支气管上皮细胞（BEAS-2B）造成的细胞毒性作用，结果发现，经20nm二氧化硅刺激24小时后BEAS-2B细胞体积增大、胞质疏松、细胞数量减少，并随着刺激时间的延长（48～72小时）而加重；暴露浓度50μg/ml时20nm二氧化硅组细胞活力下降，与结晶型二氧化硅（Min-U-Sil5）对照组比较，差异有统计学意义（$P<0.05$）；暴露浓度100和200μg/ml时20nm二氧化硅组细胞活力下降，与50μg/ml时20nm二氧化硅组比较，差异有统计学意义（$P<0.05$）；与对照组比较，差异有统计学意义（$P<0.05$）；纳米二氧化硅可使细胞G_2/M期停滞和G_1期细胞增多，并呈现浓度-效应。由此作者得出结论：纳米二氧化硅造成支气管上皮细胞（BEAS-2B）的细胞毒性作用强于结晶型二氧化硅（Min-U-Sil5）。

三、危险度评价

Finkelstein MM（2000年）对与SiO_2有关的已报道文献进行综述，经过计算机处理分析后得出以下结论：一生暴露在职业安全卫生管理局（OSHA）标准0.1mg/m^3，患肺癌的风险可能要增加30%或更高。Collins假设人与大鼠的易感性相似，综合已报道的大鼠实验动物学资料，估算工人一生暴露于SiO_2致肿瘤危险度：工人一生暴露SiO_2阈限值剂量为0.1mg /m^3，理论发生肺癌的危险度为4.1×10^{-3}，吸入单位危险度为$4.5\times10^{-5}/(\mu g\cdot m^3)$。

（白 瑩 凌 敏 王民生 常元勋）

主要参考文献

1. Muhle H，Kittel B，Ernst H，et al. Neoplastic lung lesions in rat after chronic exposure to crystalline silica. Scand J Work Environ Health，1995，21（Suppl 2）：27-29.
2. Kolling A，Ernst H，Rittinghausen S，et al. Relationship of pulmonary toxicity and carcinogenicity of fine and ultrafine granular dusts in a rat bioassay. Inhal Toxicol，2011，23（9）：544-554.
3. 彭娟娟，周泽深．二氧化硅致癌作用研究进展．中国工业医学杂志，2002，15（3）：158-160.
4. 蒋春梅．矽尘、矽肺与肺癌关系的流行病学研究及其存在的问题．中国工业医学杂志，2008，（21）2：108-111.
5. 蒋春梅，易继湖．矽尘、矽肺与肺癌关系的Meta分析．中国职业医学，2008，35（3）：203-206.
6. 胡俊峰，翟红，王洁贞．游离二氧化硅暴露与肺肿瘤关系的Meta分析．中华劳动卫生职业病杂志，2006，24（7）：415-417.
7. 余德新，谢立亚，梁子超，等．矽肺对肺癌及总死亡影响的回顾性队列研究．中华劳动卫生职业病杂志，2008，26（1）：29-33.
8. 董德甫，刘宁，梁学邈，等．铁矿工人肺癌回顾性队列研究．工业卫生与职业病，1999，25（3）：129-133.
9. Collins JF，Marty MA. Cancer risk assessment for crystalline silica to implement California's hot spots act. Scand J Work Environ Health，1995，21（Suppl 2）：99-103.
10. Verma DK，Vacek PM，des Tombe K，et al. Silica exposure assessment in a mortality study of Vermont granite workers. J Occup Environ Hyg，2011，8（2）：71-79.

11. Cherry NM, Burgess GL, Turner S, et al. Crystalline silica and risk of lung cancer in the potteries. Occup Environ Med, 1998, 55 (11): 779-785.
12. Finkelstein MM. Silica, silicosis, and lung cancer: a risk assessment. Am J Ind Med, 2000, 38 (1): 8-18.
13. 龚著革，晁福寰，孙咏梅，等．标准石英粉尘及青石棉直接诱导8-羟基脱氧鸟苷加合物形成的研究．环境科学学报，2001，21（4）：481-485.
14. 毛国根，叶少箐，曾群力．二氧化硅致肺泡上皮细胞连接蛋白43定位的变化．中华劳动卫生职业病杂志，2002，20（6）：452-454.
15. 王德军．石英致癌的细胞及分子机制研究进展．环境与职业医学，2005，22（1）：60-62.
16. 毛国根，叶少箐，曾群力．二氧化硅刺激肺成纤维细胞间隙连接功能下调的研究．中华劳动卫生职业病杂志，2001，19（1）：30-33.
17. 刘秉慈，关然，周培宏，等．石英的人类致癌性在DNA分子水平的证据．卫生研究，1999，28（5）：257-258.
18. 王世鑫，曾锦波，杜海科，等．肿瘤坏死因子-α及核因子-κB在染矽尘大鼠肺组织中的动态表达及其关系．武警医学院学报，2007，16（5）：488-496.
19. 沈福海，范雪云，刘秉慈，等．石英致MAPK/cyclinD1-CDK4信号转导通路的活化．中华劳动卫生职业病杂志，2007，25（1）：5-10.
20. 李光剑，黄云超，赵光强，等．纳米二氧化硅颗粒物对BEAS-2B细胞的毒性研究．毒理学杂志，2015，29（3）：184-190.

第二节　石　棉

石棉是一组天然存在的纤维状矿物质的总称，广泛分布于地表岩层中，在世界各地均有蕴藏。石棉是含有铁、镁、镍、钙、铝等元素的硅酸盐，具有耐酸、耐碱、耐热、抗腐蚀、绝缘、拉力大等物理性状。石棉矿物质分为两大类：蛇蚊石类包括温石棉；闪石类包括青石棉、透闪石、铁石棉、直闪石和阳起石。在石棉矿的开采、运输、贮存、包装；石棉制品的生产、使用过程，均可接触石棉。欧洲以及多数其他发达国家已经禁止应用石棉，但仍有一些国家大量生产，生产量前5名的国家是俄罗斯、中国、哈萨克斯坦、巴西和加拿大。石棉纤维可引起肺癌和恶性胸膜间皮瘤（malignant pleural mesothelioma，MPM），Wyers（1946 年）发现第一例石棉工人并发胸膜间皮瘤，Wagner（1960 年）第一次阐述南非职业性接触青石棉引起间皮瘤的病例，以后英国、美国、澳大利亚、荷兰、德国等 20 多个国家相继报道。20 世纪 60 年代以来 MPM 发病率增高，流行病学预测表明，在未来 10 年中，MPM 的发病率将继续增加并达到顶峰。不同石棉种类在间皮瘤的发生上有明显差异，接触角闪石石棉恶性间皮瘤发病率最高，接触温石棉最低。而在角闪石石棉中的发病顺序是：青石棉最强，铁石棉次之，最弱的是阳起石。

一、致癌表现

（一）动物实验资料

Wagner 等（1974 年）最早通过大鼠吸入实验揭示了石棉与肺癌、胸膜间皮瘤之间的暴露-反应关系，将 Wistar 大鼠分别暴露于浓度为 10～15mg/m^3 的温石棉、青石棉、铁石棉、直闪石空气中，每天 7 小时，每周 5 天，按暴露持续时间不同分为 1 天、3 个月、6 个月、12 个月、24 个月 5 组，观察终生。结果发现，暴露 1 天的情况下，青石棉组 7 只大鼠出现肺肿瘤（7/43，16%），其中 1 只为胸膜间皮瘤；温石棉组 5 只大鼠出现肺肿瘤（5/45，11%）；铁石棉组 4 只大鼠出现肺肿瘤（4/45，9%），其中 1 只为胸膜间皮瘤；直闪石组 2 只大鼠出现肺肿瘤（2/44，5%）。暴露 3 个月，各组大鼠的肺肿瘤发生率增加，温石棉组 44%，青石棉组 42%，铁石棉组 27%，直闪石组 16%。暴露 12 个月，大部分组大鼠出现胸膜间皮瘤，其中温石棉组 3 只，青石棉组 2 只，直闪石组 1 只。暴露 24 个月，各组大鼠肺肿瘤发生率在 65%～94%之间，而对照组 126 只大鼠共观察到 7 只大鼠发生肺肿瘤，肺肿瘤发生率 5%，未见胸膜间皮瘤。

Davis 等（1986 年，1988 年）进一步实验表明，Wistar 大鼠吸入 10mg/m^3 铁石棉短纤维（长度<10μm，直径<1μm）并不引起肿瘤（0/42），而吸入相同浓度长纤维（长度>10μm，直径<1μm）肿瘤发生率达 33%（13/40），其中 2 只大鼠发生胸膜间皮瘤。

McConnell 等（1999 年）将 3 组雄性叙利亚金黄色仓鼠分别暴

露于0.8、3.7、7.1 mg/m^3 铁石棉，每天吸入6小时，每周5天，持续78周，停止暴露后继续饲养6周，各组仓鼠出现胸膜间皮瘤分别为3/83（4%）、22/85（26%）、17/87（20%），对照组83只仓鼠未见胸膜间皮瘤，也未见其他肺部肿瘤。

Goldstein等（1990年，1993年）用狒狒进行吸入实验，每天6小时，每周5天，持续染毒4年，观察6年，温石棉组（未报道染毒浓度）未见肿瘤（0/6），青石棉组（浓度12～14 mg/m^3，纤维长度>5μm，纤维计数1130～1400个/毫升）3只狒狒出现胸膜间皮瘤（3/21，14%），铁石棉组（7mg/m^3，纤维长度>5μm，纤维计数1100个/毫升）2只狒狒出现胸膜间皮瘤（2/11，18%）。

Davis等（1991年）设计了温石棉与石英、二氧化钛的协同致癌实验。实验选用Wistar大鼠，第一组每天5小时暴露于10mg/m^3温石棉，2小时暴露于10mg/m^3二氧化钛；第二组每天5小时暴露于10mg/m^3温石棉，2小时暴露于2mg/m^3石英尘S600；温石棉对照组每天7小时暴露于10mg/m^3温石棉；各组均为每周染毒5天，持续12个月。结果发现，温石棉对照组肺肿瘤发生率35%（13/37），温石棉+二氧化钛组肺肿瘤发生率63%（26/41），有2只为胸膜间皮瘤，温石棉+石英组肺肿瘤发生率58%（22/38），有6只为胸膜间皮瘤。由此可见，石英、二氧化钛与温石棉具有协同致癌作用。

Pott等（1984年）将1mg青石棉悬浮于0.15ml生理盐水中，采用气管灌注方式染毒142只雄性叙利亚金黄色仓鼠，每周一次，持续8周，观察2年，对照组仓鼠135只，用同浓度二氧化钛灌注，实验组共发现9只仓鼠出现肺癌和8只仓鼠出现胸膜间皮瘤，对照组未发现肺部肿瘤，两组有统计学意义（$P<0.01$）。

（二）流行病学资料

20世纪30年代，Gloyne和Lynch发表了第一例石棉纺织女工罹患肺癌的临床病例报道，怀疑与石棉接触有关。此后，美国、英国及德国发表的关于石棉工人中肺癌的临床病例报告指出，他们中多数都患有不同程度的石棉肺，石棉肺与肺癌的相关关系在1947年得到证实。美国报道用石棉作为绝缘材料而接触石棉的工人307名石棉肺患者中，有 17.3%死于肺癌。

McDonald 等（1997 年）对加拿大魁北克省 10 198 名曾经在石棉矿从事采矿或研磨的工人进行调查，在该列队中选择 266 名肺癌患者进行病例对照研究，按照年龄相同、第一份工作在同一家工厂的原则选择对照人群。结果发现，在中央型矿区（含有较高的透闪石）相对危险度（RR）为 2.0（95%CI：1.6～2.6），在周边型矿区（含有较低的透闪石）相对危险度（RR）为 1.1（95%CI：0.8～1.5），两者有统计学意义（$P=0.004$）。

Doll（1955 年）首次对英国 1 个大型石棉纺织厂开展队列研究，在 113 名男性工人中实际观察到 11 人患肺癌（肺癌期望值为 0.8 人，$P<0.00001$），肺癌占石棉工人总死亡的 20%，从接触石棉至发生肺癌的潜伏期约为 20 年，并呈明显的接触剂量-反应关系，从而提出肺癌是威胁石棉工人健康的一个主要疾病。

以前认为温石棉致肺癌能力较弱，但近期流行病学研究认为，单纯接触温石棉也能使肺癌高发。周鼎伦等在一个追踪 30 年接触温石棉的男性固定队列中进行巢式病例对照研究，病例组选择队列中所有肺癌患者，按 1∶4 配对选取同企业、同性别、年龄和工龄相差小于 5 岁、吸烟情况一致的非肿瘤患者作为对照组，共收集到 40 例肺癌患者。结果发现，肺癌标化死亡比（SMR）为 1.77，发病率高于我国平均水平，肺癌发病密度与接触温石棉浓度高低有相关性。高浓度接触组与低浓度接触组相比，发生肺癌的相对危险度（OR）为 3.7（95%CI：2.30～8.16），作者认为单纯温石棉接触能增加工人肺癌发病的危险性。

有学者对我国接触石棉人员的 13 个队列研究进行 Meta 分析，石棉接触人员的肺癌 Meta-SMR 为 4.54，单纯接触温石棉的肺癌 Meta-SMR 为 4.39，SMR 最低为石棉制品加工队列（1.8），SMR 最高为采选矿队列（7.63），与对照组相比结果均有统计学意义，说明单纯接触温石棉工人的全癌死亡率和肺癌死亡率显著升高。

间皮瘤是发生于胸膜、腹膜、心包膜、睾丸鞘膜、输卵管浆膜等处间皮细胞的肿瘤，发病率很低，多为恶性。流行病学调查发现，恶性胸膜间皮瘤与接触石棉有关。在对1690例患者的回顾性分析发现，接触石棉后发生恶性胸膜间皮瘤的平均潜伏期约为40年（15～67年）。潜伏期>15年者占所有患者的99%。澳大利亚的研究估计由环境青石棉暴露引起的胸膜间皮瘤死亡率是270/10万。Kielkowski报道在南非Prieska镇的居民胸膜间皮瘤死亡率为277/10万。

Rees（1999年）收集了南非多个研究中心的恶性胸膜间皮瘤病例进行1∶1配对设计的病例对照研究，病例中43人曾从事青石棉矿开采，3人从事铁石棉开采，3人从事青石棉和铁石棉开采，另有22人存在环境中石棉接触，无一人单纯接触温石棉。经分析，青石棉引起恶性胸膜间皮瘤的RR值为21.9，青石棉和铁石棉联合接触引起恶性胸膜间皮瘤的RR值为7.1，作者认为在南非恶性胸膜间皮瘤的发生与石棉纤维的种类有关，石棉致恶性胸膜间皮瘤的能力强弱表现为青石棉>铁石棉>温石棉。

Pira（2002年）对意大利石棉纺织厂889名男性、1077名女性进行队列研究，收集到37例恶性胸膜间皮瘤病例，恶性胸膜间皮瘤的RR值为27.8（95%CI：19.6～38.6）。

罗素琼等（2000年）对我国云南省大姚县青石棉暴露地区居民接触环境中低浓度青石棉进行流行病学调查，该地区5%的地表中夹杂着青石棉，由于农民自行开挖，广泛使用青石棉制品，生活环境受到污染，造成了人们直接或间接接触石棉。该地区居民胸膜斑检出率为10.7%，40岁以上人群中高达19.8%，并相继发现83例地方性石棉肺。1977—1983年期间肺癌的标化死亡比（SMR）为6.63，间皮瘤死亡率为8.5/10万。1987—1995年期间肺癌死亡率为53.26/10万，明显高于对照组；观察期队列中共发现7例间皮瘤死亡病例，死亡率为17.75/10万，对照组未发现间皮瘤。对该队列中的恶性间皮瘤患者进行的病例对照研究，也同样发现病例组石棉接触量高于对照组，累积石棉接触水平（CEL）的RR值为2.97（95%CI：1.13～7.69）。该研究提示，环境中含有石棉可以引起环境性恶性间皮瘤。

近年来，石棉与消化系统癌症的关系引起关注。周凯辉等对长春石棉厂接触石棉粉尘工龄1年以上的667名工人进行队列研究，追踪

33年（1972－2004年）。共发现恶性肿瘤66例，死亡率342.71/10万，其中消化系统全肿瘤33例，死亡率171.36/10万。恶性肿瘤死因中肺癌居第1位，第2～5位均为消化系统恶性肿瘤，依次为肝癌、胃癌、肠癌、食管癌。其中肝癌、胃癌的标化死亡比（SMR）显著高于对照组，肠癌、食管癌的标化死亡比（SMR）亦高于对照组，但无统计学意义。肝、胃、肠、食管等主要消化系统肿瘤相对危险度（RR）和归因危险度（AR）均高于当地居民对照组。

有学者进行石棉与消化系统肿瘤流行病学的Meta分析，结果表明，石棉接触人员的消化系统癌症Meta-SMR值为1.15（95%CI：0.87～1.52），差异有统计学意义（$P<0.01$）。按部位分，仅胃癌Meta-SMR明显升高，有统计学意义，食管癌、肠癌、结肠癌、直肠癌、肝癌等均未见明显升高，差异无统计学意义。对石棉接触人员胃癌的Meta分析中，单纯温石棉组、温石棉与闪石类石棉混合组SMR均呈现升高，石棉水泥工、采选矿工与绝缘工胃癌Meta-SMR明显升高。

国际癌症研究所（IARC，1987年）将石棉归入1类，人类致癌物，可致肺癌、恶性胸膜间皮瘤等。

（三）临床表现

石棉肺的早期临床表现为活动后气短，稍活动后患者不能通畅地呼吸，胸部有束缚感，常有咳嗽伴少量痰，冬季加重。石棉肺引起的肺功能改变较早而明显，表现为肺总量、肺活量降低，气体弥散功能的改变。

石棉相关肺癌的临床表现，与其他肺癌没有区别。石棉肺的症状可掩盖肺癌的早期征象，如果在石棉肺的病程中出现剧咳、胸痛及咯血等，提示有肺癌的可能。癌症病灶多发生于肺下叶，有人报道与石棉接触有关的肺癌，肺下叶占53%～87%，而非石棉接触有关的肺部肺下叶占24%，这可能与石棉重力、呼吸运动及下叶通气量大有关。石棉致肺癌的组织学类型各国报告不一，英国、美国以鳞状上皮细胞癌及小细胞癌多见，我国及日本以腺癌居多，其次为小细胞癌和鳞状上皮细胞癌。

石棉致恶性胸膜间皮瘤患者年龄一般在50～70岁之间，潜隐期为20～40年，男性居多。主要临床表现为呼吸困难、胸痛或哮喘、咳嗽及胸膜炎等，其胸痛用一般镇痛剂都难以缓解，也可以出现疲劳和体重下降。首发临床体征常为胸腔积液。恶性胸膜间皮瘤多见肋骨和纵隔淋巴结转移，也可见于心包转移。恶性胸膜间皮瘤细胞具有双向分化能力，在组织学上表现为上皮型、肉瘤型、混合型及不分化型。

恶性腹膜间皮瘤起病隐匿，临床表现缺乏特异性，早期多无症状，中、晚期主要表现为进行性腹水以及腹痛、腹胀、呕吐、便秘及体重减轻等。恶性腹膜间皮瘤患者中30%～60%合并胸膜间皮瘤。日本曾报道1例有6年石棉接触史的老人，以腹胀、腹水为首发临床表现，尸检发现胃、膈膜、腹膜等器官存在大量石棉纤维，而原发病灶为腹膜，提示石棉纤维在腹膜积聚是引起恶性腹膜间皮瘤的原因。

（四）防制原则

预防石棉所致的胸膜间皮瘤、肺癌等恶性肿瘤，根本措施是改善劳动条件，控制作业场所石棉浓度。在石棉的运输、搬运中，应防止包装散落。包装应注明有石棉，以引起重视。石棉作业工人应定期进行健康检查，早期发现，及时调离有职业禁忌证的工人。对石棉作业工人的个人卫生及生活习惯的健康教育十分重要，禁止将被石棉污染的工作服带回家中，避免对家庭生活环境造成污染，倡导石棉作业工人戒烟。

二、致癌机制

石棉致癌的机制尚未完全明确，有多种关于暴露于石棉引发肺癌的机制解释。

（一）慢性炎症与肿瘤

石棉本身固有的特性可以影响它的致癌性，如形状大小、化学成分、表面特性及滞留性等。直径越细，纤维越小，其致癌作用越强。将青石棉粉尘从腹膜一次性注入小鼠体内，石棉短纤维（91%≤2μm）可迅速经淋巴系统被清除；长纤维（60%≤2μm）的储留时间较长。长纤维蓄积在淋巴结的入口，诱发明显的炎症反应，造成间皮细胞损伤，导致间皮细胞增殖，而短纤维没有这种反应。纤维长度>4μm，直径<1μm 的石棉易诱发肺癌。

Adamson YR（1997 年）将 0.1mg 青石棉的长纤维（24.4±0.5μm）和短纤维（0.6±0.1μm）悬浮于 0.1ml 水中，分别对小鼠进行气管灌注。注入短纤维的小鼠肺中发现肺泡巨噬细胞增多，大部分石棉纤维被吞噬或清除，而肺结构几乎无改变，未发现肺纤维化；注入长纤维的小鼠肺内肺泡巨噬细胞数量增加不多，但看到长纤维造成了支气管上皮的损伤，继而石棉纤维被结缔组织包裹形成肉芽肿，随着时间推移形成纤维化。

石棉刺激机体免疫细胞合成和释放的炎性细胞因子可介导肿瘤的形成。用石棉刺激人间皮细胞可引起 HMGB1 蛋白从细胞核释放到细胞质及细胞外，HMGB1 促使巨噬细胞释放 TNF 引发慢性炎症，抑制 HMGBl 功能可减少石棉介导间皮瘤的形成。

Fubini 等认为角闪石本身具有的可以被拉长的晶体结构，可以逐步分解为小碎片而不改变其基本结构，这种基本结构是由 SiO_4 在四角联结形成的双四面体链（Si_4O_{11}）n^{6n-}。该结构可与 MO_6 正八面体（M 代表 Na^+，Mg^{2+}，Ca^{2+}或 Fe^{3+}）共享氧原子。

（二）原癌基因改变

在石棉介导的肺肿瘤中，p53 被激活并调控多条信号通路。Nuorva 检测 70 名原发性肺癌患者的 p53 基因，发现 36 例有石棉接触史的患者 p53 基因蛋白累积量较无石棉接触史者显著升高。对 10 例石腊包埋的原发肿瘤样本中 p53 基因突变体蛋白的表达进行免疫组化观察，患者生前均有石棉接触史，观察发现有 5 例癌细胞胞核、胞质中可见明显的深棕色及浅棕色 p53 阳性颗粒，其中 4 例为肺癌，1 例为间皮瘤。在 5 例肺腺癌中，4 例存在 p53 基因突变。研究者认为，在与石棉相关肺癌组织中 p53 基因的突变率较高，而在石棉相关间皮瘤中却十分少见 p53 基因突变。

Metcalf 等分析了 17 例间皮瘤患者的 20 个间皮细胞系，仅发现 3 例有 p53 基因突变。Unfried 等认为，间皮细胞中的 p53 基因可能不是致癌物攻击的靶基因，或者在石棉诱发的间皮瘤中，细胞周期的调控不是p53基因的失活引起的。

Mer等对石棉诱发的叙利亚金黄色仓鼠肿瘤细胞分析发现，约50%的肿瘤衍生细胞系出现H-ras基因活化，非癌变的细胞系统中则没有H-ras基因活化。Scapoli对小鼠肺上皮细胞的研究表明，石棉纤维可迅速激活src基因，从而引起下游信号通路的开放。

（三）细胞增殖

石棉诱导细胞增殖的机制非常复杂，与石棉纤维的种类、长度、染尘时间及染尘方法以及受累组织的特征有关。根据目前研究，石棉诱导细胞增殖的主要机制是由于石棉纤维对靶细胞的直接促分裂作用、石棉对细胞直接损伤后的修复、石棉激活炎细胞及其他肺部细胞并促进释放细胞介质（因子），进而导致组织损伤和细胞增殖。体外实验发现石棉可诱导人胚肺成纤维细胞和地鼠气管内皮细胞分裂加快。暴露于长纤维石棉1周后，小鼠体内氚标记细胞明显增加，主要为纤维母细胞，而暴露于短纤维石棉的小鼠体内未见增加。

樊晶光等用5μg/ml温石棉处理人胚肺（HEL）细胞，正常培养的HEL细胞处于G1期的最多，占72.97%，温石棉处理的HEL细胞G1期细胞构成比有所降低，占67.30%，而S期细胞比例增加，表现为促细胞增殖作用。染毒24小时，c-fos癌基因转录增强，为对照组的1.83倍。该实验认为石棉纤维介导的促细胞分裂的过程中，胞内信号传递系统被活化、自分泌生长调节受到刺激、生长因子及生长因子受体的表达均增强。

（四）细胞凋亡

线粒体相关细胞凋亡在石棉引起的细胞凋亡中起重要作用，包括线粒体内细胞色素C的释放、线粒体膜电位下降、caspase9活化等。sirtuin3基因具有调节性线粒体DNA修复酶OGG1修复活性和阻止OGG1降解的功能。Cheng Y等（2013年）发现敲除sirtuin3基因可引起OGG1降解和修复能力受损，引起线粒体DNA损伤，导致细胞凋亡。

bcl-2蛋白家族是控制线粒体致凋亡因子释放的主要调节因子。

将 A549 细胞暴露于石棉 24 小时，bcl-xl mRNA 表达下降约 80%。刘秉慈等用 TUNEL 法（末端脱氧核糖核酸转移酶介导的 dUTP 缺口末端标记法）观察青石棉染尘的大鼠肺组织中凋亡细胞分布及数量，用青石棉一次性染尘 4 mg，纤维直径< 2 μm，长>10 μm 的占 49.9%。染尘后 20、40、70 天进行观察，发现正常肺组织中仅见极少量散在显示绿色荧光的凋亡细胞；染尘 40 天后凋亡细胞数明显增加，且多聚集在细支气管周围；至染尘后 70 天，凋亡细胞数与盐水对照组差别不显著。用免疫荧光染色观察 bcl-2、bax 蛋白分布改变，在石棉染尘后 40 天，bcl-2 和 bax 发生了相反的变化，bcl-2 基因表达下降，bax 基因表达上升。

（五）氧化应激

目前研究表明，石棉纤维表面诱发氧自由基有三种机制。第一种为 Fenton 化学反应，即催化 H_2O_2 生成羟基自由基·OH；第二种为 Haber-Weiss 循环，即缺乏过氧化氢和二价铁时，内源性的还原剂将大气中氧气氧化还原成·OH；第三种在生物分子作用下，碳氢键发生溶血性破坏，使靶分子（肽类、蛋白质等）产生以碳元素为中心的自由基。

·OH 在石棉致癌过程中起着重要的作用，可诱发巨噬细胞产生脂质过氧化反应，引起脂质过氧化产物升高。用 0、100、250、500mg/L 青石棉处理人呼吸道上皮细胞（BEAS-2B），随青石棉浓度增高，细胞成活率下降，培养的上清液中乳酸脱氢酶（LDH）活性增高。双氢溴乙啶荧光染色显示青石棉可诱导 BEAS-2B 细胞产生活性氧，细胞呈深红染色，使用超氧化物歧化酶（SOD）后可抑制过氧化物歧化酶（ROS）产生，细胞染色减弱。石棉表面附着的铁在石棉诱导 ROS 产生中起重要作用，铁可催化其周围的 H_2O_2 产生 ROS。许安等研究谷胱甘肽合成酶抑制剂（BSO）和自由基清除剂二甲基亚砜（DMSO）对青石棉诱导人鼠杂交瘤（AL）细胞 CD59 基因突变率的影响，青石棉单独处理组 AL 细胞 CD59 基因突变数为 208±18。BSO 与青石棉继续共同孵育组细胞基因突变数可达到 397±55，是青石棉单独处理组的 2 倍左右，差异有统计学意义（$P < 0.05$）；而自

由基清除剂二甲基亚砜（DMSO）与青石棉共同孵育组诱导的基因突变数仅为57±8，比青石棉单独处理组降低72.6%，提示细胞内氧化自由基，特别是羟自由基，在青石棉诱导的基因突变过程中有非常明显的作用。

（六）致胸膜间皮瘤发生假设

Lipmann对透闪石引起胸膜间皮瘤的机制提出假设，认为沉积于肺周边气道及肺泡中的许多短纤维都可以被清除到胸膜下淋巴处，并在该处聚集，它们诱发间皮瘤的效力取决于它们与胸膜表面接触的生物持久性。在人群调查中发现，接触未被透闪石污染的温石棉作业工人（如津巴布韦矿山），胸膜间皮瘤发病率低于接触被透闪石污染的温石棉作业工人（如加拿大魁北克矿山），这一发现在动物实验中得到证实。McDonald等对加拿大胸膜间皮瘤的病例对照调查表明，肺中透闪石负荷可以在一定程度上解释间皮瘤发生的病因。

三、危险度评价

2003年国际劳工组织（ILO）估计全球每年约有10万人死于因接触石棉而引起的癌症。在接触浓度最严重的年龄组中，间皮瘤的死亡率占总死亡的1%。除了间皮瘤外，5%～7%的肺癌归因于石棉的职业暴露。

石棉致癌作用的强弱与石棉种类及纤维形态可能有关。在采矿、粉碎及磨擦制品生产中接触温石棉，其肺癌危险度增高范围为0.01%～0.17%，纺织生产中为1.1%～2.8%。接触铁石棉的绝缘产品制作业及接触涉及混合纤维的水泥产品，有报告表明，其危险度高至4.3%～6.2%。从20世纪80年代至今，大量队列研究证实接触石棉与肺癌之间的关系。石棉采矿工肺癌的标化死亡比（SMR）为1.1～2.88，绝缘体制造业肺癌的RR值为2.0～4.35，石棉纺织企业肺癌RR值为1.31～2.82，含石棉水泥制品企业肺癌RR值为0.7～3.96。我国石棉致职业肿瘤调查协作组对全国有代表性的石棉矿和石棉厂工人进行回顾性调查，发现石棉矿工人发生肺癌的危险性是普通人群的7倍，石棉厂工人发生肺癌的危险性是普通人群的

10倍。

欧洲、美国、加拿大等流行病学调查结果表明，恶性胸膜间皮瘤发生的OR值范围在2～9之间。恶性胸膜间皮瘤的发生归因于温石棉的比例为0.3%，归因于温石棉产品制作的比例为1%，而归因于闪石类采矿及制作占3.4%，因用石棉制作绝缘材料而接触石棉混合纤维者高达8%。石棉引起的胸膜间皮瘤是腹膜间皮瘤的20～40倍。在一般人群中，恶性胸膜间皮瘤极少见，接触青石棉矿工人中，死于恶性胸膜间皮瘤占其全死因的1%～9%，接触温石棉矿工人死于恶性胸膜间皮瘤占其全死因的0～0.2%。

（汪庆庆　张晓玲　王民生　常元勋）

主要参考文献

1. 宋作庆，徐萧洪．欧洲呼吸学会和欧洲胸外科医师学会恶性胸膜间皮瘤诊疗指南．中国肺癌杂志，2010，12（10）：C23-C45.
2. 罗素琼，宋云和，穆世惠，等．大姚县青石棉污染的危害及预防与控制．中华劳动卫生职业病杂志，2000，18（4）：213-215.
3. 廖美琳．恶性胸膜间皮瘤．上海：上海科技教育出版社，2005.
4. 国际劳工局编．职业卫生与安全百科全书．北京：中国劳动社会保障出版社，2000.
5. Kurimoto R，Kishimoto T，Nagai Y，et al. Malignant peritoneal mesothelioma：quantitative analysis of asbestos burden. Pathol Int，2009，59（11）：823-827.
6. Greillier L，Astoul P. Mesothelioma and asbestos-related pleural diseases. Respiration，2008，76（1）：1-15.
7. Jaurand MC. Mechanisms of fiber induced genotoxicity. Environ Health Perspect，1997，105（Suppl 5）：1073-1084.
8. Vaux DL，Strasser A. The molecular biology of apoptosis. Proc Natl Acad Sci USA，1996，93：2239-2244.
9. 刘秉慈，黄笮辉，许增禄，等．石棉诱导细胞凋亡改变的研究．中华劳动卫生职业病杂志，1999，17（3）：145-147.
10. 许力，徐茗．石棉诱导细胞增殖的研究进展．中华劳动卫生职业病杂志，

2000，18（4）：250-251.

11. Adamson YR. Early mesothelial cell proliferation after asbestos exposure：in vivo and in vitro studies. Environ Health Perspect，1997，105（Suppl）：1205-1208.
12. Asbestos（Chrysotile，amosite，crocidolite，crocidolite，tremolite，actinolite，andanthophyllite）. http：//monographs. iarc. fr/ENG/Monographs/vol100C/mono100C-11. pdf12
13. 王新朝，徐玉宝，吴逸明，等. SOD对青石棉诱导BEAS-2B细胞产生过氧化物歧化酶的作用. 郑州大学学报（医学版），2005，40（4）：628-630.
14. 许安，吴李君，Hei TK，等. 青石棉诱导AL细胞CD59基因突变和DNA氧化损伤的研究. 中华劳动卫生职业病杂志，2004，22（1）：43-46.
15. Cheng Y，Ren X，Gowda ASP，et al. Interaction of Sirt3 with OGGl contribute to repair of mitochondrial DNA and protects from apoptotic cell death under oxidative stress. Cell Death & Dis，2013，4：e731.

第九章

氯代烯烃类

第一节　氯 乙 烯

氯乙烯（vinyl chloride，VC）是一种重要的化工原料，主要用于生产聚氯乙烯，氯乙烯可经呼吸道、皮肤和消化道吸收，职业性接触氯乙烯蒸气，主要经呼吸道吸入，液体氯乙烯亦可经皮肤吸收。在氯乙烯生产过程中，清洗或抢修反应釜，尤其是聚合时可吸入较高浓度的氯乙烯；经呼吸道吸入的氯乙烯主要分布在肝、肾，其次为皮肤、血浆，脂肪最少。并可通过血睾屏障进入睾丸。氯乙烯被吸收后，在体内的代谢转化途径与其浓度有关，浓度较低时（$<25.9mg/m^3$），主要通过肝乙醇脱氢酶（ADH_2）代谢转化，最终以羟乙基半胱氨酸、氯乙酸和亚硫基二乙酸等形式排出体外。当浓度较高时（$>2179mg/m^3$），主要经肝微粒体细胞色素P450同工酶（CYP2E1）氧化形成氯乙烯环氧化物（CEO），其中一部分CEO在谷胱甘肽-S-转移酶（GST）作用下失活，以羟乙基半胱氨酸、氯乙酸、亚硫基二乙酸等形式经肾由尿排出体外，另一部分则直接重排成2-氯乙醛(CAA)，经乙醛脱氢酶（$ALDH_2$）氧化成氯乙酸，再和GST结合转化为无毒物质排出体外。CEO和CAA具有强烈的烷化作用，目前认为是氯乙烯致癌的主要活性环氧化中间代谢物。

一、遗传毒性与致癌表现

（一）动物实验资料

氯乙烯是一种间接的致突变物。在Ames试验中，在有活化系统存在的条件下，可引起鼠伤寒沙门菌的碱基置换突变，而且其致突变性的强弱取决于它的代谢转化产物的数量。氯乙烯可使果蝇隐性伴性致死率增加，突变频率随着暴露浓度的增加而升高；可致大肠埃希菌

K12 菌株回复突变，致酵母菌和中国仓鼠卵巢细胞基因的正向突变。氯乙烯可致中国仓鼠骨髓嗜多染红细胞的染色体畸变和姐妹染色单体交换（SCE）率增加，还可引起小鼠肝、肾、脾等多个脏器的 DNA 损伤。

王民生应用单细胞微量凝胶电泳技术（SCGE）方法，检测大鼠吸入氯乙烯染毒对肝细胞 DNA 损伤情况，发现大鼠吸入 1900±50ppm 氯乙烯 2 小时可引起肝实质性（即肝细胞）和肝非实质性细胞（包括内皮细胞、Kupffer 细胞、贮脂细胞等）的 DNA 断裂损伤；氯乙烯还可引起外周血淋巴细胞 DNA 断裂损伤。用新鲜分离的大鼠原代实质性肝细胞和非实质性肝细胞体外用 50～200μg/ml 氯乙烯处理时，也可引起大鼠原代肝细胞 DNA 断裂损伤，呈剂量-效应关系，而非实质性肝细胞单独用同样浓度的氯乙烯处理时，未发现有明显的 DNA 断裂损伤。只有将非实质性肝细胞装入透析袋，在和实质性肝细胞混合用氯乙烯处理时，才出现一定程度的 DNA 损伤。可以认为在非实质性肝细胞与实质性肝细胞混合培养时，经代谢活化后的活性中间产物，可通过透析膜进入透析袋内作用于非实质性肝细胞，进而引起非实质性肝细胞的 DNA 断裂损伤。

Maltoni 等（1974 年）经过大量研究发现，氯乙烯对大、小鼠和中国仓鼠都能诱发肝血管肉瘤（angiosarcoma of liver）。如 Sprague-Danley 大鼠，吸入浓度范围 50～10000ppm 的氯乙烯，每组雌、雄各 60 只，每天 4 小时，每周 5 天，共染毒 52 周。经过 135 周的观察，均见到动物肝血管内皮肉瘤的发生，而且呈现明显的剂量-效应关系。

纪云晶等（1979 年）报道，Wistar 大鼠在动式染毒柜吸入 5000 ppm 氯乙烯，每天 6 小时，每周 6 天，连续染毒 52 周。肿瘤的发生率为 54.12%（46/85），其中肝血管肉瘤为 43.53%（37/85）。后来的大量长期动物实验表明，氯乙烯具有致癌作用，可在多种动物中诱发肝血管肉瘤及其他肝肿瘤，而且不同品系的动物对氯乙烯致癌性的敏感性不同，其中对氯乙烯最敏感的 Sprague-Danley 大鼠，无论经呼吸道吸入，还是经消化道吸收都可导致其发生肝血管肉瘤，肝血管肉瘤和肿瘤的发生率均具有明显的剂量-效应关系。

氯乙烯的致癌作用的特点是：

(1) 氯乙烯对动物既可引起罕见的肝血管肉瘤，也可引起 Zymbalps 腺瘤、肺腺瘤和腺癌、乳腺癌、肾母细胞瘤等。

(2) 氯乙烯致癌作用具有典型的遗传毒性致癌物类型的剂量-效应关系，吸入氯乙烯引起肿瘤的最小剂量在大鼠为 10ppm，小鼠为 50ppm，中国仓鼠为 500ppm。在氯乙烯达到某一剂量范围时，肿瘤发生至少增加 3 个数量级。

(3) 氯乙烯的致癌性和亚硝胺类似，虽属多致癌性外源化学物，但是氯乙烯只在少数几个器官引起的肿瘤存在剂量-效应关系，其他器官肿瘤发生与对照组动物并无明显差别。

(4) 性别差异：肝血管肉瘤在雌性大鼠和小鼠中远高于雄性；相反，肝细胞肿瘤则在雄性大鼠和小鼠中远高于雌性。

(二) 流行病学资料

职业人群接触浓度 50～2000ppm 的氯乙烯时，可致外周血淋巴细胞染色体畸变、微核率和姐妹染色单体交换率增加；用 G 显带方法观察发现，其断裂点多位于 21q22、22q13、17q21，与原癌基因同位，且其分布和乙型肝炎明显不同，有其特异性。

王民生等调查职业性接触 $27.79\pm17.22mg/m^3$（低于当时国家最高容许浓度 $30mg/m^3$）作业个人，发现其外周血淋巴细胞 DNA 断裂损伤程度和微核率均明显增高。

冀芳等（2009 年）应用彗星实验测定 87 名氯乙烯作业工人（接触氯乙烯＞1 年）外周血淋巴细胞 DNA 损伤情况，并采用病例对照设计，按彗星发生率将工人分为 DNA 损伤组（彗星发生率≥5%的个体）和对照组（彗星发生率＜5%的个体），其中 DNA 损伤组 47 人，对照组 40 人。采用 PCR 法检测分析 GSTT1（459bp）、GSTM1（219bp）基因缺失情况。采用 PCR－RFLP 法检测 CYP2E1（rs3813867）；应用 TaqManPCR 分析技术测定 GSTP1（rs947894）、CYP1A1（rs1048943，rs4646903）和 UGT1A6（rs6759892，rs1105879，rs4124874，rs3755319，rs887829，rs4148323）基因型分布频率。结果发现，CYP2E1 基因 rs3813867c1c1 和 c1c2＋c2c2 基

因型在DNA损伤组和对照组的分布频率分别为46.81%、53.19%和70.00%、30.00%，经χ^2检验差异有统计学意义（$P=0.029$）；GSTP1基因rs947894 AA和AG+GG基因型在DNA损伤组和对照组的分布频率分别为48.84%、51.16%和82.05%、17.95%，经χ^2检验差异有统计学意义（$P=0.004$）；UGT1A6基因rs1105879 AA和AC+CC基因型在DNA损伤组和对照组的分布频率分别为76.19%、23.81%和44.74%、55.26%，经χ^2检验差异有统计学意义（$P=0.002$）。

多元Logistic回归分析的结果表明，携带GSTP1基因rs947894 AG+GG基因型的个体较携带AA基因型个体DNA损伤的风险性升高（OR=13.393，95% CI：2.410～74.431，$P<0.01$）；携带UGT1A6基因rs1105879 AC+CC基因型的个体较携带AA基因型个体DNA损伤的风险性降低（OR=0.064，(95% CI：0.006～0.637，$P<0.05$)。

Kumar AK等（2013年）调查了52名职业性接触氯乙烯单体工人（其中23名年龄<40岁，平均年龄32.78±5.71岁；29名年龄>40岁，平均年龄45.86±3.67岁。22名平均工龄<8年；30名平均工龄≥8年）外周血淋巴细胞的染色体畸变、染色单体畸变、微核、DNA断裂（彗星实验comet assay）和XRCC1 399 Arg/Gln遗传多态，并排除了吸烟和饮酒等混杂因素。结果表明，染色体畸变率、染色单体畸变率、微核率、DNA断裂频率均高于非接触组工人的水平，差异有统计学意义（$P<0.05$）。而XRCC1 399 Arg/Gln遗传多态性检测两者差异无统计学意义（$P>0.05$）。

Creeche等（1974年）首先报道了美国3例接触氯乙烯作业工人患肝血管内皮肉瘤。随后，世界各国均有氯乙烯致肝血管内皮肉瘤的报告。多数患者是曾经在氯乙烯聚合和高压釜清除车间工作过数年的男性。诊断的平均年龄为48岁（36～60岁），从第一次接触氯乙烯到诊断肝血管内皮肉瘤的平均时间为20年（12～29年），平均接触时间为18年（12～29年）。此后，曾有许多国家对氯乙烯接触工人进行过流行病学调查。美国和欧洲还把早期的研究分别合并成两个大型的队列进行死亡率的前瞻性随访。美国的队列包括 1973 年以前的 37 个工厂的 10 173 名氯乙烯接触男工；欧洲的队列包括来自 19 个工厂的 12 706 名实际观察人群。其他有代表性的流行病学调查还有加拿大、德国、法国和前苏联的 4 个较小的前瞻性研究。对上述流行病学研究结果分析发现，氯乙烯接触工人的肝癌（包括肝血管肉瘤）危险度增加 5 倍，且主要发生在生产氯乙烯的工厂中，因那里接触氯乙烯的浓度最高。而肝癌危险度增加的原因是肝血管肉瘤危险度明显增加之故。在欧洲的大型队列中，则发现氯乙烯年接触量＞26 000mg/m^3 的工人，其患肝血管肉瘤的危险度要比接触量＜5200mg/m^3 的工人大 45 倍。值得指出的是，在加拿大和法国的研究中所见的肝癌均为肝血管肉瘤，而前苏联的研究中则未见任何肝癌病例，德国的研究则只提及肝癌，而未说明是否有肝血管肉瘤病例。国内报告罕见，国内首例肝血管肉瘤报告于 1991 年。但氯乙烯致肝癌、肺癌等的报告则日渐增多。氯乙烯致肝血管肉瘤的发病率约为 0.014/10 万。

流行病学调查还提示，氯乙烯可能是一种多系统（器官）的致癌剂，可诱发人类多种器官的肿瘤，尤其是肝细胞癌（HCC）和肝以外的消化系统肿瘤等；队列研究显示，氯乙烯作业工人全癌标化死亡比（SMR）为 165.38、肝恶性肿瘤 SMR 为 533.33、胰腺癌 SMR 为 101.01，明显高于对照人群。值得注意的是，长期在氯乙烯工厂工作的非生产人员，也发生了肝血管肉瘤，提示环境污染也可导致与从事氯乙烯生产同样的一类疾病。

国际癌症研究所（IARC）将氯乙烯归入 1 类，即人类致癌物。可致肝血管肉瘤。我国已将氯乙烯致肝血管肉瘤列入职业肿瘤名单。

肝血管肉瘤是一种极其罕见、又很难诊断的恶性肝肿瘤，在一般人群中只占原发性肝肿瘤的 2%。据报道，1975—1987 年间，英格兰和威尔士每年肝血管肉瘤的发病率为 $1.4/10^7$。定期对肝血管肉瘤进行国际性监测的结果表明，截至 1985 年，全世界由氯乙烯所致的肝血管肉瘤为 118 例，至 1993 年增至 173 例，到 1999 年末为 197 例。对 99 例肝血管肉瘤进行统计所得的潜伏期为 22 年。鉴于肝血管肉瘤的潜伏期较长，虽当今的氯乙烯浓度已明显下降，但今后仍会有肝血管肉瘤发生。

（三）临床表现

肝血管肉瘤早期无特殊临床表现，患者可有腹账、乏力、恶心、腹痛等，常被忽视，晚期出现明显的消瘦和腹痛、腹水、上消化道出血、贫血、肝功能异常等肝恶性肿瘤的表现，以及肝血管肉瘤转移的征象。肝血管肉瘤组织学形态有浸润性和非浸润性两种类型，又根据浸润型发展的不同阶段，将其分为肝窦型、乳头状型、海绵状型 3 种类型。通常的肝肿瘤检查指标，如甲胎蛋白（AFP）和癌胚抗原（CEA）不升高，可与原发性肝癌相鉴别。

（四）防制原则

急性中毒患者应及时脱离现场，吸入新鲜空气，污染皮肤用大量清水冲洗。同时对症治疗。轻度中毒，一般恢复较快。重度中毒则按内科急救原则救治。慢性中毒患者给予对症治疗，注意营养，适当休息。有肝损伤或肢端溶骨症的人员应及时调离。肝血管肉瘤患者应争取手术切除，不能手术切除者可采取化疗或放疗。

预防上要加强通风和管道密闭，改革工艺，将工作场所空气中氯乙烯的浓度控制在国家现行的标准以内。除一般措施外，应特别重视聚合釜出料中的清釜过程，进釜出料和清釜前，先通风换气，经测试釜内氯乙烯浓度合格，穿戴好个人防护装置，在有人监护的前提下方可进入。可于聚合釜内加入适当的阻聚剂。凡患肝肾疾病、精神-神经系统疾病及慢性湿疹等皮肤病患者，不宜从事氯乙烯的生产工作。

二、致癌机制

有关氯乙烯的致癌机制还不完全清楚。肝是氯乙烯作用于人类和大鼠的主要靶器官，氯乙烯主要通过其中间代谢产物的烷化剂作用而导致 DNA 损伤，从而启动其致癌作用。目前认为，在 CYP2E1 作用下，氯乙烯被代谢活化为活性环氧化中间代谢物——氧化氯乙烯（CEO）及氯乙醛（CAA）。CEO 和 CAA 具有强烈的烷化作用，可以与 DNA 等大分子物质结合形成多种加合物，诱导 DNA 或 RNA

合成错误。目前已知的4种加合物是：7-（2′-氧代乙基）鸟嘌呤、1-氮-6-乙烯（脱氧）腺嘌呤、3-氮-4-乙烯（脱氧）胞嘧啶和氮-2,3-乙烯（脱氧）鸟嘌呤。占加合物98%的7-（2′-氧代乙基）鸟嘌呤，不是前突变剂，也缺乏错误编码的能力；而另外约占总数1%的3种环状加合物，则具有前突变剂特性，主要作用是诱发碱基对置换和一种低水平的移码突变，而且不能被肝DNA修复酶识别修复，并在慢性接触中有累积趋势，可能在诱变和致癌中起主要作用。如1-氮-6-乙烯（脱氧）腺嘌呤具有强致突变性，对人类Hela细胞的前导链和随从链具有相似的致突变作用，导致AT→TA、AT→GC和AT→CG突变，其在体内存在一系列反应，某些产物可逃脱DNA转葡糖基酶修复，构成重复区组产生致命损伤；或导致AT→TA和AT→CG突变；或由三磷酸脱氧核苷（dNTPs）插入引起移码突变。3-氮-4-乙烯（脱氧）胞嘧啶可导致CG→AT和CG→TA等突变，对细菌的致突变性较弱，但对哺乳动物细胞具有高度致突变性，可被人类错配特异胸腺嘧啶-DNA转葡糖基酶、甲基化CpG结合性结构域蛋白MBD4/MED1和单链单功能尿嘧啶-DNA转葡糖基酶修复，但修复效率较低。氮-2,3-乙烯（脱氧）鸟嘌呤可导致GC→AT突变，体内致突变作用取决于邻近碱基，在poly（C，epsilon G）模板条件下，epsion G作为碱基G和碱基A起作用，而在poly（A，epsilon G）模板条件下，epsion G作为碱基A起作用。

在接触氯乙烯发生肝血管肉瘤的工人中，ras基因家族的Ki-ras基因13号密码子第2个碱基发生G→A突变的频率高达83%，这一突变引起编码p21蛋白的Ki-ras基因13号密码子发生GGC→GAT的突变（甘氨酸→天冬氨酸），产生13位氨基酸残基突变的p21蛋白（ASP13p21）。突变的ras基因和p53基因在位点上存在特异性，但在大鼠的肝血管肉瘤中，则未见Ki-ras基因被激活，然而在44%的大鼠肝血管肉瘤中，发现有突变了的p53基因，其中大多数突变为碱基对置换，主要为A∶T碱基对。研究资料提示，p53基因中存在突变热点（hotspots），2例大鼠肝血管肉瘤中所见的1个突变，与1例氯乙烯所致的人肝血管肉瘤中的突变，其特性是相同的。反映了人类肝窦状细胞 Ki-ras 基因和大鼠肝细胞 Ha-ras 基因突变编码的 p21 蛋白通过不同信号转导途径分别影响肝窦状细胞和肝细胞的增殖，导致肝血管肉瘤和肝细胞癌。目前认为，血清癌蛋白 p21 和 p53 作为氯乙烯致肝血管肉瘤的效应生物标志物有一定特异性，有助于早期发现肝血管肉瘤。

缪文彬等（2009 年）研究发现，氯乙烯接触工人淋巴细胞中 1-氮-6-乙烯（脱氧）腺嘌呤［正常值范围为（0.00～5.21）ng/mg DNA］与氯乙烯累积接触剂量存在相关关系，并随着累积接触剂量的升高，接触工人 DNA 加合物含量和异常率均增加。表明 1-氮-6-乙烯（脱氧）腺嘌呤作为氯乙烯接触生物标志物，可以较准确地评估工人氯乙烯接触剂量，而且 DNA 加合物比血浆或尿液中的毒物或代谢物的浓度更能反映生物有效作用剂量。

对氯乙烯的多项研究表明，ADH2、CYP2E1、GSTT1、GSTM1、ALDH2 的基因多态性和氯乙烯接触工人的肝损伤有直接关系。CYP2E1 c1c2/c2c2 基因型的个体表达的 CYP2E1 酶活性比 CYP2E1 c1c1 基因型者表达的酶活性水平高，因此，前者更易将氯乙烯代谢成为活性中间产物，从而导致肝损伤。GST 是氯乙烯代谢的解毒酶，其中 GSTT1 和 GSTM1 为主要同工酶，有研究表明，在低剂量接触时，GSTT1 基因阳性型对氯乙烯致肝损伤具有保护作用，而在长期及较大剂量接触时，CYP2E1 c1c2/c2c2 基因型可能是氯乙烯致肝损伤遗传易感性的主要原因之一。

三、危险度评价

对上述欧洲的大型流行病学研究所得的资料进行回归分析，发现接触氯乙烯时间＞25 年，浓度＜$208mg/m^3$（即累积 $5200mg/m^3$）的工人，与接触浓度相同而接触时间仅数年的工人相比，每 10 万人的归因危险度为 6.2；当工人累积接触水平高达 5200～15 $597.4mg/m^3$ 时，则归因危险度为 42.2。

FrullantiaE 等（2012 年）对北美和欧洲地区 7 个职业性接触氯乙烯工人（4 万多名）与肝硬化流行病学资料进行了 Meta 分析，其中203例死于肝硬化，肝硬化总的相对危险度（RR）为0.73（95%CI：0.61～0.87）。该分析结果表明，职业性接触氯乙烯人群并没有出现肝硬化死亡率明显升高。这与肝血管肉瘤患者和氯乙烯所致啮齿类动物肝血管肉瘤肝病理所见并不一致。当用动物吸入实验资料进行危险度评价时，美国环境保护局（EPA）报道，动物持续吸入1μg/m^3的氯乙烯，其终生患肝血管肉瘤危险度的95%CI的上限为8.4×10^{-5}。用生理性药物代谢动力学模型（PBPK）所得的大鼠实验数据计算，则终生连续吸入1μg/m^3的氯乙烯所增加的终生超危险度的95%CI上限为5.7×10^{-7}，两者相差两个数量级。

当用PBPK预示的人的肝血管肉瘤发生率与上述欧洲大型流行病学调查所得的归因危险度进行比较时，如前所述，累积接触氯乙烯最低（0～5200mg/m^3）的工人，每10万人的肝血管肉瘤发生率为6.2，而根据PBPK模型所得的数据，用最大似然性（maximum likelihood）估算累积接触1300～5200mg/m^3的工人，其危险度为188～736，两者相比，后者比前者也大两个数量级，表明从动物实验所得的危险度评价似乎高估了肝血管肉瘤的实际危险度。

当根据动物经口染毒实验所得的资料进行肝血管肉瘤危险度评价时，美国EPA提供的斜率因子（slope factor）为每天1.9mg/kg，经口单位危险度（oral unit risk）为5.4μg/L$\times10^{-5}$。而有的作者利用大鼠实验结果进行线性多阶段模型（lineariyed multistage model）分析，发现人饮水中VC浓度为5μg/L时，终生患肝血管肉瘤的危险度为1×10^{-5}。

（王民生　蒋晓红　常元勋）

主要参考文献

1. Maroni M，Fanetti AC. Liver function assessment in workers exposed to vinyl chloride. Int Arch Occup Environ Health，2006，79（1）：57-65.
2. Qiu YL，Wang W，Wang T，et al. Genetic polymorphisms，messenger RNA expression of p53，p21，and CCND1，and possible links with chromosomal ab-

errations in Chinese vinyl chloride-exposed workers. Can Epidemiol Biomar Prev，2008，17（10）：2578-2584.

3. 冀芳，朱守民，孙品，等．Ⅰ、Ⅱ相代谢酶基因多态性与氯乙烯作业工人DNA损伤的关系研究．卫生研究，2009，38（1）：7-10.
4. 刘静，王威，仇玉兰，等．氯乙烯致DNA损伤与DNA修复基因甲基化．复旦学报（医学版），2008，35（2）：190-193.
5. 朱守民，王爱红，孙祖越，等．氯乙烯致大鼠DNA损伤与肝代谢酶活性动态变化的研究．环境与职业医学，2004，21（2）：98-113.
6. Bolt HM. Vinyl chloride-a classical industrial toxicant of new interest. Crit Rev Toxicol，2005，35（4）：307-323.
7. 江泉观，纪云晶，常元勋．环境化学毒物防治手册．北京：化学工业出版社，2004：549-554.
8. 王炳森，王敬钦，郭向阳．氯乙烯接触者并发肝癌和肝血管肉瘤的首例报告．中华劳动卫生职业病杂志，1991，9（3）：178-180.
9. 韩伟，张范，陈华．职业接触氯乙烯致肝血管肉瘤一例报告．中华劳动卫生职业病杂志，2002，20（4）：312.
10. Li Y，Marion MJ，Zipprich J，et al. Gene-environment interactions between DNA repair polymorphisms and exposure to the carcinogen vinyl chloride. Biomarkers，2009，10：1-8.
11. Miao WB，Wang W，Qiu YL，et al. Micronucleus occurrence related to base excision repair gene polymorphisms in Chinese workers occupationally exposed to vinyl chloride monomer. J Occup Environ Med，2009，51（5）：578-585.
12. Zhu SM，Xia ZL，Wang AH，et al. Polymorphisms and haplotypes of DNA repair and xenobiotic metabolism genes and risk of DNA damage in Chinese vinyl chloride monomer（VCM）-exposed workers. Toxicol Lett，2008，178（2）：88-94.
13. 吴维皑，李霜．氯乙烯仍受关注的原因．国外医学．卫生学分册，2001，28（3）：159-162.
14. Swenberg JA，Lu K，Moeller BC，et al. Endogenous versus exogenous DNA adducts：their role in carcinogenesis，epidemiology，and risk assessment. Toxicol Sci，2011，120（Suppl 1）：130-145.
15. Kumar AK，Balachandar V，Arun M，et al. A Comprehensive Analysis of Plausible Genotoxic Covariates Among Workers of a Polyvinyl Chloride Plant

Exposed to Vinyl Chloride Monomer. Arch Environ Contam Toxicol，2013，64：652-658.

16. Frullantia E，Vecchia CL，Boffettad P，et al. Vinyl chloride exposure and cirrhosis：A systematic review and meta-analysis. Digestive and Liver Disease，2012，44：775-779

17. Benigni R，Bossa C，Battistelli CL，et al. IARC Classes 1 and 2 carcinogens are successfully identified by analternative strategy that detects DNA-reactivity and celltransformation ability of chemicals. Mut Res，2013，758：56-61.

18. Parsa N. Environmental factors inducing humans cancers iranian. J Publ Health，2012，41（11）：1-9.

第二节　2,3,7,8-四氯代二苯并对二噁英

2,3,7,8-四氯代二苯并对二噁英（2,3,7,8-tetrachlorodibenzodioxin，2,3,7,8-TCDD）是二噁英类物质的典型代表（图 9-1）。二噁英（Dioxin）类是一组活性相似的卤代三环芳烃类化合物，一般是指含有 2 个或 1 个氧键连结 2 个苯环的含氯有机化合物，由于苯环上氯原子取代个数与位置的不同而形成许多异构体。二噁英分为两类，一类是多氯代二苯并对二噁英（polychlorinated-dibenzo-p-dioxins，PCDDs)，有 75 个异构体；另一类是多氯代二苯并呋喃（polychlorinated-dibenzo-furans，PCDFs)，有 135 个异构体，两者化学结构和理化性质相似，常简写为“PCDD/Fs”。二噁英并不是自然界中固有的成分，而是人类活动的产物，是严重困扰人类的环境污染物之一。

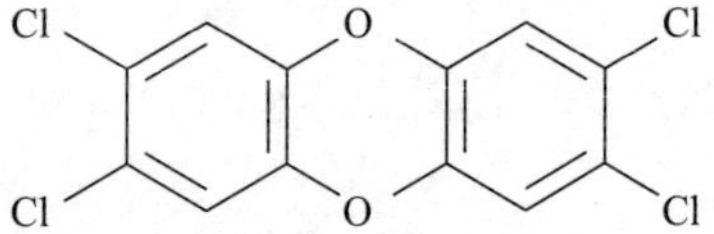

2,3,7,8-terachlorodibonzo-p-dioxin

(2,3,7,8-TCDD)

图 9-1　二噁英的基本结构式

二噁英类的理化性质十分相似，其特点是稳定性和亲脂性，因此，能在环境中长期存在，并在各种生物体内不断蓄积。二噁英在土壤中降解的半衰期为 12 年，蓄积在机体脂肪组织中的二噁英半衰期达 7.1 年，气态中的二噁英在空气中光化学分解的半衰期为 8.3 天，而空气中的二噁英因为强烈吸附在尘埃粒子上而不易被分解。这类物质中最具代表性的，也是研究最多、毒性最大的是 2,3,7,8-四氯代二苯并对二噁英（2,3,7,8-TCDD），其在所有的有机污染物中脂溶性最高。对人类和生物危害最为严重，被称为“地球上毒性最强的毒物”，目前二噁英类的毒性参数及机制大多是以毒性最强的 2,3,7,8-TCDD 的研究数据为基础的。环境中的二噁英总是以多种异构体混合物的形式存在，在对环境二噁英的毒性进行评价时，国际上常把不同组分折算成相当于 2,3,7,8-TCDD 的量来表示，称为毒性当量（toxic equivalent，TEQ）。

环境中的二噁英主要由焚烧含氯的有机物形成，尤其是含氯有机物在较低温度下燃烧或不完全燃烧易产生含大量二噁英的烟尘，进入大气，最后沉降于地表。造纸工业中用氯气漂白纸浆的过程产生大量的含二噁英废气、废水排放到环境中。在我国血吸虫病流行区由于将五氯酚钠作为灭螺药使用，当地的湖水、污泥和居民的血液及乳汁中都含有一定量的二噁英。

二噁英吸收途径包括经皮肤、黏膜、消化道和呼吸道。某些偶发事故会造成高剂量的暴露，但长期低剂量的膳食摄入、空气吸入和皮肤接触成为二噁英类物质威胁人类健康的最常见、也是最主要的途径。由于其高度的亲脂性，二噁英很容易以扩散的方式通过各种生物膜进入哺乳动物体内，在各器官、组织的分布因动物种属而不同，但主要蓄积在脂肪组织中。二噁英的蓄积作用很强，二噁英自体内排出时基本无变化，一小部分二噁英能在肝被转化，与葡萄糖醛酸结合，有 40%结合的二噁英经羧基化途径代谢，如 2,3,7,8-TCDD 的主要代谢产物是羟基化 2,3,7,8-TCDD 或甲基化 2,3,7,8-TCDD 衍生物，最后以尿苷酸化合物和硫酸盐结合形式随尿排出体外。

一、致癌表现

(一) 动物实验资料

不同分子结构的二噁英类物质在动物致癌实验中显示出的致癌活性不同，其中2,3,7,8-TCDD致癌活性最高，对多种啮齿类动物有极强的致癌性，致癌的靶器官十分广泛，并因动物种属而略有差异，尤以啮齿类最为敏感，致癌的主要靶器官有肝、甲状腺、肺、皮肤和软组织。对大、小鼠的最低致肝癌剂量低达10ng/kg。

国际癌症研究所（IARC）提供的多项啮齿类动物的致癌实验资料显示，小鼠经口给予2,3,7,8-TCDD可增加雌、雄两性动物肝细胞腺瘤和腺癌的发生率，雌性小鼠甲状腺腺泡细胞瘤、淋巴瘤和皮下纤维肉瘤的发生率明显升高。另外，雄性染毒小鼠肺泡/细支气管腺瘤或癌的发生率也有增高的趋势。幼年小鼠经口给予2,3,7,8-TCDD，除了可致肝肿瘤外还可致胸腺淋巴瘤。大鼠灌胃给予2,3,7,8-TCDD可致雌性大鼠肝细胞良性新生物（包括腺瘤、赘生结节和增生性结节）或腺癌的发生率增加，雌、雄两性动物甲状腺腺瘤发生率增加；接受2,3,7,8-TCDD喂饲的大鼠舌、硬腭及鼻甲和肺的扁平上皮癌增加。然而在2,3,7,8-TCDD染毒组大鼠体重降低的同时，雌性高发的内分泌相关的肿瘤（垂体腺瘤、嗜铬细胞瘤、胰岛细胞瘤）与对照组动物相比却有所降低。2,3,7,8-TCDD涂皮染毒可增加雌性小鼠皮肤纤维肉瘤发生率，中国仓鼠皮下或腹腔注射染毒可致皮肤鳞癌。在一些动物实验中，2,3,7,8-TCDD显示出了明显的肿瘤促进作用。

Poland等预先给雌性HRS/J小鼠背部涂布5μmol/L N-甲基-N′-硝基-N-亚硝基胍作为启动剂，再给予不同剂量（3.75～30ng）的2,3,7,8-TCDD涂皮染毒20周，可见小鼠皮肤乳头状瘤的发生率比相应对照组增高，并有剂量-反应关系。

Beebe等给5周龄的雄性Swiss小鼠一次腹腔注射25mg/kg亚硝基二甲基苯胺，继之以2,3,7,8-TCDD单次（1.4μg/kg）或重复（0.05μg/kg，20次）注射染毒3周，观察到了2,3,7,8-TCDD对小鼠肺癌明显的肿瘤促进作用。类似的结果也出现在针对大鼠肝和肺的实验中。但不同品系的大、小鼠对2,3,7,8-TCDD的肿瘤促进作用敏感性有很大差别，如利用CD-1小鼠的皮肤癌模型，以及利用C57BL/6、DBA-2、B6D2F1小鼠的肺癌模型，均未发现2,3,7,8-TCDD的肿瘤促进作用。

大鼠在妊娠第15天给予1μg/kg 2,3,7,8-TCDD后，能引起雌性子代发生乳腺癌。较长时间给予大、小鼠2,3,7,8-TCDD灌胃[0～5mg/(kg·d)]，发现大、小鼠肝细胞癌发生率增加。

（二）流行病学资料

流行病学研究表明，二噁英暴露可增加人群患癌症的风险。国际癌症研究所（IARC，1997年）已将2,3,7,8-TCDD归入1类，人类致癌物。

意大利塞维索（Seveso）污染事故的15年追踪调查表明，高暴露组男性非霍奇金淋巴瘤、胸膜癌、直肠癌死亡率增高，女性多发性骨髓瘤、阴道癌和胆道肿瘤死亡率增高，软组织肉瘤和食管癌增加仅出现在男性低暴露组。

Steenland K等（2004年）对美国的12个化工厂的5132名接触2,3,7,8-TCDD男性工人做了死因分析，全癌症的标化死亡比（SMR）为1.13（95%CI：1.02～1.25），肿瘤类型无明显特异性，包括肺癌、膀胱癌、喉癌、小肠癌、淋巴和造血系统肿瘤、食管癌、胃癌、腹膜、肾、前列腺、肝、胆和软组织等部位的肿瘤。利用部分数据完整的案例进行接触-反应分析发现，随着累积接触量的增加，全癌症SMR和肺癌SMR在统计学上存在正向线性变化趋势（$P=0.02$，$P=0.05$）。仅在TCDD最高累积接触量组，全癌症、呼吸系统和消化系统肿瘤的超额死亡有统计学意义，SMR分别为1.60（95%CI：1.15～1.82）、1.67（95%CI：1.16～2.34）和1.41（95%CI：0.85～2.20），该接触量为一般居民接触量的100～1000倍，相当于动物实验的2,3,7,8-TCDD剂量水平。

对荷兰的一家化工厂接触苯氧基除草剂、氯酚和污染物（2,3,7,8-TCDD和其他多氯代二噁英和呋喃的工人进行回顾性队列分析。接触组男性工人与非接触工人的内部对照组相比，肝癌死亡相对危险度

(RR) =4.1 (95%CI：1.8～9.0)。

IARC 报告的一个多国队列研究发现，软组织肉瘤的危险性上升，并与 2,3,7,8-TCDD 估计暴露量呈正相关关系。然而 2,4-D 和 2,4,5-T 的暴露与软组织肉瘤同样存在这种相关关系。在德国和荷兰的队列研究中则未发现软组织肉瘤的增加。IARC 的资料分析显示，2,3,7,8-TCDD 与非霍奇金淋巴瘤仅呈现出较弱的相关性。另外在日本和中国台湾地区的某些人群中，事故性摄入受到二噁英污染的烹调油后，出现肝毒性、肝肿瘤高发等不良作用。Mc Connell 等报告了 1 例接触二噁英致工人患血管肉瘤和氯痤疮的案例。

某些流行病学的近期追踪调查结果显示，随着时间的推移，病例的积累，暴露后潜伏期的延长，暴露人群的癌症死亡率仍高于非暴露人群，但相关癌症的主要类型在发生变化。如意大利 Seveso 污染事故，当资料积累到 20 年，高暴露组男性直肠癌（RR=2.4，95%CI：1.2～4.6）、女性多发性骨髓瘤（RR=3.2，95%CI：1.2～9.0）死亡率仍增高，并发现了男性全癌症死亡率（RR=1.1，95%CI：1.0～1.3）、男性急性髓系白血病（RR=3.4，95%CI：1.3～8.4）和肺癌（RR=1.3，95%CI：1.0～1.7）的死亡率增加，而先前提到的男性非霍奇金淋巴瘤等的死亡率增高变得不明显。而在低暴露组则出现了女性乳腺癌的高发（RR=2.57，95%CI：1.07～6.20）。事故的 25 年追踪调查结果显示，淋巴和造血系统的肿瘤成为突出的超额癌症死因，最高暴露组 RR=2.23，95%CI：1.00～4.97；次高暴露组 RR=1.59，95%CI：1.09～2.33。而直肠癌、肺癌、女性乳腺癌死亡率则未见明显增加。

1997 年，IARC 通过专题讨论，认为 2,3,7,8-TCDD 对实验动物致癌性证据充分，对人类致癌性证据有限，但是基于人类和实验动物具有共同的经芳香烃受体（aryl hydrocarbon receptor，AhR）介导的毒性作用机制，IARC 将 2,3,7,8-TCDD 归入 1 类，人类致癌物。其他几个纳入专题讨论的二噁英类物质则由于致癌证据尚不充足而被归入 3 类。纵观现有的人群流行病学资料，2,3,7,8-TCDD 的致癌模式与其他的致癌物大相径庭，似乎并不能确定它与哪些特定部位的肿瘤相关，但 2,3,7,8-TCDD 暴露与全癌发生率增加的证据是明确的，虽然增加的幅度并不很大，在最高暴露量最长暴露组的相对危险度仅为 1.4。这种缺乏先例的致癌模式使一些学者对于将 2,3,7,8-TCDD 归为 1 类致癌物表示质疑。2010 年，IARC 对致癌物质进行了回顾，由于确切的人群流行病学证据的补充和整合，2,3,7,8-TCDD 对人类致癌性的证据已从有限升级为充分。

NIOSH 最近总结的 12 个有关二噁英致癌的流行病学队列研究，结果表明接触二噁英几乎可以导致患各种肿瘤的危险度性增加，（RR＝1.13，95%CI：1.02～1.25）（图 9-2）。

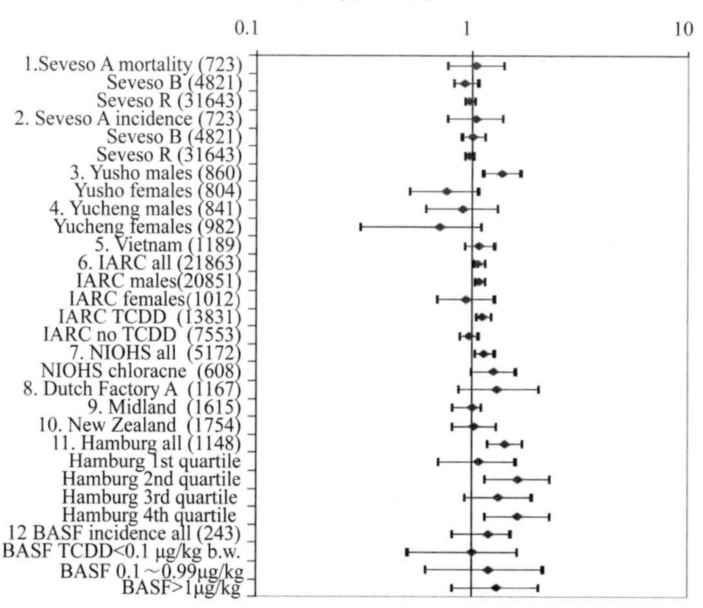

图 9-2 二噁英致癌的流行病学队列研究的危险度值（RR）和 95% 可信区间

（1）Consonni，et al.（2008）.（2）Pesatori，et al.（2009）.（3）Onozuka，et al.（2009）.（4）Tsai，et al.（2007）.（5）Ketchum，et al.（1999）.（6）Kogevinas，et al.（1997）.（7）Steenland，et al.（1999）.（8）Boers，et al.（2010）.（9）Collins，et al.（2009）.（10）McBride，et al.（2009）.（11）Flesch-Janys，et al.（1998）.（12）Ott and Zober（1996）.

（引自：Tuomisto J，et al. Is the fear of dioxin cancer more harmful than dioxin? Toxicology Letters，2012，210：338-344.）

（三）临床表现

二噁英对消化系统的毒性主要表现为肝损害，其次是在超高剂量接触情况下表现出来的持续的、非特异性的胃肠道症状，如恶心、呕吐、上腹部疼痛及食欲缺乏。长期接触可能会使肝癌发生率增加。2,3,7,8-TCDD 所引起的肝毒性在大体结构上表现为肝表面出现一个或多个苍白区域、肝肿大合并表面结节、脂肪肝、肝萎缩。2,3,7,8-TCDD 炎症损伤到最后可致肝小叶中心性灶状坏死。其中灶状坏死是肝小叶损伤的主要病理学特征，具体表现为肝细胞的大量坏死，存活细胞形态学的改变，胆小管扩张或增生，中心静脉壁出现纤维化等一系列改变。电镜观察发现核形态改变出现不规则形状；核结构改变出现核浓缩；染色质成块集中于核膜层边缘，核仁扩大；核数目异常。线粒体数目减少、肿胀、嵴变形等数目和形态的改变及诸如髓鞘样层状结构出现等结构改变。粗面内质网排列混乱，与线粒体构成松散的膜性网状结构，其表面核糖体颗粒减少或脱落等改变。

（四）防制原则

由于二噁英在环境中十分稳定，如其污染源没有很好控制，环境中的存量会不断升高。针对污染源的措施包括：

（1）减少化学和家庭废弃物、污泥、木材、电缆、交通燃料、油的燃烧过程中二噁英的排放。改造焚化炉的设备技术，如提高焚烧炉温度（850 ℃以上），在焚烧炉中加纤维过滤器，静电降尘法、深度氧化、紫外线照射法等都可以减少或阻止二噁英的生成。

（2）工业生产和设备的技术革新，以降低工业生产过程二噁英的排放。对造纸厂和印染厂的漂白方法加速改进，并加强污水处理。

（3）减少生产和使用含氯的化学品：逐步限制聚氯乙烯塑料的生产；推广使用无铅汽油；禁用五氯酚钠灭螺并研制新的代用品。

（4）定期监测二噁英的膳食暴露量以及在具有指征性的食品中的含量水平。人在日常生活中二噁英的总摄入量的 90% 来自于食物，而人群平均暴露水平也接近每日耐受摄入量（TDI）。为了确保食品中二噁英的含量尽可能降至最低，应控制食品生产、加工、运输、包装和贮藏过程中的二噁英污染，如制订类似于危害分析与关键控制点

(hazard analysis and critical control point，HACCP）的操作规范和质量控制方案，提出制订食品中二噁英的最大限值；定期监测二噁英的膳食暴露量以及在具有指征性的食品中的含量水平。

二、致癌机制

一般认为，芳香烃受体（aryl hydrocarbon receptor，AhR）在二噁英的毒作用过程中扮演着重要的角色。AhR为细胞质中存在的信使蛋白质，这是一种配体依赖性转录因子。未与配体结合的AhR蛋白质分子量为270kD，由结合配体的特殊功能序列亚单位单体（95kD）与2个热休克蛋白90（HSP 90）组成，AhR特殊功能序列包括与二噁英特异性结合的部位及螺旋-环-螺旋基序区域，后者是活化的AhR与分子量为87kD的芳香烃受体核转运体（Ah receptor nuclear translocator，ARNT）结合部位。二噁英作为AhR的特异性配体，与AhR结合使其2个HSP90及1个p50发生解离脱落活化，结合二噁英的活化AhR与胞质中ARNT结合形成同型二聚体并移位至细胞核，这种同型二聚体对核中某些特殊的DNA序列即二噁英响应片段（dioxin-response element，DRE）具有高度的亲和力。AhR-ARNT复合物与增强子核心序列的结合后可导致细胞色素P450 1A1的mRNA在核中的聚集。DRE的核心序列为5′-T/GNGCGTGA/CG/CA-3′，具有高度保守性，不同种属的DRE核心序列相似。这些特殊DNA序列位于特定转录基因5′末端之前，能与二噁英活化的AhR-ARNT复合物特异性结合，导致DNA链的弯曲，核染色质的断裂，从而增加了激活启动子的概率，引起特定基因如细胞色素P450（如CYP1A1、CYP1A2）、谷胱甘肽-S-转移酶、鸟氨酸脱羧酶、甲基醌氧化还原酶、醛脱羟酶等的表达和蛋白质的合成。实验表明，CYP1A1和CYP1A2的表达是AhR依赖性的应答过程，大鼠肝、肺、肾、皮肤等组织用10μg/kg TCDD处理30分钟后，均能引起这两种基因的表达。但在人乳腺癌纤维细胞中仅有CYP1B1的表达。Roberton等研究发现，在CYP1A1转录起始点上游，281～950个碱基间有9个顺式反应元件，其中3个为二噁英反应元件，另6个元件的作用不详。但当 AhR-ARNT 复合物与二噁英反应元件结合后，其余几个反应元件更易与各自的蛋白作用因子结合。

除了 AhR-ARNT-Enzymes 机制，Weiss C 等（2008 年）利用大鼠肝卵圆细胞揭示了另一条少见的依赖 AhR，但不经过 ARNT 通路的信号系统。大鼠肝卵圆细胞接触 2,3,7,8-TCDD 可诱导转录因子 JunD，继而导致原癌基因 cyclin A 的上调和细胞周期调控的失常，这一结果将有助于解释 2,3,7,8-TCDD 的发育毒性和肿瘤促进作用。

二噁英毒性作用的另一条途径是通过激活蛋白激酶，然后通过蛋白激酶途径产生各种生物学活性。Enan 等发现，2,3,7,8-TCDD 可使雌性豚鼠脂肪细胞胞质中的酪氨酸蛋白激酶的活性增高，且该作用为芳香烃受体依赖性的，酪氨酸蛋白激酶不仅可被 2,3,7,8-TCDD 激活，并且酪氨酸蛋白激酶在胞质中能特异地与芳香烃受体复合物结合。Blankenship 和 Kohle 等通过实验进一步证实，酪氨酸蛋白激酶在胞质中与芳香烃受体复合物结合，当配体与芳香烃受体结合，则使酪氨酸蛋白激酶被释放且被激活。从而使细胞内蛋白质的酪氨酸残基的磷酸程度增加。这种磷酸化作用对于细胞的增殖和分化具有重要意义。Enan 等发现，2,3,7,8-TCDD 可通过芳香烃受体使细胞内的 cAMP 依赖的蛋白激酶激活，从而使细胞内 Ca^{2+} 水平增高，细胞分泌功能加强，以及对肝糖原分解和合成途径及葡萄糖的摄取产生影响，这对二噁英导致的机体脂肪消耗和进行性衰竭具有重要意义。

二噁英对细胞质蛋白受体有高度特异亲和力。一旦二噁英结合受体形成复合体，将会移动至细胞核与 DNA 受体结合位点结合，诱导基因转录芳烃受体（AhR）以及其他几个基因的表达，并通过对各种调控酶的作用促进细胞分裂。目前对二噁英激活特定蛋白质后如何发挥致癌作用还不十分清楚，其可能的机制包括以下几个方面：AhR 介导了控制细胞生长分化的有关基因的表达紊乱，使细胞内、外生长刺激因子发生正向调节；细胞色素 P450 催化的代谢活化通路过度激活导致 DNA 损伤；初始细胞的凋亡受抑制；机体免疫监视功能受抑等。

2,3,7,8-TCDD 进入机体后，在体内各器官尤其是肝内的多种酶的催化下进行生物转化的同时，也将引起Ⅰ相反应酶和Ⅱ相反应酶活力的改变。已经有大量的实验证实，2,3,7,8-TCDD在24小时内即可诱导哺乳动物细胞色素P450（CYP450）酶系超家族成员中CYP1A1、CYP1A2的mRNA大量表达，并伴有相应蛋白质的明显增加，同时诱导性增加与2,3,7,8-TCDD之间存在着明显的时间及剂量依存关系。近年来，在大鼠肝中又鉴定了2,3,7,8-TCDD对CYP1B1的诱导，不过与CYP1A1、CYP1A2相比，CYP1B1对2,3,7,8-TCDD的诱导并不敏感，同时发现2,3,7,8-TCDD对鸟类肝CYP1A4、CYP1A5的诱导表达。2,3,7,8-TCDD同样可以诱导人类肝细胞的CYP1A酶活力增强，但以7-乙氧基异噁唑O-脱乙基酶（7-ethoxyresorufin O-deethylase，EROD）作为标志酶的活力比较中发现，2,3,7,8-TCDD对人类肝细胞的CYP1A酶的诱导远远低于对啮齿类的诱导。细胞色素P450 1A1和1A2的表达产物在机体癌症发生过程中起着重要的作用，如芳烃羟化酶，可将前致癌物转化为致癌物，从而促进机体癌症的发生。局限在微粒体内的CYP1A1和CYP1A2过度激活，还可能增加电子传递到氧分子的机会，导致过量活性氧的形成，间接损伤遗传物质，促进肿瘤发生。

2,3,7,8-TCDD的存在会使肝尿苷二磷酸葡萄糖苷酸转移酶（UDPGT）和谷胱甘肽-S-转移酶（GST）活力出现明显增强，一次性给予大鼠10μg/kg 2,3,7,8-TCDD，7天后观察发现，UDPGT mRNA水平在肝中增加了约10倍，与UDPGT相比较，2,3,7,8-TCDD对GST的活力诱导存在明显的种属差异。UDPGT的诱导作用可能与2,3,7,8-TCDD染毒大鼠甲状腺癌发生率升高有关，因UDPGT活性增加可加速血清甲状腺素的代谢，血清甲状腺素水平下降导致促甲状腺激素的过度分泌和甲状腺组织的过度增生，从而增加了甲状腺癌的风险。

除了上述代谢酶的改变之外，还会出现超氧化物歧化酶、谷胱甘肽过氧化物酶等抗氧化酶活力的改变。2,3,7,8-TCDD能促进抗氧化物质维生素A的排泄，从而使肝内维生素A的含量减少。所以有人认为，二噁英的毒性还与其引起体内抗氧化系统损伤有关。

2,3,7,8-TCDD还与细胞凋亡有关，有学者发现，2,3,7,8-TCDD可抑制初始细胞的凋亡，而另一些实验则获得了不同的结论。因器官、组织和细胞株来源而异，这方面的研究仍没有定论。

三、危险度评价

1990年12月，WHO基于动物实验中二噁英及其相关化合物的肝毒性、生殖毒性以及免疫毒性的结果和人的代谢动力学资料，将二噁英的每日耐受摄入量（TDI）定为10pg TEQ/kg体重。此后，由于对历史上发生的二噁英污染事件的流行病学调查结果，在1998年，WHO、欧洲环境与健康研究中心（ECEH）以及国际化学品安全规划署（IPCS），又将二噁英的TDI减少到1～4pg TEQ/kg体重。一些机构根据雌鼠长期暴露2,3,7,8-TCDD而出现肝癌的数据，采用多级线性模式计算安全摄入剂量。在这个模式中，2,3,7,8-TCDD作为一个完全致癌物，意味着不存在安全剂量阈值。欧洲各国认为，2,3,7,8-TCDD作为一种致癌物质是有其阈值的，把雌性大鼠肝形成结节的无作用剂量［1000 pg/(kg·d)］、小鼠肝功能障碍无作用剂量［1400 pg/(kg·d)］或大鼠生殖功能障碍的无作用剂量，用安全系数100～1000来除以使之适用于人，把1～10pg TEQ/(kg·d）定为每日容许摄入剂量。意大利和瑞典分别用安全系数1000和200来除。德国则把1pg TEQ/(kg·d）定为临界值，超出10pg TEQ/(kg·d）则必须采取紧急的行政干预措施。荷兰通过小鼠的生殖功能障碍实验把TDI定为10pg TEQ/(kg·d)。1996年，物质危险评价委员会提议采用猴子宫内膜症的无作用剂量50pg/(kg·d）除以安全系数的方法，将1pg TEQ/(kg·d）作为每日容许摄入量，1998年，又建议二噁英的TDI为1～4pg TEQ/(kg·d)。加拿大对二噁英设定的TDI值为10pg TEQ/kg。日本厚生省将二噁英的每日允许摄入量（TDI）定为10pg TEQ/kg。无作用剂量是利用大鼠实验所得，即把不抑制体重增长，对肝无影响的量1ng/(kg·d）乘以1/100得到TDI的数值，这个数值仅是1984年评价指标的1/10。美国环境保护局（USEPA）计算的最低安全剂量是每日2,3,7,8-TCDD为0.006pg

TEQ/kg，目前这个结论也在重新审议。

目前发达国家对生活垃圾焚烧厂烟气中二噁英的排放标准一般控制为0.1ng TEQ/m^3N，我国2000年颁布的《生活垃圾焚烧污染控制标准》(GB18458-2000)中，对生活垃圾焚烧厂烟气中二噁英的排放标准控制为1.0ng TEQ/m^3N。2014年颁布的《生活垃圾焚烧污染控制标准》(GB18458-2014)中，二噁英的排放浓度降为0.1ng TEQ/m^3N。

（俞　萍　王民生　常元勋）

主要参考文献

1. 苏国臣，张金波，苏晶林．环境中的二噁英及其对人体的危害．国外医学·卫生学分册，2003，30(1)：13-16.
2. Leung HW，Kerger BD，Paustenbach DJ. Elimination half-lives of selected polychlorinated dibenzodioxins and dibenzofurans in breast-fed human infants. J Toxicol Environ Health，2006，69(6)：437-443.
3. Abnet CC. Carcinogenic food contaminants. Cancer Invest，2007，25(3)：189-196.
4. Apostoli P，Bergonzi R，Catalani S. Classification as carcinogenic for 2,3,7,8-tetrachlorodibenzo-para-dioxin：an eventful journey. G Ital Med Lav Ergon，2011，33(1)：84-99.
5. 董丽，汤乃军．四氯并二噁英的肝脏毒性．中华劳动卫生杂志，2005，23(1)：60-62.
6. Puga A，Ma C，Marlowe JL. The aryl hydrocarbon receptor cross-talks with multiple signal transduction pathways. Biochem Pharmacol，2009，77(4)：713-722.
7. Nau H. Impacts and impact mechanisms of "dioxins" in humans and animals. Dtsch Tierarztl Wochenschr，2006，113(8)：292-297.
8. Knerr S，Schrenk D. Carcinogenicity of 2,3,7,8-tetrachlorodibenzo-p-dioxin in experimental models. Mol Nutr Food Res，2006，50(10)：897-907.
9. McGregor DB，Partensky C，Wilbourn J，et al. An IARC evaluation of polychlorinated dibenzo-p-dioxins and polychlorinated dibenzofurans as risk factors

in human carcinogenesis. Environ Health Perspect，1998，106（Suppl 2）：755-760.

10. WHO，IARC. Polychlorinated Dibenzo-para-Dioxins and Polychlorinated Dibenzofurans. IARC Monographs on the Evaluation of Carcinogenic Risks to Humans，1997，69.
11. Cole P，Trichopoulos D，Pastides H，et al. Dioxin and cancer：a critical review. Regul Toxicol Pharmacol，2003，38（3）：378-388.
12. Steenland K，Bertazzi P，Baccarelli A，et al. Dioxin revisited：developments since the 1997 IARC classification of dioxin as a human carcinogen. Environ Health Perspect，2004，112（13）：1265-1268.
13. 刘云儒，汤乃军．二噁英的毒理学研究进展．中华劳动卫生杂志，2003，21（2）：138-141.
14. 姚玉红，刘格林．二噁英的健康危害研究进展．环境与健康杂志，2007，24（7）：560-562.
15. Weiss C，Faust D，Schreck I，et al. TCDD deregulates contact inhibition in rat liver oval cells via Ah receptor，Jun D and cyclin A. Oncogene，2008，27（15）：2198-2207.
16. Yoshida R，Ogawa Y. Oxidative stress induced by 2,3,7,8-tetrachlorodibenzo-p-dioxin：an application of oxidative stress markers to cancer risk assessment of dioxins. Ind Health，2000，38（1）：5-14.
17. Dragan YP，Schrenk D. Animal studies addressing the carcinogenicity of TCDD（or related compounds）with an emphasis on tumour promotion. Food Addit Contam，2000，17（4）：289-302.
18. Pesatori AC，Consonni D，Bachetti S，et al. Short-and long-term morbidity and mortality in the population exposed to dioxin after the “Seveso accident”. Ind Health，2003，41（3）：127-138.
19. Consonni D，Pesatori AC，Zocchetti C，et al. Mortality in a population exposed to dioxin after the Seveso，Italy，accident in 1976：25 years of follow-up. Am J Epidemiol，2008，167（7）：847-858.
20. Tuerkez H，Geyikoglu F，Yousef MI. Ameliorative effect of docosahexaenoic acid on 2,3,7,8-tetrachlorodibenzo-p-dioxin-induced histological changes，oxidative stress and DNA damage in rat liver. Toxicology and Industrial Health，2012，28（8）：687-696.

21. Solomon-Wisdom GO，Ndana RW. Dioxin effect on human health-a Review. J Global Biosci，2012，1：10-16.
22. Tuomisto J，Tuomisto JT. Is the fear of dioxin cancer more harmful than dioxin? Toxicology Letters，2012，210：338-344.
23. Rysavy NM，Maaetoft-Udsen K，Turner H. Dioxins：diagnostic and prognostic challenges arising from complex mechanisms. J Appl Toxicol，2013，33(1)：1-17.

第十章

脂 肪 胺

亚硝胺是N-亚硝胺类化合物的简称，迄今为止，已发现的亚硝胺有300多种。亚硝胺是最重要的化学致癌物之一，需要在机体发生代谢时才具有致癌能力，对人类健康造成极大危害。亚硝胺化学性质相对稳定，大多数亚硝胺都不溶于水，只能溶于有机溶剂。它广泛分布于自然界、微生物、低高等植物中。亚硝胺是重要的食品污染物之一，食物、化妆品、啤酒、烟草和一些药物中都含有亚硝胺，烟熏或盐腌的鱼及肉中含量较多，如腌肉中亚硝胺含量可达30ppm；海产品特别是腌咸鱼、虾含量可达1～37ppm。烟草特有亚硝胺是由烟草内源性生物碱通过亚硝胺化作用而产生的，是只存在于烟草、烟草制品和烟草烟气中的亚硝胺类化合物。国外发现用高剂量亚硝酸盐保藏的鲜鱼制成的鱼粉饲养的牛、羊、水貂等动物发生急性肝损害，并从鱼粉中分离出了二甲基亚硝胺。亚硝胺4-（N-亚硝基甲氨基）-1-(3-吡啶基）-1-丁酮［4-（methylnitrosamino）-1-（3-pyridyl）-1-butanone，NNK］及其主要代谢物4-（N-亚硝基甲氨基）-1-（3-吡啶基）-1-丁醇具有特异的致肺癌活性，而且它们是卷烟烟气中已知的仅有的胰腺致癌物，到目前为止，尚未在其他食品中发现。机体可通过食物和水直接摄入过量的亚硝胺，也可以通过职业暴露接触到亚硝胺类化合物。在自然界中，亚硝酸盐极易与胺化合，在一定条件下，即可生成亚硝胺。人体内的多种器官如口腔、胃、膀胱等，在一定条件下也能合成部分亚硝胺化合物。在人体胃的酸性环境中，亚硝酸盐也可以转化为亚硝胺。

一、遗传毒性与致癌表现

（一）动物实验资料

亚硝胺类化合物可通过呼吸道、消化道和皮肤吸收，但皮肤吸收比较慢。二甲基亚硝胺在肝内代谢迅速，约4小时后仅存一半。大鼠经口或静脉注射二甲基亚硝胺 50～100mg/kg，少量以原型经肾从尿中排出，大部分以二氧化碳由肺经呼吸道呼出（24 小时约占 60%）。二甲基亚硝胺的化学性质比较稳定，在体内代谢迅速，通过肝微粒体酶，在 NADPH 和分子氧的参与下，使一侧烷基的 α-碳羟化，生成甲醛和甲基亚硝胺，后者转化为重氮羟化物，最后分解成烷基正离子，能使生物大分子如核酸烷基化，生成 7-烷基鸟嘌呤。

国际癌症研究所（IARC，1987 年）将 N-亚硝基二乙胺、N-亚硝基二甲胺归入 2A 类，人类可疑致癌物。将 N-亚硝基二正丁胺、N-亚硝基二乙醇胺（2000 年）、N-亚硝基二正丙胺、N-亚硝基甲基乙胺、N-亚硝基甲基乙烯胺归入 2 B 类，人类可能致癌。

已发现的亚硝胺有 300 多种，其中 90%左右可以诱发实验动物不同器官的肿瘤，其致癌作用有如下特点。

（1）亚硝胺能诱发多种动物的肿瘤，其中啮齿动物对亚硝胺最敏感。大鼠每天喂饲含有 0.005%二甲基亚硝胺的饲料 6 周和 40 周，20 只大鼠中有 19 只发生原发性肝肿瘤，少部分还可见肾肿瘤。小鼠连续吸入 200$\mu g/m^3$ 二甲基亚硝胺 26 周，可诱发肝肿瘤产生；小鼠经口给予 370mg/kg 二甲基亚硝胺染毒 56 周致胃肠肿瘤阳性。

（2）亚硝胺致癌部位很广，具有亲器官特异性。亚硝胺对鱼、小鼠、大鼠、犬和猴等动物的不同组织、器官均有强致癌作用，如二甲基亚硝胺、二乙基亚硝胺及其对称的衍生物主要诱发肝癌，其不对称的亚硝胺诱发食管癌；甲基亚硝脲和甲基亚硝基乌拉坦可诱发大鼠胃、小肠的肿瘤和肝癌。有资料表明：N-3-甲基丁基-N-1-甲基丙酮基亚硝胺（MAMBNA）是一种主要作用部位在动物前胃鳞状上皮的致癌物，大鼠经 238～883 天喂饲 MAMBNA 后，35 只雌性 Wistar 大鼠的前胃发生 10 例乳头状瘤、4 例早期鳞癌、1 例鳞癌，4 例大鼠还发生乳腺腺瘤或纤维腺瘤，多数瘤变发生在喂饲的 775 天以后。在河南省林县（今林州市）69 份酸菜样品的二氯甲烷或乙醚提取物中发现有一种亚硝基化合物——Roussin 红甲酯，其含量为 1～5ppm，它可提供亚硝基与二级胺反应合成相应的亚硝胺。将小鼠经口灌胃 Roussin 红甲酯，于 194～269 天可诱发小鼠前胃上皮增生和乳头状瘤。将小鼠每周灌胃 50ml 林县酸菜汁的浓缩液，经 143 天，前胃也有乳头状瘤发生。二乙基亚硝胺（diethylnitrosamine，DEN）可诱发昆明种小鼠的肺癌及前胃癌。

（3）多种摄入途径均可诱发消化道肿瘤：经呼吸道吸入、消化道摄入、腹腔注射、皮下与肌内注射，甚至皮肤接触都有可能诱发肿瘤。给药途径不同可诱发不同肿瘤，如口服和静脉注射环状亚硝胺可诱发大鼠的肝癌或食管癌，但皮下注射则主要引起后鼻腔肿瘤。小鼠经口摄入二甲基亚硝胺可导致肝癌，而腹腔注射可引起血管瘤或肺腺瘤。

（4）一次大量染毒或长期少量染毒均能诱发肿瘤。动物实验发现，长期少量摄入或一次较大剂量摄入均可在多种动物体内诱发肿瘤，且有明显的剂量-效应关系。如长期给予大鼠低剂量的二甲基亚硝胺能产生肝癌，而一次大剂量时则引起肾癌。

（5）亚硝胺类化合物的致癌与其结构密切相关，动物实验发现，有 90 多种亚硝胺类化合物具有致癌性，但其致癌程度差异很大，最强的是二甲基亚硝胺和二乙基亚硝胺。二乙基亚硝胺的平均诱癌剂量为 0.6 mg/kg。二乙醇亚硝胺致癌性比较弱，诱癌剂量为 600 mg/kg。对称的亚硝胺主要引起肝癌，致癌性又随烷基碳原子的增加而减弱。不对称的亚硝胺特别是有一甲基的亚硝胺主要引起食管癌。N-亚硝基化合物的致癌性存在着器官特异性，并与其化学结构有关，如二甲基亚硝胺是一种肝活性致癌物，同时对肾也表现有一定的致癌活性；二乙基亚硝胺对肝和鼻腔有一定的致癌活性（表 10-1）。

近年来有研究报道，采用 5 周龄雄性 SD 大鼠，腹腔注射 100mg/kg 二乙基亚硝胺（DEN），第 2 天给予含 100ppm N-亚硝基吗啉（NMOR）饮水，连续 20 周，成功诱导出了大鼠具有转移能力的肝癌模型，肝癌的发生率达 87.5%，肺转移率为 47.6%。其过程与人肝癌发生、发展的过程较为相似，该肝癌模型可以作为研究人类肝癌发生、发展和转移的一种理想的动物模型。

表 10-1　主要的 N-亚硝基化合物及其对动物的致癌性

N-亚硝基化合物	结构式 R_1	$R_1R_2N-N=O$ R_2	简称	作用靶器官
对称二烷基亚硝胺	$-CH_3$	$-CH_3$	NDMA	肝
	$-C_2H_3$	$-C_2H_3$	NDEA	肝、食管
	$-C_4H_9$	C_4H_9	NDBA	肝、食管、膀胱
非对称性二烷基亚硝胺	$-CH_3$	$-C_2H_3$		肝
	$-CH_3$	$-C_5H_{11}$		食管
	$-CH_3$	$-C_6H_5$		食管
酰基、烷基亚硝酰胺	$-CH_3$	$-C(=O)-NHNO_2$	MNNG	腺胃
	$-CH_3$	$-C(=O)-NHC\cdot CH_3$	（AC-MNU）	腺胃、神经
	$-C_4H_9$	$-C(=O)-NH_2$	（13NU）	骨髓（白血病）
	$-CH_3$	$-C(=O)-NH_2$	（MNU）	前胃、神经
其他亚硝基	$-C_4H_9$	$-C_4H_3OH$		膀胱
	$-CH_3$	$-CH_2COOH$		食管
	$-CH_3$	$-C_2H_4OH$		肝

续表

N-亚硝基化合物	结构式 $R_1 \backslash N{-}N{=}O$ / R_2 ／ R_1 R_2	简称	作用靶器官
环状 N-亚硝基化合物	$CH_2{-}CH_2$ ＼ $\vert$ N- $CH_2{-}CH_2$ ／	吡咯烷氮杂戊环基（pyrrolidine）	肝
	H_2C $CH_2{-}CH_2$ ＼ N— $CH_2{-}CH_2$ ／	哌啶氮己环基（piperidine）	肝、食管
	O $CH_2{-}CH_2$ ＼ N- $CH_2{-}CH_2$ ／	吗啉对氧氮己环基（或代） （morphorine）	肝
	HN $CH_2{-}CH_2$ ＼ N— $CH_2{-}CH_2$ ／	哌嗪对二氮己环基 （piperazine 或 piperazidine）	肝、食管

陈华等（2003年）用30只雄性日本大耳白兔，在1/6肝切除后，以20mg/L二乙基亚硝胺（DEN）水溶液代替饮水喂饲4周，每周5天，此后将DEN的浓度降至10mg/L继续喂饲，直至濒死或触诊发现肝肿物。实验过程中每间隔2个月检测一次血清AST、ALT、γ-GT和甲胎蛋白（AFP）值，所有日本大耳白兔进行解剖检查，可疑脏器做组织学检查。结果发现，日本大耳白兔连续喂饲DEN后，均出现程度不同的中毒表现：消瘦，口鼻周围的被毛被浅绿色液体污染，可能是胃反流的结果。停药则缓解。在DEN减量到10mg/L后，日本大耳白兔可逐渐适应，中毒症状减轻、甚至消失，有些日本大耳白兔在实验过程中死亡。21只日本大耳白兔在给予DEN后22个月内中毒死亡或濒死期处死，濒死动物极度消瘦，精神萎靡，饮食废绝，可见口鼻周围及肛周被毛污浊。有1只日本大耳白兔于第22个月发现肝癌，5只存活至23个月的日本大耳白兔均诊断出肝癌。在6例肝癌中，5例为高分化多发性肝细胞癌，1例为低分化肝细胞癌，3例发生肺转移，1例肾转移。所测血清指标与肝癌发生、发展未见明显相关性。组织病理发现肝表面肉眼可见弥漫性、大小不等的黄白色结节（图10-1A），镜下见直径0.8cm以上的结节（10～20个/肝）大多已癌变，多为退行性（图10-1B）或腺泡-梁索混合型肝细胞癌。

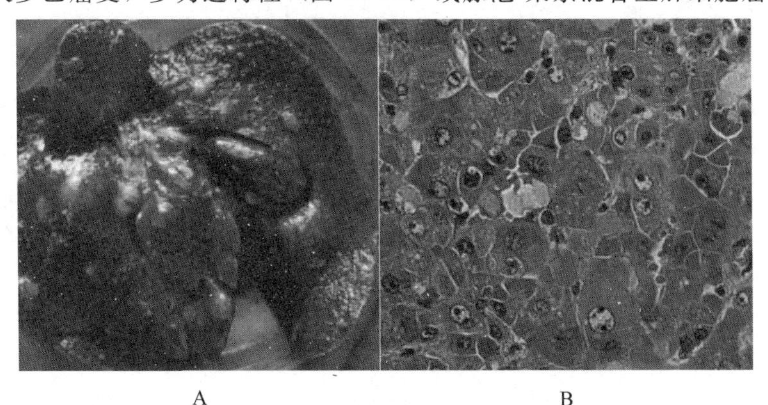

A　　　　　　　　B

图10-1

A：日本大耳白兔应用总量约4550mg DEN后23个月，肝表面出现多发性肿瘤结节；

B：高分化退行性肝细胞癌（取自图A的肝）

大鼠腹腔注射 10mg/kg 二甲基亚硝胺，每周 2 天，一天一次，共 4 周，可致肝内小叶炎性细胞浸润，出血性坏死。在肝内形成中心-中心纤维间隔或中心-门脉性纤维间隔。所诱导的肝纤维化模型星状细胞活化明显，肝血窦损伤和毛细血管化显著。

（二）流行病学资料

在习惯吃熏鱼、咸鱼的冰岛、芬兰、挪威和日本等国家，胃癌的发病率非常高，尤其是日本，用世界标准人口调整的胃癌发病率最高者在 90/10 万左右。我国河南省林县（今林州市）曾为世界上食管癌高发区，研究人员在当地人喜欢吃的酸菜汤中检出了大量的亚硝酸盐及部分已合成的亚硝胺。尿总 N-亚硝基化合物（TNOC）是国际癌症研究所（IARC）提出来用以评价人体外源性接触所有 N-亚硝基化合物（NOC）的指标。对我国南方食管癌高发区广东省南澳县（膳食 TNOC 检出率 95%）和低发区广东省陆丰县各随机选择 120 名 35～64岁健康男性居民的调查发现，高发区被调查居民膳食 TNOC 日摄入量［（4.25±0.84）μmol/d］和尿 12 小时排出量［（1.76±0.23）ng/12 h］，膳食挥发性亚硝胺日摄入量［（266±31.2）μg/d］均高于低发区。食管癌死亡率分别与膳食 TNOC 日摄入量和尿 TNOC 排泄量呈正相关关系（膳食 $r_s=0.2831$，$P<0.01$；尿 $r_s=0.2447$，$P<0.05$）。支持该县食管癌发病的亚硝胺病因假说。

Jakszyn P 等（2006 年）对 1985—2005 年所有已发表的队列和病例对照研究报道进行了总结，分析了亚硝胺与食管癌、胃癌的关系，61 个队列研究和 50 个病例对照研究结果显示，肉类与加工后的肉类、腌制的蔬菜和鱼类及熏制食品的过多摄入与胃癌发生有一定的关系，亚硝酸盐与亚硝胺与胃癌的发生有明确的关联作用。根据近年来国内外流行病学和动物实验资料，表明亚硝胺对人的致癌作用肯定。

国际癌症研究所（IARC）将亚硝胺归入 1 类，人类致癌物。

（三）临床表现

长期习惯性喜食含亚硝胺类物质食品（腌肉、咸鱼、酸腌菜等）的居民，消化系统毒性表现以肝硬化为主，患者呈慢性肝病面容，后期有一定程度腹水。并常伴发腹痛、腹胀、便秘等，可伴有食欲减退、体重减轻、乏力、失眠、健忘等症状。甚至可诱发肝、食管、胃、大肠、小肠、胰腺等多种器官的肿瘤。

（四）防治原则

1. 改进食品加工方法，限制食品中硝酸盐、亚硝酸盐的使用量及亚硝胺的含量。利用烟液或烟发生器取代燃烧木材熏制烟熏制品，可消除或降低亚硝胺的合成。在腌制肉类及鱼制品时，所使用的食盐、胡椒、辣椒粉等配料，应分别包装，切勿混合一起而先产生亚硝胺。同时，在肉制品加工过程中，应尽量少用硝酸盐及亚硝酸盐。我国规定肉制品及肉类罐头中硝酸钠的使用量不得超过 500mg/kg，亚硝酸钠不得超过 200mg/kg。在食品加工过程尽可能地减少硝酸盐及亚硝酸盐的使用，以控制食品中亚硝胺的含量。不要经常大量食用腌制、熏制的鱼肉制品，注意少食腌制蔬菜，既使食用，腌制时间必须达 1 个月以上，以减少硝酸盐及亚硝酸盐的摄入量从而减少体内亚硝胺化合物的生成。

2. 阻断亚硝胺在食品和体内的生成。即利用与寻找一些阻断剂，阻止天然食品中胺类与亚硝酸盐反应而减少亚硝胺的合成。如食品加工过程加入维生素 C 以及某些还原物质，具有抑制和减少亚硝胺合成的作用，而且对亚硝酸盐的发色和抗菌作用毫无影响。目前，世界上许多国家都提倡在肉制品加工过程中加入维生素 C。大量研究表明，人体适量补充维生素 C 有利于抑制亚硝胺合成，维生素 A 亦有对亚硝胺致癌抑制作用。因此，每天宜多食用抑制亚硝胺形成的食物，如大蒜、茶、富含维生素 C 的蔬菜水果。亚硝胺在阳光的直接作用下较易分解，通过光解作用可破坏食品中的亚硝胺。

二、致癌机制

亚硝胺为强致癌物。其中亚硝酰胺是一种直接致癌物，而二甲基亚硝胺是间接致癌物。亚硝胺进入机体后是如何转化为致癌物质的，目前比较普遍的看法是认为亚硝胺在混合功能氧化酶的作用下，可以生成重氮烷，再经脱烷基作用而形成甲基。甲基则能使细胞的核酸、蛋白质烷基化，尤其是 DNA 和 RNA 的鸟嘌呤发生烷化作用。核酸经烷化作用后改变了细胞的遗传特性，通过体细胞突变或细胞的分化失常，而导致肿瘤的发生。如二甲基亚硝胺。二甲基亚硝胺通过N-脱烷基作用，生成亲电子的碳宾离子，才能与DNA生成加合物（图10-2）。

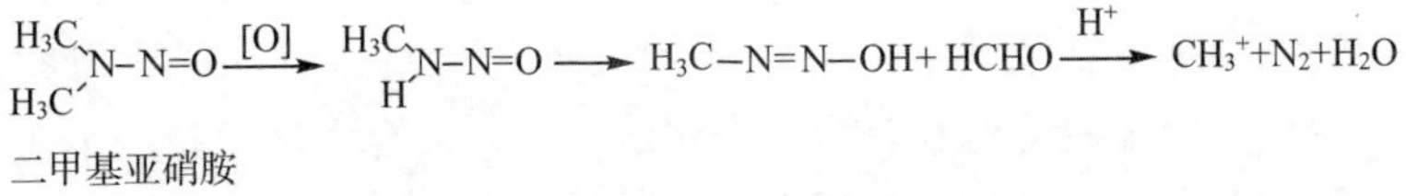

$$(H_3C)_2N-N=O \xrightarrow{[O]} H_3C(H)N-N=O \longrightarrow H_3C-N=N-OH+HCHO \xrightarrow{H^+} CH_3^+ + N_2 + H_2O$$

二甲基亚硝胺

图 10-2 二甲基亚硝胺的活化过程

有人提出可能与自由基活性有关，认为自由基和脂质过氧化反应可能是亚硝胺致癌的途径之一。给SD大鼠每日分别用3.5、1.75mg/kg二甲基亚硝胺生理盐水溶液灌胃染毒，连续4周后测定肝匀浆超氧化物歧化酶（SOD）活性和丙二醛（MDA）含量，发现两个剂量组实验组大鼠肝组织SOD活性分别为813.6±65.22U/g、974.6±81.91 U/g，生理盐水对照组为1185±81.22 U/g；两个剂量实验组大鼠肝组织MDA含量分别为938.5±80.18μmol/g、840.9±89.29μmol/g，生理盐水对照组为689.9±63.82μmol/g，表明二甲基亚硝胺可使大鼠肝组织SOD活性下降和脂质过氧化产物MDA含量明显增高。长期补充L-肉毒碱（L-carnitine）可延缓二甲基亚硝胺致肝癌的进程，说明肉毒碱（carnitine）缺乏在二甲基亚硝胺致肝癌机制中也是一个危险性因素。

Brandon-Warner E等（2012年）给21～25天鼠龄的B6C3小鼠腹腔一次性注射二乙基亚硝胺（diethylnitrosamine，DEN）1mg/kg，对照组注射等量的橄榄油，分别在16～24周和在40～48周接受经饮水喂饲乙醇［10%/20%（v/v）］进行致肝癌的研究。结果表明，DEN可以引起小鼠肝肿瘤。乙醇单独不能引起肝细胞肿瘤结节的形成，只是可以降低肝功能和增加肝损伤，但可以显著增加已注射DEN组雄性小鼠肝肿瘤的发生率，而在雌性小鼠这种作用不明显。这表明乙醇对DEN致肝癌过程中有协同作用。在亚硝胺与氨氮相连

的 α-碳原子上的氢受到肝微粒体细胞色素 P450 的作用，使 α-碳原子上的氢形成羟基，这种羟基化合物不稳定，进一步分解和异构化，生成偶氮化合物，此化合物是致癌的活性剂。此化合物中的静电荷（qh）与致癌活性呈正相关。亚硝胺与氨氮形成的化合物中 R1 和 R2 吸电子性增强，将使 α-碳以及 N-亚硝基上的电子云密度降低，静电核增大，导致碳上的氢更为活泼，更易于被羟化，所以呈现较高的致癌活性。

有研究报道，亚硝酸钠与 N,N-二甲基苄胺能在生物体内反应，产生食管癌的特异性诱导产物——甲基苄基亚硝胺（NMBA）。NMBA 具有特殊的食管亲和性，其诱导癌变主要在食管，但机制还不是很清楚。Barch DH 等（1991 年）对 NMBA 诱导的 SD 大鼠食管肿瘤模型进行了较早的癌变机制研究，发现有 67％的乳头状瘤中 H-ras 编码序列第 35 位核苷酸由腺嘌呤核苷酸取代了鸟嘌呤核苷酸（即第 12 位密码子 GGA-GAA），没有发现其他的 H-ras 和 K-ras 突变。利用这种化合反应诱导小鼠食管病变，检测小鼠食管病变过程中基因组甲基化的变化过程，发现食管鳞状细胞发生基因低甲基化，推测低甲基化可能参与亚硝胺诱导食管癌病变的发生。

吴强强等（2008 年）将 Balb/c 二级健康雄性小鼠随机分为 2 组，对照组 40 只灌喂蒸馏水；实验组 70 只，灌喂诱导混合物（20g/L 亚硝酸钠＋200g/L N,N-二甲基苄胺）。在诱导 4、8、20 周时，提取食管组织 RNA，反转录合成 cDNA，并与基因芯片杂交。结果发现，与对照组小鼠相比，第 4 周小鼠体内甲基化酶基因无明显改变，但在第 8、20 周稍有升高；去甲基化酶基因中 Mbd2b 从第 8 周开始上调，但脱甲基化酶 Gadd45a 从第 4 周就已诱导上调，第 8、20 周仍然上调，这提示基因的低甲基化参与了食管癌的形成。

甲基苄基亚硝胺（NMBA）与河南省林县食管癌的高发密切相关。研究林县食管癌标本发现，p16 基因失活主要与 CpG 岛甲基化异常有关。林县 34 例食管癌中有 17 例甲基化，同时发现 p16 的纯合性与杂合性缺失在微卫星 D9S942 附近，其缺失频率约 17％，而 p16 的基因突变是少见的。由此可见，p16 基因在食管癌发展中是一个常见失活靶基因。

三、危险度评价

亚硝胺在自然环境中的天然食品含量一般在10μg/kg以下，但其前体物质亚硝酸盐和胺类化合物却普遍存在，在动物体内和一些食品加工过程中能够通过生物合成产生。亚硝胺是重要的食品污染物之一，食物、化妆品、啤酒、烟草和一些药物中都含有亚硝胺，烟熏或盐腌的鱼及肉中含量较多。近年来的一些研究资料表明，腌肉中亚硝胺含量可达30ppm；海产品特别是腌咸鱼、虾含量可达1～37ppm；部分发酵食品，如腌酸菜、啤酒以及霉变食品在加工和贮藏过程中都能形成一定量的亚硝胺。在鱼、肉制品或蔬菜的加工尤其是腌制中，常添加硝酸盐作为防腐剂和护色剂，而这些食物如香肠、腊肉、火腿和热狗等，直接油炸、煎、烤等会引起亚硝胺的合成，麦芽、奶粉在干燥过程中也会形成亚硝胺。蔬菜在贮藏过程中，其所含有的硝酸盐和亚硝酸盐也会在适宜的条件下与食品中蛋白质分解的胺反应生成亚硝胺类化合物。食品与食品容器或包装材料的直接接触，可以使挥发性亚硝胺进入食品。如橡胶制品（婴儿奶嘴）含有一定量的挥发性亚硝胺，一些食品添加剂和农产品也含有挥发性亚硝胺，当这些材料加入食品时就将亚硝胺带入食品中。此外，食品工业用水（如用离子交换树脂）也会带入少量亚硝胺，一般污染水平在1μg/kg以下。日本东京27个市售啤酒样品中有25个（占93%）检出平均含量约2μg/kg的二甲基亚硝胺。法国与国际癌症研究所（IARC）合作检测的268个酒样的结果中，苹果白兰地酒和苹果酒中含二甲基亚硝胺、二乙基亚硝胺和二丙基亚硝胺。联合国粮农组织/WHO联合食品添加剂专家委员会，将硝酸盐和亚硝酸盐的每日允许摄入量（ADI）分别规定为0～3.7mg/(kg·d)（以硝酸盐离子计）和0～0.07mg/(kg·d)（以亚硝酸盐离子计）。WHO建议婴儿出生后6个月内以纯母乳喂养，其后适当添加补充食物，如菜泥及菜粥宜即煮即食，以防食物受细菌污染而导致亚硝酸盐集聚。

水中微量亚硝酸盐氮对人体并无大影响。动物慢性实验发现，以含亚硝酸盐氮1mg/kg剂量饮水喂饲大鼠6个月，未发现任何变化，最大无作用剂量为0.1mg/kg。然而，符合饮水标准的水中亚硝酸盐氮的含量，难以在人体蓄积到这样的浓度。一般水源水中亚硝酸盐氮如>0.01mg/L时，则认为是受到了有机物严重污染。我国有的地区规定饮水中亚硝酸盐氮不得超过0.002mg/L。但各国标准相差较大，如荷兰为0.1mg/L，瑞典为0.02mg/L。

（王民生　蒋晓红　陈新霞　常元勋）

主要参考文献

1. 林昆，沈文英，吴永宁，等．南方食管癌高、低发区人群总N-亚硝基化合物接触水平．中华预防医学杂志，2002，36（6）：386-389.
2. 白岚，孙国云．强致癌物质N-亚硝基类化合物．农业与技术，2002，22（4）：98-101.
3. Stoner GD，Qin H，Chen T，et al. The effects of L-748706 a selective cyclooxygenase-2 inhibitor on N-nitrosom ethylbenzylamine induced rat esophageal tumorigenesis. Carcinogenesis，2005，26（9）：1590-1595.
4. Hiroko Yoshino，Mitsuru Futakuchi，Young-Man Cho，et al. Modifrcation of an in vivo lung metastasis model of hepatocellular carcinoma by low dose N-nitrosom orphline and diethylnitrosamine. Clin Exper Metast，2005，22（5）：441-447.
5. Delker DA，Geter DR，Kleinert. Frequency and spectrum of lacI mutations in the liver of Big Blue mice following the administration of genotoxic carcinogens singly and in series. Int J Toxicol，2008，27（1）：35-42.
6. Jakszyn P，Gonzalez CA. Nitrosamine and related food intake and gastric and oesophageal cancer risk：a systematic review of the epidemiological evidence. World J Gastroenterol，2006，12（27）：4296-4303.
7. Al-Rejaie SS，Aleisa AM，Al-Yahya AA，et al. Progression of diethylnitrosamine-induced hepatic carcinogenesis in carnitine-depleted rats. World J Gastroenterol，2009，15（11）：1373-1380.
8. 谢胜学，许戈良，荚卫东，等，二乙基亚硝胺联合N-亚硝基吗啉诱导大鼠肝癌模型的实验病理研究．肝胆外科杂志，2008，16（2）：135-137.
9. 朱雨霏．亚硝胺类化合物的致癌作用及预防．环境保护与经济循环，2008，

28 (5): 34-35.

10. Sutandyo N. Nutritional Carcinogenesis Acta Med Indones-Indones. J Intern Med, 2010, 42 (1): 36-42.
11. 陈华，谢忠忱，刘亚千，等. 二乙基亚硝胺诱发兔肝癌研究. 中国比较医学杂志，2003，13 (2): 96-99.
12. 李迎霞，司富春. 食管癌动物模型的研究述评. 河南中医学院学报，2009，24 (1): 40-42.
13. Barch DH, Jacoby RF, Brasitus TA, et al. Incidence of Harvey rasoncogene point mutations and their expression in methylbenzyl-nitro-samine-induced esophagealtumorigenesis. Carcinogenesis, 1991, 12 (12): 2373-2377.
14. Parsa N. Environmental factors inducing humans cancers. Iranian J Publ Health, 2012, 41 (11): 1-9.
15. Brandon-Warner E, Walling TL, Schrum LW, et al. Chronic ethanol feeding accelerates hepatocellular carcinoma progression in a sex-dependent manner in a mouse model of hepatocarcinogesis. Alcohol Clin Exp Res, 2012, 36 (4): 641-653.
16. Benigni R, Bossa C, Battistelli CL, et al. IARC Classes 1 and 2 carcinogens are successfully identified by analternative strategy that detects DNA-reactivity and cell transformation ability of chemicals. Mut Res, 2013, 758: 56-61.
17. 吴强强，魏亚宁，张素珍，等. 亚硝胺诱导食管癌变早期基因差异表达与表观遗传修饰的关系. 世界华人消化杂志，2008，16 (14): 1487-1492.

第十一章

芳香烃类

第一节　苯

苯是一种无色或浅黄色透明油状液体，具有强烈芳香气味，是室内挥发性有机物的一种。苯在工业上应用已有 100 多年的历史，是一种重要的化工原料、溶剂、萃取剂、稀释剂和燃料。苯广泛应用于有机合成、油漆、制鞋、农药、药物、合成纤维等多个生产领域。我国职业苯接触工人达 50 万以上，占各种化学物职业接触人数之首。同时，日常生活中的香烟烟雾和汽车尾气中也含有不同量的苯，因此，苯又被称为“无所不在的环境污染物”。苯主要以蒸气形式由呼吸道吸入进入机体，皮肤仅可以少量吸收，消化道吸收则很完全。苯被吸收后主要分布在含脂类较多的组织和器官（骨髓、腹腔、心脏）中。

一、致癌表现

（一）动物实验资料

Cronkite 等对 CBA/ Ca 小鼠进行 320 和 960mg/m^3 苯 16 周吸入染毒，在此两浓度下，苯均可诱发小鼠急性白血病，其中高浓度苯诱发白血病的成功率高于低浓度组。此外，具有抑癌基因 p53 失活的小鼠更容易诱发急性白血病。

Kawasaki 等对 C3H/He 小鼠吸入苯 320mg/m^3，6 小时/天，5 天/周，染毒终生，p53 野生纯合型的小鼠急性骨髓性白血病的诱发率为 8.3%，而对 p53 纯合突变型小鼠的急性骨髓性白血病诱发率为 37.9%。在暴露途径上，除吸入暴露可致小鼠急性骨髓性白血病，部分研究显示，经皮内注射苯，也可致小鼠白血病，但经口给予苯小鼠没有出现白血病。

Snyder 等用 100、300ppm 浓度的苯吸入染毒小鼠，6 小时/天，

5 天/周，染毒终生，结果发现包括造血干细胞在内的造血细胞恶性肿瘤明显增高。

Goldstem 分别用苯浓度为 320mg/m^3、960mg/m^3 染毒 40 只 SD 大鼠和 100 只 CD-1 小鼠，共发生了 4 例急性骨髓性白血病。40 只 C57BL 雄性小鼠吸入苯 960mg/m^3，6 小时/天，5 天/周，染毒终生。染毒小鼠出现贫血、淋巴细胞减少、骨髓增生，其中发生淋巴瘤 6 例，浆细胞瘤和急性骨髓性白血病各发生 1 例。

Cronkite 用 300ppm 浓度苯给小鼠吸入染毒，6 小时/天，5 天/周，16 周后停止染毒。实验结果发现，急性淋巴细胞白血病发病率为 8%，而对照组无一例发生。

Maltoni 等以苯 50mg/kg 和 250mg/kg 给大鼠灌胃，4～5 天/周，历时 52 周，停止染毒后，观察终生，结果急性骨髓性白血病发生率增加。

夏昭林等（1994 年）分别以苯浓度 40、400mg/m^3 对小鼠染毒，每组 25 只小鼠，6 小时/天，6 天/周，共染毒 6 个月后，两组各发生 2 例白血病，其中每组慢性粒细胞白血病和慢性淋巴细胞白血病各 1 例，对照组则无一例白血病发生。

长期经口给予不同品系的大鼠或小鼠，剂量为 25～200mg/kg，无论雌性或雄性，均发生多部位肿瘤，其中小鼠多见恶性淋巴瘤，大鼠出现的肿瘤种类有 Zymbal 腺瘤、口腔黏膜癌及皮肤癌等，且癌症的发生率随染毒剂量增大有增加的趋势。

（二）流行病学资料

袁野等用彗星试验（comet assay）检测 115 名苯作业工人外周血淋巴细胞 DNA 损伤情况。苯作业工人分为苯中毒组、高浓度接触组、低浓度接触组和对照组（不接触苯的工人）。结果发现，苯中毒组工人外周血淋巴细胞 DNA 损伤率明显高于对照组（$P<0.01$），而高浓度接触组和低浓度接触组与对照组之间外周血淋巴细胞 DNA 损伤率则无统计学意义。

韦拔雄等（2005 年）应用微核试验及彗星试验检测广州某鞋厂 112 名工人外周血淋巴细胞 DNA 损伤。结果显示，刷胶车间工人外周血淋巴细胞微核率为5.2‰，彗尾DNA含量为42.6%；成型车间工人上述两项指标变化分别为2.1‰和38.8%；对照组则分别为0.5‰和32.3%。3组间DNA损伤差异有统计学意义（$P<0.001$），提示苯可致淋巴细胞DNA损伤，损伤程度与苯接触量有关。

纪之莹等（2004年）用非分带染色的方法分析了接触苯工人外周血淋巴细胞染色体畸变情况，发现苯接触工人外周血淋巴细胞染色体数目畸变、畸变细胞率（不包括裂隙）显著高于对照组，且超二倍体细胞率和畸变细胞率（不包括裂隙）与苯接触水平之间存在剂量-效应关系。

自从1897年LeNoir和Claude首次报告了苯可致血液病以来，有关苯的血液毒性等问题就受到了全世界的关注和研究。“苯白血病”病例1928年由Delore和Borgomano首次在意大利报告。此后许多国家如法国、苏联、日本、土耳其、美国等也相继报道了苯接触工人发生包括再生障碍性贫血、骨髓增生、淋巴瘤和白血病等造血系统多种功能障碍和恶性肿瘤的病例和研究成果。Browning（1965年）报道了61例与苯有关的白血病病例。Vigliani和Forni（1975年）收集了150个与苯有关的白血病病例。从20世纪70年代中期至80年代末国外报导有150例以上，引起人们高度重视。国内劳动卫生相关期刊上也不断出现苯白血病病例报道，至20世纪80年代末已近20例。1989—2000年，12年间共报道苯白血病28例，1995年、1997年报道的病例数最多，分别是6例和5例，其余各年发病分布较均匀，大多每年1～3例。截至2000年，我国劳动卫生相关学术期刊上正式报告的苯白血病病例累计达48例。估计世界各国报告的苯白血病已在317例以上。

开封市选择某工厂苯浓度测定值为3mg/m³的车间进行队列调查。选择1980年1月1日～2004年12月31日在该接苯车间工作过的所有工人作为接触组，非苯接触作业工人作为对照组，各组性别构成相同，并且年龄、工龄差别在5年以内。在1500名苯作业工人中，患白血病5例（死亡3例），占0.3%；再生障碍性贫血3例，占0.2%；苯中毒30例（死亡4例），占2%，肺癌和肝癌等恶性肿瘤

19例（死亡19例），占1.3%；其他死亡人数30例，占2%。在1300名非苯接触的作业工人中，患白血病1例（死亡1例），占0.08%，肺癌和肝癌等恶性肿瘤5例（死亡5例），占0.4%；其他死亡人数26例，占2%。由此可见，在该苯车间中苯中毒、再生障碍性贫血、白血病、恶性肿瘤均高于非苯接触的作业工人。

我国1981—1982年在东北、华北、中南、西南四大区12个大中城市的233个苯作业厂和同地区的83个对照厂进行苯作业工人白血病流行病学调查。结果显示，苯作业组白血病的发病率和死亡率明显高于对照组，相对危险度（RR）分别为7.08和6.97（$P<0.01$）。以全国大城市人群为基础，苯作业组白血病的标化死亡比（SMR）为4.59（$P<0.01$）。

为阐明苯的多发致癌性（白血病、恶性淋巴瘤、肺癌）及其剂量-反应关系，中国预防医学科学院的一个苯研究小组于1972—1987年在中国12个城市进行了一个大样本前瞻性的队列研究。共随访了接触苯作业工人74 828人，苯暴露时间为1972—1987年，以及非接触苯作业工人35 805人，共计达120万人年。结果表明：苯接触组患白血病49例，其中急性髓系白血病（AML）23例，慢性粒细胞白血病（CML）9例，急性淋巴细胞白血病（ALL）5例，其他未明确分型的白血病5例，骨髓增生异常综合征（MDS）7例；非接触苯组患白血病9例，其中AML 4例，CML2例，ALL 1例，其他未明确分型的白血病2例。苯接触组与非苯接触组比较，白血病RR为2.6（95%CI：1.3～5.7），差异有统计学意义（$P<0.05$）。其中尤以急性髓系白血病为高，RR为3.1（95%CI：1.2～10.7）（$P<0.05$），慢性粒细胞白血病及急性淋巴细胞白血病RR虽有增高，但无统计学意义。苯接触水平与危害呈明显的剂量-效应关系。苯接触时间与疾病谱有明显相关。并且证明白血病是在苯中毒的基础上发展起来的，因为苯白血病在苯中毒患者中的发病率为苯接触工人的50倍。

1999年，中国疾病预防控制中心职业卫生与中毒控制所与美国国家癌症研究所（NCI）合作，联合上海、天津等12个城市的疾病预防控制中心或卫生监督所，运用病例对照调查及生物标志检测，进行了回顾性队列调查研究，共完成调查对象 11 万人，240 万人年，发现急性髓系白血病、骨髓增生异常综合征（MDS）、恶性淋巴细胞瘤共 141 人，肺癌 326 人。同时还收集历史苯测定数据 8477 个，综合评估苯浓度参数 6896 个，表明苯与多种癌症的发生有剂量-效应关系，苯致癌危险度 0.11‰。

1978 年，卫生部组织全国开展职业接触苯、铅、汞、有机磷农药和三硝基甲苯的职业危害的普查。全国接触苯与含苯溶剂的工人约 50 万人，苯中毒患病率为 0.5%。同时发现再生障碍性贫血（再障）24 例、白血病 9 例。湖北省白血病协作组的调查结果显示，在 2061 名苯作业工人中发现再障及急性粒细胞白血病各 1 例，远高于一般人群的发病率（全国再障及白血病的发病率各为 0.74/10 万、2.76/10 万）。

Ott 等和 Bond 等对 594 名，1938—1970 年职业接触苯作业工人进行回顾性队列调查，并随访至 1982 年，发现 5 例急性粒细胞白血病患者。Wong O 等（2010 年）对 4602 名接触苯的化学厂工人和同一工厂 3074 名不接触苯的工人进行了队列调查，结果发现 7 例急性髓系白血病。Aksoy 描述了 1967—1983 年土耳其伊斯坦布尔医学院和社会团体保险医院在接触苯工人中发现 51 例白血病患者，其中 34 例急性髓系白血病和急性粒细胞白血病是在 28 500 名长期接触苯的制鞋工和制手提包工人中发现的，白血病的发病率为 13.6/10 万，显然较该地一般人群中的白血病发病率（6/10 万）为高。且停止用苯后，白血病发病率即逐渐下降。Yin 的一组研究发现，苯作业工厂工人白血病的死亡率是 l 4/10 万，而对照组工厂仅为 2/10 万。Infante 等发现美国 1940—1949 年接触苯的工人患急、慢性白血病的危险性是正常人的 5 倍，而急性粒细胞白血病和急性淋巴细胞白血病的危险性是正常人的 10 倍。英国学者研究发现，居住在交通枢纽或加油站周围 100m 以内的儿童接触苯和其他碳氢化合物的浓度比其他地区的儿童高，儿童发生急性白血病的相对危险度比其他地区略有增加。

国际癌症研究所（IARC）将苯归入 1 类，人类致癌物，可致白血病。我国已将苯致白血病列入职业性肿瘤名单。

（三）临床表现

苯致白血病潜伏期范围很长，有资料表明为5个月到42年不等，除与环境因素（如苯浓度）有关外，还与劳动者的个人体质有关，部分病例在脱离苯接触多年后才发生白血病，提示苯的毒性有蓄积和延迟作用。苯致白血病患者从首次接触苯到发病的潜隐期的时间一般为1年或1年以上。苯作业累计接触时间一般也为1年或1年以上即可发病。常以头晕、全身乏力伴发热、牙龈出血和（或）鼻出血或皮肤黏膜出血而就诊，临床上有发热、贫血、出血、浸润为主的白血病4大特征，结合苯职业接触史和骨髓检查，符合苯致白血病的诊断标准，方可诊断为白血病。苯白血病骨髓表现有粒细胞系、红细胞系、巨核细胞系三种不同程度的病态造血现象，它与苯中毒可导致各种造血异常有关。急性粒细胞白血病表现为骨髓增生明显活跃，以异常早幼粒细胞为主，异常早幼粒细胞常占80％～90％。急性非淋巴细胞白血病中原幼粒细胞增多大于82％。急性淋巴细胞白血病表现为胞核大，胞质少，部分有核仁、部分核仁不明显，核染色质粗细不均，有淋巴系肿瘤细胞特征。其病理类型包括急性与慢性白血病、急性髓系与淋巴细胞白血病。

苯致白血病临床方面的特点主要是由于正常造血细胞生长受抑制，及白血病细胞浸润器官所致。临床可表现有：

1. 因成熟红细胞减少出现贫血，可表现为头晕、乏力、心悸、面色苍白等。

2. 因正常成熟白细胞（主要是中性粒细胞）减少，出现抗感染能力下降，反复出现发热或感染征象。

3. 因成熟血小板减少，出现皮肤黏膜区自发出血倾向，如鼻黏膜、齿龈区自发性渗血；拔牙或其他创伤后伤口出血不易止；皮肤出现瘀斑、出血点等；女性患者月经出现增多、经期延长等；少数患者可出现消化道出血如黑便、便血及有眼底或颅内出血等。

4. 器官浸润：依据受累的部位不同而表现各异，如可有肝（或脾、淋巴结）肿大；齿龈增生；胸骨压痛；少数患者出现睾丸肿大、皮肤或皮下结节；若神经系统受累，还可表现有头痛、呕吐、视力改变等。

(四) 防制原则

苯的危害防制应从源头做起，用无毒或低毒物质代替苯。改革生产工艺，消除手工操作，避免直接接触。加强通风和排毒，生产车间应安装全面通风设施。建立严格的规章制度，穿戴工作衣、帽，配备防毒面具和空气呼吸器，不在岗位休息、进食等。对苯作业环境空气中的苯浓度应定期进行监测，发现超过国家制定的苯最高容许浓度，应找出原因予以处理。目前我国工作场所苯的短时间接触阈限值(PEC-STEL)为 $10mg/m^3$，时间加权平均容许浓度（PEC-TWA）为 $6mg/m^3$。凡从事苯作业的工人都应做就业前体检，在职工人每年体检一次。就业前体检时，血象指标低于或接近正常值下限者；各种血液病；严重的全身性皮肤病；女性月经过多或功能性子宫出血等属于接触苯的职业禁忌证者，应不得从事苯作业工作。

二、致癌机制

苯在肝主要通过细胞色素 P450 2E1（CYP2E1）介导形成苯环氧化物，并进一步氧化成苯的多羟基化合物，包括氢醌（HQ)、儿茶酚（CAT)、苯三醇（BT)。HQ、CAT 和 BT 等在髓性过氧化酶(MPO)的作用下转化成苯醌（BQ)、BT、t,t-黏糠醛（TTM）等。目前认为，引起苯毒性的主要是苯的多羟基化合物（HQ、CAT、BT)，而不是苯酚。这些醌类或半醌类物质可以与生物大分子物质直接结合或通过氧化还原反应产生活性氧（ROS)。已有实验证据说明，醌类物质以及 ROS 在毒性和致癌性中发挥关键作用。活性中间产物 TTM 是遗传毒性物质，与 BQ 结构相似。研究显示，TTM 与 BQ 的混合物具有高毒性。越来越多的研究证明，多种苯代谢产物间的相互作用是产生苯毒性的重要因素。在接触苯的过程中，产生的 ROS 通过激活 PI3K/Akt 通路，引起细胞代谢改变，这是苯致白血病过程中重要的信号通路之一，也是引起细胞周期发生改变的原因之一。

王晶晶等（2013 年）报道了苯的急性暴露引起了 SD 雄性大鼠肝组织和血液全基因组 DNA 甲基化的显著改变，进一步选择人体肝细胞 L02 进行检测，发现苯代谢物氢醌（HQ）引起 L02 细胞全基因组 DNA 甲基化显著改变，不同浓度 HQ 暴露 48 小时后 L02 细胞 DNMT1、DNMT3a 和 DNMT3b 基因表达水平不同程度升高，且存在一定的剂量-效应关系（图 11-1）。在 0～50μM 的浓度范围内 DNMT1 和 DNMT3b 蛋白的表达水平有随着 HQ 浓度的增加而升高的趋势，而 DNMT3a 蛋白的表达量受 HQ 影响较小（图 11-2）。

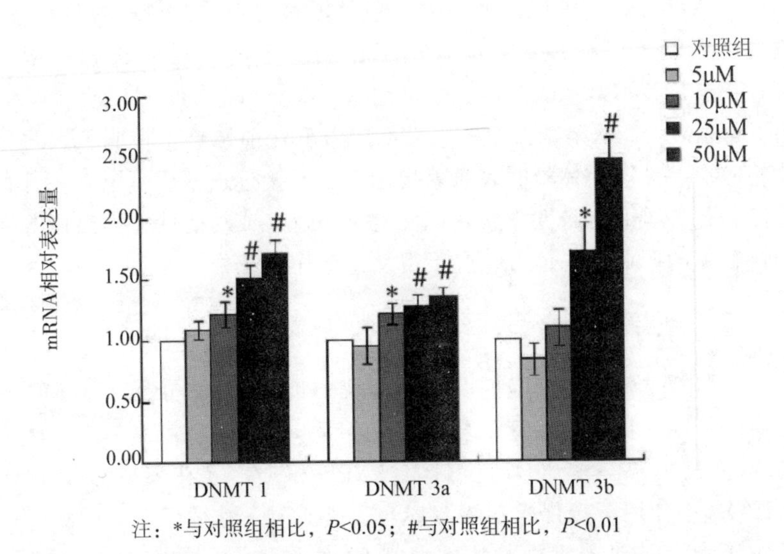

图 11-1 不同浓度 HQ 暴露 48h 后 L02 细胞 DNMT1、DNMT3a 和 DNMT3b 基因表达水平

Z Ji 等使用 0、2.5、5、10、15 和 20mmol/L 对苯二酚（hydroquinone，HQ）处理人 TK6 淋巴样细胞（human TK6 lymphoblastoid cells）48 小时。结果发现，HQ 可导致人 TK6 淋巴样细胞的全基因组低甲基化，其效应强度与已知可致白血病的烷化剂和拓扑异构酶Ⅱ抑制剂相当。

Ai Gao 等用 10mmol/L 苯处理淋巴细胞样 F32 细胞（Lymphoblastoid cell line F32），发现其 DNA 关键修复基因 PARP-1 基因的甲基化水平明显升高，PARP-1 的 mRNA 表达量急剧下降。但是 DNA

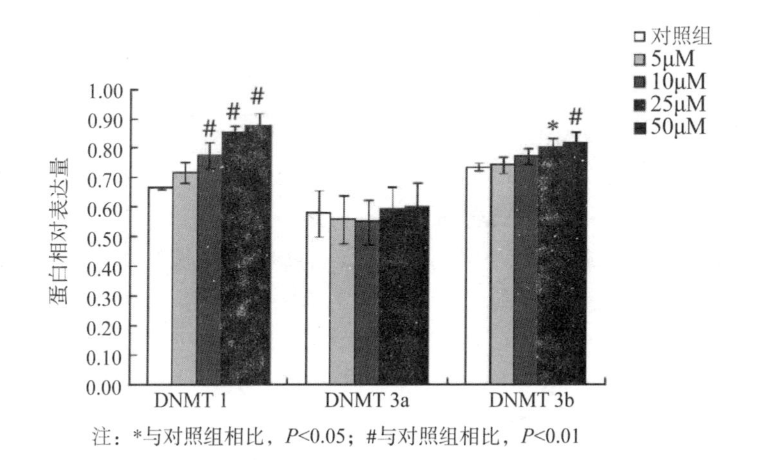

注：*与对照组相比，$P<0.05$；#与对照组相比，$P<0.01$

图 11-2　不同浓度 HQ 暴露 48h 后 L02 细胞 DNMT1、DNMT3a 和 DNMT3b 蛋白表达水平

甲基化酶抑制剂（5-aza）却能使 PARP-1 基因的 mRNA 表达恢复正常，并使 PARP-1 高甲基化的水平降低。这表明苯可以通过影响甲基化引起 DNA 修改的异常。该作者还用 10μmol/L DNA 甲基化酶抑制剂（5-aza）和 200nmol/L 组蛋白乙酰化抑制剂（TSA）单独处理或联合处理淋巴细胞样 F32 细胞，发现均可使 10mmol/L 苯处理所致的 PARP-1 基因 mRNA 表达下降恢复正常，同时也可使升高的 PARP-1 甲基化水平有一定程度的下降，联合处理比单独处理效果更显著，表明苯也可以通过影响组蛋白的乙酰化，引起基因表达的改变。

拓扑异构酶Ⅱ（Topo Ⅱ）是维持染色体结构和功能的重要酶。研究人员发现，苯的醌类代谢产物与 DNA 的共价结合可以改变 Topo Ⅱ的活力。Snyder 推测 Topo Ⅱ活力改变导致的染色体断裂可诱导白细胞细胞转化，使用 Topo Ⅱ抑制剂，可诱导人类白血病的发生。Kuang Yu 等对 25 名慢性苯中毒患者（9 男、16 女）和健康志愿者（11 男、14 女）进行病例对照研究，检测了所有人的骨髓单核细胞拓扑异构酶Ⅱα（topoisomerase Ⅱα，TopoⅡα）的活性、表达和 mRNA 水平。发现病例组的 Topo Ⅱα 的活性和表达均出现下降，伴随有组蛋白 H4 和 H3 乙酰化以及组蛋白 H3K4 甲基化的减少，还伴随有 H3K9 甲基化的增多。这也表明了苯导致的组蛋白乙酰化对基因表达的影响。

目前在小鼠体内可检测出苯氧化物与血红蛋白和血清白蛋白中的半胱氨酸结合形成的蛋白质加合物，但是，在苯接触人群中没有检测出苯 DNA 加合物。苯氧化物蛋白质加合物在白血病发生中的作用目前还不清楚。绝大多数的研究者认为，苯致白血病与 DNA 加合物无关，而是与结构蛋白或酶改变所引起的染色体断裂有关。

苯代谢过程中重要的酶包括 CYP2E1、MPO、还原型辅酶醌类氧化还原酶［NAD（P）H：quinone oxidoreducatase，NQO1］和谷胱甘肽-S-转移酶（GST）。快型（高活力）CYP2E1 和 MPO、慢型（低活力）GST 和 NQO1 可以增加苯中毒的风险。Lan 等研究发现，编码高活性 NQO1 的基因突变将引起成人患急性髓系白血病的风险增加。Nebert 等在总结了近年的研究结果后认为，由于基因突变造成的 NQO1 活力降低或缺失，可以增加环境苯接触人群的骨髓毒性。

GSTμ 基因缺失可能是苯致白血病的危险性因素之一。王文静等（2000 年）选择 34 例苯白血病组［男 21、女 13，平均接苯工龄为 10.59（2～19）年］和非苯接触白血病患者 27 例［男 15、女 12，平均年龄为 29.37（13～51）岁］作为内对照组，选择不接触职业性有害因素，且既往无血液病史的健康者 96 人［男 51、女 45，平均年龄为 37.6（20～50）岁］为对照组，用聚合酶链反应（polymerase chain reaction，PCR）技术检测 GSTμ 基因型缺失频度和 GSTμ 亚型酶的活性。结果发现，苯白血病组 GSTμ 基因缺失率为 73.53%，明显高于内对照组（44.44%）和对照组（46.88%）（$P<0.01$）。苯致白血病组的相对危险度（RR）为 3.15（95%CI：0.563～17.619），说明在同样接触苯的情况下，GSTμ 基因缺失者患苯致白血病的危险性是 GSTμ 基因携带者的 3.15 倍。另外苯致 GSTμ 亚型酶的活性较内对照组和对照组低，作者认为苯致白血病患者 GSTμ 基因缺失致 GSTμ 亚型酶的活性缺失或降低可能是苯致白血病的原因。

醌类代谢产物与蛋白质或 DNA 的共价结合可以造成蛋白质或 DNA 的损伤。导致骨髓细胞 DNA 损伤的途径可能有两种：一种是苯的醌类代谢产物与 DNA 共价结合导致 DNA 烷基化；另一种是代谢过程中产生的 ROS 导致 DNA 氧化损伤。DNA 损伤产生基因突变或染色体畸变，引发白血病。

苯代谢产物可以激活 N-ras 基因和 c-fms 基因，使 p53 基因、rb 基因和 c-myc 基因失活，从而导致基因不表达或表达水平改变。王春华等采用静式吸入不同浓度的苯染毒小鼠 30 天，当苯浓度为 3.96 mg/L 时，其 p53 表达的阳性细胞数高于对照组（$P<0.01$）和其他染毒组（$P<0.05$），而苯浓度下降到 0.99 mg/L 后，p53 表达的阳性细胞数则与对照组差异无统计学意义；p53 基因的失活能够导致细胞凋亡、细胞周期调控和 DNA 损伤修复功能障碍；p53 基因发生突变，而丧失抑制原癌基因的功能。同时可能引起其他等位基因的突变，从而引起骨髓细胞发生突变导致白血病。夏俊杰等检测了 103 名接触苯工人和 70 名对照组工人外周血细胞 c-ki-ras_2 基因和 c-myc 基因，结果提示 c-ki-ras_2 基因 12 位点 G→T 突变与慢性接触苯有关，有可能是苯白血病发生的分子机制之一。

Irons 等认为，造血干细胞增殖调节紊乱、细胞因子产生和反应失调等非遗传效应在白血病发生过程中发挥重要作用。Irons 等认为苯致白血病经过多个步骤，首先粒细胞-巨噬细胞集落刺激因子（GM-CSF）反应增强，导致骨髓造血干细胞过度增生，使得染色体，尤其是 5 号和 7 号常染色体的异常（易位和缺失），早期白血病克隆细胞形成。白血病克隆细胞与造血微环境之间的相互作用导致克隆细胞选择性分化，出现肿瘤细胞表型。细胞分裂过程中发生的突变则促进克隆细胞的选择性分化，最终出现白血病细胞表型。

三、危险度评价

目前关于苯的接触浓度与白血病发生的危险性研究，最为关注的是低浓度苯作业、环境接触的剂量-时间-效应关系。据推测较确定的与白血病发生相关的最低接触浓度为 32～80mg/m^3。低于此浓度似乎观测不到白血病发生的危险性。

近年来国内外专家提出了苯接触的累积浓度概念，以平均接触苯浓度和接触苯的年限的乘积表示。国外文献认为，苯累积接触浓度＞40ppm/y，其苯白血病的危险度较非苯接触人员增加70％。中国台湾地区的学者认为，225ppm/y是个界限值。中国疾病预防控制中心李桂兰等（1997年）的研究也得出类似结论：累积苯接触浓度＞132 mg/(m^3·y)（即40ppm/y）时，急性髓系白血病和慢性粒细胞白血病发生的危险度随苯接触浓度升高而增加，急性和慢性淋巴细胞白血病升高趋势与苯接触浓度关系不明确。

1972—1987年，在我国12个城市进行的一个大样本前瞻性队列研究显示，苯接触工人接触苯浓度＞ 10ppm（33mg/m^3）白血病的相对危险度（RR）为2.2（95％CI：1.1～4.2），其中急性髓系白血病（AML）的RR为3.2（95％CI：1.0～10.1），接触苯浓度＞ 25 ppm的工人患AML的RR为7.1（95％CI：2.1～23.7）。从油漆工人接苯剂量与白血病的剂量-反应关系上可见其特点：

（1）急性髓系白血病的发生危险度随剂量增加而升高。

（2）累积接苯量在45 ppm/y（148.5mg/(m^3·y）时，急性髓系白血病危险度呈直线增加。按工人一般工作40年推算，约相当于1ppm/y [3.3mg/(m^3·y)]，即可导致白血病危险性升高。

（3）累积接苯量在200ppm（660mg/m^3）一年以上时，致白血病危险度出现下降趋势。

WHO（2002年）公布，空气中苯的浓度为7、1.7、0.17mg/m^3时，人体一生出现白血病的单位额外危险估计值分别为100×10^{-6}、10×10^{-6}、1×10^{-7}。

Nicholson等（1989年）的一项研究表明危险度的范围是：在苯浓度10ppm情况下工作一生（45年），每1000名工人将有44～152名额外的白血病患者死亡，接触较低浓度苯时，其死亡数按比例降低。

利用生理毒代动力学模型，模拟预测苯接触人群在某环境接触水平下有害物质的体内分布转化代谢数据。然后，将得到的内剂量数据代入剂量-反应模型，计算得到，中国苯接触工人的致癌风险值为 $1.52\times10^{-4}\sim1.19\times10^{-3}$，土耳其制鞋工人的致癌风险值为 $1.34\times10^{-3}\sim2.47\times10^{-3}$。而这两个职业接触人群的白血病实际发病率分别为 1.05×10^{-3} 和 1.79×10^{-3}。

（蒋晓红　王民生　常元勋）

主要参考文献

1. Duarte-Davidson R，Courage C，Rushton L，et al. Benzene in the environment：an assessment of the potential risks to the health of the population. Occup Environ Med，2001，58（1）：2-13.
2. 梁海荣，唐焕文，庄志雄，氢醌处理人胚肺成纤维细胞致DNA损伤和微核形成．中国职业医学，2006，33（3）：177-179.
3. 张美荣，周建华，时锡金．氢醌致79细胞损伤的体外实验研究．工业卫生与职业病，2005，31（4）：219-222.
4. 纪之莹，李桂兰，李凌凛，等．苯接触工人外周血淋巴细胞染色体畸变分析．卫生研究，2004，33（3）：269-272.
5. 苗丽壮，傅华，11年来国内相关期刊报道苯白血病病例分析．环境与职业医学，2002，19（1）：61-62.
6. Yla A，Elik C，Tem E，et al. Evaluation of sister chromatid exchange and chromosomal aberration frequencies in peripheral blood lymphocytes of gasoline station attendants. Ecotoxi Environ Saf，2005，60：106-112.
7. 刘莲翠，赵芳，王娜．开封市苯作业工人流行病学调查．河南预防医学杂志，2008，18（3）：185-186.
8. 李桂兰，戴弹荣，张西川，等．苯作业工人癌症队列研究Ⅱ．中华劳动卫生职业病杂志，1997，15（6）：349-353.
9. Yager JW，Eastmond DA，Robertson ML，et al. Characterization of micronuclei induced in human lymphocytes by benzene metabolites. Can Res，1990，50（2）：393-399.
10. 张玲．苯致白血病的分子机制．湖北预防医学杂志，2002，13（3）：21-24.
11. 王春华，周其宏，承泽农，等．苯对小鼠骨髓细胞p53表达的影响．蚌埠医学院学报，1998，23（3）：144-145.

12. 张娟，浦跃朴．苯和甲醛装修污染与白血病发病风险的研究进展．癌变·畸变·突变，2010，22（6）480-483.
13. 叶细标，傅华．苯致白血病机制研究的进展．中华劳动卫生职业病杂志，2005，23（5）：392-396.
14. Xie ZW，ZhangYB，Anton B. The p-benzoquinone DNA adducts derived from benzene are highly mutagenie. DNA Repair，2005，4：1399-1409.
15. Navasumrit P，Chanvaivit S，Intarasunanont P. Environmental and occupational exposure to benzene in Thailand. Chemieo-Biological Interactions，2005，153-154：75-83.
16. 韦拔雄，麦剑平，陈月华，等．苯接触与淋巴细胞 DNA 损伤．中国工业医学杂志，2005，18（5）：290-291.
17. Kalnas J，Teitelbaum DT. Dermal absorption of benzene：implieations for work practice and regulations. Int J Occup Environ Health，2000，6：114-121.
18. Shih IS，Wu KY，Chen HI. et a1. The development and regulation of occupational exposure limits in Taiwan. Regul Toxicol Pharmacol，2006，46：142-148.
19. 王文静，李昌吉，龙云芳，等．苯白血病患者 GSTμ 基因缺失情况分析．职业卫生与病伤，2000，15（4）：193-195.
20. 夏昭林，金锡鹏，许祖德，等．苯吸入染毒对 BALB/C 小鼠的诱癌作用，工业卫生与职业病，1994，20（15）：283-285.
21. 田金凤，曹培，于秀远，等．1,4-苯醌暴露下小鼠骨髓细胞 p15 基因表达和甲基化状态．中华劳动卫生职业病杂志，2011，29（1）：28-32.
22. Wong O，Harris F，Armstrong TW. A hospital-based case-control study of non-Hodgkin lymphoid neoplasms in Shanghai：analysis of environmental and occupational risk factors by subtypes of the WHO classification. Occup Environ Med，2010，52（1）：39-53.
24. Wong O，Harris F，Armstrong TW. A hospital-based case-control study of acute myeloid leukemia in Shanghai：analysis of environmental and occupational risk factors by subtypes of the WHO classification. Chem Biol Interact，2010，184（1-2）：112-128.
24. 王晶晶，马慧敏，李宝才，等．苯代谢物氢醌对人体肝细胞内 DNA 甲基转移酶基因和蛋白表达的影响．昆明理工大学学报（自然科学版），2013，38

(5)：90-95.
25. 徐霞，闫洪涛．苯毒性的表观遗传机制研究进展．中华劳动卫生职业病杂志，2012，30（9）：712-714.
26. Gao A，Zuo X，Sonf S，et al. Epigenetic modification involved in benzene-induced apoptosis through regulating apoptosis-related genes expression. Cell Biol Int，2011，35：391-396.
27. Mchale CM，Zhang LP，Smith MT. Current understanding of the mechanism of benzene induced leukemia in humans：implications for risk assessment. Carcinogenesis，2012，33（2）：240-252.

第二节　多环芳烃［3,4-苯并（a）芘］

多环芳烃（polycyclicaromatic hydrocarbons，PAH）是指2个以上的苯环连在一起的化合物，根据其化学结构可分为苯环类、杂环类，3,4-苯并（a）芘是多环芳烃类化合物（PAHs）的主要代表，也是PAHs中致癌性研究最多的一种。3,4-苯并（a）芘［3,4-B（a）P］又称苯并（a）芘［benzo（a）pyrene］，纯品为无色至淡黄色、针状晶体，不溶于水，微溶于乙醇、甲醇，溶于苯、甲苯、二甲苯、氯仿、乙醚、丙酮等。本品在工业上无生产和使用价值，只作为生产过程中形成的副产物随废气排放，焦化厂炼焦炉煤气生产过程是排放3,4-苯并（a）芘最严重的场所。垃圾焚化炉、炭黑厂、炼铁、炼钢及柏油铺路工人也是较多接触3,4-苯并（a）芘的人群。在日常生活中，吸烟、食用烟熏烧烤食物、汽车尾气、生活炉灶等亦可接触。因3,4-苯并（a）芘的污染最广，致癌作用强，常以3,4-苯并（a）芘作为多环芳烃化合物污染的监测指标，本节就多环芳烃与3,4-苯并（a）芘相结合，阐述其致癌作用。

一、致癌表现

（一）动物实验资料

PAHs的致癌性已被人们研究了200多年。直到1932年，最重要的多环芳烃——3,4-苯并（a）芘从煤焦油和矿物油中被分离出来，并在实验动物中发现有高度致癌性。19世纪70～90年代，研究者们进行大量动物实验，发现3,4-苯并（a）芘可引起小鼠、大鼠、仓鼠、豚鼠、兔、鸭、蝾螈、猴等多种实验动物致癌，染毒途径包括经口、皮肤、吸入、气管与支气管内、皮下、腹膜及静脉注射，引起肺、气管、胃、肝、皮肤等染毒局部或全身器官组织的肿瘤。目前已明确3,4-苯并（a）芘可引起小鼠肺癌、胃癌、肝癌、淋巴组织癌、注射部位恶性肉瘤、皮肤癌；大鼠肺癌、注射部位恶性肉瘤、乳腺癌；仓鼠肺癌、气管癌、喉癌、胃癌、注射部位恶性肉瘤。

Weyand等（1995年）分别用每克含有16、98ppm 3,4-苯并（a）芘的饲料喂饲A/J雄性小鼠260天，实验开始时每组30只小鼠，共3组。结果对照组4只小鼠出现肺肿瘤，发病率19%（4/21），均为肺腺瘤，未见胃癌。16ppm组9只小鼠出现肺肿瘤，肺肿瘤发生率36%（9/25），其中7只为肺腺瘤，2只为肺腺癌；并有5只出现胃癌，发生率20%（5/25），3只小鼠发生乳头状瘤，还发现2只小鼠出现恶性上皮瘤。98ppm组14只小鼠出现肺肿瘤，发生率52%（14/27），均为肺腺瘤；27只小鼠出现胃癌，发生率100%，其中13只小鼠为乳头状瘤，14只小鼠为恶性上皮瘤，组间发生率均有统计学差异（$P<0.05$）。

RoumenB等（2007年）将3,4-苯并（a）芘溶于橄榄油中，采用单次皮下注射的方式染毒Swiss albino小鼠，染毒组24只，雌、雄各半；对照组36只，雄性15只，雌性21只。染毒组于小鼠出生后12小时，将1.0mg 3,4-苯并（a）芘溶于0.025ml橄榄油中，一次性注射在每只小鼠肩胛间部位，对照组不做处理。分别在出生后75天和210天处死。染毒组发现21只小鼠出现肺肿瘤，其中20只为肺腺瘤，1只出现肝血管肉瘤，1只胸腔横纹肌瘤，2只造血系统肿瘤；对照组发现1只胃乳头状瘤，7只造血系统肿瘤，两组间仅肺肿瘤发生率有统计学意义（$P<0.001$）。

Thyssen等（1981年）用含0.1%3,4-苯并（a）芘的盐溶液雾化吸入的方法染毒叙利亚金黄色仓鼠，99%雾化颗粒直径>0.2μm，9.5mg/m^3 和46.5mg/m^3 剂量组诱发出鼻腔、喉、气管等呼吸道肿瘤，咽、食管和胃等上消化道肿瘤。肿瘤类型有肉瘤、乳头状瘤和鳞状细胞癌。

每周 3 次摄入 100mg 3,4-苯并（a）芘，有超过 60%的大鼠发生皮肤肿瘤；当摄入剂量降为 3mg 时，大鼠皮肤肿瘤的发生率下降到约 20%；当剂量恢复到 100mg 后，皮肤肿瘤的发生率又可急剧上升至近 100%。Shimizu 等（2000 年）发现，在每周给予小鼠 200μg 3,4-苯并（a）芘 25 周后，芳香烃受体缺乏（$AhR^{-/-}$）的小鼠均未发生皮肤肿瘤，而芳香烃受体阳性（$AhR^{+/-}$ 或 $AhR^{+/-}$）的小鼠有 90%出现皮肤肿瘤，主要是鳞状上皮细胞癌。

DiGiovanni 等（1980 年）在 3,4-苯并（a）芘和 TPA 或巴豆油的小鼠联合致癌实验中发现，TPA 或巴豆油对 3,4-苯并（a）芘致皮肤肿瘤发生有促进作用，产生的皮肤癌症主要为乳头状瘤。

Toth（1980 年）采用结肠滴入法，3,4-苯并（a）芘可致大鼠皮肤癌，主要为鳞状上皮细胞癌，致癌原因可能是 3,4-苯并（a）芘通过肛门渗出致癌。

（二）流行病学资料

英国、日本、美国等研究表明，城市居民肺癌死亡率与大气中 3,4-苯并（a）芘浓度呈明显正相关，大气中 3,4-苯并（a）芘浓度每增加 0.1μg/100m^3，肺癌死亡率升高 5%。我国对 3000km^2 农村地区近 60 万人的流行病学调查结果提示，室内空气中 3,4-苯并（a）芘日平均浓度与人群肺癌死亡率之间存在接触-反应关系，关系式为：

$P=2.03\times10^{-7}X^{1.7}$。

P：居民肺癌死亡率（1/10 万）

X：室内空气中 3,4-苯并（a）芘日平均浓度（μg/100m^3）

目前尚未见单独接触 3,4-苯并（a）芘的职业流行病学报道，但对含有 3,4-苯并（a）芘的混合物的职业流行病学调查表明，多种肿瘤的发生与 3,4-苯并（a）芘有关，如焦炭生产与肺癌；煤的气化与肺癌、膀胱癌；铺屋顶工人的肺癌；煤焦油蒸馏与皮肤癌；煤烟与肺癌、食管癌、皮肤癌；铝熔炼与肺癌、膀胱癌；烟草烟雾与肺癌、唇癌、口腔癌、咽癌、食管癌、喉癌、膀胱癌等。有人曾对不锈钢生产工人肺癌死亡率的调查发现，工龄超过30年的铸钢工人，肺癌死亡率明显增加，但食管癌、胃癌、肾癌、膀胱癌等是否与PAHs有关，目前尚缺乏有力证据。我国四个老钢铁厂焦炉工肺癌的死亡率均明显高于当地男性城市居民的肺癌死亡率，肺癌死亡的标化死亡比（SMR）为3.85～9.68，肺癌潜伏期平均21年。美国钢铁厂焦炉工肺癌SMR为2.52，炉顶工为7.31。

国际癌症研究所（IARC）将3,4-苯并（a）芘归入1类，人类致癌物，可致肺癌。我国将焦炉工人肺癌列入职业肿瘤名单中。

（三）临床表现

3,4-苯并（a）芘可以从各种途径进入体内，其中以经皮吸收和呼吸道吸入最为重要。接触焦油逸出物引起肺癌的潜伏期一般为9～23年，发病年龄较一般人群早。临床上肺癌症状可表现为咳嗽、咯血、胸痛、气促等，有阻塞性肺炎、肺不张者可出现相应的症状和体征。晚期一般消瘦、乏力，出现低热和恶液质。长期接触沥青、煤焦油的工人还会出现表皮增生样角化性新生物，呈乳头瘤样外观可视为癌前期损害。

（四）防治原则

3,4-苯并（a）芘污染人类环境的范围很广，其预防措施涉及生产企业的工艺操作过程、废水废气综合利用和处理、自来水净化、改进汽油燃烧、改良食品烟熏剂、不吸烟或少吸烟等。对密切接触多环芳烃类化合物的工人应进行健康监护和生物学监测，测定尿中1-羟基芘是有价值的生物学指标。血清中糖类抗原50（CA50）对高危职业人群发生肺癌的危险性分析和早期诊断具有一定的意义，焦炉作业工人血清中CA50的含量直接接触组明显高于非直接接触组，并且有随着接触工龄的增长而升高的趋势。

二、致癌机制

目前认为3,4-苯并（a）芘是一种前致癌物，只有经代谢活化变成终致癌物才具有致癌活性。动物实验中，3,4-苯并（a）芘主要通过两种既互补又各自独立的途径致癌，即形成二烯环氧化物和形成自由基阳离子。另外还有苯甲基氧化、邻醌类活性氧、芳香烃受体、免疫抑制、表观遗传等多种理论解释3,4-苯并（a）芘的致癌机制。

1. 二烯环氧化物机制

3,4-苯并（a）芘进入机体后，首先经芳烃羟化酶（AHH）催化在7、8碳位上形成环氧化物，一部分环氧化物经谷胱甘肽-S-转移酶（GST）催化生成GST-S结合物，排出体外。另一部分经环氧化物水解酶（EH）水解为3,4-苯并（a）芘-二氢二醇，3,4-苯并（a）芘-二氢二醇在细胞色素P450催化下，进一步形成3,4-苯并（a）芘-二氢二醇-9,10环氧化物（BPDE）。BPDE内的环氧化物位于饱和角环上，构成湾区，具有很高的生物活性，可与核酸碱基和蛋白质氨基酸的亲核基团共价结合形成加合物，构成癌变的物质基础。

3,4-苯并（a）芘的代谢产物中反式二氢二醇环氧苯并芘（anti-BPDE）的致癌毒性最强。用0.01、0.05、0.1、0.5、1.0、2.0、4.0、8.0μmol/L浓度的anti-BPDE溶液处理人支气管上皮细胞16HBE，发现其可诱导16HBE细胞恶性转化，绝对克隆形成率和相对克隆形成率随处理浓度增加而递减，呈明显的剂量-反应负相关关系。用浓度为2.0μmol/L anti-BPDE处理的第30代16HBE细胞接种BALB/C裸鼠头颈部皮下，处理组均观察到接种处出现约1.5cm大小肿块，病理诊断为鳞状细胞癌，对照组未见皮下结节形成，以上实验均提示BPDE具有致癌作用。

徐坤等用^{32}P后标记法检测云南省宣威地区肺癌患者的纤维支气管镜刷落细胞PAHs-DNA加合物，实验组30人，为接触煤烟的宣威地区肺癌患者，对照组10人。结果表明，宣威肺癌患者的PAHs-DNA加合物水平远远高于对照组，肺癌患者中吸烟组DNA加合物水平高于不吸烟组，差异均有统计学意义（$P<0.05$）。

2. 自由基阳离子机制

自由基阳离子学说一般用来解释3,4-苯并（a）芘致小鼠皮肤肿瘤的形成。3,4-苯并（a）芘通过CYP同工酶和过氧化酶等作用，单电子氧化，在碳六环上形成自由基阳离子，引起电离电位和局部构象的改变。在自由基阳离子作用下，小鼠皮肤上鸟嘌呤和腺嘌呤的共价加合物增多，这种加合物性质不稳定，从而生成无嘌呤位点。分别用25nmol 和 800nmol 3,4-苯并（a）芘溶于丙酮溶液涂抹雌性 CD-1 小鼠背部皮肤，随后用促进剂对苯二甲酸（TPA）继续涂抹同一部位，每周 2 次，持续 26 周，诱导形成的肿瘤主要为皮肤乳头状瘤，观察肿瘤样本中 c-Ha-ras 原癌基因的突变。结果发现，高、低剂量组肿瘤样本、增生样本、正常皮肤中 c-Ha-ras 原癌基因的突变率有统计学差异（$P<0.0001$），肿瘤样本 c-Ha-ras 原癌基因的突变率高于其他样本，所有突变均位于 c-Ha-ras 原癌基因的 12、13、61 密码子，大部分肿瘤样本中发现 G→T 碱基转换。

3. 对细胞周期和致癌基因的影响

BPDE 可引起原癌基因 ras、人表皮生长因子受体-2（HER-2）、真核生物翻译延长因子表达增高，p63 基因表达异常，而抑癌基因 p53、同源磷酸酶-张力蛋白基因、DNA 聚合酶 K 基因的高表达提示对 BPDE 的刺激具有保护作用。刘秉慈等用 100μmol/L 3,4-苯并（a）芘溶于二甲基亚砜中染毒人胚肺成纤维细胞（HELF），诱导建立具有转化细胞部分特征的 T-HELF 细胞模型，并设同浓度的二甲基亚砜对照组。将 T-HELF 细胞培养 6 周后，观察到该细胞生长迅速、排列紊乱，出现细胞体积变大、细胞核增大或含多核等形态改变，培养 12 周后，成纤维细胞从梭形转为圆形。在没有血清的条件下观察 T-HELF 细胞的周期，发现 T-HELF 细胞并没有因为缺乏生长因子的刺激而停滞在 G1 期，而是继续前进。检测 T-HELF 细胞中影响细胞周期的蛋白质改变，细胞周期蛋白 D1（cyclin D1）表达明显高于 HELF 细胞，CDK4、E2F-1 和 E2F-4 的表达与对照组相比没有明显改变，说明 cyclin D1 的高表达可能与 T-HELF 细胞的快速增殖有关。

另有实验者用 5μmol/L 3,4-苯并（a）芘处理 HELF 细胞后，用聚合酶链反应（PCR）和 Western blotting 检测其对细胞周期相关基因 mRNA 和蛋白质的影响。结果发现，3,4-苯并（a）芘促进 p53、细胞周期蛋白 D1（cyclinD1）、细胞周期蛋白依赖激酶 2（CDK2）、细胞周期蛋白依赖激酶 4（CDK4）和 p21mRNA 及蛋白质的表达

（$P<0.05$ 或 $P<0.01$），抑制 cyclinE mRNA 及蛋白的表达（$P<0.01$），而对 cyclinA 和 p27mRNA 及蛋白质表达没有明显影响（$P>0.05$）。该实验者认为，3,4-苯并（a）芘诱导 cyclinD1、CDK2 和 CDK4 的表达来加快细胞周期的进程。

Barbara 研究新生儿、肺癌、结肠癌等不同人群 DNA 中芳香烃受体近端启动子短串联序列（GGGGC）的多态重复性时发现，肺癌患者 $(GGGGC)_2$ 等位基因的表达是一般人群的 8 倍，并具有遗传性。以我国云南宣威肺癌患者为模型研究环境致癌剂 PAHs 对肺癌 DNA 甲基化影响，结果显示，在肺癌组织中有 23368 个 DNA 甲基化位点显著升高，用 3,4 苯并（a）芘处理培养的支气管上皮细胞，其处理细胞的甲基化改变与培养的宣威肺癌细胞系 XLA-07 及肺癌组织的甲基化改变，存在高度重叠，有大量共有高甲基化位点，预示环境致癌剂 PAHs 可导致 DNA 甲基化的改变。

三、危险度评价

焦炉作业工人长期接触焦炉逸散物中的多环芳烃，肺癌标化死亡比（SMR）为 3.82，是肺癌的高发人群。我国曾对山西某大型钢铁公司炼焦工、煤气工人及土焦区居民肺癌发病率进行流行病学调查，结果表明，炼焦工及煤气工患肺癌的相对危险度（RR）为 6.20～19.56，土焦区居民的肺癌 RR 为 3.81，高于其他流调结果，其原因可能与当地炼焦设备陈旧、工艺落后、缺乏防护措施、企业向外环境释放大量致癌原、居民长期生活在污染严重的环境中等因素有关。而云南省宣威地区肺癌高发的主要危险因素是室内燃煤导致 PAHs 污染。调查结果表明，以 3,4-苯并（a）芘为代表的致癌性 PAHs 致肺癌的 RR 是 0.087，即一个人终生连续暴露于 $1\mu g/m^3$ 的 3,4-苯并（a）芘，其患肺癌的危险度将增加 0.087。研究同时表明，该地区空气中 3,4-苯并（a）芘的日平均浓度与人群肺癌死亡率之间有剂量-反应关系。

王登忠等运用状态风险分析理论，选择生活燃料（包括改炉改灶）、吸烟和慢性支气管炎病史为伴随变量，建立了宣威男性肺癌的危险状态分类模型。根据该分类模型，高危险状态为燃烟煤、且改灶年限<10年并吸烟者；中危险状态为燃烟煤、且改灶年限<10年而不吸烟者，烧烟煤且改灶年限≥10年但有慢性支气管炎者；低危险状态为烧烟煤、且改灶年限≥10年而无慢性支气管炎者，及不烧烟煤者。同时可以看出，决定危险状态高低的主要因素为生活燃料，并提示在采取改炉改灶干预措施的同时，应考虑吸烟及慢性支气管炎的影响。

有人估计，成年人每年从食物中摄取的PAHs总量为1～2mg，如果累积摄入PAHs超过80mg即可能诱发癌症，因此人体每日进食3,4-苯并（a）芘的量不能超过10μg。有关食品中3,4-苯并（a）芘的允许量，我国已制定的标准有：熏制动物食品3,4-苯并（a）芘≤5μg/kg，食用植物油中3,4-苯并（a）芘≤10μg/kg。

（汪庆庆　张晓玲　王民生　常元勋）

主要参考文献

1. 程娟，冷曙光，牛勇，等．多环芳烃致4种细胞彗星尾矩和双核细胞微核率变化差异的研究．卫生研究，2008，37（3）：273-276.
2. 王玉民，王丽华，郭彩虹，等．炼焦工业职业肺癌流调病因及抗肺癌阻断实验研究．山西医药杂志，1997，26（4）：126-130.
3. 姜英，饶凯敏，陈曦，等．p63和p73的表达与苯并（a）芘致H1299和16HBE细胞DNA损伤的关系．癌变·畸变·突变，2009，21（4）：271-275，279.
4. 庄志雄．靶器官毒理学．北京：化学工业出版社，2006：65-78.
5. 江泉观，纪云晶，常元勋．环境化学毒物防治手册．北京：化学工业出版社，2004：8.
6. Balansky R，Ganchev G，Itcheva M，et al. Potent carcinogenicity of cigarette smoke in mice exposed early in life. Carcinogenesis，2007，28（10）：2236-2243.
7. 何凤生．中华职业医学．北京：人民卫生出版社，1999.
8. Xue WL，Warshawsky D. Metabolic activation of polycyclic and heterocyclic ar-

omatic hydrocarbons and DNA damage: A review. Toxicol Applied Pharmacol, 2005, 206 (1): 73-93.

9. Chung-Min L, Chia-Pin C, Wei-Yu C, et al. Lung cancer risk in relation to traffic-related nano/ultrafine particle-bound PAHs exposure: A preliminary probabilistic assessment. Journal of Hazardous Materials, 2011, 190 (1): 150-158.
10. Roumen B, Gancho G, Marietta I, et al. Potent carcinogenicity of cigarette smoke in mice exposed early in life. Carcinogenesis, 2007, 28 (10): 2236-2243.
11. Ian WH, Kristian D, Keen M, et al. Interactions between polycyclic aromatic hydrocarbons in complex mixtures and implications for cancer risk assessment. Toxicology, 2014, 321: 27-39.
12. Barbara CS, Michael SB, Susan W, et al. Analysis of the AHR gene proximal promoter GGGGC-repeat polymorphism in lung, breast, and colon cancer. Toxicology and Applied Pharmacology, 2015, 282: 30-41.

第十二章

芳香族胺基化合物

第一节　联 苯 胺

联苯胺（benzidine）又名4,4′-二氨基联苯，是一种联苯衍生物。联苯胺是染料合成的重要中间体，它可以与亚硝酸反应生成重氮盐，此种盐与酚类或芳香胺类化合物作用，可以合成超过300多种联苯胺染料而广泛用于印染、纺织和皮革等行业。由于联苯胺的毒性和致癌性已经明确，世界上很多国家已禁止使用联苯胺，但联苯胺含量超标制品和接触联苯胺职业人群的健康仍然受到很大的危害。联苯胺可经呼吸道、胃肠道、皮肤进入机体。联苯胺吸收进入机体内后，随血液循环分布体内各器官，其分布次序为：肝>肾>脾>心>肺。联苯胺的代谢在肝中进行，形成各种结合物（图12-1），通过循环系统进入尿液。接触联苯胺后，80%～90%的联苯胺以3-羟基联苯胺代谢物（通过耦联）的形式从尿液中排出。从接触者尿中可检测到联苯胺及其代谢产物，以此可作为联苯胺的接触指标。

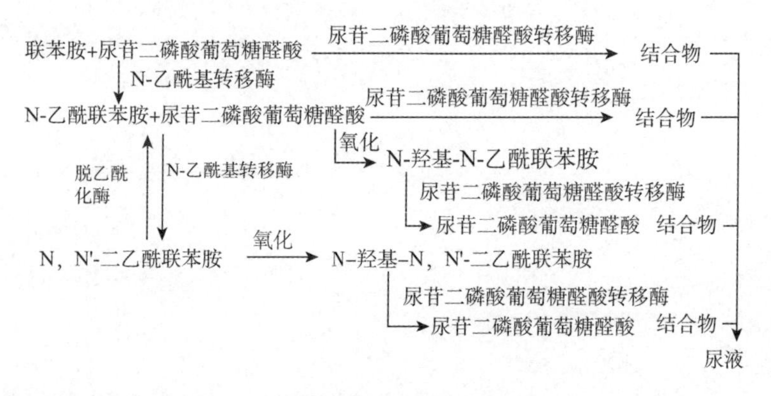

图12-1　联苯胺在肝内代谢反应示意图

一、致癌表现

(一) 动物实验资料

Spity 等（1950 年）首次在给予大鼠皮下注射联苯胺后诱发了大鼠肝癌，之后在大鼠、小鼠、仓鼠、兔、狗、猴中用喂饲、灌胃、涂皮等方式均成功诱发了各种肿瘤，其中以肝肿瘤为主。实验证实小鼠皮下注射联苯胺 8mg/kg（35 周，间断）呈现出致肝肿瘤阳性；大鼠经口给予联苯胺 4500mg/kg（30 日，间断）也出现致肝肿瘤阳性。1970 年，有人用吸入方式使 11/14 大鼠发生了肝肿瘤，发生部位与其他给药途径一致。联苯胺对于不同种属动物，作用的靶器官也不同。大量研究发现，联苯胺对狗主要诱发膀胱癌；对小鼠主要为肝、肺、子宫癌；对大鼠为肝、肠、乳腺、外耳道癌、白血病；对兔为膀胱、胆道、肝肿瘤；对猪为肝、肾、肺肿瘤；对禽类为肾肿瘤；而对豚鼠则完全不致癌。有人对联苯胺进行了 2 年的大鼠致癌实验，雄性大鼠的剂量为 70、150、300ppm，雌性大鼠的剂量为 150、300、600ppm。在实验的后阶段，部分大鼠因为发生肝肿瘤和肺肿瘤而死亡；对 9 个月和 15 个月时仍存活的雄性大鼠病理学研究发现，其肝、肺、皮肤、大肠、小肠、口腔等部位出现新生物，尤其在腺体和皮肤部位数量最多。雌、雄大鼠在 2 年致癌实验结束时，皮肤和肝中均发现了明确的肿瘤，另外小肠、大肠、肺和口腔部位中也出现肿瘤。

Schieferstein GJ 等（1988 年）给予 Balb/c 小鼠经饮水染毒 3,3-二甲基联苯胺，剂量分别为 5、9、18、35、70 和 140ppm，并在 13、26、39、52、78、116 天 时处死小鼠。病理检查发现在 140ppm 剂量组雄性小鼠第 78 天出现肺上皮细胞瘤，而雌性小鼠则没有出现肿瘤，这说明联苯胺的致癌性可能存在着性别差异。中国仓鼠长期喂饲 44～61mg/(kg·d) 联苯胺，出现了胆管瘤和肝细胞瘤。对于 10 只雄性狗和 6 只雌性狗连续 60 个月的喂饲联苯胺实验，剂量分别为 17.6mg/kg（前 15 个月）和 26.4mg/kg（后 45 个月），第 19 个月时，其中一只雄性狗出现膀胱上皮细胞癌，跟踪观察发现，分别在第 7、8、10 年后，又有 3 只雄性狗患有膀胱乳头状瘤以及膀胱癌。

美国国家毒理研究所共选取3456只雌、雄小鼠，每天分别喂饲2.5～26.5mg/kg联苯胺，在第40、60、80周处死小鼠后病理检查。结果发现，即使是最低剂量组，雌、雄小鼠均出现肝细胞变性、肝细胞腺瘤和肝细胞癌，与对照组相比有统计学意义。且肝细胞的变性等病理改变与联苯胺存在剂量-反应关系。

（二）流行病学资料

流行病学资料证明，工人长期职业性接触联苯胺，可导致发生膀胱癌的概率增加。国际癌症研究所（IARC）将联苯胺归入1类，人类致癌化学物，可致膀胱癌。我国已将联苯胺致膀胱癌列入职业肿瘤名单。

有报道指出，在日本有592名工人因为长期职业接触联苯胺引发了膀胱癌。Brown SC等（2011年）进行了接触联苯胺染料的997名工作人员的历史性队列研究，通过对这些接触联苯胺染料工人的医院登记和死亡登记资料的分析，最终发现接触联苯胺人群中膀胱癌和小肠癌的发生率明显增高，且有剂量-反应关系。

Tomioka K等从1953年到2011年期间对224例有暴露联苯胺的男性人群进行了前瞻性队列研究，分别监测了人群对联苯胺的暴露量和暴露时间，暴露结局是这一接触人群的癌症发生率，同该地区男性人群的癌症发生率作比对，结果发现暴露人群的癌症发生率明显高于正常人群，肺癌和膀胱癌的发生率发生显著上升。

Ugnat AM等（2004年）对加拿大西部4个省已确诊的膀胱癌患者549例和1099名正常对照人群进行了回顾性流行病学调查，发现在549例膀胱癌患者中有职业接触联苯胺的人数是正常对照人群中接触联苯胺人数的2.2倍。美国的一个对于538例接触联苯胺的人群队列研究中发现，在长期接触联苯胺的工人中，包括那些长时间接触联苯胺后停止接触的工人，其膀胱癌的发生风险也明显增高。

国内在对上海、天津、吉林等染料生产厂的联苯胺接触者进行流行病学调查研究资料显示，联苯胺作业的男性工人膀胱癌的发生率高达167.84/10万。并且其接触时间与膀胱癌的发生率呈正相关。对天津染料行业8个工厂千余名从事联苯胺类染料生产的男性工人进行了前瞻性研究分析，通过 20 多年系统健康监护和定期普查随访发现，该人群接触联苯胺工龄 2～24 年，平均为 10.1 年，膀胱癌发生率为 431.19/10 万，是天津同时期居民膀胱癌发病率的 28 倍。此外，还发现接触联苯胺工人出现了肺癌、肝癌、肾盂癌等。

20 世纪 80 年代初，对上海 7 家曾使用或生产过联苯胺的染料化工厂中进行了联苯胺接触工人的回顾性队列流行病学研究，以联苯胺接触工人 736 名（男 550 名，女 186 名）为调查对象，结果发现，发生膀胱癌 15 例（男 14 例，女 1 例），以上海市区居民的癌症发病率为标准进行标化，联苯胺接触工人膀胱癌的发病率是上海居民的 35 倍，其中直接接触联苯胺的某些工种工人膀胱癌的发病率比上海市居民甚至达到 75 倍。1988 年起开始对该联苯胺接触工人（后扩大为 992 名）中，部分接触联苯胺年限较长和直接接触联苯胺的工种工人进行了 18 年间 5 次医学监护。发现 992 名中发生膀胱癌患者 25 例（含女性 1 名），死亡 16 名，其中在医学监护 18 年期间，发生膀胱癌患者 10 名（全部男性，占总人群的 1.01%），现已死亡 3 名。992 名工人中膀胱癌的总发生率超过 1%，年平均粗发生率达 56/10 万。

王卉等（2001 年）对千余名男性联苯胺作业工人近 20 年的医学监护和定期普查随访，已检出膀胱癌患者 88 名（包括 2 名肾盂癌患者），其中有 14 名为多原发癌患者（表 12-1）。

（三）临床表现

联苯胺对皮肤和黏膜具有刺激作用，可引起接触性皮炎。长期接触可引起出血性膀胱炎、膀胱复发性乳头状瘤和膀胱癌。膀胱癌最常见的症状是无痛性肉眼血尿，大约 85%的患者有此症状。实际上如果尿液样本足够多的话，所有膀胱镜发现的膀胱癌患者都存在镜下血尿。多于半数的患者因肉眼血尿就诊而被诊断为膀胱癌。全程无痛肉眼血尿是膀胱癌的典型症状。排尿困难是膀胱癌的第二大症状，伴有排尿困难往往是弥漫性原位癌或浸润性膀胱癌的症状。其他还有膀胱刺激症状，如尿频、尿急等。血尿同时伴有膀胱刺激症状往往提示肿瘤侵犯膀胱颈或前列腺部尿道。有人认为尿频对膀胱癌来说是一个重要的症状，因为有报道称，约 1/3 的患者有该症状。而原位膀胱癌患

表 12-1 14 名多原发癌患者临床资料

病例	联苯胺作业工龄（年）	膀胱癌潜伏期（年）	首发肿瘤	间隔时间	第二肿瘤	间隔时间	第三肿瘤
1	10	21	膀胱移行上皮细胞癌Ⅱ级	8 年	右输卵管移行上皮细胞癌	10 年	左肾盂癌
2	5	31	膀胱移行上皮细胞癌Ⅱ级	同时	右输卵管移行上皮细胞癌		
3	16	26	膀胱移行上皮细胞癌Ⅱ级	2 个月	左肺上叶肺鳞癌		
4	11	34	膀胱移行上皮细胞癌 Ⅱ～Ⅲ级	3 个月	肝左叶肝细胞癌		
5	4	24	膀胱移行上皮细胞癌Ⅱ级	1 年 4 个月	肺鳞癌		
6	4	26	膀胱移行上皮细胞癌乳头状瘤	3 年	贲门癌		
7	5	21	膀胱移行上皮细胞癌Ⅲ级	7 年	肺鳞癌		
8	15	32	膀胱移行上皮细胞癌Ⅱ级	10 年	胰头癌		
9	18	27	膀胱移行上皮细胞癌Ⅱ级	10 年 5 个月	右肺下叶肺鳞癌		
10	10	16	膀胱移行上皮细胞癌Ⅱ级	11 年	肺癌		
11	3	26	膀胱移行上皮细胞癌Ⅱ级	13 年	肺癌		
12	14	18	膀胱移行上皮细胞癌	24 年	肺癌		
13	2	42	喉癌	4 年	膀胱移行上皮细胞癌Ⅰ级		
14	24	40	眼睑皮肤癌		膀胱移行上皮细胞癌Ⅲ级		

者要么没有症状，要么即为严重的尿频、尿急和排尿困难。其他症状与体征还有因输尿管开口受阻引起的腰痛、下肢水肿，以及可触及的盆腔包块。膀胱癌的转移症状如体重下降、腹痛、骨痛等则很少见。

王卉等（2001 年）对 88 例联苯胺致膀胱癌患者的临床及预后分析发现，其中 28 名患者确诊前无任何临床症状和体征，或仅有尿路刺激症状，是通过医学监护定期检查而发现的。接触联苯胺所引发的膀胱癌和普通人群膀胱癌在发生部位上无大区别，但具有明显的多发性。除 2 名为肾盂癌外，86 名均为膀胱肿瘤（2 名伴发输尿管下端癌，2 名侵及前列腺）。膀胱癌发生部位以膀胱侧壁、输尿管口附近、三角区、顶部、底部为多见，膀胱颈部、尿道内口、后壁、前壁也有发生。两处以上多发肿瘤患者 37 例，占全部膀胱癌患者（88 例）的 43％。

（四）防治原则

对于联苯胺中毒的预防，首先是要从根源上解决问题，西方国家已经制定了一些标准和制度，来限制联苯胺类物质在染料行业的使用，防止其对人类的健康危害。作为印染大国的中国应该出台一些相应的限制措施和卫生标准，进行工艺改革，采用替代品，从源头上消灭联苯胺的使用。对于一些含有联苯胺类的物质要严格检查控制，防止其流入到市场和人群接触。其次是要加强个人防护和个人卫生，对于要接触到联苯胺时，要做好防护措施，穿防护工作服，佩带防毒面具，安全防护眼镜。工作后及时换洗工作服，用温水彻底沐浴。最后是要做好就业前的体检和作业工人的定期体检，一旦发现问题立即采取相应措施，停止接触，预防控制，保证工人的健康。另外，还应对职业性膀胱癌高危人群进行定期医学监护，这是提高早期膀胱癌检出率，从而提高膀胱癌患者生存率的有效手段。用作常规筛检的方法主要是尿脱落细胞学及血尿检查。一般每年检查一次。尿细胞学诊断有巴氏分级标准，如出现Ⅱ级以上改变应缩短检查周期。Ⅱ级是指出现非典型性改变，应进行膀胱镜检查。血尿对无症状膀胱癌的筛检是有价值的。

国内外不少研究报道了核有丝分裂器蛋白 22（nuolearmitotiCapparatus protein 22，NMP22）与膀胱肿瘤的关系，并且它已被美国食品和药品管理局（FDA）批准用于膀胱癌的监测。膀胱肿瘤细胞内NMP22的含量至少比正常细胞高25倍，而且这些NMP22在细胞凋亡时会以相对分子量（19～300）$\times10^3$，裂解片段或复合体的形式被释放到尿液中，表明尿液中的NMP22含量在一定程度上反映了细胞的增殖状况，NMP22可作为职业性接触联苯胺膀胱癌高危人群医学监护的生物指标。北京医科大学第一医院（现北京大学第一医院）采用酶联免疫吸附实验测定312例膀胱癌患者尿样的NMP22值，灵敏度71%，特异度75%。

二、致癌机制

联苯胺的致癌机制研究主要集中在两个方面，一是联苯胺在体内进行一系列代谢活化，诱发靶分子DNA断裂或形成DNA加合物等损害作用，最终导致基因突变。二是联苯胺及其代谢产物对癌基因的激活与使抑癌基因的失活。联苯胺在肝中经过N-乙酰化和N-羟基化，生成的主要代谢活化产物和中间产物有N-乙酰联苯胺、N,N′-二乙酰联苯胺、N-羟基-N,N′-二乙酰联苯胺、N-羟基-N-乙酰联苯胺等，这些物质再进一步经N-羟基-N-乙酰联苯胺的O-乙酰化作用，然后与DNA碱基结合形成DNA加合物。在啮齿类动物和人类，均能检测到联苯胺乙酰化的DNA加合物主要有N-脱氧鸟苷-8-羟基-N-乙酰联苯胺和N-脱氧鸟苷-8-羟基-N-N′-乙酰联苯胺。

人和其他哺乳动物对联苯胺的N-乙酰化作用是依赖乙酰辅酶A的N-乙酰基转移酶（N-acetyltransferase，NAT）催化，该酶的基因位于人8号常染色体的两个位点AAC21和AAC22编码的区段，分别以NAT1和NAT2表示，参与联苯胺的代谢解毒。此酶分布于许多器官，但以肝中为最主要。根据N-乙酰化作用能力的差异，将人群按表现型分为慢乙酰化表现型和快乙酰化表现型两种类型。Hickman等研究发现，携带NAT2基因型，即携带慢乙酰化表型的个体，对联苯胺致膀胱癌的易感性增加。对职业人群的研究发现，联苯胺致膀胱癌患者中慢乙酰化表现型的比例（64.7%），显著高于对照组中慢乙酰化表现型的比例（55.9%）。Carreón T等也发现联苯胺职业接触人群膀胱癌的发生率与 NA T2 基因型的多态性有关，携带 NAT2 基因型者是膀胱癌的高发人群。谷胱甘肽-S-转移酶（GST）是体内重要的Ⅱ相解毒酶，在联苯胺致膀胱癌患者中，29.6%为 GST 纯合子缺失。

近年有研究运用单链探针依赖随机化末端连接物聚合酶链反应（RDPCR）技术，检测到腹腔注射联苯胺对大鼠膀胱组织中 p53 基因外显子 7 的 DNA 损伤作用，显色后观察到杂交条带，说明联苯胺对大鼠 p53 基因外显子 7 具有 DNA 损伤作用，推测其对泌尿系统的致癌机制可能与 p53 基因损伤有关。沈春琳等研究职业联苯胺接触者与膀胱癌患者突变型 p53 蛋白的表达。将职业联苯胺接触人群按接触强度指数（作者定义为工种接触强度序数与工种的累计从事年限之乘积）分成 3 组，指数≤5 者归入 1 组，指数>5 而≤20 者归入 2 组，指数>20 者归入 3 组，加上现患膀胱癌组，计算 4 个组突变型 p53 蛋白的阳性率和定量积分均值。结果发现，随着联苯胺接触强度指数的增高，接触者突变型 p53 蛋白的阳性率不断增加，膀胱癌患者组突变型 p53 蛋白的阳性率（83.3%）高于 1 组（33.3%）。作者认为，在联苯胺接触强度较低的范围内，随着接触强度的增加，接触工人血清中突变型 p53 蛋白的阳性表达呈现剂量-反应关系；但接触强度超过了这个范围（强度指数>20 者），接触者血中突变型 p53 蛋白的阳性率以及表达量将不再随着接触强度的上升而增高；而尿脱落细胞病变程度在联苯胺接触强度较高的情况下与突变型 p53 蛋白的阳性率及其表达量有正相关关系。据上海的一项研究试验证实，通过免疫 PCR 的方法分析了 331 名接触联苯胺人群的 p53 基因突变情况，结果发现在高剂量和中剂量接触人群中，p53 基因突变频率明显高于低剂量接触人群，这和动物实验得出的结论是一致的。

三、危险度评价

职业肿瘤发生率仅占所有癌症的 1%～5%。而职业性膀胱癌在所有膀胱癌中的比例可达 20%～27%，可见其占有重要地位。已有流行病学资料充分证实，工人长期职业接触联苯胺，除可诱发膀胱癌的概率增加外，还可诱发肝、肾、口腔、食管、胃、胆囊、胆管、胰腺等器官以及中枢神经系统等癌症发生的危险性。

联苯胺诱发膀胱癌发生率的高低与工种密切相关，联苯胺制造者膀胱癌发生率明显高于联苯胺使用者。国内调查发现，联苯胺制造工人中，压滤工人膀胱癌发生率为 678.7/10 万，转位工人为 427.4/10 万；联苯胺使用工中，配料工膀胱癌发生率为 203.8/10 万，合成工人为 186.3/10 万，而后处理工人只有 48.5/10 万。联苯胺致膀胱癌的潜伏期范围为 1～46 年，平均 16～21 年，潜伏期的长短取决于接触联苯胺浓度与首次接触年龄。Case 对接触联苯胺仅 1 年的 2466 人的调查发现，有 486 名工人患膀胱癌。Scott 对接触联苯胺 6 个月以上的 667 名生产工人调查中发现了 123 名工人患膀胱肿瘤，平均的潜伏期为 16 年（1～46 年），总的发生率为 18.4%（123/667）。另外按接触联苯胺年限分类统计膀胱肿瘤发生率，发现膀胱肿瘤发生率随接触联苯胺年限的增加而增加，接触年限 0～10 年的膀胱肿瘤发生率为 6%（26/429）；接触年限 11～20 年的膀胱肿瘤发生率为 37%（51/139）；接触年限 21～30 年的膀胱肿瘤发生率为 39%（29/75）；接触年限 30 年以上的膀胱肿瘤发生率为 71%（17/24）。

据上海、天津、吉林 3 省市调查联苯胺作业工人，发现膀胱肿瘤的发生率为 167.84/10 万，潜伏期为（20.9±6.2）年，而一般人群中的膀胱肿瘤发生率仅为 6.5/10 万。意大利北部的一项研究表明，在 664 名接触联苯胺和其他芳香族胺的染料厂工人中，有 41 人死于膀胱癌，膀胱癌的发生率为 6.2%（41/664）。在我国 11 家重点染料生产厂 34 284 名职工中，其中男性工人患膀胱癌 19 名（其中 17 人为接触联苯胺作业工人），膀胱癌发生率为 0.21/10 万，标化死亡比（SMR）为 4.10，高于全国平均水平，并且有统计学意义。

联苯胺在西方国家已被禁止使用，接触联苯胺发生膀胱癌的相对危险度在停止接触后趋于降低。但其绝对危险度降低无统计学意义。因此，现在或曾经接触联苯胺的工人中仍存在膀胱癌发生的风险。

（梁 婕 王民生 常元勋）

主要参考文献

1. Bae JS, Freeman HS. Aquatic toxicity evaluation of new direct dyes to the Daphnia magna. Dyes and Pigments, 2007, 73 (1): 81-85.
2. 陈庆，康维钧．联苯胺类化合物的毒性研究进展．河北医科大学报，2007，28 (6): 460-462.
3. 梅启明，郭鹏，梅秀丽．联苯胺对大鼠肝脏线粒体同工酶的表达差异研究．湖北农业科学，2007，46 (6): 877-879.
4. Limaa R, Ana Paula Bazo, Salvadori DM, et al. Mutagenic and carcinogenic potential of a textile azo dye processing plant effluent that impacts a drinking water source. Mut Res/ Gen Toxic and Environ Mutage, 2007, 626 (2): 53-60.
5. Chen SC, Lin CS, Liang SH, et al. Detection of gentoxicity of benzidine and its derivatives with the Escherichia coli DJ 702 lacZ reversion mutagenicity assay. Lett Appl Microbiol, 2006, 43 (1): 22-26.
6. 吴青，衡正昌．联苯胺对大鼠 p53 基因损伤作用及器官特异性研究．四川大学学报（医学版），2006，37 (1): 33-34; 39.
7. Golka K, Kopps S, Myslak ZW. Carcinogenicity of azo colorants: influence of solubility and bioavailability. Toxic Lett, 2004, 151 (1): 203-210.
8. Whysner J, Verna L, Williams GM. Benzidine mechanistic data and risk assessment: species-and organ-specific metabolic activation. Pharmacol Ther, 1996, 71 (1-2): 107-126.
9. 栗建林，冯佩文，曲宝庆，等．芳胺类职业暴露人群近况调查．职业与健康，2005，21 (8): 1144-1145.
10. Ugnat AM, Luo W, Semenciw R. et al. Occupational exposure to chemical and petrochemical industries and bladder cancer risk in four western Canadian provinces. Chronic Dis Can. 2004, 25 (2): 7-15.
11. National Toxicology Program. Toxicology and carcinogenesis studies of C. I. acid red 114 in F344/ N rats (drinking water studies) . Natl Toxic Program Tech Rep Ser, 1991, 40 (5): 223-236.
12. Schieferstein GJ, Shinohara Y, Allen RR. Carcinogenicity study of 3, 3′2-dimet hylbenzidine dihydrochloride in BALB/c mice. Food Chem Toxic, 1989, 27 (12): 801-806.
13. Sills RC, Hailey JR, Neal J. Examination of low-incidence brain tumor re-

sponses in F344 rat s following chemical exposures in National Toxicology Program carcinogenicity studies. Toxic Pathol，1999，27 (5)：589-599.

14. Park J，Shin KS，Kim Y. Occupational reproductive function abnormalities and bladder cancer in Korea. J Korean Med Sci，2010，25：41-45.
15. Brown SC，Alberts R，Schoenberg M. Cancer incidence and mortality among workers exposed to benzidine. Am J Ind Med，2011，54 (4)：300-306.
16. Ma QW，Lin GF，Chen JG，et al. N-Acetyltransferase 2 genotype，exfoliated urothelial cells and benzidine exposure. Front Biosci，2012，4：1966-1974.
17. 王卉，冯佩文．联苯胺致膀胱癌88例临床及预后分析．工业卫生与职业病，2001，27 (5)：267-269.
18. 沈春琳，项翠琴，张云英，等．p53蛋白在联苯胺接触人群和膀胱癌患者血清中的表达．中华劳动卫生职业病杂志，2005，23 (1)：31-34.
19. 沈春琳，项翠琴．联苯胺代谢酶的基因多态性和膀胱癌生物标志物．环境与职业健康，2005，22 (1)：73-76.
20. Tomioka K，Obayashi K，Saeki K，et al. Increased risk of lung cancer associated with occupational exposure to benzidineand/or beta-naphthylamine. Int Arch Occup Environ Health，2015，88 (4)：455-465.
21. Tomioka K，Saeki K，Obayashi K，et al. Risk for lung cancer in workers exposed to benzidine and/or beta-naphthylamine：a protocol for systematic review and meta-analysis. Syst Rev，2014，3：112.

第二节 萘 胺

萘胺（naphthylamine）有α-萘胺（alpha-naphthylamine）和β-萘胺（β-naphthylamine）两种同分异构体。萘胺的萘环上能发生亲电取代反应。萘胺的氨基与亚硝酸作用形成重氮盐，此盐能转变成多种萘的衍生物。萘胺是直接染料、酸性染料、冰染染料和分散染料等多种染料产品的中间体，本身也曾用作色基。也是多种橡胶防老剂的主要原料，在密闭和排毒设施不完备的情况下，萘胺蒸气主要通过呼吸道进入机体。此外萘胺可以经消化道和皮肤吸收进入机体内。萘胺进入体内后，小部分以原形式从肾经尿排出。大部分则转化为羟基衍生物，此外，尚有醌亚胺类衍生物等。β-萘胺在体内氧化成2-氨基-1-羟基萘（羟基化先发生在氮上），主要与葡萄糖醛酸结合后经肾由尿中排出，代谢产物的排出量在不同动物中有差异，狗的排出量最多。从大鼠和家兔的尿中可排出10种以上的β-萘胺衍生物，根据对狗和大鼠的实验研究可知，β-萘胺剂量的70%～80%是经肾由尿排出的，20%～30%则由粪便排出。在用放射性核素示踪标记的β-萘胺研究中，可见到血中的某些放射性可持续数周。20世纪50～60年代进行的病例报告和随后进行的流行病学队列研究表明：职业暴露于β-萘胺与膀胱癌相关。动物实验研究显示，β-萘胺可致多种动物膀胱癌，还可诱发小鼠肝癌和肺癌。

一、遗传毒性与致癌表现

（一）动物实验资料

β-萘胺的致突变作用报道比较一致。0.3～100微克/皿β-萘胺在活化系统S9存在条件下，引起TA98、TA100、TA115、TA1535和TA1537菌株回复突变菌落数增加。1mmol/L β-萘胺可引起中国仓鼠肺成纤维细胞（V79细胞）次黄嘌呤鸟嘌呤转磷酸核糖（基）酶位点（HGPRT）的突变。此外β-萘胺在以下致突变实验中得到阳性结果（表12-2）。

表12-2　β-萘胺在致突变实验中的阳性结果

实验名称	阳性结果
整体动物实验	啮齿动物骨髓细胞染色体畸变；小鼠和兔姐妹染色单体交换
基因突变实验	中国仓鼠卵巢（CHO）细胞HPRT位点；小鼠淋巴瘤（L5178Y）细胞腺苷激酶位点（tk）
体外细胞转化实验	中国仓鼠肾细胞；Fiser大鼠胚胎（RLV/1706）细胞；小鼠胚胎（AKR/ME）细胞；叙利亚金黄色仓鼠胚胎（SHE）细胞

Bonser（1952年）首先报道β-萘胺对动物的致癌性。50只品系不明的大鼠喂饲含0.01%β-萘胺的饲料至第102周，4只发生膀胱乳头状瘤，而43只对照组大鼠无一发生肿瘤。同时Bonser还报道，6只兔（性别、年龄不详）每周2次经口给予200mg β-萘胺超过5年，

结果表明：1只在4.75年时出现膀胱移行细胞乳头状瘤，其余5只在5.25年后出现向下生长的膀胱上皮细胞增生。

Hicks和Chowaniec（1977年）报道，25只6～8周龄雌性Wistar大鼠每周灌胃300mg/kg β-萘胺1年。第1只肿瘤出现的时间为染毒后第57周，组织病理学检查显示5/17（29%）的大鼠出现膀胱肿瘤。随后Hicks（1982年）又报道，20只10周龄雌性Wistar大鼠每周灌胃300mg/kg β-萘胺57周，濒死或存活至100周处死。结果发现，19只大鼠生存超过57周以上，对18只存活大鼠膀胱进行病理检查，8/18（44%）有尿路上皮增生，其中4例发生膀胱癌。

Bonser（1952年）报道，CBA小鼠喂饲含β-萘胺的饲料90周，每周染毒剂量为160mg/kg，发现雌、雄小鼠的肝癌发生率分别为25/54（46%）和24/57（42%），但报道中没有对照组的数据。

Yoshida（1979年）报道，20只8周龄雌性Balb/c小鼠喂饲含2000ppm β-萘胺的饲料40周，再喂饲基础饲料15周，存活小鼠6/16（37%）发生膀胱上皮细胞增生，14/16（87%）出现肝增生结节，10/16（62%）发生肝腺瘤，3/16（19%）发生肝癌。

Stoner（1986年）报道，每组雌、雄各16只6～8周龄A/J小鼠经口灌胃给予β-萘胺的三辛酸甘油酯溶液，每周3次，连续8周，每只动物累计染毒量达600mg/kg。至染毒后第24周，存活小鼠中雄性8/14（57%）和雌性4/13（31%）出现肺肿瘤，尽管与溶剂对照组无显著性差异，但雄性小鼠的肿瘤多发性明显升高（0.93 ± 1.00 *vs* 0.27 ± 0.59，$P<0.05$）。

Saffiotti等（1967年）对9周龄叙利亚金黄色仓鼠终生喂饲含1%、0.1%（W/W）β-萘胺的饲料，每组雌、雄各30只，平均估计摄入量为600毫克/周，结果发现1%染毒组雄性仓鼠10/23（43%）和雌性仓鼠8/16（50%）出现膀胱癌，第1只肿瘤出现在染毒后第45周，雌、雄仓鼠各有1只出现肝癌。对照组和0.1%剂量组97周后未出现肿瘤。

Bonser（1952年）报道，4只雌性杂种犬每天吞咽含200mg β-萘胺的胶囊，每周6次，连续6个月，然后剂量增加到600毫克/天，继续到2年，最大累积剂量＞310g。结果表明：14.5个月后1只犬死亡，无膀胱肿瘤，21个月处死1只犬未见膀胱上皮癌变，余下2只犬实验结束时出现多发性膀胱移行细胞癌（multiple transitional-cell tumours），病理学检查为恶性。同样，4只雌性杂种犬，体重12～14kg，每日喂饲400mg β-萘胺，连续2年，9～18个月后所有犬出现膀胱肿瘤，静脉注射5-氟尿嘧啶治疗，可见肿瘤暂时性消退。停止给药后，继续喂饲普通饲料23～55个月至死亡，结果发现2只犬的膀胱癌转移至肺，1只转移至肾。

Conzelman和Moulton（1972年）将β-萘胺拌入果糖，灌装成胶囊。每组34只8～10月龄Beagle犬，每周6天吞咽含β-萘胺的胶囊，剂量分别为6.25、12.5、25和50mg/(kg·d)（分别为1、2、3、4组），连续2～26个月，对照组4只。30个月内，对照组无肿瘤发生，而所有染毒剂量组犬均出现膀胱肿瘤，其中1、2、4组各有2只犬，3组有5只犬膀胱出现浸润性移行细胞癌（invasive transitional-cell carcinomas）；1、2、3、4组分别有1、2、3、2只犬膀胱出现浸润性鳞状上皮细胞癌（invasive squamous-cell carcinomas）；2、3、4组各有1、3、4只犬膀胱出现乳头状癌（papillary carcinomas）。总体上来讲，累积摄入100～200g β-萘胺的犬，膀胱肿瘤发生率为9/11（81%）；摄入量＜100g的犬癌症发生率为6/23（26%）。

Rdomski等（1978年）将β-萘胺溶解在玉米油中做成胶囊，每组雌、雄各2只Beagle犬，每周5天染毒，剂量为25mg/kg体重，分别染毒1、6和36周，然后及时处死。另外雌、雄各4只Beagle犬按上述同样方法染毒26周，其中4只犬及时处死，其余4只犬停止染毒后继续饲养3年。结果发现：染毒1和6周的犬部分出现膀胱管腔黏膜缺失、上皮增生、黏膜下层淋巴细胞浸润；染毒36周的犬全部出现程度更加严重的上述病理改变，继续饲养3年的4只犬有2只出现膀胱乳头状癌。但是该作者将10mg商业化的β-萘胺溶解在5ml二甲基亚砜中，用导尿管直接注入4只Beagle犬膀胱，每周2次，连续30个月，45个月后处死，未发现肿瘤。

Purchase IF等（1984年）报道，将不同比例β-萘胺混合物按

400mg/(kg·d) 剂量给 Beagle 犬，连续 109 个月，结果发现，所有给予β-萘胺纯品的 34 只犬均发生膀胱移行上皮细胞癌；给予含 6%β-萘胺的犬，2/8 出现膀胱早期癌变；给予含 0.5%β-萘胺的犬，2/8 出现膀胱血管瘤。

Conzelman（1969 年）报道，将β-萘胺拌入果糖，灌装成胶囊。24 只体重为 2～3kg 的恒河猴分成 8 组，每周 6 天吞咽含β-萘胺的胶囊，剂量分别为 6.25、12.5、25、50、100、200 和 400mg/(kg·d)，连续 33～60 个月。结果显示，共有 9 只猴出现膀胱乳头状瘤、移行细胞癌和原位癌，最早出现肿瘤的时间为染毒后第 33 个月，绝大部分肿瘤出现在染毒较高剂量组，对照组的 3 只猴无肿瘤发生。

（二）流行病学资料

20 世纪 60～70 年代，英国、法国、意大利和日本陆续报道了多名接触β-萘胺的工人患膀胱癌，如英国煤焦油染料工人接触β-萘胺的累计膀胱癌发生率达 25%（12/48）；日本 1085 名从事β-萘胺和（或）联苯胺合成和处理的工人有 112 人（10.3%）确诊为职业性膀胱癌。另一组报道中 438 名从事芳香胺，包括β-萘胺生产的工人，88 名（20%）发生尿路上皮癌。

到 2010 年，全世界至少有 11 组（美国 4 组；英国、日本各 2 组；波兰、俄罗斯、意大利各 1 组）来自不同国家设计严谨的有关接触β-萘胺的染料工人的流行病学调查报告，都明确表明患膀胱癌的患者死亡与β-萘胺接触有关，观察到病例/预期病例的比率从 3.9～150 不等，表明β-萘胺是膀胱癌的致癌物质之一。

Piolatto 分析了意大利 Turin 染料厂 906 名工人，他们在 1922—1970 年间至少在工厂工作了 1 年以上，并追踪观察到 1989 年。共有 49 名工人患膀胱癌，而期望患膀胱癌例数为 1.6（SMR＝30.4，95% CI：23.0～40.2）。将上述病例按照工种进行分层，生产β-萘胺或联苯胺的工人，罹患膀胱癌的 SMR 为 142.11（95% CI：97.5～207.2），使用β-萘胺或联苯胺的工人，罹患膀胱癌的 SMR 为 16.7（95% CI：5.4～51.7）。

Bulbulyan 报告了莫斯科 4581 名（男性 2409 名，女性 2172 名）从

事苯胺染料生产工人，接触β-萘胺和联苯胺超过1个月，或者在工厂工作超过2年，连续追踪观察15年。结果发现，接触β-萘胺和联苯胺与多种癌症的发病率和死亡率升高有关。与同期莫斯科普通人群相比，接触β-萘胺超过3年的工人，其膀胱癌发病率明显升高，标化发病比（SIR）为19.5（95%CI：8.4～38.5），并有明显的接触-反应关系。同时发现，年龄＜20岁参加工作的人群较大龄人群患癌的危险性更大（SIR=49.4，95%CI：13.3～126.3，趋势检验$P=0.04$）。

Scott职业病调查报告中接触β-萘胺和联苯胺6个月以上的667名一线生产工人中发现了123名患膀胱肿瘤，总的发生率为18.4%（123/667），发生率随接触年限的增加而增加，接触年限0～10年的膀胱肿瘤发生率为6%（26/429）；接触年限11～20年的膀胱肿瘤发生率为37%（51/139）；接触年限21～30年的膀胱肿瘤发生率为39%（29/75）；接触年限30年以上的膀胱肿瘤发生率为71%（17/24）；平均潜伏期为16年（1～46年），潜伏期长短取决于接触强度和首次接触年龄。意大利北部的一项研究表明，在664名接触β-萘胺、联苯胺和其他芳香族胺的染料厂工人中，有41人死于膀胱癌，是预期的46倍。一个由4622英国染料工人参加的流行病学队列研究表明，仅1954年就增加膀胱癌死亡26人，比预期发病率高87倍。研究表明，增加的膀胱癌发生可以明确归因于β-萘胺接触。平均诱发时间约为16年。为此，β-萘胺在西方国家被禁止使用，相对危险度在停止接触后趋于降低，但是绝对危险度降低无统计学意义。因此，现在或曾经接触芳香族胺的工人中仍存在患膀胱癌的风险。

国际癌症研究所（IARC）工作小组2008年对接触β-萘胺的人群致癌情况进行了总结，结论是β-萘胺致人膀胱癌证据充分，是对人致职业性膀胱癌的4类芳香胺之一，其他3类是联苯胺、4-氨基联苯、金胺。芳香胺所致膀胱癌发病率各国报道不一，几种不同芳香胺致癌平均发生率为26.2%（最低3%，最高达71%），接触β-萘胺者膀胱癌发生率比常人高61倍，接触α-萘胺者膀胱癌发生率比常人高16倍，接触联苯胺者膀胱癌发生率比常人高19倍。

国际癌症研究所将β-萘胺归入1类，人类致癌物。可致膀胱癌。

（三）临床表现

长期接触β-萘胺可引起膀胱炎、膀胱乳头状瘤及膀胱癌，其临床表现与非职业性肿瘤相似。起病很慢，往往无前驱症状。即使膀胱镜检查也很难见到局部病变的一些前驱特征。最常见的早期症状是突发性无痛性血尿。也可能仅在尿常规显微镜检查时见到红细胞。血尿也可能发生在晚期。如果肿瘤表面发生溃疡而继发感染时，可出现尿频、尿急、尿痛和排尿困难等症状。膀胱镜检查可以见到乳头瘤等变化。实验室尿液检查可见红细胞、白细胞和肿瘤细胞。

国际癌症研究所已确认β-萘胺为致癌物。膀胱癌最常见的症状是无痛性肉眼血尿，约85%的患者有此症状，实际上如果尿液样本足够多的话，所有膀胱镜发现的膀胱癌都存在镜下血尿。多于半数的患者因肉眼血尿就诊而被诊断为膀胱癌，全程无痛肉眼血尿是膀胱癌的典型症状。排尿困难是膀胱癌的第二大症状，伴有排尿困难往往是弥漫性原位癌或浸润性膀胱癌的症状。其他还有膀胱刺激症状如尿频、尿急等。血尿同时伴有膀胱刺激症状往往提示肿瘤侵犯膀胱颈或前列腺部尿道。有人认为尿频对膀胱癌来说是一个重要的症状，因为有报道称，约1/3的患者有该症状。而原位癌要么没有症状，要么即为严重的尿频、尿急和排尿困难。其他还有因输尿管开口受阻引起的腰痛、下肢水肿，以及可触及的盆腔包块。膀胱癌的转移症状如体重下降、腹痛、骨痛等则很少见。

（四）防制原则

一旦发现β-萘胺中毒者，应立即给予处理治疗。如皮肤接触，立即脱去污染的衣着，用流动清水冲洗。如眼睛接触，提起眼睑，用流动清水或生理盐水冲洗。立即就医。如吸入中毒，脱离现场至空气新鲜处，呼吸困难者给予输氧，就医。如误食，饮足量温水，催吐，洗胃后口服活性炭，再给以导泻，就医。

预防萘胺中毒，首先应当进行工艺改革，如用1-磺酸乙萘胺代替乙萘胺等。必须加强车间环境卫生，生产设备应严格密闭，防止有毒蒸气和粉尘的外逸，辅以必要的吸尘排气设备。职工应掌握必要的防护知识，采取有效的防护措施以减少萘胺的接触。鼓励工人多喝水，促进毒物尽速排泄，减少对膀胱的刺激。对生产环境中的萘胺浓度要进行定期监测，发现超过国家标准规定的浓度应立即采取措施。

对以往和目前正在接触萘胺的工人要定期进行预防性体检，一般每年检查一次。包括尿常规检查及尿沉渣肿瘤细胞检查。尿细胞学诊断有巴氏分级标准，如出现Ⅱ级以上改变应进行膀胱镜检查，缩短检查周期，血尿对无症状膀胱癌的筛检是有价值的。做好就业前体检工作，注意泌尿系统疾患。

二、致癌机制

β-萘胺是典型的间接致癌物，它在肝中通过细胞色素 P450 氧化酶代谢活化，形成 2-氨基-1-羟基萘（羟基化先发生在氮上），形成多种羟基萘-DNA 加合物。DNA 加合物的形成被认为是芳香胺类致癌物引起 DNA 损伤的主要原因。体外实验研究表明：在 pH 5.0 条件下，N-羟基-2-萘胺与 DNA 可形成 3 种 DNA 加合物：N-（deoxyguanosin-8-yl）-2-naphthylamine（占 50%）、1-（deoxyguanosin-N2-yl）-2-naphthy-lamine（占 30%）和 1-（deoxyadenosin-N6-yl）-2-naphthylamine（占 15%）。犬经口给予 β-萘胺后 48 小时，就可以在尿路上皮组织和肝组织中检测到这 3 种 DNA 加合物。与肝组织相比，尿路上皮组织 DNA 与 β-萘胺的结合力要高 4 倍。有学者研究认为，过氧化物酶，如前列腺素 H 合成酶（PHS）可以催化 N-氧化和环氧化，膀胱中的 PHS 直接以 β-萘胺作为底物使其生物活化，从而有助于解释 β-萘胺的致膀胱癌作用。

根据双区理论，β-萘胺分子的扁平部分部位易“插入”正常细胞 DNA 螺旋结构中相邻的碱基之间，主要在氮原子与 7-位碳之间，在 DNA 中引起横向交联或 DNA 与组蛋白间引起横向交联从而破坏 DNA 的结构，发生癌变（图 12-2）。

三、危险度评价

以前职业接触 β-萘胺主要发生在生产偶氮染料过程中，由于 β-萘胺的商业化生产和使用已被禁止，所以职业接触的可能性很低。现在

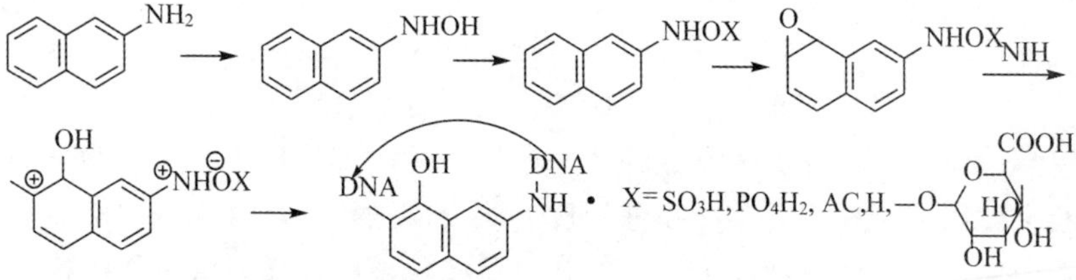

图 12-2　β-萘胺根据双区理论的可能致癌活化途径

β-萘胺主要用于实验室制备动物肿瘤模型，工人接触含 β-萘胺的裂解烟雾（如铸造烟雾、二手烟、加热烹调油等），橡胶工业中的橡胶防老剂 2-硝基萘进入体内也可代谢生成 β-萘胺。普通人群接触 β-萘胺主要通过烟草的烟雾和其他含 β-萘胺的烟雾，或接触被 β-萘胺污染的染料和染发剂。此外，环境中的有机物不完全燃烧可生成 2-硝基萘，也可变成接触 β-萘胺的间接来源（IARC，2010）。IARC 报告显示，烟草的主流烟气（mainstream）和侧流烟气（sidestream）中所含的 β-萘胺分别为：1～22 纳克/支和 171.6 纳克/支，吸烟者尿液中排出的 β-萘胺明显高于非吸烟者（$n=10$，20.8 *vs* 10.7ng/24h）。

国际癌症研究所（IARC）工作小组 2008 年对接触 β-萘胺的人群致癌情况进行了总结，结论是 β-萘胺致人膀胱癌证据充分。所有的队列研究结果表明，β-萘胺可显著地增加罹患膀胱癌的危险性，然而，绝大多数研究无法定量评价联苯胺和 β-萘胺对超额危险度（excess risks）的相对贡献。

（吕中明　王民生　常元勋）

主要参考文献

1. 刘晓军，胡万达，葛宪民．膀胱癌与职业接触的流行病学研究概况．中国职业医学，2000，27（1）：50-51.
2. 周琪，赵由才．染料对人体健康和生态环境的危害．环境与健康杂志，2005，22（3）：229-231.
3. Purchase IF，Kalinowski AE，Ishmael J，et al. Lifetime carcinogenicity study of 1-and 2-naphthylamine in dogs. Br J Cancer，1981，44（6）：892-901.

4. Sasaki JC, Fellers RS, Colvin ME. Metabolic oxidation of carcinogenic arylamines by P450 monooxygenases: theoretical support for the one-electron transfer mechanism. Mutat Res, 2002, 506-507: 79-89.
5. Ohnishi S, Murata M, Kawanishi S. Oxidative DNA damage induced by a metabolite of 2-naphthylamine, a smoking-related bladder carcinogen. Jpn J Cancer Res, 2002, 93 (7): 736-743.
6. 戴乾圜，张庆荣，王丽慧，等. 化学致癌作用是一种 DNA 股间交联. 科学通报，1999，44 (24)：2624-2628.
7. IARC. Some aromatic amines, organic dyes, and related exposures. IARC Monogr Eval Carcinog Risks Hum, 2010, 99: 1-678.
8. Golka K, Wiese A, Assennato G, et al. Occupational exposure and urological cancer. World J Urol, 2004, 21 (6): 382-391.
9. Sasaki T, Horikawa M, Orikasa K, et al. Possible relationship between the risk of Japanese bladder cancer cases and the CYP4B1 genotype. Jpn J Clin Oncol, 2008, 38 (9): 634-640.
10. 许斌，华立新. 膀胱癌流行病学进展. 国际泌尿系统杂志，2007，27 (4)：469-476.
11. RadosavljevicV, Ilic M, Jankovic S, et al. Diet in bladder cancer ethiopathogenesis. Acta Chir Iugosl, 2005, 52 (3): 77-82.
12. Veys CA. Bladder tumours in rubber workers: a factory study 1946-1995. Occu Med, 2004, 54 (5): 322-329.
13. Weiss T, Brüning T, Bolt HM. Dephenylation of the rubber chemical N-phenyl-2-naphthylamine to carcinogenic 2-naphthylamine: a classical problem revisited. Crit Rev Toxicol, 2007, 37 (7): 553-566.
14. Conzelman GM Jr, Moulton JE. Dose-response relationships of the bladder tumorigen 2-naphthylamine: a study in beagle dogs. J Natl Cancer Inst, 1972, 49 (1): 193-205.
15. Marsh GM, Cassidy LD. The Drake Health Registry Study: findings from fifteen years of continuous bladder cancer screening. Am J Ind Med, 2003, 43 (2): 142-148.

第三节　多氯联苯

多氯联苯（polychlorinated biphenyl，PCBs）是目前国际上极为

关注的一类持久性有机污染物（persistent organic pollutants，POPs），是人工合成的多氯芳烃类物质，由氯化联苯异构体组成的合成工业品，具有极强的耐酸、碱、高温，抗氧化和良好的绝缘性，广泛用作蓄电池、电容器和变压器的液压油、绝缘油、传热油和润滑油。由于具有良好的阻燃性和绝缘性，PCBs 在早期曾被广泛应用于工业生产的各个领域。因此，在生产、使用和贮运过程中有机会接触本品。PCBs 广泛而持久存在于空气、水沉积物、土壤和食品中，可经呼吸道、消化道和皮肤进入机体。母体中的 PCBs 能通过胎盘屏障进入胎儿体内。吸收的 PCBs 主要贮存在人体的脂肪组织中，另一部分贮存在皮肤、肾上腺和主动脉中，血中的浓度最低。PCBs 吸收后，生物转化有两条主要途径：一种是形成甲磺基多氯联苯，另一种是转化成羟基多氯联苯，其中以形成羟基化代谢产物为主。甲磺基多氯联苯可以 2-，3-或 4-甲磺基多氯联苯存在，但在生物体中多以 3-和 4-位取代为主。甲磺基多氯联苯能够停留在脂肪组织中，并且倾向于分布在肝、肺和肾等器官中。羟基多氯联苯主要是借助细胞色素 P450（CYP450）酶系统，通过多氯联苯芳环上间、对位的氧化作用，包括氯原子的 NIH 转换（芳环在羟基化的过程中分子内氢原子位置的转换），或者直接加上羟基形成。PCBs 主要的排出途径是通过粪便，少量（＜10%）通过尿排出，胆汁排出也是一个重要的途径。工业品 PCBs 混合物可引起动物肝和甲状腺肿瘤，流行病学调查表明，接触 PCBs 的工人，肝、胆囊、胆道、胃肠道、脑恶性肿瘤和黑色素瘤的死亡率升高，脂肪组织中的 PCBs 浓度与非霍奇金淋巴瘤明显相关。

一、遗传毒性与致癌表现

（一）动物实验资料

多项体外遗传毒性实验结果表明，PCBs 无明显致突变作用，包括细菌和中国仓鼠肺成纤维细胞（V79 细胞）基因突变实验，人外周血淋巴细胞染色体损伤试验，以及体外培养大鼠肝细胞程序外 DNA 合成实验等。PCBs 的体内遗传毒性实验结果也多为阴性。

Osborne-Mendel 大鼠一次经口给予 625、1250、2500mg/kg

Aroclor 1242，以及连续 5 天经口给予 75、150、300mg/kg Aroclor 1254，未见诱发骨髓细胞和精原细胞染色体畸变。雄性 Osborne-Mendel 大鼠连续 70 天每日经口给予 1.25 或 5mg/kg Aroclor 1254，大鼠显性致死实验结果为阴性。1～2 月龄 SD 大鼠经口给予或腹腔注射 Aroclor 1254（剂量为 500、648 和 1295mg/kg）后 1、4、6、12、24、48 和 120 小时，4～12 小时出现肝细胞 DNA 单链断裂，但 48 小时后 DNA 损伤消失。B6C3F1/Crl BR 小鼠经口给予 50mg/kg Aroclor 1260，24 小时后并没有引起 DNA 加合物的形成。

PCBs 的致癌性由 Nagasaki（1972 年）首先报道。dd 雄性小鼠喂饲 500mg/kg Kanechlor 500，32 周后出现肝肿瘤，但是 100 和 250mg/kg 剂量组未出现肝肿瘤。同样，喂饲含氯量低的 Kanechlor 400 和 Kanechlor 300 也未发生肝肿瘤，随后这一结论被 Ito 等人证实。由 Kanechlor 500 引起的肝肿瘤分为结节性增生或肝癌。

20 世纪 70 年代中期，Aroclor 混合物也被证实有致癌性。雌性 Sherman 大鼠每日经口给予 5mg/kg Archlor 1260，连续 21 个月，几乎所有的大鼠（170/184）的肝表面均出现多个褐色结节（tan nodules），病理诊断显示 14.1%（26/184）为肝细胞肿瘤，对照组仅为 0.6%（1/173）；病理性结节为 84.7%（144/170），而对照组为 0.6%（1/173），总的病理性肝损伤为 92.4%（170/184），对照组为 0.6%（1/173）。SD 大鼠喂饲 4.2mg/kg Archlor 1260，连续 24 个月，存活 18 个月以上的大鼠中 95.7%的雌鼠（45/47）和雄鼠 15.2%（7/46）出现肝细胞癌或癌性结节，显示了性别差异。

由美国国家癌症研究所（NCI）1978 年组织实施的一项实验表明：Fischer 344 大鼠分别喂饲 1.25、2.5 和 5mg/kg Aroclor 1254 104～105 周，中、高剂量组雌性大鼠的肝肿瘤发生率分别为 4.5%（1/22）、8.35%（2/22），而雄性大鼠的肝肿瘤发生率分别为 4.2%（1/24）、12.5%（3/24），对照组和低剂量组均未发现肝肿瘤。7 年后，Ward 对该项实验的肝肿瘤数据进行重新检查和分类，发现雄性大鼠各组的肝肿瘤（肝细胞腺瘤和肝癌）总发生率分别为 0（0/24）、4.2%（1/24）、8.3%（2/24）和 29.2%（7/24），高剂量组与对照组相比，差异有统计学意义（$P<0.05$），并显示有显著的剂量相关趋势。

Mayes BA 等（1998 年）用 4 种商业化的 PCBs 混合物（Aroclor 1016、1242、1254、1260）喂饲 SD 大鼠 24 个月，剂量范围分别为 2.0～11.2、2.0～5.7、1.0～6.1 和 1.0～5.8mg/kg，结果发现，肝和甲状腺肿瘤发生率显著增加。对于 PCBs 诱发的肝肿瘤，雌性大鼠较雄性敏感，诱发肝肿瘤致癌能力为：Aroclor 1254＞ Aroclor 1260＞ Aroclor 1242＞ Aroclor 1016。

Kimbrough 和 Linder（1974 年）报道，给 Balb/cJ 小鼠连续 11 个月喂饲含 49.8mg/kg Aroclor 1254 的饲料，结果发现，良性肝肉瘤的发生率显著增加。然而，同种属的小鼠用相同的剂量染毒 6 个月，停止染毒后，经过 5 个月恢复期，小鼠的良性肝肉瘤发生率并不升高。两批实验对照组小鼠良性肝肉瘤发生率均为 0（0/34 和 0/24），而染毒组良性肝肉瘤发生率分别为 45.5%（10/22）和 4.2%（1/24），未发现恶性肿瘤。此外，连续喂饲 11 个月后的 22 只小鼠均发生腺纤维化（adenofibrosis）。

给雄性 Wistar 大鼠喂饲 5mg/kg Clophen A60 达 832 天，结果显示，肝癌性结节和肝细胞癌的发生率分别达到 50%（63/126）和 48.4%（61/126），而对照组分别为 3.8%（5/131）和 0.8%（1/131），合并发生率分别为 98.4%（124/126）和 4.5%（6/131）。

众多文献显示，工业品 PCBs 混合物同时具有促癌作用，是一种促癌剂。自 20 世纪 70 年代以来，PCBs 的促癌作用在多种两阶段致癌模型中被证实。Wistar 大鼠经口给予 50mg/kg 二硝基亚硝胺（DEN）（致癌物）5～10 周，每周 2 次，再给予 Kanechlor 500（5% V/V）4 周，结果发现，与单独的 DEN 染毒组相比，肝癌的早期发生率和肝癌数量显著增加。Fisher 344 大鼠用 200mg/kg 2-乙酰氨基芴（致癌物）染毒后再喂饲 8 周 500mg/kg 或 1000mg /kg Kanechlor 500，也出现类似于用 DEN 染毒的实验结果。由此可见，Kanechlor 500 可能为一种促癌剂。

Preston 等（1981 年）报道，给 SD 大鼠喂饲含 DEN 66μg/ml 的

饮水 5 周，再喂饲含有 100mg/kg 的 Aroclor 1254 18 周，可诱发大鼠肝癌。雄性 Fisher 344 大鼠喂饲含 0.1% N-乙基-N-羟乙基亚硝胺（EHEN）（致癌物）饮水 2 周后，喂饲含 0.05% PCBs 的饲料 32 周，肝癌发生率明显升高，但是肾肿瘤发生率并未增加。Swiss Cr：NIH 小鼠经过 5 或 10mg/kg 二甲基亚硝胺（DMN）（致癌物）诱导后，再以 500mg/kg 剂量灌胃给予 Aroclor 1254，结果发现，肺癌和肝癌发生率均显著升高。

Vansell（2004 年）报道，SD 大鼠皮下注射 2.5g/kg diisopropanol nitrosamine（DIPN）（致癌物），然后喂饲含 100mg/kg Aroclor 1254 的饲料 19 周，大鼠甲状腺肿瘤发生率升高。这些实验都表明，Aroclor 1254 与 PCBs 均可能为促癌剂。

无毛的 HRS/J 小鼠用 0.1mol/L N-甲基-N-硝基-N-亚硝基胍（MNNG）（致癌物）经皮处理诱导后，再每周 2 次用 Aroclor 1254 局部处理（1 毫克/鼠），连续 20 周。结果发现，21%的小鼠发生皮肤乳头状瘤，而对照组没有发生，表明 Aroclor 1254 可能为促癌剂。

综上所述，PCBs 动物致癌作用的证据充分，国际癌症研究所（IARC，2010 年）将 PCBs 归入 2A 类，人类可疑致癌物。表 12-3 列举了部分 PCBs 混合物对啮齿类实验动物的致癌作用的证据。

（二）流行病学资料

Kalina 等（1991 年）报道了捷克斯洛伐克 32 名从事生产 DELOR 103 和 DELOR 106 的工人，接触 PCBs 2～25 年，外周血淋巴细胞染色体畸变和姐妹染色单体交换率升高，但他们同时也接触苯及甲醛等化合物。

表 12-3 PCBs 混合物对啮齿类实验动物的致癌作用的证据

混合物	剂量（mg/kg）	染毒时限	性别	品系	损害类型	参考资料
Aroclor 1016	50，100，200	104 周	雌、雄	Sprague-dawley 大鼠	h/nl	Brown et al.，1997
Aroclor 1254	300	11 个月	雄	Balb/cJ 小鼠	c/hc	Kimbrough and Linder，1974
Aroclor 1254	25，50，100	105 周	雌、雄	Fischer 344 大鼠	nn/hc/ga/im	Morgan et al.，1981
Aroclor 1254	1.25，2.5，5	105 周	雌、雄	Fischer 344 大鼠	nn/hc/ga/im	NCI，1978；Ward，1985
Aroclor 1260	100	21 个月	雌	Sherman 大鼠	h/nl	Kimbrough et al.，1975
Aroclor 1260	100+50	16 个月+8 个月	雄	Sprague-dawley 大鼠	h/nl	Norback and Weltman，1985
Aroclor 1260	50，100	120 天	雄	Wistar 大鼠	c/nl	Rao and Banerji，1988
Clophen A 30	100	800 天	雄	Wistar 大鼠	nl	Schaeffer et al.，1984
Clophen A 60	100	800 天	雄	Wistar 大鼠	h/nl	Schaeffer et al.，1984
Clophen A 60	10～100	32 周	雄	C3H 小鼠	tumors	Andersen et al.，1985
Kanechlor 300	100，250，500	32 周	雄	dd 小鼠	-	Ito et al.，1973；Nagasaki et al.，1972
Kanechlor 300	100，500，1000	52 周	雄	Wistar 大鼠	c	Ito et al.，1974
Kanechlor 400	100，250，500	32 周	雄	dd 小鼠	c	Ito et al.，1973；Nagasaki et al.，1972
Kanechlor 400	38.5～616	244～560 天	雌	Donryo 大鼠	nl	Uchiyama et al.，1974
Kanechlor 400	38.5～616	159～530 天	雄	Donryo 大鼠	-	Uchiyama et al.，1974

续表

混合物	剂量（mg/kg）	染毒时限	性别	品系	损害类型	参考资料
Kanechlor 400	100，500，1000	40 周	雄	Wistar 大鼠	c/nl	Ito et al.，1974
Kanechlor 500	100，250，500	32 周	雄	dd 小鼠	h/nl	Ito et al.，1973；Nagasaki et al.，1972
Kanechlor 500	100，500，1000	50-52 周	雄	Wistar 大鼠	c/nl	Ito et al.，1974
Aroclor 1016	50，100，200	24 个月	雌、雄	Sprague-dawley 大鼠	nl	Mayes et al.，1998
Aroclor 1242	50，100	24 个月	雌、雄	Sprague-dawley 大鼠	nl/nt	Mayes et al.，1998
Aroclor 1254	25，50，100	24 个月	雌、雄	Sprague-dawley 大鼠	nl/nt	Mayes et al.，1998
Aroclor 1260	25，50，100	24 个月	雌、雄	Sprague-dawley 大鼠	nl/nt	Mayes et al.，1998

Note. c—cholangiofibrosis（adenofibrosis）；h—hepatocellular carcinoma；nl—neoplastic liver lesions；nt—neoplastic thyroid lesions；g—gastric adenocarcinoma；i—intestinal metaplasia.

Melino 等报道，12 名职业暴露于 PCBs 的火电站工人外周血淋巴细胞姐妹染色单体交换率出现中等程度的升高，然而在电站工作中接触含氯的二噁英和（或）呋喃也可能发生出现这种情况。

人群死亡率回顾性研究表明，职业接触 PCBs 与许多部位的癌症发生有关，包括肝癌、胆管癌、皮肤黑色素瘤。病例对照研究证实：接触 PCBs 与乳腺癌或非霍奇金淋巴瘤之间的关系尚无定论；但初步研究结论表明，接触 PCBs 可能增加女性罹患乳腺癌的风险。

美国和欧洲多个国家都进行了人群回顾性研究，但所得的结论并不完全一致。Brown（1987 年）进行了一项关于与肝癌相关的小额额外风险研究（a small excess risk of liver-related cancer），来自两个电容器制造厂的工人从 1940—1976 年间先后接触了较高浓度的 PCBs，包括 Aroclor 1254、Aroclor 1242、Aroclor 1216，尽管历史上的接触浓度或剂量无法获得，但 1977 年两个工厂 Aroclor 1216 的个人接触时间加权平均浓度分别达 0.024～0.393mg/m^3 和 0.170～1.26mg/m^3。两个工厂被调查者中接触 PCBs 3～10 年的分别为 25.5%和 19.4%，大于 10 年的分别为 8.2%和 8.9%，调查数据经当时的美国人口标化后，肝、胆道、胆囊的肿瘤死亡率轻度上升（SMR＝280，95%CI：58～820），但与普通人群之间的差异没有统计学意义（$P>0.05$）。

Nicholson 和 Landrigan（1994 年）将早期的多个电容器厂工人的队列研究合并，结果发现，肝、胆管、胆囊肿瘤死亡率明显升高（SMR＝285，$P=0.008$），提示 PCBs 与人类肝、胆管、胆囊肿瘤相关。

Kimbrough（1999 年）对纽约的 7075 名电容器制造/修理的工人进行人群死亡率回顾性研究，结果表明，肝癌和胃、肠肿瘤发生率均没有显著增加。但一项瑞典的有关肝和胆管肿瘤的流行病学调查发现，142 名男性工人在 1965—1978 年间平均接触含氯量为 42%的 PCBs 6.5 年，癌症潜伏期中位数为 13 年，肝癌和胆道肿瘤的死亡率明显增高（SMR＝256，95%CI：31～926）。

对由 PCBs 致“油症”受害者的病例回顾性调查发现，包括 887

名男性和874名女性，平均追踪调查11年，与国民平均死亡率相比，"油症"受害者中男性的肝癌死亡率明显升高（SMR=559，$P<0.01$），女性的肝癌死亡率也升高，但没有统计学意义（SMR=304，$P>0.05$）。

意大利的Bertazzi等（1987年）调查了1946—1978年间给电容器灌装PCBs的工人，包括544名男性和1556名女性，接触时间最短的只有1周，接触的PCBs包括Aroclor 1254、Pyralene 1476、Pyralene 3010和Pyralene 3011，空气中的PCBs浓度范围分别达5.2～6.8mg/m^3（Aroclor 1254）和0.048～0.275mg/m^3（Pyralene 3010），工人手皮肤接触的PCBs浓度分别为0.39～2μg/cm^2（Aroclor 1254）和0.09～1.5μg/cm^2（Pyralene 3010）。结果发现，男性消化系统肿瘤死亡率明显升高，与同期全国死亡率相比，SMR=346（95%CI：141～721）；与同期当地死亡率相比，（SMR=274（95%CI：112～572），包括肝癌（1例）、胆管癌（1例）、胰腺癌（2例）和胃癌（2例）。追踪观察9年后，与当地的死亡率相比，消化系统肿瘤死亡率仍然增高（SMR=195）。

对1957—1977年间3588名美国印第安纳州电容器制造厂工人（2742名女性，846名男性）的死亡分析表明，PCBs的暴露与恶性黑色素瘤相关（SMR=4.1，95%CI：1.8～8.0，$P<0.01$），平均潜伏期为19.2年（0.04～32.5年），平均工作年限为4.1年（范围从1天到20.2年），PCBs的平均车间空气浓度为0.016～0.076mg/m^3。

有两组研究报道了非霍奇金淋巴瘤与PCBs接触之间的关系。研究人员检测了27名瑞典的非霍奇金淋巴瘤患者和17名普通外科手术患者，脂肪组织中的总PCBs浓度和34种非二噁英类同系物的含量，同时检测了3种二噁英类同系物（PCBs 77、126和169）的含量。结果表明，与17名普通外科手术患者相比，非霍奇金淋巴瘤患者脂肪组织中总PCBs浓度比普通外科手术患者高33%，34种非二噁英类同系物中11种有统计学差异，但3种二噁英类同系物的含量没有差异。在另一项对美国马里兰州居民的巢式前瞻性病例对照研究中，74例非霍奇金淋巴瘤病患者为病例组，每个病例依据种族、性别和年龄等相同因素按1∶2与对照组进行配比（对照组失访1例），病例组血清中PCBs浓度明显高于对照组，血清中的PCBs水平与罹患非霍奇金淋巴瘤的风险呈正相关。四分位数比值比（odds ratios by quartile）分别为1.0、1.3（95% CI：0.5～3.3）、2.8（95%CI：1.1～7.6）和4.5（95% CI：1.7～12.0），趋势检验P=0.0008。

关于PCBs与乳腺癌的关系报道很多，Falck（1992年）检测了美国康涅狄格州20名乳腺癌患者和20名患乳腺良性疾病患者脂肪组织中PCBs浓度，结果发现，乳腺癌患者脂肪组织中PCBs浓度比乳腺良性疾病患者高40%，但也有许多研究者的队列研究报道结果与此不一致。

Rachel E（2015年）收集了51例乳腺癌患者手术切除的乳腺组织，并对这些乳腺组织不同部位采集了245份组织样本，用高分辨率气相色谱检测组织样本中97种PCBs同系物，结果表明，除PCB 109、PCB 157和PCB 201未检出，245例标本PCBs总浓度中位数为293.4ng/g脂肪（15.4～1636.3ng/g脂肪），按照PCBs同系物的功能分组，PCBs浓度的中位数水平有显著性差异（P<0.001）：Group Ⅰ（28.2ng/g脂肪），Group Ⅱ（96.6ng/g脂肪），Group Ⅲ（166.0ng/g脂肪）。

（三）临床表现

PCBs慢性接触对于人体的伤害主要在肝、肾和心脏。除此之外，还有皮肤痤疮、贫血、骨髓红细胞发育不良、脱毛等症状。全身中毒时，则表现食欲缺乏、恶心、腹胀、腹痛、肝肿大、肝功能异常等消化系统症状及体征。因为PCBs是脂溶性的，可在脂肪组织中蓄积，表现有颜面、颈部或身体柔软部位出现疙瘩，或是类似青春痘的皮肤病、头晕目眩、手脚疼痛、四肢无力、水肿，或者指甲、眼白、齿龈、嘴唇、皮肤等处的黑色素沉着。

人群接触PCBs的致癌流行病调查尚无明确结论。有研究认为，接触工人的消化道癌症死亡率显著高于对照组，但由于死亡人数较少，结果难以得到公认。日本1968年米糠油中毒事件。受害者食用被PCBs污染的米糠油（每公斤米糠油含PCBs 2000～3000mg）而中毒。患者有下列症状：痤疮样皮疹，眼睑浮肿和眼分泌物增多，皮肤、黏膜色素沉着，黄疸，四肢麻木，胃肠道功能紊乱等。到1983年底，日本米糠油中毒事件中，已有120人死亡，其中41人患肿瘤，分别是8人患胃癌，11人患肝癌，8人患肺癌，患其他肿瘤14人。

（四）防制原则

对PCBs主要是预防，减少与避免接触。在高温下操作时，须加强通风和密闭措施。有溅出或漏出热溶液的可能时，应戴呼吸面罩；防止皮肤接触，污染皮肤时用肥皂和清水冲洗。定期对职业接触的人员进行体格检查，早期发现症状，并对患者进行脱离接触或必要的解毒处理；严格防止PCB从呼吸道、消化道进入人体。一些国家除了禁止生产和使用PCBs外，正在研究废弃物的有效处理方法和寻找PCBs的无害代用品。许多国家规定了人对PCBs的容许摄入量。实测表明，每人每日摄入PCBs 5～20μg/kg，大致是安全的。对中毒患者的治疗主要是对症治疗。

二、致癌机制

PCBs既是持久性有机污染物，又是典型的环境内分泌干扰物，且为1种已知动物致癌物质。然而其致癌机制仍不明确，它具有多种的氯化形式，也有多种体内代谢产物，有的PCBs混合物的性质类似于四氯代二苯并对二噁英（TCDD），其作用通过芳香烃受体（Aryl Hydrocarbon Receptor，AhR）依赖机制介导；有的异构体通过与其他（如雌激素或雄激素）受体结合作用，与AhR无关；而有的异构体既可通过AhR依赖的机制，也可通过其他机制起作用。

由于绝大多数整体遗传毒性实验结果显示PCBs没有遗传毒性，故普遍认为PCBs的致癌作用是其肿瘤促长作用所致，有几种理论用于解释PCBs的促长机制。PCBs可以不同程度地诱导肝Ⅰ相代谢酶，如细胞色素P450（CYP450）和Ⅱ相代谢酶（如葡萄糖醛酸转移酶、谷胱甘肽-S-转移酶、环氧化物水解酶）。许多机制研究认为，PCBs可以诱导二噁英类代谢酶（CYP 1A1、CYP 1A2、CYP 1B1）和非二噁英类代谢酶，如苯巴比妥类代谢酶（CYP 2B1、CYP 2B2和

CYP 3A)。二噁英类 PCBs(dioxinlike PCBs,DL-PCBs)对代谢酶(如 CYP 1A1/1A2)的诱导具有强烈的结构-活性关系。这是因为不含邻位和只含单个邻位氯原子的 PCBs 与 AhR 存在“共面”(coplanar)的分子结构,当 PCBs 与 AhR 结合后,受体-配体复合物再与 AhR 核转运体(ARNT)结合形成 AhR-ARNT 异质二聚体,作为核转录因子再和位于反应基因 5′端的被称为外源性反应元件(XREs)的共识序列结合,这些具有“共面”的 PCBs 就产生类似 TCDD 类氯代芳烃的作用。因此,这些 PCBs 被称为二噁英类 PCBs。另一些同系物与 AhR 受体很少或根本没有亲和力,而是作为苯巴比妥型代谢酶诱导剂。这种类型的 PCBs 至少有两个邻位和一个或两个对位氯原子。然而,非二噁英类 PCBs(non-Dioxinlike PCBs,NDL-PCBs)诱导代谢酶如 CYP 2B1、CYP 2B2 或 CYP 3A 的结构-活性关系目前尚不清楚。

PCBs 的促癌作用在多种动物模型实验中得到证实,促癌作用主要表现在肝肿瘤。作用机制包括细胞或组织与 PCBs 的代谢产物反应造成损伤或由于细胞内活性氧形成等原因,间接刺激肝癌细胞的增殖;也可能是细胞信号传导改变所致。如一些 PCBs 能改变第 2 信使的体内稳态(homeostasis),Aroclor 1254 影响钙的细胞内外平衡以及蛋白激酶 C 的活性,结果,正常细胞生长被打乱,癌前细胞脱离正常生长调控而发展为肿瘤。还有一种假说认为与细胞凋亡抑制有关,如 PCB28、PCB101、PCB187 能抑制紫外线(UV)引起的体外培养的大鼠肝细胞的凋亡。总之,PCBs 所产生的致癌作用是不同毒理机制的综合结果,而非由单一机制所致。

三、危险度评价

通常将 PCBs 分为两大类:二噁英类(DL-PCBs)和非二噁英类(NDL-PCBs),环境和食物中的 PCBs 多以混合物形式存在,进入机体后其代谢和消除与物种、年龄、性别等有关。工业品 PCBs 混合物可致实验动物肿瘤,但不同的混合物的致癌能力不同,取决于它们的结构。

美国环境保护局(EPA)根据动物实验的致癌作用数据进行外

推，基于 Mayes BA（1998 年）的 Aroclor 1260、1254、1242 和 1016，以及 Norback 和 Weltmann（1985 年）的 Aroclor 1260 的大鼠肝癌实验数据，计算出了一些上限斜率因子（upper-bound slope factors）用于评价环境中有代表性的 PCBs 混合物的致癌能力。考虑到环境过程（分区、化学转化、生物蓄积）可影响每一种暴露途径或改变原有的 PCBs 混合物的组成和致癌能力，采用 3 种斜率因子。最高斜率因子为 2.0mg/(kg·d)，用于评价通过食物链摄入、沙或土壤摄取，灰尘、气溶胶吸入，以及接触二噁英类肿瘤促长剂或很可能增加风险的危险性高的持久性 PCBs 混合物。中间的斜率因子为 0.4mg/(kg·d)，用于评价通过饮用水、蒸气或皮肤接触等途径摄入的危险性低的持久性 PCBs 混合物。最低的斜率因子为 0.07mg/(kg·d)，用于评价危险性最低的持久性 PCBs 混合物及混合物中含 4 个氯的同系物含量低于 0.5%。当斜率因子为 2mg/(kg·d)，对应于风险水平为 10^{-4}～10^{-7} 的致癌剂量分别是 5×10^{-5}～5×10^{-8} mg/(kg·d)，即（50ng～50pg）/(kg·d)。

2000 年，美国卫生及公共服务部（Department of Health and Human Services）发布的文件中，不同种属的大鼠 PCBs 染毒后发生肝癌、甲状腺滤泡细胞腺瘤、肝肿瘤结节和腺瘤的最低观察到有害作用水平（LOAEL）范围在 1.0～5.4 mg/(kg·d)。虽然许多研究证明 PCBs 有致癌效果，并且确定人对此敏感，但 PCBs 仍只表现为是相对较弱的致癌物。在美国的环境中广泛存在 PCBs 污染，有的地方甚至污染非常严重，但美国的肝癌患者仍相对少见，可见 PCBs 对人类致癌性还相对较弱。日本建议人的 PCBs 的每日容许摄入量（ADI）为 7μg/(kg·d)，美国暂定为 150～300μg/(kg·d)。

（吕中明 王民生 常元勋）

主要参考文献

1. 刘宁，沈明浩．食品毒理学．北京：中国轻工业出版社，2005：266-268.
2. 江泉观，纪云晶，常元勋．环境化学毒物防治手册．北京：化学工业出版社，

2004：690-696.

3. Knerr S，Schrenk D. Carcinogenicity of "non-dioxinlike" polychlorinated biphenyls. Crit Rev Toxicol，2006，36：663-694.
4. WHO. Environmental Health Criteria，Polychlorinated Biphenyls and Terphenyls，Geneva，1976.
5. ATSDR. Toxicolgical Profile for Polychlorinated Biphenyls（PCBs），2000.
6. Mayes BA，McConnell EE，Neal BH，et al. Comparative carcinogenicity in Sprague-Dawley rats of the polychlorinated biphenyl mixtures Aroclors 1016，1242，1254，and 1260. Toxi Sci，1998，41（1）：62-76.
7. NTP. Toxicology and carcinogenesis studies of 2,3′,4,4′,5-pentachlorobiphenyl（PCB 118）（CAS No. 31508-00-6）in female harlan Sprague-Dawley rats（gavage studies）. Natl Toxicol Program Tech Rep Ser，2010，559：1-174.
9. Engel LS，Lan Q，Rothman N. Polychlorinated biphenyls and non-Hodgkin lymphoma. Can Epidemiol Biomar Prev，2007，16（3）：373-376.
9. Rothman N，Cantor KP，Blair A. A nested case-control study of non-Hodgkins lymphoma and serum organochlorine residues. Lancet，1997，350：240-244.
10. Rachel E，Kimberly A，Nicholas S，et al. Abundance and distribution of polychlorinated biphenyls（PCBs）in breast tissue. Environ Res，2015，138：291-297.

第十三章

乙　醇

乙醇（ethanol）俗称酒精。饮酒与60多种疾病的发病率和致死率明显相关。一般来说，随着饮酒量的增加患病的危险也增加，大量饮酒与消化系统疾病的关系众所周知，即使是适度饮酒（一般被定义为酒10～40g/d）。适度饮酒可增加患许多消化系统疾病的风险，如肝病、口咽癌、食管癌和胰腺炎，但是可能对胃炎和胆石症有益，其中有些疾病是饮酒直接引发的，如肝病等；还有一些疾病的发病率则是因饮酒而上升，如口腔癌、咽喉癌、肠癌、乳腺癌、抑郁症、中风等。另外，饮酒还会引发更多交通事故和暴力伤害。因此，人们需要警惕乙醇对健康的危害。

乙醇进入体内后通过胃肠道吸收，仅有2%～10%由呼吸道、尿液和汗腺以原形排出，其中90%～98%在肝内氧化，很少在肝外代谢。经肝代谢的乙醇约80%通过乙醇脱氢酶转化为乙醛，约20%通过微粒体乙醇氧化酶转化为乙醛，乙醛再经过乙醛脱氢醇（ALDH）转化为醋酸（乙酸），后者以乙酰辅酶A的形式进入三羧酸循环，氧化成二氧化碳和水。口服乙醇90%～98%是通过以下三个途径代谢：饮酒后，①首先启动0级经典途径，即通过胞质内的乙醇脱氢酶（ADH）；②过氧化小体内的触酶过氧化氢酶（CAT）进行代谢；③当血中乙醇浓度过高时，也启动一级代谢途径，即通过内质网中的微粒体乙醇氧化代谢系统（MEOS）进行代谢，通过这三种酶的作用将乙醇氧化分解为乙醛。乙醛对肝有直接毒性作用，可以造成肝细胞变性坏死而引发一系列变化。此外，MEOS代谢过程需要氧及细胞色素P450（CYP450）参与，其中可被乙醇诱导的部分称为CYP450 2EI。过量乙醇的摄入对器官的损伤不仅是乙醇本身，还有乙醇代谢的效应。

一、遗传毒性与致癌表现

（一）动物实验资料

鼠伤寒沙门菌致突变实验阴性。小鼠显性致死实验中，小鼠经口给予乙醇1～1.5g/(kg·d)，连续2周，结果阳性。小鼠经口给予1000mg/kg和2000mg/kg乙醇，5天/周，连续3周，观察乙醇对雄性小鼠骨髓细胞微核率和骨髓细胞染色体畸变细胞率的影响，结果表明，1000mg/kg和2000mg/kg组小鼠骨髓细胞微核率分别为3.75±0.50‰和5.50±1.29‰，高于阴性对照组（1.75±0.50‰）（$P<0.05$）；1000mg/kg和2000mg/kg组小鼠骨髓细胞染色体畸变细胞率分别为5.00±0.82%和8.00±1.15%，阴性对照组为4.00±0.82%，2000mg/kg组与阴性对照组相比，差异有统计学意义（$P<0.01$）。有研究发现，4500mg/kg剂量的乙醇，可使小鼠睾丸细胞染色体畸变率增高，并以性染色体分离和常染色体分离为主。

Ellahue ñ e MF等（2012年）经饮水途径分别给予CF1小鼠（3组，每组6只小鼠）5、10和15（v/v）乙醇水溶液，持续染毒32周，对照组给以不含乙醇的饮水，实验组3个浓度组骨髓细胞微核率分别是4.0±2.7‰、2.5±0.5‰和3.2±1.6‰，与5周龄对照组（2.7±1.2‰）相比无统计学意义（$P>0.05$），与38周龄时对照组（6.5±3.0‰）相比有统计学意义（$P<0.05$），作者推测，长期低剂量的乙醇可能作为羟基自由基清除剂对由衰老引起的遗传毒性有一定的保护作用。

大鼠经口给予含52%乙醇的白酒，2ml/d，连续26天，发现大鼠的睾丸和附睾的相对重量有所下降；精子活力和活率降低（$P<0.01$）；精子的畸形率升高（$P<0.01$），血清睾丸酮水平也降低，睾丸组织也有明显的形态学变化。

有研究发现，小鼠经口给予最低中毒剂量（TDL_0）乙醇340mg/kg，5天/周，连续57周，乙醇可诱导动物口腔、舌及唇部位的致癌阳性。目前乙醇本身直接致癌的实验证据尚显不足。为了证实乙醇是否对已存在的肿瘤产生影响，Clghlan等（2004年）研究发现乙醇可加快鸡胚某些生长因子（如动脉内皮生长因子等）生成，而且乙醇浓度越高，所形成的生长因子就越多。这些因子可使供应肿瘤生长的血管形成，进而加速肿瘤的生长，并使之侵袭其他正常组织。

（二）流行病学资料

流行病学调查发现，每天饮酒 100g 以上，比不饮酒者患癌症的危险性明显增加，而每天饮酒 25～50 g 者也存在发生癌症的危险性。研究表明，饮酒是一种复合性致癌或促癌因素。

1. 酒精消耗量与肝癌发生率的关系　一项研究显示，居住在城市里每天习惯饮酒超过 80g 乙醇、且 50 岁以上的男性，发生肝癌的危险性增加。江苏省启东县肝癌高发区的资料分析发现，两个毗邻高、低肝癌高发乡 1972 — 1998 年肝癌死亡率分别为 51.19/10 万与 20.44/10 万（$P<0.01$），而两乡居民饮酒率分别为 16.18% 与 2.65%（$P<0.01$）。在对美国、法国、菲律宾等 25 个国家的调查，显示酒精消耗量与肝癌死亡率呈正相关。

2. 酒精与肝癌发生的地区性　南非白人中肝癌与乙型肝炎病毒（HBV）感染关系较少，与西方国家相似，酗酒是引起肝癌更常见的原因。在发展中国家，酒精引起的肝癌也正在增加，如斯里兰卡，酒精中毒是发生肝癌的主要原因。法国、瑞典、美国、加拿大和菲律宾等国家，观察到酒精消耗是发生肝癌的一个危险因素。一些 HBV 和丙型肝炎病毒（HCV）感染率低的欧美和非洲国家，肝癌的发病率和死亡率与 HBV 和 HCV 感染率并不相关。肝癌发病的男女性别比为 2～3∶1，但 HBV 和 HCV 感染率在男女之间差异并不明显。有人将这种差异归因于性激素，但更多的解释却是男女生活方式的不同，其中最主要的就是饮酒。其原因，一是有流行病学证据表明，饮酒与肝癌间存在一定的关联，二是饮酒的人比较多，酒的分布比较广。目前认为，酗酒与肝癌的发生存在 3 种模式，一是酒精引起肝硬化，然后引起肝癌；二是酒精本身作为一种致癌因素和其他因素一起共同引起肝癌；三是酒精性肝病的进展与其他肝癌危险因素有关，如与 HBV、HCV 感染密切相关。

3. 酒精性肝硬化与肝癌的关系　大量研究发现，酒精性肝硬化患者发生肝癌的危险增加。如高加索地区大多数肝癌患者是在酒精性肝硬化的基础上发生的。江苏启东县肝癌高发现场的一组资料显示，酒精性肝硬化患者中肝癌发生率为13.16‰（11/836）。作者认为，酒精的摄入通过发生肝硬化而成为肝致癌物，而且酒精性肝硬化后，发生肝癌的危险性相似于或高于其他西方国家慢性HBV感染后发生肝癌的危险性。

也有作者认为，即使酒精引起肝硬化后，肝癌的危险性并不增加，这可能与几个因素有关：一是酗酒者生存时间短，死于酒精中毒、感染和暴力的危险性大；二是肝癌在肝硬化数年后发生，法国报道为2～3年，美国报道平均为8年，因此，可能许多酒精性肝硬化患者在肝癌发生以前已死亡；三是随访对象与时间受限；四是登记时年龄小等。

4. 酒精与其他因素的协同致肝癌作用

（1）酒精与HBV感染的协同致肝癌作用：HBV感染与酒精联合致肝癌作用除慢性炎症导致肝细胞增生失控、突变与转变之外，与细胞色素P450酶系产生的前致癌物增加、抗肿瘤促进子的维甲酸缺少也有关，二者共同促进有HBV基因整合的肝细胞扩增。慢性HBV携带者加速酗酒者发生肝硬化与肝癌。说明酒精和HBV感染起相互作用，HBV感染起加速酗酒者肝病发展的作用。

有人对8646名男性HBsAg阳性献血者平均随访6.2年。对其中酗酒者进行分析，结果发现，酗酒与肝癌发生密切相关。同时又根据HBsAg、抗-HBc阳性或阴性，与酗酒或不酗酒配成4组，结果HBsAg和抗-HBc阳性而又酗酒者组中发生肝癌年龄最轻，为48.80±8.90岁，其余3组均在56～61岁之间，提示酗酒可促进肝癌的发生，对HBV携带者尤为显著。

（2）酒精与HCV感染的协同致肝癌作用：日本学者发现日本慢性丙型肝炎患者及HCV标志阳性者患酒精性肝硬化后，存在癌变的高危性。主要由于：①酒精性肝硬化的病程可因并存的HCV感染而发生改变；②慢性丙型肝炎的自然病程也可随长期酗酒所改变；③二者同时并存提高了发生肝癌危险性。此外，HCV的基因型对酒精的致肝癌作用可能有一定的影响。日本 HCV 感染诱发的肝癌患者其 HCV 基因型 76.1%为Ⅱ型、17.4%为Ⅲ型、4.3%为Ⅳ型；酗酒过多的酒精性肝癌患者，HCV 基因Ⅱ型较不饮酒的肝癌患者更多见。中国台湾地区、西班牙的酒精性肝癌患者大多为 HCV 基因型Ⅱ型。

(3) 酗酒与吸烟的协同致肝癌作用：在这一项包括吸烟 > 20 支/天、长达 10 年以上的 455 例的研究显示，HBsAg 阳性酗酒兼吸烟者发生肝癌的平均年龄为 50 岁，比 HBsAg 阳性酗酒不吸烟者小 6 岁。另有报道，吸烟、酗酒、既吸烟又酗酒者中肝癌的发病率分别高于无烟酒嗜好者的 3、5、8 倍。

(三) 临床表现

Fenton 研究发现，当血液中乙醇浓度为 0.09%～0.25%时，出现中毒症状，诸如感情不稳定、知觉和记忆障碍、视力减退、平衡失调；0.18%～0.30%时，出现头晕、复视、肌肉协调减退、共济失调、语言含糊；0.35%～0.50%时，出现酩酊大醉、昏迷不醒、感觉缺失、听觉和触觉减退、反射重度抑制，可能导致呼吸中枢麻痹、循环衰竭而致死。据美国卫生及公共服务部 2002 年 4 月 10 日公布，历时 3 年多，有 1440 名大学生饮酒过量而致死。当饮酒过量时，会因血液内乙醇浓度逐渐增高，而依次出现兴奋期、共济失调期、昏睡期。也可出现急性酒精性肝炎和胃炎等。

慢性酒精中毒是因长期饮酒所造成，对酒精产生了依赖性，形成“酒瘾”。酒饮下后直接对胃肠产生刺激，导致胃、肠功能紊乱，影响其对糖类等营养素的吸收，而对脂肪加速吸收，造成“高脂血症”。乙醇对人的黏膜和腺体分泌有刺激作用，会引起食管炎、胃炎、胰腺炎等。过量饮酒可致器官损伤如急慢性酒精性肝炎、脂肪肝、肝硬化。临床调查显示，肝病患者中 49%有酒成瘾史。慢性萎缩性胃炎、高血压、冠心病及脑血管患者中 85%有饮酒史。

(四) 防制原则

德国德累斯顿工业大学的一个研究小组 2009 年在权威医学刊物《Lancet (柳叶刀)》上发表了题为“饮酒与全球健康”的全球性研究报告。报告指出，随着生产酒的工业化以及营销的全球化，全球的酒精消费量不断上升，与酒精相关的疾病发病率也随之上升。根据研究人员的测算，全球平均每个成人每年摄入的纯酒精量达6.2L，相当于每人每周平均摄入约120ml纯酒精。在欧洲，人均饮酒量是世界平均值的两倍。男性饮酒量比女性高，发达国家的女性比低收入国家的女性饮酒多。报告指出，全球各类疾病患者中5%的人的疾病由饮酒引起。报告呼吁应制订一个全球性的“酒精控制框架公约”，为减少饮酒危害提供法律支持。诸如英国在伦敦市中心的几个地区设立禁酒区，警察可以在禁酒区内对任何饮酒者强制禁止其继续饮酒，并且可以没收饮酒者的酒。为了防止酒给饮酒者造成危害，应规范酒行业，严防假冒、伪劣产品出厂，商标上应印有“不适量饮酒有害健康”的字样。

Gallus S等（2001年）在意大利北部进行了一项病例对照研究，发现大量饮酒和摄入奶油者患食管癌的危险性显著增加，而常食用面糊和大米、家禽类、生菜、柑橘类水果、其他类水果和橄榄油者，食管癌的危险性明显降低。因此，多吃新鲜的蔬菜、水果，保持膳食平衡和良好的饮食习惯，是降低食管癌发病率的一条简单有效的途径。

日本果树研究所专家指出，柑橘中含有丰富的类胡萝卜素，而类胡萝卜素在人体血液中浓度越高，人的肝功能越正常，患上动脉硬化的危险就越低。所以，饮酒的人多吃柑橘，摄取大量类胡萝卜素，还可以避免患动脉硬化。

在酒精性肝病的发病中，氧化应激起着关键性作用，而铁通过加重氧化应激，可加重酒精性肝病，所以，大量饮酒的人应注意减少铁的摄入。在酒精应激情况下，锌可以保护肝细胞，拮抗肝细胞凋亡，抵御酒精性肝损害。补锌可以缓解酒精性肝损害的某些临床表现和肝性脑病的病情。

酒精性肝病患者的饮食，应以多食素食、宜清淡、忌油腻、富营养、易消化为原则，少食多餐，禁忌生冷、甜腻、辛热食物。具体包括：增加食欲，控制蛋白质摄入，供给足量维生素，适当限制脂肪，做到低钠饮食。适当使用食疗如：鲤鱼赤小豆汤、酸枣仁薏米粥或无花果瘦肉汤等。

二、致癌机制

乙醇致癌机制不十分清楚，有以下几种假说：

（一）生化机制说

乙醇在肝有直接的毒害作用，其损伤机制是乙醇在肝细胞内代谢而引起的。进入肝细胞的乙醇，在乙醇脱氢酶（ADH）和微粒体乙醇氧化酶系（MEDS）的作用下转变为乙醛（AA），再通过乙醛脱氧酶2（ALDH2）转变为无致癌作用的醋酸（乙酸），后一反应使氧化型辅酶Ⅰ（NAD^+）转变为还原型辅酶Ⅰ（NADH），因而NADH与NAD^+比值较高。NADH增多可促进脂肪变性，严重的脂肪变性可导致肝细胞坏死，肝内纤维组织增生，甚至癌变。但当乙醛脱氧酶2正常基因发生变异之后，便会使该酶失去活性，从而导致饮酒后血中的乙醛浓度增高6倍多，长期酗酒，体内的乙醛就会蓄积，最终可能导致肝细胞发生癌变。目前已明确乙醛是一种具有高细胞毒性，可诱导基因突变的致癌物质。其机制是通过干扰DNA合成和修复位点，出现DNA变异率增加，从而导致肿瘤发生。乙醛直接致癌作用是使淋巴细胞内次黄嘌呤鸟嘌呤磷酸核糖转移酶位点的点突变，细胞的姐妹染色单体改变和粗染色体畸变，延迟细胞周期的进程或细胞过度再生。乙醛也可直接抑制6-甲基鸟嘌呤转移酶，干扰DNA修复，可导致鼻咽和喉部癌症。结肠内细菌的乙醇脱氢酶使进入结肠内的乙醇转变为乙醛，直接损伤肠黏膜上的功能性细胞，起到间接致肠癌作用。

（二）遗传学机制说

乙醇的氧化代谢产物乙醛可诱发体外培养的肝细胞姐妹染色单体交换，并呈剂量-效应关系。观察到酒精中毒者中外周血淋巴细胞的染色体畸变率明显增加。有人推测a1-AT基因是乙醇性肝损害的易感位点。a1-AT是血清中蛋白酶的主要抑制物，是一种糖蛋白，由位于14号染色体上的单个位点编码遗传，主要在肝生成。a1-AT有30种表型，其中Piz纯合子个体发生肝癌的危险性增高。国内有作者采用病例对照研究的方法，在肝癌高发区进行了GSTM1和GSTT1基因多态性和原发性肝癌发生的危险性关系研究，207例原发性肝癌为病例组，按 1∶1 配对，207 例正常人为对照组，用多重 PCR 法测定 GSTM1 和 GSTT1 基因型。结果表明，病例组的 GSTM1 空白基因型频率为 58.94%，对照组为 57.00%；病例组的 GSTT1 空白基因型频率为 52.17%，对照组为 46.86%，两组间差异无统计学意义。但病例组中，GSTT1 空白基因型、且长期饮用高度白酒达 23 年以上，与 GSTT1 非空白基因型的对照组相比，患肝癌的危险性显著增高（OR=2.56，95%CI：1.08～6.05），另外病例组中，GSTT1 空白基因型、且月饮酒量>3000g 时，与 GSTT1 非空白基因型的对照组相比，患肝癌的危险性也同样显著增高（OR=3.48，95%CI：31.47～8.22）；此外，分析饮酒总量（kg·年）也得到类似的结果（OR=3.71，95%CI：1.51～9.12）。这说明携带 GSTT1 空白基因型、且有长期大量饮酒习惯者，其患肝癌的危险性显著增高。

Wang L 及其同事（2012 年）对有关 ADH1C 遗传多态性在乙醇介导的乳腺癌中作用的 12 个病例对照研究流行病学资料进行了 Meta 分析，结果表明，饮酒的白种人乳腺癌患者的病程进展与 ADH1C 遗传多态性并无明显相关。另外该研究提示，小剂量饮酒（每天不超过 20g 乙醇）对乳腺组织的作用并不是通过乙醛（AA）介导的致癌机制，遗憾的是该 Meta 分析也没有归纳出大量饮酒致体内乙醛（AA）蓄积，特别是在乳腺组织中的蓄积与乙醛（AA）介导的致癌机制间的关系。

（三）细胞生物学机制说

酗酒可诱导肝细胞滑面内质网的增生，使得细胞色素 P450、细胞色素 C 还原酶等微粒体酶的活性升高。因此，酗酒可促进外源化学致癌物代谢活化加强。由于酗酒降低了饮食中抗氧化物摄入，导致自由基和脂质过氧化物增加。有作者研究了乙醇致氧化应激损伤和乙型肝炎病毒（HBV）复制，对肝癌细胞蛋白酶活性的影响，分别用 1.5%、3%、5%、8%乙醇处理 HepG2 和 HepG2.2.15 细胞，16 小时后收集上清检测天门冬氨酸氨基转移酶（AST）、四甲基偶氮唑盐比色法（MTT）检测细胞活性，并计算抑制率。两种细胞经 1.5%、5%乙醇处理 16 小时后用 Western Blot 检测免疫蛋白酶体亚基低分子量多肽蛋白2（low molecular weight polypeptide protein 2，LMP2）的表达，结果发现，HepG2.2.15细胞对3%、5%的乙醇诱导损伤更敏感，HepG2.2.15细胞的LMP2表达比HepG2细胞低，1.5%乙醇处理16小时以后，HepG2.2.15细胞的蛋白酶体亚基LMP2表达比HepG2细胞下调更明显，这表明乙醇和HBV复制可下调肝癌细胞蛋白酶体亚基LMP2的表达。

（四）免疫学机制说

慢性酒精中毒时，降低了免疫功能，表现为血中B淋巴细胞、T淋巴细胞减少及功能下降，并抑制中性粒细胞及枯否细胞吞噬功能。江苏省启东县的一项研究发现，酒精性肝癌患者外周血中肿瘤坏死因子（TNF）减少，自然杀伤（NK）细胞活性明显下降，这可能是酗酒者中肝癌发生的重要因素。

（五）理化机制说

酒精饮料中含有自然产生或污染的致癌物，已知的有杂醇油、多环芳烃和亚硝胺等，在酒内还可能有其他未知的致癌物。乙醇是一种良好的溶剂，酗酒可加速致癌物经胃肠道的吸收和运转，如促进烟草相关的致癌物进入机制等。

（六）协同机制说

乙醇与化学致癌物的协同致肝癌作用研究发现，乙醇可促进黄曲霉毒素转化为活性代谢产物，使得抗氧化物质谷胱甘肽含量降低。给予谷胱甘肽（在酒精性肝硬化中是降低的），能使黄曲霉毒素诱发的鼠肝癌肿块消退。乙醇与性激素的协同致肝癌作用研究发现，在男性酒精性肝硬化患者中常见到高雌激素血症，肝癌患者中性激素不平衡在酒精性肝硬化患者转化为肝癌过程中起了一定作用。另外乙醇与营养缺乏和肝肿瘤有协同作用，研究发现，酗酒者中营养素摄入减少，当乙醇消耗量增加时，虽然总能量摄入的确增加了，但从乙醇以外食物中摄入的能量却下降了，营养缺乏可能降低机体的免疫功能，是诱发肝癌的原因之一。

Brandon-Warner E等（2012年）给21～25天鼠龄的B6C3小鼠腹腔一次性注射二乙基亚硝胺（diethylnitrosamine，DEN）1mg/kg，

对照组注射等量橄榄油，分别在16～24周和在40～48周接受经饮水喂饲乙醇［10/20%（v/v）］进行致肝癌的研究。结果表明，DEN可以引起雌雄小鼠肝肿瘤。乙醇单独不能引起肝细胞肿瘤结节的形成，只是可以降低肝功能和增加肝损伤，但可以显著增加事先注射DEN组雄性小鼠肝肿瘤的发生率，在雌性小鼠这种作用则不明显。这表明乙醇对DEN致肝癌有促进作用。

三、危险度评价

唐艳等（2001年）将乙醇消耗量换算为饮酒指数进行定量分析，结果发现，饮混合酒或烈性酒者患肝癌的危险度分别是不饮酒者的7.41倍和6.5倍。Khan KN等（2000年）研究表明，习惯性饮酒者（每周饮酒≥3天，持续5年以上）较非习惯性饮酒者发生肝癌的危险性增加3.1倍，在调整了其他因素后，logistic回归的OR值仍为3.37，饮酒人群患病的危险度为20.7%。

Takeshita T等（2000年）研究显示，在调整了年龄和吸烟的混杂作用后，较高剂量的饮酒［以15ml纯乙醇为一个drink，将近30年内每一种含乙醇的饮料的平均每天消费量乘以饮用该含乙醇饮料的年数（drink-year），再累计各种饮料的drink-year］与肝癌存在关联，其OR值为2.7（95%CI：1.3～5.5）。

Mukaiya M等（1998年）研究发现，每天饮酒的慢性肝炎患者相对于不饮酒者发生肝癌的RR值为2.31（95%CI：1.20～4.42），即使每周饮酒1次及以上者，RR值亦为2.17（95%CI：1.09～4.29），每天饮酒20 g及以上者，RR值为2.36（95%CI：1.26～4.40）。在单因素的logistic回归模型中，饮酒频率的RR值为1.9（95%CI：1.02～1.39），乙醇摄入量的RR值为1.08（95%CI：1.04～1.16）。

Chen CJ等（1991年）在中国台湾地区的研究表明，习惯性饮酒者（每周饮酒≥3天，持续5年以上）较非习惯性饮酒者发生肝癌的危险性增加3.1倍（OR值为4.1，95%CI：2.1～8.4）；在调整了其他因素后，条件logistic回归的OR值仍为3.37（$P<0.001$）；饮酒

的人群归因危险度百分比为20.7%。

范宗华等（1996年）在四川进行的队列研究发现，不同消化道肿瘤的年龄别死亡率随饮酒等级的增加而增加；饮酒组与不饮酒组相比，死亡高峰提前。将5年的累计饮酒量分为0～、1～、125～和≥500 kg四个等级，男性患肝癌的RR值分别为1.00、1.04、4.26和3.98，女性患肝癌的RR值分别为1.00、1.00、4.80和3.50。

过去在日本HCV感染和饮酒被认为是肝癌的主要危险因素，而最近的研究则认为，饮酒是较HCV感染更重要的危险因素，尤其是在男性中，该研究以女性肝癌死亡率为基准，得出日本男性中饮酒对于肝癌死亡的归因危险度为70%。

有人以464例（男性380例，女性84例）首诊为肝细胞癌（HCC）的患者为病例组，以824例（男性686例，女性138例）无肝疾病者作为对照组，探讨男性和女性饮酒与肝细胞癌的关系。同时还评估了乙型或丙型肝炎病毒感染对肿瘤的影响。结果发现，无论男性还是女性，每日饮酒超过60g者患HCC的危险性增加，饮酒时间和开始饮酒的年龄对肝癌的发生率没有影响。作者认为，即使没有乙型或丙型肝炎病毒感染时，饮酒对肝癌发生的促进作用也非常显著。而且，如果病毒性肝炎患者每日饮酒超过60g的话，其HCC危险性增加了大约1倍。

研究还发现，中国人群中乙醛脱氧酶2变异基因型携带者占1/3，达4亿～5亿人，绝大多数人不知自己是酶活性缺乏者。他们与该酶的正常基因携带者相比较，在饮酒频度和饮酒量上没有差异，酶活性缺乏者存在大量饮酒的情况。同时中国人口中有10%为乙型肝炎病毒携带者，潜在发生肝癌的危险性令人担忧。目前，对于一般人群而言，还不能普遍开展乙醛脱氧酶2基因型检测。研究已经发现，乙醛脱氧酶2基因变异型携带者饮酒后往往会出现脸红、恶心和心率过速等神经系统症状，所以饮酒后如果有上述症状者，应该提高警惕，戒酒或尽量减少乙醇的摄入量，长期饮酒者应将自己的乙醇摄入量，严格控制在<15g/d的安全剂量之内，以预防肝癌的发生。在国内一项1 057例原发性肝癌病因学分析的研究表明，饮酒可增加患原发性肝

癌的危险性，饮酒（40～100）g/d 者 OR 值为 1.41，＞100g/d 者 OR 值为 3.04。

2011 年 11 月 2 日，《美国医学会杂志》（JAMA）发表的一项研究显示，即使每周只饮 3～6 杯红酒，罹患乳腺癌的风险也会增加。年轻时和中老年时期饮酒均与乳腺癌风险独立相关，累计乙醇摄入量与风险的关联最强。为此，哈佛医学院布里格姆妇女医院的 Chen 博士等人分析了 1980 年（首次评估乙醇摄入情况）至 2008 年期间美国护士健康研究（NHS）的数据，共涉及 74 854 名受试者，其中共有 7690 名受试者被诊断为侵袭性乳腺癌。结果显示，与不饮酒的女性相比，饮酒者哪怕只少量饮酒，其乳腺癌相对危险度（RR）为 1.15，乳腺癌相对危险度风险随着乙醇摄入量的增加而上升，每日摄入至少 30g 乙醇的女性的 RR 值为 1.51。每日乙醇摄入量每增加 10g，乳腺癌风险即上升 10%。

但是适量饮酒有益健康也是不争的事实。首先酒带给人体一定的热量，少量或中度饮酒有益于心血管系统。国外一项为期 12 年，对 38 077 名男性医务工作者进行的研究发现，男子每周饮酒 3 次者与饮酒次数较少者比较，可降低心肌梗死的危险性。日饮量＜1 杯（约 20ml）者，其危险性的降低与饮酒 3 杯者相近似。在随访期间，中度饮酒量可减少心肌梗死的危险性。乙醇能促进血液循环，使小动脉血管扩张，促进血液循环，可防止胆固醇等脂类物质过早、过多地在血管壁上沉积，对防止动脉硬化有一定的作用。

（王民生 蒋晓红 常元勋）

主要参考文献

1. McKillop IH，Schrum LW. Alcohol and liver cancer. Alcohol，2005，35：195-203.
2. Dey A，Cederbaum AI. Alcohol and oxidative liver injury. Hepatology，2006，43（2 Suppl1）：S63-74.
3. Purohit V，Khalsa J，Serrano J. Mechanisms of alcohol-associated cancers：in-

troduction and summary of the symposium. Alcohol，2005，35（3）：155.
4. Clghlan Andy. Tumours thrive on an alcoholic diet. New Sci，2004，（2478）：14.
5. 范宗华，褚天新，范宗林，等．饮酒与消化道肿瘤死亡关系的队列研究．现代预防医学，1996，23：20-22.
6. Kiyoko M，Susumu H. Alcohol consumption as a major risk factor for the rise in liver cancer mortality rates in Japanese men. Int J Epidemiol，1999，28：30-34.
7. 张竹梅，边建超．饮酒与肝癌研究进展．中华流行病学杂志，2002，23（6）：477-499
8. 孙晓艳，王炳元．饮酒与肝癌．医药卫生，2007，23（7）：1007-1008.
9. 李苏平，吴建中，丁建华，等．GSTM1、GSTT1基因多态性和饮酒习惯与原发性肝癌发生的危险性．实用癌症杂志，2004，19（5）：229-231.
10. 刘振扬，易学瑞，陈文吟，等．乙醇致氧化应激损伤和HBV复制对肝癌系细胞蛋白酶体活性的影响．华南国防医学杂志，2010，24（2）：93-96.
11. 张建平．肝硬化并发原发性肝癌的危险因素评估．黑龙江医学，2008，32（6）：425-426.
12. 陈玉新，刘秀玲，赵讯月，等．烟酒对人体的危害．中原精神医学学刊，2002，8（3）：189-190.
13. Fenton JJ. Ethanol Toxicology. LLC U. S. A. New York：CRC Press，2002.
14. Gallus S，Bosetti C，Franeesehi S，et al. Oesophageal cancer in women：tobacco，alcohol，nutritional and hormotaal factors. Br J Cancer，2001，85（3）：341-345.
15. Khan KN，Yatsuhashi H. Effect of alcohol consumption on the progression of hepatitis C virus infection and risk of hepatocellular carcinomain Japanese patients. Alcohol，2000，35：286.
16. Takeshita T，Yang Y，Inoue Y，et al. Relationship between alcohol drinking ADH2 and ALDH2 genotypes and risk for hepatocellular carcinoma in Japanese. Can Lett，2000，149：69.
17. Mukaiya M，Nishi M，Miyake H，et al. Chronic liver diseases for the risk of hepatocellular carcinoma：a case-2control study in Japan：etiology association of alcohol consumption，cigarette smoking and the development of chronic liver disease. Hepatogastroenterology，1998，45：2328.
18. Chen CJ，Liang KY，Chang AS，et al. Effects of hepatitis B virus，alcohol

drinking, cigarette smoking and familial tendency on hepatocellular carcinoma. Hepatology，1991，13：398-406.

19. 唐艳，张荣华，楼晓明，等．饮酒、吸烟与肝癌关系的调查，，浙江预防医学，2001，13（12）：11.
20. Chen WY，Rosner B，Hankinson SE，et al. Moderate alcohol consumption during adult life，drinking patterns，and breast cancer risk. JAMA，2011，306（17）：1884-1890.
21. 马爱国，赵劲民，苏伟，等．乙醇诱导大鼠骨髓间充质干细胞的凋亡机制，中国组织工程研究与临床康复，2011，15（27）：4941-4945.
22. Ellahueñe MF，Pérez-Alzola LP，Olmedo MI. Chronic ethanol consumption in mice does not induce DNA damage in somatic or germ cells，evaluated by the bone marrow micronucleous assay and the dominant lethal mutation assay. Biol Res，2012，45：27-31.
23. Wang L，Ying Z，Ding D，et al. Lack of association of ADH1C genotype with breast cancer susceptibility in Caucasian population：a pooled analysis of case-control studies. Breast，2012，21：435-439.
24. Brandon-Warner E，Walling TL，Schrum LW et al. Chronic ethanol feeding accelerates hepatocellular carcinoma progression in a sex-dependent manner in a mouse model of hepatocarcinogesis. Alcohol Clin Exp Res，2012，36（4）：641-653.

第十四章

氯甲醚

氯甲醚是氯甲甲醚（chloromethyl methyl ether，CMME）和二氯甲醚（bis-chlomethyl ether，BCME）的统称。甲醛和甲醇以及氯化氢在酸性条件下即可合成。氯甲甲醚是无色或微黄色有强烈刺激性气味的液体，遇潮气或水后可分解生成甲醛气体，主要用作氯甲基化剂，用于离子交换树脂、防火剂以及纺织品处理剂的生产，氯离子与甲醛在酸性条件下可形成氯甲甲醚。在纺织、造纸、塑料和橡胶等行业也有形成氯甲甲醚的可能。氯甲甲醚遇水或其气体遇到水蒸气水解后还能合成较稳定的二氯甲醚，可长时间停留在空气中。工业级的氯甲甲醚常含有0.5%～7%的二氯甲醚。二氯甲醚是无色有刺鼻气味的液体，接触水分解生成氯化氢和甲醛，吸入为剧毒类，经口和经皮属中等毒类。二氯甲醚用于八氯二丙醚的生产，八氯二丙醚是许多菊酯及氨基甲酸酯农药的增效剂。

一、致癌表现

（一）动物实验资料

氯甲甲醚和二氯甲醚的致癌性研究最早的报道见于1968年。氯甲甲醚经呼吸、皮肤或皮下注射后对啮齿动物有强致癌作用。Gargus等（1969年）给99只新生小鼠一次性皮下注射12.5μl/kg氯甲甲醚，观察6个月，17.2%的小鼠发生了肺癌。Laskin（1975年）报道，用74只大鼠和90只中国仓鼠吸入1ppm氯甲甲醚，每天6小时，每周5天，观察终生，其中2只大鼠发生呼吸系统癌，分别为肺鳞状细胞癌和鼻腔神经上皮癌，其中2只中国仓鼠分别发生了肺腺癌和气管鳞状乳头状瘤。Van duuran等（1968年）用20只小鼠按2mg/0.1ml的剂量皮敷二氯甲醚，每周3次，观察终生，12只（60%）小鼠发生皮肤癌；用11只大鼠按3mg/0.1ml的剂量局部注射二氯甲醚，每月3次，观察终生，18%的大鼠发生皮肤纤维肉瘤，

9%的大鼠发生皮肤纤维瘤；100 只新生小鼠按 12.5μl/kg 的剂量一次局部皮下注射二氯甲醚，观察 6 个月，45%的新生小鼠发生了肺癌。200 只大鼠吸入浓度为 0.1ppm 的二氯甲醚，每天 6 小时，吸入 10～100 次后，观察终生，20%的大鼠发生呼吸道癌。Kuschner M 等（1975 年）用 200 只大鼠每天吸入 0.1ppm 二氯甲醚，每天 6 小时，每周 5 天，观察终生，14 只大鼠发生了肺癌，26 只大鼠发生了鼻腔癌。

氯甲醚类为强致癌物。二氯甲醚的致癌性比氯甲甲醚强，大鼠慢性吸入氯甲甲醚浓度为 3.27mg/m^3（1ppm），即可致肺癌；吸入二氯甲醚浓度为 0.1ppm，10 次即可致大鼠肺癌。

（二）流行病学资料

1973 年，发现生产离子交换树脂接触氯甲甲醚的工人肺癌高发。1948—1981 年，5 个国家报告，3024 名接触氯甲甲醚的工人中 117 人死于肺癌。1962—1967 年，美国费城某化工厂接触氯甲甲醚的工人先后 13 人死于肺癌。1973 年，英国曾报道接触氯甲甲醚的 110 名工人中发现 4 人患肺癌，实验室接触氯甲甲醚的 18 名工作人员中 6 人患肺癌。

我国 1958—1981 年接触氯甲甲醚的 318 名工人中 12 人死于肺癌。上海市对接触氯甲醚工人肺癌发生率的调查显示，氯甲醚类接触工人肺癌发病率为 889.68/10 万，肺癌死亡率为 533.81/10 万，显著高于非接触人群，为当地居民的 15.5 倍。肺癌类型多为未分化小细胞型燕麦细胞肺癌，恶性程度极高。马洪年等（1976 年）对上海市 2 个阴离子交换树脂生产厂氯甲甲醚合成、白球氯化和母液回收 3 个工段密切接触氯甲醚的化学操作工和一般接触的分析工以及维修保养工进行流行病学调查，发现 1970—1980 年间共有 10 名接触氯甲醚的男性工人因原发性肺癌死亡，接触年限为 8.5～16 年，平均 10.6 年；肺癌诱导期 9～19 年，平均 15.4 年。调查结果显示，接触氯甲醚的工人肺癌发生率远高于上海一般人群，肺癌标化死亡比（SMR）为 583.90/10 万人年，是上海市一般人群肺癌死亡率的 34.01 倍。徐麦玲等调查 1958 年开始生产氯甲甲醚的某工厂，1981 年以前（含 1981

年）上岗的工人 190 人为甲组，1981 年以后上岗的工人 83 名为乙组，调查发现甲组死于肿瘤 7 人，肺癌 4 人（在岗），肝癌 2 人（1 人在岗，1 人离岗），胃癌 1 人（离岗），在岗肿瘤患者专业工龄 8～20 年，平均 14.4±4.6 年。

德国 Lemen 等（1969 年）报道，18 名接触二氯甲醚的实验室工作人员，6 人死于肺癌，专业工龄 6～9 年。Nishimura 等（1990 年）报道，日本歌山县某 2 个染料厂分别在 1950—1970 年和 1960—1968 年间使用二氯甲醚，35 名接触二氯甲醚的男性工人中 13 人患肺癌，他们的职业接触年限 4.3～10.2 年，潜伏期 6.9～20.1 年，平均 13.5 年，最短者仅 23 个月，死亡年龄 36.6～55.6 岁。其中，死于肺癌的 7 例患者年龄 40～49.2 岁，死亡低龄化。病理组织学检查 8 例为小细胞型肺癌，3 例为肺腺癌，其余为大细胞型肺癌。

郭宝科（2006 年）报道，西安某制药厂 2 名工人（女性 67 岁，男性 65 岁），1961—1965 年均在维生素 B_2 生产车间接触过二氯甲醚，2003—2004 年先后查出肺癌。病理组织学诊断均为未分化小细胞肺癌，肺癌潜隐期分别为 43 年和 41 年。随后对该车间进行流行病学调查，1959—1981 年间（1981 年停产），110 名接触二氯甲醚的工人中肺癌 12 例（男性 9 例，女性 3 例）发病率高达 10.91%，10 人死于肺癌，这些工人主要是在生产二甲基胺的过程中接触了二氯甲醚。

刘江风等（2011 年）报道，重庆某制药厂死于肺癌的 4 名男性工人，年龄 28～37 岁，都是酮基布洛芬生产线氯甲基化反应工序的操作工，接触工龄 7～11 年（平均 9 年），潜伏期 6～14 年（平均 10.25 年），认定是氯甲甲醚所致。

马起腾等（2014 年）报道，某化工企业氯甲基化车间员工 2010—2013 年间有 5 人诊断为原发性肺癌，引起企业方高度关注。5 名男性操作工，年龄 37～55 岁，接触工龄 4～13 年，既往健康无吸烟史，因“咳嗽、咳痰、痰中带血伴胸痛”就诊，肺癌病理诊断为周围型大细胞型和周围型鳞状细胞癌各 1 例，中央型小细胞型肺癌 3 例。检查发现该企业生产荧光增白剂 CF351 使用的原料多聚甲醛在高温下可解聚为甲醛，甲醛在与生产过程大量水蒸气和盐酸共存的情况下生成二氯甲醚。

我国分别在2002年和2013年将氯甲醚、二氯甲醚所致肺癌列入职业病分类与目录职业性肿瘤（九）。国际癌症研究所（IARC，1987年）将氯甲醚类的致癌性证据的评价归类为1类，可致肺癌。

（三）临床表现

氯甲醚类诱发人类肺癌具有潜伏期短，最短潜伏期2年，最长潜伏期20年，平均10年；肿瘤恶性程度高，氯甲甲醚导致的肺癌多是一种未分化型小细胞燕麦细胞肺癌，发病低龄化以及生存时间短等特点，肺癌患者死亡的平均年龄为49.7岁，比一般人群因肺癌死亡提前10年。

氯甲醚所致肺癌多数为未分化小细胞燕麦细胞肺癌，该类肺癌恶性程度高，转移较快，死亡率高。马洪年等（1976年）对因接触氯甲甲醚死于肺癌的10例患者中的8例进行病理检查，其中，7例为未分化型肺癌（其中2例确定为燕麦细胞型），1例为鳞状细胞癌。患者临床症状多为咳嗽、胸痛、胸闷、气短、痰中带血丝、精神萎糜，自感乏力等，胸部X线摄片检查可见块状阴影。上海华山医院内科职业病组调查1974—1975年某厂接触氯甲甲醚工人，发现2例肺癌患者均为男性，第1例年龄50岁，氯甲甲醚职业接触史13年，1974年初出现咳嗽加重、胸痛，胸部X线摄片检查示左肺下叶块状阴影，病理报告为未分化型燕麦细胞肺癌（Ⅲ期），病灶约6.5×6×3.5cm，术后半年死亡。第2例年龄55岁，氯甲甲醚职业接触史17年，1975年12月出现咳嗽、胸闷、血痰、精神萎靡不振等症状，胸部X线片检查发现左肺心缘处有模糊阴影，约5×7cm，诊断为中央型肺癌，病理报告也为未分化型燕麦细胞肺癌，确诊后1个月因颅内转移死亡。

我国氯甲醚职业性肿瘤调查组1986年对11个氯甲醚工厂的915名工人进行调查，发现15例患未分化型小细胞肺癌，工龄为2～20年。重庆某制药厂接触氯甲甲醚死于肺癌患者的病理组织学检查均为小细胞型肺癌，3例为中央型肺癌，1例为周围型肺癌。国外报道14

例肺癌都曾接触过氯甲甲醚，病理检查除 1 例疑为鳞状细胞癌外，其余均为未分化小细胞燕麦细胞肺癌。

（四）防制原则

改革生产工艺，不用或少用氯甲醚类生产原料，生产过程应实现自动化、机械化、密闭化操作，局部加强通风排毒。尽可能使用防爆型的通风系统和设备，防止蒸气泄漏到工作场所空气中。操作人员应加强个人防护，佩戴自吸过滤式防毒面具（全面罩），穿防静电工作服，戴橡胶耐油手套。操作人员必须经过专门培训，严格遵守操作规程。工作场所禁止吸烟、进食和饮水。工作完毕，淋浴更衣。保持良好的卫生习惯。长期接触者出现胸痛、咳嗽等症状应及时体检，包括痰脱落细胞检查，应早发现、早诊断、早治疗。

二、致癌机制

二氯甲醚为一极强的致癌剂，其致癌作用较一些强致癌烷化剂如β-内酯类和环氧化物更大，多种动物和各种给药途径都可致癌。Burchfield 认为，氯甲醚属直接致癌剂，不需代谢活化就可以致癌。Bernucci 等（1997 年）认为，二氯甲醚分子进入体内能与细胞内的 DNA 形成加合物，致 DNA 鸟嘌呤碱基第 6 位氧原子（O6 原子）烷基化，引起 DNA 编码错误，以及 GC→AT 转录突变。这种改变抑制了与 DNA 修复、错配修复和切除修复酶的活性，以及甲基鸟嘌呤甲基转移酶（MGMT）的活性而致癌。

三、危险度评价

De Fonso 等将 1948—1972 年间工人接触氯甲甲醚的相对接触程度分为 0～6 七个等级进行统计分析，接触程度等级越高，肺癌相对危险度（RR）越高，接触程度 4～6 等级，肺癌相对危险度最高为 7.1，接触程度与肺癌相对危险度（RR）呈正相关。氯甲甲醚接触年限长，肺癌相对危险度（RR）高，接触年限在 5 年以上的肺癌相对危险度（RR）最高为 9.6。Weiss 用接触氯甲甲醚的时间加权平均浓度乘以接触年限作为接触指数进行统计分析，接触指数高，肺癌死亡率也高，接触指数≥25，肺癌死亡率可高达30%，接触指数与肺癌死亡率呈相关关系。全国职业性肿瘤调查协作组对8种化学物质与职业性肿瘤发病关系的调查研究，认为氯甲醚类引起工人肺癌的危险度按接触指数来衡量，当指数为30时，死亡率为400/10万，指数为60时，死亡率为1500/10万，指数为90时，死亡率为8400/10万。

氯甲甲醚的致癌浓度远低于人的刺激阈。美国政府和工业卫生学家协会（ACGIH）没有规定氯甲甲醚的职业接触限值，但规定了工作场所空气中二氯甲醚的时间加权平均阈限值（TLV-TWA）为0.001ppm；前苏联规定工作场所空气中氯甲甲醚职业接触限值最高容许浓度（MAC）为0.5mg/m^3；我国GBZ2.1-2007中规定工作场所空气中氯甲甲醚的职业接触限值MAC为0.005mg/m^3。我国已将氯甲醚所致肺癌列入职业性肿瘤名单。职业性肿瘤诊断标准中规定生产和使用氯甲醚（二氯甲醚或工业品一氯甲醚）所致肺癌累计接触工龄1年以上（含1年），潜伏期4年以上（含4年），诊断明确的原发性肺癌即可诊断为氯甲醚所致肺癌。

（张晓玲 汪庆庆 王民生 常元勋）

主要参考文献

1. 江泉观、纪云晶、常元勋．环境化学毒物防治手册．北京：化学工业出版社. 2004：848-849.
2. Kuschner M，Laskin S，Drew RT，et al. Inhalation carcinogenicity of alpha halo ethers. III. Lifetime and limited period inhalation studies with bis（chloromethyl）ether at 0.1 ppm. Arch Environ Health，1975，30（2）：73-77.
3. 上海市化工局职防所等．氯甲醚类的毒性和致癌作用．国外医学·卫生学分册，1977，（3）：188-190.
4. 上海第一医学院华山医院内科职业病组．氯甲甲醚毒性和致癌性的初步临床观察．江苏医药，1978，（10）：16-17.
5. 马洪年．氯甲醚工人肺癌调查．肿瘤防治研究，1983，10（1）：68-70.
6. 金淬，刘玉堂．八种化学物质与职业性肿瘤发病关系的调查研究．中华劳动卫生职业病杂志，1986，4（4）：194-197.

7. Nishimura K, Miyashita K, Yoshida Y, et al. An epidemiological study of lung cancer among workers exposed to bis (chloromethyl) ether. Sangyo Igaku, 1990, 32 (6): 448-453.
8. 何凤生．中华职业医学．北京：人民卫生出版社，1999：256-257.
9. 曾晓菲，蒋学之，王簃兰．接触氯甲醚工人血清中 ras 癌基因检测 p21 蛋白的检测．中华劳动卫生职业病杂志，1993，11 (5)：273-274.
10. 郭秀云，于永强．氯甲醚致癌性研究回顾．化工劳动保护（工业卫生与职业病分册），1995，16 (6)：266.
11. 徐麦玲，唐桂芬，刁文雄．接触氯甲甲醚工人健康状况的随访报告．中国工业医学杂志，1996，9 (4)：225-226.
12. Bernucci I, Turrini D, Landi MT. Bis-chloromethyl ether and carcinogenesis of alkylating agents. Med Lav, 1997, 88 (5): 347-355.
13. 朱庆安．氯甲甲醚对接触工人外周血淋巴细胞染色体的影响．镇江医学院学报，2001，11 (5)：724.
14. 郭宝科．职业接触二氯甲醚致肺癌 2 例报告．中国工业医学杂志．2006，19 (4)：208.
15. 刘江风，王永义，唐玉樵．某制药厂二氯甲醚致肺癌调查．中国工业医学杂志，2011，24 (3)：214-215.
16. 马起腾，曹春燕，洪秀娟．二氯甲醚致肺癌 5 例诊断的思考．中华劳动卫生职业病杂志，2014，32 (1)：60.

第十五章

甲　醛

甲醛（formaldehyde）是一种无色、易挥发、有强烈刺激性气味的气体，中等毒性，易溶于水、醇和乙醚。环境中的甲醛主要来源于工业应用、燃料的燃烧、装修材料和各种消费品（如纺织品、服装、鞋等）。室内空气中的甲醛污染主要来源于装修材料（如人造板材、黏合剂、地毯等）、烟叶的不完全燃烧、化妆品、杀虫剂、时装、印刷油墨及消毒剂、防腐剂等。空气中甲醛污染与人类健康问题已经引起了人们的高度重视。人体内的代谢可产生甲醛，如脂质的氧化或过氧化、丝氨酸、甘氨酸等的代谢，正常人血液中甲醛的浓度为2～3mg/L。甲醛在体内代谢迅速，90%以上吸入的甲醛在上呼吸道迅速被降解，人急性和亚慢性暴露甲醛后不会引起血中甲醛水平的改变。进入机体内的甲醛主要在肝和红细胞中在甲醛脱氢酶和醇脱氢酶的催化下，生成甲酸，生成的甲酸其代谢途径主要有：（1）经尿液排出；（2）进一步氧化生成 CO_2 和水；（3）通过四氢叶酸依赖的一碳单位生物合成途径，参与生物大分子嘌呤、胸腺嘧啶等的合成。目前对甲醛的致癌性十分关注。

一、致癌表现

（一）动物实验资料

B6C3F1雄、雌小鼠（30月龄）甲醛吸入浓度分别为0、2、5.6、14.3ppm，每天6小时，每周5天，共24个月，发现14.3ppm染毒组雄性小鼠鼻腔鳞状上皮细胞癌发生率11.8%（2/17）较对照组（0/21）有所上升，但无统计学意义。与对照组相比，14.3ppm染毒组的雌性小鼠淋巴瘤发病率22.3%（27/121）较对照组15.7%（19/121）也略有上升（$P=0.06$）。

用F344、Wistar和SD大鼠进行的6项甲醛吸入染毒实验均提示，鼻腔鳞状上皮细胞癌，与腺瘤、横纹肌肉瘤、腺癌及混合性肿瘤的发生率与甲醛暴露间存在着显著的关联性。

Soffritti等将甲醛添加到饲料中，从孕后第13天开始对SD孕鼠进行染毒，染毒剂量0～2500ppm，研究结果提示，子鼠小肠平滑肌瘤（平滑肌肉瘤）的发生率为16.2%（6/37），比对照组0（0/49）呈显著上升（$P<0.01$）。

（二）流行病学资料

1. 鼻咽癌　对美国最大的尸体防腐剂（甲醛）生产企业的流行病学调查发现，4046名男工（其中白人3649人，其他种族397人）中鼻咽癌的人口标化死亡比（SMR）为216。另一个是丹麦的甲醛制造企业，对265个企业从业时间10年以上男工的调查显示，13名男工患鼻咽癌，其标化发病比（SIR）为2.3（OR=3.0；95%CI：1.4～5.7）。

2. 鼻癌　已有充分的流行病学资料证实，甲醛暴露可引起鼻癌的发生。在7个鼻癌和甲醛暴露相关性的病例对照研究中，有5个都表明甲醛暴露程度的增加将增加罹患鼻癌的危险性，但均无统计学差异。其中一个队列研究提供了较全的研究信息，主要体现在队列的规模、暴露的评价以及潜在混杂因素的评估，研究结果表明，甲醛暴露时间最长（OR=2.1；95%CI：1.0～4.5，$P=0.07$）而不是暴露剂量最大（$P=0.57$）情况下，罹患鼻癌的风险越高。

3. 白血病　Hauptmann M等（2004年）通过对美国25 619名接触甲醛的工人进行队列研究表明，在甲醛暴露浓度低于4.0 ppm的情况下，急性髓系白血病发生的相对危险度（RR）随甲醛暴露浓度的增加而增加（RR=1.37；95%CI：0.92～2.18，趋势检验$P=0.01$）。

Collins与Lineker等对18个甲醛暴露工人的流行病学调查数据进行甲醛暴露与白血病危险性的Meta分析，应用Meta分析技术对数据进行交叉分析计算出Meta-RR（mRR）和可信区间（CI）。分析发现，甲醛暴露可增加白血病发生的危险性，尤其是急性髓系白血病的危险性，如防腐作业工作者（mRR=1.6，95%CI：1.2～6.0），病理学和解剖学工作者（RR=1.4，95%CI：1.0～1.9），以及原本暴露水平较高的甲醛生产厂工人（mRR=0.9，95%CI：0.8～1.0）。

Schwilk 等用 Meta 分析两个大型甲醛暴露的流行病学资料，以研究甲醛与白血病的相关性。其中一组研究超过 25 000 名甲醛作业的工人，另一组超过 13 000 名丧葬行业的人员。结果显示，甲醛暴露显著增加了白血病的患病风险（RR=1.53；95%CI：1.11～2.21；P=0.005），特别是急性髓系白血病（RR=2.47；95%CI：1.42～4.27；P=0.001）。

Freeman 等进行的病例对照研究发现，儿童（640 人）经常接触甲醛溶剂（超过 4 次/月）会导致急性淋巴细胞白血病（ALL）患病风险增加（OR=1.9；95%CI：0.7～5.8），并发现母亲在儿童出生前 1 年居住在油漆涂刷过的房间，该儿童出生后患 ALL 的风险也增加。而父母使用甲醛溶剂进行艺术工作，其子女患白血病的危险度明显高于对照组（OR=1.7；95%CI：1.1～2.7），且危险度也随着暴露组剂量的增加而增加（趋势检验，P=0.07）。

Chechoway H 等（2015 年）用比例风险模型的分析方法，对 25 619名甲醛生产企业工人进行队列研究，其中非甲醛作业工人 3136 人，甲醛作业工人 22483 人，结果表明，在甲醛接触累积量达峰值（2ppm）或最大接触浓度（4ppm）的情况下，甲醛接触人群罹患霍奇金淋巴瘤的相对危险度增加，分别为 3.76（P_{trend}=0.05）和 5.13（P_{trend}=0.003），然而这种高浓度接触在正常生产和防护条件下发生的概率很低。该研究认为，低浓度甲醛接触与急性髓系白血病或其他淋巴造血系统恶性肿瘤间的相关性尚缺乏足够的流行病学证据。

4. 胃癌　刘金铃等选择 4875 名工人为研究对象的回顾性队列研究结果表明，接触甲醛组胃癌发病率为 97.13/10 万，高于非接触组的 33.46/10 万；用 Poisson 回归调整部分变量后，表明甲醛可能是引起胃癌发病的危险因素之一。

（三）临床表现

根据动物实验资料和流行病学资料，长期接触甲醛可致鼻咽癌和白血病。

1. 鼻咽癌的临床表现主要为

(1) 颈淋巴结肿大：有40%～80%患者首先以淋巴结肿大为首发症状；

(2) 鼻出血及回缩性血涕：多见于鼻咽癌早期；

(3) 耳鸣和（或）听力下降；

(4) 鼻塞：开始多为单侧，严重时两侧均有；

(5) 头痛：发生率约为57.2%；

(6) 其他：如张口困难、伸舌偏斜。

2. 白血病的临床表现主要为

(1) 贫血：常为白血病的首发症状；

(2) 发热：半数以上的患者以发热为早期表现；

(3) 大部分白血病患者有浅表淋巴结肿大；

(4) 近40%的患者早期有出血表现；

(5) 其他表现：头痛、恶心、呕吐、意识丧失等。

（四）防制原则

对于参与甲醛生产或应用的职业人群应增大甲醛生产车间局部排风量，加强工人自我防护，降低车间内工人的健康风险。普通人群可通过做好保持室内空气流通、避免使用含挥发性有机污染物的日常用品、减少大面积铺用地毯、适当使用空气净化器等措施降低日常的甲醛污染。在医学检查时，应注意除外患呼吸系统和血液系统疾病患者。在定期医学检查时注意对呼吸系统和血液系统检查，以便早期发现可能患鼻咽癌和白血病的患者。

二、致癌机制

杨丹凤等用甲醛处理小鼠脾淋巴细胞，发现甲醛浓度＜0.01 mmol/L可致DNA断裂；而当浓度＞0.01mmol/L时则引起DNA发生交联。王昆等（2009年）以不同浓度液态和气态甲醛对24只Wistar大鼠骨髓细胞进行处理（72h），采用KCI-SDS法检测了骨髓细胞DNA-蛋白质交联程度，并采用单细胞凝胶电泳技术（彗星实验）检测了骨髓细胞DNA链断裂程度。研究发现，与对照组相比，低浓度甲醛（液态甲醛浓度为：5μmol/L和25μmol/L；气态甲醛浓度为：0.5mg/m^3 和 1.0mg/m^3）可以引起 DNA 断裂水平显著增高（$P<0.01$）；而高浓度甲醛（液态甲醛浓度为：125μmol/L 和 625μmol/L；气态甲醛浓度为：3.0 mg/m^3）则可以引起 DNA-蛋白质交联水平显著增高（$P<0.01$；$P<0.05$）。可见，甲醛染毒可以导致大鼠骨髓细胞 DNA 的损伤。黄红燕等以豚鼠的肺巨噬细胞为研究材料，采用碱洗膜过滤荧光分析方法检测了甲醛对 DNA 的损伤，发现甲醛对豚鼠肺巨噬细胞的 ED_{50} 240.4mg/L 能引起 DNA-蛋白质交链和 DNA 单链断裂。

对医院病理科的 90 名工作人员［甲醛平均暴露时间 15.4 年（1～39 年）；暴露浓度：低剂量组 0.4ppm（0.04～1.7ppm），高剂量组 2.24ppm（0.72～5.6ppm）］及相同医院其他科室的 52 名工作人员的比较发现，低剂量组人员淋巴细胞姐妹染色单体交换（SCE）率（0.27±0.003)%显著高于对照组（0.19±0.002)%（$P<0.01$）。Iarmarcvai 对 18 名病理科医生及 18 名其他科医生淋巴细胞的微核形成情况的研究发现，在甲醛暴露水平为 2.3ppm（0.4～7ppm）的情况下，病理科医生淋巴细胞的微核形成率（21.0±12.6)‰，显著高于其他科医生的（14.4±8.1)‰（$P<0.01$）。Costa S 等（2015 年）对葡萄牙 84 名暴露于甲醛环境（0.38±0.03ppm）的解剖病理实验室工作人员和 87 名其他科医生外周血淋巴细胞的染色体畸变、DNA 损伤情况进行评价，发现病理室工作人员的细胞遗传学终点的评价［染色体畸变率为 3.96±0.34%（0～13%）、彗星实验拖尾率为 11.67±0.72%（0.23%～28.07%）］，结果均显著高于非甲醛暴露组［染色体畸变率为 2.09±0.25%（0～13%）、彗星实验拖尾率为 7.50±0.47%（0.86%～24.40%）］，暴露组参与 DNA 损伤修复的 XRCC1 和 PARP1 基因损伤程度也显著高于非甲醛暴露组。

“活性甲醛”效应。“活性甲醛”为机体内非游离态的甲醛，是甲醛与还原型谷胱甘肽（GSH）的复合物。甲醛是否具备远距离毒性（distant-site toxicity）是揭示甲醛与白血病关系的关键问题。当采用 DNA-蛋白质交联（DPC）、MTT 比色法［MTT，噻唑蓝，3-（4,5-Dimethylthiazol-2-yl）-2,5-diphenyltetrazolium bromide］检测甲醛的远距离毒性时，发现当把等剂量的甲醛与 GSH 联合作用对细胞进行处理后，细胞内产生的 DPC 系数比单独同剂量的甲醛组要高很多，在 MTT 实验中发现，在单独甲醛组中加入等量的 GSH 后细胞活性也出现了显著下降；在动物实验中，甲醛染毒小鼠出现毒性后，脑组织中也同样出现了损伤。说明甲醛在机体内与 GSH 形成了结合物，这种结合态的甲醛被称为“活性甲醛”，活性甲醛可以协助甲醛完成跨膜，并进入到局部组织再次释放出游离态甲醛，实现了甲醛的远距离毒性。另有研究表明，胎牛血清和血浆对甲醛诱导性 DPC 形成具有促进作用，而不是以前学者认为的缓冲作用，这可能是甲醛远距离毒性的基础。

三、危险度评价

甲醛在自然界中的本底值极低，城市空气中甲醛年平均浓度为 0.005～0.01mg/m^3，一般不超过 0.03mg/m^3。一般住宅在新装饰装修后的峰值约为 0.2mg/m^3。大宾馆新装饰装修后，甲醛浓度峰值可达 0.85mg/m^3。蒋励等对 35 户新装修居室空气中污染物测定结果显示，室内空气中甲醛浓度中位数为 0.28mg/m^3，超标率为 77.1%。美国、荷兰等国研究发现，使用脲醛树脂制成的脲-甲醛泡沫树脂隔热材料，作为可移动房建筑材料的室内甲醛浓度为 3.35mg/m^3，最高可达 42.5mg/m^3。

我国有关甲醛的卫生标准如下：居民区大气中甲醛最高容许浓度为 0.05mg/m^3（TJ 36-1979《工业企业设计卫生标准》）；居室内空气中甲醛最高容许浓度为 0.08mg/m^3（GB/T 16127-1995《居室空气中甲醛的卫生标准》）；公共场所甲醛最高容许浓度 0.12mg/m^3（GB 9663-1996，GB 9667-1996）；车间空气中有害物质最高容许浓度为 3mg/m^3（TJ 36-79《工业企业设计卫生标准》）。卫生部于 2001 年 10 月颁布了《木质板材中甲醛的卫生规范》，确定各级木质板材的甲醛平衡释放量限值 [mg/(m^2·h)]：A 级＜0.12，可直接用于制作家具和室内装修；B 级＜2.8，不适于直接用于制作家具和室内装修，如适当处理，甲醛释放量已达 A 级水平，仍可做 A 级用；C 级≥

2.8，不可用于制作家具和室内装修。2003年1月1日起实施的GB 18401-2001《纺织品甲醛含量的限定》中规定，婴儿用纺织品、直接接触皮肤的纺织品、室内装饰用纺织品的甲醛含量限值分别为20mg/kg、70mg/kg、300mg/kg。农业部发布的NY5172-2002《无公害食品—水发水产品》标准规定，水发产品中甲醛含量不得超过10mg/kg。

（卞 倩 王民生 常元勋）

主要参考文献

1. 吴凯，杨光涛，娄小华，等．甲醛致小鼠肺DNA-蛋白质交联和DNA断裂效应的研究．公共卫生与预防医学，2006，17（2）：15-18，21.
2. 娄小华，陈莉，吴丹，等．“活性甲醛”与甲醛远距离毒性的初步研究．环境科学学报，2009，29（3）：607-612.
3. 张娟．苯和甲醛装修污染与白血病发病风险的研究进展．癌变·畸变·突变，2010，22（6）：480-483.
4. 王昆，周砚青，吴凯，等．液态或气态甲醛诱导大鼠骨髓细胞DNA-蛋白质交联形成的研究．生态毒理学报，2009，4（6）：780-785.
5. Haber LT，Maier A，Zhao QY，et al. Applications of mechanistic data in risk assessment：the past，present，and future. Toxicol Sci，2001，61（1）：32-39.
6. Hauptmann M，Lubin JH，Stewart PA，et al. Morality from solid cancer among workers in formaldehyde industries. Am J Epidemiol，2004，159（12）：1117-1130.
7. Zhang L，Freeman LE，Nakamura J，et al. Formaldehyde and leukemia：epidemiology，potential mechanisms，and implications for risk assessment. Environ Mol Mutagen，2010，51（3）：181-191.
8. Rhomberg LR，Bailey LA，Goodman JE，et al. Is exposure to formaldehyde in air causally associated with leukemia? --A hypothesis-based weight-of-evidence analysis. Crit Rev Toxicol，2011，41（7）：555-621.
9. Beane Freeman LE，Blair A，Lubin JH，et al. Mortality from lymphohematopoietic malignancies among workers in formaldehyde industries：the National

Cancer Institute Cohort. J Natl Cancer Inst，2009，101（10）：751-761.

10. Güinter S，Heinz PG，Dirk P. Occupational exposure to formaldehyde，hematotoxicity，and leukemia-specific chromosome changes in cultured myeloid progenitor cells. Cancer Epidemiol Bioma Prev，2010，19（7）：1882-1884.
11. Costa S，Carvalho S，Costa C，et al. Increased levels of chromosomal aberrations and DNA damage in a group of workers exposed toformaldehyde. Mutagenesis，2015，30（4）：463-473.
12. Checkoway H，Dell LD，Boffetta P，et al. Formaldehyde Exposure and Mortality Risks From Acute Myeloid Leukemia and Other Lymphohematopoietic Malignancies in the US National Cancer Institute Cohort Study of Workers in Formaldehyde Industries. J Occup Environ Med，2015，57（7）：785-794.

第十六章

环氧乙烷

环氧乙烷（epoxyethane，EO），又名1,2-环氧乙烷，氧化乙烯。属低分子氧化物。常温下为气态，4℃以下为无色液体。低浓度时有醚样气味，高浓度时有甜味感。易溶于水和乙醇、乙醚、苯、丙酮、二硫化碳、四氯化碳等一般有机溶剂。EO是生产乙二醇及其衍生物、乙醇胺、表面活性剂、丙烯腈等的化工原料，在医学消毒和工业灭菌上用途广泛，多用于食料、纺织物及其他方法不能消毒的及对热不稳定的药品和外科器材等进行气体熏蒸消毒，如皮革、棉制品、化纤织物、精密仪器、生物制品、纸张、书籍、文件、某些药物、橡胶制品等。在正常生产环境中多以气态形式经呼吸道吸收，液态可经皮肤和消化道吸收。在体内通过血液循环被细胞吸收，而后转化成甲醛或乙二醇，再氧化为草酸从尿中排出。

一、遗传毒性与致癌表现

（一）实验动物资料

陆静芬等（1995年）将40只ICR小鼠，随机分为4组，每组10只。分别给予EO吸入浓度为0、54、180、540mg/m^3，每天吸入2小时，连续5天。观察EO对小鼠骨髓细胞染色体畸变的畸变率，发现总畸变率分别为0.5%、1.2%、3.2%、7.0%，高浓度（540mg/m^3）、中等浓度（180mg/m^3）2组与对照组比较，差异均有统计学意义（$P<0.01$），而低浓度组（54mg/m^3）与对照组比较，差异无统计学意义（$P>0.01$）。结果表明，EO可使小鼠骨髓细胞分裂中的染色体畸变，主要为裂隙、断裂及断片，且随着浓度的增加而加剧。该研究者另外一项研究，将妊娠第13天的NIH孕鼠18只，随机分1个对照组和3个纯度99%的EO染毒组（实测浓度分别为540、1080、1620mg/m^3），即相当于LC_{50}（LC_{50}为2176mg/m^3）的25%、50%、74%。吸入染毒后18小时每组随机取出2只胎鼠的肝求出微核率，低、中、高三组微核率分别为6.80±1.30‰、12.33±4.93‰，15.60±10.41‰，它们与对照组比较，差异均有统计学意义（$P<0.01$）。雄性昆明种小鼠暴露于浓度为54mg/m^{3}和360mg/m^{3}的环氧乙烷14周，每天吸入2小时，每周6天。结果表明，54mg/m^{3}组和360mg/m^{3}组小鼠精子畸形率分别为29.4±16.24%和52.91±11.97%，与对照组比较，差异均有统计学意义（$P<0.05$）。

王金茂等（1998年）将36只NIH小鼠（雌雄各半）随机分成2个染毒组和1个对照组。染毒组静式吸入环氧乙烷的浓度分别为54mg/m^{3}和360mg/m^3，每天吸入2小时，每周6天，连续14周。测定肝细胞核DNA的含量，结果显示，2种浓度环氧乙烷染毒组小鼠肝细胞核DNA的含量均高于正常对照组，且DNA含量随着环氧乙烷浓度的增高而递增，尤其在雄性小鼠显得更为突出，与对照组比较有显著性差异（$P<0.01$），提示环氧乙烷对实验小鼠肝细胞具诱变性。用0、50、100ppm EO对B6C3FI小鼠进行2年吸入性染毒，每组50只小鼠，雌雄各半，每天染毒6小时，每周5天。各个染毒组雄性小鼠肺癌发病率分别为22%、44%和52%，雌性小鼠肺癌发病率为4%、10%和49%；雄性小鼠泪腺瘤发病率分别为2%、20%和21%，雌性小鼠泪腺瘤发病率分别为2%、15%和17%。雌性小鼠子宫癌发病分别为0、2%和10%。每组240只Fischer 344大鼠，雌雄各半，分别给予EO吸入浓度为10、33、100ppm（0、18、59、180mg/m^3）每天6小时，每周5天，慢性染毒两年。雄性或雌性大鼠神经胶质纤维瘤、单核细胞白血病发生率均比对照组升高（$P<0.05$），且发病率呈剂量依赖性。雄性大鼠还出现腹膜间皮瘤、皮下纤维瘤，发病率随着染毒浓度升高而增加（$P<0.0.5$）。

（二）流行病学资料

对欧洲6个国家1998—2004年间诊断为淋巴瘤的2347名患者和2463名对照进行病例对照研究。通过回顾性调查发现，病例组31名患者和对照组27人都有接触EO史，长期慢性接触EO可能增加患淋巴瘤的危险，OR值为1.3（95%CI：0.7～2.1）。其中B细胞淋巴瘤OR=1.3（95%CI：0.7～2.3）。弥漫性大B细胞淋巴瘤OR=1.3

(95%CI：0.6～2.9)。B细胞慢性淋巴细胞白血病OR=2.0（95%CI：0.8～4.7）。男性患病的危险性OR =1.8（95%CI：0.7～4.6）比女性（OR=1.1 ；95%CI：0.6～2.0）高。对瑞典一生产医疗消毒器械工厂的2171名工人进行16年随访，其中1309名女性，862名男性，他们接触EO最少一年以上，接触EO剂量的中间值为0.13 ppm/y。调查结果发现，工人发生慢性淋巴细胞白血病的标化发病比(SIR)为1.25（95%CI：0.74～1.98）。非霍奇金淋巴瘤SIR为1.44（95% CI：0.66～2.73）。乳腺癌SIR为1.20（95% CI：0.78～1.75）。子宫癌SIR为1.95（95% CI：0.40～5.69）。

国际癌症研究所（IARC，2004年）将EO归入1类，人类致癌物。

（三）临床表现

流行病学调查发现，长期接触环氧乙烷的人群，白血病、肺癌、淋巴瘤和脑瘤的发病率明显增高。慢性淋巴细胞白血病表现为：贫血、出血、发热、淋巴结和肝脾肿大、骨和关节异常，后期发展可出现呼吸、消化、心血管及中枢神经系统等表现。淋巴瘤以浅表淋巴结的无痛性、进行性肿大常是首发表现，尤以颈部淋巴结为多见，其次为腋下，首发于腹股沟或滑车上的较少。

（四）防治原则

环氧乙烷易挥发、易燃、易爆，因此储存时应远离热源和强氧化剂，使用时操作工应严格执行相关法规及操作规程。工人要定期检修生产管道和容器，树立自我防护意识，完善自我防护制度。对长期接触的工人应实行定期健康监护，尤其注意对血液和造血系统的检查，以便早期发现可能致淋巴和造血系统肿瘤。

二、致癌机制

EO是一种烷化剂，能引起DNA和蛋白质的烷化作用。将128只雄性大鼠分为4组，每组32只。分别给予EO吸入浓度为0、50、100和200ppm，吸入4周，每周5天，每天6小时。提取肝DNA检测发现EO可以与DNA形成DNA加合物N^7-（2-羟基乙基）鸟嘌呤

[N^7-（hydroxyethyl）guanine，N^7-HEG]。且随着 EO 浓度增高 N^7-HEG 水平逐渐升高，分别为 2.6、127、229、493/10^8 核苷酸。抽取大鼠的静脉血检测 EO 可以与血红蛋白（Hb）形成加合物 N-terminal valine adduct in hemoglobin（HETE-Val），HETE-Val 水平呈剂量依赖性升高。分别为 0.045、55.5、103、222nmol/g 珠蛋白。

用 EO 诱导发生肺癌或泪腺瘤的 B6C3F1 小鼠与自发性发生肺癌或泪腺瘤小鼠作对比，检测 K-ras 第 1 和第 2 外显子的突变情况。EO 诱导的肺癌 K-ras 突变率为 100%（23/23），自发性肺癌 K-ras 突变率为 25%（27/108）。EO 诱导的肺癌 K-ras 12 密码子多为发生 GGT→GTT 突变（21/23，91%），而自发性肺癌则多数发生为 GGT→GAT 突变（11/27，41%）。EO 诱导的泪腺瘤 K-ras 突变率为 86%（18/21），自发性泪腺瘤 K-ras 突变率为 7%（2/27）。EO 诱导的泪腺瘤 K-ras 12 密码子多为发生 GGT→TGT 突变（8/18，44%），13 密码子多为发生 GGC→CGC 突变（15/18，83%），而自发性泪腺瘤 K-ras 突变则发生在 61 密码子上。提取小鼠的乳腺癌组织通过免疫组化发现 EO 诱导的乳腺癌组织 67%（8/12）的 p53 蛋白定位在核内，而自发性乳腺癌为 42%（8/19）。进一步提取癌组织的 DNA 检测发现 EO 诱导的乳腺癌组织 67%（8/12）p53 发生点突变，突变发生在 188、189、191、198、241、246、252、255 密码子上，其中以 241 密码子突变为主占 57%。突变类型包括 8 个同义突变，5 个错义突变和 1 个无义突变。EO 诱导乳腺癌组织有 33%（4/12）H-ras 61 密码子发生点突变，自发性乳腺癌只有 26%（5/19）H-ras 61 密码子发生突变。结果还显示，EO 诱导乳腺癌组织有 25%（3/12）同时发生 p53 和 H-ras 突变。自发性乳腺癌只有 10%（2/19）p53 和 H-ras 两个基因都同时突变。由此说明抑癌基因 p53 和原癌基因 ras 在 EO 所致癌症发生、发展过程中发挥了重要的作用。

三、危险度评价

工人长期慢性（45 年）暴露于 1ppm（1.8mg/m^3）EO，淋巴和造血系统癌患病风险将增加 1.2 倍。Kiran S 等（2010 年）研究发现，长期慢性（大于10年）接触0.5ppm以上的EO，可以增加淋巴瘤患病的风险，OR值为2.2（95%CI：0.9～5.1）。

（蒋晓红 凌 敏 王民生 常元勋）

主要参考文献

1. 张龄，钟先玖，张民，等．环氧乙烷对大鼠DNA损伤机理的研究．中华预防医学杂志，1997，31（4）：199-200.
2. 钱玉佩．环氧乙烷的致癌作用．生命的化学，1993，13（4）：35-36.
3. 李明，李刚，李玉杰．环氧丙烷对染色体畸变与姐妹染色单体互换的诱导作用．中华劳动卫生职业病杂志，2003，21（4）：277-279.
4. 王金茂，张树人，陆静芬．环氧乙烷的遗传毒性研究小鼠肝细胞DNA定量分析研究．癌变·畸变·突变，1998，10，（1）：1998-1999.
5. 陆静芬，张龄，夏国兴，等．环氧乙烷的遗传毒性研究Ⅳ小鼠骨髓细胞染色体畸变亚急性试验．癌变·畸变·突变，1995，7（2）：101-103.
6. 夏国兴，张龄，陆静芬，等．环氧乙烷遗传毒性的研究亚慢性吸入环氧乙烷的小鼠骨髓细胞染色体结构畸变试验．癌变·畸变·突变，1995，7（3）：155-158.
7. 钟坤，张龄，夏国兴，等．环氧乙烷的遗传毒性研究Ⅳ．小鼠骨髓多染红细胞微核试验．华东师范大学学报·自然科学版，1995，（4）：97-99.
8. Kiran S，Cocco P，Mannetje A，et al. Occupational exposure to ethylene oxide and risk of lymphoma. Epidemiology，2010，21（6）：905-910.
9. Mikoczy Z，Tinnerberg H，Bjork J，et al. Cancer incidence and mortality in Swedish sterilant workers exposed to ethylene oxide：updated cohort study findings 1972-2006. Int J Environ Res Public Health，2011，8（6）：2009-2019.
10. 顾月芝．急性环氧乙烷中毒的临床特点．中华劳动卫生职业病杂志，2001，19（3）：230-231.
11. 张毅南，徐春茹，张国辉，等，急性环氧乙烷中毒研究进展．中国职业医学，2010，37（5）：413-415.
12. Thier R，Bolt HM. Carcinogenicity and genotoxicity of ethylene oxide：new aspects and recent advances. Crit Rev Toxicol，2000，30（5）：595-608.

13. Sittert NJ, Boogaard PJ, Natarajan AT, et al. Formation of DNA adducts and induction of mutagenic effects in rats following 4 weeks inhalation exposure to ethylene oxide as a basis for cancer risk assessment. Mutat Res, 2000, 447 (1): 27-48.
14. Houle CD, Ton TV, Clayton N, et al. Frequent p53 and H-ras mutations in benzene-and ethylene oxide-induced mammary gland carcinomas from B6C3F1 mice. Toxicol Pathol, 2006, 34 (6): 752-762.
15. Hong HH, Houle CD, Ton TV, et al. K-ras mutations in lung tumors and tumors from other organs are consistent with a common mechanism of ethylene oxide tumorigenesis in the B6C3F1 mouse. Toxicol Pathol, 2007, 35 (1): 81-85.
16. 樊启佳，刘建华，陈静，等．环氧化合物羰基化反应研究新进展．催化学报，2012，33 (9): 1435-1447.
17. Parsa N. Environmental factors inducing humans cancers. Iranian J Publ Health, 2012, 41 (11): 1-9.

第十七章

芥子气

芥子气（mustard gas，MG），化学名：双（2-氯乙基）硫醚，为亲脂性油状液体，是糜烂性毒剂的代表化合物，具有穿透性强、作用持久、防护困难、处理复杂等特点，是杀伤威力强大的经典化学战剂，曾在历史上被封为“毒剂之王”，多次在战争中被大规模使用，亦可用于治疗某些过度增殖性疾病。容易通过皮肤侵入体内，是典型的双功能烃化剂，是确定的人体致癌物。第一次世界大战期间，MG造成40万人中毒，8000人死亡；20世纪80年代，两伊战争期间造成5万余人严重中毒，至今仍有众多中毒者饱受MG长期毒性作用的折磨。

一、遗传毒性和致癌表现

（一）动物实验资料

朱勇飞等（2002年）给刚成年雄性SD大鼠腹腔注射MG，证实MG对大鼠的骨髓细胞DNA有损伤作用，对DNA的烃化作用部位是鸟嘌呤的第7位氮原子。将120只雄性SD大鼠随机分为6组，腹腔注射生理盐水、丙二醇、MG（0.2mg/kg、0.4mg/kg、0.8mg/kg、1.6mg/kg），分别于染毒后0、24、48、72小时处死各组的5只大鼠，用单细胞凝胶电泳法分析大鼠骨髓细胞DNA的损伤情况。结果显示，各MG组的大鼠骨髓细胞DNA迁移率和迁移度在染毒后24、48、72小时分别高于在同时刻的生理盐水组和丙二醇组水平，差异有统计学意义（$P<0.05$）。可见，MG对大鼠骨髓细胞DNA有显著的损伤作用。

对A系小鼠（4～11月龄，来自美国Jackson实验室）进行吸入染毒（单次暴露15分钟，吸收纸上的MG浓度为0.01ml），染毒2～3个月后出现第一例肺癌。结果表明，染毒组有49%（33/67）的小鼠罹患肺癌，而对照组肺癌发生率仅有27%。静脉注射的染毒方式对相同品系的A系小鼠（4～11月龄）进行染毒，0.25ml 0.06%～0.07%的MG溶液，共染毒4个月，也显示了与吸入染毒方式一致的结果，即也可诱发肺癌。皮下注射0.5ml 0.05%MG，每周一次，共注射5次，结果表明，注射部位出现纤维肉瘤和横纹肌肉瘤，以及雌鼠出现乳腺肿瘤。

（二）流行病学资料

第二次世界大战期间，志愿参与MG低剂量暴露试验的1545名美国海军退伍军人，以及日本MG毒剂工厂中495名工人的人群调查结果表明，MG长期低剂量暴露与呼吸道肿瘤、皮肤癌、白血病等恶性肿瘤存在因果关系。两伊战争中伊朗MG中毒人员的跟踪研究也表明，MG中毒与呼吸道疾病、皮肤损伤、免疫抑制以及白血病等密切相关。20世纪80年代的两伊战争中，估计有超过100万伊朗人暴露于MG。Zafarghandi MR等（2013年）通过队列研究比较了战后25年中恶性黑色素瘤在曾在战争中暴露于MG的7570名老兵及未曾暴露于MG的7595名老兵中的发病率，结果表明，暴露于MG的老兵的癌症发病率显著高于非暴露组，相对危险度（RR）为1.81（95%CI：1.27～2.56），年龄调整后RR为1.64（95%CI：1.15～2.34），癌症发生的RR为2.02（95%CI：1.41～2.88）。

研究者将美国1930年领抚恤金人员作为调查对象，并将其分为三组对其死亡情况进行前瞻性调查，直到1952年12月31日。第一组是第一次世界大战的幸存者、且有MG暴露史（1267人），第二组为慢性支气管炎患者、但无MG暴露史（1421人），第三组为第一次世界大战的伤残者、但无MG暴露史（1114人）。结果表明，第一组中因肺癌而死亡的人为29人，标化死亡比（SMR）为2.1（95%CI：1.44～2.98），第二组中因肺癌而死亡的人为50人，SMR为1.07（95% CI：0.81～1.41），前两组人群中因肺癌而导致的死亡率均显著高于第三组（$P<0.0001$），但第一、第二组间死亡率差异无统计学意义。所有MG暴露史的调查对象都罹患慢性支气管炎。

有人做了另一项类似研究，对参加过第一次世界大战的美国退伍军人的死亡情况进行前瞻性调查（1919—1955），同样将调查对象分为三组，其中有过 MG 暴露史的 2718 人为第一组，第二组为罹患肺炎、但没有 MG 暴露史的 1855 人，第三组为既没有 MG 暴露史、也未罹患过肺炎的 2578 人。结果发现，1930—1939 年期间，三组人群因肺癌而导致的死亡人数有显著性差异，第一组的 SMR 为 1.47（95%CI：1.07～2.01）（$P<0.01$），第二组的 SMR 为 1.13（95%CI：0.88～1.43），第三组无因肺癌而死亡者。

在职业暴露于 MG 的人群中发现，长期、高剂量的 MG 暴露，会导致人体不同器官，尤其是呼吸道癌症的发病率升高。对第二次世界大战期间参与 MG 生产的 502 名英国工人的跟踪调查发现，其中 21 人罹患肺癌和胸膜癌，相对危险度（RR）为 1.6（95% CI：1.02～2.40），但无统计学意义（$0.05<P<0.10$），有 3 人因患喉癌和气管癌而死亡，RR 为 7.5（$P<0.02$）。

对第二次世界大战期间英国柴郡 MG 生产厂的 2498 名男性和 1032 名女性进行队列研究，跟踪 3354 名工人（95%）的死亡情况。调查发现，1938 年 4 月到 1944 年 11 月间，该工厂共生产 24 000 吨 MG（实际并未投放使用）。在几次偶发的气体泄露事故中，生产车间有几百名工人的上肢被毒气灼伤，眼和呼吸道也遭受急性损伤。这些工人的肺癌死亡率显著高于全国平均水平（实际死亡数 200，预期死亡数 138.4，$P<0.001$）。此外，其他癌症的死亡率也显著增高，如喉癌（实际死亡数 11，预期死亡数 4，$P=0.003$）、咽癌（实际死亡数 15，预期死亡数 2.73，$P<0.001$），以及口腔癌和上呼吸道不同部位的混合性癌症（唇、舌、唾液腺、鼻等）（实际死亡数 12，预期死亡数 4.29，$P=0.002$）。肺癌和咽癌的罹患危险度与工作时间长短显著相关。另外，食管癌（实际死亡数 20，预期死亡数 10.72）和胃癌（实际死亡率 70，预期死亡数 49.6）的死亡率也显著升高，但未发现与暴露时间的相关性。

以上研究均未能排除吸烟和饮酒等混杂行为因素的影响。国际癌症研究所（IARC，2012 年）将 MG 归入 1 类，人类致癌物。可致肺癌、喉癌等多种癌症。

（三）临床表现

长期接触低剂量芥子气的工人，肺癌和喉癌发病率较高，肺癌主要表现为呼吸困难、咳嗽、胸痛、胸闷、气急及咯血（见于50%的肺癌患者）。喉癌主要表现为声音嘶哑、咽部异物感或紧迫感、由分泌物刺激所致咳嗽、因感染或肿瘤所累侵犯组织及软骨而引起的疼痛、喉头反响功能减退等。

（四）防治原则

全身中毒的治疗：采取综合治疗措施：(1) 防治休克；(2) 防治感染；(3) 促进造血功能恢复；(4) 对症治疗。轻、中、重度各型损伤均需住院治疗。

有研究者发现，MG 中毒可导致细胞内一氧化氮（NO）的产生，提出一氧化氮合酶（NOS）抑制剂可能对 MG 所导致细胞毒性有一定的阻断作用。L-硝基精氨酸甲基酯（L-NAME）和 L-硫代瓜氨酸（L-TC）均为精氨酸结构类似物，这类化合物都是强大的 NOS 抑制剂，在动物实验中也确实观察到该抑制剂可以减轻芥子气的毒性，而且它们是已知的拮抗 HD 对离体培养细胞毒性作用最有效的药物，可用于 MG 中毒的防护和救治。

在医学检查中，需加强对呼吸功能和咽部系统的检查，以便早日发现肺癌和喉癌的患者。

二、致癌机制

（一）DNA 烃化和 DNA 断裂

DNA 烃化即 DNA 在烷化剂的作用下，形成交叉联结或引起脱嘌呤作用，使 DNA 链断裂，在下一次复制时，使核酸碱基错配，造成 DNA 结构和功能的损伤，DNA 单链或双链的断裂，最终导致细胞死亡。DNA 烃化损伤的毒理学作用包括细胞毒作用和遗传信息障碍两个方面，是引起机体广泛损伤的生物学基础。MG 是一种双功能烷化剂，DNA 对 MG 最为敏感，是 MG 攻击的主要对象，也是细胞毒性和基因毒性的物质基础。研究发现，MG 易与 DNA 分子鸟嘌呤的 N7 与 O6 位起烃化作用。DNA 鸟嘌呤 N7 位烃化产物不稳定，经脱嘌呤反应形成无嘌呤 DNA，随之在内切酶的作用下，切除无嘌呤部位，致使 DNA 两条螺旋链上出现单链或双链断裂。目前认为，MG 对哺乳细胞 DNA 损伤信号传导通路工作模式是：MG 的烃化作用导致 DNA 损伤后，共济失调毛细血管扩张症突变基因（ataxia-telangiectasia mutant，ATM）被激活，激活的 ATM 能使许多底物发生磷酸化，包括组蛋白 H2X 变形体（H2A，H2A histone family member）等。

（二）细胞凋亡

细胞凋亡是指为维持内环境稳定，由基因控制的细胞自主的有序的死亡，涉及一系列基因（如 bcl-2 家族、caspase 家族、抑癌基因 p53 等）的激活、表达以及调控等的作用。细胞凋亡的途径主要有两条，一条是通过肿瘤坏死因子（TNF）家族受体介导的外源性通道（extrinsic pathway）；另一条是通过线粒体途径/细胞色素 C 介导的内源性通道（intrinsic pathway）激发引起。

豚鼠（29～33 天龄）皮肤暴露于 MG 蒸气（将 10μl MG 滴在直径 14mm 的 Whatman2 号滤纸上贴于皮肤表面）8 分钟，观察到 3、6、12、24 及 48 小时内基底细胞早期以凋亡为主，晚期以坏死为主，这两种细胞死亡模式可重叠。正常人支气管上皮细胞（NHBE）和小气道上皮细胞（SAEC）经 MG（50～300μmol/L）处理，caspases-8 和 caspases-3 在两种细胞中均被激活，说明该细胞中凋亡的死亡受体途径被诱导。NHBE 对 MG 敏感性极高，其 caspase-3 和 caspases-8 的活性分别是 SAEC 中的 2 倍和 10 倍。同时，MG 激活 NHBE 的 caspase-9 而非 SAEC 的 caspase-9，提示线粒体途径也参与了 MG 诱导的 NHBE 的细胞凋亡。而另一个重要的凋亡相关基因——p53 基因，是功能最强大的一个抑癌基因。对 20 例 MG 中毒的伊朗男性肺癌患者的标本进行 p53 蛋白分析表明，5 例患者的 16 个 DNA 序列中发现 8 个 p53 基因突变（在外显子 5～8），这些突变以 G→A 的转换为主，此突变属于由 MG 所致 DNA 损伤的类型之一。2 例 p53 基因多点突变，类似于工厂内长期接触芥子气工人的研究结果。另外，中毒患者中并没有发现 K-ras 基因突变。这些结果都表明单纯中毒可能增加一些人的肺癌发生风险。有研究发现，MG也可作用于淋巴细胞的G_1/S调控点即限制点，影响DNA复制，使细胞通过G_1/S调控点的条件无法满足，导致细胞周期阻滞，同时将激活某种或某些机制启动程序性细胞死亡，从而引起细胞凋亡。

（三）谷胱甘肽（GSH）耗竭

GSH可以调节基因转录和细胞凋亡。GSH耗竭是细胞凋亡信号传导的一个重要环节，可导致氧化应激和线粒体呼吸链损伤，脂质过氧化，膜流动性改变，膜蛋白功能丧失，膜完整性丧失和细胞死亡。MG的部分细胞毒机制是基于MG导致的GSH消耗。Gross发现，淋巴细胞暴露于200mmol/L的MG 0、24、48小时后，细胞内GSH的水平随暴露时间的延长不断下降。而2～200mmol/L的MG处理人表皮角质形成细胞（NHEK细胞）48小时后，GSH的含量随暴露剂量的增加而不断下降。300mmol/L的MG处理NHEK细胞24小时后，即导致谷胱甘肽-硫转移酶（GST）的耗竭。GST是GSH的催化酶。而用萝卜硫素（D，L-sulforaphane，DLS，为GST诱导剂）作用于200mmol/L的MG预处理过48小时的NHEK细胞4小时后，与未经DLS处理的细胞相比，细胞活力增加40%。可见，GST经诱导激活可促进GSH的结合，从而对抗MG所引发的细胞毒作用，对细胞起到保护作用。

给成年大鼠腹膜内注射MG（1～80mg/kg），染毒大鼠的体重随着MG注射剂量的增加而显著降低。MG注射剂量＜10mg/kg时，2～7天后，肝中超氧化物歧化酶（SOD）、过氧化氢酶（CAT）、谷胱甘肽-S-转移酶（GST）激活水平明显升高，而14天后这些参数水平回落。表明MG诱导的损伤效应呈时间和剂量依赖性，高剂量（＞10mg/kg）时通过削弱抗氧化物防御系统来激活氧化应激反应，导致大鼠肝和脑部脂质过氧化。

（四）钙稳态失衡

Ca^{2+}作为第二信使起着信号传导的关键作用。细胞损害时，Ca^{2+}内流增加，Ca^{2+}从细胞内储存部位释放，导致细胞内Ca^{2+}浓度不可控制的持续增加，导致细胞内Ca^{2+}对激素及生长因子的正常反应丧失，被称为“细胞死亡的最终共同途径”。MG 诱导的细胞内 Ca^{2+} 增加和细胞内钙稳态的破坏在其细胞毒性中扮演着重要的角色。MG 在小鼠成纤维 B77 细胞、小鼠神经细胞瘤 NG108-15 和人的角质上皮细胞（keratinocytes，KC）中可诱导细胞内 Ca^{2+} 增加，300μmol/L 的 MG 作用于 KC 细胞 0、2、4、8、24 小时后，细胞内 Ca^{2+} 随 MG 作用时间递增，MG 的细胞毒性作用与其诱导细胞内 Ca^{2+} 增加的毒效应具有时间-效应相关性。给予细胞可渗透性的 Ca^{2+} 螯合剂乙酸甲酯衍生物，可以阻挡细胞内 Ca^{2+} 的增加，从而有效抑制 MG 诱导的细胞毒性。有研究显示，钙调蛋白（calmodulin，CaM）和钙神经素（calcineurin，CN）均参与了 MG 的细胞毒性作用。MG（300μmol/L，24h）可诱导 KC 中 CaM 表达上调，而在 CaM 的反义 RNA 的作用下，KC 细胞中凋亡标志蛋白 caspase-3，6，7，9 以及 caspases 介导的 PARP 蛋白的裂解均出现了不同程度的抑制。

三、危险度评价

已有充分的证据证明 MG 对人类的致癌力，可引起人的肺癌；而仅有有限的证据表明 MG 可引起人的喉癌；以及有限的动物实验资料证实了 MG 的致癌作用。

（卞 倩 王民生 常元勋）

主要参考文献

1. IARC Monographs on the Evaluation of Carcinogenic Risks to Humans. Volume 100F（2012）
2. IARC（2012）. Sulfur Mustard. IARC Monogr Eval Carcinog Risks Hum，2012，100F：1-14.
3. Smith KJ，Hurst CG，MoeIIer RB，et al. Sulfur mustard：its continuing threat as a chemical warfare agent，the cutaneous lesions induced，progress in understanding its mechanism of action，its long-term health effects，and new developments for protection and therapy. J Am Acad Dermatol，1995，32（5 Pt

1)：765-776.

4. Hosseini KA，Haines DD，Modirian E，et al. Mustard gas exposure and carcinogenesis of lung. Muta Res，2009，678 (1)：1-6.
5. Naghii MR. Sulfur mustard intoxication，oxidative stress，and antioxidants. MiI Med，2002，167 (7)：573-575.
6. 王胜．职业肿瘤及其防治．现代职业安全，2010，(12)：96-97.
7. 杨忠臣，王柏清，周景艳，等．MG中毒致外周血细胞和骨髓细胞形态学损伤的研究．解放军医学杂志，2004，29 (1)：77-78.
8. 朱勇飞，黎露钢，郭学彬，等．MG对大鼠骨髓细胞DNA损伤的研究．中华劳动卫生职业病杂志，2002，20 (5)：353-355.
9. Ghanei M，Harandi AA. Lung Carcinogenicity of Sulfur Mustard. Clinical Lung Cancer，2010，11 (1)：13-17.
10. Zafarghandi MR，Soroush MR，Mahmoodi M，et al. Incidence of cancer in Iranian sulfur mustard exposed veterans：a long-term follow-up cohort study. Cancer Causes Control，2013，24 (1)：99-105.

第十八章

放射性核素

第一节　氡及其子体

氡（^{222}Rn）是从^{238}铀（^{238}U）裂变而来的放射性物质系列中的一种核素。是无色、无味、无臭、不活泼的惰性放射性气体，为空气重量的7倍，可溶于水，极易溶于脂肪。氡与其裂变的“氡子体”或放射性核素的接触量约为人体接触地球上天然放射源有效当量的3/4，是天然射线中最常见的污染源。氡在环境中主要来源于岩石和土壤，日常生活中的氡主要来源于深井水和天然气燃烧。氡趋向于积聚在低矮的空间尤其是洞穴和建筑物，没有良好的通风难以消除。

氡及其子体对机体组织和器官的辐射效应主要是其短寿命子体（RaA-RaC），其次是长寿命子体（RaD-RaF）。空气中的氡子体以离子态子体和未结合态子体两种形式存在，当氡子体与气溶胶粒子结合后形成了结合态氡子体，结合态氡子体根据气溶胶粒子的大小，形成凝集核氡子体和粒子氡子体。长期吸入氡及其子体浓度较高的空气，会受到氡子体的连续性慢性照射，其远期效应是导致肺癌。

一、致癌表现

（一）动物实验资料

法国人Perauol等（1970年）用SD大鼠进行氡染毒，首次报道氡致受试大鼠发生肺癌。孙来华等（1985年）用100只Wistar大鼠随机分为3个不同剂量组进行氡染毒并观察19个月，发现22只大鼠发生了肺癌；另有10%～30%的大鼠呼吸道上皮细胞过度增生，即发生了癌前改变。Cross等用SPF级大鼠和猎犬进行氡致癌动物实验，发现氡可以诱发受试动物肺腺癌和支气管肺癌。Monchaux和Morlier（2002年）用SD雄性大鼠进行氡及其子体染毒，观察1～12

个月，各染毒组大鼠累计氡暴露剂量分别是 105 工作水平月（WLM）和 188 工作水平（WL）、107WLM 和 147WL、100WLM 和 58WL、100WLM 和 13WL、100WLM 和 152WL、42 WLM 和 18WL，结果各氡染毒组大鼠都发现了肺癌。

（二）流行病学资料

美国电离辐射生物效应委员会（BEIR）对 11 个矿场 43 200 名矿工进行的流行病学调查研究发现，肺癌患者高达 2674 名，累积暴露剂量在 26.8～3200WLM。鼓言群等（1984—1986 年）对湖南地区 1 个铀矿和 13 个非铀矿（12 个金属矿，1 个煤矿）矿井氡及其子体浓度进行检测，发现铀矿和金属矿氡平均浓度均高于煤矿，金属矿氡子体平均浓度最高（7.32×10^4meV/L），是铀矿氡子体平均浓度（2.04×10^4meV/L）的 3.5 倍，煤矿氡子体平均浓度（0.32×10^4meV/L）的 22 倍。金属矿 30 年受照剂量为 790.6 WLM，超过国际辐射防护委员会（ICRP）推荐的 100 WLM 的 7.9 倍。收集 1970—1984 年间矿工肺癌发生情况，金属矿工人肺癌为 86.9×10^{-5}/(万人·年)，是铀矿的 0.6 倍、煤矿的 8 倍，金属矿工人肺癌高发与超暴露剂量接触氡有关。

张辅铭等（1969—1994 年）对云南锡业公司为期 26 年的前瞻性队列研究，选择 20 世纪 60 年代入厂工人作为研究对象，下井矿工 2340 人（男 2299 人，女 41 人）作为接触组，下井男矿工 2299 人中 1940—1949 年出生的 1549 人作为子队列；以非井下工作和非冶炼工人且 1940—1949 年间出生的 4225 人（男 2402 人，女 1823 人）作为对照组。研究发现，20 世纪 60 年代下井矿工肺癌累积发生率（26 年）为 645.5/10 万（其中老厂为 662.3/10 万），而对照组男性工人肺癌累积发生率为 166.5/10 万，女性为 164.6/10 万。检测老厂井下氡平均浓度 8.314～26.751Bq/L，氡子体 1.83～4.27WL（工作水平），全云锡公司 20 世纪 60 年代下井矿工氡子体暴露量平均 238WLM，其中老厂平均为 400WLM，当氡子体暴露量达 200～400 WLM 时，肺癌标化死亡比（SMR）可达 2.35～3.34，累积发病相对危险度（RR）可达 3.88～3.98。

国际癌症研究所（IARC，2010 年）将^{222}氡及其衰变物归入 1 类，人类致癌物，可致肺癌。

（三）临床表现

截止到目前，多数研究结果还不能完全确定哪种细胞类型肺癌与接触氡及其子体有关。Schoenberg 等认为，除鳞状细胞癌以外的其他类型肺癌均与室内氡浓度有关，其中以大细胞未分化癌相关最明显。大细胞癌为一种恶性上皮性肿瘤，分为巨细胞癌和透明细胞癌两种类型。瑞典和美国的研究者发现肺腺癌与室内氡污染浓度增高有关（RR=1.66，95%CI：1.0～2.6）。腺癌分为腺泡状腺癌、乳头状腺癌、细支气管-肺泡细胞癌等类型，多发于肺周边部。Cross 等认为，氡诱发的肺癌以腺癌和支气管肺泡癌为主。

肺癌的表现与症状取决于肿瘤发生的部位和转移生长的扩散及其效应。患者早期常出现疲劳、活动能力减退、持续性咳嗽、呼吸困难、食欲减退和体重减低等症状。后期侵犯支气管黏膜，并逐渐向支气管腔内增殖，引起支气管狭窄，导致肺不张、肺炎或肺脓肿，受侵犯的支气管黏膜出现坏死、溃疡和出血。

（四）防制原则

氡存在于岩石和土壤中，应尽量避免使用氡含量高的建筑材料，并经常开窗通风，可降低室内氡浓度，或采用涂层防护措施降低室内氡浓度。在含铀、镭、钍活度较高地区进行隧道挖掘，以及铀矿、金属矿等地下矿物开采作业，应加强开采作业面通风，开采工人应加强个人防护，避免作业人员短时期内受到较高浓度的氡及其子体的慢性照射。定期进行痰细胞学检查，对下井矿工进行医学观察（胸部 X 线摄片等项目），一旦发现异常应采取相应措施，防止肺癌发生。

二、致癌机制

氡及其子体通过呼吸道进入机体，结合态的氡子体主要沉积在肺部，未结合态的氡子体主要沉积在鼻咽部、气管、支气管。支气管上皮基底细胞、黏液细胞以及肺上皮细胞最容易受到照射损伤引发肺癌。氡子体 α 潜能对肺组织所产生的损伤主要取决于个体的呼吸率、年龄、氡子体未结合态份额（fp）、氡子体气溶胶粒子的分散度（AMD）等因素。氡及其子体致肺癌的主要原因与长期吸入高浓度的氡及其子体使肺组织受到慢性照射等因素有关。氡及其子体既是肿瘤突变剂又是肿瘤促进剂，高浓度的氡及其子体进入机体后可以刺激靶细胞大量增生，诱导细胞恶性转化，起到突变剂的作用，此过程需20～30年；在恶性细胞转化期，促使突变的细胞加速增长形成肿瘤，又起着促进剂的作用。

李冰燕等（2002年）用20只体重150～180g的雄性SD大鼠随机分为3个不同剂量的受照射组，置于HD-3型多功能生态氡室内进行染毒，氡受照射组每组累积受照射剂量分别为66、111、174WLM，观察受试动物肺细胞DNA损伤情况，111WLM受照射组大鼠支气管肺灌洗液（BALF）和肺组织细胞DNA迁移距离分别为29.31±2.45μm和30.24±4.82μm，174WLM受照射组大鼠支气管肺灌洗液（BALF）和肺组织细胞DNA迁移距离分别为40.68±3.42μm和35.85±1.56μm，都较对照组明显增加。

Anna等认为，氡暴露致肺癌与抑癌基因p53突变有关。夏英等（2001年）从我国甘肃陇东高氡暴露地区室内氡浓度与居民肺癌p53基因突变研究中发现，室内氡浓度在200～350Bq/(m^3·y）范围内的7名肺癌患者中有5名发生了p53基因突变（2例在p53第5外显子上发生泳动移位现象，2例在第8外显子出现电泳带变位，1例在第6外显子上出现电泳迁移率的改变）。肺癌患者的年龄及吸烟史也与p53基因突变可能有一定的联系。高于54岁的5名肺癌患者都发生p53基因的突变。

Taylor JA等（1994年）对55名美国科罗拉多州矿工肺癌标本中p53基因的损伤情况进行观察，结果发现，73%的大细胞肺癌和51%鳞状上皮细胞肺癌标本中检出5～9号外显子的p53突变，55%的肺癌中都存在249号密码子的AGG→ATG颠换，认为249号密码子的突变可能是氡诱发肺癌所致。

刘海云等用香烟烟雾与氡单独和联合对人支气管上皮细胞（BE-AS-2B）体外处理观察BEAS-2B的损伤效应，发现先经氡处理后经烟雾处理可使BEAS-2B细胞的p16基因和FHIT基因mRNA表达降低，突变型p53基因mRNA表达升高。

仲恒高等用雄性Wistar大鼠进行氡染毒，染毒组吸入氡及其子体累积受照射剂量分别达27、52和105WLM后，检测大鼠肺组织匀浆以及外周血的超氧化歧化酶（SOD）活性和丙二醛（MDA）含量，并检测外周血单个核细胞（PBMC），以及支气管肺泡灌洗液（BALF）细胞内活性氧（ROS）含量。结果表明，各染毒组肺组织匀浆和外周血液中SOD含量均降低，且随累积受照射剂量的增加呈现下降趋势；各染毒组肺组织匀浆和外周血液中MDA含量增高，且随累积受照射剂量的增加呈现上升趋势，各处理组BALF中细胞的ROS含量均增加，说明吸入氡及其子体后对大鼠肺和外周血产生氧化损伤。

高刚等（2009年）用清洁级2周龄体重18～22g的雄性Balb/c小鼠，随机分为氡染毒即刻处理组、氡染毒后1个月处理组和对照组，染毒组用SR-NIMO2型氡室，氡浓度控制在7×10^4～13×10^4 Bq/m^3，氡染毒剂量为60WLM，用Real-time PCR测定let-7a的表达，用Western blot检测let-7a靶蛋白CDK6的表达，结果表明，60WLM氡染毒后1个月处理组肺细胞let-7a的表达较对照组明显下调，let-7a靶蛋白CDK6的表达较对照组明显上调，说明氡间接调控肺组织let-7的靶蛋白CDK6，影响细胞的有丝分裂。

张素萍等（2009年）用2月龄体重100g左右的健康雄性Wistar大鼠8只，随机分为氡染毒组和对照组，在多功能生态氡室染毒27个月（每天染毒16小时），染毒结束后大鼠累积氡照射剂量达650WLM，观察到氡染毒组大鼠肺上皮细胞严重增生性改变，发生癌前病变；与肺组织细胞增殖周期有关的细胞增殖核抗原（PCNA）高表达，以β-actin为内参，氡染毒组肺组织PCNA的相对表达量为0.174±0.091，较对照组（0.0067±0.009）明显增高；与调控癌细胞生长、扩散有关的免疫蛋白晚期糖基化终产物受体（RAGE）和钙结合蛋白（S100A6）高表达，氡染毒组肺组织RAGE的相对表达量为0.4372±0.291，较对照组（0.0041±0.006）明显增高，S100A6

的相对表达量为 0.493±0.049，较对照组（0.069±0.055）明显增高。

吴昭昭等用健康雄性 Wistar 大鼠 12 只随机分为 3 组，置于多功能生态氡室内每天染毒 12 小时，使氡及其子体累积染毒剂量分别达到 64、121 和 236WLM，结果表明，各剂量氡染毒组大鼠肺细胞钙结合蛋白（S100A6）均出现高表达，其中 121 WLM 剂量组大鼠表达最强。受试动物肺组织 RAGE 和 S100A6 的高表达，说明氡激活了癌细胞控制基因，促进细胞癌变。

三、危险度评价

氡是排在第 2 位的致肺癌因子。人类肺癌约 10%可归因于氡及其子体的照射，在英国为 6%～12%，德国为 7%，美国为 10%～14%，而我国为 15%。瑞典和美国的研究者发现，肺腺癌与室内氡污染浓度增高有关（RR=1.66，95%CI：1.0～2.6）。捷克共和国经过 21～26 年的铀矿工人追踪调查发现，当累积照射量达到 100～149WLM 时，肺癌发生率明显增加，且肺癌增加率与累积照射量呈正相关。美国经过为期 18 年的铀矿工人追踪调查发现，累积照射量从 120WLM 组开始肺癌发生率明显增加，铀矿工肺癌发生率与氡子体累积照射量呈明显的线性无阈关系。一般居民肺癌中的 11.6%与室内氡子体照射有关，其中 10.4%与 ^{222}Rn 子体照射有关，1.2%与 ^{220}Rn 子体有关。

国际辐射防护委员会（ICRP）32 号出版物提供的氡子体暴露限值：平均肺剂量为 50～70mSv，分区肺剂量为 20～60 mSv，才有可能对机体组织器官产生辐射效应。

世界卫生组织（WHO）于 2009 年 9 月 21 日发布的《室内氡手册》指出，根据流行病学最新研究结果，氡及其子体的照射及辐射是诱发肺癌的重要因素。对于室内氡的控制，WHO 采用了更严格的限制标准，即室内氡浓度的限值由原来的 200 Bq/m^3 降低至 100 Bq/m^3。我国卫生部 1996 年颁布的《住房内氡浓度控制标准》（GB/T 16146-1995）中规定：已建住房氡浓度年平均值为200Bq/m^3，新建住房氡浓度年平均值为 100Bq/m³。《铀矿地质辐射防护和环境保护规定》（GB 15848-1995）中规定，对以^{222}Rn和^{220}Rn的短寿命子体为主要危害的工作场所，它们的短寿命子体，潜能年摄入限值分别为 0.02J 和 0.06J。井下氡子体潜能浓度超过 4.16×10^{-5} J/m³（2WL）时，原则上该场所应停止工作，浓度为（2.08～4.16）$\times10^{-5}$ J/m³（1～2WL）时应采取有效的防护措施。《地下建筑氡及子体控制标准》（GBZ 116-2002）中规定：已用地下建筑的氡水平为 400Bq/m³（平衡当量浓度），待建地下建筑的设计水平为 200Bq/m³（平衡当量浓度）。《民用建筑工程室内环境污染控制规范》（GB 50325-2010）：Ⅰ类民用建筑工程氡浓度＜200 Bq/m³，Ⅱ类民用建筑工程氡浓度＜400 Bq/m³。

（张晓玲　汪庆庆　王民生　常元勋）

主要参考文献

1. 闪淳昌．职业卫生与安全百科全书（第二卷）．4 版．北京：中国劳动社会保障出版社，2000：44.
2. 朱国英，丛树越，孙世荃．氡与矿工肺癌研究进展．国外医学·放射医学核医学分册，1991，15（8）：97-100.
3. Taylor JA，Watson MA，Devereux TR，et al. p53 mutation hotspot in radon-associated lung cancer. Lancet，1994，343（8889）：86-87.
4. 鼓言群．非铀矿山氡与矿工肺癌关系的探讨．职业医学，1990，17（2）：119-120.
5. 张辅铭．云锡 60 年代下井矿工肺癌的前瞻性队列研究．中国肿瘤，1999，8（11）：496-497.
6. 夏英，杨梅英，吕慧敏，等．室内氡暴露居民肺癌 p53 和 K-ras 基因突变．中华放射医学与防护杂志，2001，21（6）：404-405.
7. 朱寿鼓，李章．放射毒理学．苏州：苏州大学出版社，2004：173-188.
8. 李冰燕，童建，洪承皎，等．大鼠吸入氡及其子体后的 DNA 损伤效应．辐射研究与辐射工艺学报，2002，21（2）：116-119.
9. 符荣初，宁妙发，刘犁．氡及基子体的辐射效应和对居民的健康影响．中国辐射卫生，2004，13（1）：63-64.
10. 童建．吸烟与氡暴露致肺癌的流行病学和生物学差异．环境与职业医学，2007，24（5）：542-545.
11. 高刚，田梅，杨英杰，等．氡染毒小鼠肺组织 let-7a 表达的初步研究．中华放射医学与防护杂志，2009，29（2）：204-205.
12. 武珊珊，刘吉福．室内氡污染与肺癌．现代预防医学，2009，36（7）：1229-1233.
13. 童建．氡致肺癌：生物学效应与防护．辐射防护通讯，2009，29（5）：7-10.
14. 张素萍，武彦文，吴昭昭，等．氡慢性染毒致大鼠癌前病变的发生及肺组织 RAGE 和 S100A6 蛋白的表达．中华放射医学与防护杂志，2009，29（6）：571-574.

第二节　^{131}碘

^{131}碘（^{131}I）是元素碘的放射性同位素之一，它是β衰变核素，发射β射线（99%）和γ射线（1%），半衰期为8.02天。^{131}I为人工放射性核素（核裂变产物），正常情况下，自然界不会存在^{131}I，全部是通过人工核反应产生。在核医学中，^{131}I除了以NaI溶液的形式直接用于甲状腺功能检查和甲状腺疾病治疗外，还可用来标记许多化合物，用来在体内或体外诊断疾病。如^{131}I标记的玫瑰红钠和马尿酸钠就是常用的肝、胆和肾的扫描显像剂。除了在核医学方面的应用外，^{131}I还被用来寻找地下水和测定地下水的流速、流向，查找地下管道泄漏，测定油田注水井各油层吸水能力及其变化，以便及时有效地采取措施，调节水流的分配，保持油井的高产稳产等。

进入呼吸道的碘元素可以被人体完全吸收，进入消化道中的碘吸收率在90%以上，吸收速度约为每分钟5%，2小时可以全部吸收。食物中的碘吸收较慢，但3小时也可以完全吸收。碘在甲状腺中的半衰期为80天，正常成人的甲状腺中含有10mg碘，每天更新约70μg。甲状腺每天摄取血液中约30%，即200μg碘，用于合成甲状腺激素并释放到血液中，这些激素在体内被代谢后，无机碘可以回到甲状腺中被重复利用。另有约20%的有机碘通过肝代谢后，主要以葡萄糖醛酸耦合甲状腺素的方式流入胆管，这些结合态的碘不能被肠胃重新吸收。在正常成人体内，每天所摄入的碘总量的90%会通过粪、尿等途径排出体外，以维持机体的碘平衡。新生儿甲状腺摄碘率比成人高，出生后2天达到最高峰，但仅5天后，甲状腺摄碘率就达到或低于成人水平，此后一生中，甲状腺摄碘率变化很小。但是有证据表明，年轻人甲状腺内碘的更新率较高。

一、致癌表现

(一) 动物实验资料

有研究给4月龄CBA小鼠腹腔内注射^{131}I，观察β射线对其造成的影响，并与单次X线照射造成的影响进行比较。实验小鼠被分成对照组，5.55×10^{4}Bq（1.5μCi），1.11×10^{5}Bq（3μCi）和1.67×10^{5}Bq（4.5μCi）三种剂量^{131}I单次照射组，以及0、1.29×10^{-1}C/kg（500R）、2.58×10^{-1}C/kg（1000R）或3.87×10^{-1} C/kg（1500R）X线照射组。部分出现症状的小鼠在暴露后580～680天期间被解剖，大多数小鼠是在680～730天的时候被解剖。分离垂体、甲状腺和肉眼可见肿瘤，进行镜检，并评价所检查器官内细胞的存活状况。结果发现，^{131}I和X线照射都导致小鼠甲状腺退行性改变（细胞活力下降、数量减少等），并且降低甲状腺重量。对照组未发现甲状腺肿瘤，但两种放射性照射都增加了甲状腺肿瘤的发病率。在^{131}I不同剂量照射组，甲状腺肿瘤发生率分别是4.3%（4/93）、5.7%（5/88）和18.8%（15/80），X线暴露组的发生率趋势类似，为2.1%（2/96）、4.2%（4/95）和15.5%（13/84），还在两组中观察到垂体重量和垂体肿瘤的发生率随辐射剂量的增加而增加。

早期有研究给雌性和雄性共550只6～12周龄的Long-Evan大鼠单次注射^{131}I（途径不详），剂量分别为3.7×10^{5}Bq（10μCi）、9.25×10^{5}Bq（25μCi）、3.7×10^{6}Bq（100μCi）、7.4×10^{6}Bq（200μCi）和1.48×10^{7}Bq（400μCi），对照组有385只大鼠。最终，超过半数的大鼠死于呼吸系统疾病。对照组和实验组分别有156只和198只大鼠在注射后存活了18～36个月。解剖这些大鼠，将它们的甲状腺连同气管一起切除进行病理检查，发现实验组大鼠的甲状腺比对照组体积小，且在高剂量组，肉眼几乎观察不到甲状腺组织。在有些经^{131}I照射的大鼠的甲状腺中发现弥散或结节状增生。镜检观察甲状腺滤泡萎缩，上皮退化和滤泡周围基质浓缩，其严重程度随着^{131}I照射剂量的增加而增加。在存活的354只大鼠中，仅在实验组发现5例恶性甲状腺上皮癌（malignant thyroid epithelial lesions），其中4例为滤泡癌，1例为乳头状腺癌，分别发生在3.7×10^5Bq（1例），9.25×10^5Bq（3例），3.7×10^6Bq（1例）剂量暴露组；而对照组和高剂量组，均无甲状腺上皮癌发生。这些结果表明^{131}I所诱发的甲状腺肿瘤以恶性上皮癌为主。

还有研究给6周龄雌性Long-Evans大鼠腹膜内单次注射Na^{131}I，设3个实验组，剂量分别为1.78×10^4Bq（0.48μCi）、7.03×10^4Bq（1.9μCi）、1.99×10^5Bq（5.4μCi），对照组大鼠注射生理盐水。在随后的6～24个月实验期内濒死的大鼠被解剖，24个月后，所有存活的大鼠都被解剖。染毒动物的第一例甲状腺腺癌在注射后12个月出现，而第一例甲状腺上皮癌在注射后16个月出现，但不同剂量染毒组与对照组之间甲状腺癌发生率的差别没有统计学意义。

我国学者用Wistar大鼠409只（雌雄不详），共分5组，各组的染毒剂量分别为1938.8kBq/kg、1480.0kBq/kg、969.4kBq/kg、462.5kBq/kg和92.5kBq/kg，观察2年。甲状腺的辐射吸收剂量分别为164Gy、125Gy、82Gy、39Gy及7.8Gy。12个月后，发现甲状腺良性瘤；24个月后，39Gy以上各剂量组主要表现为甲状腺退行性病变和良性瘤生成。只有7.8Gy剂量组，在24只大鼠中有11只发生甲状腺恶性肿瘤，诱癌率为45.8%。结果表明，过大的剂量主要表现对细胞杀灭效应，从而形成退行性变。

（二）流行病学资料

1. 年轻人群的甲状腺癌症　1986年切尔诺贝利核电站事故发生后，在乌克兰和白俄罗斯地区，尤其是在^{131}I重度污染区域，儿童期暴露于^{131}I的人群，其甲状腺癌症的发病率显著性提高（见表18-1）。在白俄罗斯（Belarus）、乌克兰和俄罗斯联邦地区进行的地理相关性研究发现，在儿童期或宫内暴露的人群中，甲状腺暴露剂量与甲状腺癌症发生率之间，存在很强的相关性，且大多数的甲状腺癌发生在儿童。1990—1997年间，在核事故发生时<18岁的人群中，共诊断出1420名甲状腺癌患者。在白俄罗斯一项472名儿童甲状腺癌患者的研究中，仅有2人是核事故之后才受孕的，另有9例是宫内期暴露，88%患者<15岁。

一项在白俄罗斯进行的病例对照研究发现，儿童甲状腺癌与^{131}I暴露存在着显著性的剂量-效应关系。研究将^{131}I暴露情况分为<0.3、0.3～0.9和>1 Gy，结果在白俄罗斯高美尔（Gomel）的农村地区，暴露量≥1Gy的儿童的患癌风险是< 0.3 Gy组儿童的10.42倍（95%CI：3.46～31.25）。

2. 成人甲状腺癌　对俄罗斯4个被切尔诺贝利事故严重污染的地区，433万人口的甲状腺癌症发病研究表明，1982—1996年，共有3082名患者。如图18-1示，1982—1986，该地区的标化发病率（SIR）低于全国水平；1987—1991年SIR的增加被认为是筛选密度增加所致；而1991年之后的发病率上升被认为是辐射暴露所致。

美国一项对核武器试验产生的放射性尘埃中的碘核素暴露人群的队列研究，发现甲状腺肿瘤总发病率（包括良性肿瘤和恶性肿瘤）剂量依赖性地增长。但是，单独的恶性甲状腺肿瘤的发病率没有显著性差异（表18-2）。

表 18-1　白俄罗斯、俄罗斯和乌克兰地区小于 15 岁儿童甲状腺癌病例分布情况

地点	1981—1985		1986—1990		1991—1994	
	数量	率（每 100 万）	数量	率（每 100 万）	数量	率（每 100 万）
白俄罗斯（全国）	3	0.3	47	4	286	30.6
Gomel	1	0.5	21	10.5	143	96.4
俄罗斯 Bryansk 和 Kaluga	0	0	3	1.2	20	10.0
乌克兰（全国）	25	0.5	60	1.1	149	3.4
5 个北部地区	1	0.1	21	2.0	97	11.5

表 18-2 1965—1985 年，美国内华达州核试验区人群暴露剂量与甲状腺病变关系情况

剂量（mGy）	甲状腺结节			肿瘤（良性）			甲状腺癌症		
	病例数	率（‰）	校正 RR（95%CI）	病例数	率（‰）	校正 RR（95%CI）	病例数	率（‰）	校正 RR（95%CI）
0～49	29	20.5	1.0	7	4.9	1.0	5	3.5	1.0
50～249	12	18.6	0.9（0.4～2.1）	3	4.6	0.8（1.0～6.3）	0	0.0	0.0
250～399	8	33.3	1.9（0.5～6.1）	5	20.8	2.8（0.4～22.9）	2	8.3	3.8（0.2～110.7）
≥400	7	41.4	2.3（0.6～8.0）	4	23.7	3.4（0.5～26.9）	1	5.9	1.7（0.1～138.8）
合计	56			19			8		

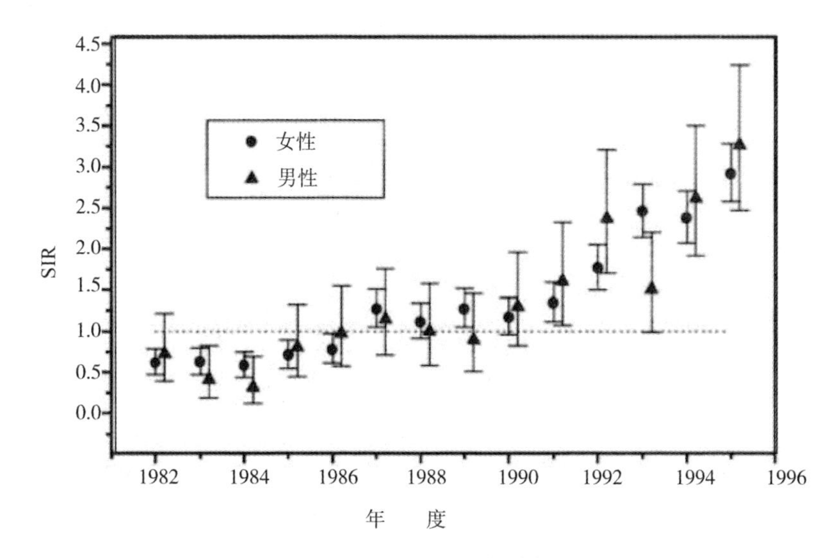

图 18-1 俄罗斯四个重点污染区的甲状腺癌症标化发病率

（俄罗斯全国发病率标化为 1）

但是，在对因诊断或治疗目的而接触^{131}I 的人群的随访研究中，却未发现放射线相关的甲状腺癌症的风险增加。而且这些结果与切尔诺贝利事故的人群研究结果并不完全矛盾，因为^{131}I 的医疗使用仅限于极少数的儿童，而有研究表明，外部辐射对甲状腺癌的风险仅限于儿童期暴露。

另外，有少数关于医学治疗用^{131}I 与白血病风险关系的研究，也未发现其暴露会增加白血病风险。而且，在切尔诺贝利事故的核辐射暴露人群中，白血病的发病也没有增加。

Oger E 等（2011 年）对采用^{131}I 标记的栓塞剂治疗不可切除性肝癌患者的综述表明，采用 2.2GBq 的照射量的 18 项研究，在 542 名治疗者中有 24 名患上间质性肺炎，发生率为 1.6％（95％CI：0.4％～6.4％），未有致肺癌的报道。

综上，有充分的人群证据表明，在儿童期暴露于核武器爆炸和核事故产生的放射性尘埃中的放射性同位素^{131}I 会引起甲状腺癌。也有充分的动物实验证据认定^{131}I 可以使实验动物致癌。因此，国际癌症研究所（IARC）将^{131}I 归入 1 类，人类致癌剂。

（三）临床表现

1. 症状、体征　甲状腺癌的症状因其不同的病理类型和生物学特性而表现各异，局部体征也不尽相同。它可与多发性甲状腺结节同时存在，发病期多无明显症状，只是在甲状腺组织内出现质硬而高低不平的肿块。

分化良好的甲状腺癌其特点是生长缓慢，尤其是乳头状腺癌，常表现为局限于甲状腺一叶或峡部无症状的肿物，多年生长缓慢，常被患者本人或在常规检查时发现。偶尔长大的肿物，可产生气管压迫、吞咽困难或局部压迫症状。5%患者有淋巴结转移，10%的患者发生血行转移，通常转移到肺、骨或脑。

未分化癌和少数髓样癌，常为高度侵犯性，发展迅速，生存期短。甲状腺结节或肿块多在短期内迅速变硬、增大，腺体在吞咽时上下移动性减少，或固定。更多合并有局部症状：如颈部常有不适或胀满感、束紧感。初诊时多有颈淋巴结的转移，并可出现波及耳枕部和肩的疼痛，声音嘶哑，以及呼吸困难、吞咽困难和明显的 Hornrt 综合征（颈交感神经麻痹综合征）。未分化癌患者 100%有血源性转移，远处转移主要在扁骨（颅骨、椎骨、胸骨、盆骨等）和肺。其骨转移，常无症状，但也可由于脊椎压缩性骨折而有疼痛或神经症状；肺转移表现为弥散性浸润或局限性的结节。

髓样癌，临床上表现为甲状腺内有不吸收放射性碘的孤立的硬结节。20%有家族性，有家族史者常为双侧性。由于癌肿产生 5-羟色胺和分泌降钙素，因此临床上可出现腹泻、心悸、脸面潮红和血钙降低等症状。晚期，50%以上患者有淋巴结转移和血源性转移。

临床上有些患者的甲状腺肿块并不明显，而以颈、肺、骨骼的转移癌为突出症状。因此，当颈部、肺、骨有原发灶不明的转移瘤存在时，应仔细检查甲状腺。

2. 临床分期　甲状腺癌的分期取决于肿瘤的范围、病变的组织类型和患者的年龄。美国癌症联合会（AJCC）推荐的分期系统包括了所有这些因素。使用这个分期系统统计，3 年生存率分别为：Ⅰ期 95%以上，Ⅱ期 50%～95%，Ⅲ期 35%，Ⅳ期＜15%。

（四）防治原则

^{131}I 在医学上有大量需求，因此在工业大量生产^{131}I 时，要注意避免其挥发，以免给环境带来严重污染。操作应在设有负压和带有除碘装置的屏蔽箱室里进行。活性炭、涂银活性炭、银铜合金网、银网和碱性溶液等都是^{131}I 的良好吸附剂，操作者也应做好辐射防护。

核事故产生的放射性物质外泄中含有^{131}I，它可以富集到人类的甲状腺中，长期积累会引发甲状腺癌及肿瘤发生。一般通过服用碘片来竞争放射性碘的吸收，从而减缓^{131}I 在人体内的积累。

二、致癌机制

^{131}I 的致癌作用被认为主要是其发射的 β 射线的作用。β 射线是一种带电荷的、高速运行、从核素放射性衰变中释放出的粒子。β 射线比 α 射线更具有穿透力，但在穿过同样距离，其引起的损伤较小。有研究表明，放射性^{131}I 可以诱导人体外周淋巴细胞染色体畸变，但是姐妹染色单体交换的频率没有明显改变。接受^{131}I 放射治疗的甲状腺癌症患者其血液中双核淋巴细胞的微核数量显著增加，且其染色体畸变数明显高于对照以及接受手术治疗的甲状腺癌患者。长期接触^{131}I 后，造成的细胞死亡及不规则新生，可能是引起细胞恶性改变的原因。

三、危险度评价

美国辐射保护与测量委员会估计经饮食或呼吸接触的^{131}I 对甲状腺的生物学效能为 X 线的 0.1～1.0 倍。目前为止，没有直接证据显示医疗用^{131}I 能诱发人体甲状腺癌，同样，也无证据表明成人暴露于 γ 射线或 X 线会增加甲状腺癌的风险。在原子弹爆炸幸存者的研究中，没有证据显示 20 岁后，个体的甲状腺癌风险增加，甲状腺癌风险最高的是那些暴露年龄＜10 岁，甲状腺剂量＞1 Sv，发病最高风险在暴露后 15～29 年。Ron E 等（2011 年）发现儿童期暴露于 1 Gy

剂量的超额危险度（ERR）为7.7（95%CI，2.1～28.7），在0～14岁年龄段暴露者，每增加5岁，ERR降低约为2。

病例对照研究发现，受切尔诺贝利核电站事故影响的白俄罗斯高美尔（Gomel）的农村地区，暴露量≥1 Gy的儿童相对于暴露量<0.3 Gy儿童患甲状腺癌的比值比（OR）为10.42（3.46～31.25）。1965—1985年，美国内华达州核试验区人群暴露剂量与甲状腺病变关系的研究表明，甲状腺结节的发病率在0～49mGy暴露人群中为20.5‰，而在>400 mGy暴露组人群中为41.4‰，校正RR为2.3（95%CI：0.6～8.0），同时，这两组人群甲状腺癌的发病率校正RR为1.7（95% CI：0.1～138.8），但是差别无统计学意义（$P=0.096$）。

孕妇在孕期前10周服用放射性碘，不会影响胎儿的甲状腺功能，但是10周后，即使服用剂量<555 MBq，对胎儿的甲状腺仍然会造成很大危险。有孕妇在孕2周和22周两次接受3.7 GBq ^{131}I照射治疗甲状腺癌，第6个月时终止妊娠，发现胎儿的甲状腺大小低于胎龄应有的标准，有结节且硬化。

没有研究能证实^{131}I的医学治疗与白血病的发生有关，在切尔诺贝利事故的受影响人群中，亦无白血病发病增加的报道。

（孙 宏 崔仑标 朱宝立）

主要参考文献

1. IARC. Ionizing radiation，Part 2，Some internally deposited radionuclides / IARC Working Group on the Evaluation of Carcinogenic Risks to Humans. 2001，Lyon，France monographs 78.
2. ICRP（International Commission on Radiological Protection）. Limits for Intakes of Radionuclides by Workers，Part 1（ICRP Publication 30；Annals of the ICRP，Vol. 2，No. 3/4），1979，Oxford，Pergamon Press.
3. ICRP（International Commission on Radiological Protection）. Age-dependent doses to members of the public from intake of radionuclides：Part 1（ICRP Publication 56；Annals of the ICRP，Vol. 20）. 1989，Oxford，Pergamon

Press.

4. Braverman ER，Blum K，Loeffke B，et al. Managing terrorism or accidental nuclear errors，preparing for iodine-131 emergencies：a comprehensive review. Int J Environ Res Public Health，2014，11 (4)，4158-4200.
5. Oger E，Lavenu A，Bellissant E，et al. Meta-analysis of interstitial pneumonia in studies evaluating iodine-131-labeled lipiodol for hepatocellular carcinoma using exact likelihood approach. Pharmaco epidemiol Drug Safe，2011，20 (9)：956-963.
6. De Pasquale L，Bastagli A，Moro GP，et al. Thyroid microcarcinoma approach：a ten year experience. Annali italiani di chirurgia，2013，84 (5)，533-539.
7. Gutiérrez BS，Carbonell E，Galofréa P，et al. Cytogenetic damage after 131-iodine treatment of hyperthyroidism and thyroid cancer-A study using the micronucleus test. Eur J Nucl Med，1999，26 (12)：1589-1596.
8. Lindsay S，Potter GD，Chaikoff IL. Thyroid neoplasms in the rat：A comparisonof naturally occurring and ^{131}I-induced tumors. Cancer Res，1957，17 (3)：183-189.
9. Pacini F，Vorontsova T，Demidchik EP，et al. Post-Chernobyl thyroid carcinoma in Belarus children and adolescents：Comparison with naturally-occurring thyroid carcinoma in Italy and France. J Clin Endocrinol Metab，1997，82 (11)：3563-3569.
10. Ron E，Lubin JH，Shore，RE，et al. Thyroid cancer after exposure to external radiation：A pooled analysis of seven studies. Radiat Res，1995，141 (3)：259-277.
11. Walinder G. Late effects of irradiation on the thyroid gland in mice. I. Irradiation of adult mice. Acta Radiol Ther Phys Biol，1972，11 (5)：433-451.
12. Verburg FA，Luster M，Lassmann M，et al. (131) I therapy in patients with benign thyroid disease does not conclusively lead to a higher risk of subsequent malignancies. Nuklearmedizin，2011，50 (3)：93-99.
13. Sawka AM，Thabane L，Parlea L，et al. Second primary malignancy risk after radioactive iodine treatment for thyroid cancer：a systematic review and meta-analysis. Thyroid，2009，19 (5)：451-457.

14. Al-Jiffry BO, Alnemary Y, Khayat SH, et al. Malignant extra-adrenal pancreatic paraganglioma: Case report and literature review. BMC cancer, 2013, 13 (10): 486.
15. Stsjazhko VA, Tsyb AF, Tronko ND, et al. Childhood thyroid cancer since accident at Chernobyl (Letter to the Editor). Br Med J, 1995, 310 (6982): 801
16. Kerber RA, Till JE, Simon SL, et al. A cohort study of thyroid disease in relation to fallout from nuclear weapons testing. J Am med Assoc, 1993, 270 (17): 2076-2082.
17. Ivanov VK, Gorsky AI, Tsyb AF, et al. Dynamics of thyroid cancer incidence in Russia following the Chernobyl accident. J Radiol Prot, 1999, 19 (4): 305-318.

第十九章

药　物

第一节　己烯雌酚

己烯雌酚（diethylstilbestrol，DES）最早在1938年被用来预防孕妇流产和早产。1953年，有研究证实DES并无预防流产和早产的功效，但仍然继续临床使用于孕产妇，直到1971年发现了DES的致癌作用，才禁用于孕产妇。这期间，估计美国有500万～1000万妇女孕期接触过DES，虽然我国历史上基本不存在孕产妇接触DES的情况，但由于DES在畜牧业上被用作家畜生长刺激剂，肉食中含有的DES导致我国女性仍然有可能间接接触DES。目前DES被用作激素类抗肿瘤药，用于一些不能进行手术治疗的绝经后乳腺癌患者、晚期前列腺癌患者，及男性晚期乳腺癌患者。

人群可以通过食入含DES量较高的禽类、蛋类、肉类等多种途径接触到DES。气相色谱-质谱分析测定发现，DES富集于鸡蛋的蛋黄部位。国内市场定点屠宰场及牧场的生猪制品检测结果表明，DES的阳性率为1.18%。DES被人体吸收后，能与血浆蛋白中/高度结合，经血流和组织液转运到靶细胞，并与靶细胞内特异性雌激素受体蛋白相结合，形成受体-配体复合物，此复合物能进入细胞核，调控雌激素效应基因的表达。

DES的主要代谢途径是氧化和羟基化。DES氧化主要借助细胞色素P450 1A1催化，经DES半醌（DES-semiquinone）、DES醌（DES-quinone）等中间过程最后生成双烯雌酚，主要以葡萄糖醛酸的结合形式经肾由尿和粪便排出体外。DES的羟基化代谢产物包括3-羟基-DES和1-羟基-DES。DES经口服易被胃肠道吸收，血药浓度呈二房室模型衰减，初相半衰期为80分钟，消除相半衰期在20小时以上。

一、致癌表现

（一）动物实验资料

雌性 C3H/HeN-MTV＋小鼠从出生后第 7 周开始每天喂饲含 640ppb DES 的饲料，终生染毒，观察到暴露组乳腺癌的总发生率为 2%（4/185），而对照组未发现乳腺癌（0/75）。用含 1.0ppm DES 的饲料喂养雄性 rasH2 小鼠，终生染毒，其睾丸间质细胞肿瘤发生率为 26.7%（4/15），而用不含 DES 饲料喂养的对照组小鼠睾丸间质细胞肿瘤的发生率为 0/15（$P<0.05$）。Xpa 纯合子基因敲除雄性小鼠和 Xpa/p53 杂合子基因敲除雄性小鼠，每天经口给予 1.5ppm DES，37 周后，Xpa 纯合子基因敲除的雄性小鼠骨肉瘤发生率为 17%，而 Xpa/p53 杂合子基因敲除的雄性小鼠对应的骨肉瘤发生率为 83%；Xpa 纯合子基因敲除雄性小鼠与 Xpa/p53 杂合子基因敲除雄性小鼠的睾丸间质细胞腺瘤发生率分别为 17%和 67%，表明染毒 DES 的雄性 Xpa/p53 杂合子基因敲除小鼠更容易患骨肉瘤或睾丸间质细胞腺瘤。

C3H/HeN/MTV＋小鼠在刚出生时皮下注射 0.001μg DES 共 5 天，对照组小鼠皮下注射芝麻油。1 年后，染毒组小鼠乳腺肿瘤（肿块和癌症）的发生率为 73%（44/126），而对照组小鼠发生率只有 59%（54/143）。表明染毒 DES 的 C3H/HeN/MTV＋小鼠更容易患乳腺肿瘤。另有研究将 350 只受孕后的雌性 Wistar 大鼠，随机分成 5 组，从孕 18 天起，各组分别腹腔注射 0、0.1、0.5、25、50mg/kg DES 共 3 天，120 天后，各组大鼠阴道上皮增生及阴道癌的总发生率分别为 2/147（1%）、2/49（4%）、4/80（5%）、1/63（2%）、3/11（27%），结果表明，染毒 DES 增加了 Wistar 大鼠阴道上皮增生及阴道癌的发生率。

（二）流行病学资料

1. 女性孕期接触 DES 与乳腺癌

Titus-Ernstoff L（2001 年）进行的一项研究，将有明确病历资料证明孕期使用过 DES 的 2019 名女性作为暴露组，有明确病历资料证实孕期未使用DES的1978名女性作为对照组，比较这两组人群乳腺癌的发生率。结果发现，暴露组女性乳腺癌的发生率为16%，而对照组的发生率为13%，暴露组女性患乳腺癌的相对危险度（RR）为1.27（95%CI：1.07～1.52）。

2. 女婴在胎儿期接触DES

（1）阴道/宫颈透明细胞腺癌：Herbst（1970年）发现了7名15～22岁的年轻女性患上罕见的阴道腺癌，其中6例为透明细胞腺癌，她们的共同特征是母亲在怀孕时服用了DES。随后一年的病例对照研究发现，阴道透明细胞腺癌与母亲在怀孕时接触DES有强烈的统计学意义（$P<0.01$）。美国国家癌症研究所（NCI）的Hoover博士主持了一项总共6500人参与的随访研究，其中包含了4600名胎儿期接触DES的女性和1900名胎儿期未接触DES的女性。这项研究的结果表明，截至2012年，相比于胎儿期未接触过DES的女性，那些胎儿期接触DES的女性患阴道/宫颈透明细胞腺癌的RR为39（95%CI：15～104）。从胎儿期接触DES到出生后40年，这些女性患阴道/宫颈透明细胞腺癌的累积风险是1.6‰。

（2）乳腺癌：荷兰1项针对2001个随访对象的详细调查问卷的分析发现，在40岁以上妇女中，胎儿期接触DES者发生乳腺癌的RR是2.0（95%CI：1.12～3.76），而在40岁以下妇女中，对应的RR是0.57（95%CI：0.24～1.34）。数据还表明，在50岁以上妇女中乳腺癌风险增加（RR=3.85；95%CI：1.06～14.0）。

目前国际癌症研究所（IARC）将己烯雌酚归入1类，人类致癌物。

（三）临床表现

1. 乳腺癌　与DES服用者最密切相关的肿瘤是乳腺癌，这是女性最常见的恶性肿瘤之一。在我国占全身各种恶性肿瘤的7%～10%，发生率呈逐年上升趋势。部分大城市报告乳腺癌占女性恶性肿瘤之首位。

临床早期表现是患侧乳房出现无痛、单发的小肿块，常是患者无意中发现而就医的主要症状。肿块质硬，表面不光滑，与周围组织分界不很清楚，在乳房内不易被推动。随着肿瘤增大，可引起乳房局部隆起。若累及 Cooper 韧带，可使其缩短而致肿瘤表面皮肤凹陷，即所谓“酒窝征”。邻近乳头或乳晕的癌肿因侵入乳管使之缩短，可把乳头牵向癌肿一侧，进而可使乳头扁平、回缩、凹陷。癌块继续增大，如皮下淋巴管被癌细胞堵塞，引起淋巴回流障碍，出现真皮水肿，皮肤呈“橘皮样”改变。

乳腺癌发展至晚期，可侵入筋膜、胸肌，以至癌块固定于胸壁而不易推动。如癌细胞侵入大片皮肤，可出现多数小结节，甚至彼此融合。有时皮肤可溃破而形成溃疡，这种溃疡常有恶臭，容易出血。

乳腺癌淋巴转移最初多见于腋窝。肿大的淋巴结质硬、无痛、可被推动；以后数目逐渐增多，并融合成团，甚至与皮肤或深部组织粘连。乳腺癌转移至肺、骨、肝时，可出现相应的症状。例如肺转移可出现胸痛、气急，骨转移可出现局部疼痛，肝转移可出现肝肿大、黄疸等。

详细询问病史及临床检查后，大多数乳房肿块可得出诊断。但乳腺组织在不同年龄及月经周期中可出现多种变化，因而应注意体格检查方法及检查时距月经期的时间。乳腺有明确的肿块时诊断一般不困难，但不能忽视一些早期乳腺癌的体征，如局部乳腺腺体增厚、乳头溢液、乳头糜烂、局部皮肤内陷等，以及对有高危因素的妇女，可应用一些辅助检查。

2. 阴道/宫颈透明细胞腺癌　多见于阴道上部，其次发生于宫颈，阴道与宫颈之比为 10∶7。肿瘤通常局限于阴道上 1/3，前壁较后壁多见，偶尔也出现于侧壁或阴道下 1/3。阴道排液、血性白带、阴道不规则出血为其主要症状。有些患者无明显症状，妇科检查时才被发现。青少年阴道异常出血易误诊为月经失调。因此，在透明细胞腺癌的高危年龄如有异常排液或出血应提高警惕，病变直径小至 3mm 时，临床上摸不到。有些病变直径可大至 10cm，呈结节状或息肉样，触之有颗粒样感，质硬而突起。有的肿瘤扁平，稍突出于阴道壁，有的穿透较深。

(四) 防治原则

1. 乳腺癌　乳腺癌发病率有上升趋势，若早发现、早治疗，约90%的乳腺癌患者能长期生存。高危人群进行定期检查是早发现的重要途径。乳腺检查有下列程序：每月自检，医生触诊，乳房 B 超检查，乳房钼靶 X 线检查，若有无法辨别的肿块或脓肿则进行细胞学穿刺检查。

乳腺癌的治疗手段包括手术治疗、放射治疗、化学治疗、内分泌治疗和分子靶向治疗。在科学和人文结合的现代乳腺癌治疗新理念指导下，乳腺癌的治疗趋势转变为保留乳房和腋窝的微创手术、更为精确的立体定向放疗和选择性更好的靶向药物治疗。基于国际上大规模的临床研究和荟萃分析结果，目前在乳腺癌治疗领域，国际上有影响力并被临床普遍接受的有欧洲的 St. Gallen 早期乳腺癌治疗专家共识和美国国立综合癌症网络（NCCN）的治疗指南。

手术切除一直是乳腺癌主要的治疗手段。目前的手术方式正在朝着缩小切除范围的方向发展。包括保乳术和前哨淋巴结活检术。

放射治疗并发症较多，甚至引起部分功能丧失，可同时配合中药以降低治疗的不良反应。放射治疗是治疗乳腺癌的主要方法之一，也是局部治疗手段之一。放射治疗与手术治疗相比，较少受解剖学、患者体质等因素的限制，不过治疗效果受到射线的生物学效应的影响，常用的放射治疗设施较难达到“完全杀灭”肿瘤的目的，因此多数学者不主张对可治愈的乳腺癌行单纯放射治疗，多用于根治术之前或之后作辅助治疗。

乳腺癌在肿瘤切除以后，体内仍存在残余的肿瘤细胞，全身化疗的目的是根除机体内残余的肿瘤细胞，以提高外科手术的治愈率。

2. 阴道/宫颈透明细胞腺癌　青少年及小儿阴道透明细胞腺癌是发生在青少年及小儿阴道或宫颈的恶性肿瘤。与母亲在妊娠期接受过 DES 治疗有关，因此妊娠期间严格禁用 DES，因为 DES 可经乳腺进入乳汁而排出，并可抑制泌乳，故哺乳期妇女禁用。另外，需要加强兽药监管，严格禁止 DES 在养殖业的使用。阴道/宫颈透明细胞腺癌治疗方法根据肿瘤大小、范围、深度及淋巴结有无转移而定，以根治性手术为主，术后辅以放射治疗或化学治疗。

根治手术包括子宫阴道切除及盆腔淋巴结清扫，早期患者手术治疗的疗效较好。手术治疗可避免大剂量放射治疗所造成的卵巢功能破坏，同时可重建阴道，保持性功能。但如手术不彻底，则易发生转移。Herbst 认为如肿瘤较大，手术切除时只能紧靠肿瘤边缘，术后易复发，并指出即使Ⅰ期患者，也有 16%发生盆腔转移。

二、致癌机制

(一) 阴道/宫颈透明细胞腺癌

阴道起源于苗勒管和泌尿生殖窦，一对副中肾管使体腔上皮内陷接近泌尿生殖脊，持续向尾部方向伸展，然后在泌尿生殖窦处融合。起源于苗勒管的柱状上皮被起源于阴道板的扁平上皮组织代替，扁平上皮组织成腔成为阴道，阴道被覆扁平上皮。阴道本身无腺体，阴道腺癌可来自残余的中肾管、副中肾管及阴道的子宫异位内膜组织。人类在妊娠晚期胎儿阴道发育成熟，使用己烯雌酚使女婴阴道的腺上皮存留导致阴道腺病，在有宫内己烯雌酚接触史的女性中，阴道腺病可发展成阴道腺癌。另外，母亲在怀孕早期使用己烯雌酚会致使女性后代的阴道输卵管内膜型上皮面积增大，增加了与不明原因的辅助致癌物质作用的机会。母亲使用的己烯雌酚，通过子宫胎盘屏障进入胎儿体内，在妊娠早期就刺激胎儿的阴道发育雌激素受体。己烯雌酚与阴道内这些过早表达的雌激素受体相结合，刺激阴道细胞异常增生，从而致使阴道/宫颈透明细胞癌的高发。

(二) 乳腺癌

DES 致乳腺癌的作用机制是由于其具有雌激素活性，相关的机制参见本章第三节“绝经后雌激素治疗”。新的研究表明，DES 宫内暴露会增加女婴乳腺组织中末端乳芽（terminal end of buds）的数目，这些增加的末端乳芽有多层细胞，并且具有较高的分裂增殖能力，因此在分裂增生过程中，在致癌剂的诱导下，很容易产生更多的 DNA 异常复制和癌性转变，进而导致更高的患乳腺癌风险。

三、危险度评价

Dieckmann和WHS（woman health study，女性健康研究）队列的联合数据表明，怀孕期间接触DES的女性，发生乳腺癌的RR是1.25。NCI的联合队列研究发现，在胎儿时期接触过DES的女性，从出生到40岁期间，患阴道/宫颈透明细胞腺癌的累积风险是1.6‰，截至2012年的发病分析表明，这些女性患阴道/宫颈透明细胞腺癌的RR为39（95%CI：15～104）。

（孙　宏　崔仑标　朱宝立）

主要参考文献

1. IARC. A Review of Human Carcinogens：Pharmaceuticals，IARC Monographs on the Evaluation of Carcinogenic Risks to Humans，2011，100A：85-230.
2. Clark LC，Portier KM. Diethylstilbestrol and the risk of cancer. N Engl J Med，1979，300（5）：263-264.
3. Hatch EE，Herbst AL，Hoover RN，et al. Incidence of squamous neoplasia of the cervix and vagina in women exposed prenatally to diethylstilbestrol（United States）. Cancer Causes Control，2001，12（9）：837-845.
4. Usui T，Mutai M，Hisada S，et al. CB6F1-rasH2 mouse：overview of available data. Toxicol Pathol，2001，29（Suppl）：90-108.
5. McAnulty PA，Skydsgaard M. Diethylstilbestrol（DES）：carcinogenic potential in $Xpa^{-/-}$，$Xpa^{-/-}/p53^{+/-}$，and wild-type mice during 9 months' dietary exposure. Toxicol Pathol，2005，33（5）：609-620.
6. Jiang YG，Chen JK，Wu ZL. Promotive effect of diethylstilbestrol on urethan-induced mouse lung tumorigenesis. Chemosphere，2000，41（1-2）：187-190.
7. Suzuki K，Ishii-Ohba H，Yamanouchi H，et al. Susceptibility of lactating rat mammary glands to gamma-ray-irradiation-induced tumorigenesis. Int J Cancer，1994，56（3）：413-417.
8. Titus-Ernstoff L，Hatch EE，Hoover RN，et al. Longterm cancer risk in women given diethylstilbestrol（DES）during pregnancy. Br J Cancer，2001，84（1）：126-133.

9. Tayama S, Nakagawa Y, Tayama K. Genotoxic effects of environmental estrogen-like compounds in CHO-K1 cells. Mutat Res, 2008, 649 (1-2): 114-125.
10. Sato K, Fukata H, Kogo Y, et al. Neonatal exposure to diethylstilbestrol alters the expression of DNA methyltransferases and methylation of genomic DNA in the epididymis of mice. Endocr J, 2006, 53 (3): 331-337.
11. Hilakivi-Clarke L. Maternal exposure to diethylstilbestrol during pregnancy and increased breast cancer risk in daughters. Breast cancer research, 2014, 16 (2): 208.

第二节 复方口服避孕药

口服避孕药（oral contraceptives）在 20 世纪 60 年代开始应用，现今全世界有大约 9000 万女性在使用，使用方式为雌激素、孕激素联合复方用药或序贯疗法。随着配方工艺和新型孕激素的不断发展，目前销售的避孕药可以用更低的剂量来达到有效、方便的避孕效果，同时不良反应更小。复方口服避孕药中的雌激素通常为炔雌二醇或炔雌醇甲醚，而孕激素则为醋酸环丙孕酮、去氧孕烯等十余种。复方避孕药的作用机制是抑制排卵。目前，最常用的雌激素是炔雌二醇，而孕激素则为左炔诺孕酮或炔诺酮。雌激素和孕激素属于结构类似的化学物，其可能同时具有雌激素、雄激素和孕激素样效应。额外补充这些激素所产生的长期健康风险或潜在的保护作用尚属未知。因为口服避孕药是人类近半个多世纪以来的行为，其健康效益或不良反应尚未在完整的一代人中彻底显现。在 1960 年开始使用口服避孕药的 20 多岁的女性，进入 21 世纪已经 60～70 岁，恶性肿瘤的发病率正在开始增加。

一、致癌表现

（一）动物实验资料

1. 小鼠 80 只 C57BL/10J 小鼠，7 周龄，雌、雄各半，喂饲含有醋酸环丙孕酮饲料，摄入量约为每天 125mg/kg。对照组为 16 只同种属小鼠，雌、雄各半。实验结果表明，染毒上述剂量的醋酸环丙孕酮使雌鼠寿命低于97周，雄性小鼠寿命低于104周。受试小鼠肝重增加，其中雄性小鼠肝重增加超过100%。同时，染毒小鼠体重减轻，在染毒后13周，染毒组雌、雄性小鼠平均体重比对照组低33%。最终，44%的雄性小鼠和22%的雌性小鼠发生了肝肿瘤。

2. 大鼠 雌性Wistar大鼠，15～17周龄，灌胃给予醋酸氢炔雌醚（孕激素）和炔雌醇（雌激素）50周，并继续观察30周。结果表明，染毒组大鼠发生乳腺包块和乳腺癌；染毒第40～50周后，在30mg/kg染毒组，乳腺癌的发生率为30.3%（10/33）；1.2mg/kg染毒组乳腺癌的发生率为55.6%（15/27）；对照组为8.3%（1/12）。停止染毒后，乳腺癌的发生率降低。用含炔诺酮（孕激素）饲料喂饲白化衍生系SD大鼠，雌、雄各半，摄入剂量为人口服避孕药剂量的10～100倍。实际炔诺酮摄入量在雄鼠为0.303～3.18mg/kg，在雌鼠为0.397～4.15mg/kg。染毒组大鼠的2年存活率（22%）要高于对照组（10%）。染毒组大鼠（雌鼠、雄鼠）的病理变化包括肝体积增大、肝增生、肝结节增加。另外，染毒组雌性大鼠发生了子宫息肉。

（二）流行病学资料

1. 子宫内膜癌 采用序贯用法的口服避孕药（sequential oral contraceptives）会增加子宫内膜癌的风险，在20世纪70年代已经退出市场。针对目前广泛使用的复方口服避孕药，有3个队列研究和16个病例对照研究。其结果一致表明，服药妇女患子宫内膜癌的风险减半，且服药时间越长，患子宫内膜癌的风险越小，保护作用在停药后可持续10年。但关于目前广泛使用的低剂量复方口服避孕药效应的相关研究数据较少。

2. 肝癌 2项病例对照研究表明，良性肝细胞肿瘤与复方口服避孕药的使用相关。3项队列研究未发现使用复方口服避孕药增加肝癌的发生率或死亡率。9项病例对照研究一致表明，在低乙型肝炎病毒、丙型肝炎病毒感染以及低肝病发生的人群中，复方口服避孕药增加肝细胞癌的风险。但是，针对目前低剂量配方的复方口服避孕药的致肝癌风险的相关数据较少。另有2项在高乙型肝炎病毒、丙型肝炎病毒感染的人群中进行的病例对照研究，未发现复方口服避孕药与肝细胞癌发生的关联。

3. 乳腺癌　超过10个队列研究和50个病例对照研究评价了复方口服避孕药与乳腺癌发生的关系，研究对象包括了超过5万名乳腺癌患者。结果表明，在目前和既往使用复方口服避孕药的人群中，乳腺癌相对风险略有增加，但是乳腺癌发生与使用的避孕药的类型或剂量没有关联。且停药10年后，使用复方口服避孕药者与未曾使用者具有类似的乳腺癌发生率。故目前认为，使用复方口服避孕药与发生乳腺癌并无明确的关联。

4. 宫颈癌　有5项队列研究和16项病例对照研究关注复方口服避孕药与宫颈癌的联系。发现长期使用该类药物者宫颈癌发生率稍有增加。其中有4项研究考虑并排除了人乳头瘤病毒（HPV）感染，同样显示了宫颈癌发生率的增加。但1项针对HPV感染人群服用复方口服避孕药的研究表明，这类人群的宫颈癌发生率增加，在服用复方口服避孕药5～9年的人群中，宫颈癌发生的比值比（OR）为2.82（95%CI：1.46～5.42），而服药10年以上的人群，OR为4.03（95%CI：2.09～8.02）。上述研究表明，HPV感染者服用复方口服避孕药会增加患宫颈癌的风险。

5. 卵巢癌　4项队列研究和21项病例对照研究一致表明，随着复方口服避孕药使用时间的增加，卵巢癌的发生风险下降。使用复方口服避孕药5年以上者，卵巢癌发生风险降低50%，其保护作用在停药后仍可持续10～15年。

6. 结直肠癌　4项队列研究和10项病例对照研究都未发现使用复方口服避孕药者患结肠癌的风险增加。其中有9项研究发现RR<1，并有2项研究发现，复方口服避孕药对直结肠癌风险的降低作用具有统计学意义（$P<0.05$）。

7. 恶性黑色素瘤　4项队列和16项病例对照研究证实，使用复方口服避孕药与患恶性黑色素瘤的RR都接近1，且未发现与用药时间长短的关系。

国际癌症研究所（IARC）目前将复方口服避孕药归为1类，对人类致癌。

（三）临床表现

复方口服避孕药与肝癌、宫颈癌、乳腺癌的发生相关。这里主要介绍肝癌的临床表现。

肝癌起病常隐匿，多在体检普查中应用甲胎蛋白及B超检查时被发现。此时患者既无症状，体格检查亦缺乏肿瘤本身的体征，而一旦出现有肝癌症状来就诊者大多已进入肝癌中晚期，其典型表现如下：

患者有肝区疼痛，多在肿瘤的位置，呈持续性胀痛或钝痛。肝进行性肿大，表面有硬而不规则的结节或巨块，可无压痛或有难以忍受的压痛。肝癌突出在右肋缘下或剑突下时，上腹部呈局部隆起或饱满。黄疸一般在晚期出现，常因肝细胞损害而引起，少数由于肿瘤压迫、侵犯肝门附近的胆管、癌组织脱落引起胆道梗阻所致。少数患者有深度黄疸。半数患者因门脉高压，门脉瘤栓而出现腹水。腹水中蛋白含量高，可发现恶性细胞，须与腹膜细胞鉴别。腹水可为血性，或因癌肿破裂引起腹腔积血，可隐袭性发生或表现为急腹症。

恶性肿瘤的全身性表现为发热、食欲缺乏、疲乏、营养不良、进行性消瘦和恶病质等。仅少数患者出现伴癌综合征，可有血液、内分泌、代谢等多方面的表现，以低血糖症和红细胞增多症较多见，还有高血钙、高血脂等。对肝肿大且伴有上述表现的患者，应警惕肝癌的存在。

（四）防治原则

注意避孕药物的适应人群和禁忌人群，一般患有急、慢性肝炎和肾炎的妇女不宜服用。患有心脏病或心功能不良的人不能使用。有高血压的妇女不宜使用，因少数妇女用药后会使血压升高。有糖尿病及糖尿病家族史者不宜使用。甲状腺功能亢进的妇女，在没有治愈前，最好不要使用复方口服避孕药。乳房良性肿瘤、子宫肌瘤以及各种恶性肿瘤患者不宜使用，以免对肿瘤产生不良影响。过去或现在患有血管栓塞性疾病（如脑血栓、心肌梗死、脉管炎等）者不能使用。患慢性头痛特别是偏头痛和血管性头痛的妇女不宜使用，否则会加重症状。哺乳期妇女不宜使用。人乳头瘤病毒感染的患者慎用，长期使用口服避孕药的人群需加强肝、肾功能的检测。

二、致癌机制

复方口服避孕药致肝癌机制不详。目前有研究给 7 周龄雌性 SD 大鼠，喂饲含 100μg 炔雌醇甲醚 ＋ 25mg 异炔诺酮饲料共 9 个月，合每天摄入 0.02～0.03mg/kg 炔雌醇甲醚和 0.5～0.75mg/kg 异炔诺酮。在比较 γ-谷氨酰转肽酶阳性的肝病灶的数量时发现，对照组的阳性肝病灶密度为 0.2 个/cm^2，而染毒组肝阳性病灶显著性增加到 2.8 个/cm^2。但是，研究者未发现染毒组大鼠肝结节或肝癌的发生率增加。这表明复方口服避孕药可以刺激肝细胞的增殖，这种促进作用可能在肝细胞癌前病变中起作用。

雌性 Wistar 大鼠，4 周龄，分为 3 组，每天灌胃含 0、75、750 μg 炔雌二醇的 0.5ml 橄榄油，共染毒 12 个月。第 4 个月时，所有染毒组大鼠都出现谷胱甘肽-S-转移酶阳性的肝病灶（肝癌的癌前病变形式）。截至第 12 个月，75μg 染毒组肝细胞癌发生率为 8.7%（2/23，750μg 染毒组肝细胞癌发生率为 38.5%（10/26），而对照组发生率为 0。采用高效液相色谱分析发现，肝细胞 DNA 内 8-羟基脱氧鸟苷的含量显著性增加。服用抗氧化的维生素 C、维生素 E 和 β-胡萝卜素只是轻微地降低肝细胞 DNA 的 8-羟基脱氧鸟苷的含量，却能显著性减少肝癌前病变病灶的数量，并减少了肝癌的发生率。由此可见，炔雌二醇可诱发肝细胞内生成活性氧，致 DNA 损伤，表现为 8-羟基脱氧鸟苷含量升高。

三、危险度评价

基于在使用较高剂量的复方口服避孕药的人群中，在没有肝炎病毒感染的影响下，复方口服避孕药增加了肝细胞癌的风险，目前认定复方口服避孕药是致癌剂。

一项涵盖世界上近 90%的针对乳腺癌与复方口服避孕药的流行病学研究的 Meta 分析，共分析了 53 297 名乳腺癌患者和 100 239 名对照的人群数据，结果表明，口服复方避孕药的妇女患乳腺癌的 RR 轻度增加。现在正服用者 RR = 1.24（$P < 0.01$）；停药后 1～4 年 RR=1.16（$P < 0.01$）；停药后 5～9 年，RR= 1.07（$P = 0.009$）；停药后 10 年，RR=1.01（$P > 0.05$）。

综合 28 项研究共 12 531 名宫颈癌患者的结果表明，与从未服用复方口服避孕药的妇女相比，服药短于 5 年，患宫颈癌的 RR=1.1（95%CI：1.1～1.2）；服药 5～9 年，RR=1.6（95%CI：1.4～1.7）；服药 10 年或以上，RR=2.2（95%CI：1.9～2.4）。而在感染人乳头瘤病毒的妇女中，服药 5 年以下，RR=0.9（95%CI：0.7～1.2）；服药 5～9 年，RR= 1.3（95%CI：1.0～1.9）；而服药 10 年以上者 RR=2.5（95%CI：1.6～3.9）。服用复方口服避孕药轻度增加患宫颈癌的风险，并且风险与服药的年限相关。

服用复方口服避孕药降低卵巢癌的风险，服药 1 年，风险降低 10%～12%，服药 5 年，风险降低 50%。服用复方口服避孕药也能降低患子宫内膜癌风险，并且随着使用者服药时间的延长而保护作用增强，即使停药后，其降低子宫内膜癌风险的保护作用仍然延续多年。

（孙　宏　崔仑标　朱宝立）

主要参考文献

1. IARC. IARC monographs on the evaluation of carcinogenic risks to humans, Hormonal contraception and post-menopausal hormonal therapy, 1999, Volume 72, Lyon, France.
2. Collaborative Group on Hormonal Factors in Breast Cancer. Breast cancer and hormonal contraceptives: Collaborative reanalysis of individual data on 53 297 women with breast cancer and 100 239 women without breast cancer from 54 epidemiological studies. Lancet, 1996, 347 (9017): 1713-1727.
3. Hankinson SE, Colditz GA, Hunter DJ, et al. A quantitative assessment of oral contraceptive use and risk of ovarian cancer. Obstet Gynecol, 1992, 80 (4): 708-714.

4. Emons G，Fleckenstein G，Hinney B，et al. Hormonal interactions in endometrial cancer. Endocr Relat Cancer，2000，7（4）：227-242.
5. Lumb G，Mitchell L，DeLaIglesia FA. Regression of pathologic changes induced by thelong-term administration of contraceptive steroids to rodents. Toxicol Pathol，1985，13（4）：283-295.
6. Tucker MJ，Jones DV. Effects of cyproterone acetate in C57Bl/10J mice. Hum Exp Toxicol，1996，15（1）：64-66.
7. Yager JD. Oral contraceptive steroids as promoters or complete carcinogens for liver infemale Sprague-Dawley rats. Environ Health Persp，1983，50：109-112.
8. Schardein JL. Congenital abnormalities and hormones during pregnancy：A clinical review. Teratology，1980，22（3）：251-270.
9. Moreno V，Bosch FX，Munoz N，et al. Effect of oral contraceptives on risk of cervical cancer in women with human papillomavirus infection：the IARC multicentric case-control study. Lancet，2002，359（9312）：1085-1092.
10. Randel A. Guidelines for the use of long-acting reversible contraceptives. Am Fam Physician，2012，85（4）：403-404.
11. Brynhildsen J. Combined hormonal contraceptives：Prescribing patterns，compliance，and benefits versus risks. Therapeutic advances in drug safety，2014. 5（5）：201-213.

第三节 绝经后雌激素治疗

越来越多的中国女性在绝经后补充雌激素，以缓解围绝经期症状。结合型雌激素是目前使用最为广泛的绝经后雌激素治疗药物，雌二醇及其酯类使用也比较广泛。绝经后雌激素治疗方法最早采用的是注射给药的方式，现在这种方式使用率逐渐下降，口服用药已成为最常用的形式。

雌激素在人体的代谢方式包括氧化代谢（主要是羟基化）和葡萄糖醛酸耦联化、磺化，以及甲基化。雌二醇的2-羟基化和4-羟基化是其主要的氧化代谢途径，在肝内以2-羟基化为主，而以产生儿茶酚的4-羟基化方式为辅；在乳腺和子宫中，4-羟基化则是主要的代谢方式，主要借由细胞色素 P450 1B1 所催化。体外研究表明，雌二醇的羟基化作用能产生自由基，如超氧阴离子自由基以及半醌、醌等中间产物。雌二醇通过 17β-羟基类固醇脱氢酶转化成雌酮，雌酮又被进一步代谢成 16α-羟基雌酮，然后转变成雌三醇。雌激素主要在肝内代谢，其代谢产物大部分由尿排出，少部分可经胆汁排出，参加肝-肠循环。

一、致癌表现

（一）动物实验资料

1. 马烯雌酮　雌性 SD 大鼠，48 天龄，给予单次静脉注射 5mg 7,12-二甲基苯丙蒽（DMBA）后分成 3 组，每组 7 只大鼠。第 1 组仅接受 DMBA 染毒，第 2 组染毒 DMBA 加上卵巢切除术，第 3 组在第 2 组处理的基础上再给予含 1.875mg/kg Premarin（结合雌激素，商品名：倍美力片，主要成分是马烯雌酮硫酸盐和雌酮硫酸盐）的饲料喂饲。第 1、2 组动物普通喂饲，所有大鼠共观察 285 天。结果显示，乳腺肿瘤的发生率在第 1 组为 85.7%（6/7），第 2 组为 0/7，第 3 组为 71.4%（5/7）。这个结果表明，卵巢切除术完全阻断了乳腺肿瘤的发生，补充 Premarin 后，乳腺肿瘤的发生又被激活。

雄性去势叙利亚金黄色仓鼠，50～55 天龄，每组 8～10 只，每 3 个月接受一次肩部皮下植入 20±1.4 mg 马烯雌酮，共 3 次。染毒 9 个月后，受试仓鼠镜下肾癌的发生率为 75%（6/8），对照组肾癌发生率为 0。这表明，马烯雌酮增加了受试仓鼠肾癌发生率。

2. 雌二醇　ICR 雌性小鼠，10 周龄，按体重给予小鼠子宫体 10mg/kg MNU（N-甲基-N-亚硝脲）后分为 2 组，每组 30 只。一周后，喂饲实验小鼠含有 0 或 5 ppm 雌二醇的饲料共 30 周。结果发现，MNU 联合 5ppm 雌二醇共同处理组的小鼠子宫内膜腺癌的发生率为 33.3%（8/24），高于仅采用 MNU 染毒处理组的 11.5%（3/26），但是差异不具备统计学显著性。

雌性 Fischer344 大鼠，7 周龄，皮下注射 5mg 二丙酸雌二醇，每 2 周染毒一次，到第 13 周，浸润性垂体腺癌的发生率为 100%

(16/16)，而未做处理的对照组 10 只同种大鼠的垂体肿瘤发生率为 0。二丙酸雌二醇显著性增加了受试大鼠垂体腺癌的发生率。

3. 雌酮　雄性去势叙利亚金黄色仓鼠，50～55 天龄，每组 8～10 只，每 3 个月在其肩部皮下植入 20mg 雌酮，常规饲料喂养 8.5 个月后，镜检发现，肾癌的发生率为 80%（8/10），而对照组则无肾癌发生。结果表明，所用剂量的雌酮显著性增加了受试仓鼠肾癌的发生率。

4. 雌三醇　雌性 ICR 小鼠，10 周龄，注入子宫体 10mg/kg N-甲基-N-亚硝脲（MNU）后分为 2 组，每组 30 只。1 周后，实验小鼠被喂饲含 0 或 25mg/kg 雌三醇的饲料，共染毒 30 周。结果发现，MNU＋雌三醇染毒组小鼠子宫内膜癌的发病率为 28%（7/25），而 MNU 单独染毒组的发病率为 11.5%（3/26），但是差别不具有统计学意义。

（二）流行病学资料

1. 子宫内膜癌　Persson 对瑞典乌普萨拉市 23 244 名使用雌激素治疗 1 年以上，35 岁以上年龄的女性子宫内膜癌的发病情况进行分析，通过与该市卫生部门统计的全市子宫内膜癌发病率的比较，经过 6 年随访，从使用雌激素治疗的女性中共发现 48 名子宫内膜癌患者，与一般人群相比较，使用雌激素治疗的女性患子宫内膜癌的相对危险度（RR）为 1.5（95%CI：1.1～1.9）。

2. 乳腺癌　研究者对 52 705 名乳腺癌患者和 108 411 名非乳腺癌患者采用雌激素治疗的情况进行问卷调查，结果发现，那些在诊断出乳腺癌当时或 5 年内接受过雌激素治疗的患者，每服用雌激素 1 年，患乳腺癌的 RR 增加 2.3%（95%CI：1.1%～3.6%）。绝经后服用 5～9 年雌激素的女性，患乳腺癌的 RR 为 1.3（95%CI：1.2～1.5），服用 15 年者，患乳腺癌的 RR 达到 1.6（95%CI：1.3～1.8）。

1969—1972 年，Hoover 根据美国肯塔基州居民的医疗记录进行回顾性队列研究，对 1891 名女性 12 年间的乳腺癌发病情况进行分析，总共跟踪或回顾研究了 22 717 人年。研究者共观察到 49 例乳腺癌，分析这些乳腺癌患者的雌激素治疗情况时发现，比起未使用雌激素者，绝经后使用雌激素治疗的女性患乳腺癌 RR 为 1.3（95%CI：

1.0～1.7)，而那些进行雌激素治疗15年以上者，患乳腺癌的RR更达到2.0（95%CI：1.1～3.4)。

Persson在1990—1995年对瑞典乌普萨拉市参与乳腺癌筛查的30 982名46～74岁女性进行随访和问卷调查，经过5年随访，共观察到435名乳腺癌患者。绝经后使用雌激素治疗的女性患乳腺癌的RR为1.1（95%CI：0.8～1.4)，那些采用雌激素治疗11年以上者，RR则达到2.1（95%CI：1.1～4.0)。

国际癌症研究所（IARC）目前将绝经后雌激素治疗归入1类，可致子宫内膜癌、乳腺癌等癌症。

（三）临床表现

已知妇女绝经后使用雌激素治疗围绝经期综合征，可诱发子宫内膜癌、乳腺癌等多种癌症，这里介绍其可诱发的子宫内膜癌的临床表现，乳腺癌的临床表现请参见本章第一节“己烯雌酚”。

子宫内膜癌主要的临床症状是不规则阴道出血。绝经后出血为本病特征。绝经前表现为月经量多，经期延长，劳累用力后有少量阴道出血。其次为阴道排液量增多，水样或血水样。病程晚期可有贫血、消瘦、下腹及腰骶部疼痛等。诊断根据病史、临床检查及子宫内膜病理检查等。分段诊断性刮宫是主要的确诊方法。该病须与月经失调、子宫内膜息肉、黏膜下子宫肌瘤、子宫其他恶性肿瘤、输卵管癌、老年性阴道炎相鉴别。治疗以手术切除为主，辅以放射治疗、化学疗法，以及使用孕酮类抗雌激素制剂等。

子宫内膜癌临床分4期，Ⅰ期癌限于子宫体，早期病变限于子宫内膜，无肌层浸润；Ⅱ期病变累及宫颈；Ⅲ期癌侵及子宫以外的卵巢、输卵管等或有淋巴结转移；Ⅳ期癌已侵及膀胱、肠管及远处的肺、肝等脏器。本病转移途径主要为淋巴转移，其次是局部蔓延；血行播散多在晚期。

（四）防治原则

严格限制绝经后雌激素治疗的适应范围。欧洲发布的《绝经后妇女雌激素缺乏症的激素替代疗法药物临床研究指导原则》，建议在治疗起始阶段和持续治疗过程中，应采用最低有效剂量和最短疗程。对于所有患者，应至少每年进行1次详细的风险和效益评价，而且仅应在受益大于风险的情况下，才应继续进行雌激素替代疗法治疗，以切实减少其可诱发子宫内膜癌和乳腺癌等癌症发生的风险。

二、致癌机制

目前有两种假说来解释雌激素替代疗法的致乳腺癌和宫颈癌过程：

（一）雌激素受体介导机制

雌激素通过雌激素受体（estrogen receptor，ER）信号转导途径发挥生理作用，即雌激素进入细胞后与ER结合，促使两个结合了雌激素的ER聚合成二聚体形式，此二聚体继而进入细胞核，与靶基因的雌激素反应元件相结合，从而激活或抑制靶基因的表达而引发一系列的生物学效应。雌激素与ER复合物除通过雌激素反应元件发挥作用外，还可以与活化蛋白-1或特异性蛋白-1等转录因子作用而影响靶基因的表达。

Van der Burg等采用雌二醇处理乳腺癌细胞株MCF-7细胞及T47D细胞时发现，10^{-10}mol/L浓度的雌二醇能诱导上述2种细胞的增殖，加入雌激素受体阻断剂后，细胞增殖被抑制。这表明，雌激素能刺激乳腺细胞不断增殖，这样就增加了DNA错误复制的机会，从而产生基因损伤和基因突变，推测当这些突变涉及DNA修复、凋亡等关键基因时，就有可能引发细胞的恶性转化并最终导致乳腺肿瘤的发生。研究表明，ER基因敲除的靶细胞（如乳腺细胞）不能正常发育。另外，有60%的乳腺癌是雌激素依赖性的，这些乳腺癌细胞表达ER基因并合成ER蛋白，从而导致ER的过度表达，继而刺激乳腺的癌前变化并最终导致癌的发生。临床上采用抗雌激素药物治疗ER阳性乳腺癌患者，而抗雌激素疗法对ER阴性的乳腺癌无效。这证明雌激素受体途径存在于乳腺癌的发展过程中。

（二）代谢物致癌机制

1. 雌激素代谢成有活性基团的代谢物 雌二醇（E_2）、雌酮等雌激素在细胞色素酶P450的作用下羟基化生成4-羟-雌激素（4-OH-

E)、2-羟-雌激素（2-OH-E）和16-羟-雌激素（16-OH-E），这些代谢物再转化成半醌和醌。醌在谷胱甘肽-S-转移酶的作用下失活或被还原酶还原成羟基化雌激素，继而可在甲基转移酶、磺基转移酶等的作用下甲基化或磺化。在乳腺和子宫中，4-羟基化则是雌激素代谢的主要方式，这个过程会产生遗传毒性物质儿茶酚，推测可能与致癌有关。

2. 雌激素代谢物致DNA损伤　有研究在患乳腺癌的女性尿液中检测到雌激素-醌的轭合物和DNA加合物的水平增加。Chakravarti在雌激素-醌的代谢物与DNA的体外反应体系中发现，醌能与嘌呤共价结合形成加合物，如4-羟基-雌激素-1-氮-3-腺嘌呤（4-OH-E-1-N3A）和4-羟基-雌激素-1-氮-7-鸟嘌呤（4-OH-E-1-N7G），这些加合物很快从DNA上释放下来，造成DNA上产生异碱基位点。把4-OH-E注射到雌性ACI小鼠乳腺中，1小时后在乳腺细胞中发现4-OH-E-1-N3A和4-OH-E-1-N7G，并占到所有加合物总量的99%。因此，推测在雌激素4-羟基化的主要场所乳腺和子宫组织内，雌激素代谢物对乳腺和子宫细胞DNA的损伤可能是其致癌的原因。

三、危险度评价

绝经后使用雌激素治疗会增加子宫内膜癌和乳腺癌的发生率。队列研究认为，妇女在绝经后使用雌激素者比未使用者更易患子宫内膜癌，RR为1.3～10。在诊断出乳腺癌时正在使用雌激素，或者5年内使用过雌激素的人群中，每服药1年，乳腺癌的相对危险度（RR）增加2.3%（95%CI：1.1%～3.6%）；使用雌激素5～9年，患乳腺癌的RR达到1.3（95%CI：1.2～1.5）；使用15年后，RR达到1.6（95%CI：1.3～1.8）；停药5年后，将不存在额外风险。

（孙　宏　崔仑标　朱宝立）

主要参考文献

1. IARC. Monographs on the Evaluation of Carcinogenic Risks to Humans，Hor-

monal Contraception and Post-menopausal Hormonal Therapy. Lyon，France：IARC，1999，volume 72.

2. 国家食品药品监督管理局药品审评中心．绝经后妇女雌激素缺乏症的激素替代疗法药物临床研究指导原则，2010.
4. Yager JD. Mechanisms of estrogen carcinogenesis：The role of e2/e1-quinone metabolites suggests new approaches to preventive intervention-a review. Steroids，2015，99（7）：56-60.
5. Collaborative Group on Hormonal Factors in Breast Cancer. Breast cancer and hormone replacement therapy：Collaborative reanalysis of data from 51 epidemiological studies of 52705 women with breast cancer and 108411 women without breast cancer. Lancet，1997，350（9084）：1047-1059.
6. Paganini-Hill A，Ross RK，Henderson BE. Endometrial cancer and patterns of use of oestrogen replacement therapy：A cohort study. Br J Cancer，1989，59（3）：445-447.
7. Pelekanou V，Leclercq G. Recent insights into the effect of natural and environmental estrogens on mammary development and carcinogenesis. Int J Dev Biol，2011，55（7-9）：869-878.
8. Koos RD. Minireview：Putting physiology back into estrogens' mechanism of action. Endocrinology，2011，152（12）：4481-4488.
9. Bolli A，Marino M. Current and future development of estrogen receptor ligands：applications in estrogen-related cancers. Recent Pat Endocr Metab Immune Drug Discov，2011，5（3）：210-229.
10. Germain D. Estrogen carcinogenesis in breast cancer. Endocrinol Metab Clin North Am，2011，40（3）：473-484.

第二十章

生物毒素与生物因素

第一节 黄曲霉毒素

黄曲霉毒素（aflatoxins，AF），是一组化学结构类似的化合物，其基本结构为二呋喃环和氧杂萘邻酮（香豆素）。主要分子形式有 B_1、B_2、B_2a、G_1、G_2、G_2a、GM、H_1、M_1、M_2、P_1、Q 和黄曲霉毒醇等。通常所说的黄曲霉毒素是指黄曲霉毒素 B_1（AFB_1）。黄曲霉毒素的毒性与结构有关，凡二呋喃环末端有双键的毒性较强，并有致癌性。AFB_1 是二氢呋喃氧杂萘邻酮的衍生物，即含有一个双呋喃环和一个氧杂萘邻酮（香豆素），前者为基本毒性结构，后者与致癌有关。AFB_1 为毒性及致癌性最强的物质，其致癌强度比奶油黄（二甲基氨基偶氮苯）强 900 倍，比二甲基亚硝胺高 75 倍，几乎可诱发所有动物发生肝癌。

人类接触黄曲霉毒素的主要来源是污染的食物，有两种通过膳食的摄入途径：

（1）由受黄曲霉毒素（主要为 AFB_1）污染的植物性食物中摄入；

（2）经饲料而进入奶或乳制品（包括乳酪、奶粉等）的黄曲霉毒素（主要为 AFM_1）。

黄曲霉毒素在体内的主要代谢过程为羟基化、脱甲基和环氧化作用。AFB_1 在动物体内经微粒体混合功能氧化酶系的作用下 AFB_1 发生脱甲基、羟基化及环氧化反应，主要代谢产物为 AFM_1、AFP_1、AFQ_1 和 AFB_1-2,3-环氧化物（黄曲霉毒醇）。

一、致癌表现

（一）动物实验资料

研究发现，黄曲霉毒素能引起几乎所有动物，包括灵长类动物发生肝细胞癌（HCC）。Lancaster（1961 年）应用霉变的花生饲料成功地诱发了大鼠肝癌，此为黄曲霉毒素诱发肝癌的首次报道。广西医学院肿瘤研究小组（1975 年）应用含 AFB_1 的花生和玉米诱发大鼠原发性肝癌获得成功，诱癌率高达 80%，诱发肝癌的时间 7～17 个月。此后有应用 AFB_1 诱发大鼠原发性肝癌成功率达 100%的报道，但诱发时间较长。严瑞琪等的系列研究发现，在诱发树鼩原发性肝癌的实验中，乙型肝炎病毒（HBV）感染组无 1 例发生肝癌，而 AFB_1 组肝癌发生率为 30%，AFB_1 + HBV 感染联合染毒组肝癌发生率为 66.7%。提示黄曲霉毒素与 HBV 在肝癌形成过程中可能存在“病毒-化学协同致癌作用”。但缺憾的是该实验诱发肝癌的时间过长，稳定性也有待进一步研究。

（二）流行病学资料

流行病学调查资料显示，AFB_1 污染的地区分布与肝癌发病的地理分布几乎一致。最适宜于黄曲霉菌生长繁殖的温度是 30℃～38℃，相对湿度为 80%，如热带和亚热带潮湿地区，在我国则主要为肝癌高发的长江流域和沿海各省。如福建省同安县肝癌死亡率高达 42.19/10 万，该县粮食、食品中 AFB_1 的污染率也显著高于肝癌低发的浙江省临海县（肝癌死亡率为 4.31/10 万）。江苏省启东县肝癌高发区和合公社肝癌发病率为 91.94/10 万，成人每天经食物摄入 AFB_1 高达 127.3ng/kg，而肝癌低发区西宁公社成人每天食物摄入 AFB_1 量为 0.6ng/kg（肝癌发病率为 14.31/10 万）。说明肝癌发病率与 AFB_1 日摄入量密切相关。

有人指出，肝癌发病率与 AFB_1 相关性似乎比与 HBV 关系更为密切。叶馥荪等观察广西南部 AFB_1 与肝癌关系时，发现 AFB_1 水平与肝癌死亡率呈正相关，且呈线性关系。在对江苏启东县、广西扶绥县居民 AFB_1 摄入量调查时，两地肝癌高发区居民尿中 AFB_1 排出量均显著高于低发区者。20 世纪 90 年代，张丽生等对广西某肝癌高发区 46 000 居民进行 5 年和 10 年的前瞻性观察发现，AFB_1 高摄入区人群 5 年和 10 年肝癌发病率分别为 98.4/10 万和 83.0/10 万，显著高于低摄入区人群（27.0/10 万和 19.2/10 万）。

中国不仅是肝癌高发区，人群黄曲霉毒素的膳食暴露量也明显高于肝癌低发国家如美国和澳大利亚。王君等（2007）报道，中国人群黄曲霉毒素膳食暴露情况，对重庆、福建、广东、广西、湖北、江苏、上海、浙江、吉林、陕西、山东、河南和河北等省（区、市）按照“全国食品污染物监测计划”中的要求，采集各地具有代表性、典型性和适时性的食品样品如玉米、花生、花生油和大米，检测黄曲霉毒素含量和膳食暴露量。结果发现，农村人群黄曲霉毒素的膳食暴露量明显高于城市人群，农村和城市的2～6岁儿童黄曲霉毒素的膳食暴露量偏高，已达全国成人暴露量的62%～67%。尽管我国高消费人群的黄曲霉毒素膳食暴露量已经远远低于我国1986年的研究报道，但仍高于20世纪90年代的美国人群［18ng/(kg·d)］和澳大利亚人群［0.15ng/(kg·d)］的调查结果。

联合国粮农组织（FAO）和世界卫生组织（WHO）下的食品添加剂联合专家委员会（JECFA）第49次会议对世界各地对黄曲霉毒素在多种动物和人类研究的结果进行综合分析，提出致HCC的黄曲霉毒素暴露量为1ng/(kg·d)。此剂量标准前提下，黄曲霉毒素暴露的HBsAg阳性患者中HCC的年发生率为3/10万（0.5/10万～7/10万），HBsAg阴性患者中HCC的年发生率为0.01/10万（0.002/10万～0.03/10万）。

尽管1983年世界卫生组织就曾指出，食物中AFB_1的污染程度和HCC的发病率存在相关性。但迄今为止，在黄曲霉毒素和肝癌的因果关系上仍缺乏令人信服的生物学证据。近年来，对肝癌患者血清和尿液中黄曲霉毒素暴露的分子生物标志物，如黄曲霉毒素-DNA加合物（AFB1-N^7-鸟嘌呤）和黄曲霉毒素白蛋白加合物的检测结果，大都倾向于支持黄曲霉毒素是肝癌发病的主要危险因素，尤其是HBsAg阳性者暴露于AFB_1，肝癌发病的风险可能是正常人的59倍。在一些化学预防的动物实验中，如通过鳟鱼实验模型，研究发现BHA（丁-羟基茴香醚）和β-萘黄酮（β-naphthoflavone，BNF）能减少靶组织中AFB1-N^7-鸟嘌呤的形成，降低肝癌发生率，说明减少AFB1-N^7-鸟嘌呤的水平与降低肝癌发生的危险度有关，而且使癌症发生的潜伏期明显延长。然而，陈爱民等对江苏省启东县 30 例肝癌患者为病例组和 18 例健康者为对照组，应用竞争抑制放射免疫法检测血清黄曲霉毒素白蛋白加合物水平时发现，病例组黄曲霉毒素白蛋白加合物水平在 1.07～3.46pmol AFB_1/mg 白蛋白，对照组在 0.85～2.99pmol AFB_1/mg 白蛋白，两组比较无统计学意义。按性别、年龄、HBsAg 进行分层比较，病例组和对照组血清黄曲霉毒素白蛋白加合物水平仍无统计学意义。这一结果可能的解释是，黄曲霉毒素白蛋白加合物与 AFB_1-N^7-鸟嘌呤的外暴露剂量、早期生物学效应以及肝癌之间的关系可能并不完全相同。黄曲霉毒素白蛋白加合物和 DNA 加合物都能反映黄曲霉毒素暴露的生物效应剂量，但黄曲霉毒素摄入量、黄曲霉毒素白蛋白加合物、AFB_1-N^7-鸟嘌呤三者并不呈线性关系，在反映黄曲霉毒素暴露的生物效应剂量方面三者之间也不能相互代替，选用不同的生物标志物，在不同地区得出的研究结论并不完全一致。Campbell 与陈君石等在中国 48 个县的横断面研究提示，尿黄曲霉毒素代谢产物含量与当地原发性肝癌的死亡率并无相关性（$r=-0.17$）。有关黄曲霉毒素与肝癌关系的研究还有待于从个体暴露和群体暴露两个角度进行描述性和分析性研究，必要时还须进行干预试验。

（三）临床表现

AFB_1 是毒性极强的物质，人体在短时间内大量摄入受 AFB_1 污染的食品可引起急性中毒，主要是损害肝，发生肝炎、肝硬化、肝坏死等。同时肾也可受损害，主要表现为肾小管上皮细胞变性、坏死，有管型形成。临床表现以黄疸为主，有胃部不适、食欲减退、恶心、呕吐、腹胀、发热及肝区触痛等。严重者出现水肿、昏迷，以至抽搐而死。

人若长期摄入小剂量的黄曲霉毒素则造成慢性中毒，其主要变化特征为肝出现慢性损伤，如肝硬化和肝癌等，主要症状和体征可包括发热、呕吐及黄疸、肝区触痛、消瘦等。

（四）防治原则

据世界粮农组织（FAO）估计，目前世界范围内有 25％的农作物受真菌毒素的污染，其中主要是黄曲霉毒素，故黄曲霉毒素污染的有效控制对于保障食品安全具有重要意义。目前对黄曲霉毒素中毒无特殊疗法，一旦发生中毒，应立即停食相关食品，并对症治疗。黄曲霉毒素的分解温度很高，达到237～299℃之间，且不同种类的毒素分解温度不同。虽然通过水洗、高压或加碱，去毒率可达80%以上，但仍会有部分残留。因此，预防黄曲霉毒素中毒的最好办法就是不食用霉变食品，也不要将受黄曲霉毒素污染的饲料喂养牲畜。如 AFB_1 在奶牛体内能转化为有致癌作用的黄曲霉毒素 M_1 而进入牛奶，进而进入人体。在黄曲霉毒素高度污染区，应大力推广抗黄曲霉毒素的品种，改良农作物种植技术和收获方法，改善贮藏方法，从而可有效的防止黄曲霉毒素的产生，降低肝癌的发病率。在高污染地区可以通过阻断接触 AFB_1 污染的粮食，高危接触 AFB_1 粉尘的职业也可以采取一些阻断措施，各个国家都制定了食品当中 AFB_1 的相应限量标准。

二、致癌机制

黄曲霉毒素引起 HCC 的确切机制，还不清楚。早期的研究发现，黄曲霉毒素摄入后经肝微粒体细胞色素 P450 代谢后形成的活化 AFB_1，能在体内外与 DNA 分子中的鸟嘌呤 N^7 位点结合成加合物。通过 AFB_1-N^7-鸟嘌呤加合物脱落形成无鸟嘌呤位点或鸟嘌呤的咪唑环打开形成甲酰嘧啶途径，导致 DNA 突变。有研究表明，AFB_1 及其代谢产物可导致 p53 基因 CpG 位点甲基化，使 p53 对突变的敏感性增强，引起 p53 突变率升高，而大多数突变为第 249 密码子（AGG）第三个碱基 G∶C→T∶A 的颠换。这是肝癌和黄曲霉毒素暴露的特征性变化。在黄曲霉毒素高污染地区的 HCC 患者中已经检测到这种类型的突变，如广西扶绥县、江苏启东县和南非、莫桑比克等 HCC 患者中 p53 抑癌基因第 249 密码子 G-T 突变率可高达50%以上，而在黄曲霉毒素低污染地区，如中国北方地区、中国台湾地区和香港特别行政区，以及北美洲、欧洲国家和日本等地 HCC 患者中则无 p53 抑癌基因第 249 密码子突变现象或突变率很低。在 AFB1 诱发动物实验性肝癌研究中也无 p53 抑癌基因第 249 密码子突变现象。然而 AFB1 可导致体外培养的肝细胞株 p53 基因第 249 密码子发生特征性突变。AFB1 体内解毒反应的环氧化物水解酶和谷胱甘肽-S-转移酶 M1（GSTM1）的活性降低或其基因突变，可能是 p53 基因突变的早期分子事件。p53 抑癌基因第 249 密码子（AGG）位于该基因高度进化保守区内，发生突变时就会丧失与特异的 DNA 片段结合的能力，无法促进下游相连的报告基因的表达，影响 p53 蛋白的空间构象。p53 基因的突变不仅可以导致所编码的 p53 蛋白构象改变而增强稳定性，还可以与一些癌基因蛋白形成稳定复合物，使得半衰期延长（为 20～40 小时），在细胞核内聚集，产生过度表达。

AFB_1-N^7-鸟嘌呤有很强的生物学效应，它带正电荷的咪唑环能促进自身脱嘌呤，产生无嘌呤嘧啶位点（apurinic site，AP 位点）；或打开咪唑环形成在化学、生物学上更为稳定的 AFB_1 甲酰胺嘧啶加合物（aflatoxin B_1 formamidopyrimidine adduct，AFB_1-FPA）。在暴露于 AFB_1 之后几周内 AFB_1-FPA 可以达到最高浓度，且在体内持续时间较长。AFB_1-N^7-鸟嘌呤、带有 AP 位点的加合物、AFB_1-FPA 可能是 AFB_1 在体内发挥毒性作用的 3 种主要形式，其他 AFB_1 代谢产物水平要低于这 3 种物质。目前 AFB_1 及其代谢产物致癌的分子机制主要集中在癌基因的激活与抑癌基因的失活上。有研究提示，AFB_1 及其代谢产物在肝癌发生和演进过程中引起了癌基因（如 ras、c-fos）及抑癌基因（如 p53、Survivin）表达的改变。有研究表明，在肝癌形成早期，AFB_1 诱发肝组织 ras 癌基因突变，主要发生在 12、13 位密码子的 GG 位置，其中多数为 G∶C→T∶A 的颠换。ras 癌基因突变引起 p21 表达增加，而 p21 表达阳性的动物肝癌发生率明显高于阴性对照。这些结果提示，ras 癌基因可能参与了肝癌的发生、发展过程。c-fos 是与增值激活有关的癌基因，黄曲霉毒素可引起树鼩肝组织 c-fos 过度表达，促进了肝癌的发生和演进，且与 HBV 感染并无明显的协同作用。

Survivin 是近年来发现的凋亡蛋白抑制因子（inhibitor of apoptosis proteins，IAP）家族成员，参与细胞增生、分裂及细胞凋亡，在许多肿瘤组织内存在不同程度的表达。有研究提示，Survivin 也参

与 AFB_1 高污染地区肝癌的发生，且动物实验提示 Survivin 可能通过抑制细胞凋亡、促进细胞增殖及恶性转化等途径引起肝癌的发生。

此外，AFB_1 及其代谢产物致肝癌机制可能还与 p16（细胞周期素依赖性激酶抑制蛋白）、RASSF1A（ras 基因相关领域家族基因），以及 MGMT（O^6-甲基鸟嘌呤-DNA 甲基转移酶）等基因启动子超甲基化相关。

三、危险度评价

AFB_1 特异的化学结构促使人们发展多方面的检测方法，以评价人类暴露于这种致癌物的危险性。这些检测基于测定尿代谢物中 DNA 和蛋白质加合物。AFB_1 暴露后检测尿中出现的任一标志物的相对危险度（RR）为 4，而特殊 DNA 加合物 AFB_1-N^7-鸟嘌呤检出的 RR 为 7.6；AFB_1-N^7-鸟嘌呤和 AFB_1 其他特殊的尿代谢物联合检测的 RR 为 10.3。检测尿中 AFB_1-N^7-鸟嘌呤加合物得出以下结论：

（1）在动物及人体暴露于不同剂量 AFB_1 的观察中，发现暴露与加合物之间存在强剂量-效应关系。

（2）由于这些加合物有前诱变损害，其出现预示着基因损伤已经发生。

（3）病例对照研究最初表现出较强的化学-毒性相关性，肝癌的病因学研究显示，DNA 加合物作为标志物，其水平的提高与增加肝癌危险性有特殊关联。

（4）在一些化学预防的动物实验中，减少 AFB_1-N^7-鸟嘌呤加合物的水平与降低肝癌发生的危险度有关。这些生物检测的另一个发现是有计划地干预减少 AFB_1 加合物产生，不仅降低了肝癌最终的发病率，而且使癌症发生的潜伏期明显延长。

研究显示，通过限量饮食降低大鼠和小鼠的体重，降低 AFB_1-DNA 加合物的生成，增加 AFB_1-GST 结合物的生成，可降低 AFB_1 的致癌。

（施伟庆　王民生　常元勋）

主要参考文献

1. 陈成伟．药物与中毒性肝病．上海：科学技术出版社，2002：66-68.
2. 刘宁，沈明浩．食品毒理学．北京：中国轻工业出版社，2005.
3. 常元勋．靶器官与环境有害因素．北京：化学工业出版社，2008：647-649.
4. Vismara C，Caloni F. Evaluation of aflatoxin B_1 embryotoxicity using the frog embryo teratogenesis assay-xenopus and bio-activation with microsome activation systems. Bir Defe Rese（Part B），2007，80：183-187.
5. VanVleet TR，Mace K，Coulombe RA. Comparative aflatoxin B1 activation and cytotoxicity in human bronchial Cells expressing cytochromes P450 1A2 and 3A41. Can Rese，2002，62：105-112.
6. Chen SY，Chen CJ，Chou SR，et al. Association of aflatoxin B_1 albumin adduct levels with hepatitis B surface antigen status among adolescents in Taiwan. Can Epidemiol. Biomar Prev，2001，10（11）：1223-1226.
7. Tao P，Zhi ML，Tang WL，et al. Associated factors in modulating aflatoxin B1 albumin adduct level in three Chinese populations. Dig Dis Sci，2005，50（3）：525-532.
8. Liu ZM，Li LQ，Peng MH，et al. Hepatitis B virus infection contributes to oxidative stress in a population exposed to aflatoxin B1 and high risk for hepatocellular carcinoma. Can Lett，2008，263（2）：212-222.
9. Cuccioloni M，Mozzicafreddo M，Barocci S，et al. Aflatoxin B_1 misregulates the activity of serine proteases：possible implications in the toxicity of some mycotoxin. Toxic In Vitro，2009，23（3）：393-399.
10. Peng T，Li LQ，Peng MH，et al. Is correction for protein concentration appropriate for protein adduct dosimetry? Hypothesis and clues from an aflatoxin B1-exposed population. Can Sci，2007，98（2）：140-146.
11. 史莹华，方丽云，孙宇，等．黄曲霉毒素对猪生长性能及肝脏功能的影响．西北农林科技大学学报（自然科学版），2007，35（6）：55-59.
12. 王君，刘秀梅．中国人群黄曲霉毒素膳食暴露量评估．中国食品卫生杂志，2007，19（3）：238-240.
13. 龙喜带，唐月浩，曲德英，等．黄曲霉毒素 B_1 毒性及其发挥与 DNA 修复（修复相关酶）．右江民族医学院学报，2006，28（2）：278-280.

第二节　EB病毒

EB病毒（Epstein-Barr virus，EBV）又称人类疱疹病毒（Human herpesvirus 4，HHV-4），是第一个分离的人类肿瘤病毒，属于人疱疹病毒γ亚科。感染人类的EBV主要是EBV-1及EBV-2，EBV-1和EBV-2地理分布也不同，EBV-2在非洲国家及男性同性恋者中较常见。IARC估计全球超过90%的成人感染过EBV。我国3～5岁儿童EBV vca-IgG抗体阳性率达90%以上。

EBV与多种人类疾病密切相关，主要包括：传染性单核细胞增多症、伯基特淋巴瘤（BL）、鼻咽癌、霍奇金病、胃癌、免疫受损宿主体内发生的淋巴组织增生综合征、EBV相关性嗜血细胞综合征、慢性活动性EBV感染、T细胞淋巴瘤、自然杀伤细胞白血病/淋巴瘤、脓胸相关性B细胞淋巴瘤、平滑肌肿瘤、自身免疫性疾病等。其中鼻咽癌是我国常见的一种肿瘤，又是具有中国特色的一种肿瘤，我国南方的广东、广西、福建、湖南等地是世界上鼻咽癌的高发区，发病率居世界首位，EBV在鼻咽癌发生中的作用日益得到重视。鼻咽癌是第一个被发现与EBV感染有关的人类癌症。经口途径是病毒传播的主要方式，血液传播也可以传播EBV。发展中国家EBV初次感染通常发生在较小的儿童，相互接触或成人为儿童咀嚼食物可能是传播的主要因素。发达国家感染通常发生在青年期，主要通过亲密接触如接吻传播。EBV在口咽部上皮细胞内增殖，然后感染B淋巴细胞，这些细胞大量进入血液循环而造成全身性感染，并可长期潜伏在人体淋巴组织中，当机体免疫功能低下时，潜伏的EBV活化形成复发感染，记忆性B淋巴细胞是健康携带者潜伏病毒的储存库。

一、致癌表现

（一）动物实验资料

白棉顶狨猴对EBV非常易感，易感原因还不清楚，EBV在该动物体内既可诱导良性淋巴增生，也可诱导淋巴瘤。Shope等（1973

年）最早在松鼠猴体内接种 EBV，50%的猴体内发生恶性淋巴瘤，肿瘤最早发生在接种后 222 天。Niedobitek 等在白棉顶狨猴体内注入 EBV 后 2～3 周，猴体内可发生 B 淋巴细胞瘤并很快死亡。但是给恒河猴、猩猩及短尾猴接种 EBV，未能诱发出肿瘤。

将 EBV 阳性的胃癌细胞移植到 5～10 周龄严重联合免疫缺陷（SCID）的 NOD 小鼠体内，可复制出 EBV 相关胃癌。移植胃癌和原胃癌细胞在 EBV 潜伏基因表达模式等方面完全一致，因而此模型可作为研究这类特殊类型胃癌的动物模型。

Coppola 等采用给 7～8 周龄 SCID 雌、雄性 NOD 小鼠腹腔接种 EBV 阳性患者外周血淋巴细胞的方法制备了人-鼠嵌合体，并建立了 EBV 相关的淋巴组织增生症的 SCID 小鼠模型，发现每日注射低剂量的 IL-2 可与人 $CD8^+$ T 细胞及小鼠自然杀伤细胞发挥联合作用，从而减少 SCID 小鼠发生淋巴组织增生症的概率。

将 EBV 感染的人胚鼻咽组织移植入 Balb/c 裸鼠皮下，然后每周一次皮下注射丁酸和佛波醇二酯，结果也可诱发人鼻咽恶性淋巴瘤和未分化癌。利用人源化的 NOD 小鼠模型重构了人的免疫系统包括 T、B 淋巴细胞及自然杀伤细胞，也能够激发 EBV 感染的关键成分潜伏膜蛋白 1（Latent membrane protein-1，LMP-1）及 EBV 核抗原 2（EBV nuclear antigen-2，EBNA-2），这些小鼠接种 EBV 后能引起 B 细胞淋巴增生症，其组织病理发现及潜伏的 EBV 基因表达与免疫抑制的病人相似。将 Balb/c 裸鼠接种含 EBV 的肿瘤细胞也可诱发淋巴瘤。转基因小鼠模型研究揭示了 EBV 的关键成分（如 LMP-1、2A、2B、EBNA-1、2 等）在诱发肿瘤中的作用，如 Kulwichit 等采用免疫球蛋白重链启动子和增强子构建 LMP-1 基因转基因 C57BL/6 小鼠，结果在 42%的转基因小鼠中诱发了 B 细胞淋巴瘤，该 B 细胞淋巴瘤的发生率随年龄增长而增加。

Shair 等（2007 年）发现 LMP-1 转基因 Balb/c 小鼠 12 个月时淋巴瘤发生率升高，淋巴瘤主要发生在 B-1a 淋巴细胞，在转基因小鼠体内只有 LMP-1 的高表达，说明 LMP-1 基因在 EBV 相关淋巴瘤的发生、发展中起重要作用。还有人构建了 LMP-2A 转基因 C57BL/6

小鼠，研究表明，LMP-2A 可以为 B 细胞受体阴性的 B 细胞提供存活信号。Wilson 等采用免疫球蛋白基因启动子 Eμ 得到了 EBNA-1 的转基因 C57B1/6 小鼠，这些小鼠体内也发生了淋巴瘤。

（二）流行病学资料

Henles 报道了 80%～90%鼻咽癌患者血清含高滴度抗 EBV 抗体，而正常人群为 10%～30%。其他抗体包括 EB 病毒核抗体（EBNA）成员如 EBNA-1、EBNA-2（A 和 B）和 EBNA-6，与正常对照比较在 EBV 慢性感染状态时升高 4～10 倍。Lo 等定量分析鼻咽癌患者血浆中细胞游离 EBV DNA，EBV DNA 的检出率高达 96%，而正常对照组仅为 7%，并发现进展期鼻咽癌患者血浆 EBV DNA 水平高于早期。近年的一项病例对照研究发现，16 例唾液腺淋巴上皮样癌均检测到 EBV 基因，而对照组的 12 例唾液腺均无该病毒感染，表明 EBV 与淋巴上皮样癌发病密切相关，多个研究均证实了该观点。

胃癌中 EBV DNA 的检出率约为 8%，但这些研究没有提供幽门螺杆菌感染的数据。伯基特淋巴瘤（BL）主要分为 3 类，一类是主要分布于赤道地区的地方性 BL，几乎所有患者均可检出 EBV；第二类是非地方性 BL，仅 20%患者可检出 EBV；另一类为 HIV 感染相关 BL。有研究者总结了 1988—1997 年间文献报道的 291 例 AIDS 相关性淋巴瘤，其中 115 例（40%）为 BL。霍奇金淋巴瘤也是 EBV 感染常见的肿瘤，西方国家有 40%～50%的霍奇金淋巴瘤患者中可检出 EBV 基因。病例对照研究发现传染性单核细胞增多症与霍奇金淋巴瘤发病紧密相关，在传染性单核细胞增多症后 3 年内霍奇金淋巴瘤的发生率升高 2～4 倍。印度近年研究了 145 例霍奇金淋巴瘤病例，并与 25 例囊性增生进行比较，发现 96.6%的患者可检出 EBV DNA，而对照均无检出。另外在免疫抑制的人群，如移植后淋巴增生症、HIV 相关的淋巴增生症，EBV 感染后淋巴瘤的发生也较高。香港的研究发现，移植后淋巴增生症患者血浆均可检测出 EBV DNA，而对照均为阴性。EBV 阳性弥漫性大 B 细胞淋巴瘤多发生在亚洲国家 50 岁以上人群，有 8%～10%的弥漫性大 B 细胞淋巴瘤为该种类型。T/NK 细胞淋巴瘤主要见于亚洲人、美洲土著人，几个大的病例分析研究发现，几乎100%的病例可在肿瘤细胞中检测出EBV。泰国的病例对照研究发现，血清EBV vca-IgG及ea-IgG抗体水平与淋巴瘤的发生相关。近年的研究发现，EBV感染与乳腺癌的发生、发展可能存在联系。如国内Qi ML等（2014年）进行的一项病例对照研究（349例病例，500例对照）发现EBV-IgA阳性较阴性患者乳腺癌发病风险更高。然而，也有研究不支持该观点，EBV感染与乳腺癌的关系有待进一步研究。

国际癌症研究所（IARC，2004年）将EB病毒列入1类，人类致癌物，可致鼻咽癌、淋巴瘤。

（三）临床表现

EBV感染性疾病可分为急性和慢性感染。儿童期的初次感染一般临床症状较轻或呈轻度呼吸道疾病感染症状。较大儿童或成人初次感染通常发生在发达国家，可以出现传染性单核细胞增多症，25%～75%的EBV感染患者可发生该症。其他少见的急性感染有：致死性传染性单核细胞增生症/X-连锁淋巴增殖综合征，该病多从2岁半后开始发病，主要取决于EBV感染的时间，多数患者在初次感染EBV后几周内死于传染性单核细胞增多症。EBV相关性噬血细胞综合征，临床表现为长期发热、肝脾肿大、全血细胞减少、多器官功能受损、凝血功能障碍，婴儿和儿童常有高三酰甘油（甘油三酯）血症、低纤维蛋白原血症及中枢神经系统并发症如惊厥、颅内压升高、昏迷等，病死率高；Gianotti-Crosti综合征，本综合征是发生于儿童的一种特征性的湿疹性皮炎，面部、臀部、肢体包括手掌和足跟出疹，伴有乏力、低热、淋巴结肿大和肝肿大。

慢性活动性EBV感染（CAEBV）发生在非免疫缺陷个体，典型临床表现为发热、贫血，以及肝、脾、淋巴结肿。CAEBV不是一种独立的疾病，可发生在任何年龄。由于EBV可使不同部位各种类型淋巴细胞感染及克隆增生，临床表现多种多样，其病理改变几乎可涉及各个器官。T细胞类型的CAEBV主要表现为发热、vca-IgG及ea-IgG抗体滴度升高；自然杀伤细胞类型的CAEBV主要表现为蚊虫过敏及相应的皮肤损害，骨髓或外周血中大颗粒细胞增多及IgE滴度升高。

鼻咽癌的初期症状并不明显，所以容易被患者及医生所忽略。这些症状包括流鼻血、流鼻涕、鼻塞或耳咽管闭塞使听觉受阻，出血的现象很少在早期出现，后期可出现影像重叠、面部疼痛及头痛等症状。淋巴瘤多以浅表淋巴结起病，受累淋巴结以颈部为最多，其次是腋下、腹股沟。一般为无痛性，进行性肿大，中等硬度。早期可活动，晚期多发生粘连及多个肿大淋巴结融合成块。除淋巴组织以外，身体任何部位都可发病，其中以原发于胃肠最为常见，胃及高位小肠淋巴瘤可有上腹痛、呕吐等症状。小肠淋巴瘤好发于回盲部，常有慢性腹泻，也可发生脂肪泻，还可引起肠梗阻。

（四）防治原则

药物无环鸟苷（AC）和丙氧鸟苷（DHPG）可抑制 EBV 的复制，对治疗 EBV 感染均有一定疗效。目前有二种疫苗问世，其中之一为我国用基因工程方法构建的同时表达 EBV gp320 和 HBsAg 的痘苗疫苗，重点使用在鼻咽癌高发区。另一为提纯病毒 gp320 膜蛋白疫苗，正在英国大学生中作小规模接种，以期观察该疫苗是否能降低传染性单核细胞增多症的发病率。近年国外也有人应用 gp350 膜蛋白疫苗进行临床试验，结果发现该疫苗不能有效预防成人的初次感染，但可以减少发展成传染性单核细胞增多症的风险。

二、致癌机制

多种分子机制在 EBV 致癌中发挥作用，最早的研究发现，体外培养的 B 淋巴细胞感染 EBV 后，可以形成永生化的类淋巴母细胞系，永生化是肿瘤细胞的一个显著特征。后续的研究发现，EBV 多个组分在致癌中起作用，如 LMP 包括 LMP-1、2A、2B。其中 LMP-1 基因是目前唯一证实的 EBV 恶性转化基因，研究表明，LMP-1 蛋白氨基端 231 个氨基酸足够维持 B 细胞的最初转化，而羧基端 155 个氨基酸则是转化细胞长期存活所必需的，重组 LMP-1 缺失的 EBV 不能使 B 细胞转化。LMP-1 的表达与鼻咽癌、淋巴瘤、霍奇金病等相关。LMP-1 还能诱导啮齿动物纤维母细胞转化，诱导 CD40、CD54、Bcl-2 家族表达上调，具有抑制上皮细胞分化的作用。近年的研究表明，LMP-1促进细胞增殖及转化是通过丝裂原和应激激活的蛋白激酶1（MSK1）诱导Fra-1及c-Jun基因磷酸化实现的。LMP-2在正常B细胞发育过程中起调节作用，使其适合EBV的潜伏感染。而LMP-2B发挥调节LMP-2A功能的作用。有研究表明，LMP-2A在上皮细胞中的表达影响细胞生长与生存。根据LMP-2A在鼻咽癌及霍奇金病的表达情况，推测LMP-2A蛋白可能具有重要的致瘤功能。EBNA-1具有抑制主要组织相容性复合体-Ⅰ（MHC-Ⅰ）限制的抗原递呈作用。在转基因小鼠，EBNA-1的表达可引起B细胞性淋巴瘤，因而推测EBNA-1可能有直接致癌作用。EBNA-2是细胞和病毒基因转录的活化因子，可上调B淋巴细胞CD21和CD23抗原表达及病毒的LMP-1和LMP-2的表达。EBNA-2也活化病毒C启动子，该启动子调控EBV其他核抗原的表达，在B细胞内EBNA-2可诱导LMP-1表达。有研究表明，原癌基因c-myc是EBNA-2的靶基因，这一作用对EBV诱导B细胞增殖非常重要。EBNA-3A和EBNA-3C对体外B细胞转化起至关重要的作用，而EBNA-3B在细胞转化中并非是必需的，但它能诱导细胞胶原蛋白和CD40表达，推测EBNA-3家族成员可能是转录调节物。EBNA-3C能诱导细胞CD21和病毒LMP-1基因表达上调，抑制病毒C启动子，EBNA-3C还可能参与视网膜母细胞瘤基因（pRb）作用，促进细胞转化。而EBNA-LP基因能增强EBNA-2的调节活性，推测EBNA-LP在EBV诱导B细胞转化过程中也起着关键作用。研究发现，地方性BL肿瘤组织有3种特征性染色体异常，即t（8：14）、t（2：8）、t（8：22）。目前认为，第8号染色体上的c-myc癌基因易位到第2、14、22号染色体上邻近Ig基因的部位，导致c-myc癌基因的活化可能与该病的发病相关。近年来，EBV编码的microRNA在肿瘤发生中的作用引起了人们的关注，病毒可表达多种microRNA，这些microRNA可作用于靶基因如p53上调的凋亡调节物（PUMA）以及趋化因子CXCL11，从而在肿瘤发生中起关键作用。

三、危险度评价

多个病例对照及队列研究显示，鼻咽癌病例都有过 EB 病毒感染。Chien YC 等（2001 年）研究发现，EBV vca-IgA 抗体阳性者鼻咽癌发生的相对危险度（RR）为 22（95%CI：7.3～66.9），而 EBV DNase 抗体阳性者的 RR 为 3.5（95%CI：1.4～8.7），两种抗体均阳性的，调整后 RR 为 32.8（95%CI：7.3～147.2）。Ji 等研究 EBV vca-IgA 抗体阳性，鼻咽癌发生的 RR 为 9.4（95%CI：6.8～13.5）。病例对照研究提示，EBV 感染鼻咽癌发生的比值比>20.6。另有研究表明，有传染性单核细胞增多症病史的人群发生霍奇金淋巴瘤的危险性可升高 4 倍。

（崔仑标　孙　宏　朱宝立）

主要参考文献

1. Epstein MA，Achong BG，Barr YM. Virus particles in cultured lymphoblasts from Burkitt's lymphma. Lancet，1964，1（7335）：702-703.
2. 任彩萍，姚开泰 . EB 病毒及其相关动物模型 . 国外医学・生理、病理科学与临床分册，2001，21（1）：1-3.
3. Shair KH，Bendt KM，Edwards RH，et al. EBV latent membrane protein 1 activates Akt，NFkappaB，and Stat3 in B cell lymphomas. PLoS Pathog，2007，3：e166.
4. Caldwell RG，Brown RC，Longnecker R. Epstein-Barr virus LMP2A-induced B-cell survival in two unique classes of EmuLMP2A transgenic mice. J Virol，2000，74（3）：1101-1113.
5. Yajima M，Imadome K，Nakagawa A，et al. A new humanized mouse model of Epstein-Barr virus infection that reproduces persistent infection，lymphoproliferative disorder，and cell-mediated and humoral immune responses. J Infect Dis，2008，198（5）：673-682.
6. 李强 . EB 病毒感染相关性疾病 . 临床儿科杂志，2005，23（4）：248-250.
7. Kaye KM，Izumi KM，Li H，et al. An Epstein-Barr virus that expresses only

the first 231 LMP1 amino acids efficiently initiates primary B-lymphocyte growth transformation. J Virol，1999，73 (12)：10525-10530.

8. Chien YC，Chen JY，Liu MY，et al. Serologic markers of Epstein-Barr virus infection and nasopharyngealcarcinoma in Taiwanese men. N Engl J Med，2001，345 (26)：1877-1882.
9. Wang CP，Chang YL，Ko JY，et al. Lymphoepithelial carcinoma versus large cell undifferentiated carcinoma of the major salivary glands. Cancer，2004，101 (9)：2020-2027.
10. Dinand V，Dawar R，Arya LS，et al. Hodgkin's lymphoma in Indian children：prevalence and significance of Epstein-Barr virus detection in Hodgkin's and Reed-Sternberg cells. Eur J Cancer，2007，43 (1)：161-168.
11. Mitarnun W，Suwiwat S，Pradutkanchana J，et al. Epstein-Barr virus-associated peripheral T-cell and NK-cell proliferative disease/lymphoma：clinicopathologic，serologic，and molecular analysis. Am J Hematol，2002，70 (1)：31-38.
12. Qi ML，Xi J，Chen LJ，et al. Association of Epstein-Barr virus and passive smoking with the risk of breast cancer among Chinese women. Eur J Cancer Prev，2014，23 (5)：405-411.
13. Richardson AK，Currie MJ，Robinson BA，et al. Cytomegalovirus and Epstein-Barr virus in breast cancer. PLoS One，2015，10 (2)：e0118989.
14. Moutschen M，Leonard P，Sokal EM，et al. Phase Ⅰ/Ⅱ studies to evaluate safety and immunogenicity of a recombinant gp350 Epstein-Barr virus vaccine in healthy adults. Vaccine，2007，25 (24)：4697-4705.
15. Sokal EM，Hoppenbrouwers K，Vandermeulen C，et al. Recombinant gp350 vaccine for infectious mononucleosis：a phase 2，randomized，double-blind，placebo-controlled trial to evaluate the safety，immunogenicity，and efficacy of an Epstein-Barr virus vaccine in healthy young adults. J Infect Dis，2007，196 (12)：1749-1753.
16. Li B，Wan Z，Huang G，et al. Mitogen-and stress-activated Kinase 1 mediates Epstein-Barr virus latent membrane protein 1-promoted cell transformation in nasopharyngeal carcinoma through its induction of Fra-1 and c-Jun genes. BMC Cancer，2015，15 (1)：390.
17. 贺修培，苏琦．EB病毒与鼻咽癌相关的分子机制研究新进展．南华大学学报·医学版，2005，33（4）：540-544.
18. Choy EY，Siu KL，Kok KH，et al. An Epstein-Barr virus-encoded microRNA targets PUMA to promote host cell survival. J Exp Med，2008，205（11）：2551-2560.

第三节　人乳头瘤病毒

人类乳头瘤病毒（Human papilloma virus，HPV）是一种具有种属特异性的嗜上皮病毒，属双链闭环的小 DNA 病毒，包含约 8000 个碱基对。其中包括 8 个早期开放读码框架（E1～E8）、2 个晚期读码框架和 1 个非编码长控区。在早期开放读码框架中，E6 和 E7 基因对细胞生长刺激最为重要，E6、E7 编码的 E6、E7 蛋白引起宫颈上皮细胞永生化。而晚期读码框 L1 和 L2 基因分别编码 HPV 的主要和次要衣壳蛋白，组装成 HPV 的衣壳。在人和动物中，HPV 分布广泛，有高度的特异性。长期以来，已知 HPV 可引起人类良性的肿瘤和疣，如生长在生殖器官附近皮肤和黏膜上的寻常疣、尖锐湿疣，以及生长在黏膜上的乳头状瘤。自从 1976 年 Zur Hansen 提出 HPV 可能是性传播致癌因素以来，HPV 感染与宫颈癌关系的研究成为肿瘤病毒病因研究的热门课题。

HPV 是一组病毒的总称，组成一个科，其病毒形态类似，但 DNA 限制性内切酶图谱各异，核壳体蛋白质的抗原性不同。目前已经确定的 HPV 型别有 80 余种，依其感染的上皮所在部位分为皮肤型 HPV 和生殖道上皮型 HPV，大约 35 种型别可感染妇女生殖道，约 20 种与肿瘤相关（下文提到的 HPV 感染均为女性生殖道感染）。依据不同型别 HPV 与肿瘤发生的危险性高低分为低危型别和高危型别 HPV，低危型别 HPV 包括 HPV6、11、42、43、44 等型别，常引起外生殖器湿疣等良性病变，包括宫颈上皮内低度病变（CIN Ⅰ）；高危型 HPV 包括 HPV16、18、31、33、35、39、45、51、52、56、58、59、68 等型别，与宫颈癌及宫颈上皮内高度病变（CIN Ⅱ/Ⅲ）的发生相关，尤其是 HPV16 和 18 型。

感染 HPV 的患者和携带者是 HPV 的主要传染源。HPV 的感染性很强，最常由性接触传播，可以在疣未产生前或未出现明显症状的情况下就传染给他人。另外，密切接触、皮肤擦伤、婴儿通过感染的产道、自身接种（通过抓搔传染到身体的其他部位）和污染物传播也是比较常见的传播途径。

一、致癌表现

（一）动物实验资料

目前尚无有关 HPV 感染动物致癌的报道。

（二）流行病学资料

1. 宫颈癌　HPV 感染与宫颈癌的关系最初在 20 世纪 70 年代提出，此后许多流行病学和分子学研究均毫无疑问地证实了 HPV 与宫颈癌的病因学联系。Bosch 和 Manos 等通过收集来自 22 个国家的宫颈癌患者的活检标本进行 PCR 检测，发现 99.7%的宫颈癌标本中都可以检测到 HPV DNA，而且各国间无显著差异。这是迄今为止所报道人类肿瘤致癌因素中的最高检出百分数，同时表明 HPV 感染与宫颈癌的相关性具有普遍意义。

不论是在拉丁美洲采用准确性较低的检测技术（FISH）进行的研究，还是采用较高灵敏度检测技术（PCR，HC-Ⅱ）的研究，所有的结果均显示，HPV 感染与宫颈癌有明显的相关性（OR＝3.6～254.2），尤其是 HPV16 型和 18 型。Muñoz 等在哥伦比亚和西班牙（宫颈癌发病率前者比后者高 8 倍）进行的病例对照研究中，包括 436 例组织学确诊的宫颈癌病例和随机抽取的 387 例来自病例所在人群的对照，同时采用了三种 HPV DNA 检测技术（ViraPap、SH 和 PCR）。这一研究避免了人群和地区的选择性偏移，同时又考虑到检测技术间的差异，在调整了一些混杂因素后，3 种检测方法都得出相同的结论：在这两个国家中 HPV16、18、31、33 和 35 型与宫颈癌均呈强相关性，提示 HPV 与宫颈癌具有病因关系。Campion 对 100 例宫颈上皮内轻度病变（CIN Ⅰ）患者随访了两年时间，56%的 HPV16、18 阳性者进展为宫颈上皮内重度病变（CIN Ⅲ），而 HPV6

阳性的观察对象仅20%进展为宫颈上皮内重度病变。Murthy等（2012年）用原位杂交方法的研究显示，63例宫颈不典型增生者发展为宫颈原位癌，对其宫颈组织标本检测HPV16/18，阳性率为68.3%，而44例非进展性不典型增生者的阳性率为27.3%，相对危险度（RR）为5.9（95%CI：2.5～14.1），具有统计学意义。

2. 外阴癌　有证据表明，HPV在外阴癌症中起作用。外阴上皮内瘤变3级（vulvar intra-epithelial neoplasia，VIN3）的病例有79%检出HPV16。近年来，更大规模的病例对照研究证实，HPV33和其他较为稀少种类的HPV如HPV31和HPV18也会诱发外阴癌。2009年，一项Meta分析研究表明，1873名外阴癌的患者中有40.4%为HPV阳性。在2008年的另一项针对美国人群的Meta分析中，总体HPV检出率，在外阴鳞状细胞癌患者中为65.3%。HPV各种亚型在外阴癌患者中的检出率为：HPV16（49.5%），HPV33（6.0%），HPV18（4.2%），HPV6（3.6%），HPV31（1.7%），HPV52（0）。由此可见，HPV16感染显著性增加了患外阴癌的风险。

3. 其他癌症　有证据表明，HPV感染与阴茎癌发病有关。大约一半的患者有HPV感染。HPV16和HPV18可能为阴茎癌的致病亚型。此外，小部分患者检出HPV6或HPV11。

还有报道肛门癌患者中有80%检出HPV，其中主要为HPV16，也有小部分患者检出HPV18和HPV33。提示HPV感染与患肛门癌可能有因果关系。

（三）临床表现

人乳头瘤病毒感染潜伏期时多没有任何症状，出现症状时一般已经感染3个月或几年了。多数肛门、生殖器疣都没有明显症状，但患者多有肛门瘙痒、烧灼等症状。已知HPV感染可诱发人类多种癌症，其中主要为宫颈癌。这里介绍宫颈癌的临床表现。

早期宫颈癌没有任何症状，与慢性宫颈炎也无明显区别，有时甚至见宫颈光滑，尤其在宫颈已萎缩的老年妇女中。随病情发展，症状主要表现为：

1. 阴道流血 年轻患者常表现为接触性出血，发生在性生活、妇科检查及便后出血。出血量可多可少，一般根据病灶大小、侵及间质内血管的情况而定。早期出血量少，晚期病灶较大时表现为大量出血，一旦侵蚀较大血管可能引起致命性大出血。年轻患者也可表现为经期延长、周期缩短、经量增多等。老年患者常主诉绝经后不规则阴道流血。

2. 阴道排液 患者常诉阴道排液增多，白色或血性，稀薄如水样或米汤样，有腥臭味。白带增多为宫颈癌常见症状，约80%的宫颈癌患者有此症状。

3. 晚期癌的症状 根据病灶侵犯范围出现继发性症状。病灶波及盆腔结缔组织、骨盆壁、压迫输尿管或直肠、坐骨神经时，常诉尿频、尿急、肛门坠胀、大便秘结、里急后重、下肢肿痛等，严重时导致输尿管梗阻、肾盂积水，最后引起尿毒症。到了疾病末期，患者可出现消瘦、贫血、发热及全身衰竭。

（四）防治原则

预防人乳头瘤病毒感染的主要方法是避免性接触传播。性生活时使用安全套可以帮助预防HPV的感染。临床研究已经显示，那些经常使用安全套的男性，比那些偶尔使用安全套或从来不使用安全套的男性，患上生殖器疣的机会更少。没有婚外性关系也是很好的保护方法。并且，在有生殖器或肛门周围疣的情况下也不应发生性关系。近年来，防癌HPV疫苗研发取得很大成就，默克（Merck）生产的4价疫苗可预防70%以上宫颈癌以及约90%肛门癌。另外还能预防HPV6和HPV11型引起的尖锐湿疣。葛兰素史克开发的名为“Cervarix”的二价疫苗，能诱发中和抗体，预防HPV感染，从而防止CIN及肿瘤发生。

临床研究还显示，包皮切除术对于抵抗人乳头瘤病毒的感染可以起到保护作用，生殖器疣常好发于没有行过包皮切除术的男性。另外，包皮切除术还可使阴茎癌的发生率降低1/10。由于大多数子宫颈癌的发生都与人乳头瘤病毒传染有关，所以子宫颈癌的筛查很重要。它可以在肿瘤扩散以前就得到早期的发现和治疗。所有性生活活跃的妇女或所有年龄在18岁以上的妇女，都应定期进行妇科检查。其中应包括能发现子宫颈周围异常细胞的巴氏试验（Pap test）。

人感染HPV后无有效杀灭病毒的方法，治疗的主要目的是缓解症状、治疗疣体。患者可以自行使用的药物有0.5%podofilox（普达非洛）、5%imiquimod软膏（咪喹莫特软膏）以及凝胶，需要在医生指导下使用的药物有10%～25%鬼臼毒素酊、80%～90%三氯醋酸。对HPV所诱发的宫颈癌，临床追踪观察显示，从一般的宫颈癌前病变发展为宫颈癌大约需要10年时间。从这个角度看，宫颈癌并不可怕，它是一种可预防、可治愈的疾病。防治的关键在于：定期进行妇科检查，及时发现和治疗宫颈癌前病变，终止其向宫颈癌的发展。如能落实防治措施，宫颈癌的治愈率很高。

二、致癌机制

整体和体外实验中均证实，HPV癌基因蛋白抑制细胞凋亡，诱导基因组不稳定性，以及下调免疫反应。嗜黏膜性HPV致癌的共同特征表达为E6、E7病毒基因。在HPV16和HPV18中的这两个基因已经被广泛研究。在人体宫颈、睾丸和扁桃体的表皮细胞中，已发现这两个基因抑制细胞凋亡，影响基因组稳定性，抑制分化等致癌效应。HPV16和HPV18的E6和E7蛋白共享一套相似的生化属性（E6：失活p53，诱导hTERT，结合PDZ；E7：失活pRb和相关的袋蛋白，激活E2F因子等）。这些属性与HPV的存活、转换和致癌性在整体和体外实验中都有所表现。抑制人宫颈癌细胞株HPV16及HPV18的E6和E7基因表达导致细胞衰老或凋亡。上述证据充分说明，HPV16和HPV18在感染的组织内直接致癌，具体机制分析如下。

（一）HPV抑制免疫应答，实现持续感染

免疫系统在宿主感染HPV后12～18个月内将病毒从体内清除。部分女性感染者持续感染HPV，而成为罹患宫颈癌的高危人群。这一现象揭示HPV可能通过多种途径逃避宿主免疫应答，如抑制细胞免疫、阻断干扰素信号通路、感染组织的免疫豁免等。

（二）HPV 编码蛋白抑制凋亡

凋亡通路是控制细胞正常分化和增殖的重要手段。HPV 编码的蛋白 E5、E6、E7 均可以阻断凋亡通路，有助于实现细胞的永生化。HPV E6 参与了多条凋亡通路的调控，Hoppe-Seyler 等证明其在宫颈癌细胞系中，通过 RNA 干扰方法（RNAi）下调 E6 可以诱发细胞凋亡表型，若继之以 RNAi 沉默该细胞系的 bax 表达（bcl-2 家族的凋亡相关基因），可以逆转凋亡表型。这表明 E6 抗凋亡作用主要是通过阻断 p53/PUMA/bax 通路完成的。此外，有报道显示，HPV-16 E6 可以与 TNF-R1 结合，并且在人骨内瘤细胞、单核细胞系中保护细胞对抗肿瘤坏死因子引起的凋亡信号。机制可能是因为 E6 干扰了死亡诱导信号复合物的形成。

（三）HPV 编码蛋白调节细胞周期，促进细胞增殖

细胞周期存在着严格调控机制，其中 G_1/S、G_2/M 两个检查点是调控关键所在。HPV 可以调控相关通路，越过检查点，推进细胞周期，促进细胞增殖。

p53 是一个重要的抑癌蛋白质，它对两个细胞周期检查点均可以进行调控。当 p53 感应 DNA 损伤和细胞应激反应后，可以在转录水平激活多种调控因子，引起细胞周期的终止或凋亡。E6 可以通过 E6-AP 介导 p53 的泛素化降解，这不仅可以阻断凋亡，而且可以减少对细胞 DNA 合成的限制，有利于病毒基因组复制。此外，E6 可以通过 p53 非依赖的途径，结合转录因子 CBP/P300，下调 p53 对下游分子的激活作用，使细胞越过 G_1/S 检查点，进入 S 期。Rb 是细胞周期调控的另一个关键分子，低磷酸化的 Rb 蛋白可以与 E2F 家族的转录因子结合，阻断了 E2F 激活 S 期相关基因。当 Cycline/CDK 复合物磷酸化 Rb 后，E2F 释放，S 期相关基因激活，细胞进入 S 期。因此，Rb 对于 M_1/S 的转变起着关键调节作用。HPV E7 可以与低磷酸化的 Rb 结合，并通过 Cullin2 泛素化 Rb，因此 E2F 可以持续性的发挥转录激活作用。降解 Rb 是高危 HPV E7 的一个特征，这在宫颈癌形成过程中起着重要作用。E7 也可以通过 Mi2b 间接作用于 HDACs，特异性的提高了 E2F 的转录水平，驱动细胞进入 S 期。

E7也可以结合cycline/CDK复合物，如CDK2/ cyclin A、CDK2/cyclin E，促进了pRb的磷酸化。E7还可以结合p27、p21，阻碍它们对细胞周期的抑制作用。

（四）HPV感染导致端粒酶活性增加

HPV感染的细胞中，端粒酶的活性增高，使得细胞寿命延长，促进细胞永生化。首先，HPV E6可以激活hTERT（人端粒酶催化亚基）启动子，E6与Myc癌基因相互作用，把Myc招募到hTERT启动子上，激活hTERT表达。E6/E6-AP复合物又可以降解NFX1-91，一个hTERT启动子的抑制因子，逆转了hTERT转录的抑制状态，使得hTERT表达大大增强。

（五）HPV感染导致遗传物质的改变

HPV感染的宫颈上皮细胞中，病毒基因组通常是以环状附加体的形式存在，游离于细胞基因组之外，但在极个别的情况下，病毒基因组可以整合到细胞基因组之中，特别是宫颈癌组织中，整合是普遍存在的。整合的发生可能会引发一连串事件，导致染色质的不稳定，遗传物质的改变，从而有利于细胞的永生化或转化。

（六）HPV与辅助因子相互作用，促进细胞癌化

单纯HPV感染是不足以导致宫颈癌的，一些遗传或环境相关的辅助因子也在癌化过程中发挥着重要的作用。HPV感染可以导致细胞染色质的非整倍性，改变遗传物质的构成，而在人基因组内存在某些HPV易感区域，当该易感区被破坏，可能导致HPV转化能力增强，如11号染色体的一段区域缺失后，HPV基因的转录活性增强。人基因组内存在基因的多态性，某些基因的点突变可以在HPV的感染、转化过程发挥关键作用，如RARA、p53、IL-10、WAF-1、HLA等。很多环境因素也会对HPV的转化作用产生影响，比如电离辐射、香烟、其他病原微生物的共感染、饮食等。其中，有一个因素的作用是比较确切的，性激素的长期使用有利于HPV感染和转化。妊娠期妇女对HPV敏感性增加，长期使用口服避孕药会增加宫颈癌的风险。有报道显示，HPV16 E6的转基因小鼠在缓释雌二醇的慢性诱导下，在宫颈和阴道逐渐形成肿瘤。该实验有力地证明了性激素与 HPV 的协同作用。

三、危险度评价

目前有足够的证据说明 HPV16 对人群的致癌性。HPV16 引起宫颈癌、外阴癌、阴道癌、阴茎癌、肛门癌、口腔癌、咽癌和扁桃体癌。同时，也发现 HPV16 和喉癌的相关关系。

有足够的证据证实 HPV18 对人的致癌性，可致宫颈癌。另外，也发现 HPV18 与外阴癌、阴茎癌、肛门癌、口腔癌和喉癌的关系。

有足够的证据证实 HPV31、33、35、39、45、51、52、56、58 和 59 对人体的致癌性，它们可致宫颈癌。另有证据表明，HPV33 的感染与外阴癌及肛门癌相关。

IARC 将 HPV16、18、31、33、35、39、45、51、52、56、58 和 59 归入 1 类，人类致癌物；HPV68 归入 2A 类，人类可疑致癌物；HPV26、53、66、67、70、73、82 归入 2B 类，人类可能致癌物。HPV6 和 HPV11，现有证据不能对其致癌性进行分类。

（孙 宏 崔仑标 朱宝立）

主要参考文献

1. IARC. IARC Monographs on the Evaluation of Carcinogenic Risks to Humans Volume 100 A Review of Human Carcinogens Part B：Biological Agents，2011，Lyon，France.
2. Gupta S，Gupta S. Role of human papillomavirus in oral squamous cell carcinoma and oral potentially malignant disorders：A review of the literature. Indian journal of dentistry，2015，6（2）：91-98.
3. Heidegger I，Borena W，Pichler R. The role of human papilloma virus in urological malignancies. Anticancer research，2015，35：2513-2519.
4. 梁德光，何之恒，蓝柯．人乳头瘤病毒及其致瘤机制的研究进展．生命科学，2008，20（6）：843-848.
5. Murphy J，Kennedy EB，Dunn S，et al. HPV Testing in Primary Cervical Screening：A Systematic Review and Meta-Analysis. J Obstet Gynaecol Can，

2012, 34 (5): 443-452.

6. Teixeira NC, Araujo AC, Correa CM, et al. Prevalence and risk factors for cervical intraepithelial neoplasia among HIV-infected women. Braz J Infect Dis, 2012, 16 (2): 164-169.
7. Iavazzo C, Fotiou S, Salakos N, et al. HPV-related verrucous carcinoma of the vulva. A case report and literature review. Eur J Gynaecol Oncol, 2011, 32 (6): 680-681.
8. Kotb WF, Petersen I. Morphology, DNA ploidy and HPV in lung cancer and head and neck cancer. Pathol Res Pract, 2012, 208 (1): 1-8.
9. Tota JE, Chevarie-Davis M, Richardson LA, et al. Epidemiology and burden of HPV infection and related diseases: implications for prevention strategies. Prev Med, 2011, 53 (Suppl 1): 12-21.

第二十一章

其　他

第一节　煤焦油与煤焦油沥青

煤焦油是生产焦炭及煤气的副产品，其成分非常复杂，主要的有苯、甲苯、二甲苯、萘、蒽、菲、酚类、苯胺、吡啶、吖啶等。煤焦油沥青的成分也十分复杂，主要组成除沥青外，还含有一些高沸点的烃和残留的挥发物质，如苯类、萘、蒽、菲等。煤焦油沥青具有防水、防潮、防腐、绝缘及黏固性等特点，是电气绝缘、公路建筑和钢铁行业常用的材料。

煤焦油的致癌性与很多因素有关，如煤的种类、提炼温度等。提炼温度越高，煤焦油的致癌性越高。早期研究煤焦油和石油沥青致肺癌的动物实验，采用加热煤焦油和石油沥青的方法，使大鼠和豚鼠吸入其烟气或气溶胶，但发生肺癌的概率不高或仅产生良性的肺腺瘤。煤焦油沥青接触人群患肺癌、胃癌、膀胱癌及某些皮肤癌的死亡率高于一般人群。

煤焦油与煤焦油沥青中，主要含有致癌力最强的苯并（a）芘及其他致癌的多环芳烃（PAHs）。因此，本节对煤焦油与煤焦油沥青的致癌作用，主要通过其所含致癌物 PAHs 的致癌作用进行阐述。

一、致癌表现

（一）动物实验资料

冯志伟等模拟工人工作场所接触煤焦油沥青的情况，在 $1m^3$ 的染毒柜中加热煤焦油沥青至 400℃，烟气浓度 $99.8mg/m^3$，苯（a）并芘浓度 $105.1\mu g/m^3$，将体重 11～16g 昆明种小鼠，雌雄各半，放置染毒柜中连续吸入沥青烟气 6 个月（每天 2 小时，每周 6 天），结果发现，染毒 6 个月时肺癌发生率为 66.7%，12 个月时肺癌发生率

100%，对照组无一例肺癌。肺癌的病理形态多为类癌瘤，少数是腺癌和鳞状上皮细胞癌。

另有研究采用肺直接注入法将液相焦油、固相焦炭粉尘、纯态五环烃苯并（a）芘及二苯并（a,h）蒽染毒瑞士种小鼠（雄性50日龄，体重20±2g），均可诱发肺肿瘤，大多数为典型肺腺癌，少数肺鳞状上皮细胞癌及肉瘤样癌。液相焦油和固相焦炭粉尘诱发肺癌发生率分别为12.5%、22.2%，焦尘诱癌毒力较强。若将两相混合染毒，则呈现明显的相加效应，肺癌发生率提高到32.5%。

程元恺等（1996年）用不同剂量煤焦油沥青，给Wistar小鼠气管注射，实验开始时鼠龄3个月，实验期2年，雌雄各半，发现无致癌效应剂量（ED_0）为0.31±0.19毫克/次，一次性大剂量注入组（10mg×1次）的肺癌诱发率为34%（17/50），多次小剂量注入组（1.25mg×10次）的肺癌诱发率为10%（5/50），两组差异有统计学意义（$P<0.01$），作者认为在剂量相等的条件下，一次性注入要比分成多次注入具有更强的致肺癌效应，提示作业工人应避免接触高浓度煤焦油沥青。不同剂量组（0.31mg、0.62mg、1.25mg、2.5mg、5mg、10mg）煤焦油沥青诱发的肺癌组织类型绝大部分为高分化肺鳞状上皮细胞癌，癌肿全都发生在肺的周边部位，呈多发性，少见转移癌。

将昆明种小鼠暴露于沥青烟气浓度为0.17mg/L的染毒箱内4个月（每周6天，每天3小时），停止染毒后再观察4个月，染毒组皮肤肿瘤发生率83.3%，其中皮肤鳞状上皮细胞癌发生率66.7%，8只小鼠发生淋巴结转移，对照组无皮肤癌发生，实验结果证实煤焦油沥青具有强烈的致皮肤癌作用。上海瑞金医院已证实用各种沥青涂擦小鼠、大鼠、家兔等的皮肤，均能产生实验性皮肤癌，可致鳞状皮肤癌和角化乳头癌，并发现煤焦油沥青的致癌作用较石油沥青为大。

（二）流行病学资料

从20世纪50年代，美国等对炼焦工人开展肺癌的流行病学调查，Lord等调查了58 828名焦炉工人，肺癌标化死亡比（SMR）为2.52。Redomone调查炉顶工的肺癌相对危险度（RR）为7.24。我国采用回顾性队列研究方法对太钢焦化厂 1973—1983 年 1117 名焦炉工人和 602 名炉顶工肺癌发病情况进行调查，工作场所 3,4-苯并（a）芘浓度为 82～2609μg/100m³，焦炉工肺癌标化死亡比（SMR）为 10.93，炉顶工肺癌标化死亡比（SMR）为 19.56。

Kubasiewicz 等（1989 年，1991 年）以皮肤肿瘤患者为病例组，设正常对照组与皮肤病对照组，各组的 PAHs 接触比例分别为 57%、54%和 57%。经分析表明，PAHs 接触比例及时间均与皮肤肿瘤的发生没有统计学意义。对接触 PAHs 种类进行分析，只有接触石油与否和皮肤肿瘤的发生有统计学意义（OR 为 1.46，95%CI：1.06～2.05），且只与正常对照组接触比例的差异有统计学意义。

Gallagher 等（1996 年）开展的病例对照研究结果显示，经年龄、皮肤和头发颜色、种族调整后，接触煤焦油产物者皮肤基底细胞癌（BCC）和皮肤鳞状上皮细胞癌（SCC）的发生与对照组比较差异无统计学意义（BCC，OR 为 1.2，95%CI：0.7～2.1；SCC：OR 为 0.9，95%CI：0.5～1.7），但接触煤灰者皮肤基底细胞癌和鳞状上皮细胞癌的发生与对照组比较差异有统计学意义（$P<0.05$）（BCC：OR 为 1.4，95%CI：0.9～2.1；SCC，OR 为 1.6，95%CI：1.0～2.4）。

Partanen 和 Boffetta（1994 年）开展的 PAHs 致皮肤癌队列研究 Meta 分析显示，柏油操作工人非黑色素皮肤癌的 RR 为 1.74（95%CI：1.07～2.65）；屋顶防漏操作工人非黑色素皮肤癌的 RR 为 4.0（95%CI：0.83～11.7）；道路铺设和高速公路维护工人非黑色素皮肤癌的 RR 为 1.20（95%CI：1.19～3.66）。

国际癌症研究所（IARC）将煤焦油与煤焦油沥青均归入 1 类，人类致癌物，可致肺癌、皮肤癌。焦炉工人肺癌列入我国职业性肿瘤名单。

（三）临床表现

接触焦油逸出物引起肺癌的潜伏期一般为 9～23 年，发病年龄较一般人群早。临床上肺癌可表现为咳嗽、咯血、胸闷、胸痛、气促等，有阻塞性肺炎、肺不张者可出现相应的症状和体征。晚期一般消瘦、乏力，出现低热和恶病质。临床检查发现，接触沥青、煤焦油的工人血中淋巴细胞微核率、血清 p53 蛋白、p21 蛋白表达水平等有增高的趋势，有人提出尿中 1-羟基芘可做为生物监测指标。

长期接触沥青、煤焦油的工人可出现表皮增生形成角化性新生物，呈扁平疣样、寻常疣样及乳头状瘤样外观，前两者损害为局限性表皮增生及角化过度，后者可视为癌前期损害。有少部分可引起皮肤黑变病，多发生于中年人，女性多见，有较长的潜伏期，在冬季发病。在面、颈等露出部位出现色素沉着，呈网状或以毛孔为中心的斑点状。颜色呈深浅不一的灰黑色、黑褐色或紫黑色。长期接触沥青可引起皮肤鳞状细胞癌或恶性黑色素瘤，结节状或菜花状，表面粗糙不平，黑色或紫红色，有刺痛感，易破损出血渗出。

（四）防治原则

凡可能散发沥青烟气的地点，均应设烟气捕集净化装置，降低作业场所空气中沥青烟尘、粉尘浓度。控制沥青加工时的温度，减少有害物质的挥发。搬运沥青时，尽可能在夜间或阴天进行，以避免日晒。工作后必须洗手、洗脸、沐浴，换上清洁衣服。职业禁忌证有光敏性和过敏性皮肤病者在岗期间职业健康检查应着重肺功能、皮肤科检查，以便早日发现肺癌与皮肤癌。

二、致癌机制

煤焦油沥青中致癌物主要为多环芳烃（PAHs），尽管国外对 PAHs 的致癌机制已有报道，但其致癌机制还有很多未解之点。现就煤焦油沥青中 PAHs 的致癌机制作一介绍。

（一）对细胞色素 P450 系（CYP450s）活性的影响

PAHs 进入机体后，首先经芳烃羟化酶（AHH）催化在 7，8 碳位上形成环氧化物，一部分环氧化物经谷胱甘肽-S-转移酶（GST）催化生成 GST-S 结合物，排出体外。另一部分经环氧化物水解酶（EH）水解为 3,4-苯并（a）芘-二氢二醇，3,4-苯并（a）芘-二氢二醇在细胞色素 P450 催化下，进一步形成 3,4-苯并（a）芘-二氢二醇-9,10 环氧化物（BPDE）。在此过程中，CYP450 1A1 同工酶的活性成为决定 PAHs 致癌性的关键。PAHs 通过细胞质内芳香烃受体

(AhR) 介导而高度诱导 CYP450 1A1 活性。AhR 剔除小鼠不易被苯并 (a) 芘 [B (a) P] 诱导形成肿瘤，也说明了 PAHs 的致癌作用可能是通过 AhR 依赖途径诱导 CYP450 1A1 和 CYP450 1B1 表达。这些被诱导的 CYP450s 参与 B (a) P 的活化，生成相关的致癌物——BPDE，从而启动肿瘤的诱发。也有研究结果显示，PAHs 的代谢激活在小鼠肝存在不依赖 AhR 和 CYP450 1A1 的机制。

（二）PAHs-DNA 对原癌基因和致癌基因的影响

PAHs 进入机体后经 CYP450s 中 CYP450 1A1 代谢活化生成具有强致癌活性的亲电子环氧化物，后者可与 DNA 形成 PAH-DNA 加合物，造成 DNA 损伤和染色体畸变。PAHs 可以引起原癌基因 Ki-ras 的点突变，使之激活。有实验证明，经 PAHs 处理的妊娠 Balb/c 小鼠，其后代 Ki-ras 基因呈现高突变率。Ki-ras 基因的激活常发生在癌变的早期，其表达产物——血清 p21 蛋白是鉴别恶性肿瘤的生物学标志物。

p53 基因是迄今为止发现的与人类肿瘤相关性最高的基因。p53 基因发生突变后，空间构象的改变影响到转录活化功能及 p53 蛋白的磷酸化过程，这不但使野生型 p53 基因失去抑制肿瘤增殖的作用，而且突变本身又使 p53 基因具备癌基因功能。突变的 p53 蛋白与野生型 p53 蛋白相结合形成的寡聚蛋白不能与 DNA 结合，使得一些癌变基因转录失控导致肿瘤发生。另有研究表明，PAHs-DNA 加合物的水平可触发 p53 和 p21WAF1 信息传递通路产生反应，导致细胞周期阻滞；或者此信息传递通路无反应而使这些 DNA 损伤诱导的突变危险性增加。

Rossner 等分别对 3 个城市 204 名室外作业者和 152 名对照进行观察，用 ELISA 方法检测血清 p53 蛋白和 p21 蛋白，结果发现，p53 蛋白分别与 B (a) P 接触量、PAHs 接触量、总的 B (a) P-DNA 加合物水平呈正相关 ($P<0.001$)，而 p21 蛋白分别与 PAHs 接触量、总的 B (a) P-DNA 加合物水平呈正相关。

在静式染毒柜中分别用 $55mg/m^3$ 和 $165mg/m^3$ 两种浓度的石油沥青烟自然吸入途径染毒昆明种小鼠，每天 2 小时，每周 6 天，于 30 天和60天处死，取肺组织进行p53、Cyclin D1、p21染色，结果显示，随沥青烟染毒浓度增加和时间延长，肺组织细胞p53和Cyclin D1基因蛋白阳性表达上调，而p21基因蛋白的表达下调（$P<0.01$）。

（三）对谷胱甘肽-S-转移酶活性的影响

谷胱甘肽-S-转移酶（GST）是体内重要的解毒酶，参与多环芳烃等致癌物质的解毒过程，其主要作用为催化亲电子环氧化物与谷胱甘肽结合生成谷胱甘肽结合物阻止PAHs环氧化物与DNA结合，在PAHs代谢中起灭活解毒作用。

（四）环氧化物水解酶活性

环氧化物水解酶（EH）是一种Ⅱ相反应代谢酶，可催化多数多环芳烃环化物水解，生成低活性、水溶性更大的反式-二氢二醇排出体外，具有解毒作用。具有以下两种基因型HLY1*2/*2和HYLI*1/*2的个体，EH活性下降，对烟草中致癌物（包括PAHs）的解毒能力下降，从而易发生肿瘤。

三、危险度评价

多环芳烃（PAHs）是一类具有致癌性和致突变性的有机污染物。人群对污染物暴露的主要途径是膳食摄入、吸入和皮肤接触。在以往的工作中，研究者相对更关注前两种接触途径，忽视了对皮肤接触的定量研究和探讨。虽然皮肤接触对总接触贡献并不多，但是在某些高污染工作环境以及区域环境，对于半挥发性有机物，皮肤接触途径也相当重要，并且其可能与皮肤癌的发病相关，特别是职业接触更是如此。近年来，研究者也开始关注皮肤接触以及由此引起的健康风险，如Perng-Jy Tsai用个体采样器研究了碳黑厂工人的PAHs皮肤降尘接触接触量，得出两个工种工人PAHs皮肤接触暴露导致的超额癌症发病率分别为1.6×10^{-5}/年和2.2×10^{-5}/年。李新荣等（2010年）研究发现，天津地区人群由于PAHs皮肤接触暴露所导致的平均致癌风险为8.1×10^{-7}/年，并未超出最大可接受风险。

（汪庆庆　王建锋　王民生　常元勋）

主要参考文献

1. 李新荣，李本纲，陶澍，等．天津人群对多环芳烃的暴露．环境科学学报，2005，25（7）：989-993.
2. 李新荣，赵同科，张文新，等．区域环境中多环芳烃的皮肤接触暴露水平．环境科学，2010，29（5）：898-903.
3. 何凤生．中华职业医学．北京：人民卫生出版社，1999.
4. 郭湘云，王金穗，卢启明，等．沥青烟致肺损伤细胞凋亡及突变的实验研究．中国工业医学杂，2007，20（2）：9-12.
5. 王威，李智涛，祝寒松，等．煤焦沥青烟提取物致 BEAS-2B 恶性转化细胞端粒蛋白的变化．中华劳动卫生职业病杂志，2011，29（9）：678-681.
6. 李智涛，王威，赵勇，等．煤焦沥青烟提取物致 BEAS-2B 恶性转化细胞中姊妹染色单体分离相关蛋白的改变．中华劳动卫生职业病杂志，2010，28（10）：776-780.
7. 程元恺，于慎言，黄金芝，等．煤焦沥青诱发大鼠肺癌的剂量-效应关系研究. 职业卫生与应急救援，1996，14（1）：17-19.

第二节 烟草烟雾

全世界有超过 10 亿人吸烟，我国吸烟人群逾 3 亿，另有约 7.4 亿不吸烟人群遭受二手烟的危害；每年因吸烟相关疾病所致的死亡人数超过 100 万，如对吸烟流行状况不加以控制，至 2050 年每年死亡人数将突破 300 万。很多发达国家人群的吸烟率在下降，但是在一些发展中国家以及女性中，吸烟比例却在上升。在大多数人群中，吸烟比例在 1/5～2/3 之间，女性吸烟率变化很大，但是很少与男性吸烟率相同。最常使用的烟草是卷烟，是由精细切割的烟草裹上纸或玉米叶子制成的。雪茄则是由一层内包皮烟叶包裹着切碎的烟叶填料，再在最外面裹上一层螺旋状包裹的烟叶制成。烟草化学成分受到个体吸烟方式的影响，但主要是由烟草的类型所决定的，其他影响因素还有：卷烟的生产及设计，过滤嘴，通风，纸张孔隙和添加剂类型。这些因素导致烟草烟雾中的化学物浓度变化很大。近年来，世界上在售香烟在燃烧时所产生的焦油、尼古丁和一氧化碳总量，已经有所下降，但目前所检测的焦油和尼古丁含量对消费者产生很大的误导，因为这些指标在评价吸烟对人类致癌效应的时候价值很小，而吸烟支数才是决定吸烟健康影响的最首要的因素。世界上不同国家对吸烟管理和烟草产量在管理力度和范围上差别很大。有些管理办法，如收税和工作场所禁止吸烟，对减少吸烟率和保护非吸烟者非常有效。

烟草烟雾（tabacco smoke）浓缩物能诱发和促进动物肿瘤发生，而第一次发现卷烟焦油致癌的是一位叫吕富华的中国人，他发表在《法兰克福病理杂志》上的德文论文《关于家兔涂布烟草焦油致癌的研究》，是全世界最早报道关于香烟致癌的动物实验研究。

一、致癌表现

（一）动物实验资料

有研究采用8周龄叙利亚金黄色仓鼠，每组160只，雌雄各半，每周5天，终生暴露于1∶15的烟草烟雾与空气的混合物中，每天进行1～3次不同频率的吸入染毒，每次7～10分钟。结果表明，1～3次不同吸入染毒频率的仓鼠，分别有0.6%～10.6%发生喉癌，而对照组仓鼠则没有发生喉癌。在另一项研究中，暴露组的51只雄性叙利亚金黄色仓鼠，2月龄，终生每天3次，每周5天暴露于烟草烟雾。同等数量的雄性仓鼠作为对照组。结果表明，暴露组喉部上皮损伤的发生率显著性高于对照组（22% *vs* 0），喉部上皮损伤的程度包括炎症、上皮生长异常（growth abnormalities）以及形成鳞状细胞乳头瘤（squamous-cell papilloma），但是暴露组仓鼠平均存活19.6个月，显著长于对照组的15.3个月。

在大鼠实验中，IARC综述的5项研究有4项表明暴露于烟草烟雾导致肺部恶性/良性肿瘤发生率轻度上升。其中一项研究采用12～14周龄雌性Fischer 344大鼠，经鼻吸入方式染毒，每小时吸入1支香烟的烟雾，每天7支，每周5天，连续染毒128周，再后续观察6周。结果在93只对照组大鼠中，各有1只发生肺鳞癌和肺腺瘤，而80只染毒组大鼠中共有10只发生呼吸道肿瘤，包括鼻腺癌（1只）、鼻鳞癌（1只）、肺腺瘤（5只）、肺泡癌（2只）和肺泡鳞癌（1只）。

染毒组大鼠呼吸道肿瘤发生率显著性高于对照组（$P < 0.05$）。同时还发现，80 只染毒组大鼠，有 21 只（26.3%）发生前肢皮下肉瘤，4 只（5%）发生口腔组织良性肿瘤，4 只（5%）发生肾上腺肿瘤（其中 3 只为恶性），而对照组均未发生上述肿瘤。但是 80 只染毒组大鼠垂体、子宫和卵巢、血液-淋巴系统和乳腺肿瘤的发生率均低于对照组。

另一项实验中，雌、雄各 100 只成年 C57BL 小鼠吸入 1∶39 的烟草烟雾与空气的混合物进行染毒，每天 12 分钟，终生隔日染毒，另采用同样数量的小鼠不做处理作为对照组。结果对照组未发生肺部肿瘤，而染毒组雌、雄小鼠各有 4 只发生肺癌（$P = 0.06$）。

另有实验对雄性 1.7～3.3 岁比格犬进行气管造口，并训练其经此气管造口吸烟，使其每天吸入定量的点燃香烟，结果每天吸入 7 支香烟（相当于吸入 1.85mg 尼古丁）的染毒组比格犬在 876 天后，其细支气管-肺泡肿瘤的发生率为 37.1%（23/62），而对照组相应肿瘤的发生率为 25.0（2/8）。

（二）流行病学资料

1. 肺癌　在长期吸卷烟的人群中，归因于吸烟的肺癌患者比例达到 90%。国内有文献对近 10 年国内外 29 篇关于吸烟与肺癌关系文献的病例对照研究进行 Meta 分析。结果吸烟与肺癌之间关联明显，合并比值比（OR）为 5.75（95%CI：4.34～7.62）。吸烟的人群归因危险度为 69.16%。吸烟量 1～10 支/天、10～20 支/天、20～40 支/天和 40 支/天以上的合并 OR 值分别为 1.97（95%CI：1.69～2.30）、5.20（95%CI：3.54～7.62）、7.46（95%CI：5.22～10.67）和 15.14（95%CI：5.27～43.44）；吸烟持续时间 20 年以下、20～40 年和 40 年以上的合并 OR 值分别为 1.25（95%CI：1.01～1.53）、5.10（95%CI：3.03～8.57）和 10.77（95%CI：7.30～15.89）；吸烟初始年龄 15 岁以下、15～20 岁和 20 岁以上的合并 OR 值分别为 13.31（95%CI：7.09～24.97）、7.21（95%CI：4.51～11.52）和 4.74（95%CI：3.47～6.47）；戒烟 1～10 年、10～20 年和 20 年以上的合并 OR 值分别为 7.16（95%CI：4.70～10.91）、2.12（95%

CI：1.16～3.86）和1.47（95%CI：0.67～3.20），其中戒烟20年以上无统计学意义，尚需要增大样本量进一步研究；浅吸烟（口腔吸烟）和深吸烟（肺吸烟）的合并OR值分别为3.26（95%CI：1.24～8.58）和8.07（95%CI：4.67～13.94）。结论认为，吸烟是肺癌发生的一个重要危险因素。每日吸烟量越大，吸烟持续时间越长，吸烟总量越大，吸烟初始年龄越小，戒烟时间越短，吸烟深度越深，患肺癌的危险性就越大。

Gandini等在2008年综述了从1961—2003年间世界上发表的254项研究的结果，其中包含177项病例对照研究，75项队列研究和2项巢式病例对照研究，发现吸烟与肺癌的关系最密切（RR＝14.02，95%CI：9.64～20.4）。总体来说，每天多吸1支烟，男性肺癌危险度增加7%（RR＝1.07，95%CI：1.06～1.08），而女性肺癌危险度要增加8%（RR＝1.08，95%CI：1.07～1.10）（$P<0.001$）。

2. 喉癌与咽癌　有学者曾对16名男性喉癌患者和656名非喉癌患者进行比较，两组中吸烟人数的比例分别为95.7%和70%，喉癌患者平均吸烟量是非喉癌患者的2倍，吸烟者患喉癌的比值比（OR）是非吸烟者的9.5倍。Gandini的Meta分析结果表明，与不吸烟者相比，当前吸烟人群患喉癌的相对危险度（RR）＝6.98（95%CI：3.14～15.52），患咽癌的RR＝6.76（95%CI：2.86～15.98）。患喉癌和咽癌的风险随着吸烟史和每日吸烟量的增加而增加，戒烟后咽癌与喉癌的发生风险降低，吸烟者饮酒会极大增加喉癌风险。

3. 口咽癌　一项进行了12年随访的队列研究发现，在观察的15191名吸烟男性中，有25人死于口咽癌，相比于从不吸烟者，吸烟者死于口咽癌的RR＝7.9（95%CI：5.1～11.7），每天吸5只或以上香烟的男性死于口咽癌的RR增高到15.9（95%CI：8.7～26.8）。Zheng等对404名口腔癌患者和相同数量的经年龄、性别匹配进行病例对照研究，发现吸烟斗（袋）的男性，患口咽癌的OR＝5.7（95%CI：2.4～13.3），而吸烟斗（袋）的女性，患口咽癌的OR＝4.9（95%CI：1.5～16.0）。同时发现，吸卷烟的男性患口咽癌的OR＝1.6（95%CI：1.0～2.6），而吸卷烟的女性，患口咽癌的

OR= 2.0（95%CI：0.9～4.4）。

4. 胃癌　对国内15篇文献，其中11篇病例对照研究、4篇队列研究的Meta分析结果表明，吸烟与胃癌之间总合并RR为1.94（95%CI：1.78～2.12），男性吸烟与胃癌之间总合并RR为1.70（95%CI：1.34～2.14），女性吸烟与胃癌之间总合并RR为1.83（95%CI：0.10～33.09）。说明吸烟是胃癌发病的危险因素之一，男性吸烟可能增加患胃癌的危险性，女性吸烟与胃癌的关系还需进一步研究。Gandini的针对IARC参照的254项研究的Meta分析结果表明，当前吸烟者患胃癌的RR=1.64（95%CI：1.37～1.95），而既往吸烟者的RR= 1.31（95%CI：1.17～1.46）。

5. 膀胱癌与肾癌　Pitard对欧洲1980—1995年间进行的吸烟与膀胱癌的病例对照研究进行分析，共有2279名男性膀胱癌患者和5 268名对照被纳入研究，结果发现，吸烟斗40年以上者，患膀胱癌的RR=2.5（95%CI：1.3～4.9）；吸雪茄40年以上者，患膀胱癌的RR=3.8（95%CI：2.1～7.1）。Gandini对22项相关研究的Meta分析认为，吸烟者患肾癌的RR =1.52（95%CI：1.33～1.74）。

6. 鼻窦癌与鼻癌　Gandini通过对13项相关研究的Meta分析发现，相对于不吸烟者，吸烟者患鼻癌的RR=1.95（95%CI：1.31～2.91）。另外，国际癌症研究所（IARC）通过综述9项病例对照研究证实，在吸烟者中鼻窦癌的患病风险增加，其中有7项研究进行了剂量-反应关系的分析，在5项研究中发现随着吸烟支数的增加鼻窦癌的患病风险增加。

7. 食管癌　有研究合并分析了25项研究，其中队列研究2项，队列人群累计31 366名，发现食管癌患者1104名；23项病例对照研究累计病例6466名，对照为7540名，对上述25项研究的Meta分析结果表明，吸烟对患食管癌合并OR为1.81（95%CI：1.47～2.24）；男性吸烟与患食管癌合并OR为2.0（95%CI：1.58～2.53），女性吸烟与患食管癌的OR为2.24（95%CI：1.19～4.24）。得出的结论是，吸烟是食管癌发病的危险因素之一，男女吸烟与食管癌发病都有统计学关联，每日吸烟量、吸烟年数与食管癌发病呈剂量

-反应关系，食管癌的风险随着吸烟史长短和每日吸烟量增加而增加，食管癌的风险在戒烟后仍然维持很高并持续多年。

8. 胰腺癌　Gandini 对 24 项相关研究的 Meta 分析表明，相比于不吸烟者，当前吸烟者患胰腺癌的 RR 为 1.70（95%CI：1.51～1.91），而已戒烟者患胰腺癌的 RR 为 1.18（95%CI：1.04～1.33），且风险随吸烟史长短和每日吸烟量增加而增加。在排除饮酒等混杂因素后，患胰腺癌的风险仍然增加。戒烟后，患胰腺癌的相对风险会下降。

9. 肝癌　Gandini 对 31 项相关研究进行 Meta 分析后表明，相比于不吸烟者，吸烟者患肝癌的 RR 为 1.56（95%CI：1.29～1.87）。在有些研究中，肝癌风险随着吸烟史长短和每日吸烟量增加而增加。戒烟 10 年以上者，患肝癌的风险下降。在饮酒者中，吸烟也增加肝癌风险。很多亚洲的研究表明，在排除乙型肝炎、丙型肝炎病毒感染的混杂效应后，这种吸烟所增加的患肝癌的风险没有被降低。目前有充分证据认为吸烟与肝癌之间有因果关系。

10. 宫颈癌　挪威的一项持续了 9 年、6000 多名女性参与的调查报告表明，吸烟妇女患宫颈癌的机会更大，吸烟女性比不吸烟者患子宫颈癌的机会高 50%；其中每日吸 15 支以上或烟龄 10 年以上者，患宫颈癌的机会比不吸烟者更是高出 80%。美国 1984 年的一项人群调查也发现，吸烟女性患宫颈癌的风险是不吸烟者的 3.4 倍。与吸烟相关的宫颈癌的组织类型主要是鳞癌，大多数近年来的研究在控制人乳头瘤病毒感染这一混杂因素后，吸烟诱发宫颈癌的作用没有被削弱。目前有充分的证据认定吸烟与宫颈鳞癌有因果关系。

综合上述流行病学研究，国际癌症研究所（IARC）将烟草烟雾归入 1 类，人类致癌物。可致全身多系统（器官）肿瘤（癌症），尤其是肺癌。

（三）临床表现

据目前的流行病学调查资料证实，吸烟可能诱发多种癌症。但吸烟与肺癌的关系备受关注。这里仅介绍肺癌的临床表现。

1. 早期症状　肺癌在早期并没有什么特殊症状，仅为一般呼吸系统疾病所共有的症状，如咳嗽、痰中带血、低热、胸痛、气闷等，很容易忽略。肺癌早期常见症状的具体表现：

（1）咳嗽：因肺癌生长在肺支气管组织上，通常会产生呼吸道刺激症状而发生刺激性咳嗽。

（2）低热：肿瘤堵住支气管后往往有阻塞性肺炎存在，程度不一，轻者仅有低热，重者则有高热，用药后可暂时好转，但很快又会复发。

（3）胸部胀痛：肺癌早期胸痛较轻，主要表现为闷痛、隐痛、部位不一定，与呼吸的关系也不确定。如胀痛持续发生则说明癌症有累及胸膜的可能。

（4）痰中带血：肿瘤炎症致坏死、毛细血管破损时会有少量出血，往往与痰混合在一起，呈间歇或断续出现。很多肺癌患者就是因痰中带血而就诊的。

2. 晚期症状

（1）面、颈部水肿：在纵隔右侧有上腔静脉，它将来自上肢及头颈部的静脉血输回心脏。若肿瘤侵及纵隔右侧压迫上腔静脉，最初会使颈静脉因回流不畅而怒张，最后还会导致面、颈部水肿，这需要得以及时诊断和处理。

（2）声嘶：最常见的症状。这是喉返神经被肿瘤侵犯所致，常是患者就医的原因。

（3）气促：发生区域性扩散的肺癌患者几乎都有不同程度的气促。由肺和心肌产生的正常组织液由胸正中的淋巴结回流。若这些淋巴结被肿瘤阻塞，这些组织液将积聚在心包内形成心包积液或积聚在胸腔内形成胸腔积液。以上两种情况均可导致气促。然而，因许多吸烟患者合并不同程度的慢性肺病，这给气促的鉴别带来一定困难。此外，由于一部分肺组织因长有肿瘤而丧失呼吸功能，从而使呼吸功能受损而产生呼吸不适，这种不适感起初只在运动时产生，最终连休息时也可感觉到。

（四）防治原则

积极推行和实施公共场所禁烟条例。积极劝阻吸烟者戒烟，非吸烟者尽量避免二手烟的吸入。吸烟者预防肺癌关键是远离烟草（包括被动吸烟和二手烟）。早期诊断很重要，成年人尤其是有吸烟史者，每年要常规参加健康体检，健康体检时一定要行 X 线胸片正侧位检查；患上肺癌要规范就医，确诊肺癌后要先分期、后治疗，外科手术有适应证，肺癌化疗有一线化疗和二线化疗之分，肺癌强调多学科综合治疗，目前肺癌放疗技术大有进步，靶向治疗方法有疗效。

二、致癌机制

吸烟致癌与烟草本身及其燃烧产生的烟草烟雾中的化学成分有关。烟叶和烟草烟雾中共有 5289 种化学成分，其中对人体危害较大的物质，1990 年 D. Hoffman 和 Hecht 在《烟草致癌物和致突变物研究进展》一书中作了归纳，列出了 12 类共计 44 种有害成分，现在这一说法已被普遍认同，通称 Hoffman 名单。除焦油、烟碱和一氧化碳这些主要成分外，该名单中的化合物大致可分为以下几类：

（1）醛酮类：甲醛、乙醛、丙烯醛、丙醛、巴豆醛、丁醛、丙酮和甲乙酮；

（2）芳香胺和烟草特有亚硝胺类：1-氨基萘、2-氨基萘、3-氨基联苯、4-氨基联苯、N-亚硝基降烟碱（NNN）、4-（N-亚硝基甲基氨基）-1-（3-吡啶基）-1-丁酮（NNK）、N-亚硝基新烟草碱（NAT）和 N-亚硝基假木贼碱（NAB）；

（3）酚类、无机气体和苯并（α）芘：氢醌、间苯二酚、儿茶酚、苯酚、间和对-甲酚、邻-甲酚、一氧化氮、氨、氰化氢和苯并（α）芘；

（4）金属与类金属元素和其他有机化合物类：汞、镍、铅、镉、铬、砷、硒、吡啶、喹啉、苯乙烯、1,3-丁二烯、异戊间二烯、丙烯腈、苯和甲苯。

在 Hoffman 名单的 44 种有害成分中，目前医学界关注较多的包括烟碱（尼古丁）、亚硝胺、焦油中苯并（α）芘等稠环芳烃、一氧化碳和自由基等一系列有毒物质。

尼古丁（nicotine）是一种无色透明的油状挥发性液体，当它与烟草中的亚硝酸盐反应后，产生烟草特殊的亚硝胺 NNN 和 NNK，可诱发生人体肺癌、食管癌。烟草烟雾中的亚硝胺类物质是在烟草加工（烘烤、发酵）、吸烟过程中，以及烟草制品陈化期间，通过烟碱和少数烟草生物碱的亚硝化作用而形成的，亚硝酸盐是明确的接触性致癌物。

烟草烟雾中含有的焦油是一种棕黄色、黏性的液体，是由酚、脂族烃、多环芳烃、酸类、吲哚、咔唑、吡啶等浓缩物构成。焦油中的稠环芳烃是烟草在高温缺氧条件下不完全燃烧的产物。各种有机物热解所生成的有机物碎片，经过复杂的聚合过程而形成多种稠环芳烃。烟草烟雾中已鉴别出约 30 个有致癌性的稠环芳烃，其中最典型就是苯并（α）芘，其次是二苯并蒽、苯并荧蒽等稠环芳烃。还有这些致癌物的焦油可黏附在咽部和支气管的内表面上，蓄积多年后可诱发接触部位（呼吸道）异常细胞生成，可致肺癌。

三、危险度评价

目前的研究已明确吸烟会导致人多系统（器官）癌症的发生。对现已进行的人群队列研究和病例对照研究的数据聚类分析发现，恶性肿瘤与吸烟关联程度的顺位是肺癌（RR＝8.96）＞喉癌（RR＝6.98）＞咽癌（RR＝6.76）＞上消化道肿瘤（RR＝3.57）＞口腔癌（RR＝3.43）＞下尿道癌（RR＝2.77）＞鼻窦癌（RR＝1.92）＞宫颈癌（RR＝1.83）＞胰腺癌（RR＝1.70）＞胃癌（RR＝1.64）＞肝癌（RR＝1.56）＞肾癌（RR＝1.52）＞结肠直肠癌（RR＝1.08）。

另外，吸烟不会增加女性患乳腺癌和子宫内膜癌的风险。

（孙 宏 崔仑标 朱宝立）

主要参考文献

1. 中华人民共和国卫生部．中国吸烟危害健康报告，北京：人民卫生出版社，2012：1-2.
2. Zhang LR，Morgenstern H，Greenland S，et al. Cannabis smoking and lung

cancer risk: Pooled analysis in the international lung cancer consortium. International journal of cancer Journal international du cancer, 2015, 136 (4): 894-903.

3. Ge GZ, Xu TR, Chen C. Tobacco carcinogen nnk-induced lung cancer animal models and associated carcinogenic mechanisms. Acta biochimica et biophysica Sinica, 2015, 47 (7): 477-487.
4. IARC. IARC Monographs on the Evaluation of Carcinogenic Risks to Humans, Volume 83 Tobacco Smoke and Involuntary Smoking, 2004, Lyon, France.
5. 王冬梅，李为民，李静，等．吸烟与肺癌关系的 Meta 分析．中国呼吸与危重监护杂志，2009，8 (3)：229-233.
6. 廖震华，田俊．吸烟与食管癌发病关系的 Meta 分析．数理医药学杂志，2009，22 (6)：675-679.
7. Gandini S, Botteri E, Iodice S, et al. Tobacco smoking and cancer: a Meta-analysis. Int J Cancer, 2008, 122 (1): 155-164.
8. Cox DG, Dostal L, Hunter DJ, et al. N-acetyltransferase 2 polymorphisms, tobacco smoking, and breast cancer risk in the breast and prostate cancer cohort consortium. Am J Epidemiol, 2011, 174 (11): 1316-1322.
9. Nakamura H, Ando K, Shinmyo T, et al. Female gender is an independent prognostic factor in non-small-cell lung cancer: a meta-analysis. Ann Thorac Cardiovasc Surg, 2011, 17 (5): 469-480.
10. Brenner DR, McLaughlin JR, Hung RJ. Previous lung diseases and lung cancer risk: a systematic review and meta-analysis. PLoS One, 2011, 6 (3): e17479.
11. Tramacere I, La Vecchia C, Negri E. Tobacco smoking and esophageal and gastric cardia adenocarcinoma: a Meta-analysis. Epidemiology, 2011, 22 (3): 344-349.

第三节 X 线与 γ 射线

辐射是指由一个物体或源发射的能量，通过一种介质或空间而被另一个物体所吸收的完整过程，这种能量转移是以亚原子粒子或电磁波形式发生的。包括电离辐射和非电离辐射，电离辐射包括 X 线、γ

射线、中子射线等；非电离辐射主要是紫外线、红外线和射频辐射。电离辐射接触的机会来源于核工业系统、射线发生器的生产和使用、放射性核素的加工生产和使用、医疗照射等。电离辐射可引起人体内分子水平的变化，特别是生物大分子的改变，如核酸、蛋白质等，使其发生电离、激发或化学键的断裂，导致细胞的损伤，特别是DNA的损伤，当组织或器官有足够多细胞丧失分裂繁殖能力，则可能在体内形成突变的细胞克隆，最终有可能致癌。

一、致癌表现

（一）动物实验资料

陈英等（2000年）选用对射线敏感性有显著差异的B10. Thy1. 1和STS/A两种系小鼠，出生后1个月给予4次X线全身均匀照射，剂量率0. 57Gy/min，总剂量1. 61 Gy，每次间隔8天。于照射后12、24、27、32天分4次杀死小鼠，每次每组8～10只，取胸腺组织制成细胞悬液，每个标本分析50个细胞，镜下计数数目畸变和明显的结构畸变，同时拍照、组型。结果发现，照射后12～32天，B10. Thy1. 1和STS/A两种小鼠均观察到各种非两倍体型数目畸变。B10. Thy1. 1小鼠非两倍体型数目畸变明显高于STS/A小鼠。两种小鼠数目畸变分布中41条染色体的检出率差异有统计学意义（$P<0.05$）。B10. Thy1. 1小鼠的41条染色体畸变检出率随照射时间的增加而增加，而STS/A小鼠染色体畸变却少见或几乎未见。绝大部分41条染色体是由15号染色体三体造成的。B10. Thy1. 1小鼠中15三体的检出率平均为37. 5%，而STS/A小鼠中15三体却未见。照射后不同时间在两种小鼠胸腺细胞中，均见到各种类型的结构畸变。在B10. Thy1. 1小鼠中畸变主要集中在12和15号染色体上，而STS/A小鼠的畸变几乎涉及每条染色体。在两种小鼠出现最多的易位型畸变中，均为12号染色体E～F区的易位频率最高。

另有一项研究，将557只雄性和551只雌性SAS/4小鼠经X线照射，雄性小鼠照射剂量为0. 25～7. 5 Gy，雌性小鼠照射剂量为0. 5～7. 5 Gy，照射12个月。结果发现，雄性和雌性小鼠肺癌发生率呈剂量依赖性升高（$P<0.05$）。

20 只猕猴，雌雄各半，经大剂量（4～8.6 Gy）X 线急性全身照射 1 次，后续观察 18 年，在 7.5～15.5 年间，有 12 只猕猴死亡，其中有 8 只死于恶性肿瘤，包括 5 只患肾腺癌、2 只甲状腺滤泡性癌、2 只骨癌和 1 只皮下组织肿瘤，在观察期间对照组没有发生肿瘤。

（二）流行病学资料

对汕头市 417 名接触 X 线的放射工作人员与 135 名非放射工作人员的外周血淋巴细胞微核率进行对比分析的研究中显示，接触组淋巴细胞微核率（1.14‰）与对照组（0.39‰）相比明显降低，差异有统计学意义（$P<0.01$）。

杜翔等（2010 年）采用分层随机抽样方法，以行政村和自然村组为最终抽样单位，在距田湾核电站 0～30km 范围内的 27 个村、社区采集血样，并检查外周血淋巴细胞微核发生率和次黄嘌呤鸟嘌呤转磷酸核糖（基）酶（HGPRT）基因突变率。结果在 631 名抽检居民按照距离分组平均微核率从（4..22±2.63)‰至（5.26±2.59)‰，HGPRT 基因突变率从（0.62±0.24)‰至（1.03±0.92)‰。

周丽丽等（2012 年）选取 2010 年某轧钢厂从事工业探伤检测而接触 X 线的 125 名男性工人为接触组，年龄 27～50 岁，平均年龄（38.1±3.1）岁，检测血细胞分析。结果显示，接触组中白细胞总数、淋巴细胞计数、中间细胞计数较对照组明显降低，差异有统计学意义（$P<0.05$）。

姜晶等（2014）通过全面检索国内外中英文相关文献，按预先设定的纳入与排除标准进行严格筛选后，最终纳入 21 篇文献，总研究细胞数1 970 626个。用 Stata 12.0 进行 Meta 分析，异质性检验用 Q 检验和 I2 统计量，发表偏倚用漏斗图法、Begg 秩相关法和 Egger 线性回归法 3 种方法识别。结果发现，放射工作人员发生染色体型畸变、双着丝粒体＋环状染色体畸变、易位、微核细胞的危险性要高于非放射工作人员，其比值比及 95%可信区间分别为 3.03（2.59～3.56)、4.12（2.99～5.67)、2.73（1.67～4.46)、1.70（1.40～2.06)。提示长期暴露在低剂量电离辐射下会显著增加外周血淋巴细胞染色体畸变率和微核细胞率。

英国的一项回顾性队列研究以1985—2002年间首次接受X线照射（CT检查）时无癌症诊断，并且年龄小于22岁的患者为受试者，通过登记系统获取癌症发生率、死亡率和从英国国民健康服务体系（NHS）注册中心失随访的数据。研究者估算每次CT扫描时脑和红骨髓X线吸收剂量，分别于首次CT扫描后2年和5年对白血病和脑肿瘤展开随访，研究者利用泊松相对危险度模型评估白血病和脑肿瘤的超额发生率。结果显示，在随访期间，178 604例患者中有74例被诊断为白血病，176 587例患者中有135例被诊断为脑肿瘤。CT扫描辐射剂量与白血病［每毫戈瑞（mGy）超额相对危险度（ERR）为0.36；$P<0.01$］和脑肿瘤（每mGy的ERR为0.023；$P<0.0001$）发生风险呈正相关性。与接受辐射剂量<5 mGy的患者相比，接受累积剂量至少为30 mGy患者的白血病相对危险度为3.18，接受累积剂量为50～74 mGy患者的脑肿瘤相对危险度为2.82。

国际癌症研究所（IARC，2010年）将X线与γ射线列为1类，人类致癌物。

（三）临床表现

1. 一般临床表现　X线与γ射线作用于人体早期主要表现为消化道功能障碍，表现为腹痛、腹泻、恶心、呕吐，或无力性神经衰弱综合征，如头痛、头晕、无力、记忆力减退和性功能减退，女性可见月经紊乱。早期可无明显体征，后期可见神经反射异常。病情进一步发展，可表现为白细胞减少和感染性出血、呕吐、腹泻，严重者可导致肠梗阻、意识障碍、共济失调、抽搐、休克等。

2. 致癌表现　X线与γ射线可诱发人类恶性肿瘤。日本原子弹爆炸幸存者（接触X线与γ射线）的长期随访研究，及以后的辐射致癌实验研究，对人类辐射致癌提供了大量的流行病学调查结果和理论依据。常见的诱发的恶性肿瘤为白血病，其常见临床表现为贫血、出血、发热、淋巴结和肝脾大、胸骨压痛、眼球突出，病情进一步发展可表现为心肌炎、心力衰竭、肠道出血、肠梗阻、肾功能不全、抽搐、昏迷等，血常规表现白细胞总数先增加，后进行性减少，骨髓象可见增生活跃或增生低下，粒细胞系统成熟障碍等。骨髓中可因某些白血病细胞增生明显活跃或极度活跃，而呈灰红色或黄绿色。淋巴组织也可被白血病细胞浸润，后期则淋巴结肿大。

（四）防制原则

电离辐射防护的目的是防止对健康危害的确定性效应，因此，相关单位负责人及操作人员应严格执行《电离辐射防护与辐射源安全基本标准》《中华人民共和国职业病防治法》《放射性同位素与射线装置安全和防护条例》《放射性同位素与射线装置安全和防护条例》《放射工作人员职业健康管理办法》等相关法律、法规，制定标准操作规程，制定放射性设备详细的生产、使用与维护的标准操作规程，加强设备使用和维护人员技能培训，使照射剂量达到安全水平。对于接触射线的劳动者，应专门建立健康档案，包含上岗前健康检查、在岗期间定期健康检查、应急的健康检查、离岗健康检查及随访的记录。尤其应加强血液系统的检查。

二、致癌机制

利用胸腺嘧啶核苷（TdR）阻断肝癌 HepG2 细胞于 G_1 期末继续培养至 34 和 40 小时，分别得到了较高同步化程度的 S 期和 G_2/M 期细胞，用^{60}钴（^{60}Co）γ 射线（吸收剂量率 1Gy/min，吸收剂量 20Gy）一次性照射细胞后通过免疫荧光和 westernblot 检测 γ-H2AX 的表达。结果显示，照射后的 HepG2 细胞中 γ-H2AX 表达较照射前显著增高（$P<0.05$），处于 S 期的细胞表达增加更为突出。由此说明不同时期的 HepG2 细胞受照射后均检测出不同程度的 DNA 双链断裂，其中 S 期细胞尤为敏感。

将 180 只雄性昆明种小鼠随机分为正常对照组、全身照射组、全身屏蔽照射组和左侧半身照射组 4 组，用铅屏蔽建立半身照射模型，以剂量率 0.8Gy/min，吸收剂量 8.0Gy ^{60}Co γ 射线一次性照射。结果发现，全身照射小鼠血清丙二醛（MDA）、肿瘤坏死因子-α（TNF-α）水平升高，超氧化物歧化酶（SOD）活性降低，嗜多染红细胞微核形成率与对照组相比显著升高（$P<0.01$）；全身屏蔽照射

组血清 TNF-α、MDA、SOD 水平与正常对照组比较，差异无统计学意义（$P>0.05$）。左侧半身照射组小鼠血清 MDA、TNF-α 水平升高，SOD 活性下降（$P<0.01$）；小鼠照射侧与非照射侧股骨骨髓嗜多染红细胞微核形成率均较全身照射组低，但明显高于正常对照组（$P<0.01$）；由此可见，γ 射线照射可引起造血细胞产生 DNA 损伤。TNF-α、MDA 的增加和 SOD 活性下降可能参与了该损伤过程。

Kalinich 等使用不同剂量（0.5～10 Gy/min）的 γ 射线一次性照射四种体外培养的细胞系（CHO K-1、HeLa S-3、C-1300 N1E-115 和 V79A03），并在照射后 24、48 和 72 小时测定细胞基因组 DNA 甲基化水平，发现在 10 Gy 照射后所有细胞的基因组 DNA 甲基化水平在不同时间的观察点都出现了剂量依赖的下降，且在 10 Gy/min 照射后 48 小时时下降最大；但是在 1～5 Gy/min 照射后 24 小时，来源于上皮组织的 CHO K-1 和 HeLa S-3 细胞的基因组 DNA 甲基化水平出现了一个平台，而来源于成神经组织的 C-1300 N1E-115 细胞是在 5～10Gy/min 出现平台，来源于成纤维组织的 V79A03 细胞始终没有出现平台。

Pogribny I 等（2004 年）用不同剂量（0、0.5、1、2.5、5 Gy/min）γ 射线对 C57/B1 小鼠一次性照射 6 小时，每组 40 只小鼠，雌雄各半，结果发现，雄性和雌性小鼠脾组织中基因组 DNA 甲基化水平均显著地下降，并有较好的剂量依赖性，但是在肝组织中这种情况仅发生在雌性，在肺组织中则无论雄性还是雌性都没有任何显著性改变；他们还发现 γ 射线剂量 0.5Gy/d，10 天间断照射在小鼠肝和脾组织没有产生任何影响。但是在另一项研究中，γ 射线 0.05 Gy/d，10 天间断照射导致雄性小鼠肌肉组织中基因组 DNA 甲基化水平显著下降，而肝组织中则没有。有流行病学研究报道，小剂量长时间照射的肾细胞癌患者的肿瘤组织与对照相比，抑癌基因 p16INK4A 基因启动子区有高甲基化和基因低表达。无论在细胞水平、组织水平，还是整个生物体水平方面，辐射诱导基因组不稳定性均与基因组的低甲基化有密切关系。

用 10Gy/min γ 射线照射正常人成纤维细胞（AG01522）1 小时，

通过基因芯片检测 miRNA 表达情况，经照射后 17 个 miRNA 表达发生改变，其中 10 个 miRNA 表达上调，7 个 miRNA 表达下降。研究者挑选变化比较明显的 let-7 进行下一步研究，0.25～10Gy/min γ 射线照射细胞 1 小时后发现低剂量 0.25Gy 处理细胞 let-7 下降不明显，0.5、1、3、5、10Gy/min 可以明显抑制 let-7 表达，但无剂量依赖性。再用 10Gy/min γ 射线照射 AG01522 细胞 30～24 小时，let-7 表达在 30 分钟开始下降到 12 小时时恢复到正常水平。而用 2、5、10Gy/min γ 射线照射细胞 1 分钟后检测细胞内活性氧（ROS）水平发现均比对照组升高，用半胱氨酸（cysteine）预处理细胞后可以降低射线所致细胞内 ROS 水平升高，进而阻滞 let-7 表达下降。用 1 Gy/min X 线诱导 CBA/CaJ 小鼠发生肝癌后，提取肝癌组织的 RNA，检测 miRNA 表达谱的变化情况，发现癌组织 miR-21 表达比正常高 6 倍。用 0.5 Gy/min X 线处理永生化人肝细胞（LO2）0～72 小时，miR-21 表达逐渐升高，到 24 小时后维持在同一水平，比 0 小时时升高 4 倍。将转染 miR-21 的 LO2 细胞和经 0.5 Gy/min X 线照射的转染细胞分别种植于裸鼠中，均可以诱导裸鼠皮下形成肿瘤，但经照射后的转染细胞致瘤性比单纯转染细胞要强，在裸鼠皮下形成的肿瘤大小比单纯转染大 3 倍。miRNA 表达改变可以调控其下游的一些癌基因或抑癌基因，从而诱发肿瘤，这也可能是电离辐射所致肿瘤发生的机制之一。

三、危险度评价

美国国家科学院专家委员会发表的关于电离辐射生物学效应的第 7 次报告称，如果一生中 1 次暴露 100mSv 电离辐射，100 人中将有 1 人可能患实体癌或白血病。根据流行病学调查，特别是对日本原子弹爆炸幸存者的跟踪观察，发现在大剂量照射范围内，实体癌（除白血病外的恶性肿瘤）与剂量的关系为线性。白血病与剂量的关系适用线性平方模型。Pierce 等人于 1996 年发表了癌症死亡率（1950—1990 年）的分析结果，在 86 572 名观察对象中，共观察到 249 名白血病死亡患者，剂量-效应关系为明显的非线性，1Sv 时的单位剂量的超额绝对危险是 0.1Sv 时的 3 倍。在 0.05～0.10Sv 剂量组，白血病的超额绝对危险为负值，但无显著性差异（*P*＝0.23）。Thompson 等报告了日本原子弹爆炸幸存者实体癌发生率（1958—1987 年）的分析结果，在 79 972 名 LSS-E85 群组成员中，诊断了 8613 例原发性实体癌患者，癌症患者的平均器官剂量在 0.2～0.3Sv 之间，每 Sv 的 ERR 为 0.63（95%CI：0.52～0.74），符合线性剂量-效应关系。即使在 0.2～0.5Sv 剂量范围内，也观察到了实体癌的显著增加。对加拿大结核病患者群体研究（1950—1987 年），包括 64 172 名患者，其中 39%的人早年接受了多次胸部 X 线透视，肺的平均受照射剂量为 1.0Sv。共观察到 1178 名肺癌死亡患者，没有发现肺癌危险与剂量间存在正相关的证据，剂量为 1Sv 时的相对危险（RR）为 1.00（95% CI：0.94～1.07）。对日本原子弹爆炸幸存者乳腺癌发病率（1958—1987 年）的研究表明，乳腺癌发病危险与剂量呈线性关系，剂量为 1Sv 时的 ERR 为 1.59（95%CI：1.09～2.19）。

孙志娟等应用美国电离辐射效应委员会研发的日本原子弹爆炸幸存者胃癌辐射致癌危险模型，估算其辐射致癌超额相对危险和绝对危险系数。根据我国肿瘤登记年报胃癌基线发病率，利用曲线拟合方法，估算其性别-年龄别基线发病率。综合日本人群胃癌辐射致癌危险系数及我国人群胃癌基线发病率，结合适用于我国人群的危险转移方法，估算我国人群胃癌辐射致癌危险系数。结果估算获得我国人群胃癌辐射致癌超额相对危险系数值，男性为 0.26/Sv，女性为 0.64/Sv（30 岁受照，60 岁患癌）。

（凌　敏　王民生　常元勋）

主要参考文献

1. 陈英．辐射所致 DNA 损伤与肿瘤风险．癌变·畸变·突变，2011，23（6）：473-475.
2. Pierce DA，Preston DL. Radiation-related cancer risks at low doses among atomic bomburvivors. Radiat Res，2000，154（2）：178-186.

3. 杜翔，许翠珍，余宁乐．田湾核电站周围居民细胞微核率和 HGPRT 突变率调查分析．中国辐射卫生，2010，19（1）：55-57.
4. Kabuto M，Nitta H，Yamamoto S，et al. Childhood leukemia and magnetic fields in Japan：a case-control study of childhood leukemia and residential power frequency magnetic fields in Japan. Int J Cancer，2006，119（3）：643-650.
5. 吕慧敏，董金婵，张翠兰，等．室内氡暴露居民外周血淋巴细胞 DNA 损伤及微细胞发生率．中华放射医学与防护杂志，2002，22（5）：340-342.
6. 姜晶，高露，黄波．等低剂量电离辐射对职业暴露人群染色体畸变率和微核细胞率影响的 Meta 分析．中华放射医学与防护杂志，2014，34（4）：250-254.
7. 张素英，李全开．低剂量电离辐射对放射工作人员细胞遗传学影响．中国公共卫生，2011，27（1）：48-50. 8.
8. 郑则光，邱坚卫，王勇春．汕头市放射工作人员健康状况的调查．中国辐射卫生，2010，19（1）：56-57.
9. 刘长安．切尔诺贝利核事故受照人群的甲状腺效应．国外医学·放射医学核医学分册，1997，21（4）：184-186.
10. 周丽丽，迟江鹏，左太，等．某轧钢厂放射工作人员静脉血细胞分析．工业卫生与职业病，2012，38（2）：107.
11. 中华人民共和国国家标准．医学放射工作人员的卫生防护培训规范．GBZ/T149-2002. 北京：中国标准出版社，2002.
12. 陈英，段志凯，徐洪兰，等．辐射诱发白血病初期过程的细胞和分子遗传学研究．辐射研究与辐射工艺学报，2000，18（1）：1-6.
13. 任静华，林菊生，刘瑶，等．γ-H2AX 分析用于检测电离辐射致 HepG2 细胞 DNA 双链断裂的研究．中华放射医学与防护杂志，2007，27（5）：450-454.
14. 王芹，岳井银，李进，等．电离辐射诱发小鼠脾细胞 DNA 断裂及修复．中国辐射卫生，2007，16（1）：17-19.
15. Zhu Y，Yu X，Fu H，et al. MicroRNA-21 is involved in ionizing radiation-promoted liver carcinogenesis. Int J Clin Exp Med，2010，3（3）：211-222.
16. Simone NL，Soule BP，Ly D，et al. Ionizing radiation-induced oxidative stress alters miRNA expression. PLoS One，2009，4（7）：e6377.
17. 石大伟，赵永成．电离辐射诱导的 DNA 甲基化模式改变及其在辐射致癌机制研究中的意义．国际放射医学核医学杂志，2006，7（30）：240-243.

18. 王仲文. 电离辐射诱发的基因组不稳定性与辐射致癌. 国外医学·放射医学核医学分册，2000，21（1）：226-230.
19. Pogribny I，Raiche J，Slovack M，et al，Dose-dependence，sex-and tissue-specificity，and persistence of radiation-induced genomic DNA methylation changes. Biochem Biophys Res Commun，2004，320（4）：1253-1261.
20. 孙志娟，王继，先向剑. 我国人群辐射致胃癌危险系数估算研究. 中华放射医学与防护杂志，2015，35（4）：282-286.

第三部分

对人类可疑与可能致癌性外源化学物

第二十二章

金属及其化合物

第一节　铅及其化合物

铅（lead，Pb）是一种柔软略带灰白色的重金属，用途极为广泛。人类使用铅的历史已有几千年。铅加热至400～500℃时即有大量铅蒸气逸出，在空气中迅速氧化成氧化亚铅，凝集为铅烟尘。常见的职业接触有：铅矿的开采及冶炼、熔铅作业、蓄电池生产、铅化合物的使用等。20世纪20年代，四乙基铅作为防爆剂添加到汽油中，使铅的使用量急剧上升，成为导致环境铅污染的重要原因。铅及其化合物可通过呼吸道和消化道吸收，生产过程中，呼吸道吸收是主要途径。进入血液的铅90%以上与红细胞的细胞膜、低分子蛋白及血红蛋白分子结合，其余在血浆中，主要与血浆蛋白结合。循环中的铅早期主要分布于肝、肾、脑、皮肤和骨骼肌中，数周后，由软组织转移到骨，并以难溶的磷酸铅形式沉积下来。人体内90%～95%的铅贮存在骨内，比较稳定。体内的铅排出缓慢，半衰期5～10年，主要通过经肾由尿排出。少部分铅可随粪便、唾液、汗液、脱落的皮屑等排出。血铅可通过胎盘进入胎儿，乳汁内的铅也可影响婴儿。

一、遗传毒性与致癌表现

（一）动物实验资料

24只雄性昆明种小鼠，随机分为3组，每组8只小鼠，分别给予醋酸铅0、15和30mg/kg进行灌胃染毒，每周5天，连续3周。每组一半小鼠取胸骨做骨髓细胞微核实验；另一半小鼠注射秋水仙素（4μg/g）4小时后，取双侧股骨和睾丸分别做骨髓细胞染色体畸变和初级精母细胞染色体畸变分析。结果发现，经醋酸铅处理后，15 mg/kg组和30mg/kg组微核率比阴性对照组明显升高（$P<0.01$）。

说明铅具有致骨髓细胞微核率升高的作用；小鼠骨髓细胞出现染色体畸变，30mg/kg 组骨髓细胞染色体畸变细胞率显著升高于对照组（$P<0.01$），并显著高于 15mg/kg 组（$P<0.01$）；30mg/kg 组初级精母细胞染色体畸变率与对照组相比显著增加（$P<0.01$），并显著高于 15mg/kg 组（$P<0.01$）。

Zawirska 用醋酸铅对 94 只雄性和 32 只雌性 Wistar 大鼠进行染毒。前 2 个月每天喂饲含 3mg/d 铅的饲料，后 16 个月增加饲料中铅的含量，使铅含量增至 4mg/d。19 只雄性和 13 只雌性大鼠为对照组，用正常饲料喂饲。18 个月后，观察大鼠肿瘤发生情况。结果发现，雄性大鼠有 58 只形成肿瘤，雌性大鼠有 14 只形成肿瘤，其中有些大鼠形成多器官肿瘤。雄性大鼠形成的肿瘤包括 23 只肾上腺瘤，23 只睾丸间质细胞瘤，22 只前列腺癌，10 只肺癌，4 只脑垂体瘤，3 只脑神经胶质瘤，3 只肝癌，3 只甲状腺瘤，2 只输精管癌和 1 只骨髓性白血病。雌性大鼠形成的肿瘤包括 9 只肾上腺瘤，5 只肺癌，3 只乳腺癌，2 只肝癌，2 只甲状腺癌，1 只垂体腺瘤，1 只食管癌和 1 只骨髓性白血病，对照组大鼠均无肿瘤发生。

Mao 用 1%醋酸铅喂饲 40 只雄性 Wistar 大鼠，20 只对照组大鼠则给予正常饲料。喂饲 2 年后，观察发现，对照组有 1 只（5%）大鼠形成肾肉瘤，而染毒组大鼠有 31 只（77.5%）形成肾肿瘤，肿瘤类型包括肾腺瘤和肾癌。

国际癌症研究所（IARC，1987 年）将铅及其无机化合物归入 2B 类，人类可能致癌物。

（二）流行病学资料

Cocco P 等（1998 年）为探讨职业铅接触与脑肿瘤的关系，采用职业接触矩阵对美国 24 个州有职业铅接触 1984—1992 年死于脑肿瘤的 27 060 名患者和死于非肿瘤的 10 8240 名患者对照进行了分析。结果显示，有高浓度铅接触史者可能会增加脑肿瘤发生的危险性，相对危险度（RR）＝2.1（95%CI：1.1～4.0）。

叶细标等（2001 年）对上海某冶炼厂 6971 名铅接触工人肿瘤死亡进行回顾性队列研究，全队列 6971 名工人共观察 87 576 人年，接触队列3344名工人共观察41 505人年，以上海市人口的肿瘤死亡率为标准对照，结果发现，铅接触工人肺癌标化死亡比（SMR）为128.0（$P<0.05$）；工龄超过20年者肺癌的SMR为463.7（$P<0.01$）；与同厂非接触工人队列比较，肺癌的RR为8.58（95%CI：4.82～15.11），而且与累计接触浓度（时间）呈浓度（时间）-反应关系，提示职业接触铅与肺癌有联系；工龄超过20年的工人出现鼻咽癌超额死亡，SMR为408.0（$P<0.01$），提示鼻咽癌死亡可能与铅累计接触到一定剂量有关。

Ilychova SA等（2012年）对莫斯科27家印刷厂1950—1978年期间从事人工和机械排版接触无机铅的工人癌症死亡队列进行研究，其中包含1423名男性和3102名女性工人，随访从1979年持续至2003年。以莫斯科人口的死亡率为对照，分析结果发现，铅接触者肾和胰腺肿瘤死亡率升高，患肾癌死亡9人，SMR为2.12（95%CI：1.10～4.07）；患胰腺癌死亡18人，SMR为2.32（95%CI：1.46～3.68），两种肿瘤男女性发病率相似。调查结果表明，肾和胰腺的癌症与铅接触程度有关联，男女性别间未显示差异。

Fu H等（1995年）对已发表的有关职业性铅接触与肿瘤发生之间关系的病例对照研究和队列研究进行了Meta分析，结果表明，职业性铅接触者患胃癌、肺癌和膀胱癌的RR分别为1.33（95%CI：1.18～1.49）、1.29（95%CI：1.10～1.50）和1.41（95%CI：1.16～1.71）。

（三）临床表现

长期接触铅及其化合物会导致心悸、易激动，血象红细胞增多。铅侵犯神经系统后，出现失眠、多梦、记忆力减退、疲乏，进而发展为狂躁、失明、神志模糊、昏迷，最后因脑组织缺氧而死亡。根据动物实验和流行病学资料，长期慢性铅接触者可能会增加肾腺瘤、肾癌、白血病、肝癌、肝癌等癌症的发生。

（四）防制原则

生产和使用铅及其化合物的企业，必须按照国家职业病防治法律、法规和职业卫生标准要求，采取综合性控制措施，加强工作场所通风、排风，降低生产环境空气中铅浓度；正确使用个人防护用品，以防止铅从呼吸道、消化道进入和体表直接接触。加强职业性危害知识培训和健康教育，规范开展职业健康检查，及时发现职业禁忌证和早期职业性危害，患有贫血、神经系统疾患，肝、肾疾患，心血管器质性疾病者，不适宜从事接触铅作业。对于已经产生铅危害者，应及时诊断，及时驱铅治疗。

停止机动车使用含铅汽油，以新型抗爆剂甲基叔丁基醚等替代四乙基铅，控制铅对环境的污染。

二、致癌机制

对慢性铅接触工人［血铅（2.64±0.82）μmol/L］的一项研究表明，其红细胞丙二醛（MDA）含量，以及血浆锌卟啉（ZPP）水平显著高于非铅接触组工人［血铅（0.57 4±0.15）μmol/L］，而血浆含巯基的δ-氨基-γ-酮戊酸脱水酶（δ-ALAD）活性和还原型谷胱甘肽/氧化型谷胱甘肽（GSH/GSSG）比值显著低于非铅接触组。正常人全血细胞用不同浓度的氯化铅或醋酸铅（3.60～14.39μmol/L）处理24小时后，发现δ-ALAD活性抑制程度与铅浓度呈明显的剂量-效应关系。在最高浓度铅（14.39μmol/L）处理组，GSH的含量减少40%，谷胱甘肽还原酶（GR）、谷胱甘肽过氧化物酶（GSH-Px）、谷胱甘肽-S-转移酶（GST）的活性分别抑制25%、50%和19%。结果表明，铅主要是通过诱发氧化应激，使机体氧化程度增加而起作用的。

原代分离培养豚鼠肾上腺皮质细胞，以0、6.25、12.5、25、50、100 μmol/L醋酸铅处理细胞0～60分钟，观察醋酸铅诱导肾上腺皮质细胞活性氧（ROS）产生和线粒体损伤作用。结果发现，ROS形成水平随铅剂量的增加而增加；反映线粒体膜电位的Rh123标记的平均荧光强度随着醋酸铅染毒剂量的增加有一定的降低趋势，对照组与各个剂量组之间有统计学差异（$P<0.01$）；以相对发光值（RLU/min）表示的细胞腺苷三磷酸（ATP）水平随醋酸铅剂量/时间的增加而降低（$P<0.01$）；细胞死亡率随醋酸铅剂量增加而升高。

结果提示，线粒体氧化应激是介导肾上腺皮质细胞毒性的主要机制之一。

将ICR雄性小鼠随机分为5组，即蒸馏水对照组和10、50、100、500mg/kg醋酸铅染毒组，每组5只小鼠，采用灌胃方式染毒，隔日染毒，共4周，结果显示，随醋酸铅剂量的增加小鼠肝线粒体中的ROS水平明显升高，染毒剂量500mg/kg组ROS升高水平与对照组相比，差异有统计学意义（$P<0.01$）。肝MDA含量以及淋巴细胞尾长和尾相显著增加，染毒剂量50、100、500mg/kg组与对照组相比，差异均有统计学意义（$P<0.01$）；MDA与淋巴细胞尾长和尾相的变化趋势一致。诱发ROS生成并导致脂质过氧化作用增强以及DNA损伤可能是铅引起机体损伤及癌症的主要机制之一。

Fracasso等（2010年）对37名蓄电池作业工人和29名非铅接触工人的一项调查结果表明，蓄电池作业工人外周血淋巴细胞GSH水平较非铅接触工人极显著下降（$P<0.001$），ROS的产生水平显著增加（$P<0.05$）。

用碱性单细胞微量凝胶电泳试验（彗星试验）检测体外培养的人外周血淋巴细胞DNA损伤，发现铅具有引起淋巴细胞DNA链断裂损伤的极其严重作用（$P<0.001$）。

Grover等（2010年）对90名男性铅接触（铅回收装置）工人和90名对照组研究表明，铅接触工人的平均彗尾长度显著大于对照组（$P<0.05$），口腔上皮细胞和外周血淋巴细胞中的微核数量明显增高，细胞中期畸变频率明显增高，异常分裂频率也显著升高。抗氧化酶水平相对降低（$P>0.05$），而脂质过氧化率较高。因此，DNA氧化损伤被认为是铅诱导癌症发生的重要机制之一。

三、危险度评价

我国职业性铅中毒诊断标准规定，血铅≥100μg/L，结合职业接触史和相关临床表现可诊断为铅中毒。铅中毒分级标准：

Ⅰ. 血铅<99μg/L，相对安全；

Ⅱ. 血铅100～199μg/L，血红素代谢受影响，神经传导速度下降；

Ⅲ. 血铅 200～499μg/L，铁、锌、钙代谢受影响，出现缺钙、缺锌、血红蛋白合成障碍，会有免疫力低下、学习困难、智商水平下降或体格生长迟缓等症状；

Ⅳ. 血铅 500～699μg/L，可出现性格多变、易激怒、多动、攻击性行为、运动失调、视力和听力下降、不明原因腹痛、贫血和心律失常等中毒症状；

Ⅴ. 血铅≥700μg/L，可导致肾功能损害、头痛、惊厥、昏迷甚至死亡。

（凌 敏 白 瑩 王民生 常元勋）

主要参考文献

1. 蒋晓红. 铅的毒性和致癌性研究进展. 职业卫生与应急救援，2003，21（3）：122-124.
2. 徐进，徐立红. 环境铅污染及其毒性的研究进展. 环境与职业学，2005，22（3）：271-273.
3. Cocco P，Dosemeci M，Heineman EF. Brain cancer and occupational exposure to lead. J Occup Environ Med，1998，40（11）：937-942.
4. Ilychova SA，Zaridze DG. Cancer mortality among female and male workers occupationally exposed to inorganic lead in the printing industry. Occup Environ Med，2012，69（2）：87-92.
5. 叶细标，倪为民，周峰，等. 上海某冶炼厂铅接触工人肿瘤死亡的回顾性队列研究. 中华劳动卫生职业病杂志，2001，19（2）：108-111.
6. Fu H，Boffetta P. Cancer and occupational exposureto inorganic lead compounds：a meta-analysis of published data. Occup Environ Med. 1995，52（2）：73-81.
7. 江泉观，纪云晶，常元勋. 环境化学毒物防治手册. 北京：化学工业出版社，2004：14-28.
8. Steenland K，Boffetta P. Lead and cancer in humans：where are we now？Am J Ind Med，2000，38（3）：295-299.
9. Sibergeld EK，Waalikes M，Rice JM. Lead as a carcinogen：experimental evi-

dence and mechanisms of action. Am J ind med，2000，38（3）：316-323.

10. Vainio H. Lead and cancer--association or causation? Scand J Work Environ Health，1997，23（1）：1-4.
11. 连灵君，徐立红．氧化损伤与铅毒性研究进展．环境与职业医学，2007，24（4）：435-439.
12. 杨杏芬，庄志雄，魏青，等．铅对肾上腺皮质细胞线粒体的氧化损伤．中山医科大学学报，2001，22（1）：14-18.
13. 连灵君，吴晨，徐进，等．铅染毒导致小鼠 DNA 损伤与氧化损伤．环境科学学报，2006，26（1）：137-141.
14. Fracasso ME，Perbellini L，Solda S，et al. Lead induced DNA strand breaks in lymphocytes of exposed workers：role of reactive oxygen species and protein kinase C. Mut Res，2002，515（1-2）：159-169.
15. Grover P，Rekhadevi PV，Danadevi K. Genotoxicity evaluation in workers occupationally exposed to lead. Int J Hyg Environ Health，2010，213（2）：99-106.

第二节　钴及其化合物

钴（cobalt，Co）属于有色金属，质地坚硬，呈银灰色稍带红色，具有强磁性，易溶于稀酸中，在溶液中或熔融时不与碱起作用，加热时可同卤素结合。钴是人体必须的微量元素之一，正常人体内钴的总含量为 1.2mg。在钴矿的开采、冶炼、铸造，钴的各种合金制造和加工过程，可接触钴尘、钴烟或钴的氧化物烟尘。钴的氧化物可作为陶制品脱色剂、颜料以及搪瓷釉料，有机化学工业使用钴化合物作为催化剂、干燥剂，以及用于碳水化合物的水合、脱硫、氧化、还原等。上述行业的工作人员均可能接触钴及其化合物。^{60}Co 是 γ 射线的射线源，用于地质勘探、生物和癌症的放射治疗。钴可经呼吸道、胃肠道和皮肤进入人体。胃肠道吸收部位主要在空肠，在肠黏膜上与转铁蛋白结合，其中一部分进入血液与血浆中 α-球蛋白结合，随血液迅速分布到全身。血液中的钴主要分布于红细胞内。钴在体内的含量恒定，多余的钴与组胺形成复合物通过粪便、尿、汗排出体外。由呼吸道吸入的金属钴粉尘和钴盐存留于肺中，清除缓慢，其生物半衰期可长达5～15年。

一、遗传毒性与致癌表现

（一）动物实验资料

在微生物系统，Nisbioka（1975年）采用枯草杆菌重组实验，氯化钴浓度为0.05mol/L时，结果为阴性。Kanematsu等（1980年）采用H17（Rec^-，arg^-，try^-）菌株做重组试验，在相同浓度下结果为阳性。在哺乳动物细胞测试系统，Amacher等（1980年）用氯化钴（5.69～57.11μg/ml）处理L5178/TK^+小鼠淋巴瘤细胞，并未诱发出抗三氟胸腺嘧啶核苷（TFT）突变体。有报道，氯化钴（0.2mmol/L）可使中国仓鼠肺成纤维细胞（V79细胞）次黄嘌呤鸟嘌呤磷酸核糖（基）酶（HGPRT）位点突变频率轻微增高。Morita等的研究显示，用氯化钴（2×10^{-4}～3×10^{-4}μg/ml）对小鼠FM3A细胞处理48小时，在HGPRT位点发生了突变。100只B6C3F1小鼠或Fischer 344大鼠，雌、雄各半，吸入浓度为0、0.3、1和3mg/m^3，每天6小时，每周5天，持续105周，观察结果发现染毒组小鼠肺癌的发生率随剂量依赖性升高，不同剂量组雄性小鼠肺癌的发生率分别为11/50、14/50、19/50、28/50；雌性小鼠肺癌的发生率分别为4/50、7/50、13/50、18/50。染毒组大鼠肺癌发生率比对照组升高（$P<0.05$）；不同剂量组雄性大鼠肺癌的发生率分别为1/50、4/50、4/50、7/50；雌性大鼠肺癌的发生率分别为0/50、3/50、16/50、16/50。

国际癌症研究所（IARC，2010年）将钴及其化合物归入2B类，人类可能致癌物。

（二）流行病学资料

Gennart等（1993年）对接触含铁、铬、镍和钴金属粉生产工人进行研究，作业环境空气中钴浓度超过污染排放物阈限值（TLV）（AGCIH）5μg/m^3，但铬和镍的浓度低于这个阈限值，对24名接触组工人外周血淋巴细胞姐妹染色单体交换（SCE）率，血清中肿瘤标志物癌胚抗原（CEA）和组织多肽抗原（TPA）水平检测结果表明，接触组工人外周血淋巴细胞的 SCE 水平显著高于对照组（$P<0.05$），接触组血清中的 CEA 和 TPA 平均值亦轻微高于对照组，但差别无统计学意义（$P>0.05$）。

Hogestedt 等在 1951—1982 年期间对瑞典一家硬金属制造厂的 3163 名男性工人进行随访调查。工人职业接触钴至少 1 年以上。按接触浓度分为 4 组，分别为：$<2\mu g/m^3$、$1\sim5\mu g/m^3$、$10\sim30\mu g/m^3$、$60\sim11000\mu g/m^3$。工人同时还会接触其他金属如钨等。观察期间工人 80 岁以前死亡的人数有 292 名，标准化死亡比（SMR）为 0.96（95% CI：0.85～1.07），其中 73 名工人死于肿瘤 SMR 为 1.05（95% CI：0.82～1.32）。肿瘤死亡人数中有 17 例死于肺癌 SMR 为 1.34（95% CI：0.77～2.13）。高浓度接触组和低浓度接触组的 SMR 值差别没有统计学意义（$P>0.05$）。工作 10 年以上的工人肺癌死亡人数增多，SMR 为 2.78（95% CI：1.11～5.72）。

Moulin 对 61 名死于肿瘤的患者为病例组和 180 名对照者进行病例对照研究。病例组和对照组人员都有 3 个月以上的重金属制造厂工作史，按钴接触的强度、持续时间、频率来计算接触浓度，并将其分为 9 个等级，接触浓度大（2～9 级）的工人比接触浓度小（0～1 级）的工人更易于发生肺癌，比值比（OR）值为 1.93（95% CI：1.03～3.62）。

（三）临床表现

接触钴作业的工人可出现呼吸系统症状表现，胸闷、咳嗽；黏膜刺激症状表现，鼻痒、眼结膜充血和咽痛、皮肤搔痒等症状。长期接触可能致肺癌，接触钴所致肺癌患者，常见表现：咳嗽、咯血、喘鸣、体重下降、发热等。

（四）防制原则

口服大量钴化物时，应给予洗胃、导泻。皮肤接触者脱去污染的衣着，用大量流动清水冲洗。误吸者应迅速脱离现场至空气新鲜处。保持呼吸道通畅。

对于生产和使用钴及其化合物的企业，应尽量减低工作场所空气中钴浓度，加强通风、排风设置、正确使用个人防护用品，以防止体表直接接触和呼吸道吸入。加强职业性危害防护知识培训和健康教育，提高防范意识，防止误吸、误食。在定期体检时特别注意对呼吸系统的检查，以便早发现可能患肺癌的危险性。

生产和使用钴及其化合物的企业不得随便排放含钴废水和废气，防止污染水源和空气。不得用含钴废水灌溉农田、防止污染农作物和食物。

二、致癌机制

用 0、50、100、200、300μmol/L $CoCl_2$ 处理人肺上皮细胞（H460）18 小时，H460 细胞存活率呈剂量依赖性降低。而 H460 细胞死亡主要是由于 $CoCl_2$ 诱导细胞 DNA 双链断裂进而诱发凋亡引起，通过 Western blot 检测 DNA 双链损伤标致蛋白 γ-H2AX 和凋亡标志蛋白聚腺苷二磷酸-核糖聚合酶（poly ADP-ribose polymerase，PARP）和胱门蛋白酶 caspases 3/7 的表达情况，γ-H2AX、PARP 和 caspases 3/7 的表达呈剂量依赖性升高。在检测 H460 细胞内活性氧（ROS）水平时，发现随着 $CoCl_2$ 剂量升高，ROS 水平也逐渐升高。用乙酰半胱氨酸（NAC）预处理人肺上皮细胞（H460）后可以降低 $CoCl_2$ 所致细胞内的 ROS 水平升高，γ-H2AX、PARP 和 caspases 3/7 的表达与单独 $CoCl_2$ 处理组相比均明显降低（$P<0.05$）。由此可见，$CoCl_2$ 处理 H460 细胞后可以使细胞内 ROS 水平升高，从而引起细胞 DNA 氧化性损伤，DNA 修复受阻进而诱发细胞凋亡。

用 0～15μg/ml 纳米钴处理人肺癌细胞（A549）12 小时，细胞内 ROS 和 8-羟基脱氧鸟苷（8-OHdG）水平随剂量依赖性升高。彗星实验结果表明，随着纳米钴的剂量增加，DNA 损伤加重。免疫荧光实验同样发现随着纳米钴的剂量升高，核内 γ-H2AX 表达水平升高。而用过氧化氢酶（CAT）或 NAC 预处理 A549 细胞后则可以降低纳米钴引起的细胞内 ROS 水平升高，且阻滞 γ-H2AX 表达水平升高，从而使 DNA 损伤减轻。

用 0、0.3、0.6、1.2、1.5、2.0、2.5、3.0 和 6.0μg/ml 钴分

别处理人淋巴细胞15分钟，通过彗星实验分析DNA损伤情况，结果发现，钴可以诱导细胞DNA发生断裂，但没有明显的剂量依赖性。再用6.0μg/ml钴分别处理人淋巴细胞15分钟、1、2、4、6、14、24、48、72小时后发现，钴诱导DNA损伤呈时间依赖性升高。用2.2或5.5μg/ml甲基甲磺酸酯（MMS）预处理人淋巴细胞2小时，然后加入或不加入1.2μg/ml钴继续培养细胞2小时，结果发现，1.2μg/ml钴单独处理时并不能有效诱导DNA损伤，但MMS预处理细胞后钴可以明显加重MMS诱导的DNA损伤。由此提示钴可以直接诱导DNA损伤，或加重其他物质诱导的DNA损伤。

用0.1～1000μmol/L钴处理噬菌体，检测甲酰胺基嘧啶-DNA转葡糖激酶（formamidopyrimidine-DNA glycosylase，Fpg）损伤修复蛋白的DNA结合活性来反映DNA损伤程度。结果发现，>10μmol/L钴可以诱导菌体DNA损伤，而Fgp蛋白的DNA结合活性在1 mmol/L时开始出现降低。再用0～500μmol/L钴处理经短波长紫外线（UVC）诱导损伤的寡核苷酸连，检测包含锌指结构的损伤修复蛋白色素性干皮症A群（xerodermapigmentosumgene group A，XPA）蛋白与DNA结合的活性，结果显示，在50μmol/L时XPA蛋白与DNA结合的活性开始降低，200μmol/L时完全抑制XPA蛋白与DNA结合。因此钴抑制损伤修复蛋白DNA结合活性可能是其加重其他物质诱导的DNA损伤的原因之一。钴诱导DNA损伤且阻止DNA损伤修复，可能是钴诱导癌症发生的重要机制。

三、危险度评价

美国职业安全与卫生研究所（NIOSH）推荐钴的8小时时间加权平均容许浓度（PEC-TWA）为0.05mg/m^3。美国职业安全与卫生管理局（OSHA）推荐钴8小时PEC-TWA最高值为0.1mg/m^3。我国钴的8小时时间加权平均容许浓度（PEC-TWA）亦为0.05mg/m^3。

（白　瑾　凌　敏　王民生　常元勋）

主要参考文献

1. Nishioka H. Mutagenic activities of metal compounds in bacteria. Mut Res，1975，31（3）：185-189.
2. Kanematsu N，Hara M，Kada T，et al. Rec assay and mutagenicity studies on metal compounds. Mut Res，1980，77（2）：109-116.
3. Amacher DE，Paillet SC. Induction of trifluorothymidine-resistant mutants by metal ions in L5178Y/$TK^{+/-}$ cells. Mut Res，1980，78（3）：279-288.
4. Gennart JP，Baleux C，Verellen-Dumoulin C，et al. Increased sister chromatid exchanges and tumor markers in workers exposed to elemental chromium-，cobalt-and nickel-containing dusts. Mut Res，1993，299，55-61.
5. Hogstedt C，Alexandersson R. Mortality among hard-metal workers. Arb Halsa，1990，21：1-26.
6. 姚威威．微量元素与癌症．内蒙古中医药，2003，（增刊）：52-53.
7. 张忠义，刚葆琪．钴及其化合物的生物学作用．工业卫生与职业病，1995，21（2）：121-125.
8. 刘雪莉．金属的致癌作用．国外医学·卫生学分册，1979，（5）：280-282.
9. 彭帆，黄勇，刘洪涛．钴毒性的临床反应．国外医学·医学地理分册．2001，22（1）：7-4.
10. 张晓玲、刘剑、黄弘．钴离子与人体健康和微生物的关系．国际口腔医学杂志，2008，35（1）：9-31.
11. Lynch C，Ruff V，Reynolds M. Co-exposure to nickel and cobalt chloride enhances cytotoxicity and oxidative stress in human lung epithelial cells. Toxicol Appl Pham，2012，258（3）：367-375.
12. Wan R，Mo Y，Feng L，et al. DNA damage caused by metal nanoparticles：involvement of oxidative stress and activation of ATM. Chem Res Toxicol，2012，25（7）：1402-1411.
13. Asmuss M，Mullenders LH，Eker A，et al. Differential effects of toxic metal compounds on the activities of Fpg and XPA，two zinc finger proteins involved in DNA repair. Carcinogenesis，2000，21（11）：2097-2104.
14. De Boeck M，Lison D，Kirsch-Volders M. Evaluation of the in vitro direct and indirect genotoxic effects of cobalt compounds using the alkaline comet assay. Influence of interdonor and interexperimental variability. Carcinogenesis，1998，19（11）：2021-2029.

第二十三章

氟代烯类

氟 乙 烯

氟乙烯（vinyl fluoride，VF）作为一种化工原料，主要用于聚氟乙烯及其他含氟聚合物的生产。常温常压下VF为气态，职业暴露主要经由吸入途径。VF与氯乙烯（VC，人类致癌物）、溴乙烯（VB、人类可能致癌物）同属于乙烯基卤化物，推测与氯乙烯具有相同的致癌作用。

一、遗传毒性与致癌性

（一）动物实验资料

在有代谢活化系统的条件下，在Ames实验中，VF可引起TA1535菌株基因突变频率显著增高（$P<0.01$）。VF导致中国仓鼠卵巢细胞株的基因突变率及染色体畸变率显著增高，且具有剂量相关性。根据Bentley等的研究报告，IARC提出，VF暴露浓度为19.1%或38.8%，暴露时间6小时，将引起黑腹果蝇伴性隐性致死突变；同样剂量可能引起雌性小鼠骨髓嗜多染红细胞（PCEs）微核率的显著性增高，并具有剂量依赖性。但在大鼠整体实验中未引起精母细胞程序外DNA合成以及睾丸细胞单链DNA断裂或互换。

Bogdanffy等（1990年）研究了VF对大、小鼠的致癌作用。ICR雌、雄小鼠及雌、雄SD大鼠分别以0、200、2000和20 000ppm（相当于0、376、3760和37 600mg/m^3）4个剂量浓度吸入染毒，每天6小时，每周5天，约90天。从第93天开始，按性别和暴露剂量分组，每组5只动物，注射^{3}H标记的胸腺嘧啶，同时继续染毒VF5天，用于检测肝、肾、肺及鼻腔内细胞增殖。在ICR小鼠实验中，结合进肝细胞的^{3}H标记的胸腺嘧啶的增加提示VF暴露导致肝细胞增殖。2000 和 20 000ppm 两个剂量组雌、雄小鼠都出现大量的肝细胞增殖。

20 000ppm 的 VF 暴露导致雄性小鼠鼻腔嗅觉上皮细胞增殖。而在 SD 大鼠试验中，结合进肝细胞的 ^{3}H 标记的胸腺嘧啶增加，且在 2000 和 20 000ppm 两个剂量之间出现了由 VF 引起的 ^{3}H 标记的胸腺嘧啶结合值的高水平平台。提示 VF 浓度低时，代谢过程呈现剂量-效应关系，当 VF 浓度达到一定量时则会出现代谢饱和。2000 和 20 000 ppm两个剂量组的雌、雄大鼠都出现大量的肝细胞增殖。

在 VF 致癌的生存实验中（Bogdanffy et al，1995 年），ICR 小鼠雌性 81 只、雄性 80 只，约 47 天龄；SD 大鼠雌、雄各 95 只，约 40 天龄。以 0、25、250、2500ppm（0、47、470、4700mg/m^{3}）4 个剂量浓度吸入 VF（纯度＞99.94%），每天 6 小时，每周 5 天，直到 18 个月或 2 年。375 ~ 550 天内各暴露组小鼠陆续死亡。250 和 2500ppm 两个剂量组小鼠存活率为 25%时，实验天数分别为：高剂量组雌、雄性小鼠分别为 450、375 天，中剂量组雌、雄性小鼠分别为 459、412 天。而对照组及低剂量组的雌、雄性小鼠均延续到实验终止（18 个月）。在大鼠实验中，250 和 2500ppm 剂量组大鼠存活率为 25%时，实验天数分别为：高剂量组雌、雄性大鼠为 586 天，中剂量组雌、雄性大鼠为 657 天。而对照组及低剂量组的雌、雄性大鼠均延续到实验终止（2 年）。实验期间分别于 6、12、17、18、19、24 个月处死部分大、小鼠并进行尸体解剖。最早 6 个月时，250 和 2500ppm 两个剂量组的雄性小鼠及 2500ppm 剂量组的雌性小鼠出现支气管腺瘤。虽然最终合计肿瘤发生率与 VF 的暴露时间没有统计学的直接相关性，但是雌、雄小鼠均可观察到由于 VF 暴露而引起的肝血管肉瘤、支气管泡状腺瘤；雌小鼠中乳腺癌、雄小鼠中哈德泪腺瘤。大鼠实验中，最早 12 个月时，2500ppm 剂量组就发现 VF 引起的雌、雄大鼠耳道皮脂腺瘤。大鼠暴露 VF 2 年引起了肝血管肉瘤、肝细胞腺瘤或肝癌，以及耳道皮脂腺瘤发生率增加，而且 VF 相关的存活率下降以及 VF 代谢饱和和可能限制了高剂量组肿瘤的统计数值。吸入 VF 引起大、小鼠肿瘤的最小剂量为 25ppm。

国际癌症研究所（IARC）将氟乙烯归入 2A 类，人类可疑致癌物。

（二）流行病学资料

未见相关报道。

（三）临床表现

未见相关报道。

二、致癌机制

VF 与氯乙烯（VC）和溴乙烯（VB）同属于乙烯基卤化物，与氯乙烯具有极其相似的代谢途径（见图 23-1）。VF 起初被微粒体细胞色素 P450 2E1（CYP 2E1）氧化成氟乙烯环氧化物，随后经过重排成氟乙醛，氟乙醛被进一步氧化成氟乙酸。Bolt HM 等（1988 年）研究了乙烯基卤化物的代谢反应及致癌性，VF 的生物转化率大约是氯乙烯的 1/15，VF 的代谢快于溴乙烯，但慢于氯乙烯。Cantoreggi S 等（1997 年）对 VF 进行了药物代谢动力学实验。将小鼠、大鼠、人肝细胞的微粒体分别置于密闭瓶内体外培养，瓶中通有 VF 气体，用气相色谱随时检测瓶顶部 VF 浓度（10～300ppm）。小鼠微粒体代谢 VF 的速度快于大鼠，分别为 Vmax = 3.5 和 1.1 nmol/(hr-mg protein)，人体肝微粒体细胞色素 P450 代谢转化 VF 的效率与大鼠或小鼠的肝微粒体相似〔Vmax = 0.5～3.3 nmol/(hr-mg protein)〕，其速度大小直接与微粒体内 CYP 2E1 的含量相关。

VF 与氯乙烯一样，可诱导形成 4 种 DNA 加合物：7-（2′-氧代乙基）鸟嘌呤、氮-2,3-乙烯（脱氧）鸟嘌呤、3-氮-4-乙烯（脱氧）胞嘧啶和 1-氮-6-乙烯（脱氧）腺嘌呤。这些加合物的主要形式为 7-（2′-氧代乙基）鸟嘌呤（超过 98%），尽管这种 DNA 加合物与碱基配对无关，但它的移除可导致无嘌呤位点，无嘌呤位点可能引起突变。而作为诱变剂作用，则主要由占少数的 DNA 加合物：氮-2,3-乙烯（脱氧）鸟嘌呤、3-氮-4-乙烯（脱氧）胞嘧啶和 1-氮-6-乙烯（脱氧）腺嘌呤引起。这些加合物有效地导致 GC→AT、GC→TA 和 AT→GC 置换突变。在氯乙烯引起的人类肿瘤中 5/6 存在 K-ras 基因 13

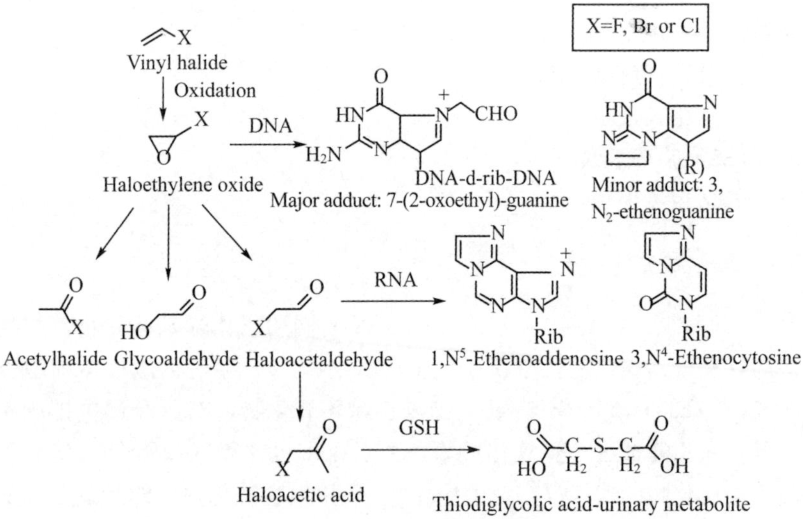

图 23-1 VF 可能的代谢途径

号密码子第 2 个碱基的 GC→AT 的置换突变，这与公认的氮-2,3-乙烯（脱氧）鸟嘌呤和 3-氮-4-乙烯（脱氧）胞嘧啶的错编特性相一致。而实验显示，大、小鼠吸入 VF 导致肝细胞 DNA 形成氮-2,3-乙烯（脱氧）鸟嘌呤，且随着暴露浓度达到 250ppm 时，这种加合物的形成量达到一个平台，此时代谢饱和。另外随着这种加合物的增加，肝细胞血管肉瘤的发生率呈线性增加。这种剂量-效应关系进一步证明了动物实验中 VF 类同氯乙烯，可产生类似的 DNA 加合物，进而引起同种癌症的发生。综上所述，VF 可通过诱导形成具有诱变剂作用的 DNA 加合物而致癌，与氯乙烯的致癌机制相类似。

三、危险性评价

美国职业安全与卫生研究所（NIOSH）推荐暴露限量为 1ppm（1.88mg/m^3），作为 8 小时时间加权平均值（TWA）。1995 年，IARC 提出，短时间（15 分钟）的暴露上限为 5ppm（9.4mg/m^3）。

VF 经由人体代谢可能导致尿液中氟化物的含量上升，以此可作为人类暴露的生物指示物。

（杨明晶 王民生 常元勋）

主要参考文献

1. Report on Carcinogens，Twelfth Edition（2011），Vinyl Halides（Selected). National Toxicology Program，Department of Health and Human Services . Table of Contents：http：//ntp. niehs. nih. gov/go/roc12.
2. RoC Background Document for Vinyl Fluoride（1998）. National Toxicology Program，US. Department of Health and Human Services，Public Health Services.
3. Dupont de Nemours and Co（1992a）. Mutagenic activity of fluoroethylene in the Salmonella/Microsome Assay. U. S. EPA-OTS Document Id. No. 88-920002842 Washington，DC，US. EPA/Office of Toxic Substances.
4. HSDB（1995）. Hazardous Substances Data Bank--CAS# 75-02-5. MEDLARS Online Information Retrieval System，National Library of Medicine.
5. IARC（1995）. Dry cleaning，Some Chlorinated Solvents and Other Industrial Chemicals. Vinyl Fluoride. IARC Monographs on the Evaluation of the Carcinogenic Risk of Chemicals to Humans. Vol 63：467-475. Lyon，France，World Health Organization.
6. Bogdanffy MS，Kee CR，Kelly DP，et al. Subchronic inhalation study with vinyl fluoride：effects on hepatic cell proliferation and urinary fluoride excretion. Fundam Appl Toxicol，1990，15（2）：394-406.
7. Bogdanffy MS，Makovec GT，Frame SR. Inhalation oncogenicity bioassay in rats and mice with vinyl fluoride. Fundam Appl Toxicol，1995，26（2）：223-238.
8. IPCS（1993）. Vinyl Fluoride. International Chemical Safety Cards. http：//www. cdc. gov/niosh/ipcs/ipcs0598. html，International Programme on Chemical Safety & the Commission of the European Communities.
9. NIOSH（1994）. NIOSH Pocket Guide to Chemical Hazards（94-116）. Washington DC，US. Department of Health and Human Services.

10. Cantoreggi S，Keller DA. Pharmacokinetics and metabolism of vinyl fluoride in vivo and in vitro. Toxicol Appl Pharmacol，1997，143（1）：130-139.
11. Ballering LA，Nivard MJ，Vogel EW. Characterization by twoendpoint comparisons of the genetic toxicity profiles of vinyl chloride and related etheno-adduct forming carcinogens in Drosophila. Carcinogenesis，1996，17（5）：1083-1092.
12. Bartsch H，Barbin A，Marion MJ，et al. Formation，detection，and role in carcinogenesis of ethenobases in DNA. Drug Metab Rev，1994，26（1-2）：349-371.
13. Guengerich FP. Mechanisms of formation of DNA-adducts from ethylene dihalides，vinyl halides，and arylamines. Drug Metab Rev，1994，26（1-2）：47-66.
14. La DK，Swenberg JA. DNA adducts：Biological markers of exposure and potential applications to risk assessment. Mutat Res，1996，365（1-3）：129-146.
15. Swenberg JA，La DK，Scheller NA，et al，Dose-Response Relationships for Carcinogens. Toxicol Lett，1995，82-83：751-756.
16. Singer B，Kusmierek JT，Folkman W，et al. Evidence for the mutagenic potential of the vinyl-chloride induced adduct，n-2,3-etheno-deoxyguanosine，using a site-directed kinetic assay. Carcinogenesis，1991，12（4）：745-747.
17. Cheng KC，Preston BD，Cahill DS，et al . The vinyl-chloride DNA derivative n-2,3-ethenoguanine produces a transitions in escherichia-coli. Proc Natl Acad Sci USA，1991，88（22）：9974-9978.
18. Mroczkowska M，Kusmierek JT. Miscoding potential of n-2,3-ethenoguanine studied in an Escherichia-coli DNA-dependent RNA-polymerase in vitro system and possible role of this adduct in vinyl chloride-induced mutagenesis. Mutagenesis，1991，6（5）：385-390.
19. Basu AK，Wood ML，Niedernhofer LJ，et al. Mutagenic and genotoxic effects of 3 vinyl chloride-induced DNA lesions-1，n-（6）-ethenoadenine，n-（4）-ethenocytosine，and 4-amino-5-（imidazol-2-yl）imidazole. Biochemistry，1993，32（47）：12793-12801.
20. Bolt HM. Roles of etheno-DNA adducts in tumorigenicity of olefins. Crit Rev Toxicol，1988，18（4）：299-309.

氯代烷类

第一节　二氯乙烷

二氯乙烷（dichloroethane，DCE）系卤代烃类化合物，分两种异构体：1,2-二氯乙烷（1,2-dichloroethane，1,2-DCE）为对称异构体，1,1-二氯乙烷（1,1-dichloroethane，1,1-DCE）为不对称异构体。DCE在常温常压下为具有类似氯仿气味和甜味的无色透明油状剧毒液体。1,2-DCE主要用作蜡、脂肪、橡胶等的溶剂，还用于制造氯乙烯和聚碳酸酯，也用于谷仓的熏蒸和土壤的消毒。1,1-DCE主要用于化学合成的中间体或是其副产品，也曾用作麻醉剂。1,2-DCE以呼吸道和消化道吸收为主，也可由皮肤吸收。广泛分布于全身多个脏器，主要分布在脂肪组织、脑、肝、肾、血液。吸收后80%～90%进行代谢，体内代谢途径包括：经细胞色素P450代谢生成2-氯乙醛和2-氯乙醇；与谷胱甘肽（GSH）结合生成S-（2-氯乙基）-谷胱甘肽，之后经非酶系统转化成谷胱甘肽环硫离子，此离子可与水结合生成S-（2-羟乙基）谷胱甘肽或与巯基化合物（如谷胱甘肽）结合生成乙烯-双-谷胱甘肽，或与DNA结合生成加合物。约50%以含硫的代谢产物由尿排出，部分以二氯乙烷原形和CO_2形式由呼出气中排出。

一、遗传毒性与致癌表现

（一）动物实验资料

DCE对大肠埃希菌的诱变作用没有获得肯定的结果，对枯草杆菌的诱变作用为阴性。DCE可诱发曲霉有丝分裂错误和染色体非整倍性改变，但未引起基因突变。Zamora用40mg/cm^3 DCE蒸气处理中国地鼠卵巢细胞，可以引起细胞次黄嘌呤转磷酸核糖（基）酶

（HGPTR）位点基因突变。陆肇红用单细胞凝胶电泳和微核实验方法检测不同染毒剂量 1,2-DCE（50、100、200、400mg/kg）对小鼠外周血淋巴细胞 DNA 和骨髓细胞染色体损伤情况，结果发现，除 50mg/kg 剂量组外，小鼠血淋巴细胞的彗星细胞率及尾长、骨髓细胞微核率随 1,2-DCE 染毒剂量的增加而增加（$P<0.01$）。其中，400mg/kg 剂量组彗星细胞率、平均尾长、微核率分别为 45.5%、（37.24±3.17）μm、12.0‰，显著高于阴性对照组和 50mg/kg 剂量组（$P<0.01$）。

Weisburger 等对 Osnerne-Mendel 大鼠灌胃染毒，大鼠雌、雄各半，每组 50 只。雄性大鼠染毒剂量为 475、950mg/(kg·d)，雌性大鼠染毒剂量为 382、7645mg/(kg·d)，每周连续灌胃 5 天，共 78 周，观察 33 周。结果发现，低剂量组雌性大鼠乳腺癌发生率（1/50）和肝血管肉瘤发生率（0/50）与对照组（1/39）和（0/39）相比，差异没有统计学意义（$P>0.05$），而高剂量组大鼠乳腺癌发生率（5/50）和肝血管肉瘤发生率（4/50）显著高于对照组（$P<0.05$）。高剂量组雄性大鼠肝血管肉瘤发生率为（2/46）与对照组（1/40）相比，差异没有统计学意义（$P>0.05$）。

Kasuke 等通过对 BDF1 小鼠和 F344 大鼠进行慢性吸入性染毒观察 DCE 的致癌性，每组 50 只实验动物，每天 6 小时，每周 5 天，连续染毒 104 周。小鼠吸入 DCE 浓度为 10、30、90ppm。大鼠吸入 DCE 浓度为 10、40、160ppm。结果表明，DCE 可致大鼠、小鼠多器官肿瘤，如皮下组织纤维瘤、乳腺腺癌与纤维腺瘤、腹膜间皮瘤等。且肿瘤发生率和恶性程度有明显的剂量依赖性，高剂量组小鼠（90ppm）和大鼠（160ppm）肿瘤发生率显著高于对照组（$P<0.05$）。

雄性和雌性 B6C3F 小鼠，每组 50 只，每天灌胃 DCE（溶于玉米油），雄性小鼠 97mg/kg 和 195mg/kg；雌性小鼠 145mg/kg 和 299mg/kg，一周 5 天，共 78 周，观察 13 周。雄性小鼠出现肝癌、支气管癌；雌性小鼠出现支气管肺癌和乳腺癌。

国际癌症研究所（IARC，2010 年）将 DCE 归入 2B 类，人类可疑致癌物。

（二）流行病学资料

Cheng TJ 等（2000 年）在氯乙烯单体（VCM）制造工厂中对 71 名工人进行调查，以 20 名非接触的办公室人员作为对照。按 VCM 和 DCE 的不同接触浓度为标准将工人划分为：低 VCM 低 DCE 组、低 VCM-中等 DCE 组和中等 VCM-中等 DCE 组。结果发现，这 3 组工人的外周血淋巴细胞姐妹染色单体交换率分别为：7.2±1.3%、8.5±1.3% 和 8.5±0.8%，均显著高于对照组的 6.7±1.2%（$P<0.05$）。

黎君等（2011 年）分别提取某制鞋厂接触 1,2-DCE 的工人 21 名（接触组）和该厂未接触 1,2-DCE 的工人 27 名（内对照组）及某海岛非职业接触有害因素居民 28 名（外对照组）的外周血淋巴细胞，用 γ-H2AX 识别抗体流式细胞术（FCM）检测 1,2-DCE 接触工人外周血淋巴细胞 DNA 损伤情况，最终发现，接触组工人 DNA 损伤率（4.05±2.55%）明显高于内对照组工人（1.97±1.40%）和外对照组人群（0.23±0.13%）。

Hogstedt 对瑞典一生产环氧乙烷化工厂的 241 名工人进行队列研究，队列分为 89 名生产工人（完全暴露）、86 名维修人员（间歇暴露）、66 名非接触人员三组。通过 16 年（1961—1977 年）的流行病学观察，完全暴露组工人发生胃癌 3 例，白血病 2 例；间歇暴露组工人发生食管癌 1 例、胃癌 1 例、白血病 1 例；而非接触组人员未发生肿瘤。

（三）临床表现

1. 急性中毒　在职业活动中，短期内接触较高浓度的 1,2-DCE 引起急性中毒，以神经系统损害为其主要临床特点。急性轻度中毒会出现头晕、头痛、乏力等中枢神经系统症状，并可伴有恶心、呕吐及眼、上呼吸道刺激症状。最明显的表现是急性中毒性脑病，出现步态蹒跚和轻度意识障碍等临床表现，如嗜睡、意识模糊及朦胧状态等，并伴有轻度中毒性肝病和肾病等。急性重度中毒则可出现中度或重度意识障碍，癫痫发作样抽搐、昏迷，脑局灶性受损表现，如小脑性共济失调等，并伴有明显的肝、肾损害。吸入高浓度者尚可发生肺水肿等。

2. 亚急性中毒 多发生在接触 DCE 后数天甚至几十天。临床表现以中毒性脑病为主，肝、肾损害及肺水肿极为少见。死亡主要因 DCE 引起严重脑水肿，颅内压增高，导致脑疝形成。部分重症患者在病程中出现小脑功能障碍，主要表现为共济失调、肌张力降低、步态异常、震颤、构音困难等。

3. 慢性中毒 主要表现为头痛、头晕、乏力、睡眠障碍等神经衰弱综合征及恶心、呕吐、腹泻、食欲减退等消化道症状。有少数病例可出现胃肠道和呼吸道出血，以及眼球或肌肉震颤。接触程度较高者还可出现肝、肾损害。皮肤接触有刺激作用，可出现干燥、脱屑和皮炎等。根据动物实验资料和流行病学资料，长期慢性接触者可能会增加乳腺癌、肝癌、肺癌、胃癌和白血病等癌症的发生。

（四）防制原则

急性中毒患者应迅速脱离现场至空气新鲜处，保持呼吸道通畅。如呼吸困难，给予输氧。如呼吸停止，立即进行人工呼吸。如经皮肤接触，要脱去污染的衣着，用肥皂水和清水彻底冲洗皮肤，需保暖，并严密观察。经消化道食入，应立即进行洗胃，或催吐和导泻。早期即应积极采取措施保护脑、肝、肾及心、肺功能，以防治中毒性脑病为重点，积极治疗脑水肿，降低颅内压。无特效解毒剂，治疗原则和护理与神经科、内科相同。

对慢性中毒者，主要是补充多种维生素、葡萄糖醛酸、三磷腺苷（ATP）及肌苷等药物，并给予适当的对症治疗。在治疗中应注意忌用肾上腺素，因它可激发致命性心律失常。其他处置轻度中毒者治愈后可恢复原工作。重度中毒者恢复后应调离 DCE 作业岗位。

加强安全生产和个人防护知识教育。DCE 生产流程尽量保持密闭化，定期检修设备，严防跑、冒、滴、漏发生。生产场所应加强通风。严格控制作业场所空气中毒物的浓度在国家卫生标准（1,2-DCE 的时间加权平均容许浓度为 $7mg/m^3$，短时间接触容许浓度为 $15mg/m^3$ 以下）。进入意外泄漏地点或正在熏蒸的仓室内，必须戴好供氧面罩，穿防护衣和戴乳胶手套，离开毒物现场即应及时脱换。泄漏后或熏蒸后应注意足够时间的通风和墙壁、地面、物具的清扫工作。对DCE作业工人，应一律做就业前体检。对神经-精神系统及肝、肾器质性疾病患者，或有视网膜炎、全身性皮肤病者不得上岗。

二、致癌机制

将昆明种小鼠随机分成对照组和不同剂量1,2-DCE染毒组(0.35、0.7、1.2mg/L)，采用静式吸入方式染毒1周。然后取血和肝组织，分别检测血中总胆红素（TB）和谷胱甘肽（GSH）含量，肝组织中丙二醛（MDA）、GSH含量及超氧化物歧化酶（SOD）、谷胱甘肽过氧化物酶（GSH-Px）活性。结果显示，中、高剂量染毒组小鼠的血浆中TB含量显著高于对照组小鼠（$P<0.05$）。而中、高剂量染毒组小鼠的肝组织中GSH-Px活性和GSH含量及高剂量组的SOD活性显著低于对照组（$P<0.05$）。高剂量染毒组小鼠的肝组织中MDA含量显著高于对照组（$P<0.05$）。提示亚急性1,2-DCE中毒可引起肝组织的氧化性损伤。

DCE的代谢物与谷胱甘肽结合生成S-（2-氯乙基）-谷胱甘肽，后经非酶系统转化成谷胱甘肽环硫离子，是DCE引起DNA损伤乃至发生细胞突变的物质基础，其中GSH水平和谷胱甘肽-S-转移酶(GST）活力可影响DCE的致突变性大小。Crespi用10mmol/LDCE处理人淋巴母（AHH-1）和（TK6）细胞20小时后，AHH-1细胞的GST活力比TK6细胞高5倍。结果检测细胞HGPTR位点突变发现DCE对AHH-1细胞的诱变作用比TK6细胞增强25倍。Romert用丁硫氨酸硫酸亚胺（BSO）预处理黑腹果蝇后再联合DCE处理，发现抑制GSH的合成能明显阻滞DCE所致的体细胞突变。而用苯巴比妥（BP）诱导GST的表达后，却能显著加强DCE的致突变作用。

用DCE处理两种不同细胞系的中国仓鼠肺成纤维细胞（V79细胞）和MB1细胞，其中V79细胞为细胞色素P450 2E1（CYP 2E1）缺陷型细胞株，而MB1细胞高表达CYP 2E1。两种细胞系经处理后发现，DCE可以诱导MB1细胞发生纺锤体畸变，而在V79细胞中却未观察到相同现象。Cheever 单独用 150ppm DCE 对雄性 SD 大鼠进行吸入性染毒，7 小时/天，5 天/周，持续染毒 30 周，或者联合用含 0.05%双硫仑饲料喂饲大鼠，双硫仑是一种细胞色素 P450 抑制剂，联合处理组与单独处理组相比减少尿中 DCE 的排泄，而却增强了 DCE 与肝、肾、脾、睾丸等多器官的 DNA 结合能力。

Reitz 在早期的研究中发现，用 150mg/kg DCE 对 Osborne-Mendel 大鼠进行灌胃染毒或用 150ppm DCE 对大鼠进行吸入性染毒 6 小时。结果发现，大鼠肝、脾、肾、胃等器官都发生低水平的 DNA 烷基化。而与吸入暴露相比，灌胃法可使上述脏器 DNA 烷基化的水平升高 2～5 倍，但大分子结合能力却降低 1.5～2 倍。Baertsch 用 0.3mg/L DCE 对 F344 雌性大鼠进行吸入性染毒 4 小时，提取肝和肺的 DNA 通过 HPLC 检测发现，DCE 可以与 DNA 形成 S-2-（N7-胍基）-谷胱甘肽-DNA 加合物。

三、危险度评价

当根据动物经口染毒实验所得的资料进行致癌危险度评价时，美国 EPA 提供的斜率因子（slope factor）为 9.1×10^{-2} mg/(kg・d)，经口单位危险度（oral unit risk）为 2.6×10^{-6}（μg・L）。吸入单位危险度（inhalation unit risk）为 2.6×10^{-5}（μg・m^3）。

（凌　敏　王民生　常元勋）

主要参考文献

1. IARC. 1,2-Dichloroethane，in：Some Halogenated hydrocarbons（IARC monographs on the evaluation of carcinogenic risks to humans：V. 20），International Agency for Research on Cancer，Lyon，France，1979，429-448.
2. NCI. Bioassay of 1,2-diochloroethane for Possible Carcinogenicity (EDC) . National Cancer Institute Carcinogenesis Technical Report Series，No. 55，NCI-CG-TR-55，1978.
3. 王秀玲 . 1,2-二氯乙烷的卫生毒理学研究进展 . 国外医学・卫生学分册，1999，26（5）：289-291.

4. 李思，王海兰，陈嘉斌，等。急性1,2-二氯乙烷中毒发病机制与治疗方法研究进展．中国职业医学，2014，41（2）：214-221.
5. 黎君，郭颖燕，吴炜，等．1,2-二氯乙烷对淋巴细胞DNA损伤的γH2AX识别抗体流式细胞术检测．中华劳动卫生职业病杂志，2011，29（1）：16-19.
6. 韩春华，王起恩，吴萍，等．1,2-二氯乙烷对淋巴细胞DNA的损伤及胆红素的保护作用研究．山西医科大学学报，2000，31（4）：316-318.
7. 石磊，齐莹，高岚岳．亚急性1,2-二氯乙烷染毒致小鼠肝组织氧化损伤的研究．中国工业医学杂志，2011，24（2）：110-112.
8. 陆肇红，时锡金，周建华，等．1,2-二氯乙烷致小鼠血淋巴细胞遗传毒性研究．工业卫生与职业病，2007，33（1）：37-40.
9. 李雪芝，胡小军，夏追平，等．流式细胞术检测职业铅接触工人的DNA损伤．中华劳动卫生职业病杂志，2009，27（5）：266-269.
10. 衡正昌，李爱武，张遵真，等．二氯乙烷对小鼠DNA损伤的器官特异性及时效关系研究．卫生研究，2001，30（4）：193-194.
11. Gwinn MR，Johns DO，Bateson TF，et al. A review of the genotoxicity of 1，2-dichloroethane（EDC）. Mutat Res，2011，727（1-2）：42-53.
12. Yamazaki K，Aiso S，Matsumoto M，et al. Carcinogenicity and chronic toxicity of 1，4-dichloro-2-nitrobenzene in rats and mice by two years feeding. Ind Health，2006，44（2）：230-243.
13. Cheng TJ，Chou PY，Huang MI，et a1. Increased lymphocyle sister chromatid exchange frequency in workers with exposure to low level of ethylene dichloride. Mutat Res，2000，470（2）：109-114.
14. Kim A，Parry EM，Parry JM. Effects of chlorinated aliphatic hydrocarbons on the fidelity of cell division in human CYP2E1 expressing cells. Exp Mol Med，2002，34（1）：83-89.
15. 李来玉，陈秉炯．职业性二氯乙烷亚急性中毒的研究概况．中国工业医学杂志，1996，9（1）：45-47.
16. 李来玉，陈秉炯，黄建勋，等．1,2-二氯乙烷职业中毒近十年的研究概况．中国职业医学，1999，26（6）：44-46.

第二节　三氯甲烷

三氯甲烷（chloroform），旧称氯仿，工业上是一种重要的有机溶剂和化学中间体。氯仿可经呼吸道、消化道和皮肤吸收，气体主要经呼吸道吸收，液体经皮肤吸收，氯仿经消化道吸收快而完全。氯仿进入机体后迅速分布于全身各组织，其分布模型取决于吸收途径及接触后的时间，经肺吸收后大量贮存于脂肪组织，其次在肝、脑、肾、肌肉等组织含量最高。经消化道吸收后大量分布于肝、肾。氯仿被吸收后，30%～40%在体内代谢，主要经过氧化和还原途径代谢，正常情况下主要是氧化作用。经生物转化生成三氯甲醇、光气、二氯甲烷、一氯甲烷和甲醛等中间代谢产物，最终形成 CO_2、OTZ-2-氧噻唑烷羧酸、Cl^- 等，CO_2 主要经肺排出，其余经肾排出。60%～70%未被代谢的氯仿除少部分蓄积于脂肪外，大部分经肺排出。氯仿可通过胎盘屏障进入胎儿体内，也可通过乳汁排泄。

一、致癌表现

（一）动物实验资料

在 Ames 实验中，当三氯甲烷的浓度为 50 微克/皿时，无论有无 S9，均引起 TA100 回变菌落数的增加，并为阴性对照组的 2 倍以上；当浓度为 1000 微克/皿时，则引起回变菌落数的增加更为显著，具有浓度-效应关系。但三氯甲烷不引起 TA98 的回变菌落数增加。结果说明，三氯甲烷是一种碱基置换型的直接的致突变物。在 LACA 纯种成年小鼠骨髓嗜多染细胞微核实验中，三氯甲烷 59.2mg/kg、29.6mg/kg、4.8mg/kg 组诱致的骨髓嗜多染红细胞的微核率分别为 9.4±1.3‰、5.2±1.0‰和 2.0±0.6‰，与阴性对照组比较均有统计学意义（$P<0.001$）。说明三氯甲烷诱导小鼠骨髓嗜多染细胞微核率增加，具有明显的剂量-反应关系。

Osborne-Mendel 雄性大鼠通过分别喂饲含 0、200、400、900、1800mg/L 三氯甲烷的饮水，每组大鼠数量分别为 50、330、150、50、50 只，喂饲 104 周后观察发现，各组大鼠肾小管癌的发生率分别为 1/50、6/313、7/148、3/48、7/50。每组 100 只 BDF_1 小鼠，雌雄各半，通过吸入性染毒每天给予三氯甲烷浓度分别为 0、5、30、90ppm，每天吸入 6 小时，每周 5 天，持续 104 周，结果发现，各组小鼠肾小管癌的发生率分别为 0/50、1/50、7/50、12/48。但用同样的实验条件与剂量在 Fischer344 大鼠上重复实验，并未观察到三氯甲烷可以增加大鼠肾小管癌的发生。分别给 Wistar 大鼠喂食含 0、2.9g/L 三氯甲烷的饮水，每组雄性大鼠分别为 26、32 只，雌性大鼠为 22、45 只，喂食 72 周，观察至 185 周，结果发现雄性大鼠没有出现肿瘤，而 2.9g/L 剂量组的雌鼠有 25%发生了肝癌，对照组雌性大鼠未观察到肝癌的发生。

（二）流行病学资料

Wilkins JR 等（1981 年）根据 1963 年美国华盛顿地区人口普查资料，将 14 553 名男性和 16 227 名女性划分为饮用含氯仿平均浓度为 107μg/L 地表水和不含氯仿的深井水两个队列进行了调查，并对 1963—1975 年间的肿瘤发生率、死亡率和相对危险度进行估算，调查发现，在饮用地表水组，排除了年龄、婚姻、吸烟等混杂因素后，男性发生膀胱癌的相对危险度（RR）为 1.8（95% CI：0.8～4.8）；女性发生肝癌的 RR 为 1.8（95% CI：0.64～6.8），膀胱癌的 RR 为 1.6（95% CI：0.54～6.3）。

Doyle 等对美国俄亥俄州 55～69 岁的 41 836 名妇女的健康研究发现，饮用含氯仿浓度>13μg/L，饮用年限超过 10 年，发生结肠癌的 RR 为 1.7（95% CI：1.1～2.5）；肺癌 RR 为 1.8（95% CI：0.97～2.6）；黑色素瘤 RR 为 3.4（95% CI：1.3～8.6）。

Alavanja 等对 1968—1970 年间纽约州 3446 名死于消化道和泌尿道肿瘤的患者和 3444 名对照进行病例对照研究，结果发现，饮用经氯化法消毒饮用水的居民，除女性膀胱癌外，食管、胃、大肠、直肠、肝、肾、胰腺、泌尿道和膀胱等多部位肿瘤死亡率均高于饮用非氯化法消毒饮用水的居民，且差异有统计学意义（$P<0.005$）。

Hildesheim ME 等（1998 年）对美国爱荷华州的 560 名结肠癌患者、537 名直肠癌患者和 1983 名对照进行病例对照研究，研究结果显示，平均终身暴露三氯甲烷浓度为≥46.4g/L，患结肠癌的比值比（OR）为 1.1（95% CI：0.7～1.6）；患直肠癌的比值比（OR）为 1.7（95% CI：1.1～2.6）。

（三）临床表现

吸入或经皮肤吸收三氯甲烷均可引起急性中毒，初期有头痛、头晕、恶心、呕吐、兴奋、皮肤黏膜有刺激症状，以后呈现精神紊乱、呼吸表浅、反向消失、昏迷等，重者发生呼吸麻痹、心室纤维性颤动、并可有肝、肾损害。误服中毒时，胃有烧灼感，伴恶心、呕吐、腹痛、腹泻，以后出现麻醉症状。慢性中毒主要引起肝损害，此外还有消化不良、乏力、头痛、失眠等症状，少数有肾损害。长期慢性接触会增加消化道癌症和泌尿道癌症的发生。

（四）防制原则

急性中毒患者应迅速脱离现场至空气新鲜处，保持呼吸道通畅。如呼吸困难，给予输氧。如呼吸停止，立即进行人工呼吸。如经皮肤接触要脱去污染的衣着，用大量流动清水冲洗至少 15 分钟。经眼睛接触立即提起眼睑，用大量流动清水或生理盐水彻底冲洗至少 15 分钟。经消化道食入，应立即进行洗胃，或催吐和导泻。

二、致癌机制

三氯甲烷的体内代谢主要经需氧代谢途径由微粒体酶中的细胞色素 P450（CYP 450）催化，生产光气。光气可与脂质和蛋白质结合，直接造成细胞损伤；光气与谷胱甘肽（GSH）结合，引起 GSH 耗竭，进一步使细胞损伤及机体内平衡发生紊乱。Johan 等使用经苯巴比妥预处理的游离肝细胞进行研究，发现三氯甲烷的毒作用可分为两个阶段：第一阶段特点是三氯甲烷代谢转化、GSH 减少和蛋白质烷化；第二阶段特点是 GSH 耗竭、脂质过氧化和细胞死亡。给雄性 $B6C3F_1$ 小鼠、雄性 CYP 2E1 野生型和 CYP 2E1 基因敲除型 Sv/129 小鼠吸入浓度为 90ppm 的三氯甲烷，每天 6 小时，连续 4 天。通过免疫组学检测发现，三氯甲烷对雄性 $B6C3F_1$ 小鼠和雄性 CYP 2E1 野生型 Sv/129 小鼠可以诱导肝、肾组织发生坏死和再生细胞异常增殖。但在 CYP 2E1 基因敲除型 Sv/129 小鼠中未观察到此现象。0.1mmol/L三氯甲烷可诱导大鼠肝微粒体 CYP 2E1 激活。5mmol/L 三氯甲烷可诱导大鼠肝微粒体 CYP 2B1/2、CYP 2E1、CYP 2C11 激活。

三、危险度评价

根据动物吸入染毒实验所得的资料进行致癌危险度评价时，美国EPA提供吸入单位危险度（inhalation unit risk）为 $2.3\times10^{-5}/(\mu g\cdot m^3)$。世界卫生组织（WHO）1993年制定的国际饮用水指引中三氯甲烷的限值为 200μg/L。根据国家标准《工作场所有害因素职业接触限值（化学有害因素）》（GBZ2.1-2007）的规定，三氯甲烷时间加权允许浓度为 $20mg/m^3$。

（凌　敏　丁帮梅　王民生　常元勋）

主要参考文献

1. 王林，王泽甫．三氯甲烷的代谢及其毒性的研究进展．职业卫生与病伤，1988，3（3）：49-52.
2. 李灵宏，梁友信．氯仿的致突变、致畸和致癌性研究进展．卫生毒理学杂志，1991，18（1）：50.
3. 唐明德，易义珍，陈毓玲．三氯甲烷致突变性的研究．癌变·畸变·突变，1991，3（2）：120.
4. Jorgenson TA，Meierhenry EF，Rushbrook CJ，et al. Carcinogenicity of chloroform in drinking water to male Osborne-Mendel rats and female B6C3F1 mice. Fundam Appl Toxicol，1985，5（4）：760-769.
5. Tumasonis CF，McMartin DN，Bush B. Toxicity of chloroform and bromodichloromethane when administered over a lifetime in rats. J Environ Pathol Toxicol，1987，7（4）：55-64.
6. Hildesheim ME，Cantor KP，Lynch CF，et al. Drinking water source and chlorination byproducts. II. Risk of colon and rectal cancers. Epidemiology，1998，9（1）：29-35.
7. Wilkins JR，Comstock GW. Source of drinking water at home and site-specific cancer incidence in Washington County，Maryland. Am J Epidemiol，1981，114（2）：178-190.
8. Testai E，De Curtis V，Gemma S，et al. The role of different cytochrome P450 isoforms in in vitro chloroform metabolism. J Biochem Toxicol，1996，11（6）：

305-312.
9. 马晓红，孙文礼，龚兆龙，等．氯仿的肝脏毒性．卫生研究，1990，19（2）：13-15.
10. Gemma S，Vittozzi L，Testai E. Metabolism of chloroform in the human liver and identification of the competent P450s. Drug Metab Dispos，2003，31（3）：266-274.
11. Constan AA，Sprankle CS，Peters JM，et al. Metabolism of chloroform by cytochrome P450 2E1 is required for induction of toxicity in the liver，kidney，and nose of male mice. Toxicol Appl Pharmacol，1999，160（2）：120-126.
12. 王子友．三氯甲烷职业中毒的预防．劳动保护，2010，8（1）：84-85.

第二十五章

氯代烯烃类与氯代环烃类

第一节　氯 丁 二 烯

氯丁二烯（chloroprene），异名和商品名为β-氯丁二烯（β-chloroprene）；2-氯-1,3-丁二烯（2-chloro-1,3-butadiene），其异构体为1-氯-1,3-丁二烯。氯丁二烯为无色、挥发性液体，主要用于制造氯丁橡胶。氯丁二烯可经呼吸道、消化道和皮肤吸收。在氯丁二烯的合成、提纯、单体聚合和氯丁橡胶的加工工序，以及使用氯丁胶乳与氯丁胶沥青时，均有机会接触。从事生产、加工以及分析检验人员在职业工作中会接触氯丁二烯。进入体内的氯丁二烯主要分布于富含脂肪的组织。氯丁二烯吸入体内后仅少量经呼气和经肾由尿以原形排出，大部分在体内与谷胱甘肽作用而转化，将氯脱去生成氯化氢。氯丁二烯在肝转化为环氧化物，并经过谷胱甘肽结合、分子重排、酶或非酶水解而解毒。在环氧化之前，一部分氯丁二烯还可能部分发生过氧化作用，部分氯丁二烯的环氧化物有可能转化为醛，然后才与谷胱甘肽结合。氯丁二烯的环氧化物和醛都可对大分子产生氧化作用，从而损伤细胞和组织。故氯丁二烯中毒动物或人体，血或组织中还原型谷胱甘肽（GSH）减少，而脂质过氧化产物丙二醛（MDA）增多。

一、遗传毒性与致癌表现

（一）动物实验资料

在Ames实验中有无活化（±S9）系统存在的条件下，均可引起鼠伤寒沙门菌的碱基置换突变。Bartsch等用浓度为0.5%～8%（V/V）的氯丁二烯处理TA100 4小时，在未经代谢活化（-S9）的情况下，其诱发的回变菌数呈线性关系，最高值为331±30个/皿，浓度20%时出现强烈的抑菌作用；加入S9后其回变菌数较未活化时增加

2～3 倍。刘毅等采用干燥器法对氯丁二烯的致突变作用进行了研究，发现 TA100 回变菌数随样品浓度增高而增加，在 8.3～83.2ppm 浓度范围内呈剂量-效应关系，每皿菌数均超过自然回变数的 2 倍。浓度为 166ppm 时出现抑菌作用。大肠埃希菌回变试验结果显示，CM891、ND-160 和 MR_2-102 菌株获阳性结果，加与不加 S9 无明显差异。表明氯丁二烯能诱发基因突变。枯草杆菌重组修复、果蝇伴性隐形致死实验结果均为阳性。氯丁二烯还可诱发大鼠、小鼠骨髓细胞和外周血淋巴细胞染色体畸变。由此可见，氯丁二烯可能是一种直接致突变物。

董奇男等选择昆明种小鼠（体重 12～18g），雌雄各半，共 550 只，随机分为 3 个染毒组（各组 150 只）及 1 个对照组（100 只）。吸入氯丁二烯 2.9～189.4mg/m^3，每天 4 小时，共计 7 个月。观察 8 个月结果发现，染毒组肺肿瘤发生率明显高于对照组，而且肿瘤发生率或平均肿瘤数均有剂量-反应关系。多数为乳头状腺瘤（50/57），少数为腺瘤（7/57）。国外报道用纯度 99％的氯丁二烯 500μg/ml，处理中国仓鼠肺细胞使其恶性转化，然后将这些已恶性转化细胞接种于同种动物，可发展为纤维肉瘤，有的恶性程度极高。

国际癌症研究所（IARC，2010）将氯丁二烯归入 2B 类，人类可能致癌物。

（二）流行病学资料

某鞋厂职业接触氯丁二烯作业工人的肺、肝及淋巴系统全癌死亡率高于非接触者，特别是肝癌的死亡率明显增高。郭术田等采用配对病例对照的方法，收集某化工厂 1987—2002 年完整的癌症死亡 171 例为病例组，非癌症死亡 258 例为对照组，其中配对有 163 对。对病例组与对照组比较。结果显示，在较低的接触浓度下，尚不能认为氯丁二烯接触能使癌症死亡危险增加，但似乎能使肝癌死亡的危险增加。同时还发现病例组肝癌死亡比对照组死亡的平均年龄小 7.85 岁，有统计学意义（$P<0.05$），说明接触氯丁二烯能使肝癌死亡时间提前。还有研究发现，接触氯丁二烯（浓度平均为 18mg/m^3）的工人，外周血淋巴细胞染色体畸变率为 4.77±0.57％，显著高于对照组。

其染色体畸变主要是染色单体畸变。

1976 年，有 1 病例报告长期接触氯丁橡胶成品的工人发生了肝血管肉瘤。还有 15 年流行病学观察发现，氯丁二烯可引起肺癌和皮肤癌发病率增高，又可使这两种癌的平均发病年龄（比非化工工人早 14.8 年，比化工工人早 10.4 年）和平均发病工龄缩短。氯丁二烯接触者全癌死亡年龄均值比非接触者提前了 13.2 岁，差异有统计学意义（$P<0.01$），但肿瘤原发部位在接触者与非接触者间未见统计学意义。对 1661 名接触氯丁二烯工人 1957—1974 年的发病率进行研究，工人接触氯丁二烯 30～40 年，共发生肺癌 20 例。在接触工人中保修工 263 名（占总人数 16%），发生肺癌 8 例，占肺癌总数的 40%，但是这 8 例肺癌患者中有 7 人吸烟。泮媞华等对氯丁二烯工人进行了 14 年职业性肿瘤的回顾性调查，结果表明，其肺癌、胃癌和肝癌等癌症死亡率与青岛市居民癌症死亡率比较，差别无统计学意义。而氯丁二烯接触工人与非氯丁二烯接触工人的癌症发生平均年龄亦无显著差别。

（三）临床表现

氯丁二烯具有刺激和麻醉作用，吸入氯丁二烯引起的急性中毒主要为眼、鼻与呼吸道刺激和中枢神经麻醉症状。轻度中毒时患者有轻咳、气急、胸痛和恶心等；吸入高浓度氯丁二烯导致严重中毒时，患者短期内出现头晕、呕吐、面色苍白、四肢冰冷、血压下降和昏迷，体检可有双侧肺叶散在性干、湿啰音，X 线胸片示肺纹理增强或肺水肿征象。病情严重者可死于肺水肿。长期接触氯丁二烯也可出现头晕、头痛、乏力、失眠或嗜睡、记忆力减退、胸闷、心悸、四肢酸痛等症状。此外，氯丁二烯作业工人还可出现脱发，常先从头顶开始，严重者发展至全秃，有时眉毛、睫毛、腋毛和阴毛也有脱落，胡须生长可变慢。因毛囊并未受损，多数患者脱落的毛发可于脱离接触数周至数月后重新生长。皮肤接触氯丁二烯后可导致接触性皮炎，皮疹消退后可遗留色素沉着，或指甲变为灰褐色等。眼部接触氯丁二烯可导致结膜炎及角膜周边性坏死。严重慢性中毒患者出现肝肿大、肝功能异常，甚至肝硬变等中毒性肝损害的表现，并可有血压偏低、体重减轻、血糖低、贫血、尿路刺激及胃酸缺乏等。

长期职业接触氯丁二烯的工人，具有患肝癌和肺癌的风险。

(四) 防治原则

急性氯丁二烯中毒患者应及时脱离现场，保持安静、保暖、给氧、清洗污染皮肤，更换污染衣服，眼部受污染时用清水、生理盐水或1%～2%碳酸氢钠溶液冲洗。出现脱发时可服用维生素 B_6、胱氨酸、半胱氨酸和谷氨酸，以及外用生发药水或炉甘石洗剂等。皮炎发生时可用抗过敏药物，并给予10%硫代硫酸钠10ml，每日一次静脉注射。急性期应注意卧床休息、对症处理。慢性中毒患者应适当休息、加强营养、对症治疗。每半年复查一次。妊娠期和哺乳期妇女，应暂时脱离氯丁二烯作业。

肝癌的诊断主要包括影像学诊断、病理组织学检查和血清学诊断等。影像诊断已形成三大体系：超声显像（B 超）、电子计算机体层扫描（CT）和磁共振成像（MRI）。这些技术可确定肿瘤性质、位置、大小及其浸润程度。病理组织学检查是诊断原发性肝癌（PLC）的“金标准”，病理组织形态学配合免疫组织化学技术，例如磷脂酰基醇蛋白聚糖-3（GPC-3）、热休克蛋白70（HSP70）、谷氨酰胺合成酶等，可进一步提高 PLC 尤其是早期肝癌的病理诊断水平。血清学肝癌标志物检测对早期肝癌的筛查有优越性。甲胎蛋白（AFP）是诊断 PLC 最特异的标志，在诊断、判断疗效、估计预后、预报复发等方面的作用较为肯定。近年来，随着免疫组化、蛋白质组学等技术的发展，发现了多种有效的生物标志物，如异常凝血酶原（DCP）、高尔基体蛋白73（GP73）、甲胎蛋白异质体3（AFP-L3）等肿瘤标志物，可有效降低 AFP 阴性肝癌患者的漏检率，对 AFP 阴性肝癌患者的诊断有较好的互补作用。

肺癌的确诊依据 X 线胸部造影和 CT 扫描检查发现肿物，再靠病理检验来确定肿瘤细胞的性质并进行分型。血清中的标志物会对肺癌诊断和细胞分型有所帮助，包括血清中的神经原特异性烯醇化酶（NSE）、细胞角蛋白19部分片段（CYFRA21-1）、表皮细胞癌成分（SCC）、癌胚抗原（CEA）等。

处理氯丁二烯污染事故，应先疏散污染区人员至安全区。应急处理人员应佩戴自给式呼吸器，穿消防防护服，不要直接接触泄漏物。可用大量水冲洗，经稀释的水集入废水系统无害处理后废弃。进入土壤中的氯丁二烯会通过快速的蒸发或渗透进入大气或地下水中。进入水体中的部分氯丁二烯会蒸发入大气中，进入大气中后，氯丁二烯会发生光化学反应，半衰期 1.6 小时。

二、致癌机制

从董奇男等的昆明种小鼠实验证实，氯丁二烯可诱发小鼠肺肿瘤。但有关氯丁二烯的致癌机制还不完全清楚。大鼠一次吸入氯丁二烯浓度为 6.08mg/L 4 小时后，血清丙氨酸氨基转移酶（ALT）和山梨醇脱氢酶（SDH）活性均明显增高，表明氯丁二烯致大鼠急性肝损害。染毒后 2 小时肝内还原型谷胱甘肽（GSH）减少，表明氯丁二烯在肝代谢过程中可能产生活性中间物，使肝细胞即处于氧化应激状态。研究还显示，染毒后肝匀浆中丙二醛（MDA）含量增高，表明膜脂过氧化作用增强。氯丁二烯引起的膜脂过氧化的主要亚细胞部位是线粒体。线粒体膜脂流动性降低可能与膜脂过氧化而生成 schiff's 碱有关。与线粒体膜结合后的 1-苯氨基-萘-8-磺酸（ANS）荧光相对强度随染毒后时间的延长而逐渐增高，提示氯丁二烯活性中间物或其引发的膜脂过氧化，使 ANS 所处微环境发生变化。膜脂结构改变后磷脂头（lecithin or sphingomyelin heads）暴露更多，即膜中 ANS 结合位点增多，从而使 ANS 荧光增强，膜表面负电荷密度也可能降低。这一结果也可能由膜上 ANS 的荧光量子产率增高而引起，膜脂过氧化，膜脂流动性降低以及 ANS 与膜结合后荧光增强提示可能影响了膜功能。研究发现，上述膜物理状态的改变以线粒体膜为主，提示氯丁二烯引起肝细胞死亡的靶部位可能是线粒体。由此可见，肝 GSH 含量下降，可导致脂质过氧化蓄积，MDA 升高。推测其致肝癌可能与脂质过氧化有关。

研究发现，氯丁二烯对 B6C3F1 小鼠以 12.8、32、80ppm 吸入染毒，每天 6 小时，每周 5 天，持续 2 年，可显著增加肺肿瘤发生率。在氯丁二烯诱发的肺肿瘤中，76%有 K-ras 基因突变，突变主要发生在 61 位点的 CAA 到 CTA 的转变。

综上所述，氯丁二烯致肝癌可能与其诱发肝脂质过氧化作用有关。氯丁二烯诱发肺癌可能与 K-ras 基因突变有关。

三、危险性评估

氯丁二烯在人体的代谢遵循饱和的动力学机制。Himmelstein MW 等（2004 年）研究发现，氯丁二烯在人体各组织-气分配系数分别为：血液：4.5±0.1，肺：13.3±4.1，肝：10.7±1.1，脂肪：128.9±2.7，肌肉：4.5±1.0，肾：12.0±0.9，与实验动物的分配系数相一致。人肝对氯丁二烯的最大清除率（Vmax）约为 9.1 mg/(h·kg)，米氏常数（Km）约为 0.06mg/L，Vmax/Km 约为 152 L/(h·kg)，肺对氯丁二烯的 Vmax/Km 约为 0.14 L/(h·kg)。

Melnick R 等（1999 年）研究发现，当大鼠暴露于 12.8ppm 氯丁二烯的环境中，肺部肿瘤发生率为 6%，外部风险率为 0.3%；暴露于 32ppm 氯丁二烯的环境中，肺部肿瘤发生率达 12%，外部风险率为 7.7%；当环境浓度在 80ppm 时，肺部肿瘤发生率达 18%，外部风险率为 14%。而当小鼠暴露于 12.8ppm 氯丁二烯的环境中，肺部肿瘤发生率达 64%，外部风险率为 48.3%；暴露于 32ppm 氯丁二烯的环境中，肺部肿瘤发生率达 80%，外部风险率为 70.4%；当环境浓度达 80ppm 时，小鼠肺部肿瘤发生率达 92%，外部风险率为 89.9%。呈线性剂量依赖关系。

Himmelstein MW 等（2004 年）利用基于生理毒代动力学（PBTK）人类模型研究人体氯丁二烯暴露剂量-反应关系。研究结果表明，人体持续接触环境浓度为 23ppm 的氯丁二烯时，则可达到相当于动物实验的 10%体内基准剂量下线值（BMDL10%）。如果是非持续接触，则要达到 4～5 倍于 23ppm 氯丁二烯的环境浓度时，才能达到相当于动物实验的 10%体内基准剂量下线值（BMDL 10%）。

（徐 军 王民生 常元勋）

主要参考文献

1. 江泉观，纪云晶，常元勋．环境化学毒物防治手册．北京：化学工业出版社，2004：568-571.
2. 保毓书．环境因素与生殖健康．北京：化学工业出版社，2002：180-183.
3. 冯裕庭．重点登记管理化学毒物介绍之三十四——氯丁二烯．化工劳动保护（工业卫生与职业病分册），1993，14（1）：32-33.
4. Valentine R，Himmelstein MW. Overview of the acute，subchronic，reproductive，developmental and genetic toxicology of beta-chloroprene. Chem Biol Interact，2001，1：135-136：81-100.
5. Bukowski JA. Epidemiologic evidence for chloroprene carcinogenicity：review of study quality and its application to risk assessment. Risk Anal，2009，29（9）：1203-1216.
6. 刘玉清，董奇男，赵林，等．氯丁二烯的致突变性鉴定——大肠杆菌回变试验及枯草杆菌重组试验．中华劳动卫生职业病杂志，1988（3）：168-169.
7. 郭术田，杨青，董奇男，等．氯丁二烯职业接触人群致癌性的病例对照研究．四川大学学报（医学版），2004，35（2）：292-293.
8. 仲来福，张瑾岗，张富勤，等．氯丁二烯吸入染毒致大鼠急性肝损害的氧化应激机理．中国药理学与毒理学杂志，1992，6（1）：74-76.
9. Boysen G，Georgieva NI，Upton PB，et al. Analysis of diepoxide-specific cyclic Nterminal globin adducts in mice and rats after inhalation exposure to 1,3-butadiene. Cancer Res，2004（64）：8517-8520.
10. Ton Thaivu，Hong Huehua，Devereux TR，et al. Evaluation of genetic alterations in cancer-related genes in lung and brain tumors from B6C3F1 mice exposed to 1,3-butadiene or chloroprene. Chem-Biolo Inter，2007（166）：112-120.
11. Watanabe K，Tachibana O，Sata K，et al. Overexpression of the EGF receptor and p53 mutations are mutually exclusive in the evolution of primary and secondary glioblastomas. Brain Pathol，1996（6）：217-223.
12. Fulci G，Labuhn M，Maier DY，et al. p53 gene mutation and ink4a-arf deletion appear to be two mutually exclusive events in human glioblastoma. Oncogene，2000（19）：3816-3822.
13. Yang Y，Himmelstein MW，Clewell HJ. Kinetic modeling of β-chloroprene metabolism：Probabilistic in vitro-in vivo extrapolation of metabolism in the

lung, liver and kidneys of mice, rats and humans. Toxicol In Vitro, 2012, 26 (6): 1047-1055.

14. Himmelstein MW, Carpenter SC, Hinderliter PM. Kinetic modeling of beta-chloroprene metabolism: I. In vitro rates in liver and lung tissue fractions from mice, rats, hamsters, and humans. Toxicol Sci, 2004, 79 (1): 18-27.
15. Melnick R, Chou B, Grumbein C, et al. Multiple organ carcinogenicity of inhaled chloroprene (2-chloro-1,3-butadiene) in F344/N rats and B6C3F1 mice and comparison of dose-response with 1,3-butadiene in mice. Carcinogenesis, 1999, 20 (5): 867-878.
16. 胡训军，李思惠，黄金祥．氯丁二烯对人体健康损害研究概况．职业卫生与应急救援，2015，33 (1)：17-21.

第二节 六氯苯

六氯苯（hexachlorobenzen，HCB）亦称六六六，化学名：六氯环已烷，化学式：$C_6H_6Cl_6$。为有机氯杀虫剂，曾是一种用途很广的农药。对昆虫有触杀、熏杀和胃毒作用，过去主要用于防治蝗虫、稻螟虫等，并可杀灭蝇、蚊、臭虫等害虫。亦可作为有机氯杀菌剂，主要用于小麦、大麦等谷类作物种子外膜防治真菌危害。由于对人畜有一定毒性和对环境有害，20 世纪 60 年代末停止生产并禁止使用。

环境中 HCB 污染的主要来源是农业生产的残留和化工生产的副产物，六氯苯作为一种持续性有机污染物，具有高残留、易富集、生物半衰期长的特点，已成为全球性的环境污染物，目前已被列入环境内分泌干扰物（environmental Endocrine Disruptors，EEDs）。HCB 可通过胃肠道、呼吸道和皮肤吸收而进入体内，但在人体内分布研究甚少，动物模型中主要蓄积在含脂肪较多部位，如脂肪组织、骨髓以及一些内分泌器官如甲状腺、胸腺。HCB 被胃肠吸收后，经肝代谢后缓慢产生低氯苯、氯酚及其他低级代谢产物，其还可以和葡萄糖苷酸或谷胱甘肽结合，但大部分与母体化合物形式从粪便排泄，小部分（约 5%）以极性代谢产物的形式从尿排出。HCB 还能够通过淋巴系统吸收，不经肝的代谢直接沉积到脂肪中。HCB 主要是慢性蓄积性毒性作用，其靶器官可以是全身多个脏器系统，但是病理学改变最明显的还是肝，对啮齿类动物最明显的是累及神经系统。

一、遗传毒性与致癌表现

（一）动物实验资料

研究发现，HCB 无论是否经 S9 代谢活化均不可诱发鼠伤寒沙门菌致突变性；大鼠显性致死性实验和中国仓鼠染色体畸变实验也呈阴性，但对酿酒酵母菌表现出致突变性。李东昊等通过紫外与荧光光谱法研究 HCB 与 DNA 的相互作用发现，HCB 可以嵌入小牛胸腺 DNA 的双链中形成 DNA 加合物，从而使 HCB 的荧光光谱发生变化，使荧光强度增强。进一步的电泳实验证明 HCB 对超螺旋 DNA（pBR322 DNA）不存在损伤。但当 HCB 与重金属 Cu^{2+} 共存时，对 pBR322 DNA 损失程度明显加深。

Canonero R 等（1997 年）发现，用 0.1、0.18、0.32、0.56mmol/L HCB 处理 Sprague-Dawley 大鼠原代培养肝细胞，发现经 HCB 处理的肝细胞 DNA 断裂数与对照细胞相比没有明显差异，而微核数却呈剂量依赖性增加。

Smith AG 等（1980 年）用含 100ppm HCB 的饲料喂饲 14 只 Agus 和 6 只 Wistar 雌性大鼠 90 周，大鼠肝肿瘤发生率为 100%，而对照组大鼠肝癌发生率为 0%。Arnold 用含 0.32～40ppm HCB 的饲料喂饲雌性、雄性 Sprague-Dawley 大鼠 3 个月，染毒后进行交配，再用含相同剂量 HCB 饲料喂饲对母鼠染毒至 F1 代子鼠断奶，子鼠继续喂饲 103 周。发现雌性子鼠形成肝肿瘤结节（10/49）或肾上腺嗜铬细胞瘤（17/49），显著高于对照组子鼠（0/49）；而雄性子鼠甲状旁腺肿瘤发生率为 24.5%（12/49），也显著高于对照组子鼠的 4.1%（2/49）。

Kishima MO 等（2000 年）研究能量限制，观察 HCB 对 Wistar 大鼠肝癌发生的影响。用含玉米油（4.2kcal/g）饲料喂饲对照组大鼠，而染毒组大鼠则用含 50%能量的玉米油和 50ppm HCB 饲料单独或联合喂饲 6 周，通过免疫组化检测肝胎盘型谷胱甘肽-S-转移酶

($GST\text{-}P^+$)，发现限制能量摄入且暴露于 HCB 后的大鼠与对照组大鼠相比，肝中央小叶肥大且 $GST\text{-}P^+$ 增多，而单独限制能量摄入，单独暴露 HCB 组与对照组相比没有观察到肝中央小叶肥大且 $GST\text{-}P^+$ 的明显改变，由于 $GST\text{-}P^+$ 作为肝癌的癌前病灶基础可以作为农药促肝癌的评价指标，$GST\text{-}P^+$ 增多则可以提示限制能量摄入后 HCB 的致癌作用增强。

(二) 流行病学资料

Grimalt JO 等（1994 年）对西班牙加泰罗尼亚地区的一家有机氯农药化工厂附近的居民进行流行病学调查发现，该地区空气中 HCB 的浓度为 35ng/m³，高于对照地区 100 倍。该地区居民平均血清 HCB 的浓度为 26μg/L，而对照地区平均血清 HCB 的浓度为 4.8μg/L，暴露于高浓度的 HCB 使该地区男性甲状腺癌、软组织肉瘤和脑瘤的年龄标化发病比（SIR）分别为 6.7、5.5、2.35，从而提示暴露于含有较高浓度 HCB 的有机氯化物污染空气的人群甲状腺癌、软组织肉瘤和脑瘤发生率显著增加。

HCB 是否能引起乳腺癌由于缺乏流行病学资料所以尚有争议，通过对德国的 65 名恶性乳腺肿瘤妇女的乳腺组织和 20 名良性乳腺肿瘤妇女的乳腺组织进行检测，经对年龄校正后比较发现，良性乳腺肿瘤妇女乳腺脂肪 HCB 含量平均值为 206μg/kg，比恶性乳腺肿瘤（343μg/kg）低。但 Zheng T 等（1999 年）对耶鲁纽黑文医院通过乳腺活组织检查诊断的 304 名乳腺癌患者和 186 名非乳腺癌患者进行调查研究却发现，乳腺癌患者的乳房脂肪组织 HCB 的含量平均值为 21.0ppb，与对照组（19.1ppb）相比，差异没有统计学意义（$P>0.05$）。

国际癌症研究所（IARC，2010 年）将 HCB 归入 2B 类，人类可能致癌物。

(三) 临床表现

1. 急性中毒

(1) 轻度中毒：精神不振、头晕、头痛等；

(2) 中度中毒：剧烈呕吐、出汗、流涎、视力模糊、肌肉震颤、抽搐、心悸、昏睡等；

（3）重度中毒：呈癫痫样发作，昏迷，甚至呼吸衰竭或心室纤颤而致命，亦可引起肝、肾损害。

2. 慢性中毒

表现为神经衰弱症，食欲缺乏，恶心、恶梦、失眠；多发性神经炎症状，四肢感觉障碍，松弛性麻痹，吞咽困难；肝、肾功能损害表现为肝、肾功能异常；接触性皮炎，红斑、丘疹并有刺激、疼痛，出现水泡。暴露 HCB 可引起卟啉症的发生，其临床特征是光敏感性皮炎、皮肤色素增多、肝病变和多毛症。慢性中毒患者，可诱发肝癌和甲状腺癌。对女性接触 HCB 者，有可能诱发乳腺癌。

（四）防治原则

HCB 在《斯德哥尔摩公约》中属于被全球禁用的持久性有机污染物。我国虽禁止了其作为农药的使用，但仍保留六氯苯的生产，主要是用于生产农药五氯酚、五氯酚钠和其他化工产品。因此在生产过程中应密闭操作，局部排风。操作人员必须经过专门培训，严格遵守操作规程。

皮肤接触应用肥皂水清洗，在患处涂敷氢化可的松软膏。眼接触用 2%盐酸普鲁卡因点眼。呼吸困难者，要给氧气，注射苯甲酸钠咖啡因、尼可刹米、山梗菜碱等。有抽搐者，可肌内注射副醛，成人用量每次 3～5ml，儿童 0.1mg/kg 体重。应注射 10%葡萄糖输液，以加速毒物排泄。误服 HCB 中毒，要立即催吐，先饮盐水，再用 1%硫酸铜或注射阿朴吗啡催吐，用 2%碳酸氢钠或生理盐水洗胃，再注入 20～30g 硫酸镁导泻。注意禁止使用油类洗胃剂，以免促进 HCB 吸收。对职业接触 HCB 者在定期体检时应注意对肝功能和甲状腺功能进行检查。对女性接触者，应加强对乳腺的检查。

二、致癌机制

据 Billi 等报道，用含 1g/kg HCB 的饲料喂饲雌性 Wistar 大鼠 8 周，染毒大鼠肝细胞脂质过氧化物（MDA）明显增多且呈时间依赖性。进一步研究发现，这种现象的产生出现于大鼠肝卟啉含量增加之前，这说明在 HCB 毒性作用机制中，活性氧（ROS）扮演着极为重要的角色。戴捷等（2006 年）对 Wistar 大鼠分别以 0、200、400 和 800mg/kg HCB 溶液进行腹腔注射，每周 5 次，共 4 周。对照组注射等体积量的水溶液。实验发现，超氧化物歧化酶（SOD）的活性随 HCB 染毒剂量增加呈明显的下降，而谷胱甘肽过氧化物酶（GSH-Px）的活性在低剂量组有一个明显的应激反应性升高，后随 HCB 的染毒剂量的增加也有一定的下降。李元锋等（2006 年）给 Sprague-Dawley 大鼠分别饲以 2.0‰、0.25‰和不含 HCB 的饲料，连续染毒 14 天后发现，随 HCB 剂量增加，肝 MDA 含量明显增加，而 GSH-Px 活性反而下降（$P < 0.01$），过氧化氢酶（CAT）和 SOD 活性也略有降低，说明肝的抗氧化系统受损，这可能是 HCB 产生肝癌的原因之一。

Giribaldi L 等（2011 年）用 0.1、1、10 和 100mg/kg 浓度的 HCB 对家兔染毒 4 周，研究发现 100mg/kg 浓度组的家兔肝细胞增殖明显加快。TGF-β1 的 cDNA 和蛋白水平随着染毒剂量的升高而升高。由此推测肝细胞的异常增殖与 TGF-β1 信号通路有关。

有研究分别用 1、10 和 100mg/kg HCB 喂饲雌性 Wistar 大鼠 30 天，大鼠的肝脏器系数随染毒剂量的增加有不同程度的升高，从而说明 HCB 对大鼠肝产生毒性。提取大鼠肝组织进行下一步实验发现，HCB 可以促进肝芳香烃受体（AhR）入核从而诱导 c-Scr 激酶激活，进一步使表皮生长因子受体（EGFR）Tyr845 位点磷酸化，且 AhR、c-Scr、EGFR 的变化呈明显的剂量依赖性。通过 WB-F344 细胞验证同样可以观察到 c-Scr 介导了 HCB 所致的 EGFR 激活。EGFR 是一种具有酪氨酸激酶活性的膜表面传感器，是上皮生长因子（EGF）、细胞增殖和信号传导的受体，在多种人类肿瘤中有高表达。EGFR 激活可以诱导下游丝裂原激活蛋白激酶（AMPK）、Akt 和 c-JunN-terminal-kinase（JNK）等通路的信号分子磷酸化，进而诱导细胞增殖。虽然 HCB 是否能引起乳腺癌尚缺乏流行病学资料，但是 HCB 对乳腺癌细胞分子生物学机制的研究，却发现 HCB 在乳腺癌发生发展中扮演重要角色。

Randi 发现用 0.05μmol/L HCB 处理雌激素受体 α（ERα）阳性

MCF-7 细胞，可以激活胰岛素样生长因子-1（IGF-I）信号通路，从而使细胞发生异常增殖，抑制 IGF-I 可以阻滞 HCB 所致 MCF-7 细胞的增殖加快。推测 HCB 可能通过改变细胞内的一些与增殖相关的信号通路，从而使细胞异常增殖，最后导致乳腺癌的发生。

三、危险度评价

当根据动物经口染毒实验所得的资料进行致癌危险度评价时，美国 EPA 提供的斜率因子（slope factor）为 1.6mg/(kg·d)，经口单位危险度（oral unit risk）为 4.6×10^{-6}（μg/L）。吸入单位危险度（inhalation unit risk）为 4.6×10^{-4}（$\mu g/m^3$）。世界卫生组织 1984 年饮水质量指导，根据线性多阶段模型（lineariyed multistage model）分析发现，人饮水中 HCB 浓度为 0.01μg/L 时，终生暴露患肿瘤的危险度低于 1×10^{-5}。但其数学模型含有相当大的不确定性。随后世界卫生组织 1993 年饮水质量指导又提出人饮水中 HCB 浓度为 1μg/L 时，终生暴露患肿瘤的危险度上限为 1×10^{-5}。

（凌 敏 王民生 常元勋）

主要参考文献

1. Smith AG，Cabral JR. Liver-cell tumours in rats fed hexachlorobenzene. Cancer Lett，1980，11（2）：169-172.
2. Cabral JR，Shubik P，Mollner T，et al. Carcinogenic activity of hexacholorobenzene in hamsters. Nature，1977，269（5628）：510-511.
3. Kishima MO，Barbisan LF，Estevao D，et al. Promotion of hepatocarcinogenesis by hexachlorobenzene in energy-restricted rats. Cancer Lett，2000，152（1）：37-44.
4. Canonero R，Campart GB，Mattioli F，et al. Testing of p-dichlorobenzene and hexachlorobenzene for their ability to induce DNA damage and micronucleus formation in primary cultures of rat and human hepatocytes. Mutagenesis，1997，12（1）：35-39.
5. Grimalt JO，Sunyer J，Moreno V，et al. Risk excess of soft-tissue sarcoma and

thyroid cancer in a community exposed to airborne organochlorinated compound mixtures with a high hexachlorobenzene content. Int J Cancer，1994，56（2）：200-203.

6. 陈晓东，吕永生，朱惠刚．六氯苯与健康危害．中国公共卫生，2000，16（9）：849-850.
7. 李东昊，张晓明．六氯苯（HCB）对DNA遗传毒性的分子机理研究，持久性有机污染物论坛2006暨第一届持久性有机污染物全国学术研讨会论文集，2006，327-330.
8. Moysich KB，Ambrosone CB，Vena JE，et al. Environmental organochlorine exposure and postmenopausal breast cancer risk. Cancer Epidemiol Biomar Prev，1998，7（3）：181-188.
9. Zheng T，Holford TR，Mayne ST，et al. Environmental exposure to hexachlorobenzene（HCB）and risk of female breast cancer in Connecticut. Cancer Epidemiol Biomar Prev，1999，8（5）：407-411.
10. 吴荣芳，解清杰，黄卫红．六氯苯的环境危害及其污染控制化学与生物工程. 2006，23（8）：7-10.
11. Morris AR，Cabral JRP. Hexachlorobenzene：Proceedings of an International Symposium. IARC Science Publication，no. 77. International Agency for Research on Cancer（IARC），Lyon，1988，155-178.
12. 戴捷，梅启明．六氯苯对大鼠肝脏线粒体抗氧化物酶同工酶的影响．毒理学杂志，2006，20（6）：385-387.
13. 李元锋，石年，李煌元．六氯苯对大鼠机体氧化损伤和抗氧化酶活性的影响. 中华劳动卫生职业病杂志，2006，24（10）：601-604.
14. Giribaldi L，Chiappini F，Pontillo C，et al. Hexachlorobenzene induces deregulation of cellular growth in rat liver. Toxicology，2011，28；289（1）：19-27.
15. Chiappini F，Pontillo C，Randi A，et al. Hexachlorobenzene induces TGF-β1 expression，which is a regulator of p27 and cyclin D1 modifications. Toxicol Lett，2014，1；230（1）：1-9.

第二十六章

芳香烃类

α-氯甲苯类

α-氯甲苯类化合物包括二氯甲基苯（benzal chloride）、三氯甲苯（benzotrichloride）及苄基氯（benzyl chloride），都为无色具有刺激性气味的液体。二氯甲基苯类主要用于生产苯甲醛和苯乙烯酸。三氯甲苯主要用于化学制造的中间体，主要用于生产制造氯化苯甲酰、苯甲酸等，也可以氟化生成三氟化苄，作为染料生产的中间体，以及羟基二苯甲酮紫外光稳定剂。苄基氯主要生产邻苯二甲酸丁苄酯，苄基氯也用作染料中间体及鞣酸（单宁）、香料、药品等的合成。α-氯甲苯类化合物主要通过吸入、食入、经皮吸收侵入机体。目前还缺乏人类对该类化学物吸收、分布、代谢和排泄的数据。现有的动物研究显示，苄基氯可通过肺及胃肠道吸收，在鼠和家兔体内可与组织蛋白作用通过侧链加合代谢成N-乙酰基-S-半胱氨酸或苯甲酸，或苯甲酸的氨基乙酸加合物，尿中以N-乙酰基-S-半胱氨酸形式排出。

一、致癌表现

（一）动物实验资料

国际癌症研究所（IARC）用二氯甲基苯对7周龄ICR小鼠经皮涂敷染毒，每周2次，剂量为75～100mg/kg含二氯甲基苯的25μl苯溶液，共染毒50周，然后停止染毒，总染毒剂量约289mg，在82周时宰杀小鼠，结果发现，染毒组19只中14只在82周实验结束前死亡，其中9只发生了皮肤鳞状细胞癌，2只发生了皮肤纤维肉瘤（其中1只发生淋巴瘤），同时还发现染毒组共有5只小鼠发生肺腺瘤，对照组2只小鼠发生肺腺瘤，而没有皮肤癌的发生。IARC进行的另一个类似的ICR小鼠经皮涂敷二氯甲基苯染毒实验中，43周内给予小鼠二氯甲基苯总剂量约1109 mg，10只染毒小鼠2只发生了皮肤乳头状瘤，对照组没有肿瘤发生。

IARC给每组40只9周龄的ICR小鼠每只灌胃0、0.0315、0.125、0.5及2μl三氯甲苯，每周2次，共25周，18个月时结束实验。结果发现，0.5μl染毒组40只小鼠中23只发生胃癌，2μl染毒组38只中25只（65.8 %）发生胃癌，对照组没有肿瘤发生。肺腺癌发生率0.0315μl染毒组为17.9%（7/39），0.125μl染毒组为66.7%（26/39），0.5μl染毒组为87.5%（35/40），2μl染毒组为63.2%（24/38），对照组为2.6%（1/39）。2μl染毒组还有8只小鼠发生了胸腺淋巴瘤，而对照组只有1只小鼠发生胸腺淋巴瘤。

Yoshimura H等（1986年）给雌性ICR-Jcl小鼠吸入三氯甲苯，50℃［6.7±1.66ppm（54±13mg/m^3）］气化气体或20±5℃［1.62±0.43ppm（13±3.4mg/m^3）］气化气体12个月，每天吸入30分钟，每周2天。接着50℃气化染毒组连续观察5个月，20℃气化染毒组观察3个月。结果发现，对照组肺癌发生率为10.0%（3/30）（3个均为腺瘤），50℃气化染毒组肺癌发生率为53.1%（17/32）（16个腺瘤，1个腺癌），20℃气化染毒组肺癌发生率为81.1%（30/37）（17个腺瘤，13个腺癌）。对照组皮肤癌的发生率为0（0/30），50℃气化染毒组皮肤癌的发生率为25.0%（8/32）（4个乳头状瘤，4个皮肤癌），20℃气化染毒组皮肤癌的发生率为27.0%（10/37）（6个乳头状瘤，4个皮肤癌）。对照组恶性淋巴癌的发生率为0（0/30），50℃气化染毒组恶性淋巴癌的发生率为25.0%（8/32），20℃气化染毒组恶性淋巴癌的发生率为10.8%（4/37），肿瘤发生率均有显著差异。

IARC进行了3个雌性小鼠三氯甲苯皮肤涂敷染毒实验，3个实验中均观察到了皮肤鳞状细胞癌和肺癌发生率升高，其中2个实验还观察到了上消化道肿瘤发生率升高，其他部位的肿瘤发生率也升高。

Fukuda K等（1993年）进行了2个ICR雌性小鼠皮肤涂敷染毒苄基氯的实验。前一个实验中，前4周每周3次染毒10μl，以后每周2次染毒，直至40周终止实验，没有观察到肿瘤的发生。后一个实验中，7周龄ICR雌性小鼠每周2次皮肤涂敷染毒2.3μl苄基氯（溶于25 μl苯），共50周，对照组20只小鼠中2只发生肺腺癌，而染毒组20只小鼠中2只肺腺癌，3只皮肤癌，其中2只皮肤癌转移到淋巴、肝或肾。

Druckrey等给予BD大鼠每周一次皮下注射苄基氯（溶于花生油）共51周，40mg/kg染毒组的14只大鼠中3只（21.4%）发生了皮下局灶性肉瘤，80mg/kg染毒组8只大鼠中6只（75.0%）发生皮下肉瘤，80mg/kg染毒组皮下肉瘤出现了肺转移。

Lijinsky等每周3次给每组雌、雄各52只Fischer F344大鼠灌胃0、15、30 mg/kg苄基氯（溶于玉米油）104周，结果仅发现雌性大鼠甲状腺癌的发生率升高，分别为7.7%（4/52）、15.7%（8/51）和26.9%（14/52），差异有统计学意义。Lijinsky等给予B6C3F1雌、雄性小鼠灌胃0、50、100mg/kg苄基氯，发现雄性小鼠血管瘤/血管肉瘤发生率分别为0（0/52）、0（0/52）和9.6%（5/52）；肝癌的发生率分别为32.7%（17/52）、53.8%（28/52）、39.2%（20/51）；前胃癌/乳头状瘤发生率分别为0（0/51）、7.7%（4/52）和61.5%（32/52）。雌性小鼠前胃癌/乳头状瘤各组发生率分别为0（0/52）、10.0%（5/50）和37.3%（19/51）；肺泡-支气管腺瘤/癌的发生率分别为1.9%（1/52）、3.9%（2/51）和11.8%（6/51）。Poirier等给20只A/H小鼠腹膜内注射溶于三辛酸甘油酯的苄基氯4.7、11.8和15.8mmol/kg，连续24周，对照组和染毒组均发生了肺腺癌，但各组肿瘤发生率无统计学意义。

国际癌症研究所（IARC，1987）将α-氯甲苯类化合物归入2A类，人类可疑致癌物，可致肺癌。

（二）流行病学资料

据报道，对英国953名工厂中可能接触各种α-氯甲苯类及苯甲酰氯的工人进行了死亡率调查，研究的人群包括1961—1970年间工作6个月以上工人，1976年追踪他们出现的各种疾病状况，以英格兰和威尔士地区的人群死亡率作参考计算标化死亡比（SMR），尽管不能确定工人接触α-氯甲苯类化学物的特定种类，但根据工人工作的性质可确定高接触工人163人，低接触工人153人。结果发现，高接触工人各种疾病死亡 SMR 为 1.6（观察死亡 25 个，预期 15.4 个）。而低接触工人各种疾病死亡 SMR 为 1.2（观察死亡 66 个，预期 56.1 个）。高接触工人肿瘤发病 SMR 为 2.5（观察肿瘤死亡 10 个，预期 4 个），其中消化系统肿瘤 SMR 为 4.0（观察肿瘤死亡 5 个，预期 1.2 个），呼吸系统肿瘤 SMR 为 2.8（观察肿瘤死亡 5 个，预期 1.8 个）；低接触人群口及咽喉部肿瘤 SMR 为 5.7（观察肿瘤死亡 2 个，预期 0.35 个）。Sorahan 和 Cathcart 在 1984 年又对该队列进行了追踪研究，并进行了一项巢式病例对照研究，在控制了吸烟等混杂因素下评价职业接触对肺癌的影响，结果显示，高接触工人肺癌 SMR 为 3.3（观察死亡 10 个，预期 3 个），而低接触工人肺癌 SMR 为 1.4（观察死亡 16 个，预期 11.5 个）。

据报道，对美国 697 名男性（包括 621 名白人）1943—1980 年期间氯化作业工厂的工人进行了死亡率调查研究，几乎所有的工人都从事可能接触苄基氯、三氯甲苯或苯甲酰氯，死亡率与美国 1940—1982 年期间的年龄及病因特定的 5 年死亡率进行比较，结果发现，队列中人群呼吸道肿瘤死亡率同对照人群比较明显增加（观察死亡数为 7 人，均来自白人工人，包括 6 人患肺肿瘤，而预期数为 2.8，SMR 为 2.5（95% CI：1.0～5.0）。将工人按照接触化学物的种类划分，发现接触苄基氯、三氯甲苯及苯甲酰氯的工人中呼吸道肿瘤死亡率均较对照人群增加，其中三氯甲苯接触工人 SMR 为 2.6（$P<0.05$），苄基氯或苯甲酰氯接触工人 SMR 也为 2.6（$P<0.05$）。如果将队列按照工作时间分成＜15 年及＞15 年，呼吸道肿瘤的 SMR 分别为 1.3 和 3.8（$P<0.05$）。

（三）临床表现

α-氯甲苯类急性吸入会产生咽喉痛、咳嗽、呼吸道炎症、呼吸困难，产生肺炎、肺水肿，重者死亡。蒸气对眼有刺激性，液体溅入眼内可引起结膜和角膜蛋白质变性。口服引起胃肠道刺激反应、头痛、头晕、恶心、呕吐及中枢神经系统抑制，也可引起肺炎。皮肤接触 α-氯甲苯类可引起红斑、大疱，或发生湿疹。二氯甲基苯的慢性毒性可能引起皮肤癌，它比三氯甲苯引起毒作用的潜伏期更长，对中枢神经系统也可能有损伤，三氯甲苯慢性影响主要引起肝、肾、甲状腺功能及中枢神经损害、贫血，对人可能致肺癌。苄基氯慢性接触主要引起慢性皮疹、疣，咽痛，嗅觉下降，慢性气管炎及气短。根据动物实验资料和流行病学资料，推测对人可能致肺癌。

（四）防制原则

可能接触毒物时，佩戴自吸过滤式防毒面具（半面罩）。紧急事态抢救或撤离时，应该佩戴自给式呼吸器。戴化学安全防护眼镜防护眼睛。穿透气型防毒服防护身体，戴防苯耐油手套进行手部防护。如果发生皮肤接触应脱去被污染的衣着，用肥皂水和清水彻底冲洗皮肤，就医。如眼睛接触应立即提起眼睑，用大量流动清水或生理盐水彻底冲洗至少 15 分钟，就医。如吸入应迅速脱离现场至空气新鲜处，保持呼吸道通畅，如呼吸困难，给予输氧，如呼吸停止，立即进行人工呼吸，就医。如食入应饮足量温水，催吐，洗胃，就医。作业工人应定期检查皮肤、眼等器官，重点检查肺等呼吸道、肝、肾、血液、神经系统，其中肺部检查应包括 X 线、肺功能测试。

二、致癌机制

Stoner GD 等（1986 年）用 PCR 扩增结合测序技术分析了三氯甲苯染毒组和对照组 A/J 小鼠肺癌 K-ras 原癌基因激活状况，结果在染毒组和对照组小鼠肺癌组织中都检测到激活的 K-ras 原癌基因。You M 等（1989 年）应用易自发发生及对化学诱导肺癌敏感的 A 株小鼠分析了自发发生的肺癌和三氯甲苯致肺癌 K-ras 原癌基因突变情况，结果发现，自发发生肺癌的小鼠 K-ras 原癌基因 12 位密码子有 60%（6/10）发生了突变，61 位密码子有 30%（3/10）发生了突变，这些突变存在几种类型的碱基取代，而三氯甲苯致小鼠肺癌 100%（24/24）都是 12 位密码子发生突变，而且这些突变都是由 G∶C 取代为 A∶T，而自发发生的肺癌中只有 27%的是 G∶C 取代为 A∶T。因而推测三氯甲苯可能具有直接的诱导 G∶C 取代 A∶T 遗传毒作用。苄基氯可诱发靶器官加合物形成，给小鼠静脉注射 ^{14}C 标记的苄基氯可在各种器官如脑、睾丸、肝、肺等烷基化 DNA 鸟嘌呤 N^7，注射后1小时浓度最高的是脑和睾丸，然后是肝和肺，苄基氯诱导的主要加合物可与N^7-苄基鸟嘌呤共层析。

三、危险度评价

美国政府与工业卫生学家协会（ACGIH）没有提出工作场所空气中二氯甲苯的职业暴露限值，俄罗斯提出的作业场所空气中短期暴露限值为0.5mg/m^3。ACGIH没有提出工作场所空气中三氯甲苯8小时时间加权阈限值，但推荐0.8mg/m^3作为作业场所空气职业暴露限值。俄罗斯制定的三氯甲苯短时间暴露限值为0.2mg/m^3。ACGIH推荐5.2mg/m^3作为苄基氯作业场所空气中8小时时间加权阈限值，俄罗斯推荐苄基氯车间空气中有害物质的最高容许浓度为0.5mg/m^3，空气中嗅觉阈浓度0.04ppm。目前还没有制定饮用水α-氯甲苯类的国际指南。以10年工作期为单位，上述英国的病例对照资料的条件logistic回归分析显示，三氯甲苯的相对危险度（RR）为1.4（95%CI：0.4～4.2），其他氯甲苯类的RR为1.1（95% CI：0.3～4.2），而吸烟的RR为3.0（95% CI：0.3～25.8）。

（崔仑标　孙　宏　朱宝立）

主要参考文献

1. Pohanish，Richard P. Sittig's Handbook of Toxic and Hazardous Chemicals and Carcinogens. 5th ed. New York：NY，William Andrew Publishing，2008，321-357.
2. IARC. Monographs on the Evaluation of Carcinogenic Risks to Humans，2010，71：453-477.
3. Sorahan T，Waterhouse JA，Cooke MA，et al. A mortality study of workers in a factory manufacturing chlorinated toluenes. Ann Occup Hyg，1983，27（2）：173-182.
4. Fukuda K，Matsushita H，Takemoto K，et al. Carcinogenicity of benzotrichloride administered to mice by gastric intubation. Ind Health，1993，31（3）：127-131.

5. Stoner GD, You M, Morgan MA, et al. Lung tumor induction in strain A mice with benzotrichloride. Cancer Lett, 1986, 33 (2): 167-173.
6. Yoshimura H, Takemoto K, Fukuda K, et al. Carcinogenicity in mice by inhalation of benzotrichloride and benzoyl chloride. Sangyo Igaku, 1986, 28 (5): 352-359.
7. You M, Candrian U, Maronpot RR, et al. Activation of the Ki-ras protooncogene in spontaneously occurring and chemically induced lung tumors of the strain A mouse. Proc Natl Acad Sci USA, 1989, 86 (9): 3070-3074.
8. Holmstrom M, McGregor DB, Willins MJ, et al. 4CMB, 4HMB and BC evaluated by the micronucleus test using a multiple sampling method. Mutat Res, 1982, 100 (1-4): 357-359.
9. Wong O. A cohort mortality study of employees exposed to chlorinated chemicals. Am J Ind Med, 1988, 14 (4): 417-431.
10. Brooks TM, Gonzalez LP. The mutagenic activity of 4-chloromethylbiphenyl (4CMB) and benzyl chloride (BC) in the bacterial/microsome assay. Mutat Res, 1982, 100 (1-4): 61-64.
11. Brooks TM, Gonzalez LP. The induction of mitotic gene conversion in the yeast, Saccharomyces cerevisiae JD1 by 4-chloromethylbiphenyl (4CMB), benzyl chloride (BC) and 4-hydroxymethylbiphenyl (4HMB) . Mutat Res, 1982, 100 (1-4): 157-162.
12. Jones E, Richold M. 4-Chloromethylbiphenyl (4CMB), benzyl chloride (BC) and 4-hydroxymethylbiphenyl (4HMB): an evaluation of their mutagenic potential using Salmonella typhimurium. Mutat Res, 1982, 100 (1-4): 49-54.
13. American Conference of Governmental Industrial Hygienists. 1997 TLVsR and BEIsR, Cincinnati, OH, ACGIH, 1997: 34.
14. Saxena S, Abdel-Rahman MS. Pharmacodynamics of benzyl chloride in rats. Arch Environ Contam Toxicol, 1989, 18 (5): 669-677.
15. Fall M, Haddouk H, Morin JP, et al. Mutagenicity of benzyl chloride in the Salmonella/microsome mutagenesis assay depends on exposure conditions. Mutat Res, 2007, 633 (1): 13-20.

第二十七章

芳香族氨基化合物

4-氯邻甲苯胺

4-氯邻甲苯胺（4-chloro-ortho-toluidine，4-COT）又名4-氯-2-甲基苯胺，是农药杀虫脒的主要代谢产物，也用作生产某些颜料、染料的原料。由邻硝基甲苯经氯化和还原制得。杀虫脒是一种高效广谱性农药，自20世纪60年代起许多国家将杀虫脒用于防治稻螟虫、棉花红蜘蛛等害虫，属于高毒高残留农药，我国于1993年起禁用。杀虫脒可经消化道、呼吸道和皮肤吸收，在体内主要分布于肝、肾和脂肪组织。人、动物和植物均可将杀虫脒代谢为4-COT。杀虫脒和4-COT主要经肾排出，少量随粪便、乳汁排出。

一、致癌表现

（一）动物实验资料

每组50只CD-1小鼠，雌雄各半，雄性喂食含4-COT 0、750、1500mg/kg的饲料，雌性喂食含4-COT 0、2000、4000mg/kg的饲料，喂食18个月。结果发现，不同剂量组雄性小鼠脾和腹膜下血管肉瘤发生率分别为0、60%、65%，不同剂量组雌性小鼠脾和腹膜下血管肉瘤发生率分别为0、95%、75%。每组100只$B6C3F_1$小鼠，雌雄各半。雄性小鼠喂饲4-COT剂量分别为3750、15000ppm，雌性小鼠喂饲4-COT剂量分别为1250、5000ppm，喂饲99周。对照组小鼠雌、雄各20只，正常喂饲。高剂量组雌性小鼠在92周时全部死亡。观察结果发现，血管肉瘤（起源于生殖器官旁的脂肪组织），雄性小鼠血管肉瘤发生率分别为0/20、3/50（6%）、37/50（74%），雌性小鼠血管肉瘤发生率分别为0/18、40/49（82%）、39/50（78%）。

国际癌症研究所（IARC，2010 年）将 4-COT 归入 2A 类，人类可疑致癌物。

（二）流行病学资料

观察对象为 79 名农药厂杀虫脒生产工人，并选择农药厂非接触的 21 名行政工作人员为对照组。研究发现，生产组工人的血淋巴细胞染色体畸变率为 0.227%，对照组血淋巴细胞染色体畸变率为 0.095%。生产组工人血淋巴细胞微核率为 0.253‰，对照组血淋巴细胞微核率为 0.119‰。

Stasik MJ（1985 年）对德国一工厂中的 4-COT 生产和加工工人进行了调查，1929—1982 年间共有 335 名接触者，1970 年前有 116 名接触者，其中有 5 名工人患恶性肿瘤，标化死亡比（SMR）为 1.45（5/3.45）。包括胃癌 SMR 为 3.6（2/0.56）、肾肿瘤 SMR 为 2.04（1/0.49）、脑癌 SMR 为 35.21（2/0.06），但无膀胱癌. 1986 年，Stasik 对 1970 年前开始接触 4-COT 的 116 名工人再次做了调查，以 1983 年 1 月 1 日至 1986 年 6 月为观察期，结果发现 8 名工人患膀胱癌，2 名患者已死亡，标化发病比（SIR）为 72.7（95% CI：31.4～143.3）。患者的年龄中值为 64 岁，范围 58～78 岁；接触工龄中值为 25.5 年，范围 1.5～30.0 年。潜伏期平均为 27.5（17～38 年）。

1992 年，为探讨接触 4-COT 及杀虫脒人群的膀胱癌发病率，德国进行了职业性队列研究。研究对象为化工厂先后直接从事 4-COT 合成杀虫脒生产的男性工人，共 49 人。由工厂卫生所提供受试者的职业接触史，以及 1990 年底之前研究队列中的膀胱癌发病率，与附近地区或国家按性别、年龄别的膀胱癌预期发病率之比，计算出标化发病比（SIR），并测定了 N-乙酰代表型。结果发现，研究队列在 1982—1990 年间共发生 7 名膀胱癌患者，其中包括 4 名吸烟者和 3 名不吸烟者，诊断膀胱癌时的平均年龄为 54（43～62）岁，膀胱癌患者接触 4-COT 的平均时间为 575（55～766）天：从开始接触到发生膀胱癌的平均潜伏期为 19（15～23）年，膀胱癌患者的 N-乙酰代表型大部分均为慢反应型。研究队列与前民主德国、丹麦及德国萨尔兰德地区人群膀胱癌相比较的 SIR 分别为 89.7（95%Cl：35.6～

168.6，$P<0.001$）、35.0（95%Cl：13.9～65.7，$P<0.001$）和53.8（95%Cl：21.3～101.1，$P<0.001$），均具显著统计学意义。

（三）临床表现

4-COT中毒以嗜睡、发绀和出血性膀胱炎三大症状为主要中毒表现。已见到多起急性中毒的报道，甚至只有一次皮肤接触或在短时间内吸入4-COT后即出现中毒表现。带有发绀的高铁血红蛋白血症这一其他芳香胺中毒的典型症状在杀虫脒中毒中仅有半数患者出现。内镜检查可见到90%以上的患者有以溃疡、坏死、出血和水肿为主要表现的出血性膀胱炎。

临床表现分为3种：

（1）轻度中毒症状不典型，可表现为口干、恶心、呕吐、乏力、肌痛、肢麻；

（2）中度中毒并有眩晕、视物模糊、嗜睡、尿频、尿急、血尿；

（3）重度中毒并有昏睡、呼吸困难、发绀、血压下降。

结合流行病学资料，人长期慢性接触4-COT可能会发生膀胱癌。

（四）防治原则

杀虫脒中毒引起不同程度意识障碍、脑水肿，可使颅内呼吸、循环中枢功能受损，引起中枢性呼吸、循环抑制。因此，在救治急性杀虫脒中毒过程中，除常规地减少毒物吸收、促进毒物排泄、氧化还原剂改善缺氧等综合治疗外，保护脑、心、肝、肾等重要器官显得更加重要。在适量使用亚甲蓝有效促进高铁血红蛋白还原为具有携氧能力的血红蛋白同时，可合用黄芪、还原型谷胱甘肽、纳洛酮等清除氧自由基，兴奋呼吸、循环中枢，以起到保护心肌细胞、减轻心肌损伤的作用，临床使用可收到满意疗效。

二、致癌机制

Ames试验中，50微克/皿4-COT在加S9时，可致TA98和TA100菌落回复突变阳性。S9存在时，600微克/皿4-COT对鼠伤寒沙门菌TA98，2250微克/皿4-COT对鼠伤寒沙门菌TA100均能诱导回复突变，且高于对照组2倍。推测4-COT可能是间接致癌物。

三、危险性评价

美国加利福尼亚州农业部做出的杀虫脒致癌危险度定量评定认为，采取全身皮肤严密防护的施用杀虫脒的工人，尿中检出杀虫脒及其代谢产物的浓度为1.0mg/L者，其膀胱癌的危险度为4.2×10^{-5}～4.4×10^{-5}。假设人与小鼠的易感性相似，做低剂量直线外推，估算我国接触杀虫脒而致肿瘤危险度：杀虫脒包装工人以工作5年计的一生平均摄入体内剂量为1.747μg/kg，危险度为22.1×10^{-5}；施药农民以工作10年计的一生平均摄入体内剂量为0.461μg/kg，危险度为6.2×10^{-5}；居民食用带残留杀虫脒稻米以15年计的一生平均摄入体内剂量为0.072μg/kg，危险度为1.05×10^{-5}。

（凌　敏　徐　军　王民生　常元勋）

主要参考文献

1. 孟平，张春玲．杀虫脒和对氯邻甲苯胺毒性及致癌性研究进展．中国公共卫生，1994，10（12）：558-559.
2. 李枫，张瑞稳，蒋学之，等．杀虫脒致癌致畸致突变研究的概况与进展．职业医学，1985，12（3）：39-42.
3. Para-Chloro-ortho-toluidine and its strong acid salts. IARC Monogr Eval Carcinog Risks Hum. 1990，48：123-137.
4. 郑淑鹏，邢美贞．接触4-氯邻甲苯胺的杀虫脒合成工人队列的膀胱癌发病率.国外医学·卫生学分册，1993，4（1）：234
5. Maddy KT，Knaak JB，Gibbons DB. Monitoring the urine of pesticide applicators in California for residues of chlordimeform and its metabolites 1982-1985. Toxicol Lett，1986，33（1-3）：37-44.
6. Riffelmann M，Müller G，Schmieding W，et al. Biomonitoring of urinary aromatic amines and arylamine hemoglobin adducts in exposed workers and nonexposed control persons. Int Arch Occup Environ Health，1995，68（1）：36-43.
7. Popp W，Schmieding W，Speck M，et al. Incidence of bladder cancer in a cohort of workers exposed to 4-chloro-o-toluidine while synthesising chlordime-

form. Br J Ind Med，1992，49（8）：529-531.

8. Stasik MJ. Carcinomas of the urinary bladder in a 4-chloro-o-toluidine cohort. Int Arch Occup Environ Health，1988，60（1）：21-24.
9. Ministry of Agriculture. No. 199 Bulletin of the Ministry of Agriculture of the People's Republic of China（农业部．中华人民共和国农业部第 199 号公告）（2002-07-07）[2010-04-30]. http：//www. gxny. gov. cn/UPLOAD/IMG0709/20079251518051. doc
10. 何仁辉．急性杀虫脒中毒与心、肝、肾损伤关系．中国职业医学，2012，39（1）：33-34.
11. 吴冬梅．急性杀虫脒中毒 42 例临床分析，华夏医学，2013，26（3）：574-577.
12. Goggelmann W，Bauchinger M，Kulka U，et al. Genotoxicity of 4-chloro-o-toluidine in Salmonella typhimurium，human lymphocytes and V79 cells. Mut Res，1996，370（1）：39-47.
13. Zimmer D，Mazurek J，Petzold G，et al. Bacterial mutagenicity and mammalian cell DNA damage by several substituted anilines. Mut Res，1980，77（4）：317-326.

第二十八章

芳香族硝基化合物

第一节　N-甲基-N′-硝基-N-亚硝基胍

N-甲基-N′-硝基-N-亚硝基胍（N-methyl-N′-nitro-N-nitrosoguanidine，MNNG）是一种N-亚硝基化合物，溶于水，熔点118℃（分解），易燃，有毒，有刺激性；化学性质不太稳定，遇光易分解，甚至会受热爆炸，因此不宜大批量的生产或长期储存。该化合物是医学研究中使用的一种很强的致癌剂，是外源化学物致癌和致癌机制研究的一种模式化合物。因它对动物实验性胃癌的形成有高度的特异性而被广泛用于建立动物胃癌模型，此外它还可诱发动物大肠癌和膀胱癌。近年来，也作为玉米等植物的化学诱变剂，进行植物品种的改良、种质的创新等。该化合物由硝酸胍通过硝化、甲基化和亚硝化3步反应制取。目前国内使用的均为进口产品。MNNG是在环境中广泛存在的化学污染物，吸烟所释放的烟雾中就含有这种物质。烷化剂MNNG不需要经过细胞内相关的酶代谢活化就可以直接与DNA相互作用。

一、遗传毒性与致癌表现

（一）动物实验资料

MNNG可以诱发果蝇发生伴性隐性致死性突变。用0.25μg/ml MNNG处理叙利亚仓鼠胚胎细胞24小时，可使细胞的染色体畸变和姐妹染色单体交换（SCE）率增加。O′Neill用0.1和0.2μg/ml的MNNG处理中国地鼠卵巢细胞5小时，可以引起细胞次黄嘌呤转磷酸核糖（基）酶（HGPTR）位点基因突变。竺可清用0.2μmol/L MNNG刺激猴肾Vero细胞2.5小时后，单细胞凝胶电泳（SCGE）可观察到明显彗尾。说明极低浓度MNNG可造成DNA断裂。Percy

用0.1mmol/L MNNG处理大鼠结肠黏膜层细胞，15分钟后通过DNA解旋荧光测定方法检测发现，DNA双链水平与对照细胞相比降低13.6±5.4%。结果说明MNNG可诱导大鼠结肠黏膜层细胞DNA双链断裂。

孔祥会等（2002年）首次用130mg/kg MNNG对Wistar大鼠进行灌胃，14天后进行第二次灌胃，然后通过用含83mg/L MNNG的饮水喂饲3周，每周6天。外辅每周饮用1天高浓度食盐水，3周喂饲药物期间不用食盐水，每组大鼠11只（9只实验，2只对照），5组共110只。早期病理变化为：胃黏膜发红、充血、糜烂、溃疡等。病理组织检查发现胃黏膜在105天时期出现单纯增生；在186天时出现不典型增生；在246天时期出现高分化胃腺癌。Motohashi M等（2011年）用含100ppm MNNG的饮水对48只Wistar大鼠进行24周染毒后再予以正常饮水30周，对照组的24只大鼠则予以正常饮水54周，每组实验大鼠均为雌雄各半。结果发现染毒组雄性大鼠中75%（18/24）发生胃腺癌，明显高于雌性大鼠的37.5%（9/24），差异有统计学意义（$P<0.05$）。

Fujii K等（1977年）用含62、31、3μg/g MNNG的0.1%明胶悬乳液对IRC/JCL小鼠进行单次皮下注射，单点注射0.03ml。每个剂量组雄性小鼠分别为18、18、15只，雌性小鼠分别为12、23、13只。对照组雄性小鼠为16只，雌性小鼠为20只。实验观察50周，结果发现，MNNG可以诱导小鼠发生肝癌、肺癌或合并两种肿瘤发生。其中62μg/g剂量组雄性和雌性小鼠单纯形成肝癌、肺癌，或合并两种肿瘤发生的肿瘤发生率都为100%；31μg/g剂量组雄性小鼠肿瘤发生率为89%，雌性小鼠肿瘤发生率为87%；3μg/g剂量组雄性小鼠肿瘤发生率为33%，雌性小鼠肿瘤发生率为38%；对照组小鼠未形成肝癌或肺癌。

国际癌症研究所（IARC，2010年）将MNNG归入2A类，人类可疑致癌物。

（二）流行病学资料

未见相关报道。

（三）临床表现

MNNG 是一类多器官毒物，可累及肝、肾、肺和消化系统等器官，并具有很强的致癌性。长期接触 MNNG 可能会诱发胃癌、肝癌与肺癌等癌症的发生。

（四）防制原则

防止 MNNG 可能对人带来的危害，应经常摄取一定量的新鲜蔬菜、水果等含维生素 C 和胡萝卜素较高的食品。对长期接触 MNNG 的人群，在体检时应注意对胃、肝、肺功能的检查。以便早期发现胃癌、肝癌与肺癌患者。

二、致癌机制

张小山等应用一携带 *SupF* tRNA 基因的穿梭质粒 pZ189，转染在 24 小时前经受半衰期仅 1.1 小时的 MNNG 攻击非洲绿猴肾（vero）细胞，从该细胞中回收进行过复制的质粒中选出靶基因 *SupF* tRNA 的突变体。在 0.2 和 2μmol/L MNNG 预处理的 vero 细胞中，其点突变频率分别比自发的高 5.8 和 2.9 倍（$P<0.01$）。由此证明，MNNG 攻击后也可在非损伤碱基部位诱发非定标性突变。对这些突变体 *SupF* tRNA 基因的序列分析证明，89%的碱基置换发生在 G∶C 碱基对上，其中 59%为碱基颠换，其余为碱基转换。碱基置换的形式主要为 G∶C — T∶A 和 G∶C — A∶T。而且还发现突变发生有序列特异性，因为 48%的碱基置换发生在 *SupF* tRNA 基因的 6 个部位上，它们中的 4 个具有 5′-TTNN 序列，其中 N 为 G 或 C，突变就发生在 N 碱基。发现的 5 个移码突变有 2 个发生在 *SupF* tRNA 基因的 99～105 碱基区域的 GGTGGGG 序列上。

王谷亮等（2003 年）用 0.2μmol/L MNNG 处理 vero 细胞 2 小时后，采用分泌型碱性磷酸酶报告基因和瞬时转染实验检测相关转录因子活性，发现 cAMP 反应序列结合蛋白（cAMP-response element binding protein，CREB）活性是溶剂对照组的 1.4 倍（$P<0.05$），前炎症介质转录因子（activator factor-1，AP-1）和核因子-κB（NF-κB）活性均为对照组的 1.3 倍（$P<0.05$）；而 c-myc 的活性在对照

组和 MNNG 处理组表达都较低。结果提示，一些转录因子如 CREB、AP-1 和 NF-κB 等参与了 MNNG 引起的非定标性突变发生过程。

李红娟等（2008 年）用 1.0μmol/L MNNG 处理人羊膜 FL 细胞 2 小时后，通过荧光定量 PCR 方法检测，发现细胞周期基因 Cyclin El 及 Cyelin E2 基因表达与对照组相比分别升高了 1.40 和 2.39 倍，显著高于对照组（$P<0.05$）。随后的研究又发现，用 0.2μmol/L MNNG 处理 FL 细胞 2 小时可以使细胞周期相关基因 CDK6 及 E2F7 表达显著下调（$P<0.05$），结果说明，经 MNNG 攻击可使人羊膜 FL 细胞周期发生异常。

赵小嘉等（2008 年）通过建立 JWA 高表达人支气管上皮 HBE 细胞株，分别用 0、2.0μg/ml MNNG 慢性处理正常的 HBE、JWA 高表达的 HBE 细胞 20 代后，用噻唑蓝（MTT）法检测 MNNG 诱导后细胞生长状况，发现经 MNNG 处理正常的 HBE 细胞恶性转化后生长速度明显快于高表达 JWA 的 HBE 细胞和未经 MNNG 处理的 HBE 细胞，差异有统计学意义（$P<0.05$）。软琼脂集落实验结果显示，经 MNNG 处理的正常 HBE 细胞恶性转化细胞（26.80%）明显高于 MNNG 处理的 JWA 高表达的 HBE 细胞和未用 MNNG 处理的 HBE 细胞的克隆形成率（8.06%和 10.14%），差异有统计学意义（$P<0.01$）。MNNG 诱导正常的 HBE 细胞恶性转化过程中，p53 蛋白逐渐增加；而在 JWA 高表达 HBE 细胞，经 MNNG 处理后，p53 蛋白早期（第 1～2 代）有一过性的表达增高，此后，随着传代数增加，p53 表达则逐渐下降，细胞最终未显示恶性转化表型特征。结果提示，JWA 可能通过 p53 蛋白表达调节 MNNG 诱导 HBE 细胞的恶性转化。

Lee SH 等（2007 年）用 0.1mmol/L MNNG 处理 p53 野生型人肺腺癌（A549）细胞 2 小时后可以激活细胞外信号调节激酶（extra cellular signal-regulated kinase，ERK），处理 p53 突变型人前列腺癌细胞（DU 293）细胞后却未观察到 ERK 的变化，而处理野生型或缺陷型 p53 人结肠癌细胞（HCT 116）细胞后 ERK 被激活，由此可知 ERK 的激活与 p53 的状态无关。进一步检测发现，A549 和 HCT

116 细胞的 K-ras 蛋白表达水平较高，而 DU 293 细胞不表达 K-ras，DU 293 转染 K-ras 后再用 MNNG 处理发现可以激活 ERK，由此说明 MNNG 所致 ERK 的激活依赖于 K-ras 基因的表达。通过免疫共沉淀实验发现，ERK 激活后可以促使 E-钙黏附蛋白（E-cadherin）和 β-链蛋白（β-catenin）分离，且 E-cadherin 表达降低。使用 MEK 抑制剂 U016 或 PD58059 能有效阻滞这一过程。

鲁靖等（2000 年）用 0.2μmol/L MNNG 处理 vero 细胞 2.5 小时后，可引起细胞抽提液中磷酸化 c-Jun 氨基末端蛋白激酶 1（c-Jun N-terminal kinase-1，JNK1）的比例明显增高。同时通过测定 JNKs 的底物 c-Jun 的磷酸化程度，发现 JNKs 激酶活性增高 6.7 倍（$P<0.01$）。这些结果说明，丝裂原活化蛋白激酶（mitogen activated protein kinase，MAPK）信号通路中的 ERK 和 JNK 通路可能参与了 MNNK 致癌过程。

三、危险度评价

未见相关报道。

（凌　敏　王民生　常元勋）

主要参考文献

1. Malling HV，De Serres FJ. Genetic effects of N-methyl-N′-nitro-N-nitrosoguanidine in Neurospora crassa. Mol Gen Genet，1970，106（3）：195-207.
2. 孔祥会，张顺利，李春梅. MNNG 诱发 wistar 大鼠胃癌癌变早期的研究. 河南师范大学学报（自然科学版），2002，30（2）：70-73.
3. 尹东，黄思语，陈艳，等. 甲基硝基亚硝基胍对哈萨克族人群正常食管上皮细胞 p16 和 FHIT 基因甲基化及其表达的影响. 癌变·畸变·突变，2014，26（5）：353-356.
4. Motohashi M，Wakui S，Muto T，et al. Cyclin D1/cdk4，estrogen receptors alpha and beta，in N-methyl-N′-nitro-N-nitrosoguanidine-induced rat gastric carcinogenesis：immunohistochemical study. J Toxicol Sci，2011，36（3）：373-378.

5. Fujii K，Nakadate M. Tumor induction by a single subcutaneous injection of N-methyl-N′-nitro-N-nitrosoguanidine and its derivatives in newborn mice. Z Krebsforsch Klin Onkol Cancer Res Clin Oncol，1977，90（3）：313-319.
6. Zhang X，Yu Y，Chen X. Evidence for nontargeted mutagenesis in a monkey kidney cell line and analysis of its sequence specificity using a shuttle-vector plasmid. Mutat Res，1994，323（3）：105-112.
7. 王谷亮，王政，杨军．低浓度 MNNG 激活转录因子．浙江大学学报（医学版），2003，32（5）：390-392.
8. 李红娟．低浓度 MNNG 诱发细胞周期相关基因 DK6 及 E2F7 表达研究．杭州师范学院学报（医学版），2007，27（6）：357-361
9. 李红娟，陈维亚．CyclinEl、CyclinE2 在低浓度 MNNG 诱发的 FL 细胞中的表达研究．杭州师范学院学报（医学版），2008，28（6）：388-390.
10. Takasu S，Tsukamoto T，Ushijima T，et al. Cyclin D1 overexpression in N-methyl-N′-nitro-N-nitrosoguanidine-induced rat gastric adenocarcinomas. Exp Toxicol Pathol，2007，59（3-4）：171-175.
11. 徐艳琼，李爱萍，陈瑞．JWA 在 N-甲基-N′-硝基-N-亚硝基胍诱导的人支气管上皮细胞凋亡中的作用．中华劳动卫生职业病杂志，2006，24（4）：205-208.
12. 赵小嘉，徐艳琼，陈瑞．JWA 对 N-甲基-N′-硝基-N-亚硝基胍诱导人支气管上皮细胞恶性转化的影响．中华劳动卫生职业病杂志，2008，26（7）：395-400.
13. 鲁靖，余应年，谢海洋．N-甲基-N′-硝基-N-亚硝基胍诱发的 vero 细胞 JNK/SAPK 通路的激活．中华病理生理杂志，2000，16（6）：481-485.
14. 余应年，杨军．化学诱变剂诱发基因非定标性突变的分子机理研究．浙江大学学报（医学版），2003，32（5）：370-374.
15. Lee SH，Lee SJ，Kim JH. Chemical Carcinogen，N-methyl-N′-nitro-N-nitrosoguanidine，is a Specific Activator of Oncogenic Ras. Cell Cycle，2007，6（10）：1257-1264

第二节 1,3-二氯乙基亚硝基脲

1,3-双-（二氯乙基）-1-亚硝基脲［1,3-Bis（2-chloroethyl）-1-nitrosourea，BCNU］又称卡莫司汀、卡氮芥；是目前使用最广泛的

周期非特异性抗肿瘤药之一，为亚硝脲类烷化剂，具有烷化剂作用；具有脂溶性高、抗瘤谱广、见效快、易透过血脑屏障等特点。在体内分解为两种活性成分，一种具有氨甲酰化活性，一种为烷化剂，能与DNA聚合酶作用，抑制RNA和DNA的合成，对增殖细胞各期都有作用，而对非增殖期细胞不敏感。口服易吸收，静脉注射给药后1小时即进入脑中，6小时后脑中药物浓度为血浆中浓度的60%～70%，体内分布以肝、胆汁、肾、脾最多。BCNU半衰期短，不到15分钟。但其代谢产物半衰期长，与血浆蛋白结合后缓慢释放，故作用持久，并产生延缓性毒性。BCNU吸收后在血液中迅速代谢，代谢产物排泄缓慢，48小时后仍有较高的血药浓度。60%以代谢物形式经尿排泄。

一、遗传毒性与致癌表现

（一）动物实验资料

BCNU可诱导果蝇发生伴性隐性遗传致死性突变。Minnick DT等（1993年）用50μmol/L BCNU处理中国仓鼠卵巢（D422）细胞1小时，可以引起腺嘌呤磷酸核糖基转移酶（APRT）基因发生G∶C→T∶A碱基颠换和G∶C→A∶T碱基转换。O^6-甲基鸟嘌呤-DNA甲基转移酶（MGMT）基因敲除或野生型C57BL/6小鼠静脉注射7.5mg/kg BCNU 8周后，均能引起脾淋巴细胞次黄嘌呤鸟嘌呤转磷酸核糖基转移酶（HGPRT）基因的突变。

Zackheim HS等（1980年）用含0.5mg/ml BCNU乙醇溶液涂抹在48只雌性Swiss小鼠皮肤上，每次涂抹0.2ml，每周涂抹3次，共29周，结果发现1只小鼠皮肤上形成乳头状瘤，而对照组小鼠未发现肿瘤的形成。30只雄性Wistar大鼠经静脉注射BCNU，每6周一次，每次注射剂量为75mg/kg，观察发现此染毒剂量下大鼠半数生存期为164天，染毒大鼠中有5只大鼠发生肺腺癌，1只大鼠发生少突神经胶质瘤，对照组大鼠未见发生肿瘤。

（二）流行病学资料

Greene MH等（1985年）进行脑癌治疗的随机对比临床试验，

1628 名脑癌患者接受 BCNU 治疗，582 名患者接受其他化学疗法，446 名患者未接受化学治疗。2 年临床观察发现 2 名经 BCNU 治疗的患者发生急性髓系白血病（AML），而其他治疗组的患者未见发生急性髓系白血病。

国际癌症研究所（IARC，2010 年）将 BCNU 归入 2A 类，人类可疑致癌物。

（三）临床表现

BCNU 可以引起骨髓抑制，表现为白细胞减少及严重的血小板减少，通常在给药后3～5周发生，持续 1～3 周，抑制的最低点在3～5 周出现。还可以引起恶心、呕吐等胃肠道反应。罕见毒性反应一般发生在大剂量给药时，有报告可发生无痛性黄疸及肝性脑病、肺纤维化等。长期使用此药可能会导致急性髓系白血病。

（四）防制原则

使用 BCNU 应密切监测血象；用药间隔不应少于 6 周；该药目前多与其他抗癌药联合应用，药物剂量和用法随肿瘤和化疗方案不同而异；注意不要使此药与皮肤接触，以免引起皮炎及色素沉着。

二、致癌机制

Fischhaber PL 等（1999 年）通过 HPLC-MS 分析发现，BCNU 分解释放出活性的氯乙基偶氮离子造成人工合成的 DNA 双链上鸟嘌呤第六位氧原子烷基化，进而导致互补的胞嘧啶和鸟嘌呤之间共价交联。因此 BCNU 与 DNA 发生交联而封闭 DNA 复制，这是导致突变形成肿瘤的重要步骤。

任婷等（2010 年）用荧光光谱法对 BCNU 导致的小牛胸腺 DNA 股间交联进行定量分析。结果发现，1、2 和 4 mmol/L BCNU 与小牛胸腺 DNA 反应 5 小时即达到最大交联率，交联率分别为 10.7%、13.4%和 17.9%。此外，反应时间在 8～9 小时以后交联率呈现明显的下降趋势，到 10 小时分别下降了 4.0%、3.6%和 2.3%。进一步使用质粒 DNA pBR322 进行损伤实验，并通过琼脂糖凝胶电泳的方法检测了损伤，为确认 BCNU 导致 DNA 的交联或断链，BCNU 与

pBR322 DNA 分别反应 4、6、8、10 小时。结果发现，与 BCNU 反应后的 pBR322 DNA 变成了长度不同的较小片段，且反应时间越长片段越短。由此推测，BCNU 导致 pBR322 DNA 大部分发生了断链，并随着反应时间增加断链的程度逐渐增大，所以产生的 DNA 片段越来越短。

烷基转移酶缺陷的中国仓鼠卵巢（D422）细胞经转染 O^6-甲基鸟嘌呤-DNA 甲基转移酶（O6-methylguanine-DNA methyltransferase，MGMT）后，用 50μmol/L BCNU 分别处理转染和未转染的 D422 细胞 1 小时，检测发现，转染细胞 APRT 基因 G∶C→T∶A 的颠换率为 0.7×10^{-6}，未转染细胞为 16×10^{-6}；转染细胞 APRT 基因 G∶C→A∶T 的转换率为 0.9×10^{-6}，未转染细胞为 5.2×10^{-6}。说明 MGMT 水平升高可以阻滞 BCNU 所致细胞突变。但也有研究通过小鼠体内实验发现 MGMT 的缺失或受抑制并不影响 BCNU 的致突变作用。MGMT 基因敲除或野生型 C57BL/6 小鼠静脉注射 7.5mg/kg BCNU 8 周后，处死小鼠提取脾淋巴细胞检测 HGPRT 基因的突变情况。结果发现，不管 MGMT 基因敲除或野生型 C57BL/6 小鼠 HGPRT 基因突变率均高于其自身对照（$P<0.05$），但 MGMT 基因敲除组小鼠和野生型小鼠 HGPRT 基因突变率没有明显差异（$P>0.05$）。随后用 50mg/kg MGMT 抑制剂 O^6-苄基鸟嘌呤（BG）单独或联合 15mg/kgBCNU 处理野生型小鼠后发现 BCNU 单独处理组小鼠 HGPRT 基因突变率为 10.5×10^{-6}，BG 联合 BCNU 处理组小鼠 HGPRT 基因突变率为 16.6×10^{-6}，两组 HGPRT 基因突变率差异没有统计学意义（$P>0.05$），但均显著高于对照组（1.5×10^{-6}）和 BG 单独处理组（2.8×10^{-6}）的突变率。

三、危险度评价

查无相关资料。

（凌　敏　徐　军　王民生　常元勋）

主要参考文献

1. Minnick DT, Gerson SL, Dumenco LL, et al. Specificity of bischloroethylnitrosourea-induced mutation in a Chinese hamster ovary cell line transformed to express human O^6-alkylguanine-DNA alkyltransferase. Cancer Res, 1993, 53 (5): 997-1003.
2. Hansen RJ, Nagasubramanian R, Delaney SM, et al. Role of O^6-methylguanine-DNA methyltransferase in protecting from alkylating agent-induced toxicity and mutations in mice. Carcinogenesis, 2007, 28 (5): 1111-1116.
3. Zackheim HS, Smuckler EA. Tumorigenic effect of topical mechlorethamine, BCNU and CCNU in mice. Experientia, 1980, 36 (10): 1211-1212.
4. Eisenbrand G. Anticancer nitrosoureas: investigations on antineoplastic, toxic and neoplastic activities. IARC Sci Publ, 1984, (57): 695-708.
5. Greene MH, Boice JD, Jr Strike TA. Carmustine as a cause of acute nonlymphocytic leukemia. N Engl J Med, 1985, 313 (9): 579.
6. Fischhaber PL, Gall AS, Duncan JA, et al. Direct demonstration in synthetic oligonucleotides that N, N′-bis (2-chloroethyl) -nitrosourea cross links N1 of deoxyguanosine to N3 of deoxycytidine on opposite strands of duplex DNA. Cancer Res, 1999, 59 (17): 4363-4368.
7. 任婷，赵丽娇，唐巍．氯乙基亚硝基脲导致DNA股间交联的荧光光谱法研究．分析测试学报，2010，29 (2): 105-110.
8. Hansen RJ, Nagasubramanian R, Delaney SM, et al. Role of O^6-alkylguanine-DNA alkyltransferase in protecting against 1, 3-bis (2-chloroethyl) -1-nitrosourea (BCNU) -induced long-term toxicities. J Pharmacol Exp Ther, 2005, 315 (3): 1247-1255.

第二十九章

酯类、酰胺类与腈类

第一节　硫酸二甲酯

硫酸酯是硫酸的有机酯类衍生物，通式为 $R\text{-}O\text{-}SO_2\text{-}O\text{-}R'$，R 为有机基团，$R'$ 常为质子或无基团。可分为硫酸单酯和硫酸二酯，以硫酸二酯常见。硫酸二酯有硫酸二甲酯（dimethyl sulfate，DMS）和硫酸二乙酯（diethyl sulfate，DES）。均为无色液体，有机合成中的烷化剂。

DMS 可由三氧化硫与二甲醚或硫酸与甲醇反应而制得。是一种良好的甲基化原料，用于制药、染料、香料、农药等工业，又可作为芳香烃抽提用溶剂。DMS 易水解生成硫酸和甲醇。在搬运生产设备、运输 DMS 钢瓶，清洗含 DMS 残液的储罐或在检修管道、设备时未做好有效的个人防护及违章操作时常发生急性中毒，也有因容器渗漏、外溢、破碎或爆炸等意外事故造成中毒。DMS 主要经呼吸道和皮肤进入机体。属高毒类，有强烈的刺激作用和腐蚀性，其毒性作用与芥子气相似，具有迟发性生物效应，在第一次世界大战时，曾用作化学毒剂。其迟发性毒性作用包括眼、呼吸道的严重炎症，并可出现中枢神经系统、肾、肝和心肌等迟发性病变。

一、遗传毒性与致癌表现

（一）动物实验资料

DMS 浓度在 13～32 毫克/皿和 1～33 毫克/皿时，TA98、TA100 二个菌株在加与不加 S9 条件下均呈阳性结果（诱变指数 MR ＞2），表明 DMS 能诱发基因突变，是直接诱变剂。杨荫森等（1989 年）证实，DMS 染毒后可导致成年 Wistar 大鼠骨髓细胞嗜多染红细胞微核率增加，同时导致骨髓细胞染色体出现以裂隙和断裂为主的畸变。给 BD 大鼠（约 100 天）吸入 55mg/m^3 和 16mg/m^3 DMS，每天 1 小时，每周 5 次，共 19 周。55mg/m^3 组，27 只大鼠中存活 15 只，其中 5 只大鼠出现肿瘤，3 只发生鼻腔鳞状细胞癌，1 只出现小脑胶质瘤，另 1 只发生胸腔淋巴肉瘤伴肺部转移。16mg/m^3 组，20 只大鼠中，有 2 只出现肿瘤，1 只为嗅神经母细胞瘤，另 1 只为恶性神经鞘瘤。将雌雄 Wistar 大鼠、叙利亚黄金仓鼠、NMRI 小鼠分别置于含 DMS 8.7mg/m^3 和 3mg/m^3 的环境中染毒，低浓度组每周染毒 2 次，每次染毒 6 小时，高浓度组每 14 天染毒一次，每次染毒 6 小时，持续观察 30 个月。8.7mg/m^3 组，27 只大鼠中有 6 只出现鼻腔癌；25 只小鼠中，3 只出现肺癌；22 只仓鼠中 1 只出现肺癌；而对照组未见癌症发生。3mg/m^3 组中，97 只大鼠有 4 只出现恶性肿瘤，其中 3 只大鼠出现鼻腔及肺部恶性肿瘤，1 只小鼠出现肺癌及胸腔淋巴肉瘤，而仓鼠未出现肿瘤。

国际癌症研究所（IARC，2010）将硫酸二甲酯和硫酸二乙酯归入 2A 类，人类可疑致癌物。

（二）流行病学资料

Druckrey 等报道 1 名 47 岁的男性经过 11 年的 DMS 职业接触，死于支气管癌。他的 10 名同事中有 3 人也死于支气管肺癌。此外有报道一位化学家暴露于 DMS 超过 7 年而患肺癌。但是，在这些病例中，还同时有其他高浓度烷化剂的联合作用。Albert 等报道了 1 例暴露于 DMS 6 年而患脉络膜黑色素瘤。同时也有一些不同的报道，Pell 等在对 145 名分别暴露于 DMS，但接触时间不同的工人进行研究，发现 DMS 的接触并没有增加死亡人数，也没有观察到因肺癌而显著增加死亡。

（三）临床表现

1. 急性中毒　急性 DMS 中毒多因吸入 DMS 蒸气所致。急性中毒潜伏期较短，接触后可立即出现症状，短者 1 小时，长者 8 小时，一般 3 小时左右。接触低浓度 DMS 时，主要为眼结膜、鼻黏膜和咽部刺激症状，肺部无阳性体征。接触中等浓度以上的 DMS 时，可有明显眼痛、咽痛、流泪、眼睑痉挛、咳嗽、声音嘶哑、胸闷、头痛、头晕。体征有球结膜明显充血、水肿，呈“水葡萄”样；咽部腭垂水肿，少数可呈钟摆状。腭垂或咽后壁出现白色片状假膜，一般可在4～10天后脱落。气道黏膜可发生坏死脱落，常可造成支气管阻塞、肺不张。偶发肺泡破裂、支气管瘘而致皮下气肿。个别患者伴有溶血性黄疸，肝、肾、心肌损害，休克，内脏出血等多脏器损害。严重者出现痉挛、昏睡甚至昏迷。X线征象可表现为两肺纹理增多、增粗、边缘模糊或紊乱，符合急性气管-支气管炎或支气管周围炎的改变。或呈网织状、点片状，部分出现Kerley B线等，符合急性支气管炎或间质性肺水肿的改变；或呈云絮状、棉球状或蝶翼状阴影及肺门的改变，符合急性肺泡性肺水肿的改变。

2. 皮肤损伤　皮肤接触后呈明显红斑、水肿、水疱、大疱甚至坏死，尤以臀部、阴囊明显，常因被DMS污染的手再次接触所致。通常接触后数小时内疼痛最剧，12小时后水疱增多明显。

长期职业接触DMS的工人，具有患肺癌和鼻腔癌的风险。

(四) 防治原则

急性硫酸酯中毒患者应立即移离中毒现场，皮肤污染时立即脱去污染的衣物，用流动水冲洗污染皮肤至少15分钟，更换污染衣服，保持安静、保暖、给氧，误服者给饮牛奶，有腐蚀症状时忌洗胃。严密观察至少12小时，必要时静脉注射糖皮质激素，以利于控制病情进展。防止喉水肿或喉痉挛发生，可用局部喷雾法。经常吸痰，及时清除鼻、口腔分泌物，注意支气管黏膜脱落阻塞气道，鼓励患者咳出坏死组织，可采用拍背吸引，如发生窒息，应紧急施行气管切开术。选择适当的方法给氧，避免长时间吸入高浓度氧。防治肺水肿，早期、足量、短程应用肾上腺皮质激素，改善微循环、减少分泌物。急性硫酸酯中毒易发生纵隔气肿、皮下气肿及自发性气胸，除避免剧咳及屏气动作外，纵隔气肿可取坐位，将气体引至颈部皮下慢慢吸收，气胸轻时可自行吸收，重者可抽气或插管做闭式引流。当急性硫酸酯中毒发生支气管黏膜脱落时易并发呼吸道大出血，应及时采用止血等对应措施。在可能的情况下，所有涉及DMS的操作应在封闭系统内进行，同时需要监测空气中的DMS含量。即使有良好的工业卫生防护条件，也需要对工人的职业暴露进行监测、管理。如定期监测尿中甲基嘌呤、血液中甲基化蛋白质及痰细胞学检测等，并定期进行X线胸部透视、胸部摄片等呼吸系统检查，以便早期发现呼吸系统病变。

二、致癌机制

Brian等将大鼠暴露于0、0.1、0.7和1.5ppm的DMS蒸气中，6小时/天，染毒5天后，发现染毒组大鼠鼻腔黏膜上皮细胞大量甲基化，同时嗅觉下降；染毒10天后组织病理学检测发现，暴露0.7ppm以上的DMS可引起鼻腔上皮细胞的炎症和退行性病变。同时发现暴露于1.5ppm以上的DMS可导致鼻腔上皮细胞的异常增殖。

Ellen等在肝细胞的体外实验中发现，20μg/ml DMS处理10分钟后，肝细胞核DNA在转录区出现了明显的甲基化改变，而DNA的甲基化改变，提示这些基因编码的蛋白质可能参与肿瘤形成过程中抑癌基因的甲基化。同时，可引起细胞内原癌基因c-jun和c-myc的mRNA和蛋白质表达增加。这些基因甲基化表达的增加也伴随着这种基因调控区CpG岛（CpG island）二核苷酸的去甲基化，可能是DMS致癌的重要途径之一。

Beatrice研究组在体外实验中发现，DMS处理后可干扰E. coliDNA的转录、翻译过程，从而产生致突变、致癌效应。研究人员用0～8mmol/L DMS处理体外提取E. coliDNA，37℃孵育10分钟后，检测到DNA核苷酸有显著的甲基化增加，同时β-半乳糖苷酶合成显著下降，RNA聚合酶大量受损，导致RNA合成下降，进而蛋白质合成下降。

综上所述，DMS致癌可能与表观遗传学中DNA甲基化有关。

三、危险性评价

美国政府和工业卫生学家协会（American Governmental and Conference of Industrial Hygienists，AGCIH）推荐的DMS时间加权平均阈限值（threshold limit value-time weighted average，TLV-

TWA）为 0.5mg/m^3。美国职业安全与健康管理局（Occupational Safety and Health Administration，OSHA）颁布的容许暴露极限（permissible exposure limit，PLA）为 5mg/m^3。瑞士公布的时间加权平均浓度（time-weighted average concentration，TWA）为 0.2mg/m^3，并将 DMS 认定为致癌物质。英国公布的 TWA 为 0.5mg/m^3，前苏联公布的最高容许浓度（Maximum Allowable Concentration，MAC）为 0.1mg/m^3。

（凌 敏 徐 军 王民生 常元勋）

主要参考文献

1. Batsura IU，Kasparov，Kruglikov，et al. Pathogenesis of acute dimethyl sulfate poisoning（an experimental study）. Gig Tr Prof Zabol，1980，（11）：55-57.
2. Alvarez，Hurtt ME，Kennedy GL. Developmental toxicity of dimethyl sulfate by inhalation in the rat. Drug Chem Toxicol，1997，20（1-2）：99-114.
3. Hartmann，Honikel，Knusel. The specific inhibition of the DNA-directed RNA synthesis by rifamycin. Biochim Biophys Acta，1967，145（3）：843-844.
4. Sharova EE. Structural and functional characteristics of the lower tracheobronchial lymph nodes in the rat after administration of dimethyl sulfate. Arkh Anat Gistol Embriol，1990，98（3）：52-58.
5. Mathison BH，Frame SR，Bogdanffy MS. DNA methylation，cell proliferation，and histopathology in rats following repeated inhalation exposure to dimethyl sulfate. Inhal Toxicol，2004，16（9）：581-592.
6. Berkowitz EM，Silk H. Methylation of chromosomal DNA by two alkylating agents differing in carcinogenic potential. Cancer Lett，1981，12（4）：311-321.
7. Chen BP. Inhibition of DNA-directed beta-galactosidase synthesis in a cell-free system by dimethyl sulfate and N-methyl-N-nitrosourea. Carcinogenesis，1980，1（5）：367-374.
8. 杨荫森，张慧泉，慈杰元，等．硫酸二甲酯的致突变性研究．卫生毒理学杂志．1989，(2)：119-120.

9. 慈杰元，张慧泉，杨荫森，等．硫酸二甲酯的遗传毒效应研究．工业卫生与职业病．1996，22（2）：75-76.
10. 赵力军，曹树义，田庆伟，等．硫酸二甲酯对SCE的影响．中华劳动卫生职业病杂志．1987，5（5）：306-307.
11. 郑秋萍．硫酸二甲酯中毒19例的急救与护理．中国误诊学杂志，2010，10（23）：5712.
12. 周倩，毕研群，张忠臣．职业性急性硫酸二甲酯中毒六例．中华劳动卫生职业病杂志，2012，30（8）：613-614.
13. Yagami A，Kawai N，Kosai N，et al. Occupational allergic contact dermatitis due to dimethyl sulfate following sensitization from a severe acute irritant reaction to the reagent. Contact Dermatitis，2009，60（3）：183-184.
14. Zheng J，Pritts WA，Zhang S，et al. Determination of low ppm levels of dimethyl sulfate in an aqueous soluble API intermediate using liquid-liquid extraction and GC-MS. J Pharm Biomed Anal，2009，50（5）：1054-1059.

第二节 邻苯二甲酸酯类

邻苯二甲酸酯，又称酞酸酯，统称邻苯二甲基酯类（phthalates，PAEs）。PAEs是使用最广泛、品种最多、产量最大的增塑剂。其中邻苯二甲酸二辛酯（di-2-ethylhexyl phthalate，DEHP）是最重要的品种。PAEs作为一种增塑剂常用在塑料制品中，由于其添加量大、且不以共价键形式与树脂结合，在适当条件下，可不断地向周围环境释放，造成对土壤、水体、食物等广泛的污染，并通过生物富集和食物链进入机体。大量的研究显示，DEHP可经胃肠道、呼吸道、静脉输液、皮肤吸收等多种途径进入机体，通常以胃肠道为主要吸收途径。PAEs在体内的代谢至少经历两个步骤：

（1）邻苯二甲酸酯被水解为初级代谢物，即邻苯二甲酸单酯。短链的PAEs在尿液中主要代谢为相应的邻苯二甲酸单酯，而长链的PAEs不但可能产生单酯，还可发生羟基化和氧化反应。

（2）邻苯二甲酸单酯、羟基化产物和氧化产物在尿苷5′-二磷酸葡糖醛酸（基）转移酶（uridine 5′-diphosphoglucuronyl transferase，

UDPGT）的催化作用下生成亲水的葡糖苷酸结合物。

对邻苯二甲酸酯的整体和体外研究表明，邻苯二甲酸酯在代谢为单酯时生物活性增高，毒性更大。

一、遗传毒性与致癌表现

（一）动物实验资料

Kozumbo 等采用 Ames 实验对 PAEs 的致突变性进行了筛检，结果表明，DEHP 对鼠伤寒沙门菌 TA100 菌株表现为弱直接致突变作用，但在培养基中加入 S9 则未见 DEHP 可诱发 TA100 致突变。Okai 等应用带有 umu C 基因表达系统 TA 1535/pSK 1002 检测 DEHP 致突变性。结果也表明，DEHP 本身不具有或仅有弱致突变性。但在一些酶促（大鼠胰腺、肝、肠微粒体酶系）或非酶促（胆汁酸）因素的参与下，可诱导 DEHP 对 TA100 的致突变效应。

王蕊等（2002 年）将昆明种小鼠随机分成 5 组，每组 10 只，雌雄各半。实验设 DEHP 3000、1500、300mg/kg 3 个剂量组及阴性对照组。采用间隔 24 小时两次染毒法，结果发现 3000mg/kg 组小鼠骨髓细胞染色体畸变率 2.50％明显高于阴性对照组的 0.83％（$P<0.05$）。赵文红等利用单细胞凝胶电泳检测，发现 DEHP 处理小鼠胚胎成纤维细胞，可诱发其 DNA 损伤。

已知 PAEs 是一种过氧化物酶体增生物（peroxisome proliferator，PP），对大鼠染毒时，可观察到大鼠体内过氧化物酶体增生物激活受体的增加导致肝肿大或肝癌。Kluwe 等曾对 B6C3F1 雄性小鼠分别进行随机分组，每组 50 只。PAEs 染毒剂量为 3000、6000mg/kg，为期 103 周的慢性毒性实验。结果表明，3000、6000mg/kg 染毒组小鼠肝细胞癌发生率分别为 52.1％和 58.0％ 显著高于对照组 28％（$P<0.05$），并且有近 1/3 小鼠（20/54）的肝癌转移至肺部。Rao 等发现，用含 20g/kg DEHP 饲料喂饲 14 只雄性 Fischer 344 大鼠共 108 周，肝肿瘤结节和（或）肝细胞癌发生率为 78.5％（11/14），而对照组仅为 10.0％（1/10）。David 等用含 100、500、2500 和 12 500 ppm DEHP 饲料喂饲 Fischer 344 大鼠 104 周，每组大鼠为 55 只，此

外还设计一组用最高剂量 12 500 ppm DEHP 对大鼠染毒 78 周后停止染毒，余下 26 周为恢复期，观察 DEHP 对肝的损害是否具有可逆性。结果表明，染毒 104 周后 500 ppm 组雄性、雌性大鼠肝肿瘤的发生率分别为 4.8% 和 1.2%，与对照组分别为 4.0%、0.0%相比没有统计学意义（$P>0.05$）；2500 和 12 500 ppm 组，雄性大鼠肝癌的发生率分别为 11.3% 和 32.9%；而雌性大鼠肝癌的发生率分别为 3.1%和 18.3%，与对照组比较有统计学意义（$P<0.05$）。经 12 500 ppm DEHP 染毒 78 周后终止染毒，经过 26 周恢复后雄性、雌性大鼠肝癌的发生率降低为 22.4%和 12.1%。

美国国家毒理规划署（National Toxicology Program，NTP）的实验报道了大鼠和小鼠能通过食物长期吸收 DEHP 而引起肝癌，同时 DEHP 的代谢单体 MEHP 也可引起睾丸间质细胞肿瘤。

国际癌症研究所（IARC，2010 年）将 PAEs 归入 2B 类，人类可能致癌物。

（二）流行病学资料

有研究对 1999—2002 年期间在阿拉斯加收集到的 75 例乳腺癌妇女和 95 例正常妇女尿液进行分析研究，结果发现，尿液中邻苯二甲酸单-2-乙基己酯（monoethylhexyl phthalate，MEHP）含量升高可能增加患乳腺癌的危险，OR 值为 2.43（95%CI：1.13～5.25）。Lizbeth 对墨西哥北部的 233 例乳腺癌妇女和 221 例正常妇女进行病例对照研究，对这 454 名妇女的尿液分析发现，82%的尿液样本中能检测出邻苯二甲酸二乙酯（diethylphthalate，DEP）的主要代谢产物邻苯二甲酸单乙酯（monoethyl phthalate，MEP），说明大部分妇女曾暴露于一种或以上 PAEs。此外还发现患乳腺癌妇女的尿液中 MEP 含量（169.58μg/g Cr）显著高于正常妇女（106.78μg/g Cr），尿液中 MEP 含量升高可能增加妇女患乳腺癌危险。相对危险度（OR）值为 2.2（95%CI：1.33～3.63）。为研究雌激素依赖性疾病与 PAEs 的暴露和谷胱甘肽-S-转移酶 M1（GSTM 1）的基因多态性的关系，对 36 例平滑肌瘤患者和 29 例正常对照者进行调查，发现平滑肌瘤患者尿中 MEHP 的含量为 52.1μg/g Cr，显著高于对照组

(18.9μg/g Cr)。因为 GSTM 1 对一些致癌物具有较强的解毒代谢功能，那么 GSTM1 基因缺失即 GSTM1-1 同功酶的缺失则可能增加某些人群对恶性疾病的易感性。进一步通过 PCR 检测 GSTM 1 的缺失率，平滑肌瘤患者 GSTM 1 的缺失率为 47.2%，而正常对照组为 34.5%。通过 logist 回归分析得知如果 GSTM 1 缺失且尿中 MEHP 的水平较高可能增加平滑肌瘤发生的危险性。OR 值为 5.39（95% CI：1.10～31.9）。

（三）临床表现

PAEs 急性毒性较低，但仍可经由吸入、皮肤接触或误食而影响人体健康。吸入高浓度蒸气可致头痛、头晕、乏力，甚至发生肺水肿等。误服可引起胃肠道刺激，引起消化道灼伤，出现烧灼痛，呼出气带酚味，呕吐物或大便可带血液，有胃肠穿孔的可能。同时伴有中枢神经系统抑制、麻痹、血压降低、休克以及致肝或肾损害，出现急性肾衰竭。眼接触可致灼伤。可经灼伤皮肤吸收经一定潜伏期后引起急性肾衰竭。PAEs 的慢性毒性主要表现肾功能下降，严重者引起蛋白尿、病灶性肾囊肿数量增加以及肾小管色素沉着。还可引起头痛、头晕、恶心、呕吐。长期接触 PAEs，可引多发性神经炎，表现为感觉迟钝、麻木等症状。长期慢性接触者可能会增加肝癌、肺癌、睾丸癌、乳腺癌等癌症的发生。

（四）防制原则

急性吸入中毒患者应及时脱离现场，吸入新鲜空气，污染皮肤用大量清水冲洗。经消化道中毒还需立即催吐、洗胃和导泻，给予补液，维持水、电解质平衡。慢性中毒患者给以对症治疗，注意营养，适当休息，控制病情发展。对职业接触 PAEs 者在定期体检时应注意肝、肺功能的检查。同时对职业接触 PAEs 的女性应注意乳腺的检查，对男性应注意对睾丸的检查。

预防上要密闭操作，提供充分的局部排风。防止 PAEs 蒸气泄漏到工作场所空气中。操作人员必须经过专门培训，严格遵守操作规程。建议操作人员佩戴自吸过滤式防毒面具（全面罩），穿防毒物渗透工作服，戴橡胶手套。要限制其在儿童玩具、日用化妆品、食品包装等的使用。为了减少邻苯二甲酸酯对人体的危害，平时要注意最好不要用泡沫塑料容器盛装食物，不要用聚氯乙烯（含有邻苯二甲酸酯成分）塑料容器在微波炉中加热食品。

二、致癌机制

DEHP是一种过氧化物酶体增生物（peroxisome peroxisome，PP）。PP可诱发啮齿类动物肝的过氧化物小体增殖及致肝细胞癌作用等。在肝细胞内存在一种核激素受体（nuclear hormor recepor，NHR）并控制着过氧化物酶体β-氧化系统。NHR这种受体可被PP激活，PP激活后的核激素受体活化称之为PP活化受体（PP activated receptor，PPAR）。DEHP很可能是通过激活生物体内的PPAR，引起编码过氧化物酶体内各种酶的基因的选择性转录，造成氧化酶和过氧化物酶的表达不成比例，打破了包括以活性氧（ROS）为主的各种自由基产生和消除的平衡，最终导致细胞内ROS水平升高。

经口喂饲果蝇0.2% DEHP，分别在染毒后0、14、28天测定果蝇体内总超氧化物歧化酶（TSOD）、CuZn超氧化物歧化酶（CuZn-SOD）活性及丙二醛（MDA）含量。结果显示，随着染毒时间延长，果蝇体内SOD活性持续下降，而MDA含量逐渐升高，有明显的时间-效应关系。

王蕊等（2001年）将40只Wistar大鼠随机分为4组，每组10只，其中3组为DEHP染毒组，染毒剂量为1500、3000、6000mg/kg，另一组为阴性对照组。结果显示，随着DEHP染毒剂量增加，大鼠血、肝中的谷胱甘肽过氧化物酶（GSH-Px）、谷胱甘肽-S-转移酶（GST）、SOD活性明显下降，而MDA的含量却明显增加。由此提示，随着染毒剂量的增加，大鼠体内活性氧（ROS）水平升高，脂质过氧化作用增强，其代谢产物增多，抗氧化酶活性下降。给SD大鼠喂饲含50、200、1000mg/(kg·d) DEHP的饲料，连续14天，于最后一次喂饲24小时后处死大鼠，剖腹取肝制备肝匀浆进行各项指标的检测。结果表明，大鼠肝内多种代谢酶，包括Ⅰ相酶细胞色素P450 1A1、1A2、3A4；Ⅱ相酶尿苷-5′-二磷酸葡糖醛酸（基）转移酶

（UDP GT）和谷胱甘-S-转移酶（GST）的活性均降低，同时还发现 2 种过氧化物酶体酶，肉毒碱乙酰转移酶（CAT）和抗氰化物棕榈酰辅酶 A 氧化酶（POX）的活性则呈上升趋势。1000mg/(kg·d）染毒组 CAT 活性是对照组的 10.4 倍，POX 活性是对照组的 2.7 倍。另外，染毒组大鼠肝中 MDA 含量随染毒剂量加大而逐渐升高。POX 具有能使氧化型辅酶Ⅰ（NAD^{+}）还原和使 O_2 转变为 H_2O_2 的特征。表明染毒大鼠体内氧化还原平衡失调，可能与致肝癌有关。

目前认为最能反映氧化性 DNA 损害的合适标志物为 8-羟基脱氧鸟苷（8-hydroxy-deoxyguanosine，8-OH-dG）。8-OH-dG 的生成可能由于从 H_2O_2 通过 Fenton 反应，诱发生成的羟基自由基（·OH）对 DNA 鸟嘌呤碱基作用的结果。Takagi 等用含 1.2%DEHP 的饲料喂饲 10 只雄性 Fischer 344 大鼠，1 周后处死 5 只大鼠，剩余 5 只再继续染毒 1 周后处死。实验发现，染毒 1 周和 2 周大鼠肝 8-OH-dG 水平（8-OH-dG/10^5 deoxyguanosine；dG）分别为 2.04±0.21ng/g prot、2.44±0.60ng/g prot，明显高于对照组的 1.42±0.15ng/g prot、1.49±0.08ng/g prot（$P<0.05$）；肝重/体重比值分别为 6.58±0.40、6.60±0.23，显著高于对照组的 4.33±0.36、3.79±0.11（$P<0.01$）。也表明 DEHP 致肝癌可能与其诱导 DNA 氧化损伤有关。

Martinasso G 等（2006 年）用 0、0.05、0.25、0.5、1mmol/L DEHP 分别处理人类角质形成细胞（NCTC 2544）4、24、48、72 小时。0.25 和 0.5mmol/L DEHP 处理细胞后可明显抑制 NCTC 2544 的生长，其效应呈现剂量-时间依赖性，而 1mmol/L DEHP 则可引起大量细胞坏死。进一步研究发现，DEHP 的这种作用是通过抑制细胞外信号调节激酶（ERK）的 ERK 1 和 ERK2 的磷酸化，改变原癌基因 c-myc 蛋白的表达实现的。同时发现，PPAR β 蛋白含量升高，而 PPARα 含量下降。并且 PPARα 的含量变化与 c-myc 的蛋白表达变化一致。PPARβ 可以抑制丝裂原活化蛋白激酶（MAPK）/ERK 信号通路激活，而 ERK 激活受阻会进一步抑制 c-myc 蛋白表达。由此推测 PPARs 参与了 DEHP 介导的细胞生长抑制作用。利用特异性反义寡核苷酸与 PPARβ 耦联，可以阻滞 DEHP 诱导的 NCTC

2544 细胞生长抑制现象。用 PPARβ 的特异性配体（L165041）处理 NCTC 2544 细胞，也可产生与 DEHP 相同的作用。提示 DEHP 对人体内细胞的过氧化损伤作用同样是通过 PPAR 介导的。推测这可能与 DEHP 致癌有关。

三、危险度评价

美国环境保护局（EPA）报道，根据美国国家毒理规划署（NTP）提供的 B6C3F1 小鼠经口染毒实验资料进行危险度评价，DEHP 致癌效力因数（cancer potency factor）为 1.41×10^{-2} mg/(kg · d)。还有人群资料分析发现，在塑料工厂生产 PVC 材料的工人因长期接触 PAEs 而使其患睾丸癌的危险性增加，OR 值为 2.9（95% CI：1.3～6.5）。

（凌 敏 王民生 常元勋）

主要参考文献

1. Doull J，Cattley R，Elcombe C，et al. A cancer risk assessment of di（2-ethylhexyl）phthalate：application of the new U. S. EPA Risk Assessment Guidelines. Regul Toxicol Pharmacol，1999，29（3）：327-357.
2. Kleinsasser NH，Weissacher H，Kastenbauer ER，et al. Altered genotoxicity in mucosal cells of head and neck cancer patients due to environmental pollutants. Eur Arch Otorhinolaryngol，2000，257（6）：337-342.
3. 王丽，袁晶，张荣．邻苯二甲酸二（2-乙基己基）酯环境暴露与人群健康研究进展．环境与健康杂志，2009，26（5）：465-467.
4. 王蕊，李厚勇，王子兰，等．邻苯二甲酸（2-乙基己基）酯致畸致突变实验研究．癌变·畸变·突变，2002，14（2）：120-121.
5. 王民生．邻苯二甲酸酯（塑化剂）的毒性及对人体健康的危害．江苏预防医学，2011，22（4）：68-70.
6. EPA（U. S. Environmental Protection Agency）（1987）. Health Effects Assessment for Selected Phthalic Acid Esters. EPA-600/8-88-053. NTIS PB88-178934，Washington，D. C.
7. Huang PC，Tsai EM，Li WF，et al. Association between phthalate exposure

and glutathione S-transferase M1 polymorphism in adenomyosis, leiomyoma and endometriosis. Hum Reprod, 2010, 25 (4): 986-994.

8. Gentry PR, Clewell HJ, Clewell R, et al. Challenges in the application of quantitative approaches in risk assessment: a case study with di- (2-ethylhexyl) phthalate. Crit Rev Toxicol, 2011, 41 (Suppl 2): 1-72.
9. Cattly RC, Glover SE. Elevated 8-hydroxyde-oxyguanosine in hepatic DNA of rats following exposure to peroxisome p roliferators: relationship to carcinogenesis and nuclear localization. Carcinogenesis, 1993, 4 (12): 2495-2499.
10. 王蕊，李厚勇，郭启明，等．DEHP对大鼠脂质过氧化反应的影响．中国公共卫生，2001，17（11)：1011-1012.
11. 厉曙光，黄昕，张欣文，等．邻苯二甲酸二（2-乙基己基）酯对果蝇寿命及脂质过氧化反应的影响．中华预防医学杂志，2005，39（2)：111-114.
12. 吴凯，王黎明，刘丹丹，等．邻苯二甲酸二异辛酯致小鼠肝DNA-蛋白质交联效应研究．医学研究杂志，2006，35（11)：13-15
13. Seo KW, Kim KB, Kim YJ, et al. Comparison of oxidative stress and changes of xenobiotic metabolizing enzymes induced by phthalates in rats. Food Chem Toxicol, 2004, 42 (1): 107-114
14. Klauning JE, Babich MA, Baetcke KP. PPAR alpha agonist-induced rodent tumors: modes of action and human relevance. Crit Rev Toxicol, 2003, 33 (6): 655-780.
15. Martinasso G, Maggiora M, Rombetta A, et al. Effects of di (2-ethylhexyl) phthalate, a widely used peroxisomep roliferator and plasticizer, on cell growth in the human keratinocyte cell line NCTC 2544. J Toxicol Environ Health, 2006, 69 (5): 353-365.
16. 王立鑫，杨旭．邻苯二甲酸酯毒性及健康效应研究进展．环境与健康杂志，2010，27（3)：276-281.
17. 熊棣，李慧，可尘娟，等．邻苯二甲酸单丁酯对雄性小鼠睾丸的氧化损伤．环境与健康杂志，2013，30（1)：12-14.
18. Holmes AK, Koller KR, Kieszak SM, et al. Case-control study of breast cancer and exposure to synthetic environmental chemicals among Alaska Native women. Int J Circumpolar Health, 2014, 73 (1): 25760.
19. Dees JH, Gazouli M, Papadopoulos V. Effect of mono-ethylhexyl phthalate on MA-10 Leydig tumor cells. Reprod Toxicol, 2001, 15 (2): 171-187.

第三节 丙烯酰胺

丙烯酰胺（acrylamide，ACR）是一种水溶性的乙烯基单体。ACR 可溶于水、醇、丙酮、醚和三氯甲烷，微溶于甲苯，不溶于苯和庚烷等非极性溶剂。它是一种透明的、无色的、无味的晶状有机固体物，纯品稳定性强，在碱中易分解，对光线敏感。ACR 是生产和合成聚丙烯酰胺过程中形成的一种中间化学物质，广泛应用于饮用水净化、城市污水和工业废水处理、油井工艺、建筑行业、造纸工业、土壤稳定剂，以及化妆品、日用化学品添加剂、生物工程学试验等。同时，它还存在于烟草燃烧的烟雾中。此外，富含淀粉类的食品，在经煎炸、烧烤、烘焙等 120℃以上的高温烹制时会产生 ACR。

ACR 单体可通过皮肤、黏膜、呼吸道及消化道等多种途径吸收，吸收后很快分布到全身组织中，例如肌肉组织、肝、血液、皮下组织、肺和脾等。可以通过血脑屏障进入脑组织及通过胎盘屏障进入胎儿体内。ACR 进入体内的代谢可分为一相代谢途径和二相代谢途径。一相代谢是在细胞色素 P450 酶的作用下生成环氧丙酰胺（glycidamide，GA）的途径。此过程使 ACR 转化为氧化性更强的 GA，增强对机体的损伤；二相代谢在肝内谷胱甘肽-S-转移酶（glutathione-S-transferase，GST）的作用下，ACR 与谷胱甘肽结合，生成具有更强极性的 N-醋酸基-S-半胱氨酸，该物质易降解成硫醇尿酸化合物，利于排泄，起到解毒作用。

ACR 毒性作用广泛，具有潜在的致癌性、神经毒性、遗传毒性和生殖毒性。人和动物大剂量暴露于 ACR 后，引起中枢神经系统的改变，而长期低水平暴露，则导致周围神经系统的病变，伴有或没有中枢神经系统的损害。生殖毒性表现为对雄性生殖行为、内分泌功能和精子生成的影响。ACR 有致突变作用，可引起哺乳动物体细胞和生殖细胞的基因突变和染色体畸变，如微核形成、染色体及染色单体的断裂和交换、非整倍体和其他有丝分裂异常等。

一、遗传毒性与致癌表现

（一）动物实验资料

1. 丙烯酰胺与内分泌腺肿瘤

Beland FA 等（2013 年）以 0.0875、0.175、0.35、0.70mmol/L ACR 分别对 4～5 周龄 F344 大鼠和 5～6 周龄 B6C3F1 小鼠饮水染毒 2 年。结果显示，0.70mmol/L 剂量染毒组雄性大鼠甲状腺滤泡型腺瘤、甲状腺滤泡癌、甲状腺滤泡型腺瘤＋甲状腺滤泡癌的发生率呈剂量相关的增长趋势。0.70mmol/L 剂量染毒组雄性大鼠甲状腺滤泡癌发生率 6/48（13%）与对照组 1/47（2%）比较升高，差异有统计学意义（$P<0.05$）；甲状腺滤泡型腺瘤＋甲状腺滤泡癌发生率 9/48（19%）与对照组 1/47（2%）比较升高，差异有统计学意义（$P<0.05$）。雌性大鼠甲状腺滤泡型腺瘤＋甲状腺滤泡癌的发生率呈剂量相关的增长趋势，0.70mmol/L 剂量染毒组雌性大鼠甲状腺滤泡型腺瘤＋甲状腺滤泡癌的发生率 4/47（9%）与对照组 0/48（0%）比较升高，差异有统计学意义（$P<0.05$）。0.70mmol/L 剂量染毒组雄性大鼠胰岛腺瘤发生率 6/48（13%）与对照组 1/46（2%）比较升高，差异有统计学意义（$P<0.05$）。

Johnson KA 等（1986 年）以 0.01、0.1、0.5、2mg/kg ACR 对 5～6 周龄 F344 大鼠饮水染毒，对照组自由饮水，分别在第 6、12、18 个月时各剂量染毒组随机抽取雌性、雄性大鼠各 10 只。结果显示，2mg/kg 剂量染毒组大鼠甲状腺癌发生率 7/59（12%）与对照组 1/60（2%）比较升高，差异有统计学意义（$P<0.05$）。2mg/kg 剂量染毒组大鼠肾上腺嗜铬细胞瘤发生率 10/60（17%）与对照组 3/60（5%）比较升高，差异有统计学意义（$P<0.05$）。2mg/kg 剂量染毒组大鼠垂体腺瘤发生率 32/60（53%）与对照组 25/59（42%）比较升高，差异有统计学意义（$P<0.05$）。

Maronpot RR 等（2015 年）将 Wistar Han 孕大鼠随机分为 3 个剂量染毒组，以 0.5、1.5、3.0mg/kg ACR 给予大鼠从妊娠第 6 天开始饮水染毒，对照组自由饮水，子鼠出生后连续染毒 2 年，每个剂量组观察 50 只。观察子鼠甲状腺肿瘤发生情况。结果显示，低、中、高剂量染毒组雄性子鼠甲状腺滤泡细胞腺瘤发生率分别为 22%、20%、18%，与对照组（2%）相比均显著增加，差异有统计学意义（$P<0.05$ 或 $P<0.01$）；雌性子鼠甲状腺滤泡细胞腺瘤发生率分别为 6%、18%、28%，与对照组（0%）相比均增加，其中中、高剂量染毒组与对照组相比，差异有统计学意义（$P<0.01$）。低、中、高剂量染毒组雄性子鼠甲状腺滤泡细胞恶性腺瘤发生数分别为 2%、2%、16%，与对照组（0%）相比均增加，其中高剂量组染毒组与对照组相比，差异有统计学意义（$P<0.01$）；雌性子鼠甲状腺滤泡细胞腺瘤发生数分别为 6%、6%、18%，与对照组（6%）相比，差异均无统计学意义（$P>0.05$）。

2. 丙烯酰胺与乳腺癌

Friedman MA 等（1995 年）以 1.0、3.0mg/kg ACR 对 5～6 周龄雌性 F344 大鼠通过饮水连续染毒 106 周，每个剂量染毒组 100 只大鼠，设立两个重复对照组，每个对照组 50 只大鼠。染毒结束后处死大鼠，检测乳腺癌发生情况。结果显示，低、高剂量染毒组大鼠乳腺癌发生率分别为 22.3%（21/94）、31.6%（30/95），两个对照组分别为 15.2%（7/46）、8%（4/50），与对照组相比，差异均有统计学意义（$P<0.001$）。

Beland FA 等（2013 年）以 0.0875、0.175、0.35、0.70mmol/L ACR 分别对 4～5 周龄雌性 F344/N 大鼠和 5～6 周龄 B6C3F1 雌性小鼠通过饮水染毒 2 年。检测乳腺癌发生情况。结果显示，0.0875、0.175、0.35、0.70mmol/L 剂量染毒组 B6C3F1 雌性小鼠乳腺腺角化癌发生率分别为 2%（1/46）、2%（1/48）、4%（2/45）、10%（4/42），对照组发生率为 0%（0/47），其中 0.70mmol/L 剂量染毒组与对照组相比，差异均有统计学意义（$P<0.01$）；乳腺恶性腺瘤发生率分别为 9%（4/46）、13%（6/48）、4%（2/45）、31%（13/42），对照组发生率为 0%（0/47），其中 0.175、0.70mmol/L 剂量染毒组与对照组相比，差异均有统计学意义（$P<0.05$ 或 $P<0.001$）。0.0875、0.175、0.35、0.70mmol/L 剂量染毒组 F344/N

雌性大鼠乳腺纤维腺瘤发生率分别为38%（18/48）、52%（24/46）、47%（22/47）、65%（31/48），对照组发生率为33%（16/48），其中0.175、0.35、0.70mmol/L剂量染毒组与对照组相比，差异均有统计学意义（$P<0.01$或$P<0.001$）。

Maronpot RR等（2015年）将Wistar Han孕大鼠随机分为3个剂量染毒组，以0.5、1.5、3.0mg/kg从妊娠第6天开始饮水染毒ACR，对照组自由饮水。子鼠出生后连续给子鼠继续通过饮水染毒2年，每个剂量组观察50只。观察雌性子鼠乳腺癌发生情况。结果显示，低、中、高剂量染毒组乳腺纤维腺瘤发生率分别为18%、24%、30%，与对照组（12%）相比均升高，其中高剂量染毒组与对照组相比，差异有统计学意义（$P<0.05$）；乳腺腺瘤发生率分别为0%、0%、2%，与对照组（0%）相比，差异均无统计学意义（$P>0.05$）。

3. 丙烯酰胺与神经系统肿瘤

Friedman MA等（1995年）以1.0、3.0mg/kg ACR对5～6周龄雌性F344大鼠通过饮水连续染毒106周，每个剂量染毒组100只大鼠，设立两个重复对照组，每个对照组50只大鼠。以0.1（204只）、0.5（102只）、2.0（75只）mg/kg ACR对5～6周龄雄性F344大鼠饮水染毒，连续染毒106周，设立两个重复对照组，每个对照组102只大鼠。染毒结束后处死大鼠，检测大脑和脊髓神经胶质瘤发生情况。结果显示，雄性大鼠低、中、高剂量染毒组神经胶质瘤发生率分别为0.9%（2/204）、0.9%（1/102）、4%（3/75），两对照组均为0.9%（1/102），各剂量染毒组与对照组相比，差异均无统计学意义（$P>0.05$）；雌性大鼠低、高剂量染毒组神经胶质瘤发生率均为2%（2/100），两对照组均为0%（0/50），各剂量染毒组与对照组相比，差异均无统计学意义（$P>0.05$）。

4. 丙烯酰胺与生殖系统肿瘤

Johnson KA等（1986年）以0.1、0.5、2mg/kg ACR给5～6周龄F344雄性大鼠饮水染毒，对照组自由饮水，分别在第6、12、18个月时各剂量染毒组随机抽取雄性大鼠10只。结果显示，0.5mg/

kg 剂量染毒组大鼠睾丸间皮瘤发生率 13%（8/60）、2mg/kg 剂量染毒组大鼠睾丸间皮瘤发生率 12%（7/60）与对照组 3%（2/60）比较升高，差异均有统计学意义（$P<0.05$）。

Beland FA 等（2015 年）以 0.0875、0.175、0.35、0.70mmol/L ACR 对 5～6 周龄 B6C3F1 雌性小鼠饮水染毒 2 年，对照组自由饮水。结果显示，0.0875、0.175、0.35、0.70mmol/L 剂量染毒组良性卵巢粒细胞瘤发生率分别为 0%（0/47）、0%（0/47）、2%（1/46）、5%（2/44），对照组发生率为 0%（0/45），各剂量染毒组与对照组相比，差异均无统计学意义（$P>0.05$）；0.0875、0.175、0.35、0.70mmol/L 剂量染毒组恶性卵巢粒细胞瘤发生率分别为 0%（0/47）、0%（0/47）、4%（2/46）、2%（1/44），对照组发生率为 0%（0/45），各剂量染毒组与对照组相比，差异均无统计学意义（$P>0.05$）。此外，该作者以相同剂量 ACR 以相同方式对 4～5 周龄 F344/N 雄性大鼠饮水染毒 2 年。结果显示，0.0875、0.175、0.35、0.70mmol/L 剂量染毒组附睾恶性间皮瘤发生率分别为 2%（1/45）、6%（3/48）、21%（10/47）、36%（17/47），对照组发生率为 0%（0/48），其中 0.35、0.70mmol/L 剂量染毒组与对照组相比，差异有统计学意义（$P<0.001$）；0.0875、0.175、0.35、0.70mmol/L 剂量染毒组睾丸恶性间皮瘤发生率分别为 2%（1/47）、6%（3/48）、13%（6/47）、27%（13/48），对照组发生率为 0%（0/48），其中 0.35、0.70mmol/L 剂量染毒组与对照组相比，差异有统计学意义（$P<0.01$ 或 $P<0.001$）。

5. 丙烯酰胺与肺癌

Bull RJ 等（1984 年）以 6.25、12.5、25.0mg/kg ACR 对 A/J 小鼠（雌雄各半）灌胃染毒，每周 3 次，连续染毒 8 周。自染毒开始 7 个月后处死小鼠，检测各剂量染毒组小鼠肺腺瘤发生率和每只小鼠肺腺瘤数量。结果显示，各剂量染毒组小鼠肺腺瘤发生率和每只小鼠肺腺瘤数量均以剂量依赖方式增加（$P<0.01$）。另外，该作者以 1、3、10、30、60mg/kg ACR（纯度>99%，溶于蒸馏水）对 8 周龄 A/J 小鼠（雌雄各半）腹腔注射染毒，每周 3 次，连续染毒 8 周，1

组不做任何处理为空白对照组，每个剂量组雌性/雄性小鼠各16只，除60mg/kg剂量染毒组因周围神经病变和生存状况而停止实验外，其他各剂量组染毒开始后6月时处死。结果显示，雄性小鼠各剂量染毒组肺腺瘤发生率为1mg/kg剂量染毒组50%（8/16）、3mg/kg剂量染毒组37.5%（6/16）、10mg/kg剂量染毒组62.5%（10/16）、30mg/kg剂量染毒组93.3%（14/15），空白对照组31.25%（5/16），溶剂对照组12.5%（2/16），各剂量染毒组间肺腺瘤的发生差异有统计学意义（$P<0.01$）；雌、雄小鼠肺腺瘤分情况发生率为1mg/kg剂量染毒组37.5%（6/16）、3mg/kg剂量染毒组56.25%（9/16）、10mg/kg剂量染毒组78.57%（11/14）、30mg/kg剂量染毒组93.3%（14/15），空白对照组50%（7/14），溶剂对照组6.7%（1/15），各剂量染毒组间肺腺瘤的发生差异有统计学意义（$P<0.01$）；每只雄性小鼠肺腺瘤发生平均数量为1mg/kg剂量染毒组0.75、3mg/kg剂量染毒组0.69、10mg/kg剂量染毒组0.88、30mg/kg剂量染毒组1.87，空白对照组0.31、溶剂对照组0.06；每只雌性小鼠肺腺瘤发生平均数量为1mg/kg剂量染毒组0.35、3mg/kg剂量染毒组0.88、10mg/kg剂量组1.57、30mg/kg剂量染毒组2.53，空白对照组0.5，溶剂对照组0.13。

Beland FA等（2013年）以0.0875、0.175、0.35、0.70mmol/L ACR对5～6周龄B6C3F1小鼠饮水染毒2年。结果显示，0.0875、0.175、0.35、0.70mmol/L剂量染毒组雄性小鼠肺癌（肺泡癌/肺支气管癌）发生率分别为13%（6/46）、28%（13/47）、22%（10/45）、40%（19/48），对照组发生率为11%（5/47），其中0.175、0.70mmol/L剂量染毒组与对照组相比，差异有统计学意义（$P<0.05$或$P<0.001$）；雌性小鼠发生率分别为9%（4/47）、13%（6/48）、24%（11/45）、42%（19/45），对照组发生率为2%（1/47），其中0.35、0.70mmol/L剂量染毒组与对照组相比，差异均有统计学意义（$P<0.01$或$P<0.001$）。

6. 丙烯酰胺与消化系统肿瘤

Beland FA等（2013年）以0.0875、0.175、0.35、0.70mmol/

L ACR 对 4～5 周龄 F344/N 大鼠（雌雄各半）饮水染毒 2 年。检测胃癌（前胃鳞状细胞乳头样瘤）和雌性小鼠肝细胞腺癌发生情况。结果显示，0.0875、0.175、0.35、0.70mmol/L 剂量染毒组雄性小鼠胃癌（前胃鳞状细胞乳头样瘤）发生率分别为 4%（2/45）、4%（2/46）、13%（6/47）、14%（6/44），对照组发生率为 0%（0/46），其中 0.35、0.70mmol/L 剂量染毒组与对照组相比，差异均有统计学意义（$P<0.05$ 或 $P<0.01$）；雌性小鼠胃癌（前胃鳞状细胞乳头样瘤）发生率分别为 0%（0/46）、4%（2/48）、11%（5/45）、19%（8/42），对照组发生率为 9%（4/46），各剂量染毒组与对照组相比，差异均无统计学意义（$P>0.05$）。雌性小鼠肝细胞腺瘤发生率分别为 0%（0/48）、2%（1/48）、2%（1/48）、6%（3/48），对照组发生率为 0%（0/48），各剂量染毒组与对照组相比，差异均无统计学意义（$P>0.05$）。

7. 丙烯酰胺与头颈部肿瘤

Beland FA 等（2013 年）以 0.0875、0.175、0.35、0.70mmol/L ACR 对 4～5 周龄雌性 F344/N 大鼠饮水染毒 2 年。结果显示，0.0875、0.175、0.35、0.70mmol/L 剂量染毒组雄性小鼠口腔肌肉或舌肌鳞状上皮乳头状瘤发生率分别为 4%（2/48）、2%（1/48）、6%（3/48）、10%（5/48），对照组发生率为 0%（0/48），其中 0.70mmol/L 剂量染毒组与对照组相比，差异有统计学意义（$P<0.05$）。

8. 丙烯酰胺与皮肤癌

Beland FA 等（2015 年）以 0.0875、0.175、0.35、0.70mmol/L ACR 对 5～6 周龄 B6C3F1 雌性小鼠饮水染毒 2 年，对照组自由饮水。检测皮肤鳞状细胞乳头状瘤、皮肤纤维瘤发生情况。结果显示，0.0875、0.175、0.35、0.70mmol/L 剂量染毒组皮肤鳞状细胞乳头状瘤发生率分别为 2%（1/48）、4%（2/47）、2%（1/47）、17%（8/46），对照组发生率为 0%（0/47），其中 0.70mmol/L 剂量染毒组与对照组相比，差异有统计学意义（$P<0.001$）；0.0875、0.175、0.35、0.70mmol/L 剂量染毒组皮肤纤维瘤发生率分别为 2%（1/48）、4%（2/47）、4%（2/47）、20%（9/45），对照组发生率为 0%

(0/45)，0.70mmol/L 剂量染毒组与对照组相比，差异有统计学意义($P<0.001$)。

(二) 流行病学资料

国际癌症研究所（IARC，1994 年）将丙烯酰胺归入 2A 类，为人类可疑致癌物。

1. 丙烯酰胺与乳腺癌

目前较多的研究均显示，饮食中丙烯酰胺的摄入与乳腺癌的发生无相关性。Wilson KM 等（2009 年）运用前瞻性队列研究分析了饮食中 ACR 与绝经前乳腺癌的相关性，共 90 628 人参与研究。从1991—2005 年共发现 1179 例乳腺癌患者。他们采用涵盖 130 多种常用食物的问卷作为 ACR 摄入量的评价标准，运用 Cox 比例风险模型及多变量调整相对危险度分析了乳腺癌与 ACR 的关系。结果表明，饮食中的 ACR 与绝经前的乳腺癌发病率增加无明显相关性（$P=0.61$，95%CI：0.76～1.11)。

Burley VJ 等（2010 年）以年龄 35～69 岁的 33 731 名英国女性为研究队列，研究饮食中 ACR 与乳腺癌的关系，随访年限中位数为11 年，共有 1084 名研究对象发生乳腺癌。分析结果显示，调整潜在混杂因素后，饮食中 ACR 的摄入量与绝经前期乳腺癌发生的危害率(hazard ratio，HR）存在较弱的相关性（HR＝1.2，95%CI：1.0～1.3，$P=0.008$)；饮食中 ACR 的摄入量与绝经后乳腺癌的发生无相关性（HR＝1.0，95%CI：0.9～1.1，$P=0.99$)。总体来看，饮食中 ACR 的摄入量与乳腺癌的发生无相关性（HR＝1.08，95%CI：0.98～1.18，$P=0.1$)。

Larsson SC 等（2009 年）分别于 1987—1989 年和 1988—1990 年以出生于 1917—1948 年的 61 433 名瑞典妇女作为队列，研究饮食中 ACR 摄入与乳腺癌发生的关系，于 1997 年以食物频率问卷（food frequency questionnaire，FFQ）评估饮食中 ACR 摄入量，平均随访17.4 年（1 071 164 人年），检测乳腺癌的发生情况。结果显示，共检出乳腺癌病例 2952 例，分析 ACR 摄入量和乳腺癌的相关性，按照ACR 的摄入量分为＜19.9、19.9～24.2、24.3～28.8、≥28.9μg/d

剂量组。各剂量组乳腺癌发生数（人年数）分别为766（260 898）、784（267 482）、730（271 029）、672（271 755），调整年龄后相对危险度（RR）（95%CI）分别为1.00、1.01（0.91～1.11）、0.93（0.83～1.03）、0.89（0.80～1.00）；调整年龄、教育程度、体质指数、身高、初次生育年龄、初潮年龄、绝经期年龄、口服避孕药使用情况、绝经后激素使用情况、乳腺癌家族史、良性乳腺疾病家族史、乙醇摄入量、咖啡摄入量、总能量摄入量等因素后，相对危险度（RR）（95%CI）分别为1.00、1.02（0.92～1.14）、0.95（0.85～1.06）、0.91（0.80～1.02），饮食中ACR的摄入量和乳腺癌的发生无相关性（$P=0.06$）。

2. 丙烯酰胺与中枢神经系统肿瘤

目前有关丙烯酰胺与中枢神经系统肿瘤的相关报道较少。Hogervorst JG等（2009年）运用队列研究分析了丙烯酰胺与脑瘤的关系，从年龄分布为55～69岁的120 852人中选择的5000人作为基线数据来源，历经16.3年随访，发现有216例脑瘤患者，采用多变量调整相对危险度分析方法。结果表明，ACR的摄入量与脑瘤的发生无明显相关性（HR=1.02，95%CI：0.89～1.16，$P>0.05$）。

3. 丙烯酰胺与泌尿生殖系统肿瘤

较多临床流行病学研究关注ACR与泌尿生殖系统肿瘤的相关性。Hogervorst JG等（2008年）运用前瞻性队列研究分析ACR摄入量与生殖系统肿瘤的关系，从年龄分布为55～69岁的120 852人中选择的5000人作为基线数据来源，历经13.3年随访，共检出339例肾癌、1210例膀胱癌、2246例前列腺癌。相对于正常人群发病率分析结果表明，丙烯酰胺摄入与肾癌发病率有正相关（$P=0.04$，95%CI：1.09～2.30），但与膀胱癌（$P=0.60$，95%CI：0.73～1.15）和前列腺癌无关（$P=0.69$，95%CI：0.87～1.30）。

Larsson SC等（2009年）前瞻性研究了61 057名瑞典女性队列，历经17.5年检出368例卵巢癌。分析表明，饮食中的丙烯酰胺与卵巢癌无明显相关性（$P>0.05$）。

Obón-Santacana M等（2015年）以来自欧洲10个国家的23个研究中心组成的欧洲癌症与营养前瞻性研究（European Prospective

Investigation into Cancer and Nutrition，EPIC）队列中 325 006 名妇女作为研究对象，平均随访 11 年，分析饮食中 ACR 摄入量与上皮性卵巢癌（epithelial ovarian cancer，EOC）的关系。ACR 平均摄入量为 23.8±13.0μg/d，中位数为 21.3μg/d。结果共检出上皮性卵巢癌 1191 例，平均诊断年龄为 61 岁。将 ACR 摄入量分为＜14.6、14.7～19.6、19.7～24.4、24.5～32.3、32.4～222.4μg/d 剂量组，各剂量组 EOC 检出率分别为 0.34%（221/65 001）、0.32%（207/65 001）、0.34%（219/65 002）、0.43%（280/65 001）、0.41%（264/65 001），各剂量组 EOC 的危险比（HR）（95%CI）分别为 1.00、0.89（0.72～1.11）、0.87（0.70～1.09）、1.08（0.87～1.34）、0.97（0.76～1.23），ACR 的摄入量与 EOC 的检出率无相关性（P=0.73）。

Larsson SC 等（2009 年）以 45 306 名年龄为 45～79 岁的瑞士男性为研究对象，平均随访 9.1 年，分析饮食中 ACR 摄入量与前列腺癌的关系。结果显示，共检出 2696 例前列腺癌病例。按 ACR 摄入量分为＜28.3、28.3～33.1、33.2～37.6、33.7～43.3、≥43.4μg/d剂量组，各剂量组前列腺癌发病数（人年）分别为 610（78 867）、613（81 565）、559（83 032）、485（83 959）、429（85 365）例，各剂量组年龄调整相对危险度（RR）（95%CI）分别为 1.00、1.06（0.94～1.18）、1.05（0.94～1.18）、1.00（0.89～1.13）、1.00（0.89～1.14），ACR 的摄入量与前列腺癌的发病无相关性（P=0.78）；调整年龄、教育程度、吸烟状况、体质指数、身高、活动量、糖尿病史、前列腺癌家族史等因素后各剂量组 RR（95%CI）分别为 1.00、0.86（0.71～1.04）、1.02（0.84～1.23）、0.90（0.73～1.10）、0.88（0.70～1.09），ACR 的摄入量与前列腺癌的发病无相关性（P=0.34）。从未吸烟者各剂量组前列腺癌发病数（人年）分别为 245（27 165）、257（30 344）、232（31 882）、200（31 182）、154（28 534）例，各剂量组年龄调整 RR（95%CI）分别为 1.00、1.03（0.86～1.15）、0.96（0.80～1.15）、0.94（0.78～1.14）、0.90（0.73～1.11），ACR 的摄入量与前列腺癌的发病无相关

关性（P=0.20）；调整年龄、教育程度、吸烟状况、体质指数、身高、活动量、糖尿病史、前列腺癌家族史等因素后各剂量组 RR（95%CI）分别为 1.00、1.01（0.84～1.20）、0.95（0.79～1.14）、0.93（0.77～1.13）、0.91（0.74～1.13），ACR 的摄入量与前列腺癌的发病无相关性（P=0.28）。

4. 丙烯酰胺与肺癌

Hirvonen T 等（2010 年）以芬兰 27 111 名年龄为 50～69 岁的男性吸烟者为研究对象，评估其饮食中 ACR 的摄入量和肺癌的关系，平均随访 10.2 年。结果显示，将每天 ACR 摄入量分为 5 分位，其 ACR 摄入量中位数分别为 21.9、30.6、36.7、43.9、55.7μg/d，其肺癌发病数分别为 332、333、363、295、380 例，年龄调整相对危险比（RR）（95%CI）分别为 1.00、1.01（0.87～1.18）、1.11（0.95～1.29）、0.93（0.80～1.10）、1.26（1.09～1.47），饮食中 ACR 的摄入量与肺癌的发病率呈正相关（P=0.02）。调整年龄、每天吸烟量、吸烟年限、体力活动量、乙醇摄入量和体质指数后，RR（95%CI）分别为 1.00、1.01（0.86～1.18）、1.11（0.95～1.29）、0.93（0.80～1.10）、1.18（1.01～1.38）。

5. 丙烯酰胺与消化系统肿瘤

Hogervorst JG 等（2008 年）运用前瞻性队列研究分析了 ACR 与消化系统肿瘤的关系，从年龄分布为 55～69 岁的 120 852 人中选择的 5000 人作为基线数据来源，历经 13.3 年随访，检出 2190 例肠癌、563 例胃癌和 216 例食管癌，分析饮食中 ACR 与消化系统肿瘤的关系。结果表明，总体而言，3 种肿瘤与 ACR 无明显相关性，HR（95%CI）分别为 1.00（0.96～0.1）、1.02（0.94～1.10）、0.96（0.85～1.09），但在部分亚组如肥胖人群中需要进一步关注。

Lin Y 等（2011 年）以病例对照研究瑞士居民 ACR 摄入量与消化道癌的关系。以新确诊的食管癌 189 例、胃肠道交界腺癌 262 例、食管鳞状细胞癌 167 例作为病例组，对照组为随机选取的与病例组年龄和性别相匹配的瑞士居民。食物频率问卷（food frequency questionnaire，FFQ）评估饮食中两组人群饮食中 ACR 摄入量，对照组

ACR 摄入量为（36.3±14.3）μg/d。食管癌、胃肠道交界腺癌、食管鳞状细胞癌组 ACR 摄入量分别为 37.6±14.6、37.5±14.1、38.5±14.6μg/d。将其分为四分位数进行分析，第一四分位数（Q1）、第二四分位数（Q2）、第三四分位数（Q3）、第四四分位数（Q4）。ACR 摄入量分别为＜27.27、27.27～34.83、34.83～44.08、≥44.08μg/d。病例组及对照组 ACR 摄入量按 Q1、Q2、Q3、Q4 分别计数为：对照组 Q1、Q2、Q3、Q4 剂量组分别为 223、193、202、188 人，食管癌组分别为 44、46、41、52 人；胃肠道交界腺癌组分别为 53、71、62、68 人；食管鳞状细胞癌组分别为 31、39、45、42 人。以 Q1 作为对照，调整年龄、性别、吸烟状况、乙醇摄入量、教育程度和水果摄入量等因素后，Q2、Q3、Q4 组食管癌比值比（OR）（95%CI）分别为 1.23（0.72～2.08）、0.95（0.55～1.65）、1.28（0.75～2.17），食管癌与 ACR 的摄入量无相关性（$P=0.55$）；Q2、Q3、Q4 组胃肠道交界腺癌 OR（95%CI）分别为 1.57（1.03～2.40）、1.22（0.79～1.89）、1.32（0.85～2.05），胃肠道交界腺癌与 ACR 的摄入量无相关性（$P=0.44$）；Q2、Q3、Q4 组食管鳞状细胞癌 OR（95%CI）分别为 1.30（0.74～2.31）、1.49（0.85～2.46）、1.56（0.86～2.85），食管鳞状细胞癌与 ACR 的摄入量具有相关性（$P=0.02$）。Q1、Q2、Q3、Q4 组三种肿瘤之和分别为 128、156、148、162 例，以 Q1 作为对照，调整年龄、性别、吸烟状况、乙醇摄入量、教育程度和水果摄入量等因素后，Q2、Q3、Q4 组食管癌 OR（95%CI）分别为 1.35（0.96～1.99）、1.12（0.91～1.58）、1.23（1.02～1.75），食管肿瘤与 ACR 的摄入量无相关性（$P=0.46$）。

6. 丙烯酰胺与头颈部肿瘤

Schouten LJ 等（2009 年）运用队列研究方法分析了丙烯酰胺与头颈部肿瘤的关系，从年龄分布为 55～69 岁的 120 852 人中选择的 5000 人作为基线数据来源，历经 16.3 年随访，研究对象 ACR 日平均摄入量（21.8±12.1）μg，检出 101 例口腔癌、83 例口咽癌、180 例喉癌，分析饮食中丙烯酰胺与 3 种肿瘤的关系。结果表明，ACR

的摄入量与口腔癌、口咽癌和喉癌的发病无相关性，每摄入 10μg/d ACR，口腔癌、口咽癌和喉癌发病的危险比 HR（95%CI）分别为 0.90（0.73～1.10）、0.74（0.53～1.03）、1.05（0.91～1.21）。

7. 丙烯酰胺与内分泌腺肿瘤

Schouten LJ 等（2009 年）从年龄分布为 55～69 岁的 120 852 人为研究队列，随访 16.3 年，分析 ACR 的摄入量与甲状腺癌的关系。研究对象 ACR 日平均摄入量（21.8±12.1）μg，将 ACR 的摄入量分为三分位（分别用 T1、T2、T3 表示）分别进行分析，T1、T2、T3 的中位数分别为 12.0、18.8、32.5μg/d。结果显示，共检出甲状腺癌病例/人年数 66/60628，年龄性别调整危险比 HR（95%CI）为 1.01（0.84～1.21），调整年龄、性别、当前吸烟状况、每天吸烟量、烟龄等因素后，HR（95%CI）为 1.03（0.86～1.24）。T1、T2、T3 组甲状腺癌发病人数/人年数分别为 21/20031、20/19971、25/20626，各剂量组年龄性别调整危险度 HR（95%CI）分别为 1.00、0.97（0.52～1.79）、1.17（0.65～2.10），各剂量组 ACR 摄入量与甲状腺癌无相关性（$P=0.64$）；调整年龄、性别、当前吸烟状况、每天吸烟量、烟龄等因素后，各剂量组 HR（95%CI）分别为 1.00、1.14（0.58～2.26）、1.33（0.70～2.53），各剂量组 ACR 摄入量与甲状腺癌无相关性（$P=0.42$）。

Pelucchi C 等（2011 年）在意大利进行病例对照研究分析 ACR 摄入量与胰腺癌发病的关系。病例组年龄分布为 34～80 岁（中位年龄 63 岁）、无癌症确诊史，胰腺癌确诊不足 1 年的胰腺癌患者 326 例（男性 174 例、女性 152 例）。对照组为相同医院无肿瘤疾病的年龄分布为 34～80 岁（中位年龄 63 岁）的患者 652 例（男性 348 例、女性 304 例）。以食物频率问卷（food frequency questionnaire，FFQ）评估饮食中两组人群确诊前 2 年饮食中 ACR 摄入量。结果显示，病例组和对照组 ACR 摄入量分别为 33.51±17.42、32.19±19.80μg/d。病例组总 ACR 摄入量第二五分位数、第三五分位数、第四五分位数、最高五分位数胰腺癌的比值比（OR）（95%CI）分别为 1.48（0.88～2.50）、1.57（0.91～2.69）、1.70（0.98～2.96）、1.49

（0.83～2.70），与第一五分位数（OR=1）比较升高，但差异均无统计学意义（$P>0.05$）。病例组总 ACR 摄入量连续增加 10μg/d 胰腺癌的 OR=1.01，95% CI：0.92～1.10。按性别、年龄、教育、身体质量指数（body mass index，BMI）、吸烟、饮酒、糖尿病分层后，各层间总 ACR 摄入量连续增加 10μg/d 胰腺癌的比值比差异无统计学意义（$P>0.05$）。

8. 丙烯酰胺与恶性淋巴瘤

Bongers ML 等（2012 年）以 120 852 名年龄为 55～69 岁的荷兰居民作为队列（其中男性 58 279 名，女性 62 573 名）研究 ACR 的摄入量与淋巴肿瘤的关系。从队列中选取 5000 人作为人年基线数据来源，用食物频率问卷（food frequency questionnaire，FFQ）评估饮食中 ACR 摄入量，男性 ACR 摄入量为 23±12μg/d，女性为 21±12μg/d，将其分为五分位数（分别用 Q1、Q2、Q3、Q4、Q5 表示）进行分析。平均随访 16.3 年，共检出男性多发性骨髓瘤患者 170 例（28 981 人年），五分位数检出病例数/人年数分别为 21/5656、20/5661、35/5899、34/5833、49/5933，以 Q1 作为参照，调整年龄、性别、身高、教育程度等因素后，Q2、Q3、Q4、Q5 的危险比 HR（95%CI）分别为 0.65（0.36～1.16）、1.14（0.67～1.94）、1.14（0.67～1.94）、1.54（0.92～2.58），多发性骨髓瘤的发生与 ACR 的摄入量五分位数间存在正相关性（$P=0.02$）；ACR 摄入量连续增加 10μg/d 的 HR（95%CI）为 1.14（1.01～1.27）。共检出女性多发性骨髓瘤患者 153 例（32296 人年），五分位数检出病例数/人年数分别为 25/6305、41/6586、34/6286、23/6630、30/6489，以 Q1 作为参照，调整年龄、性别、身高、教育程度等因素后，Q2、Q3、Q4、Q5 的 HR（95%CI）分别为 1.46（0.85～2.49）、1.19（0.67～2.12）、0.73（0.39～1.37）、0.93（0.50～1.73），多发性骨髓瘤的发生与 ACR 的摄入量五分位数间无相关性（$P=0.22$）；ACR 摄入量连续增加 10μg/d，多发性骨髓瘤发生的 HR（95%CI）为 0.92（0.77～1.11）。共检出男性弥散性大细胞淋巴瘤患者 159 例（28 981 人年），五分位数检出病例数/人年数分别为 32/5656、28/5661、35/

5899、34/5833、30/5933，以Q1作为参照，调整年龄、性别、身高、教育程度等因素后，Q2、Q3、Q4、Q5的HR（95%CI）分别为0.93（0.54～1.59）、1.23（0.74～2.04）、1.26（0.74～2.17）、1.06（0.61～1.86），弥散性大细胞淋巴瘤的发生与ACR的摄入量五分位数间无相关性（P=0.73）；ACR摄入量连续增加10μg/d，弥散性大细胞淋巴瘤发生的HR（95%CI）为1.04（0.91～1.20）。共检出女性弥散性大细胞淋巴瘤患者100例（32 296人年），五分位数检出病例数/人年数分别为17/6305、17/6586、24/6286、24/6630、18/6489，以Q1作为参照，调整年龄、性别、身高、教育程度等因素后，Q2、Q3、Q4、Q5的危险比HR（95% CI）分别为1.05（0.51～2.15）、1.71（0.87～3.36）、1.72（0.84～3.50）、1.38（0.63～3.02），弥散性大细胞淋巴瘤发生与ACR的摄入量五分位数间无相关性（P=0.43）；ACR摄入量连续增加10μg/d，弥散性大细胞淋巴瘤发生的HR（95%CI）为1.02（0.85～1.24）。共检出男性慢性淋巴细胞白血病患者134例（28 981人年），ACR摄入量连续增加10μg/d，慢性淋巴细胞白血病发生的HR（95% CI）为0.88（0.74～1.04）；共检出女性慢性淋巴细胞白血病患者66例（32 296人年），ACR摄入量连续增加10μg/d，慢性淋巴细胞白血病发生的HR（95%CI）为0.83（0.64～1.09）。共检出男性滤泡淋巴瘤、套细胞淋巴瘤、T细胞淋巴瘤检出患者数/人年数分别为42/28 981、38/28 981、35/28 981，ACR摄入量连续增加10μg/d，男性滤泡淋巴瘤、套细胞淋巴瘤、T细胞淋巴瘤发生的HR（95% CI）分别为1.28（1.03～1.61）、1.06（0.85～1.31）、0.94（0.68～1.29）；共检出女性滤泡淋巴瘤、套细胞淋巴瘤、T细胞淋巴瘤检出患者数/人年数分别为47/32 296、18/32 296、19/32 296，ACR摄入量连续增加10μg/d，女性滤泡淋巴瘤发生的HR（95% CI）分别为1.12（0.80～1.57），套细胞淋巴瘤、T细胞淋巴瘤检出病例数小于20，不足以进行分析。

（三）临床表现

长期接触低浓度丙烯酰胺后，接触的局部皮肤出现多汗、湿冷、脱皮、红斑。患者自诉全身乏力、肢体麻木，手发胀、多汗、脱皮，运动障碍，已婚患者出现性功能障碍。继之可有肢端麻木、刺痛、下肢乏力、嗜睡等症状。

接触高浓度丙烯酰胺后即使是短期接触，可于1个月左右出现小脑功能障碍。表现为眼球水平性震颤、言语含糊呈吟诗样、四肢肌张力降低、指鼻及跟膝动作不稳、轮替运动失调、步态蹒跚。重度中毒者的小脑功能障碍于脱离接触数周后可以消退，继之出现周围神经损害。

多发性周围神经病为慢性丙烯酰胺中毒主要表现。一般为隐袭发病。轻度中毒早期表现为四肢震动觉障碍及跟腱反射迟钝，轻、中度丙烯酰胺中毒的感觉障碍范围逐步扩大至肘、膝水平或出现深感觉障碍所致共济失调，双足不能在一条直线上行走、单足不能站立及闭目站立困难。

（四）防制原则

避免毒物与皮肤接触，是防止丙烯酰胺对工人健康影响的关键。人大量接触 ACR 应急救。皮肤接触 ACR：脱去污染的衣服，用肥皂水及清水彻底冲洗；眼睛接触 ACR：立即提起眼睑，用流动清水冲洗；吸入 ACR：脱离现场至空气新鲜处，必要时进行人工呼吸，就医；食入 ACR：误服者给饮大量温水，催吐，就医。

现场使用中应加强残液处理，不得随意排放。如果意外泄漏，应该隔离泄漏污染区，周围设警告标志，不要直接接触泄漏物，可收集于有盖的容器中，运至废物处理场所，也可用大量水冲洗。日常工作中应认真穿戴好工作服、手套、口罩等个人防护用品，加强车间的通风排毒，改善劳动条件。

二、致癌机制

（一）基因突变

Manjanatha MG 等（2006 年）以 100、500mg/L ACR 和克分子数相等的环氧丙酰胺（Glycidamide，GA）（120、600mg/L）给 50 日龄的 Big Blue 小鼠饮水染毒 4 周，进行淋巴细胞 Hprt 和肝细胞 C

Ⅱ致突变实验。结果显示，ACR 和 GA 均能增加淋巴细胞 Hprt 的突变频率，高剂量组是对照组的 2～2.5 倍。突变的分子学分析表明 ACR 和 GA 产生相似的突变谱，而这些突变与对照组相比，差异有统计学意义（$P<0.001$）。在肝细胞 CⅡ致突变实验中的基因突变主要是 G∶C→T∶A 的转换，表明 ACR 和 GA 对小鼠都有致突变作用。

Besaratinia A 等（2004 年）用人支气管上皮细胞及载入了 λ 噬菌体 CⅡ的转基因 Big Blue 小鼠的胚胎纤维细胞测定编码 p53（Tp53）和 CⅡ基因的 DNA 加合物。结果发现，ACR 和环氧丙酰胺（GA）在 Tp53 和 CⅡ的相似位点形成 DNA 加合物；在实验的所有剂量下，经 GA 处理的细胞 DNA 加合物比经 ACR 处理所形成得多；ACR-DNA 加合物的形成是可饱和的，而 GA-DNA 的形成是剂量依赖的；GA 剂量依赖性比对照组（水处理）增加了 CⅡ的突变频率；在给予的任何剂量下，GA 的致突变性都比 ACR 强；ACR 处理的细胞有 A→G 的转换和 G→C 的颠换，而经 GA 处理的细胞则更多地表现出 G→T 的颠换。该研究表明，ACR 对人类和小鼠细胞的致突变性更依赖于其代谢产物 GA 形成 DNA 加合物的能力。

（二）染色体畸变

姜丽平（2007 年）以 0.625、1.25、2.5mmol/L ACR 处理人肝癌细胞 G2（human hepatoma G2，HepG2）细胞 24 小时，微核实验检测其对 HepG2 细胞染色体的损伤。结果显示，低、中、高剂量处理组微核率（‰）分别为 39±7、54±4、73±3，与对照组（20±3）相比显著升高，差异有统计学意义（$P<0.05$ 或 $P<0.01$）；微核实验是检测染色体损伤的经典实验，以上实验结果表明，ACR 诱发 HepG2 细胞 DNA 断裂，并造成染色体损伤，可能是其肿瘤毒性的机制之一。

（三）DNA 损伤

Jiang L 等（2007 年）以 2.5、5、10、20mmol/L ACR 处理人肝癌细胞 G2（HepG2）细胞 1 小时，对照组用 PBS 处理，彗星实验检测其 DNA 损伤情况。结果显示，2.5、5、10、20mmol/L 剂量处理组彗星尾长（μm）分别为 14.43±2.75、37.31±5.86、43.06±

3.24、46.79±1.44，与对照组（4.79±1.05）相比均显著增加，差异有统计学意义（$P<0.01$）；2.5、5、10、20mmol/L 剂量处理组尾距（μm）分别为 3.51±1.00、14.34±5.74、21.73±5.31、28.25±5.77，与对照组（0.92±0.23）相比均显著增加，差异有统计学意义（$P<0.05$ 或 $P<0.01$）；2.5、5、10、20mmol/L 剂量处理组尾部 DNA 含量（%）分别为 33.29±5.68、42.52±9.57、68.19±6.38、92.31±4.39，与对照组（13.05±4.00）相比均显著增加，差异有统计学意义（$P<0.01$）。提示，ACR 可以造成人肝癌细胞 G2 细胞 DNA 链的断裂，可能是其肿瘤毒性的机制之一。

（四）DNA 加成物的形成

ACR 与环氧丙酰胺（GA）的 DNA 加合物可反映 ACR 和 GA 对 DNA 的损伤程度，同时在 ACR 和 GA 攻击 DNA 的过程中还会引起染色体畸变和有丝分裂指数下降，从而诱发遗传毒性，但是 GA 的遗传毒性及致 DNA 损伤的能力却远大于 ACR。与 ACR 相比，GA 具有更多的攻击靶点，在低浓度下即可与 DNA 分子上的嘌呤碱基（G、A）的氮原子结合形成 DNA-GA 加合物 N7-（2-羟甲酰-2-羟乙基）鸟嘌呤（N7-GA-Gua）、N3-（2-羟甲酰-2-羟乙基）腺嘌呤（N3-GA-Ade）、N1-（2-羧基-2-羟乙基）-2′脱氧腺嘌呤核苷（N1-GA-dA）和 N6-（2-羧基-2-羟乙基）-2′脱氧腺嘌呤核苷（N6-GA-dA），导致遗传物质损伤和基因突变。各个 DNA 加合物在体内的生成量具有显著的差异，Maniere 等（2005 年）在用 ACR 和 GA 作用于动物后 N7-GA-Gua 的生成量为 N3-GA-Ade 生成量的 50～100 倍；Von Tungeln 等（2008 年）采用相同的方法，发现 N3-GA-Ade 生成量为 N1-GA-dA 的 11 倍左右，而 N6-GA-dA 的生成量则更少，且代谢更为复杂。目前针对 DNA-GA 加合物的研究一般只考察 N7-GA-Gua 和 N3-GA-Ade 的生成量。同时，N7-GA-Gua 和 N3-GA-Ade 也可作为 ACR 发育毒性的接触性生物标志物。ACR 和 GA 与 DNA 结合的过程会造成机体损伤，导致生理机能发生改变，从而导致对机体的毒性和致癌性。

（五）癌基因的激活

汪恩婷（2015 年）分别以 50mg/kg ACR 和其体内环氧化代谢产

物环氧丙酰胺（GA）对雄性 Balb/c 小鼠灌胃染毒，每天 1 次，连续染毒 30 天，对照组灌胃等量生理盐水。取肝组织进行 Affymetrix 表达谱芯片检测，差异基因分析注释考察 ACR 和 GA 对基因调控的影响。结果显示，50mg/kg ACR 和 GA 能显著上调这些癌症相关基因 myc、rad51l1、gadd45g、egfr、fg11 的表达。Myc 是发现较早的一类典型的癌基因，它可通过扩增和染色体易位重排的方式激活，与某些组织肿瘤的发生、发展和演变转归有重要关系；rad51 类与蛋白质的重组和 DNA 的修复有一定的关系，rad51 基因的突变在多种肿瘤的发生和发展过程中有重要的作用。gadd45g 是生长阻滞和 DNA 损伤诱导基因，其可以参与 DNA 损伤修复，在细胞凋亡、细胞生存以及信号转导等方面都发挥着重要的作用，与肿瘤发生、发展和转归的关系十分密切；egfr 和 fg11 在众多的肿瘤和癌症中也有相关报道。而 ACR 和 GA 能显著上调这些癌症相关基因的表达，证明 ACR 和 GA 有诱导肝癌发生的潜在趋势，且 ACR 和 GA 对这部分相同的癌相关基因具有共同的调控作用，即 ACR 的致癌的作用机制很有可能是通过 GA 来完成的。

三、危险度评价

根据目前的研究进展，对丙烯酰胺作出确切的危险度评价是比较困难的。其一是检测数据的有效性和分析方法的质量存在疑义，其二是尚无充足的流行病学资料以获得其相对危险度。有关食品中丙烯酰胺的标准值还没制订。德国的联邦消费者和兽医健康保护研究所（the Federal Institute for Health Protection of Consumers and Veterinary Medicine）建议食品中限量暂定为 1.0mg/kg。欧盟（European Union，EU）只是规定塑料制品中丙烯酰胺向食品的迁移限量为 0.01mg/kg。生活饮用水标准中丙烯酰胺的含量，WHO 规定为 0.0005mg/L，2003 年 EU 规定为 0.0001mg/L，我国规定为 0.0005mg/L。

在食品中检测出丙烯酰胺前，饮水和吸烟是人们已知的获取丙烯酰胺的主要途径。WHO 和欧盟曾分别规定饮水中丙烯酰胺的限量值为 0.5μg/L 和 0.1μg/L，该数据可为食品中丙烯酰胺的危险度评价提供参考。Kongings EJ 等（2003 年）通过研究得出，荷兰人群丙烯酰胺暴露水平为 0.48μg/(kg·d)，其中 1～6 岁儿童为 1.04μg/(kg·d)，主要食物来源为炸薯片。文章同时指出，考虑到动物慢性神经中毒的无作用剂量（no observed adverse effect level，NOAEL）和最小有作用剂量（lowest observed adverse effect level，LOAEL）分别为 500μg/(kg·d）和 2000μg/(kg·d)，因此认为常期暴露水平低于 4μg/(kg·d)时不会对人造成神经损伤。此外，据报道，挪威人平均暴露水平为男性 0.36μg/(kg·d)，女性 0.33μg/(kg·d)，其中 13 岁青少年男女分别为 0.52μg/(kg·d）和 0.49μg/(kg·d)，主要食物来源为马铃薯制品和咖啡。SvenssonK 等（2003 年）报道，瑞典人暴露水平为 0.5μg/(kg·d)，主要食物来源为咖啡和面包。德国人暴露水平为 0.6μg/(kg·d)。FAO/WHO 认为，发达国家人群的暴露水平介于 0.3μg/(kg·d）和 0.8μg/(kg·d）间，儿童的暴露水平是成人的 2～3 倍。除了食品，通过饮水、吸烟、化妆品和包装材料获取的丙烯酰胺也不可忽视。有报道显示，吸烟者血液中丙烯酰胺含量（中位数 2.3μg/L）高于不吸烟者（中位数 0.6μg/L）。

（陈军义　石根勇　李芝兰）

主要参考文献

1. Dybing E，Sanner T. Risk assessment of acrylamide in foods. Toxicol Sci，2003，75（1）：7-15.
2. 郑芸鹤．丙烯酰胺对大鼠脊髓组织蛋白激酶的影响．济南：山东大学，2010.
3. 汪恩婷．丙烯酰胺及其代谢产物对小鼠所致氧化损伤和潜在致癌性的研究．长春：吉林大学，2015.
4. 褚婷，茅力．食品中丙烯酰胺形成机理及控制．江苏预防医学，2009，20（3）：80-83.
5. Beland FA，Mellick PW，Olson GR，et al. Carcinogenicity of acrylamide in B6C3F（1）mice and F344/N rats from a 2-year drinking water exposure. Food Chem Toxicol，2013，51：149-159.
6. Johnson KA，Gorzinski SJ，Bodner KM，et al. Chronic toxicity and oncogenic-

ity study on acrylamide incorporated in the drinking water of Fischer 344 rats. Toxicol Appl Pharmacol，1986，85（2）：154-168.

7. Maronpot RR，Thoolen RJ，Hansen B. Two-year carcinogenicity study of acrylamide in Wistar Han rats with in utero exposure. Exp Toxicol Pathol，2015，67（2）：189-195.
8. Friedman MA，Dulak LH，Stedham MA. A lifetime oncogenicity study in rats with acrylamide. Fundam Appl Toxicol，1995，27（1）：95-105.
9. Beland FA，Olson，Mendoza MC，et al. Carcinogenicity of glycidamide in B6C3F1 mice and F344/N rats from a two-year drinking water exposure. Food Chem Toxicol，2015，86：104-115.
10. Bull RJ，Robinson M，Laurie RD，et al. Carcinogenic effects of acrylamide in Sencar and A/J mice. Cancer Res，1984，44（1）：107-111.
11. Wilson KM，Mucci LA，Cho E，et al. Dietary acrylamide intake and risk of premenopausal breast cancer. Am J Epidemiol，2009，169（8）：954-961.
12. Burley VJ，Greenwood DC，Hepworth SJ，et al. Dietary acrylamide intake and risk of breast cancer in the UK women's cohort. Br J Cancer，2010，103（11）：1749-1754.
13. Larsson SC，Akesson A，Wolk A. Long-term dietary acrylamide intake and breast cancer risk in a prospective cohort of Swedish women. Am J Epidemiol，2009，169（3）：376-381.
14. Hogervorst JG，Schouten LJ，Konings EJ，et al. Dietary acrylamide intake and brain cancer risk. Cancer Epidemiol Biomarkers Prev，2009，18（5）：1663-1666.
15. Hogervorst JG，Schouten LJ，Konings EJ，et al. Dietary acrylamide intake and the risk of renal cell，bladder，and prostate cancer. Am J Clin Nutr，2008，87（5）：1428-1438.
16. Larsson SC，Akesson A，Wolk A. Long-term dietary acrylamide intake and risk of epithelial ovarian cancer in a prospective cohort of Swedish women. Cancer Epidemiol Biomarkers Prev，2009，18（3）：994-997.
17. Obón-Santacana M，Peeters PH，Freisling，et al. Dietary intake of acrylamide and epithelial ovarian cancer risk in the european prospective into cancer and nutrition（EPIC）cohort. Cancer Epidemiol Biomarkers Prev，2015，24（1）：291-297.

18. Larsson SC, Akesson A, Wolk A. Dietary acrylamide intake and prostate cancer risk in a prospective cohort of Swedish men. Cancer Epidemiol Biomarkers Prev, 2009, 18 (6): 1939-1941.
19. Hirvonen T, Kontto J, Jestoi M, et al. Dietary acrylamide intake and the risk of cancer among Finnish male smokers. Cancer Causes Control, 2010, 21 (12): 2223-2229.
20. Hogervorst JG, Schouten LJ, Konings EJ, et al. Dietary acrylamide intake is not associated with gastrointestinal cancer risk. J Nutr, 2008, 138 (11): 2229-2236.
21. Lin Y, Laqerqren J, Lu Y. Dietary acrylamide intake and risk of esophageal cancer in a population-based case-control study in Sweden. Int J Cancer, 2011, 128 (3): 676-681.
22. Schouten LJ, Hogervorst JG, Konings EJ, et al. Dietary acrylamide intake and the risk of head-neck and thyroid cancers: results from the Netherlands Cohort Study. Am J Epidemiol, 2009, 170 (7): 873-884.
23. Pelucchi C, Galeone C, Talamini R, et al. Dietary acrylamide and pancreatic cancer risk in an Italian case-control study. Ann Oncol, 2011, 22 (8): 1910-1915.
24. Bongers ML, Hogervorst JG, Schouten LJ, et al. Dietary acrylamide intake and the risk of lymphatic malignancies: the Netherlands Cohort Study on diet and cancer. PLoS One, 2012, 7 (6): e38016.
25. 李涛，程建军．丙烯酰胺中毒16例临床分析．中华劳动卫生职业病杂志，2003，21 (2): 152.
26. 张学佳，纪巍，王宝辉，等．丙烯酰胺生态毒理行为研究进展．生态毒理学报，2008，3 (3): 217-223.
27. Manjanatha MG, Aidoo A, Shelton SD, et al. Genotoxicity of acrylamide and its metabolite glycidamide administered in drinking water to male and female Big Blue mice. Environ Mol Mutagen, 2006, 47 (1): 6-17.
28. Besaratinia A, Pfeifer GP. Genotoxicity of acrylamide and glycidamide. J Natl Cancer Inst, 2004, 96 (13): 1023-1029.
29. Jiang L, Cao J, An Y, et al. Genotoxicity of acrylamide in human hepatoma G2 (HepG2) cells. Toxicol In Vitro, 2007, 21 (8): 1486-1492.
30. Martins C, Oliveira NG, Pingarilho M, et al. Cytogenetic damage induced by

acrylamide and glycidamide in mammalian cells：correlation with specific glycidamide-DNA adducts. Toxicol Sci，2007，95（2）：383-390.

31. Segerbäck D，Calleman CJ，Schroeder JL，et al. Formation of N-7-（2-carbamoyl-2-hydroxyethy）guanine in DNA of the mouse and the rat following intraperitoneal administration of［^{14}C］acrylamide. Carcinogenesis，1995，16（5）：1161-1165.
32. Manière I，Godard T，Doerge DR，et al. DNA damage and DNA adduct formation in rat tissues following oral administration of acrylamide. Mutat Res，2005，580（1-2）：119-129.
33. Von Tungeln LS，Doerge DR，Gamboa da Costa G，et al. Tumorigenicity of acrylamide and its metabolite glycidamide in the neonatal mouse bioassay. Int J Cancer，2012，131（9）：2008-2015.
34. Dang CV. c-Myc target genes involved in cell growth，apoptosis，and metabolism. Mol Cell Biol，1999，19（1）：1-11.
35. Richardson C. RAD51，genomic stability，and tumorigenesis. Cancer Lett，2005，218（2）：127-139.
36. Ying J，Srivastava G，Hsieh WS，et al. The stress-responsive gene GADD45G is a functional tumor suppressor，with its response to environmental stresses frequently disrupted epigenetically in multiple tumors. Clin Cancer Res，2005，11（18）：6442-6449.
37. Nicholson RI，Gee JM，Harper ME. EGFR and cancer prognosis. Eur J Cancer，2001，37 Suppl 4：S9-15.
38. Zheng J，Khil PP，Camerini-Otero RD，et al. Detecting sequence polymorphisms associated with meiotic recombination hotspots in the human genome. Genome Biol，2010，11（10）：R103.
39. 王玉君，缪维芳，张文德．食品中丙烯酰胺及其检测方法．中国卫生检验杂志，2006，16（4）：495-497.
40. Konings EJ，BACRrs AJ，van Klaveren JD，et al. Acrylamide exposure from foods of the Dutch population and an assessment of the consequent risks. Food Chem Toxicol，2003，41（11）：1567-1579.
41. Svensson K，Abramsson L，Becker W，et al. Dietary intake of acrylamide in Sweden. Food Chem Toxicol，2003，41（11）：1581-1586.

第四节　丙烯腈

丙烯腈（acrylonitrile，ACN）又称乙烯基氰，无色、易燃、易挥发液体，具有特殊的杏仁气味，微溶于水。ACN 是石化工业中重要的合成单体，用途广泛，常用于合成腈纶纤维、ABS（丙烯腈-丁二烯-苯乙烯共聚物）塑料、丁腈橡胶、腈纶弹性体等高分子材料，也可制作食品包装袋及医用材料如高透性渗析管、假肢软材料、胰岛移植膜等，属于高毒类有机氰化物。职业接触人群是 ACN 的主要受害对象。

ACN 能够通过消化道、呼吸道、皮肤等多种途径进入机体内。ACN 及其代谢产物可分布到全身主要组织器官，其中肺、肾、胃、皮肤、红细胞中浓度相对其他组织器官更高。ACN 在体内的代谢可以通过两条竞争途径：一条是与谷胱甘肽（glutathione，GSH）结合生成初级代谢产物 S-腈乙基-半胱氨酸，转化为 N-乙酰基-S-腈乙基-半胱氨酸（硫醇尿酸）经肾由尿排出；另一条是氧化途径，ACN 经细胞色素 P450（特别是同工酶 CYP 2E1）环氧化作用生成氰基-环氧乙烷（cyano-epoxy ethane，CEO），CEO 与 GSH 结合或在环氧化物水解酶（epoxide hydrolase，EH）的作用下，最终氧化释放 CN^-，CN^- 在硫氰酸酶催化下与巯基作用生成硫氰酸盐经肾由尿排出体外。Ahmed 和 Lech 等利用整体放射自显影技术研究 ACN 在大鼠和虹鳟鱼体内的分布情况表明，ACN 或其代谢产物在体内呈快速分布，并广泛地与全身各组织器官结合，但无特异的组织选择性。

现已研究表明，ACN 具有多器官毒性，急性毒性主要表现为非特异性的中枢神经系统、呼吸系统、循环系统和消化系统损害，以及皮肤接触性皮炎等。从低等生物到哺乳类动物的许多体细胞实验研究表明，ACN 能够诱导基因突变、染色体断裂、非程序性 DNA 合成增加和细胞转化阳性等，但体内实验多为阴性结果，还有研究报道 ACN 对动物有致畸效应。人群慢性中毒目前尚无定论。发现接触部分工人有神经衰弱综合征，主要表现为头晕、头痛、乏力、失眠、多梦及心悸等。体征方面发现有低血压倾向，未见对肝损伤效应。

一、致癌表现

（一）动物实验资料

Quast JF（2002 年）选用 SD 大鼠 448 只，其中对照组 160 只，染毒组 288 只，雌雄各半，以 0、35、100、300ppm ACN 进行饮水染毒 2 年。结果发现，染毒至第 1 年末共死亡 33 只大鼠（雄性 14 只，雌性 19 只），中剂量染毒组第 1 只雄性大鼠死亡的时间是染毒第 3～4 月。高剂量染毒组第 1 只雌性大鼠死亡时间是染毒第 120 天，在染毒第 300 天雌性大鼠死亡率（18.8%）与对照组（1.3%）比较升高，差异有统计学意义（$P<0.05$）。随后，低、中剂量染毒组大鼠死亡率均以剂量依赖的方式增长。染毒第 22 个月，高剂量染毒组大鼠全部死亡，中剂量染毒组只有 1 只雌鼠存活，低剂量染毒组存活 4 只大鼠。染毒结束后总共 405 只大鼠死亡，死亡率为 90.4%。高剂量染毒组大鼠体重从染毒第 5 天开始与对照组比较降低，中剂量染毒组大鼠体重从染毒第 1 个月开始与对照组比较降低，差异均有统计学意义（$P<0.05$）。染毒两年末，尸检结果发现，ACN 染毒后各剂量染毒组雌雄大鼠总体脑、舌、胃、Zymbal′s 腺肿瘤发生显著升高。光镜结果显示，各剂量染毒组雄性大鼠神经系统肿瘤以剂量依赖方式显著升高，病理形态学发现大脑、脊髓梭形和椭圆形肿瘤细胞出现大量嗜酸性胞质、泡状核。高剂量染毒组雄性大鼠舌鳞状细胞乳头状瘤发生率与对照组比较升高，差异有统计学意义（$P<0.05$）。尸检结果发现，中、高剂量染毒组雄性大鼠前胃肿瘤发生率以剂量依赖方式显著升高，差异均有统计学意义（$P<0.05$）。低、高剂量染毒组雄性大鼠胃、十二指肠、小肠上皮肿瘤发生率分别为 14.9%（7/47）、16.7%（8/48），与对照组的 3.8%（3/80）比较升高，差异均有统计学意义（$P<0.05$）。各剂量染毒组雌性大鼠神经系统肿瘤形态学与雄性大鼠相似，肿瘤发生率以剂量依赖方式显著升高；高剂量染毒组雌性大鼠舌部肿瘤、中、高剂量染毒组雌鼠前胃和小肠肿瘤发生率显著增高；低、中剂量染毒组雌性大鼠乳腺癌发生率均为 87.5%（42/

48)，与对照组的72.5%（58/80）比较升高，差异均有统计学意义（$P<0.05$）。低、中、高剂量染毒组雌性大鼠Zymbal's腺肿瘤发生率分别为10.4%（5/48）、16.7%（8/48）、37.5%（18/48），与对照组的1.3%（1/80）比较升高，差异均有统计学意义（$P<0.05$）。

Maltoni C等（1988年）选用SD大鼠300只。随机分为5组，每组60只，雌雄各半，以0、5、10、20、40ppm ACN进行吸入染毒，4小时/天，5天/周，共52周。结果发现，5、10、20ppm剂量染毒组雌性大鼠总的肿瘤（包括恶性肿瘤和良性肿瘤）发生率分别为76.7%、50.0%、56.7%，与对照组（30.0%）比较升高，差异均有统计学意义（$P<0.05$）。10、20、40ppm剂量染毒组雄性大鼠总的肿瘤（包括恶性肿瘤和良性肿瘤）发生率分别为63.3%、50.0%、63.3%，与对照组（28.3%）比较升高，差异均有统计学意义（$P<0.05$）。10、20、40ppm剂量染毒组雄性大鼠恶性肿瘤发生率分别为33.3%、30.0%、33.3%，与对照组（10.0%）比较升高，差异均有统计学意义（$P<0.05$）。10ppm剂量染毒组雌性大鼠嗜铬细胞瘤发生率（23.3%），与对照组（3.3%）比较升高，差异有统计学意义（$P<0.05$）。

选用SD大鼠230只，分为2组，对照组150只，染毒组80只，雌雄各半，以0、5mg/kg ACN进行灌胃，1次/天，3天/周，共52周。结果发现，染毒组总的肿瘤（包括乳腺囊肿、乳腺癌、白血病、嗜铬细胞瘤、Zymbal's腺癌、肝细胞癌、脑神经胶质细胞瘤）发生率与对照组比较差异无统计学意义（$P>0.05$）。

选用13周龄性成熟SD雌性大鼠114只，14日龄的雌性、雄性SD幼鼠548只。均以0、60ppm ACN进行吸入染毒，4～7小时/天，5天/周，共104周。结果发现，染毒后104周，性成熟雌性大鼠及雌性、雄性幼鼠染毒组恶性肿瘤的发生率均显著升高，与对照组比较，差异均有统计学意义（$P<0.05$）。其中雌性幼鼠乳腺癌的发生率显著升高，与对照组比较，差异有统计学意义（$P<0.05$）。雄性幼鼠Zymbal's腺肿瘤发生率显著升高，与对照组比较，差异有统计学意义（$P<0.05$）。染毒组性成熟雌性大鼠及雌性、雄性幼鼠肝外

血管肉瘤多位点发生率升高，雄性幼鼠染毒组肝细胞癌发生率升高，与对照组比较，差异均有统计学意义（$P<0.05$）。性成熟雌性大鼠及雌性幼鼠少突神经胶质瘤的发生率显著升高，与对照组比较，差异均有统计学意义（$P<0.05$）。

Kirman CR 等（2005 年）选用 6～7 周龄健康 SD 大鼠 600 只。按体重随机分为 3 组，每组 200 只，雌雄各半，以 0、0.1、10mg/kg ACN 进行灌胃，1 次/天，7 天/周，分别于染毒第 6、12、18 个月时每组雌性、雄性大鼠各处死 10 只，用于组织病理检验，其余大鼠终生染毒。结果发现，染毒第 14 个月时，高剂量染毒组雌性、雄性大鼠死亡率与对照组比较升高，差异均有统计学意义（$P<0.05$）。尸检结果发现，高剂量染毒组雌性、雄性大鼠头部尤其是耳、眼、颈，胃的非腺体部分可以触及到明显的肿块，第一次发现高剂量组雌性大鼠乳房区肿块约在染毒第 52 周。高剂量染毒组雌性、雄性大鼠原发性肿瘤的发生率与对照组比较升高，差异均有统计学意义（$P<0.05$）。光镜下发现，高剂量染毒组雌性、雄性大鼠大脑和脊髓星形胶质细胞瘤、耳道 Zymbal′s 腺瘤、前胃鳞状上皮癌、小肠癌发生率与对照组比较升高，差异均有统计学意义（$P<0.05$）。高剂量染毒组雌性大鼠乳腺癌的发生率与对照组比较升高，差异有统计学意义（$P<0.05$）。

选用 8～9 周龄健康 SD 大鼠 600 只。按体重随机分为 3 组，每组 200 只，雌雄各半，以 0、1、100ppm ACN 进行饮水染毒，分别于染毒第 6、12、18 个月时每组雌性、雄性大鼠各处死 10 只，用于组织病理检验，其余大鼠终生染毒。结果发现，染毒第 10 个月高剂量染毒组雌性、雄性大鼠死亡率高于对照组，差异有统计学意义（$P<0.05$）。染毒第 6 个月，高剂量染毒组雌性大鼠头、耳、眼、颈部以及乳房区可触及的肿块明显增加。高剂量染毒组雌性、雄性大鼠原发肿瘤发生率与对照组比较升高，差异均有统计学意义（$P<0.05$）。尸检结果发现，高剂量染毒组雌性、雄性大鼠大脑和脊髓星形胶质细胞瘤、耳道 Zymbal′s 腺瘤、前胃鳞状上皮癌、小肠癌发生率与对照组比较升高，差异均有统计学意义（$P<0.05$）。

Johannsen FR 等（2002 年）选用 9～10 周龄健康 Fischer 344 大鼠 1200 只。按体重随机分为 6 组，每组 200 只，雌雄各半，以 0、1、3、10、30、100ppm ACN 进行饮水终生染毒。分别于染毒第 6、12、18 个月时每组雌性、雄性大鼠各处死 10 只，用于组织器官临床病理学和显微镜检查。结果发现，30、100ppm 剂量染毒组雌性、雄性大鼠头部（主要是耳和眼部、颈部）可触及肿块发生率以剂量依赖的方式升高。100ppm 剂量染毒组雌性大鼠乳房区肿块发生率显著升高。30、100ppm 剂量染毒组雄性大鼠大脑星状细胞瘤发生率分别为 10%（10/99）、21%（21/99），与对照组 2%（2/100）比较升高，差异均有统计学意义（$P<0.05$）。30、100ppm 剂量染毒组雌性大鼠大脑星状细胞瘤发生率分别为 6%（6/100）、23%（23/98），与对照组 1%（1/99）比较升高，差异均有统计学意义（$P<0.05$）。100ppm 剂量染毒组雄性大鼠脊髓星形细胞瘤发生率 4%（4/93），与对照组 0%（0/99）比较升高，差异有统计学意义（$P<0.05$）。30、100ppm 剂量染毒组雄性大鼠耳道 Zymbal's 腺肿瘤发生率分别为 7%（7/94）、17%（16/93），与对照组 1%（1/97）比较升高，差异均有统计学意义（$P<0.05$）。10、30、100ppm 剂量染毒组雌性大鼠耳道 Zymbal's 腺肿瘤发生率分别为 4%（4/90）、5%（5/94）、12%（10/86），与对照组 0（0/95）比较升高，差异均有统计学意义（$P<0.05$）。3、10、30ppm 剂量染毒组雄性大鼠前胃鳞状细胞乳头癌/瘤发生率分别为 4%（4/97）、4%（4/100）、4%（4/100），与对照组 0%（0/99）比较升高，差异均有统计学意义（$P<0.05$）。30ppm 剂量染毒组雌性大鼠前胃鳞状细胞乳头癌/瘤发生率为 4%（4/100），与对照组 0%（0/100）比较升高，差异有统计学意义（$P<0.05$）。10ppm 剂量染毒组雄性大鼠和雌性大鼠皮肤纤维瘤的发生率分别为 36%（4/11）、63%（5/8），与对照组 15%（5/34）、4%（1/24）比较升高，差异均有统计学意义（$P<0.05$）。3、10、100ppm 染毒组雄性大鼠皮肤鳞状细胞乳头瘤/癌的发生率分别为 17%（2/12）、16%（2/11）、10%（5/50），与对照组 0%（0/34）比较升高，差异均有统计学意义（$P<0.05$）。10、30ppm 剂量染毒组雌性大鼠乳腺纤维性瘤发生

率分别为56%（9/16）、45%（10/22），与对照组14%（5/35）比较升高，差异均有统计学意义（$P<0.05$）。

美国国家毒理学规划处（The National Toxicology Program，NTP）（2001年）选用健康$B6C3F_1$小鼠400只。随机分为4组，每组100只，雌雄各半，以0、2.5、10、20mg/kg ACN进行灌胃，5天/周，共104～105周。染毒第2周，第3、12、18月每组各选5只雄性小鼠、5只雌性小鼠进行尿液参数分析。结果发现，高剂量染毒组雄性小鼠存活率28%（14/50），与对照组76%（38/50）比较降低，高剂量染毒组雌性小鼠存活率46%（23/50），与对照组78%（39/50）比较降低，差异均有统计学意义（$P<0.05$）。高剂量染毒组雌性、雄性小鼠体重与对照组比较降低，差异有统计学意义（$P<0.05$）。中、高剂量染毒组雄性小鼠前胃乳头状瘤/癌发生率分别为52%（26/50）、64%（32/50）与对照组6%（3/50）比较升高，差异均有统计学意义（$P<0.05$）。中、高剂量染毒组雌性小鼠前胃乳头状瘤/癌发生率分别为50%（25/50）、58%（29/50），与对照组6%（3/50），比较升高，差异均有统计学意义（$P<0.05$）。中、高剂量染毒组雄性小鼠哈氏腺瘤/癌发生率分别为54%（27/50）、60%（30/50），与对照组12%（6/50）比较升高，差异均有统计学意义（$P<0.05$）。中、高剂量染毒组雌性小鼠哈氏腺瘤/癌发生率分别为52%（26/50）、50%（25/50），对照组22%（11/50）比较升高，差异均有统计学意义（$P<0.05$）。中剂量染毒组雌性小鼠卵巢颗粒细胞瘤发生率为8%（4/50），与对照组0（0/50）比较升高，差异有统计学意义（$P<0.05$）。中剂量染毒组雌性小鼠肺泡/细支气管腺瘤/癌发生率为28%（14/50），与对照组12%（6/50）比较升高，差异有统计学意义（$P<0.05$）。

动物实验证实ACN具有潜在致癌性，但一直缺乏强有力的流行病学证据，1999年，国际癌症研究所（international agency for research on cancer，IARC）根据致癌性资料（人类流行病学调查、病例报告和对实验动物致癌资料）进行综合评价，将ACN的致癌性由2A类降低为2B类，即由“可疑致癌物”降为“可能致癌物”，但仍不能排除 ACN 对职业接触人群具有潜在的致癌性。

（二）流行病学资料

目前，流行病学关于 ACN 致癌性的研究报道有限，且研究结果多为阴性，因此，尚不能提供足够的证据证明 ACN 能够引起人类癌症。

Czeizel AE 等（2004 年）选取匈牙利一家 ACN 工厂的 783 名工人为研究对象。分为 3 组，A 组 452 人（直接、持续暴露于 ACN），B 组 171 人（直接但偶尔暴露于 ACN），C 组 160 人（没有直接接触 ACN）作为对照组。研究 ACN 接触工人癌症的发生以及其后代活产婴儿的先天性异常发生情况。结果发现，C 组 66 名男性工人中发生皮肤癌、睾丸癌各 1 名，癌症总的发生率为 3.03%；A 组 281 名男性工人中发生胃癌、喉癌、肺癌、皮肤癌各 1 名，癌症总的发生率为 1.42%，OR 值为 0.7（95% CI：0.1～4.0）；B 组 79 名男性工人中发生口腔癌、脊髓癌各 1 名，癌症总的发生率为 2.53%，OR 值为 0.9（95%CI：0.1～6.3）。C 组 94 名女性工人中发生乳腺癌、宫颈癌各 1 名，癌症总的发生率为 2.12%；A 组 171 名女性工人中发生胃癌 1 名，癌症总的发生率为 0.58%，OR 值为 0.2（95% CI：0.0～2.0）；B 组 92 名女性工人中发生肝癌 1 名，癌症总的发生率为 1.09%，OR 值为 0.4（95% CI：0.0～4.9）。783 名工人的 1198 名活产婴儿中，总先天性异常发生率为 54.26‰，与匈牙利当地的基线数据（65.27‰）比较，差异无统计学意义（$P>0.05$）。A 组、B 组工人的活产婴儿中先天性异常的发生率分别 59.52‰、46.59‰，与 C 组（48.58‰）比较，差异均无统计学意义（$P>0.05$）。

Scelo G 等（2004 年）对 6 个中欧和东欧国家以及利物浦的 15 个研究中心进行肺癌危险因素的病例对照研究，每一个地区筛选出 1998—2002 年新诊断出的肺癌患者为病例组，并匹配出对照组，对照组的主要匹配因素是年龄和性别。最后入选病例组有 2861 名，对照组有 3118 名。结果发现，总共 39 例病例和 20 例对照接触 ACN，OR＝2.20（95%CI：1.11～4.36）。如果限制工作环境是高浓度 ACN 暴露，则 OR＝ 2.39（95% CI：0.97～5.84）。由于一半以上研究对象接触 ACN 的同时接触苯乙烯，因此，重新分析了非苯乙烯接触的研究对象（病例 17 例，对照 10 例），结果发现，样本量减少后 OR 值变化不大，但后置信区间变宽了（OR＝2.09；95% CI：0.82～5.27）。ACN 接触的时间加权和累积接触 OR 值呈线性增加趋势（$P<0.05$）。ACN 接触个人风险的增加仅局限在年轻人（OR＝2.79；95% CI：1.01～7.70），当研究对象到 60 岁时，通过诊断或回访发现老人的致癌风险降低（OR＝1.02；95%CI：0.35～2.92）。研究发现，发病风险增加的肿瘤包括鳞状上皮细胞癌（OR＝1.97；95%CI：0.79～4.94）和腺癌（OR＝1.85；95%CI：0.66～5.20），对于未分化和未指明的肿瘤发病风险更高（OR＝6.25；95% CI：1.97～19.80）。

Symons JM 等（2008 年）选择杜邦公司位于美国南卡罗来纳州和弗吉尼亚州两地的开发和制造奥纶丙烯酸纤维的工厂建立研究队列，该队列包括 2548 名男性工人，每名工人在 1947—1991 年间 ACN 暴露时间达 6 个月以上。ACN 平均暴露强度和累计暴露的定量值根据以前报道的标准暴露分类过程进行估计，平均暴露强度值基于暴露强度在 0.2～20ppm 之间估计，累计暴露用 ppm 年来估计，从第一个暴露日开始到最后一个暴露日结束，累计暴露＝每个工人平均暴露强度×在所有工作中暴露的持续时间。选用美国的一般人群和杜邦公司所在的 7 个地区人群两个参考人群作为外部死亡率的比较和期望死亡人数的估计，使用这种方法计算标化死亡比（standardized mortality ratios，SMR）来估计所观察队列中职业人群相对于非暴露外部人群的死亡风险。使用危害比（hazard ratio，HR）来估计各种死因或某种特殊死因引起的相对死亡风险，并建立一个 ACN 暴露对数线性模型。使用 Cox 比例风险回归模型估计 ACN 暴露量，包括总的评估和延长 5 年的累计暴露量，模型的结果是一个测量死亡年龄或者每个工人第一次暴露 ACN 的年龄的时间变量。结果发现，队列中 2548 名工人有 839 名死亡，占队列总人数 33%，其中 91 名工人是因为呼吸系统癌症死亡，1 名是因为结肠癌死亡，1 名是因为非特异性的恶性肿瘤死亡。与杜邦公司所在的 7 个地区人群相比，ACN 队列工人因为恶性肿瘤死亡比例略微升高，但因心血管疾病死亡的比例降低。与美国的一般人群期望死亡人数相比，ACN 队列工人所有死亡和所有肿瘤的 SMR 均显著降低。与杜邦公司所在的 7 个地区人群相比，以死亡为重点的癌症包括呼吸系统癌症和前列腺癌，SMR 没有显著升高（呼吸系统癌症 SMR＝91，95％CI：74～113；前列腺癌 SMR＝102，95％CI：66～151）。高暴露工人的 SMR 与之前发现的整个队列的 SMR 相似，呼吸系统癌症 SMR 近似等于基于杜邦公司所在的 7 个地区人群估计的整个队列（SMR＝93，95％CI：74～116），前列腺癌 SMR 与基于杜邦公司所在的 7 个地区人群估计的整个队列比较几乎没有改变（SMR＝99，95％CI：62～150）。按照工厂地址进行分层后，南卡罗来纳州工厂因特异性死因，如癌症包括结肠、呼吸系统、泌尿器官（膀胱和肾）、中枢神经系统（脑和脊髓）以及非恶性疾病包括脑卒中、肝硬化死亡的工人 SMR 轻微升高，但差异均无统计学意义（$P>0.05$）。弗吉尼亚州的工厂因为呼吸系统癌症和心血管疾病死亡的工人 SMR 显著降低，使得整体死亡率和所有癌症死亡率显著降低。由于前列腺和泌尿器官癌症、非恶性呼吸系统疾病、肝硬化、自杀等死亡的工人 SMR 轻微升高，但差异均无统计学意义（$P>0.05$）。在调整混杂因素后的回归模型中，HR 评估结果发现，累计暴露 100ppm 年呼吸系统癌症（HR＝0.96，95％CI：0.74～1.25）、前列腺癌（HR＝0.78，95％CI：0.46～1.32）死亡风险并没有增加。此外，累计暴露延长 5 年结果发现，队列相对癌症死亡风险也只有很小的改变。

Benn T 等（1998 年）以 1978 年英国健康安全局和化学工业协会对英国 ACN 暴露工人致癌风险的研究为基础，扩展并更新由 Werner 和 Carter 1981 年报道的第一阶段实验。第一阶段实验 ACN 工人暴露时间从 1950—1968 年，1～6 号工厂工人分别有 14、118、228、61、534、154 人，6 个工厂有 2 个在英格兰，2 个在威尔士，1 个在苏格兰，1 个在北爱尔兰。第二阶段实验新增 1969—1978 年暴露的工人，1～6 号工厂研究人群总数达到 38、120、242、91、2208、314 人。预期死亡的计算以及实际观察值与期望死亡值之间的比较采用职业人群死亡率分析程序进行。标化死亡比（SMR）采用常规方法计算，SMR 95％CI 的计算是在假设观察的死亡个数符合泊松分布条件下进行。结果发现，整体来说结合人口学特征分析死亡率较少，反映在循环系统疾病死亡和其他病因死亡的显著不足上，所有的癌症综合结果显示死亡率较少，主要因为个人癌症位点如肺、胃等实际观察到的数量和期望的接近。工厂的分析结果显示，5 号工厂甚至在重新确定了研究人群后整体死亡率仍然较低，其他工厂各种病因导致的死亡率整体上接近期望值。与 SMR 没有统计学意义增长的其他工厂相比（SMR＝112.2，95％CI：83.5～147.5），5 号工厂所有癌症相结合的 SMR 显著不足（SMR＝76.3，95％CI：59.5～96.4）。当把工人根据暴露种类分为 3 组（高暴露组、中暴露组、低或无暴露组），3 组中只有胃癌表现出一个明确的有统计学意义的变化趋势，当高暴露组单独分析时，癌症的增加是没有统计学意义的。中暴露组肺癌的 SMR 最低。年龄组的分析也没有任何明显的趋势，但 15～44 和 45～54年龄组肺癌的发生率显著升高（死亡 5 例，SMR＝609.8，95％CI：198.0～1423.0）。从第一次暴露到死亡的时间间隔分析表明，所有病因和循环系统疾病的 SMR 值出现随着时间间隔延长而升高的趋势，但是对于癌症却没有什么明显趋势。在对工人被雇佣时间对 SMR 影响的分析中发现，更长的雇佣时间工人癌症死亡率仍然没有表现出明显的趋势或显著增加。

（三）防治原则

急性中毒患者需及时移至通风处，解开衣领，如皮肤、衣服、鞋袜有污染，脱去被污染的衣物，皮肤污染部位用清水或 5％硫代硫酸钠溶液彻底冲洗，可再以硫代硫酸钠溶液反复湿敷，并让患者静卧，注意保暖。轻度中毒者静脉注射硫代硫酸钠；重度中毒者宜先用亚硝酸异戊酯吸入，并紧接静脉注射硫代硫酸钠。硫代硫酸钠首次剂量可用 5～15g，必要时根据病情可反复应用。对症治疗及防治并发症的原则同内科治疗。

预防措施包括：合成 ACN 的车间，宜采用露天框架式建筑，便于毒物扩散稀释，并严防跑、冒、滴、漏，控制反应器贮槽中 ACN

液面高度，以免外溢致污染车间空气及工人皮肤；普及防毒及急救知识，组织互救自救；进入反应器清釜前，必须充分排风，以排除残留的毒物，注意使用个人防护用品，如手套、防毒口罩、面罩等；就近应设置自来水龙头，备有5%硫代硫酸钠溶液，便于及时冲洗清除眼和皮肤的污染；车间应配备急救设备及用药，如亚硝酸异戊酯、亚硝酸钠、硫代硫酸钠注射液，以及消毒的注射器、针头等。

二、致癌机制

（一）细胞周期紊乱

黄文琪（2007年）以10、50、250、1250、6250μmol/L ACN处理V79细胞（中国仓鼠肺成纤维细胞株）、SHG4细胞（脑胶质瘤细胞）24小时，每组设3个平行样，细胞数量为1×10^6个。处理结束后，用流式细胞仪检测各周期时相的细胞百分比用于分析细胞周期的变化。结果发现，不同浓度的ACN对V79细胞、SHG4细胞处理24小时后，细胞周期分布发生变化。随着染毒剂量的增加，V79细胞中G_1期、G_2/M期细胞含量逐渐增加，S期细胞含量呈下降趋势，而SHG4细胞中G_1期细胞含量逐渐下降，S期细胞含量逐渐增加。单因素方差结果显示，250μmol/L剂量处理组V79细胞G_1期细胞周期百分比（72.03±3.15）%，与对照组（45.37±1.08）%比较升高，差异有统计学意义（$P<0.05$）；10、50、250μmol/L剂量处理组V79细胞S期细胞周期百分比分别为（41.92±0.61）%、（39.30±3.42）%、（11.18±2.27）%，与对照组（47.99±1.70）%比较降低，差异均有统计学意义（$P<0.05$）；10、50、250μmol/L剂量处理组V79细胞G_2/M期细胞周期百分比分别为（11.50±1.24）%、（14.37±1.22）%、（16.79±1.26）%，与对照组（6.65±0.70）%比较升高，差异均有统计学意义（$P<0.05$）；50、250μmol/L剂量处理组SHG4细胞G_1期细胞周期百分比分别为（49.41±1.27）%、（44.23±3.48）%，与对照组（55.70±1.34）%比较降低，差异均有统计学意义（$P<0.05$）；250μmol/L剂量处理组SHG4细胞S期细胞周期百分比为（22.20±4.85）%，与对照组（12.41±0.66）%比较升高，

差异有统计学意义（$P<0.05$）；50μmol/L 剂量处理组 SHG4 细胞 G_2/M 期细胞周期百分比为（36.34±1.24）%，与对照组（31.89±0.94）%比较升高，差异有统计学意义（$P<0.05$）。细胞周期分布结果提示，低剂量 ACN 能将 V79 细胞阻滞在 G_2 期，阻止受损细胞进入有丝分裂，剂量较高时细胞发生 G_1 期阻滞以利于受损细胞进行有效修复，ACN 主要将 SHG4 细胞阻滞于 S 期和 G_2 期，肿瘤细胞在此期阻滞可以自身修复以逃避进入凋亡程序，这可能是促癌机制之一。

（二）氧化应激

Zhang Haizhou 等（2002 年）选用妊娠 13 天的叙利亚金黄地鼠胚胎（Syrian Hamster Embryo，SHE）分离出初级胚胎细胞并冷冻保存。每个实验 SHE 细胞在 DMEM-L 培养繁殖数量达到 2×10^6 个，细胞培养在 37℃，10% CO_2，95% 湿度条件下。以 0、25、50、75μg/ml ACN 分别处理细胞 4、24、48 小时。结果发现，3 个剂量处理组 SHE 细胞在各时间点羟自由基（·OH）含量与对照组比较升高，差异均有统计学意义（$P<0.05$）。染毒 4 小时，各剂量处理组 SHE 细胞 GSH 含量与对照组比较降低 66%～80%，差异均有统计学意义（$P<0.05$）。处理 48 小时，75μg/ml 剂量处理组 SHE 细胞谷胱甘肽（glutathione，GSH）含量与对照组比较升高，差异有统计学意义（$P<0.05$）。处理 4 小时，50、75μg/ml 剂量处理组 SHE 细胞过氧化氢酶活性与对照组比较降低，差异均有统计学意义（$P<0.05$）。处理 24 小时，25、50、75μg/ml 剂量处理组 SHE 细胞过氧化氢酶活性与对照组比较升高，差异均有统计学意义（$P<0.05$）。处理 48 小时，过氧化氢酶活性以浓度依赖的方式显著增加。处理 4 小时，75μg/ml 剂量处理组 SHE 细胞超氧化物歧化酶（superoxide dismutase，SOD）活性与对照组比较降低，差异有统计学意义（$P<0.05$）。处理 24 小时，75μg/ml 剂量处理组 SHE 细胞黄嘌呤氧化酶活性与对照组比较升高 47%，差异有统计学意义（$P<0.05$）。处理 48 小时，50、75μg/ml 剂量处理组 SHE 细胞黄嘌呤氧化酶活性分别是对照组 1.9 倍和 2.3 倍，差异均有统计学意义（$P<0.05$）。已有研究表明，ACN 是啮齿类动物神经胶质细胞肿瘤的诱导剂，并能诱

导靶组织、细胞发生氧化应激，同样也能诱导 SHE 细胞发生氧化应激。提示氧化应激可作为 ACN 可能的致癌机制之一，并可能参与致癌过程的整个阶段，包括启动、促展和演变。

（三）细胞增殖和相关癌基因表达异常

张正东（2000 年）选用体重 120±10g 健康成年 Wistar 大鼠 48 只。按体重随机分为 4 组，每组 12 只，雌雄各半。以 0、5、10、20mg/kg ACN 进行灌胃，5 天/周，共 90 天。末次染毒后 24 小时，乙醚麻醉动物，迅速取出肝、胃等脏器，一部分保存于-20℃用于免疫组织化学检查，其余以 10％甲醛溶液固定用于组织病理学检查。病理学结果发现，各剂量染毒组大鼠前胃黏膜上皮呈现轻度到中度不典型增生并伴有肠化生，大鼠前胃黏膜上皮呈不同程度的增厚，有较多的炎性细胞浸润。在黏膜层上部可见较多的病理性核分裂象，其细胞核呈毛虫状、不对称性、多极性或顿挫性等核分裂，同时出现凋亡小体，细胞核浓染，核固缩呈颗粒状、块状或新月形。中、高剂量染毒组大鼠前胃单位肌层黏膜上皮细胞总数与对照组比较升高，差异均有统计学意义（$P<0.05$）。各剂量染毒组大鼠增殖细胞核抗原（proliferating cell nuclear antigen，PCNA）阳性细胞数量与对照组比较升高，差异均有统计学意义（$P<0.05$）。高剂量染毒组凋亡小体的数量、单位肌层病理性核分裂象数量与对照组比较升高，差异均有统计学意义（$P<0.05$）。中、高剂量染毒组大鼠 bcl-2 和 p53 蛋白表达，以及各剂量染毒组大鼠 p21 蛋白表达与对照组比较升高，差异均有统计学意义（$P<0.05$）。PCNA 是细胞周期中与 DNA 合成有关的编码 35kD 的核蛋白，静止细胞和增殖细胞均可通过有效的基因转录以复杂的方式对 PCNA 加以调控，研究发现，在生长快速的肿瘤细胞中，增殖细胞均呈 PCNA 阳性反应。目前认为，化学致癌过程是长期、多阶段和多病因的过程，其中每个发展阶段都可能涉及包括癌基因在内的多种基因的调控。

（四）细胞内钙稳态失衡

张正东（2000 年）选用体重 110～120g 健康成年雄性 SD 大鼠 120 只。按体重随机分为 4 组，每组 30 只，以 0、10、30、50mg/kg

ACN 进行灌胃，1 次/天，共 42 天，每周称重 1 次校正灌胃量。染毒结束后颈椎脱臼处死大鼠，迅速取出肝，分别以预冷的 1.15% KCl 和介质液制备 10%肝匀浆备用。结果发现，随着 ACN 染毒剂量的升高，大鼠肝内 Ca^{2+}-ATP 酶活性均逐渐降低。相关关系分析显示，Ca^{2+}-ATP 酶活性与染毒剂量之间均存在较好的负相关关系（$r=-0.939\sim-0.708$，$P<0.05$），其中染毒 14 天和 28 天时高剂量染毒组及染毒 42 天时所有染毒组 Ca^{2+}-ATP 酶活性与对照组比较降低，差异均有统计学意义（$P<0.05$）。此外，随着染毒时间的延长，各剂量染毒组 Ca^{2+}-ATP 酶活性呈逐渐下降趋势，相关关系分析显示较好的时间-反应关系（$r=-0.912\sim-0.812$，$P<0.05$），高剂量染毒组在染毒 28 天以及各剂量染毒组在染毒 42 天时，Ca^{2+}-ATP 酶活性均较染毒 14 天明显下降，差异均有统计学意义（$P<0.05$）。随着 ACN 染毒剂量的升高，各染毒时段 $Na^{+}\cdot K^{+}$-ATP 酶活性均逐渐降低，相关关系分析显示，$Na^{+}\cdot K^{+}$-ATP 酶活性与染毒剂量之间存在较好的负相关关系（$r=-0.954\sim-0.799$，$P<0.05$），其中染毒 14 天时的高剂量染毒组 $Na^{+}\cdot K^{+}$-ATP 酶、染毒 28 天时的中、高剂量染毒组及染毒 42 天时的所有剂量染毒组 $Na^{+}\cdot K^{+}$-ATP 酶活性与对照组比较降低，差异均有统计学意义（$P<0.05$）。此外，随着染毒时间的延长，各剂量染毒组 $Na^{+}\cdot K^{+}$-ATP 酶活性呈逐渐下降趋势，相关关系分析显示较好的时间-反应关系（$r=-0.891\sim-0.833$,$P<0.05$），其中染毒 42 天时各剂量染毒组 $Na^{+}\cdot K^{+}$-ATP 酶活性较染毒 14 天降低，差异均有统计学意义（$P<0.05$）。研究表明，胞质内游离 Ca^{2+} 浓度的异常持续增高，与细胞损伤甚至死亡之间存在密切的相关性。细胞内存在一些与 Ca^{2+} 高度亲和性结合的蛋白质，Ca^{2+} 容易与蛋白质牢固而特异性结合，引起蛋白质构象的变化。Ca^{2+} 的这种特性使其容易成为细胞内信号传导的信号分子，是 Ca^{2+} 信使系统的重要组成部分。胞外 Ca^{2+} 还是形成各种细胞连接和细胞黏附分子行使正常功能必不可少的辅助因子。所以，无论是胞内 Ca^{2+} 持续升高或胞外 Ca^{2+} 的持续降低，不仅可造成细胞不可逆性损伤，还可影响细胞增殖、分化、信号传导等过程的调控，与细胞的毒

性损伤及肿瘤形成有关。提示细胞内钙稳态的失调可能不仅是ACN所致细胞损伤的重要机制，还可能是其致癌的重要生物化学机制。

（五）细胞间隙连接通讯功能异常

张正东（2000年）将生长良好、25代左右的中国仓鼠肺细胞（chinese hamster lung cell，CHLC）用胰酶消化制成细胞悬液，接种于35mm培养皿中，待细胞生长融合成单层后，以0、10、25、50、100、300μg/ml ACN培养液进行培养，观察不同染毒时间细胞间隙连接通信（gap junctionalintercelluar communication，GJIC）功能状况，评价ACN对CHLC GJIC功能影响的剂量-效应和时间-效应关系，同时判别细胞损伤级别。选择2小时和4小时两个时间段，每个平皿中加0.5ml S9混悬液，观察ACN代谢活化对GJIC功能及细胞毒性损伤的影响。细胞GJIC功能测定采用EL-Fouly等的划痕标记染料示踪技术，并加以改进，以终浓度10ng/ml组织多肽抗原（tissue polypeptide antigen，TPA）的培养液为阳性对照，二甲基亚砜（dimethyl sulfoxide，DMSO）为阴性对照。结果发现，50μg/ml以上浓度的ACN抑制细胞活力的剂量-反应曲线基本呈非对称的S形曲线，处理24小时更明显。概率单位法计算得到ACN处理12小时和24小时CHLC的IC_{50}分别为435.73μg/ml和251.09μg/ml。阳性对照剂TPA（10ng/ml）作用1小时后，CHLC GJIC即明显被抑制，荧光细胞多限于沿划痕边缘单层细胞内，并随处理剂量增大抑制程度逐渐加重，与DMSO溶剂对照组升高，差异有统计学意义（$P<0.05$）。对照组细胞荧光传递多为3～5层，各时间点细胞荧光传递水平随ACN染毒剂量升高而递减，存在明显的剂量-效应关系。25μg/ml剂量处理组各时间点CHLC GJIC功能出现明显抑制，差异均有统计学意义（$P<0.05$），但细胞损伤不明显。50μg/ml或更高剂量处理组CHLC出现明显的毒性反应。＋S9组ACN对CHLC GJIC功能的抑制程度均高于同剂量组的-S9组，差异均有统计学意义（$P<0.05$）。50、100μg/ml剂量处理组对CHLC GJIC功能的抑制程度均随染毒时间的延长而持续加重，存在明显的时间-效应关系，非零相关检验存在显著性差异（$P<0.05$）。GJIC是动物细胞间最普遍的连

接方式，除了使细胞牢固连接外，还可通过细胞间离子和小分子的传递进行细胞间信息通信，是相邻细胞处于离子耦联和代谢耦联中，从而相互制约、相互调控。研究发现，许多病理条件下均涉及GJIC的异常改变，一般认为GJIC的下调是肿瘤进展阶段的重要事件，它可使肿瘤启动细胞摆脱周围正常细胞的控制而获得自主生长。许多在体内具有促癌作用的因子在体外也具有快速下调GJIC的作用，提示细胞GJIC功能的抑制与细胞癌变密切相关。

三、危险度评价

Kirman CR等（2000年）应用美国环境保护局（environmental protection agency，EPA）所使用致癌风险评估方法对ACN的经口染毒数据［Biodynamics（1980b）、Biodynamics（1980c）、Quast（1980b）］和吸入染毒数据［Quast（1980b）、Maltoni et al.（1988b）］进行致癌风险评价。EPA致癌风险评估采用线性多级模型，评价指标包括癌症斜率因子（cancer slope factors，CSF）、单位风险（unit risks，UR）、引起10%动物发生癌症的剂量（LED_{10}）。结果发现，3个ACN经口染毒实验LED_{10}值分别是2.4、2.1、2.1mg/(kg·d)，线性CSF值分别是0.041、0.048、0.048mg/(kg·d)，非线性CSF值分别是0.045、0.051、0.052mg/(kg·d)。2个ACN吸入染毒实验LED_{10}值分别是8.3×10^4、$8.0\times10^4\mu g/m^3$，线性UR值分别是0.12×10^{-5}、$0.13\times10^{-5}/(\mu g\cdot m^3)$，非线性UR值均是$0.13\times10^{-5}/(\mu g\cdot m^3)$。

另外，早在20世纪70～80年代，研究者对职业暴露于ACN的人群进行流行病学调查，发现作业工人的肺癌、前列腺癌、胃癌的发病率和死亡率增加。但随后的人群流行病学调查未发现接触ACN和肿瘤发病率及死亡率之间存在相关关系。

IARC基于ACN对人群致癌证据不充分，在1999年对ACN的致癌性进行重新评价，把它归入2B类，人类可能致癌物。

（赵乾龙　党瑜慧　李芝兰）

主要参考文献

1. Quast JF. Two-year toxicity and oncogenicity study with acrylonitrile incorporated in the drinking water of rats. Toxicol Lett，2002，132（3）：153-196.
2. Maltoni C，Ciliberti A，Cotti G，et al. Long-term carcinogenicity bioassays on acrylonitrile administered by inhalation and by ingestion to Sprague-Dawley rats. Ann N Y Acad Sci，1988，534：179-202.
3. Kirman CR，Gargas ML，Marsh GM，et al. Cancer dose-response assessment for acrylonitrile based upon rodent brain tumor incidence：use of epidemiologic，mechanistic，and pharmacokinetic support for nonlinearity. Regul Toxicol Pharmacol，2005，43（1）：85-103.
4. Johannsen FR，Levinskas GJ. Chronic toxicity and oncogenic dose-response effects of lifetime oral acrylonitrile exposure to Fischer 344 rats. Toxicol Lett，2002，132（3）：221-247.
5. NTP. Toxicology and carcinogenesis studies of acrylonitrile（CAS No. 107-13-1）in B6C3F1 mice（gavage studies）. Natl Toxicol Program Tech Rep Ser，2001，(506)：1-201.
6. Czeizel AE，Szilvasi R，Timar L，et al. Occupational epidemiological study of workers in an acrylonitrile using factory with particular attention to cancers and birth defects. Mutat Res，2004，547（1-2）：79-89.
7. Scelo G，Constantinescu V，Csiki I，et al. Occupational exposure to vinyl chloride，acrylonitrile and styrene and lung cancer risk（europe）. Cancer Causes Control，2004，15（5）：445-452.
8. Symons JM，Kreckmann KH，Sakr CJ，et al. Mortality Among Workers Exposed to Acrylonitrile in Fiber Production：An Update. J Occup Environ Med，2008，50（5）：550-560.
9. Benn T，Osborne K. Mortality of United Kingdom acrylonitrile workers—an extended and updated study. Scand J Work Environ Health，1998，24（suppl 2）：17-24.
10. 黄文琪．丙烯腈对细胞活性及遗传物质的影响研究．苏州：苏州大学，2007.
11. Zhang HZ，Kamendulis LM，Klaunig JE. Mechanisms for the Induction of Oxidative Stress in Syrian Hamster Embryo Cells by Acrylonitrile. Toxicol Sci，2002，67：247-255.

12. 张正东 . 丙烯腈致癌机制的探讨 . 上海：上海医科大学，2000.
13. Kirman CR，Hays SM，Kedderis ML，et al. Improving Cancer Dose-Response Characterization by Using Physiologically Based Pharmacokinetic Modeling：An Analysis of Pooled Data for Acrylonitrile-Induced Brain Tumors to Assess Cancer Potency in the Rat. Risk Anal，2000，20（1）：135-151.

第三十章

氯代杀虫剂

第一节　滴 滴 涕

双对氯苯基三氯乙烷（Dichlorodiphenyltrichloroethane，DDT），又名滴滴涕，是一种广谱有机氯杀虫剂。主要用于防治农业、林业病虫害，减少由蚊、蝇传播导致的传染性疾病。对防治和灭杀卷叶虫、红铃虫、蚊、蝇、臭虫、蟑螂、虱子等害虫有特效。由于DDT属高残留农药品种，因此我国已经明令禁止生产和使用。DDT可经呼吸道、消化道和皮肤吸收。是神经和实质性脏器毒物。DDT进入人体后仅有1%以原形由尿排出，被吸收的DDT有47%～65%。DDT在哺乳动物肝内可转化生成毒性比DDT低的DDE（二氯二苯二氯乙烯）和DDD（二氯二苯二氯乙烷）以及无毒的DDA[双-（对氯苯基）乙酸]。DDE可长期蓄积，DDT和DDA均可从尿、粪中排出。人体主要以DDT和DDE形式蓄积。DDT是脂溶性很强的有机化合物，比较一致的认识是，人体各器官内DDT的残留量与该器官的脂肪含量呈正相关。

一、遗传毒性与致癌表现

（一）动物实验资料

用35～45μg/ml DDT或DDE处理中国仓鼠肺成纤维细胞（V79细胞）24小时，观察次黄嘌呤鸟嘌呤转磷酸核糖（基）酶（HG-PRT）突变和染色体畸变情况。结果发现，DDT诱导的HGPRT突变率与对照组之间的差异没有统计学意义（$P>0.05$），且不能诱导染色体畸变，而DDE诱导的HGPRT突变率和染色体畸变率随DDE浓度的加大而明显增加。

Innes JR等（1969年）每天给予36只B6AKF1小鼠，雌雄各半，46.4mg/kg DDT 灌胃染毒，28 天后，每天喂饲含 140ppm DDT 的饲料，至 81 周。观察发现，雄性小鼠肝癌发生率为 61.1%（11/18），雌性小鼠肝癌发生率为 22.2%（4/18）。雌性小鼠恶性淋巴瘤发生率为 33.3%（6/18）。每组 100 只 B6C3F1 小鼠或 Osborne-Mendel 大鼠，雌雄各半。雄性小鼠每天分别喂饲含 22、44ppm DDT 饲料，雌性小鼠每天分别喂饲含 87、175ppm DDT 饲料；雄性大鼠每天分别喂饲含 321、642ppm DDT 饲料，雌性大鼠每天分别喂饲含 210、420ppm DDT 饲料；喂饲 78 周后，小鼠后续观察 15 周，大鼠观察 35 周。结果发现，染毒组大鼠甲状腺滤泡细胞癌发生率明显增加，雄性大鼠甲状腺滤泡细胞癌发生率分别为对照组 5.3%（1/19），低剂量组 13.3%（6/45），高剂量组 10.2%（5/49）；雌性大鼠甲状腺滤泡细胞癌发生率分别为对照组 5.3%（1/19），低剂量组 28.9%（13/45），高剂量组 23.3%（10/43）。染毒组雌性小鼠恶性淋巴瘤发生率明显增加，对照组为 0（0/20），低剂量组为 6.1%（3/49），高剂量组为 15.2%（7/46）。高剂量组染毒组雌性小鼠肝癌发生率为 11.11%（3/27）比对照组（0/20）升高。60 只 CF-1 小鼠每天喂饲含 100ppm DDT 饲料，雌雄各半，观察 110 周后发现，染毒组雄性小鼠肝癌发生率为 76.7%（23/30），雌性小鼠为 86.7%（26/30）；而对照组雄性小鼠肝癌发生率为 24.4%（11/45），雌性小鼠肝癌发生率为 22.2%（10/45）。

（二）流行病学资料

42 名乳腺癌患者为病例组和 41 名非恶性乳腺肿瘤患者为对照组，比较病例组和对照组乳腺组织或静脉血 DDT 的含量，发现病例组与对照组平均乳房脂肪组织 DDT 浓度分别为（1950.8±1315.1）μg/kg 和（755.8±130.3）μg/kg。血浆 DDT 浓度分别为（8.55±5.31）μg/L 和（3.82±0.63）μg/L。病例组均明显高于对照组（$P<0.001$）。病例组中，21 名雌激素受体（ER）阳性患者和 21 名 ER 阴性患者的平均乳房脂肪组织 DDT 浓度分别为（3051.8±987.4）μg/kg 和（849.7±156.8）μg/kg。ER 阳性患者是 ER 阴性患者的 3.6 倍。ER 阳性乳腺癌患者平均乳房脂肪组织 DDT 浓度和血浆

DDT 浓度也均明显高于对照组（$P<0.001$），分别是其 4.0 倍和 3.4 倍。采用成组病例对照研究方法，调查 90 名乳腺癌新确诊患者和 136 名社区健康女性对照，检测血清中有机氯农药残留物水平。控制了混杂因素后，DDT 和 DDD 暴露增加了患乳腺癌的风险，比值比（OR）>2（$P<0.0\ 05$）。分层分析中绝经前女性的 DDT 和 DDD 血清水平与乳腺癌患病风险调整 OR 分别为 3.59 和 5.70（$P<0.05$）。

4552 名男性工人在 1946—1950 年的意大利撒丁区防治疟疾行动中曾暴露于 DDT，根据 1985 年以前的死亡登记报告，发现在行动中暴露于 DDT 会增加胃癌发生的相对危险（RR=2.0，95%CI：0.9～4.4），胃癌的标化死亡率比（SMR）为 2.3。Wong O 等（1984 年）对 1935—1976 期间在美国密歇根州和阿肯色州 3 个工厂的 3579 名工人进行了队列调查研究，调查结果发现，接触 DDT 后肺癌和白血病死亡率略有升高，肺癌的 SMR 为 1.5（95%CI：0.68～2.8），白血病的 SMR 为 2.1（95%CI，0.24～7.6）。Woods JS 等（1987 年）对华盛顿州 576 例非霍奇金淋巴瘤患者和 694 名健康对照进行病例对照研究，研究发现，DDT 的暴露可能增加非霍奇金淋巴瘤的发生，OR=1.8（95%CI：1.0～3.2）。对 1956—1992 年间死亡的 1043 名曾有 DDT 接触史的工人进行死因分析发现，在癌比例死亡比分析中，肝癌的比例死亡比（PMR）为 228（95%CI：143～345），多发性骨髓瘤 PMR 为 341（95%CI：110～795）。

一项研究总共纳入 1959—1967 年间出生于美国加利福尼亚州的 9300 名女婴进行巢式队列研究，队列随访 54 年。直至研究结束有 118 例乳腺癌出现。研究人员确定了 345 位出生年份相匹配的对照人员。研究者对 20 世纪 60 年代怀孕的母亲及其产后 1～3 天的冷冻、储存的血液样本进行测定，进一步分析病例对照组人员的子宫 DDT 暴露水平。研究发现，母亲血清 o,p′-DDT 水平的增加，可致女儿患乳腺癌的风险增加。OR= 3.7（95%CI：1.5～9.0）。提示 DDT 的子宫内暴露与年轻女性的乳腺癌风险之间有显著相关性。

国际癌症研究所（IARC，1987 年）将 DDT 归入 2B 类，人类可能致癌物。

（三）临床表现

轻度中毒可出现头痛、头晕、无力、出汗、失眠、恶心、呕吐，偶有手及手指肌肉抽动震颤等症状。重度中毒常伴发高热、多汗、呕吐、腹泻；神经系统兴奋，上、下肢和面部肌肉呈强直性抽搐，并有癫痫样抽搐、惊厥发作；出现呼吸障碍、呼吸困难、发绀、有时有肺水肿，甚至呼吸衰竭；对肝、肾造成损害，使肝肿大，肝功能改变；少尿、无尿、尿中有蛋白、红细胞等。对皮肤刺激可发生红肿、灼烧感、瘙痒，还可有皮炎发生，如溅入眼内，可使眼暂性失明。根据动物实验资料和流行病学资料，长期慢性接触者可能会增加乳腺癌、肝癌、肺癌、白血病、非霍奇金淋巴瘤等癌症的发生。

（四）防治原则

对口服中毒者应立即催吐，用2％碳酸氢钠或0.5％药用炭悬液洗胃。洗胃后用硫酸钠或硫酸镁导泻。吸入性中毒或皮肤、眼沾染，应迅速使患者离开现场，吸入新鲜空气，皮肤用肥皂水或苏打水清洗，并涂上氢化可的松软膏，眼用清水或2％苏打水冲洗，并点滴盐酸普鲁卡因眼药水止痛。对惊厥症状应用10％水合氯醛15～20ml灌肠，也可用副醛3～5ml肌内注射，同时可用10％葡萄糖酸钙10ml加入葡萄糖液20～40ml内缓慢静脉注射，以补充血钙，每4～6小时1次，直到惊厥停止时停用。静脉滴注10％葡萄糖液或5％葡萄糖生理盐水，补充缺水、加强营养，用复合维生素B类药物保护肝，食用高蛋白饮食等。对职业接触DDT者在定期体检时应加强呼吸系统、消化系统、血液系统检查，对女性应注意乳腺检查。

二、致癌机制

以104名女性乳腺癌患者作为病例组和154名健康女性作为对照组进行病例对照研究，用特异性聚合酶链反应（As-PCR）法检测CYP 1A1外显子7第462位点多态性（m2突变型）基因，通过logistic回归分析发现，CYP 1A1 m2型突变纯合型基因型（Val/val）的调整OR＝2.61（95％CI：1.00～6.80）；绝经前乳腺癌患者与对照患者组中，携带Val突变基因型且DDT高暴露的OR＝4.35

(95%CI：1.14～16.95)，参照等级是Ile/Ile野生纯合型基因且DDT低暴露。结果提示，CYP 1A1 m2突变型基因型可能与乳腺癌有关，DDT暴露可能增加携带CYP 1A1易感基因型的绝经前女性患乳腺癌的风险。

DDT可以通过雌激素受体（ER）依赖型和非依赖型的方式调控一些基因表达。用6ng/ml胰岛素不加血清的培养基培养ER阳性乳腺癌MCF-7和T-47D细胞经0.3μmol/L DDT处理后，细胞增殖加快。而用雌激素受体拮抗剂（ICI）预处理细胞能阻滞DDT所致的细胞增殖加快。DDT处理MCF-7细胞后可以使磷酸化成视网膜细胞瘤抑癌蛋白（pRb105）高度磷酸化且激活细胞周期依赖蛋白激酶(Cdk2)，ICI预处理MCF-7细胞后能阻滞这一过程。ER阴性的人乳腺癌HS 578细胞和兔肝上皮细胞经DDT处理后Cdk2未被激活。结果说明，DDT是通过ER依赖型的方式使pRb105高度磷酸化进一步激活Cdk2，而导致细胞增殖异常。用雌激素雌二醇（E2）1nmol/L和（或）10μmol/L DDT分别处理ER阳性的人乳腺癌MCF-7细胞18小时，结果发现，与乳腺癌发展的相关基因有13个在两个处理组(E2和DDT）中均发生了改变，而有些基因的改变却只发生在DDT处理组，包括fas配体（FASLG）、α6整合素（ITGA6)，血管内皮生长因子A（VEGFA)。VEGFA是血管生成过程中的一个重要调控因子，而用ERα抑制剂ICI预处理细胞再联合DDT处理细胞后发现，ICI并不能阻滞DDT所致的VEGFA的蛋白表达水平升高。由此说明DDT通过雌激素非依赖型的方式诱导VEGFA的表达。而DDT处理细胞后先是使p38磷酸化水平升高，进一步激活CBP，磷酸化的环腺嘌呤效应元件结合蛋白（CBP）可与缺氧诱导因子-1（hypoxia inducible factor-1，HIF-1）结合，CBP与HIF-1的结合物结合到VEGFA启动子区的激素效应元件（HRE)，启动VEGFA转录。

用0、25、50μmol/L DDT处理两种ER阳性和ER阴性细胞人子宫内膜腺癌Ishikawa细胞系，ER阳性Ishikawa细胞前炎症介质转录因子AF-1（activator factor-1）转录活性随剂量依赖性升高，到50μmol/L时升高4.2倍。用ICI预处理细胞后，可以抑制DDT所致的AF-1转录活性升高。在ER阴性的Ishikawa细胞中，50μmol/L DDT处理后可以使AF-1转录活性升高15.5倍。从而说明DDT可以通过ER依赖型和非依赖型途径来激活AF-1。同样用0、25、50 μmol/L DDT分别处理雌激素不响应的人胚肾HEK293细胞，活化蛋白-1（AP-1）二聚体中c-Jun蛋白水平呈剂量依赖性升高，且在翻译后激活c-Jun和c-Fos。再用50μmol/L DDT处理细胞0～4小时，检测丝裂原活化蛋白激酶（mitogen activated protein kinase，MAPK）信号通路中的细胞外信号调节激酶（extra cellular signal-regulated kinase，ERK）、c-Jun氨基末端蛋白激酶（c-Jun N-terminal kinase-1，JNK）、p38的磷酸化水平，发现ERK磷酸化水平在4小时的时候略微升高，而p38在1小时时明显被激活，且随着时间延长激活越明显。通过荧光素酶报告基因实验发现，细胞经过p38抑制剂SB203580预处理后再用DDT处理，AP-1转录活性降低，而用ERK抑制剂U0126预处理，未观察到AP-1转录活性的变化。

三、危险度评价

当根据动物经口染毒实验所得的资料进行致癌危险度评价时，美国EPA提供的斜率因子（slope factor）为0.34mg/(kg・d)，经口单位危险度（oral unit risk）为4.6×10^{-6}/(μg・L)。吸入单位危险度（inhalation unit risk）为9.7×10^{-5}/(μg・m^3)。乳腺癌相对危险度随DDT乳腺脂肪组织浓度升高而升高。乳腺脂肪组织DDT含量高于800μg/kg的人群相对于低于800μg/kg的人群患乳腺癌的RR为10.14（95%CI：3.48～29.56）。

（凌　敏　丁帮梅　王民生　常元勋）

主要参考文献

1. Kelly-Garvert F，Legator MS. Cytogenetic and mutagenic effects of DDT and DDE in a Chinese hamster cell line. Mutat Res，1973，17（2）：223-229.
2. Innes JR，Ulland BM，Valerio MG，et al. Bioassay of pesticides and industrial

chemicals for tumorigenicity in mice：a preliminary note. J Natl Cancer Inst，1969，42（6）：1101-1114.

3. 李孟楠，雷磊，刘欣 . DDT 毒性及毒理机制的研究进展 . 绿色科技，10（1）：114-116.
4. 李桂圆，李卉，陶苹 . 有机氯农药非职业暴露与乳腺癌患病风险的病例-对照研究 . 卫生研究，2006，3（4）：391-394.
5. 张宏，王凯忠，刘国津 . DDT 人体蓄积与乳腺癌 . 中华肿瘤杂志，2001，23（5）：408.
6. Woods，JS. Polissar，L. Non-Hodgkin's lymphoma among phenoxy herbicide-exposed farm workers in western Washington State. Chemosphere，1989，18，401-406.
7. 赵玉婉，陈坤 . 环境有机氯污染及其与大肠癌、乳腺癌发病率关系的研究现状 . 浙江医学教育，2003，4（2）：53-60.
8. Woods JS，Polissar L，Severson RK，et al. Soft tissue sarcoma and non-Hodgkin's lymphoma in relation to phenoxyherbicide and chlorinated phenol exposure in western Washington. J Natl Cancer Inst，1987，78（5）：899-910.
9. Wong O，Brocker W，Davis HV，et al. Mortality of workers potentially exposed to organic and inorganic brominated chemicals，DBCP，TRIS，PBB，and DDT. Br J Ind Med，1984，41（1）：15-24.
10. Duell EJ，Millikan RC，Savitz DA，et al. A population-based case-control study of farming and breast cancer in North Carolina. Epidemiology，2000，11（5）：523-531.
11. 李佳圆，吴德生，杨非 . 血清有机氯农药 DDT 暴露、CYP 1A1 基因多态性与乳腺癌患病风险的病例对照研究 . 中华流行病学杂志，2006，27（3）：217-222.
12. Cohn BA，La Merrill M，Krigbaum NYD，et al. DT Exposure in Utero and Breast Cancer. J Clin Endocrinol Metab. 2015，100（8）：2865-2872.
13. Frigo DE，Tang Y，Beckman BS，et al. Mechanism of AP-1-mediated gene expression by select organochlorines through the p38 MAPK pathway. Carcinogenesis，2004，25（2）：249-261.
14. Bratton MR，Frigo DE，Segar HC，et al. The Organochlorine o，p′-DDT Plays a Role in Coactivator-Mediated MAPK Crosstalk in MCF-7 Breast Cancer Cells. Environ Health Perspect，2012，120（9）：1291-1296.

15. Dees C, Askari M, Foster JS, et al. DDT mimicks estradiol stimulation of breast cancer cells to enter the cell cycle. Mol Carcinog, 1997, 18 (2): 107-114.
16. Ditraglia D, Brown DP, Namekata T, et al. Mortality study of workers employed at organochlorine pesticide manufacturing plants. Scand J Work Environ Health, 1981, 7 (Suppl 4): 140-146.

第二节 氯 丹

氯丹（chlordane）是一种广谱接触性农药，用于农作物、草坪和花园杀虫剂。同时被广泛用于控制白蚁、蟑螂、蚂蚁和其他家庭昆虫。工业用氯丹是一个以顺式和反式结构为主的混合物。氯丹不易降解，在土壤中稳定性很高，可长期存在于水体、土壤和生物体内，具有强持久性和生物蓄积潜能。氯丹可经呼吸道、消化道和皮肤吸收，职业性接触氯丹蒸气，可以通过呼吸道吸入，接触液体氯丹可经过皮肤吸收。由于其为脂溶性物质，故对富含脂肪的组织具有特殊亲和力，且可蓄积于脂肪组织中，部分转化为氧化氯丹，主要经肾由尿排泄，粪及乳汁中也可排出少量。氯丹在体内主要有以下几条代谢途径：

（1）羟基化形成3-羟基氯丹，然后脱水形成氧化氯丹、1,2-二氯氯丹；

（2）脱氯化氢形成七氯，然后形成环氧化七氯和各种羟基化合物；

（3）氯原子被羟基基团取代，形成单羟基、二羟基、三羟基代谢物与醛酸共价结合而排出体外；

（4）脱氯形成单氯双羟基化合物。

一、遗传毒性与致癌表现

（一）动物实验资料

1.6或4.1μg/ml氯丹可诱导中国仓鼠肺成纤维细胞（V79细胞）次黄嘌呤鸟嘌呤磷酸核糖［基］转移酶（HGPRT）位点出现突变。每皿5000μg的氯丹对TA98、TA100、TA1535、TA1537及

TA1538具有诱突变作用。用4.1μg/ml氯丹体外处理Fischer 344大鼠原代肝细胞可以诱导细胞发生非程序DNA合成。分别用0、5、25、50mg/kg氯丹经口喂饲6周龄CD-1小鼠，每组200只小鼠，雌雄各半。雄性小鼠肝癌发生率分别为12.1%（4/33）、20.0%（11/55）、58.8%（30/51）、56.8%（25/44），雌性小鼠肝癌发生率分别为2.3%（1/44）、0（0/61）、45.1%（23/51）、50.0%（20/40）。每组100只5周龄B6C3F1小鼠，雌雄各半，每天用含20、40mg/kg分析纯氯丹的饲料喂饲雄性小鼠，用含40、80mg/kg分析纯氯丹的饲料喂饲雌性小鼠，喂饲80周，结果发现，各剂量组雄性小鼠肝癌发生率分别为35.6%（16/45）、65.2%（30/46），雌性小鼠肝癌发生率分别为4.3%（2/46）、42.6%（20/47），而对照组小鼠肝癌发生率雄性小鼠为25.0%（5/20），雌性小鼠为5.3%（1/19）。每组100只OM大鼠，雌雄各半，每天分别用204、407mg/kg分析纯氯丹对雄性大鼠进行经口染毒，用121和242mg/kg氯丹对雌性大鼠进行染毒。染毒80周，观察至109周，结果发现，低剂量组（121mg/kg）和高剂量组（242mg/kg）雌性大鼠中甲状腺癌发生率分别为9.3%和18.8%，均明显高于对照组的5.2%（$P<0.05$）。在雄性大鼠中，高剂量组恶性纤维组织细胞瘤（发生部位未详细说明）发生率为16.1%，明显高于对照组的3.4%（$P<0.05$）。64只雄性Fischer 344大鼠，每天分别喂饲含0、1、5、25mg/kg氯丹的饲料，喂饲130周后观察发现，不同剂量组肝癌发生率分别为3.1%（2/64）、6.3%（4/64）、3.1%（2/64）、10.9%（7/64）。

（二）流行病学资料

Blair A等（1983年）对1965—1966年间在美国佛罗里达州登记的3827名男性杀虫剂接触者进行随访研究，随访至1982年。结果发现，肺癌的标化死亡比（SMR）为1.4（95%CI：1.0～1.8）。

Cantor KP等（1992年）对美国俄亥俄州和明尼苏达州的622名男性非霍奇金淋巴瘤患者和1245名对照者进行病例对照研究，其中31名患者和38名对照者曾经使用过氯丹杀虫剂，结果发现，使用氯丹杀虫剂使患非霍奇金淋巴瘤的风险提高，发病比值比（OR）为

1.7（95%CI：1.0～2.9）。Hardell L 等（1996 年）对瑞典乌普萨拉-厄勒布鲁地区 27 例非霍奇金淋巴瘤患者与来自同一地区 17 例没有恶性肿瘤病史的外科患者进行病例对照研究，病例组和对照组均没有职业性接触氯丹的职业史，但在这些患者的腹壁脂肪组织中发现了氯丹的 6 种代谢产物，病例组脂肪组织中代谢产物平均含量 180ng/g，对照组平均含量 93ng/g，差异具有统计学意义（$P<0.005$）。17 个非霍奇金淋巴瘤患者和 5 个对照组患者脂肪组织中氯丹代谢物的含量高于总研究人群的平均含量，脂肪组织中氯丹代谢物的含量升高会增加患非霍奇金淋巴瘤的风险，OR 值为 4.1（95%CI：1.1～15）。

Falck F 等（1992 年）对 20 名乳腺癌患者和 20 名乳房良性肿瘤患者进行病例对照研究，在她们的乳房脂肪组织中可以检测出 3 种氯丹的代谢产物，乳腺癌组乳房组织氯丹代谢产物平均含量为 116ng/g，良性肿瘤组平均含量为 97ng/g，差异具有统计学意义（$P<0.05$）。

（三）临床表现

1. 急性中毒　中毒症状发生较快，几小时内即可能死亡。主要症状为中枢神经系统兴奋症状，如激动、震颤、全身抽搐；摄入中毒的症状出现更快，有恶心、呕吐、全身抽搐。严重中毒在抽搐剧烈和反复发作后陷于木僵、昏迷和呼吸衰竭。

2. 慢性中毒　主要症状为神经系统的功能性紊乱，肝、肾退行性改变。有头痛、眼球痛、全身乏力、失眠、恶梦、头晕、心前区不适、四肢麻木和酸痛等。长期慢性接触可能导致肝癌、非霍奇金淋巴瘤和乳腺癌的发生。

（四）防治原则

生产操作或农业使用时，应佩戴防毒口罩、穿防护服和戴防护手套等。皮肤接触应立即脱去污染的衣着，用肥皂水及流动清水彻底冲洗污染的皮肤、头发、指甲等；眼睛接触应立即提起眼睑，用流动清水冲洗 10 分钟或用 2%碳酸氢钠溶液冲洗；吸入者应迅速脱离现场至空气新鲜处，呼吸困难时给输氧；误服者给饮大量温水，催吐，或用 2%碳酸氢钠反复洗胃。对长期接触者在定期体检时特别注意对肝功能的检查，以便早发现可能患肝癌的危险性。

二、致癌机制

用含5ppm 氯丹的饲料喂饲雄性 B6C3F1 小鼠 13 个月，诱导小鼠发生肝癌，提取肝癌组织进行免疫组化实验发现，小鼠肝癌组织中抗凋亡蛋白 bcl-XL 的表达明显升高。用 10～50mmol/L 氯丹处理人淋巴细胞，可以诱导抑癌基因视网膜细胞瘤（Rb）基因和 p53 基因的表达呈剂量依赖性降低。由此说明抗凋亡蛋白 bcl-XL 的激活和抑癌基因视网膜细胞瘤（Rb）基因与 p53 基因的失活在氯丹所致癌症发生的过程中发挥了重要作用。

三、危险度评价

当根据动物经口染毒实验所得的资料进行致癌危险度评价时，美国 EPA 提供的斜率因子（slope factor）为 3.5×10^{-1} mg/(kg · d)，经口单位危险度（oral unit risk）为 1.0×10^{-5}/(μg · L)。吸入单位危险度（inhalation unit risk）为 1.0×10^{-4}/(μg · m^3)。

（凌　敏　丁帮梅　王民生　常元勋）

主要参考文献

1. 曲刚莲，马果花，王鑫等．持久性有机污染物．分析试验室，2008，27（5）：289-294.
2. Byard JL，Paulsen SC，Tjeerdema RS，et al. DDT，chlordane，toxaphene and PCB residues in Newport Bay and Watershed：assessment of hazard to wildlife and human health. Rev Environ Contam Toxicol，2015，235（8）：49-168.
3. Christensen JG，Romach EH，Healy LN，et al. Altered bcl-2 family expression during non-genotoxic hepatocarcinogenesis in mice. Carcinogenesis，1999，20（8）：1583-1590.
4. Rought SE，Yau PM，Chuang LF，et al. Effect of the chlorinated hydrocarbons heptachlor，chlordane，and toxaphene on retinoblastoma tumor suppressor in human lymphocytes. Toxicol Lett，1999，104（1-2）：127-135.
5. Blair A，Grauman DJ，Lubin JH，et al. Lung cancer and other causes of death

among licensed pesticide applicators. J Natl Cancer Inst, 1983, 71 (1): 31-37.
6. Cantor KP, Blair A, Everett G, et al. Pesticides and other agricultural risk factors for non-Hodgkin's lymphoma among men in Iowa and Minnesota. Cancer Res, 1992, 52 (9): 2447-2455.
7. Hardell L, Liljegren G, Lindstrom G, et al. Increased concentrations of chlordane in adipose tissue from non-Hodgkin's lymphoma patients compared with controls without a malignant disease. Int J Oncol, 1996, 9 (6): 1139-1142.
8. Falck F, Jr Ricci A, Jr Wolff MS, et al. Pesticides and polychlorinated biphenyl residues in human breast lipids and their relation to breast cancer. Arch Environ Health, 1992, 47 (2): 143-146.
9. Khasawinah AM, Grutsch JF. Chlordane: thirty-month tumorigenicity and chronic toxicity test in rats. Regul Toxicol Pharmacol, 1989, 10 (2): 95-109.
10. Ahmed FE, Lewis NJ, Hart RW. Pesticide induced ouabain resistant mutants in Chinese hamster V79 cells. Chem Biol Interact, 1977, 19 (3): 369-374.
11. Tsushimoto G, Chang CC, Trosko JE, et al. Cytotoxic, mutagenic, and cell-cell communication inhibitory properties of DDT, lindane, and chlordane on Chinese hamster cells in vitro. Arch Environ Contam Toxicol, 1983, 12 (6): 721-729.
12. Williams GM, Mori H, McQueen CA. Structure-activity relationships in the rat hepatocyte DNA-repair test for 300 chemicals. Mutat Res, 1989, 221 (3): 263-286.

第三十一章

环氧化物

环氧氯丙烷

环氧氯丙烷（epichlorohydrin，ECH）是一种重要的工业化学品，它是生产环氧树脂及合成甘油的主要原料，并通过形成氯化醇合成其他环氧化合物。其对肾、肝和周围神经系统有损害作用。随着化学工业的发展，接触ECH的工人不断增加，它对人体的危害，特别是远期效应为人们所重视。

一、遗传毒性与致癌性

（一）动物实验资料

李学明等（1981年）采用点试验和平板掺入法，检测ECH在有和无代谢活化系统（S9）条件下对TA98、TA100和TA1535的致突变性。结果显示，3.7、23微克/皿的ECH诱发TA100、TA1535的回变菌落数分别超过自发回复突变菌落数2.5倍（701/206）和5倍（245/43），并具有明显的剂量-反应关系，TA100对ECH更敏感，而ECH对TA98无诱变活性，且在有代谢活化系统（S9）存在时，ECH致突变性明显降低，表明ECH属于碱基置换型突变物，且无需代谢活化。

Van Duuren（1974年）将6周龄雌性ICR/Ha Swiss小鼠，随机分为染毒组与对照组，每组50只，染毒组皮下注射不同剂量ECH，对照组皮下注射三辛酸甘油酯，每周一次，每次0.05ml，连续580天。结果发现，染毒组（20mg/ml）50只小鼠，有6只在皮下注射部位发生肉瘤，1只发生腺瘤；对照组50只小鼠，只有1只在皮下注射部位发生了肉瘤；两组差异具有统计学意义（$P<0.05$）。30只C_3H小鼠皮下注射5μmol/L ECH，1只在注射后11.5个月时

发生了皮肤乳头状瘤；1只在13个月时发生了肝癌；2只在24个月时发生了肺腺瘤，在3.25、3.55、5.5和6个月时分别发生各1例恶性淋巴瘤。而皮下注射三辛酸甘油酯的对照小鼠中淋巴瘤的发生率为试验组的一半。但是用纯ECH给40只90日龄C_3H小鼠背部皮肤涂抹，每周3次，直到小鼠死亡未见肿瘤发生。50只6～8周龄雌性ICR/Ha Swiss小鼠，在背部剃毛区涂布20mg/ml ECH（溶剂为丙酮），每周3次，每次0.1ml，在580天的实验期间未见肿瘤发生。在激发促进实验中，30只小鼠接受20mg/ml ECH，单次0.1ml涂皮2周后，以25μg/ml佛波酯每周涂皮3次，每次0.1ml，在385天的实验期间，有9只小鼠发生皮肤乳头状瘤，1只发生皮肤癌。30只用佛波酯涂皮的对照小鼠，有3只发生皮肤乳头状瘤，而丙酮溶剂对照组的30只小鼠未见肿瘤发生。30只雌性ICR/Ha Swiss小鼠，每周腹腔注射20mg/ml ECH一次，每次0.05ml，同时对照组腹腔注射相同剂量的三辛酸甘油酯，在450天的实验期间，染毒组11只小鼠发生肺部乳头状瘤，对照组10只小鼠发生肺部乳头状瘤。Stoner等（1986年）对A种系小鼠肺腺瘤的研究中，腹腔注射剂量分别为20、50和100mg/kg的ECH，每周3次，染毒8周。结果显示，100mg/kg剂量组雄性小鼠肺肿瘤的发生率显著升高（0.80±0.68%，对照组为0.47±0.63%；$P<0.01$），其他组肿瘤发生率未见显著变化（$P>0.05$）。

Laskin S（1980年）用8周龄雄性Sprague-Dawley大鼠，吸入浓度分别为0、10、30ppm（0、38、113mg/m^3）的ECH（纯度99%），每组100只，每周5天，每天6小时，全身暴露终生染毒；另一组140只雄性大鼠吸入浓度为100ppm（380mg/m^3）的ECH，每天6小时，连续染毒30天后终生观察；另有50只未处理大鼠作为对照。结果表明，10ppm组大鼠未见癌变；30ppm组大鼠在染毒后第402和752天先后有2只大鼠分别发生鼻乳头状瘤和鼻腔鳞状上皮细胞癌；100ppm组大鼠在首次染毒后第330～933天，有15只大鼠发生鼻腔鳞状上皮细胞癌，2只大鼠发生鼻乳头状瘤，1只在首次染毒后第583天发生支气管乳头状瘤，4只发生脑垂体腺瘤，并有1只发生前胃鳞状上皮细胞癌。对照组大鼠则无此类肿瘤发生。

Konishi Y 等（1980 年）将 72 只 6 周龄雄性远交 Wistar 大鼠随机分为 4 组，每组 18 只，通过饮水给予浓度分别为 0、375、750 和 1500mg/L 的 ECH，连续 81 周，第 1～4 组每只大鼠摄入 ECH 的总量分别约 0、5.0、8.9 和 15.1g。染毒结束后将所有大鼠进行剖检和组织病理学检查，发现前胃的病变从增生到乳头状瘤到癌变均有发生。0、375、750 和 1500mg/L 剂量组的发生率分别是，前胃增生：0/10、7/9、9/10 和 12/12；乳头状瘤：0/10、0/9、1/10 和 7/12；癌变：0/10、0/9、1/10 和 2/12。其他部位未见肿瘤的发生。

Wester PW 等（1985 年）用 Wistar 断奶大鼠分别每次灌胃给予剂量为 0、2、10mg/kg 的 ECH（纯度 99.5%），每组 100 只（雌雄各半），平均每周灌胃 5 次，连续 2 年。染毒结束后对所有幸存的动物进行剖检，前胃增生、乳头状瘤和癌变的发生率在不同性别大鼠中均有增加。其他部位的肿瘤发生率没有增加。实验结果见表 31-1。

表 31-1　ECH 染毒对 Wistar 大鼠前胃损伤的影响

性别	损伤类型	对照	ECH	
			2mg/kg	10mg/kg
雄	增生	5/50	24/40	6/49
	乳头状瘤	1/50	6/49	4/49
	癌变		6/49	35/49
	增生	3/47	12/44	7/39
雌	乳头状瘤	2/47	3/44	
	癌变		2/44	24/39

基于现有的研究资料，ECH 作为一种烷化剂，其在动物实验中能导致啮齿类动物（大鼠、小鼠）肿瘤发病率增加的证据是充分的，但 ECH 对人致癌性的证据则显不足，国际癌症研究所（IARC，1999 年）将 ECH 归入 2A 类，美国环境保护署（EPA，2000 年）将 ECH 归入 B2 类，均列入人类可疑致癌物。

（二）流行病学资料

Tsai SP等（1996年）对美国两个化工厂1948—1965年间潜在暴露ECH 3个月及以上的863名工人的死因进行了研究，前期生产阶段的暴露剂量估计为10～20ppm（38～76mg/m^3），1960—1993年间共有175人死亡［标准化死亡比（SMR）为0.6；95%置信区间（CI）：0.5～0.7］，癌症死亡60人（SMR＝0.8；95%CI：0.6～1.0），其中大肠癌3例（SMR＝0.5；95%CI：0.1～1.4）、胃癌1例（SMR＝0.5；95%CI：0.01～2.8）、肝癌1例（SMR＝0.6；95%CI：0.02～3.3）、胰腺癌3例（SMR＝0.8；95%CI：0.2～2.5）、肺癌23例（SMR＝0.7；95%CI：0.4～1.1）、前列腺癌8例（SMR＝2.2；95%CI：0.9～4.3）、肾癌2例（SMR＝0.9；95%CI：0.1～3.3）、皮肤恶性黑色素瘤3例（SMR＝2.4；95%CI：0.5～7.0）、中枢神经系统肿瘤2例（SMR＝0.8；95%CI：0.1～3.0）、淋巴组织恶性肿瘤7例（SMR＝1.1；95%CI：0.4～2.2），其他类型恶性肿瘤7例（SMR＝0.6；95%CI：0.2～1.2）。首次暴露后20年以上工人中肺癌18例（SMR＝0.6；95%CI：0.4～1.0），其余肿瘤类型及数量与总人口相同。癌症病患没有随着ECH首次暴露剂量的增大或时间的延长而增加。

Tassignon JP等（1985年）对欧洲生产ECH、环氧树脂、甘油和一种ECH衍生化合物的4个工厂接触ECH一年及以上的606名工人的死亡情况进行了研究。整个队列中有10人死亡（SMR＝0.5），其中4人死于癌症（SMR＝0.8），胰腺癌、骨转移瘤、支气管腺瘤和肝癌各1例，未发现因接触ECH癌死亡率有增加的现象。

Olsen GW等（1994年）报道1957—1986年间接触ECH的1064名工人死亡率的研究结果，估计环氧树脂、氯丙烯/环氧氯丙烷生产车间以及1970年后的甘油生产区中ECH的平均暴露剂量低于1ppm（3.8mg/m^3），估计1970年以前的甘油生产区和某些氯丙烯/环氧氯丙烷生产区ECH的暴露剂量在1～5ppm（3.8～18.9mg/m^3）。整个队列中有66人死亡（SMR＝0.8；95%CI：0.6～1.0），包括10名癌症病例（SMR＝0.5；95%CI：0.2～0.9），其中大肠癌

3 例（SMR＝1.82；95%CI：0.4～5.31）、肺癌 1 例（SMR＝0.1；95%CI：0.01～0.8）、淋巴组织恶性肿瘤 1 例（SMR＝0.5；95%CI：0.01～2.8），没有观察到癌症发生部位与 ECH 暴露之间的关联。

Delzell E 等（1989 年）对染料和树脂生产车间的工人进行的队列研究表明：1952—1985 年间，工作 6 个月以上的 2642 名男性工人组成的完整队列中有 106 人因癌症死亡，其中辛辛那提工厂调查的 89 名工人中有 17 例癌症病例（SMR＝2.0；P＝0.02），包括膀胱癌 3 例（SMR＝12.0；P＝0.004）、肾癌 2 例（SMR＝9.5；P＝0.04）、中枢神经系统恶性肿瘤 2 例（SMR＝9.1；P＝0.04）；新泽西州中心厂区调查的 2553 名工人中共有 317 人死亡（SMR＝0.8），癌症死亡 89 人（SMR＝1.0），包括维修工人中肺癌 18 例（SMR＝2.0；P＝0.01）、肝癌 3 例（SMR＝6.5；P＝0.02）；塑料和添加剂生产车间的 230 名工人中有 7 名癌症病例，其中胃癌 3 例（SMR＝7.5；P＝0.02）、中枢神经系统肿瘤 3 例（SMR＝6.8；P＝0.02），这些工人均能潜在地接触到 ECH。而 1961—1965 年在 ECH 生产车间工作的 44 名工人中（暴露水平没有报告），有 4 名死于肺癌（SMR＝4.4；P＝0.03）。维修工人中肺癌的发生率随着工作时间的延长而升高，表明与包括 ECH 在内的某种职业暴露之间的关系。

Barbone F 等（1994 年）对肺癌和中枢神经系统肿瘤的巢式病例对照研究使用了 Delzell E 等在 1989 年报道的染料和树脂生产工人的全部队列数据。将 51 例肺癌患者与相同出生年龄的 102 名对照的工作经历进行比较，发现在剔除吸烟的影响后与 ECH 的潜在暴露有关（比值比（OR）为 1.7；95%CI：0.7～4.1）。然而，没有观察到与暴露时间或累积水平之间的关联性。对 11 例中枢神经系统肿瘤患者与相同出生年龄的 44 例对照的比较，观察到与 ECH 潜在暴露之间的关联性（OR＝4.2；95%CI：0.7～26），并且这种相关性随着暴露时间（趋势检验 P＝0.11）和暴露累积水平（趋势检验 P＝0.08）的增加而增强。且 4 例 ECH 暴露所致的中枢神经系统肿瘤患者中有 2 例是脑膜瘤。

Sram RJ 等（1983 年）对接触 ECH 的 33 名工人的外周血淋巴

细胞染色体畸变作了分析，在分析前的6个月，车间空气中ECH的平均浓度为0.384mg/m³。分析表明，淋巴细胞畸变率为2.00±0.23%，而对照组为1.68±0.23%。结果提示，工作环境中ECH的平均浓度低于0.40mg/m³，未见接触人群外周血淋巴细胞染色体畸变率明显变化，接触浓度为2mg/m³ ECH的93名工人外周血淋巴细胞的畸变细胞数明显增多，另外也发现其染色单体和染色体断裂明显高于对照组。

（三）临床表现

急性中毒：短时间接触高浓度的ECH蒸气可引起眼刺痛、流泪、咽干、咳嗽、气喘等刺激性症状，并伴恶心、呕吐、面部浮肿等中毒症状。严重时可引起喘息性支气管炎，并能导致肝、肾功能改变。

皮肤损害：皮肤直接接触ECH，可引起局部灼伤，接触后出现红斑、水肿和丘疹，重者则表现出疱疹、皮肤溃烂、淋巴结肿大。个别可出现皮肤过敏反应。

长期接触ECH可能引起接触部位的肿瘤，主要有支气管乳头状瘤、肺癌、皮肤乳头状瘤、皮肤恶性黑色素瘤、前胃乳头状瘤、脑膜瘤、前列腺癌和恶性淋巴瘤等。

（四）防治原则

ECH因其挥发性强、易水解，故不易在外界环境中蓄积。日常生活中要加强认识，特别要加强对工人的岗前教育，充分认识到ECH易燃、易爆及其他毒害、危害性。定期监测作业环境空气中ECH的浓度，超标时应戴防毒面具。发生泄漏事故时，疏散泄漏污染区人员至安全区，周围设警示标志。紧急事态抢救或事故现场处理时要穿紧袖工作服，戴空气呼吸器、防化眼镜和防化手套，不要直接接触泄漏物。在生产过程中，应尽力做到密闭化、机械化、自动化，避免造成皮肤直接接触或短暂性高浓度呼吸接触；在罐装、运输过程中，要戴好橡胶手套，避免皮肤直接接触。进行就业前和定期的体检，对职业接触者，应特别注意对全身各系统（器官）的检查，以便及时发现可能由ECH诱发的各种肿瘤（癌症）。

ECH 的急救措施包括：脱去被污染的衣物，立即用大量流动清水彻底冲洗皮肤。眼睛接触立即提起眼睑，用流动清水或生理盐水冲洗 15 分钟以上。吸入中毒者应脱离现场至空气新鲜处。呼吸困难时吸入湿化氧。呼吸停止时，立即进行人工呼吸。误服者立即用水漱口、洗胃、就医。生产区必须备有 5%碳酸氢钠溶液以备应急之需。

二、致癌机制

作为一种典型的二价亲电试剂，ECH 及其类似物环氧溴丙烷（epibromohydrin，EBH）能与 DNA 分子的亲核位点直接作用而形成 DNA—烷基加合物进而导致 DNA 链内交联。ECH 主要与 DNA 分子中环氮原子相互作用，特别易在鸟苷酸-N^7 位点形成加合物，这与该位点的亲核性和空间位阻有关。不过，其他位点的 DNA-烷基加合物也是存在的，主要在腺嘌呤的 N^1 和 N^3 位点以及胞嘧啶 N^3 位点。由于这些加合物的不稳定性，有些加合物发生化学转化而导致 DNA 的二次损伤。

RomanoKP 等（2007 年）用变性聚丙烯酰胺凝胶电泳的方法进行的研究表明：虽然 ECH 和 EBH 均能使 DNA 聚合物在脱氧鸟苷酸残基位点之间形成交联，但是 EBH 相对 ECH 是一种更强的 DNA 交联诱变剂；并且两种诱变剂形成交联的最佳 pH 也不相同，ECH 和 EBH 分别在 pH 为 5.0 和 7.0 时最高效；不过对某些靶序列两种诱变剂具有相同的致突变能力，如在 5′-GGC 和 5′-GC 位点。针对 ECH 两种旋光异构体细胞毒性的研究表明，*R*-ECH 形成 DNA 链内交联的能力是 *S*-ECH 的两倍。

此外，ECH 及其类似物还能通过生物体内的 O^6-烷基鸟嘌呤-DNA 烷基转移酶（O^6-alkylguanine-DNA alkyltransferase，O^6-AGT）而导致 DNA 损伤。AGT 是生物体内唯一的修复 O^6-烷基鸟苷酸加合物的 DNA 修复蛋白。AGT 与 DNA 结合后促使烷基基团从鸟嘌呤-O^6 位点转移至 AGT 145 位的半胱氨酸残基（Cys^{145}），少部分转移至 150 位的 Cys 残基（Cys^{150}），该反应为单步不可逆反应。这些 Cys 结合位点的活性很高，ECH 恰巧通过该位点而与 AGT 相互作用。细菌中 AGT 的表达能引起 ECH 的细胞毒性和致突变性大大增强，且几乎所有的突变类型都是 G∶C 突变成 A∶T。体外的研究表明，ECH 能导致人 AGT（hAGT）失活，其可能通过 AGT 介导 DNA 损伤而显示其细胞毒性和致突变性。

因此，ECH 既可能首先与 DNA 形成 DNA-烷基加合物后再与 AGT 作用而形成 AGT-DNA 交联，又可能首先与 AGT 作用然后再与 DNA 结合而形成 AGT-DNA 交联。

ECH 通过 AGT 介导的遗传毒性机制见图 31-1。ECH 诱导 AGT-DNA 在 Cys^{145} 和 Cys^{150} 残基位点形成交联。这种交联主要通过以下两种途径产生：

（1）途径一：ECH 首先与 AGT 作用形成有活性的 AGT-ECH 中间体，主要在 AGT 的 Cys^{145} 残基位点（1A），其次在 Cys^{150} 残基位点（1B）。AGT-ECH 活性中间体能发生水解（1A2 或 1B2），但如果位置与 DNA 邻近则 AGT 会在其 Cys^{145}（1A1）和 Cys^{150}（1B1）与 DNA 共价结合而形成 AGT-DNA 交联；

（2）途径二：ECH 与 DNA 相互作用而形成有活性的 ECH-DNA 加合物。这种加合物亦可以水解（2C），或者与细胞内其他的亲核物质结合而形成稳定的 DNA 加合物，或者与 AGT 在其 Cys^{145}（2A）和 Cys^{150}（2B）结合而形成加合物。

三、危险度评价

美国政府和工业卫生学家协会（ACGIH）1997 年推荐的工作场所空气中 ECH 的职业暴露剂量 8 小时时间加权平均阈限值（TLV-TWA）为 0.5ppm（1.9mg/m^3）。国际劳工组织（ILO）1991 年的调查表明，许多国家也采用类似的限值作为生产车间的环境标准和指南。世界卫生组织（WHO）1993 年在国际饮用水指南中规定 ECH 的限值不得超过 0.4μg/L。我国《工作场所有害物质接触限制》(GBZ2.1)：环氧氯丙烷车间空气中时间加权平均容许浓度（PC-TWA）为 1mg/m^3，短时间接触容许浓度（PC-STEL）为 2mg/m^3；居住区大气中有害物质的最高容许浓度（MAC）为 0.20mg/m^3（一

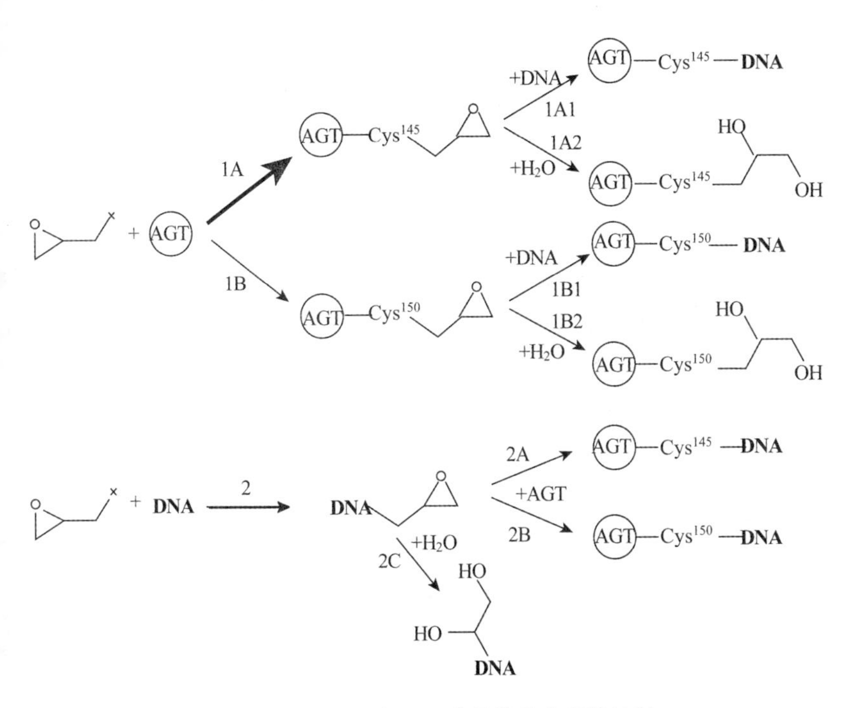

图 31-1　ECH 通过 AGT 介导的遗传毒性机制

次值)。国际潜在有毒化学品登记中心（IRPTC）1984 年的资料显示：根据 ECH 对条件反射的影响，苏联于 1968 年确定地面水 ECH 的 MAC 为 0.01mg/L。李学明等（1981 年）经过系统的研究，按 ECH 对肝、肾组织的病理变化，确定其慢性毒作用阈剂量为 20mg/L，无作用剂量为 2mg/L。加上 10 倍的安全系数，建议 0.2mg/L 作为地面水中的最高容许浓度，以 100 作为 ECH 在饮水中安全系数，建议饮用水中 ECH 的 MAC 为 0.02mg/L。中国建设部 2005 年颁布的《城市供水水质标准》（CJ/T206）及《生活饮用水卫生标准》（GB5749）已将环氧氯丙烷列为毒理指标，其限值均为 0.4μg/L。

（陈　耿　王民生　常元勋）

主要参考文献

1. 李学明，余淑懿，关迺源，等．环氧氯丙烷在水中最高容许浓度的研究．卫生研究，1981，10（3）：44-52.
2. Sram RJ，Landa L，Samkova I. Effect of occupational exposure to epichlorohydrin on the frequency of chromosome aberrations in peripheral lymphocytes. Mut Res，1983，122（1）：59-64.
3. Van Duuren BL，Goldschmidt BM，kata C，et al. Carcinogenic activity of alkylating agents. J Natl Cancer Inst，1974，53（3）：695-700.
4. Laskin S，Sellakumar AR，Kuschner M，et al. Inhalation Carcinogenicity of Epichlorohydrin in Noninbred Sprague-Dawley Rats. JNCI，1980，65（4）：751-757.
5. Konishi Y，Kawabata A，Denda A，et al. Forestomach tumors induced by orally administered epichlorohydrin in male Wistar rats. Gann，1980，71（6）：922-923.
6. Wester PW，Van der Heijden CA，Bisschop A，et al. Carcinogenicity study with epichlorohydrin（CEP）by gavage in rats. Toxicology，1985，36（4）：325-339.
7. Tassignon JP，Bos GD，Craiqen AA，et al. Mortality in an european cohort occupationally，exposed to epichlorohydrin（ECH）. Int Arch Occup Environ Health，1985，51（4）：325-336.
8. Tsai SP，Gilstrap EL，Ross CE. Mortality study of employees with potential exposure to epichlorohydrin：a 10 year update. Occup Environ Med，1996，53（5）：299-304.
9. Delzell E，Macaluso M，Cole P. A follow-up study of workers at a dye and resin manufacturing plant. J Occup Med，1989，31（3）：273-278.
10. Olsen GW，Lacy SE，Chamberlin SR. Retrospective cohort mortality study of workers with potential exposure to epichlorohydrin and allyl chloride. Am J Ind Med，1994，25（2）：205-218.
11. Barbone F，Delzell E，Austin H. A case-control study of lung cancer at a dye and resin manufacturing plant. Am J Ind，1992，22（6）：835-849.
12. Barbone F，Delzell E，Austin H. Exposure to epichlorohydrin and central nervous system neoplasms at a resin and dye manufacturing plant. Arch Environ Health，1994，49（5）：355-358.

13. Romano KP, Newman AG, Zahran RW. DNA interstrand cross-linking by epichlorohydrin. Chem Res Toxicol, 2007, 20 (5): 832-838.
14. Sram RJ, Tomatis L, Clemmesen J, et al. An evaluation of the genetic toxicity epichlorohydrin. A report of an expert group of the international commission for protection against environmental mutagens and carcinogens. Mut Res, 1981, 87 (3): 299-319.
15. Kalapila AG, Loktionova NA, Pegg AE. Effect of O^6-Alkylguanine-DNA Alkyltransferase on Genotoxicity of Epihalohydrins. Environ Mol Mutagen, 2009, 50 (6): 502-514.
16. The National Toxicology Program (NTP) . Epichlorohydrin, released the 13th Report on Carcinogens on October 2, 2014.

第三十二章

氮杂环化合物

肼、二甲基肼

肼（hydrazine）又名联氨或无水肼，是一种重要的化工试剂。另外还可作为制药原料，如合成异烟肼、农药、除草剂、植物生长调节剂和药品等。还可以应用于制造照相显影药剂、喷气式发动机燃料、火箭燃料等。1,2-二甲基肼（1,2-dimethyl hydrazine，DMH），又称对二甲基肼，1,2-二甲基肼生产有限，没有商业用途，仅作为化学试剂用于研究。

自然界中天然肼只存在于烟草植物。肼的一般人群接触机会较少。肼的职业性接触机会是火箭动力测试试验场所、火箭发射点，以及使用肼作为航空器燃料的场所。

肼可经皮肤和消化道吸收，呼吸道迅速吸入。关勇彪等（1999年）给家兔静注、吸入或恒速静脉输注“三肼”（肼、一甲基肼和1,2-二甲基肼）。定时采集血、尿及吸入和呼出气样品，测定样品中“三肼”浓度，探讨其动力学特征。结果发现，家兔吸入和恒速静脉输注“三肼”均以一室模型在体内配置，而静脉输注均呈二室模型。“三肼”蒸气经家兔呼吸道的滞留率高达95%以上，不受吸入气中“三肼”浓度和家兔通气量的影响。“三肼”在家兔体内的分布相半衰期（$t_{1/2}$）为0.019～0.048小时，稳态表观分布容积（V_{SS}）为1.32～1.48 L/kg。“三肼”在家兔体内的消除减衰期（$t_{1/2}$）为：肼1.49～2.30小时，一甲基肼3.0～4.9小时和1,2-二甲基肼0.7～1.4小时；在实验期间，累积经尿排出的原形毒物量均低于机体总消除量的50%。表明“三肼”蒸气经家兔呼吸道吸收完全，符合表观零级速度；分布极快、呈全身分布；消除快、物质蓄积性弱，并存在肾外消除途径。

在狗的皮肤实验中，敷上肼 30 秒后即在血浆中检测到肼，在1～3 小时后血浆中的浓度到达最高，并且血液中肼的浓度随着剂量的增加而增加。700g/L 肼溶液（剂量为 12mg/kg），对兔进行皮肤实验，在很短的时间内能在血清中检测到肼，1 小时后到达最高浓度，约为 10mg/L。血清中肼的半衰期是 2.3 小时。表观分布容积为 630ml/kg，据统计约有 55%的肼能经皮肤吸收。

在狗和兔的实验中，肼在体内一部分以原形随尿排出。另一部分代谢后生成乙酰烟肼，随尿排出体外。还有一部分经过代谢后经肺呼气排出体外。具体机制可能是：肼分布到体内后，一部分不经代谢，直接由尿排出体外；一部分由血红蛋白及细胞色素 P450，迅速把肼氧化为氮气，或者形成肼自由基，然后形成磺胺类物质，最终形成氮气。这种代谢进行 15～30 分钟后，氮气释放逐渐减慢，乙酰基衍生物与羰基相互作用为主要代谢产物。在代谢开始的 2 小时内有 20%～30%的肼是通过形成氮气经肺呼出体外，然而还有约 25%的肼是如何代谢的目前依然不清楚。

一、遗传毒性与致癌表现

（一）动物实验资料

在 Ames 实验中，肼 0.1～100 微克/皿范围内加或不加 S9 活化系统条件下对 TA97、TA98、TA100 和 TA102，都未见诱变作用，然而多数 Ames 实验表现出致突变弱阳性。1,2-二甲基肼在 Ames 实验中加 S9 的条件下呈阳性。

用 15、30 和 60 mg/L 1,2-二甲基肼分别处理中国仓鼠肺成纤维细胞（V79 细胞），结果发现，只有 30mg/L 剂量组的染色体畸变率稍高于正常对照，但并无明显差异统计学意义，说明其不具有诱发染色体结构畸变的能力。然而 1,2-二甲基肼在 3 个剂量组，均能诱发 V79 细胞的非整倍体，发生率分别为 14.0%、13.5%和 16.0%，较正常对照（2.0%）相比，差异有统计学意义（$P<0.01$）。胞质分裂阻滞法的微核实验中，1,2-二甲基肼 15～60mg/L 可诱发 V79 细胞双核细胞微核率明显升高（双核细胞微核率为 25‰～60‰），与正常对

照组相比（9‰），差异有统计学意义（$P<0.05$）。

给予雄性、雌性 Wistar 大鼠吸入染毒 0.25～5.0ppm 肼，每天 6 小时，每周 5 天，持续一年（节假日除外），在暴露后 1 年发现雄性大鼠发生鼻腔恶性上皮瘤；雌性大鼠鼻腔恶性上皮性瘤在高剂量组（5.0ppm）中的发生率超过 50%；大鼠大肠肿瘤病变发生过程中，是以肠道上段首先累及，继之累及中、下段，在组织形态方面与人体结肠癌基本相似，并有动物肿瘤自身特点。

将 35 只 Wistar 雄性大鼠分成 2 组，1,2-二甲基肼染毒组 20 只，实验第 1 周开始，给动物每周颈部皮下注射 1,2-二甲基肼 1 次（40mg/kg）；阴性对照组 15 只，每周颈部皮下注射生理盐水 1ml，两组均各注射 10 次。实验结果表明，染毒第 10 周大鼠大肠以中、重度不典型增生及单发的高分化腺癌为主要的形态学改变，第 12 周末，大肠肿瘤发病率达 100%，以多发、散在分布大肠上、中段的腺瘤及伴远处器官转移的腺癌为主要病变。

王伟杰等将 40 只雄性 SD 大鼠皮下注射 1,2-二甲基肼 20mg/kg，每周 1 次，持续 18 周。实验 20 周后 40 只大鼠共发生肠息肉数目为 83 个，以增生性息肉和管状腺瘤为主，近、中及远段息肉数相比较差异有统计学意义，以中段和远段多发。结直肠息肉首先在近段出现，随着实验周期的延长，累及中段和远段，息肉数量以中段和远段为主。病理组织学上，增生性息肉占 34.9%，主要分布在结直肠黏膜的近段；腺瘤性息肉占 65.1%，其中管状腺瘤最多，主要分布在结直肠黏膜的远段，其次为混合型腺瘤，绒毛状腺瘤最少，与人类结直肠息肉发生部位、组织学类型及息肉的发生过程相似。

刘成霞等（2005 年）给雄性昆明种小鼠每周皮下注射 30mg/kg 1,2-二甲基肼，每周一次，连续 11 周，注射后第 12 周、第 18 周、第 24 周处死动物，发现结肠黏膜上皮增生，并发生结肠腺瘤。在第 18 周时和第 24 周时，结肠肿瘤发生率分别达 65%和 94.12%，且绝大多数肿瘤发生在结肠，远端结肠肿瘤发生率为 95.19%，近端结肠 3.74%。

给 300 只雄性 Wistar 大鼠皮下注射 1,2-二甲基肼（20mg/kg），每周一次，连续 13 周。于第 35 周及第 52 周分两次处死。发现 300 只大鼠共发生结肠肿瘤 179 只（75.5%），其中结肠癌 161 只（67.93%）及少量的结肠腺瘤，大鼠大肠肿瘤病变发生过程中，是以肠道上段首先累及，继之累及中、下段，在组织形态方面与人体结肠癌基本相似。

王冬飞等（2006 年）研究发现，给 7 周龄雄性 Balb/c 小鼠腹腔注射 20mg/kg 1,2-二甲基肼，联合葡聚糖硫酸钠（二甲基肼腹腔注射后 1 周，给予 3%葡聚糖硫酸钠 7 天，继以普通饮用水 14 天自由饮用）共 3 个循环，90.9%（10/11）的小鼠结肠至少发生一处不典型增生和（或）癌变。单独给予 20mg/kg 1,2-二甲基肼或葡聚糖硫酸钠均未有癌变发生。小鼠所诱发的不典型增生/癌变在组织病理方面与人类溃疡性结肠炎相关性大肠癌非常相似。

张德春等（2010 年）采用 25mg/kg 1,2-二甲基肼腹腔注射 Wistar 成年雄性大鼠，每周 1 次，连续 20 周。实验过程中第 8、12、16 周末每组分别取部分动物（1 只或 2 只）解剖观察及病理组织学检查了解诱癌情况。结果发现，实验开始（首次腹腔注射 1,2-二甲基肼）后，第 11 周染毒组死亡 1 只，第 17 周染毒组死亡 2 只，无确切原因。第 8 周末染毒组和对照组分别处死 1 只，解剖并肉眼观察大肠黏膜，未发现异常情况。第 12 周末，各组分别处死 2 只，解剖观察发现，染毒组 1 只大肠黏膜上有如米粒大新生物，对照组未见异常。第 16 周末，除对照组外，染毒组 2 只有可疑肿瘤病灶，经病理组织学检查证实为大肠癌。

国际肿瘤研究所（IARC，2008 年）将肼和 1,2-二甲基肼均归入 2B 类，人类可能致癌物。

（二）流行病学资料

流行病学调查曾报道，因生产或使用接触肼的 427 名工人中，有 49 名因癌症死亡，但其癌死亡率没有统计学意义。尽管这项研究中没有证据表明肼具有致癌效应，可能与随访的时间相对较短有关。异烟肼在代谢过程中产生肼，美国公共卫生服务中心调查服用异烟肼的肺结核患者肿瘤发病情况，肿瘤死亡率与一般人群也无明显差别。肼和1,2-二甲基肼的致癌问题比较复杂，国际肿瘤研究所（IARC，1974年）曾有专著评价认为肼有致癌作用，但国外曾对职业接触肼者的肿瘤发生率进行调查，认为职业肿瘤发生率与自然发生率之间的差别没有统计学意义。

（三）临床表现

长期接触肼职业工人可出现肝、脾肿大，肝功能异常，以及神经衰弱综合征，呼吸道刺激症状、体重下降、贫血等慢性中毒表现。皮肤可出现接触性皮炎、过敏性湿疹样皮肤损害。国内（2007年）曾报道我国一名机场工作人员因接触肼，而导致肝功能轻微损伤。无水肼中毒所致轻度肝损伤不经处理能自行恢复。但也有调查显示，11名工人长期接触1,2-二甲基肼，实验室检查显示血清ALT和AST活性改变，但无任何临床症状。也未发现有明显的慢性中毒和典型的职业病病例。根据动物实验资料，推测长期接触肼与1,2-二甲基肼可能会患各类肠癌。

（四）防治原则

皮肤接触1,2-二甲基肼后，立即脱去被污染的衣着，用大量流动清水冲洗，至少15分钟，就医。眼接触1,2-二甲基肼后立即提起眼睑，用大量流动清水或生理盐水彻底冲洗至少15分钟，就医。吸入1,2-二甲基肼后迅速脱离现场至空气新鲜处。保持呼吸道通畅，如呼吸困难给予输氧。如呼吸停止，立即进行人工呼吸，就医。误食二甲基肼可用水漱口，给饮牛奶或蛋清，就医。另外还可应用大剂量维生素B_6。

生产过程密闭，加强通风；提供安全淋浴和洗眼设备。空气中肼浓度超标时，佩戴过滤式防毒面具（全面罩）或自给式呼吸器，穿连衣式胶布防毒衣，戴橡胶耐油手套；紧急事态抢救或撤离时，建议佩戴空气呼吸器；工作现场禁止吸烟、进食和饮水。工作完毕，淋浴更衣。注意个人清洁卫生。在对职业接触肼类化合物的个人，在定期健康体检时，应加强对消化系统的检查，以便早期发现患肠道癌症的可能性。

二、毒性机制

目前关于肼的毒性作用机制还不是很明确。SD大鼠经口给予肼剂量为60mg/kg，或者中国仓鼠45mg/kg，其肝DNA鸟嘌呤的甲基化水平急剧上升。体外实验发现，肼浓度20～200μmol/L范围内诱发L_{1210}细胞的DNA交联损伤，并存在良好剂量-效应关系，加入蛋白酶K后，交联度下降，但下降幅度不大，仍具有良好的相关关系，说明存在DNA-蛋白质交联，但其量很少，仅占横向交联率总量的10%～20%。在Maxam和Gilbert的经典DNA测序法中，是用肼来选择性折断DNA链。即肼在中性条件下与DNA反应，在嘧啶碱（C和T）的6-位上经1，4-位加成而生成相应的6-肼基取代的二氢嘧啶，于是肼基末端的NH_2将与4-位亚胺基或羰基发生加成，并环化生成相应的羟基二氢吡唑基或氨基嘧啶吡唑基的尿素衍生物。产物进一步分解形成吡唑和尿素脱氧核糖甙链条，这种方法使所有的T和C处均选择性地发生断裂。由于正常细胞的修复能力，可能上述两种DNA的损伤都不能促使细胞产生癌变，按照化学致癌机理的双区理论，致癌剂肼应该通过某种方式在DNA股间引起交联。化学致癌机理的双区理论还认为，肼导致甲基鸟嘌呤的生成只是肼致癌过程的一部分，不是其最终致癌形式，更不是其致癌作用的关键步骤，其关键步骤应是进一步活化后引起的DNA互补碱基对沟槽原子间的交联。预言其机制如下：类似于烷基代多环芳烃的α碳原子，甲基鸟嘌呤中的甲基易被单氧化酶氧化生成醇。在哺乳动物细胞中，磺酰基转移酶、磷酰基转移酶和乙酰基转移酶等均很活跃，使代谢产生的醇类转化成磺酸酯的酯类化合物，磺酸酯是很强的生物烷化剂，易于DNA等生物大分子发生烷化反应，从而引起DNA双链间的交联（图32-1）。

一项研究报道认为，5-甲基胞嘧啶（5mC）脱氨基比胞嘧啶快20多倍，其他研究人员的报道是其脱氨基的速率接近2～4倍。虽然甲基化反应可以增加水解脱氨的速率，但出现在5位上的甲基能显着地抑制亲核物质（如肼）的攻击。肼可以攻击5-6键上的胞嘧啶，产生非平面性的中间体（二氢胞嘧啶类似物），这种中间体易于水解脱氨。

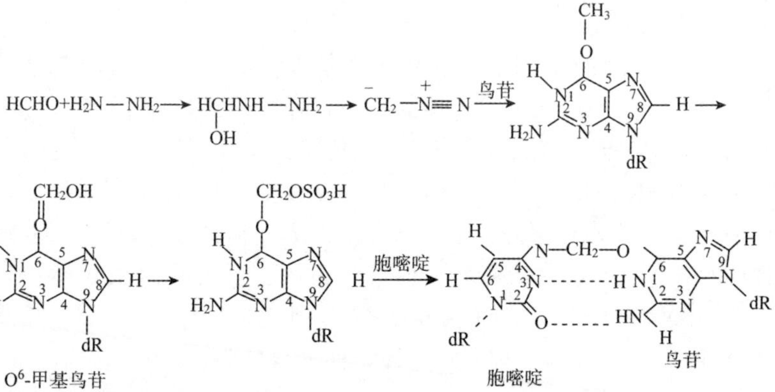

图 32-1 肼导致甲基鸟嘌呤的生成双区理论示意图

使用化学方法对 DNA 进行测序的初始研究就是用肼选择性地在胞嘧啶位置切割 DNA，从而产生一个空白点。但肼可以成为一种亲核物质，并可以攻击 6 位的胞嘧啶，而 5mC 却没有这种反应。

单次直肠内给予 SD 成年大鼠 25mg/kg 1,2-二甲基肼，在第 12 小时和第 24 小时，1,2-二甲基肼抑制结肠组织细胞的 DNA 合成，而结肠组织中环磷酸尿苷（cyclic guanosine 3，5-monophophate，cGMP）依赖性蛋白激酶活性没有改变。ICR 小鼠经口给予 1,2-二甲基肼 20mg/kg，用碱性单细胞凝胶电泳技术（彗星实验）检测肝、肺、肾、胃黏膜、结肠、膀胱等脏器组织细胞中彗星样细胞（反映细胞 DNA 断裂）的比例，发现肝、肺、肾、胃黏膜、结肠、膀胱等脏器组织细胞中彗星样细胞的比例均明显增加，但是改为腹腔注射染毒时，除肺组织外，其他脏器组织彗星样细胞的比例与对照组相比也都具有统计学意义（$P<0.05$）。用叙利亚金黄色仓鼠胚胎（SHE）细胞的体外恶性转化方法，检测出 1,2-二甲基肼可诱导叙利亚金黄色仓鼠胚胎（SHE）细胞的形态学恶性转化，转化细胞碱性强，核/质比例增大，排列方向紊乱，可交叉重叠生长。从转化集落分离的细胞生长旺盛并具有异常的细胞生物学特性，细胞寿命明显延长，可被较

低浓度的植物凝集素（PHA）凝集，在软琼脂内非贴壁依赖生长。这表明，肼（肼和1,1-二甲基肼）的氨基直接与主要细胞分子相结合；肼与DNA反应，这时将在嘧啶碱即C和T的6-位上经1,4加成而生成相应的6-肼基取代的二氢嘧啶，于是肼基末端的NH_2将与4-位亚胺基或羰基发生加成，并环化生成相应的羟基二氢嘧啶或氨基吡唑基的尿素衍生物。由于正常细胞的修复能力，可能上述两种DNA的损伤都不能促使细胞产生癌变，按照化学致癌机理的双区理论，致癌剂肼应该通过某种方式在DNA股间引起交联。化学致癌机理的双区理论还认为，肼导致甲基鸟嘌呤的生成只是肼致癌过程的一部分，不是其最终致癌形式，更不是其致癌作用的关键步骤，其关键步骤应是进一步活化后引起的DNA互补碱基对沟槽原子间的交联。

在人和大鼠的结肠内，1,2-二甲基肼能够代谢为与细胞大分子相作用的物质如DNA加合物。然而，大鼠结肠DNA结合1,2-二甲基肼的数量要高于人类。用1,2-二甲基肼染毒大鼠后，在大鼠肝DNA中发现了N^5-甲基-N^5-甲酸基-2,5,6-氨基-4-羟基嘧啶。人的结肠微粒体酶可催化1,2-二甲基肼形成1,2-二甲基肼的氮氧化物，通过抑制细胞色素P450依赖性复合功能氧化酶系统，能有效地抑制结肠催化1,2-二甲基肼。但纯化的鼠肝微粒体混合功能胺氧化酶在体外试验中则不能催化1,2-二甲基肼形成1,2-二甲基肼的氮氧化物。

1,2-二甲基肼是一种间接致癌的肼类衍生物，主要在肝被氧化成甲基偶氮甲醇，与β-葡萄糖醛酸结合，一部分经尿排出，一部分随胆汁进入肠腔。在肠道细菌和肠黏膜上皮的β-葡萄糖醛酸酶作用下，甲基偶氮甲醇又重新游离出来，代谢成终致癌物，导致结直肠黏膜上皮癌变，其致癌作用可能与结肠上皮细胞DNA的甲基化有关。1,2-二甲基肼经过一系列代谢后产生甲基，使结肠上皮细胞的DNA和RNA分子中的鸟嘌呤甲基化，形成7-甲基鸟嘌呤，从而改变DNA和RNA分子结构，导致基因结构和表达过程的异常，引起细胞发生癌变。动态观察1,2-二甲基肼诱导大鼠大肠癌发生、发展过程中，发现端粒酶活性的发生变化，端粒酶在肠癌诱导的第5周明显增高，到15周肠癌形成时达到最高峰，以后维持在高水平。炎性病灶内端粒酶活性未见增高。

有实验表明，在1,2-二甲基肼诱导SD大鼠结肠癌组织中，p21waf1基因、bax基因和gadd45三种基因的表达，无论在mRNA水平还是在蛋白质水平均明显降低。由于对DNA损伤的反应是机体自我保护免于肿瘤形成的内源性生物保护机制，故推测在1,2-二甲基肼引起DNA的损伤后，一方面引起细胞增殖，另一方面，作为机体固有的保护性代偿机制，可诱导体内某些抑癌基因，特别是与细胞增殖和促进凋亡有关的抑癌基因的表达，进而增加了肠黏膜细胞的凋亡。通过增加凋亡，清除遭受DNA损伤的细胞，进而清除可能引起肿瘤的突变。具有细胞生长抑制和诱导凋亡有关的某些抑癌基因的表达变化则是上述现象发生的分子基础。但仅依靠这种代偿性抑癌基因表达的升高可能不足以抑制致癌物引起的肠黏膜细胞的增殖，而最终导致癌变。

三、危险度评价

生活饮用水源水中肼的最高容许浓度为0.02mg/L（GB 18061-2000），偏二甲基肼的最高容许浓度为0.01mg/L（GB 18063-2000）。居住区大气中肼日平均最高容许浓度为0.02mg/m^3，一次最高容许浓度为0.05mg/m^3（GB 18060-2000）；居住区大气中偏二甲基肼日平均最高容许浓度为0.03mg/m^3，一次最高容许浓度为0.08mg/m^3（GB 18059-2000）。居住区大气中一甲基肼日平均最高容许浓度为不大于0.006mg/m^3，任一次最高容许浓度不大于0.015mg/m^3（GB 18058-2000）。车间中的空气中最高容许浓度（MAC）为0.1mg/m^3。

急性偏二甲基肼中毒是在职业活动中，短期内接触较大量的偏二甲基肼引起的以中枢神经系统损害为主的疾病。常伴有肝损害。职业性急性偏二甲基肼中毒诊断标准（GBZ 86－2002）适用于职业活动中接触偏二甲基肼引起的急性中毒的诊断及处理。非职业性急性偏二甲基肼中毒亦可参照执行。

（蒋晓红　王民生　常元勋）

主要参考文献

1. 常元勋．靶器官与环境有害因素．北京：化学工业出版社，2008：251-252.
2. 贾庆军，刘天鹏，郭魁亮．液体火箭推进剂的毒理学研究．白求恩军医学院学报，2005，3（3）：173-175.
3. 扬蓉，王煊军．肼类燃料毒性毒理分析及安全防护．航天发射技术，2003，4：36-42.
4. Richards VE，Chau B，White MR，et al. Hepatic gene expression and lipid homeostasis in C57BL 6 mice exposed to hydrazine or acetylhydrazine. Toxic Sci，2004，82（1）：318-332.
5. Makarovsky I，Markel G，Dushnitsky T，et al. Hydrazine-the Space Era Agent. Isr Med Assoc，2008，10（4）：302-306.
6. Ritz B，Zhao YX，Krishnadasan A. Estimated effects of hydrazine exposure on cancer incidence and mortality in aerospace workers. Epidemiology，2006，17（2）：154-161.
7. Schubert W，Plett G，Yavrouian A，et al. Viability of bacterial spores exposed to hydrazine. Advance in Space Res，2008，42（6）：1144-1149.
8. Tostmann A，Boeree MJ. Peters WHM，et al. Isoniazid and its toxic metabolite hydrazine induce in vitro pyrazinamide toxicity. Intern J of Antimi Agents，2008（31）：577-580.
9. Tafazoli S，Mashregi M，Peter J，et al. Role of hydrazine in isoniazid-induced hepatotoxicity in a hepatocyte inflammation model. Toxic and Appl Pharmac，2008，229（1）：94-101.
10. Robbiano L，Baroni D，Novello L，et al. Correlation between induction of DNA fragmentation in lung cells from rats and humans and carcinogenic activity. Mutation Research/Genetic Toxic and Environ Mutagenesis，2006，605（1-2）：94-102.
11. Greene B，McClure MB，Johnson HT. Destruction or decomposition of hypergolic chemicals in a liquid propellant testing laboratory. Chem Health and Safety，2004，11（1）：6-13.
12. Christudossa P，Selvakumara R，Pulimood AB. Unsymmetrical DMH-an isomer of 1,2 DMH - Is it potent to induce gastrointestinal carcinoma in rats? Experi Toxic Path，2008，59（6）：373-375.
13. Swann J，Wang Y，Abecia L，et al. Gut microbiome modulates the toxicity of

hydrazine: a metabonomic study. Mol Biosyst, 2009, 5 (4): 351-355.

14. Tafazoli S, Mashregi M, O'Brien PJ. Role of hydrazine in isoniazid-induced hepatotoxicity in a hepatocyte inflammation model. Toxic Appl Pharma, 2008, 229 (1): 94-101.
15. Olthof E, Tostmann A, Peters WHM, et al. Hydrazine-induced liver toxicity is enhanced by glutathione depletion but is not mediated by oxidative stress in HepG2 cells. Intern J of Antimic Agents, 2009, 34 (4): 385-386.
16. Christudossa P, Selvakumara R, Pulimood AB. Unsymmetrical DMH - An isomer of 1,2 DMH - Is it potent to induce gastrointestinal carcinoma in rats? Experi Toxico Path, 2008, 59 (6): 373-375.
17. Fukunaga K, Hossain Z, Takahashi K. Marine phosphatidylcholine suppresses 1,2-dimethylhydrazine-induced colon carcinogenesis in rats by inducing apoptosis. Nutr Res, 2008, 28 (9): 635-640.
18. Ma QY, Williamson KE, Rowlands BJ. Variability of cell proliferation in the proximal and distal colon of normal rats and rats with dimethylhydrazine induced carcinogenesis. World J Gastroenterol, 2002, 8 (5): 847-852.
19. 刘成霞，张尚忠，李铁军，等．二甲基肼诱导昆明小鼠大肠癌的研究．中国肿瘤生物治疗杂志，2005，11 (5)：63-64.
20. Aranganathan S, Selvam JP, Sangeetha N, et al. Modulatory efficacy of hesperetin (citrus flavanone) on xenobiotic-metabolizing enzymes during 1,2-dimethylhydrazine-induced colon carcinogenesis. Chem Biol Interact, 2009, 180 (2): 254-261.
21. Levi E, Misra S, Du J, et al. Combination of aging and dimethylhydrazine treatment causes an increase in cancer-stem cell population of rat colonic crypts. Biochem Biophys Res Commun, 2009, 385 (3): 430-433.
22. Srihari T, Balasubramaniyan V, Nalini N. Role of oregano on bacterial enzymes in 1,2-dimethylhydrazine-induced experimental colon carcinogenesis. Can J Physiol Pharmacol, 2008, 86 (10): 667-674.
23. 吴成秋，陈雯，张桥，等．二甲肼诱导大鼠肠癌过程中端粒酶活性的变化．肿瘤，2000，20 (3)：174-176.
24. 关勇彪，郭巧珍，张宝真．肼、一甲基肼和偏二甲基肼吸入染毒家兔毒物代谢动力学的研究．中华航空航天医学杂志，1999，10 (3)：154-159.
25. 王冬飞，沈晓伶，王建国．二甲肼和葡聚糖硫酸钠建立溃疡性结肠炎相关性大肠癌小鼠模型．胃肠病学和肝病学杂志，2006，15（5）：511-515.
26. 张德春，王小花，杨传标，等．健脾康复丸对大鼠大肠癌端粒酶活性影响的实验研究，中国中医药科技，2010，17（2）：106-107.
27. 屈学海，张琪，戴乾圜．致突变的致癌剂和非致癌剂在引发 DNA 股间交联上的显著差别．环境化学，2001，20（6）：537-543.
28. Parsa N. Environmental factors inducing humans cancers iranian. J Publ Health，2012，41（11）：1-9.
29. Penning TM. Chemical Carcinogenesis：Current cancer research. New York NY：Humana press LLC，2011：251.

第三十三章

药物与食品添加剂

第一节　顺　铂

顺铂（cisplatin，CDDP）是一种含铂的抗癌药物，即顺式-二氯二氨合铂（Ⅱ），棕黄色粉末，属于细胞周期非特异性药物，临床用于卵巢癌、前列腺癌、睾丸癌、肺癌、鼻咽癌、食管癌、恶性淋巴瘤、头颈部鳞癌、甲状腺癌及成骨肉瘤等多种实体肿瘤均能显示疗效。静脉注射、动脉给药或腔内注射吸收均极迅速。静脉注射后开始在肝、肾、大肠、小肠及皮肤中分布最多，18～24 小时后肾内积蓄最多，而脑组织中最少。在血浆中消失迅速，呈双相型。CDDP 主要经肾由尿排泄，通过肾小球过滤或部分由肾小管分泌，用药后 96 小时内 25%～45%由尿排出。

一、遗传毒性与致癌表现

（一）动物实验资料

每组 6 只 Swiss 小鼠，雌雄各半，第 1 组小鼠腹腔注射 0.4mg/kg CDDP；第 2 组小鼠腹腔注射 0.4mg/kg CDDP，且通过饮水给予小鼠 0.5%的维生素 C；第 3 组为对照组小鼠腹腔注射生理盐水。72 小时后将小鼠处死，提取小鼠股骨骨髓细胞，通过染色体分析发现，经 CDDP 染毒后小鼠骨髓细胞染色体出现异常，包括染色体断裂和姐妹染色单体交换。第 1 组小鼠的骨髓细胞染色体异常率为 12.40±1.67%，第 2 组小鼠的骨髓细胞染色体异常率为 7.32±2.30%，对照组小鼠的骨髓细胞染色体异常率为 0.66±0.51%。

50 只 BD IX 大鼠每周腹腔注射 1 次 3mg/kg CDDP，25 只对照组大鼠每周腹腔注射 1 次生理盐水，连续 3 周。首次注射 455 天后，染毒组有 33 只大鼠死亡，13 只形成肿瘤，其中 12 只髓系白血病，1

只肾纤维肉瘤。对照组大鼠未见形成肿瘤。

Diwan BA 等（1995 年）将妊娠的雌性 F344 大鼠分为两组，第 1 组在孕鼠妊娠第 18 天给予单次腹腔注射 5mg/kg CDDP，第 2 组在孕鼠妊娠第 18 天给予单次腹腔注射生理盐水。两组孕鼠产下子鼠后第 1 组子鼠再按随机方式分为 1a、1b 组，第二组子鼠再按随机方式分为 2a、2b 组，在子鼠 4 周龄开始 1b 和 2b 组子鼠在饮水中辅以 500ppm 巴比妥钠，1a 和 2a 组子鼠则给予正常饮水直至子鼠 75 周龄。研究发现，母体曾暴露于 CDDP 的雌鼠可以使其子鼠形成肾腺癌、肾细胞癌、肝癌、肺癌、脑癌，而肾腺癌、肾细胞癌只在雄性子鼠中形成。巴比妥钠可以促进 CDDP 的致癌效力。1b 和 2b 组肿瘤的发生率均比 1a 和 2a 组高。

Kempf SR 等（1986 年）将 309 只 BD IX 大鼠分为 7 组，用不同剂量的 CDDP 单独或联合间接致癌物 N-甲基-N-亚硝基脲（MNU）对大鼠进行染毒。第 1 组为对照组 77 只胃腺癌 BD IX 大鼠，不给予任何处理；第 2 组为 50 只胃腺癌 BD IX 大鼠，腹腔注射 6mg/kg CDDP 和 9mg/kg MNU；第 3 组 47 只胃腺癌 BD IX 大鼠，腹腔注射 3mg/kg CDDP 和 9mg/kg MNU；第 4 组 24 只正常 BD IX 大鼠，腹腔注射 6mg/kg CDDP 和 9mg/kg MNU；第 5 组 25 只正常 BD IX 大鼠，腹腔注射 3mg/kg CDDP 和 9mg/kg MNU；第 6 组 46 只胃腺癌 BD IX 大鼠，腹腔注射 6mg/kg CDDP；第 7 组 40 只胃腺癌 BD IX 大鼠，腹腔注射 3mg/kg CDDP。每组大鼠每周腹腔注射 1 次，连续 3 周。观察 103 天后，对照组 52%的大鼠存活超过 100 天，大鼠没有自发性肿瘤形成。第 2 组和第 4 组只有 24%和 29%的大鼠存活超过 100 天，两组分别有 1 只大鼠形成肾纤维肉瘤。第 3 组和第 5 组分别有 55%和 76%大鼠存活超过 100 天，第 3 组有 1 只大鼠形成肾纤维肉瘤；第 5 组有 5 只形成肾纤维肉瘤，3 只形成髓系白血病，1 只形成乳腺癌，1 只形成子宫肉瘤。第 6 组和第 7 组只有 37%和 60%的大鼠存活超过 100 天，第 6 组有 1 只形成肾纤维肉瘤，2 只形成肾腺癌，1 只形成子宫肉瘤。第 7 组 5 只形成子宫肉瘤。由此可见，CDDP 拟乎对 MNU 有促癌作用。

国际癌症研究所（IARC，2010 年）将顺铂归入 2A 类，人类可疑致癌物。

（二）流行病学资料

Lois 收集 1980—1990 年间北美洲的 96 名经治疗后继发白血病的卵巢癌患者，且每名患者匹配 3 个对照（经治疗后未发生白血病的卵巢癌患者）进行病例对照研究，发现通过 CDDP 治疗卵巢癌可能增加治疗者患白血病的危险，相对危险度（relative risk，RR）为 3.3（95%CI：1.1～9.4）。

（三）临床表现

大剂量 CDDP 治疗后，患者出现恶心、呕吐、腹泻，甚至高胆红素血症。CDDP 引起的听觉障碍发生率高达 75%～100%，表现为耳鸣、听力减退或丧失。CDDP 引起的肾功能损害主要表现为蛋白尿、管型尿，BUN、肌酐和血清尿酸水平升高，尿素廓清率降低等。骨髓抑制主要表现为白细胞减少，血小板减少相对较轻。骨髓抑制一般在 3 周左右达高峰，4～6 周恢复。根据动物实验资料和流行病学资料，长期使用 CDDP 者可能会增加肾纤维肉瘤、肾腺瘤、子宫肉瘤、肝癌、肺癌和白血病等发生。

（四）防制原则

在用 CDDP 前，尤其是高剂量时，应先检查肾功能及听力，临床上多采用水化、利尿等措施来促进顺铂排泄，减轻肾损伤。给药前、中、后均应监测血、尿及肝、肾、肺功能。

二、致癌机制

用 83μmol/L CDDP 处理中国仓鼠卵巢（CHO）细胞后，通过快速蛋白液相色谱（FPLC）可以检测到 CDDP-DNA 加合物。由此可见，CDDP 的作用似烷化剂，主要作用靶点为 DNA。

李革新等（2005 年）将昆明种小鼠随机分为 4 个染毒组和 1 个对照组，每组 10 只小鼠，雌雄各半。染毒组选用 2.0、3.0、3.5、4.0mg/kg CDDP 进行染毒。对照组每次腹腔注射生理盐水 0.2ml。连续染毒 5 天，在停止染毒后的第 2 天处死小鼠，分别取血和肝进行指标检测。结果显示，CDDP 可引起染毒组小鼠体重下降、肝脏器系数降低和丙氨酸氨基转移酶（ALT）活性升高，并呈剂量依赖关系。此外，CDDP 还可引起肝谷胱甘肽（GSH）水平下降、过氧化脂质（LPO）含量升高。

ICR 系雄性小鼠 12 只，其中 6 只小鼠作为染毒组，每天腹腔注射 3.5 mg/kg CDDP，连续注射 5 天；另 6 只小鼠作为对照组，每天注射等量的生理盐水。染毒后第 3 天，取脑和肾组织。采用 SABC 法进行脑和肾组织 8-羟基-2-脱氧鸟嘌呤核苷（8-hydroxy-2-deoxyguanosine，8-OHdG）的免疫组化染色。结果显示，CDDP 染毒组小鼠的大脑皮质和海马的毛细血管内皮细胞及肾小球毛细血管内皮细胞呈现 8-OHdG 免疫组化阳性反应，对照组小鼠在上述区域未见阳性反应细胞。提示 DNA 氧化损伤是 CDDP 致癌的可能机制之一。

Heloísa 将 81 只雄性 Wistar 大鼠随机分为 1 个对照组和 2 个染毒组。第 1 组对照组 18 只大鼠腹腔注射 10ml/kg 生理盐水，连续 5 天；第 2 组 30 只大鼠腹腔注射 5mg/kg CDDP，连续 5 天；第 3 组 33 只大鼠每天皮下注射 15mg/kg c-Jun N-末端激酶（c-Jun N-terminal kinase，JNK）抑制剂 SP600125，连续 4 天，首次注射 SP600125 24 小时后联合腹腔注射 5mg/kg CDDP，连续 5 天。通过 Westernblot 分析发现，第 2 组 JNK 磷酸化水平比对照组升高 2.2 倍，而 SP600125 可以降低第 3 组 JNK 磷酸化水平，差异有统计学意义（$P<0.05$）。检测大鼠尿丙二醛（MDA）水平，结果显示，第 2 组大鼠尿 MDA 水平比对照组升高，SP600125 可以降低第 3 组 CPPD 所致大鼠尿 MDA 的升高，差异有统计学意义（$P<0.05$）。检测大鼠血浆肌酐水平发现第 2 组大鼠血浆肌酐为 1.11（0.92～1.30）μg/gHb，显著高于对照组 0.44（0.35～0.48）μg/gHb 和第 3 组 0.64（0.51～0.70）μg/gHb，差异均有统计学意义（$P<0.01$），即 CDDP 可以使大鼠血浆肌酐升高，而 SP600125 可以明显阻滞这一过程。

Heloísa 给对照组 6 只雄性 Wistar 大鼠腹腔注射 10ml/kg 生理盐水，连续 5 天。染毒组 21 只大鼠腹腔注射 5mg/kg CDDP，连续 3 天后。取其中 8 只大鼠联合腹腔注射 0.5mg/kg p38 抑制剂 SB203580，注射2天后将大鼠处死取血、尿、肾进行后续研究。通过Western-blot分析发现，CDDP单独染毒组p38磷酸化水平比对照组升高，而CDDP与SB203580联合染毒后可以降低CDDP所致p38磷酸化水平升高，差异有统计学意义（$P<0.05$）。检测大鼠尿丙二醛（MDA）水平发现，CDDP单独染毒组大鼠尿MDA水平，比对照组升高2.69倍，差异有统计学意义（$P<0.01$），而CDDP与SB203580联合染毒组MDA水平比CPPD单独染毒组降低1.36倍，差异有统计学意义（$P<0.05$）。大鼠血浆肌酐水平结果显示，CDDP单独处理组大鼠血浆肌酐1.48（1.47～1.73）μg/g Hb显著高于对照组0.66（0.65～0.67）和SB203580联合处理组0.86（0.77～1.20）μg/g Hb（$P<0.01$），即CDDP可以使大鼠血浆肌酐升高，而SB203580可以明显阻滞这一升高。血浆肌酐升高是肾功能损伤的一个敏感指标，而研究结果表明，丝裂原活化蛋白激酶（mitogen-activated protein kinases，MAPK）通路中的JNK和p38通路通过氧化应激对肾产生一定的损害。

Michael将75只雄性敲除金属硫蛋白Ⅰ/Ⅱ（Metallothionein，MTⅠ/Ⅱ）小鼠和MT野生型小鼠随机分成3组，每组25只。选用0、5、10mg/kg CDDP对小鼠进行单次腹腔注射。观察104周后发现，经5、10mg/kg CDDP染毒的MTⅠ/Ⅱ敲除型小鼠的肝癌发病率分别为17%和36%，对照组小鼠的发病率为0，MT野生型小鼠都未见肿瘤形成。由此提示MT可能在CDDP所致肝癌发生的过程中发挥了重要的作用。

孙依钒等（2015年）给健康成年雄性Wistar大鼠分别经腹腔注射染毒1.0、2.5和5.0mg/kg CDDP，每天1次，连续3天。定量组织学分析发现，在生精上皮第Ⅱ～Ⅲ期2.5和5.0mg/kg CDDP组睾丸生精小管相对面积和直径变小，与对照组比较，差异有统计学意义（$P<0.05$），5.0mg/kg CDDP组睾丸间质血管面积增加（$P<0.01$）。CDDP各组睾丸组织琥珀酸脱氢酶（SDH）活力均低于对照组，5.0mg/kg CDDP组睾丸苹果酸脱氢酶（MDH）和诱导型一氧化氮合酶（iNOS）活力低于对照组，而ACP、AKP和Na^+-K^+-ATP酶

活力均高于对照组（$P<0.05$）。RT-PCR 结果显示，Na^{+}-K^{+}-ATP 酶和 iNOS mRNA 表达水平与对应的酶活力改变一致。这说明，CDDP 可能处于改变睾丸细胞能量代谢相关酶活力而致睾丸细胞损伤。

三、危险度评价

未见相关报道。

（凌　敏　王民生　常元勋）

主要参考文献

1. Giri A，Khynriam D，Prasad SB. Vitamin C mediated protection on cisplatin induced mutagenicity in mice. Mutat Res，1998，421（2）：139-148.
2. Travis LB，Holowaty EJ，Bergfeldt K，et al. Risk of leukemia after platinum-based chemotherapy for ovarian cancer. N Engl J Med，1999，340（5）：351-357.
3. Kempf SR，Ivankovic S. Chemotherapy-induced malignancies in rats after treatment with cisplatin as single agent and in combination：preliminary results. Oncology，1986，43（3）：187-191.
4. 黄永平，周世文．顺铂毒性及防护的新进展．中国药学杂志，1998，33（4）：201-203.
5. 刘丽娟，苏乐群．顺铂的毒性及其防治．山东医药，1996，36（7）：151-152.
6. 王敏．顺铂肾损伤发生机制、早期诊断及防治研究进展．徐州医学院学报，2013，33（7）：488-490.
7. Diwan BA，Anderson LM，Ward JM，et al. Transplacental carcinogenesis by cisplatin in F344/NCr rats：promotion of kidney tumors by postnatal administration of sodium barbital. Toxicol Appl Pharmacol，1995，132（1）：115-121.
8. Greene MH. Is cisplatin a human carcinogen? J Natl Cancer Inst，1992，84（5）：306-312.
9. Waalkes MP，Liu J，Kasprzak KS，et al. Hypersusceptibility to cisplatin carcinogenicity in metallothionein-I/II double knockout mice：production of hepatocellular carcinoma at clinically relevant doses. Int J Cancer，2006，119（1）：28-32.

10. 廖俊英，金亚平，林琳．抗癌药顺铂对小鼠脑和肾组织 DNA 氧化损伤的检测分析．中国应用生理学杂志，2010，26（2）：180-181.

11. Francescato HD，Costa RS，Junior FB，et al. Effect of JNK inhibition on cisplatin-induced renal damage. Nephrol Dial Transplant，2007，22（8）：2138-2148.

12. Francescato HD，Costa RS，da Silva CG，et al. Treatment with a p38 MAPK inhibitor attenuates cisplatin nephrotoxicity starting after the beginning of renal damage. Life Sci，2009，84（17-18）：590-597.

13. 李革新，金亚平，陆春伟，等．顺铂肝毒性的实验研究．中国工业医学杂志，2005，18（6）：352-353.

14. Plooy AC，Fichtinger-Schepman AM，Schutte HH，et al. The quantitative detection of various Pt-DNA-adducts in Chinese hamster ovary cells treated with cisplatin：application of immunochemical techniques. Carcinogenesis，1985，6（4）：561-566.

15. 孙依钒，关联，孙应彪，等．顺铂染毒大鼠睾丸定量组织分析及睾丸酶活力的变化．毒理学杂志 2015，29（3）：172-176.

第二节 氯霉素

氯霉素（chloromycetin，chloramphenicol，CAP），又名左霉素、左旋霉素、氯胺苯醇、氯丝霉素，属于抑菌性广谱抗生素。氯霉素主要用于伤寒沙门菌和其他沙门菌感染，也用于中枢神经系统和呼吸系统的致命性细菌感染。氯霉素对脑脊液渗透性高并能有效地抑制 3 种主要引致脑膜炎的细菌，世界卫生组织把氯霉素油剂列为脑膜炎的一线治疗药。但因对造血系统有严重不良反应，在西方国家已甚少使用。目前，氯霉素主要用作滴眼剂防治眼部感染。此外，尚可外用治疗痤疮、酒糟鼻、脂溢性皮炎等。

氯霉素自肠道上部吸收，内服吸收良好（75%～90%），口服 15mg/kg 后 2～3 小时血中药物浓度可达到峰值 10～20mg/L。在肝内游离药物的 90%与葡萄糖醛酸结合为氯霉素葡萄糖醛酸酯失活，2%药物脱乙酰基和脱氯转变成氨基水解产物。24 小时内 80%以无活性代谢产物形式由肾小管分泌，5%～15%以原形由肾小球滤过经尿排出。有研究表明，氯霉素经肠道细菌代谢产生的去氢氯霉素代谢物及硝基苯异丙胺可导致DNA损伤及致癌。

一、致癌表现

（一）动物实验资料

Robin等（1981年）给予6～8周龄Balb/c×AF1雄性小鼠，每组45只进行致癌实验，第一组单纯腹腔注射氯霉素0.25ml（2.5mg），5天/周，每天一次，持续5周；第二组单纯腹腔注射白消安0.25ml（0.5mg），2周一次，持续8周；第三组先腹腔注射白消安0.25ml（0.5mg），2周一次，持续8周，休息20周后再注射氯霉素0.25ml（2.5mg），5天/周，每天一次，持续5周。观察期结束后，处死所有存活小鼠镜检，结果显示，白消安-氯霉素组淋巴瘤发生率为35.1%（13/37）高于白消安组的11.4%（4/35），两组差异具有统计学意义（$P<0.05$）；单纯氯霉素组淋巴瘤发生率为4.9%（2/41），对照组存活小鼠中没有发生淋巴瘤，由此可见，氯霉素可能为促癌剂。

Sanguineti M等（1983年）使用6周龄Balb/c小鼠和C57B1/6N小鼠，每组雌、雄各50只，氯霉素加入小鼠日常饮用水中，浓度为0、500、2000mg/L，喂饲104周后，Balb/c小鼠淋巴瘤的发生率对照组为3%，500mg/L组为6%，2000mg/L组为12%，与对照组比较，差异均有统计学意义（$P<0.05$）。在C57B1/6N小鼠中，对照组淋巴瘤的发生率为8%，500mg/L组为22%，2000mg/L为23%，与对照组比较，差异均有统计学意义（$P<0.05$，$P<0.01$），氯霉素诱发淋巴瘤的概率与剂量呈正相关。

国际癌症研究所（IARC，1990年）将氯霉素归入2A类，人类可疑致癌物。

（二）流行病学资料

截至1990年，国际癌症研究所（IARC）统计表明，有许多起因氯霉素治疗而导致再生障碍性贫血（再障）和白血病的报道。其中9

名患者是氯霉素引起再障后发生白血病，3 名患者是氯霉素直接引起白血病。法国曾经有一项氯霉素应用风险的研究表明，滴眼应用很小剂量的氯霉素（1g/d，3～6 天）导致了再障，以及其他不良反应，如良性骨髓发育不良或阵发性夜间血红蛋白尿。不过，欧洲 20 世纪 80 年代一项为期 10 年设计严谨的流行病学调查结果认为，氯霉素滴眼导致再障的风险极小。

Shu 等（1988 年）进行了中国儿童各型白血病的病例对照研究，根据上海市居民肿瘤登记信息，获取 15 岁以下儿童急性淋巴细胞白血病患者 171 名，急性髓系白血病患者 93 名，其他类型白血病患者 4 名，对照组儿童 618 名随机从其他登记信息获取，年龄和性别与病例组相似。经询问，病例组有 105 名患者使用过氯霉素，对照组有 109 例，统计分析结果表明，使用氯霉素时间越长，罹患各型白血病风险越大。

1980—1995 年，Laporte JR 等对西班牙巴塞罗那再障病例进行统计分析，临床确认的再障患者 145 名作为病例组，1226 名非再障而入院治疗的患者作为对照组。1989—1994 年，在泰国，Issaragrisil 等研究人员将 253 名再障患者作为病例组，并将 1174 名非贫血病例作为对照组。这两项研究均记录了研究对象入院前 1～6 个月的用药情况，研究发现，再障患者发病前 6 个月使用氯霉素似乎与患再障有关。

Mary 等（1993 年）利用搜集到的资料，对多个不同国家氯霉素应用的研究发现，用氯霉素滴眼不会增加再障发病概率。

Zheng 等（1993 年）对上海 533 名白血病患者及 502 名年龄、性别相近的正常人进行病例对照分析，结果显示，服用氯霉素没有明显增加罹患各型白血病的风险。

Doody 等（1996 年）以来自美国某医疗机构的 94 名非霍奇金淋巴瘤、159 名多发性骨髓瘤、257 名多种类型白血病作为病例组，以 695 名年龄相近、性别相同者作为对照组。研究发现，如果在白血病确诊前服用氯霉素超过 1 年，能降低罹患各种类型白血病的风险（OR= 0.5，95%CI：0.2～1.1），服用超过 5 年（OR= 0.4，95%

CI：0.2～1.0)。对非霍奇金淋巴瘤、多发性骨髓瘤的研究结果也相似。

Smith AG 等（2000 年）以 1991—1996 年间收集到的成年白人急性白血病患者 807 名作为病例组，以 1593 名健康人作为对照组，研究患急性白血病与口服氯霉素的关系。结果发现，如果患病前处方量大于 3 次（即氯霉素服用量大），患急性白血病的概率增加，但不显著（OR=1.21，95%CI：0.65～2.25)。

综上所述，有病例表明氯霉素治疗可导致再障发生，而再障往往是白血病前期的表现，这部分再障患者继发白血病的概率要大于正常人群；同时，也有病例对照分析表明，长期使用氯霉素后发生急性淋巴细胞白血病和急性髓系白血病的概率增加。因此，氯霉素可能导致再障及各型急性白血病。

（三）临床表现

长程应用氯霉素可诱发出血倾向，可能与骨髓抑制、肠道菌群减少致维生素 K 合成受阻、凝血酶原时间延长等有关。对造血系统的毒性反应是氯霉素最严重的不良反应。有三种不同表现形式：

（1）与剂量有关的可逆性骨髓抑制，常见于血药浓度超过 25mg/L 的患者，临床表现为贫血，并可伴白细胞和血小板减少。

（2）与剂量无关的骨髓毒性反应，常表现为严重的、不可逆性再障，发生再障者可有数周至数月的潜伏期，不易早期发现，临床表现有血小板减少引起的出血倾向，如瘀点、瘀斑和鼻衄等，以及由粒细胞减少所致感染征象，如高热、咽痛、黄疸、苍白等。

（3）与氯霉素相关急性白血病（急性淋巴细胞白血病、急性髓系白血病）发生，临床表现为容易发生青肿，点状出血，贫血，持续发热等。

（四）防治原则

临床用药时，早产儿及出生 2 周以内新生儿应避免使用氯霉素。妊娠期和分娩期不宜使用。氯霉素可自乳汁分泌，有可能引致哺乳婴儿发生不良反应，包括严重的骨髓抑制反应，哺乳期妇女必须应用时应暂停哺乳。老年患者组织器官退化，功能减退，免疫功能降低，应慎用。肝病患者应尽量避免应用氯霉素。应用氯霉素时应经常和定期进行外周血象检查，长疗程者需进行网织细胞计数，必要时进行骨髓检查，以便及时发现与剂量相关的可逆性骨髓抑制。氯霉素与药酶诱导剂如苯巴比妥合用可使氯霉素的代谢加速，血药浓度降低；与降糖药合用由于蛋白质结合位点被取代，可增加降糖药的作用，因此需调整该类药物的剂量；与林可霉素类、红霉素类药物合用可竞争性的与细菌核糖体 50s 亚基结合而产生拮抗作用。

二、致癌机制

氯霉素是广谱抗生素，能与细菌 70s 核糖体的 50s 亚基结合，阻止肽基转移，可能与其抑菌作用有关，同时，还能与人体细胞线粒体的 70s 核糖体结合，对人体产生毒性。无论哪种服药途径，氯霉素均较易被人体吸收及全身广泛分布。多项研究表明，氯霉素经肠道细菌代谢产生的代谢物去氢氯霉素在骨髓中经硝基还原，诱发活性氧（O_2^-、H_2O_2、·OH），引起 DNA 单链断裂，可能与再障及白血病有关。

氯霉素引起再障与剂量无关，能影响 3 种造血细胞，发病周期长，甚至停药后不会恢复。再障存活者大多都有永久性骨髓损伤。Da 等研究发现，9 名由氯霉素引起的再障患者，体内都有粒细胞-巨噬细胞集落形成单位（GM-CFU），6 名患者的骨髓细胞中无成纤维细胞集落形成单位（F-CFU）。这些结果表明，氯霉素破坏造血干细胞的造血微环境。

亚硝基氯霉素可能与氯霉素引起再障有关。Yunis 等比较了氯霉素及其亚硝基衍生物（亚硝基氯霉素）对 DNA 合成、F-CFU、骨髓细胞存活的影响。发现两种物质都抑制 DNA 合成及 F-CFU 的生成，然而氯霉素需要较高浓度才能产生以上影响，而且是可逆的。但是亚硝基氯霉素只是氯霉素代谢的中间物质，在体内是不稳定的，因此不能确定其在体内的作用。Holt 等研究发现，氯霉素在儿童体内硝基还原及随后产生的代谢产物一氧化氮导致骨髓损伤。只有具有较强硝基还原能力的个体才较易被氯霉素引发再障，这也许是解释该不良反应少见的原因。OhnishiS 等（2015 年）研究发现，氯霉素代谢物

——0.1μmol/L 亚硝基氯霉素和羟胺氯霉素在二价铜离子、还原型辅酶Ⅰ的共同作用下，能氧化编码 p53 肿瘤抑制基因的 273 位密码子互补序列的 G 和 C 位点，从而造成 DNA 损伤，这可能在氯霉素致癌的过程中起一定作用。

研究氯霉素对抗 CD3 抗体或葡萄球菌肠毒素 b 淋巴细胞刺激的小鼠 T 淋巴细胞的活化作用，Yuan ZR 等（2008 年）发现，氯霉素引起活化 T 淋巴细胞分化为成淋巴细胞白血病样细胞。该细胞形态为形状大，多倍核，表达 CD7——未成熟 T 淋巴细胞和淋巴细胞白血病的标志。经氯霉素处理的活化的 T 淋巴细胞中细胞周期蛋白 B1 大量表达，而非 p53、c-myc、CDC25A 等基因，这也许与细胞分化异常有关。

氯霉素通过下调 fas 配体表达，抑制小鼠及人类 T 淋巴细胞受体活化，而抑制细胞凋亡。研究表明，细胞分化异常及抑制凋亡是临床使用氯霉素发生白血病的原因之一。

三、危险度评价

对上述流行病学资料中 Shu、Zheng 等进行的病例对照分析表明，儿童使用氯霉素，可增加罹患各型白血病的风险，罹患急性淋巴细胞白血病与氯霉素的关系为，使用氯霉素 1～5 天，比值比（OR）=1.8（95%CI：1.1～2.9）；使用 6～10 天，OR=2.1（95%CI：1.0～4.6）；使用>10 天，OR=10.7（95%CI：3.9～28.7）。急性非淋巴细胞白血病与氯霉素的关系为：使用氯霉素 1～5 天，OR=2.8（95%CI：1.6～4.9）；6-10 天，OR=3.6（95%CI：1.5～8.7）；使用>10 天，OR=12.2（95%CI：3.9～38.2）。成人服用氯霉素没有明显增加罹患急性淋巴细胞白血病，OR=0.8（95%CI：0.4～1.5）；急性非淋巴细胞白血病，OR=0.7（95%CI：0.4～1.1）；慢性髓系白血病 OR=1.3（95%CI：0.7～2.3）的风险。上述两个研究表明，儿童为易感人群，服用时间越长，患白血病的风险越大，所以婴幼儿要避免使用氯霉素。

因为氯霉素在很小的剂量下几天就有可能导致再障，对于禽、畜、水产品中的氯霉素残留量，WHO食品添加剂专家委员会认为无法给出可以保证人类食用安全的每日容许摄入量（ADI）值。有学者综述了体外遗传毒性实验的结果，认为氯霉素本身血清浓度的直接作用与动物性食品来源的氯霉素代谢物作用相比影响大得多，可能要相差几个数量级。

（陈东亚　徐　军　王民生　常元勋）

主要参考文献

1. FDA. Extralabel Animal Drug Use；Fuoroquinolones and Glycopeptides；Order of Prohibition. Fed Regist，1997，62（99）：27944-27947.
2. IARC. Monographs on the Evaluation of the Carcinogenic Risk of Chemicals to Man. Geneva：World Health Organization，International Agency for Research on Cancer，1972-PRESENT.（Multivolume work）. p. V50 182（1990）.
3. 陈眷华，彭羽．氯霉素类抗生素药物对人类健康的威胁．贵州畜牧兽医，2006，30（4）：17-18.
4. 吴昕．临床应用氯霉素的不良反应．临床合理用药，2008，1（1）：36-37.
5. Meeting of the NTP Board of Scientific Counselors Report on Carcinogens Subcommittee Final Report on Carcinogens Background Document for Chloramphenicol，December 13-14，2000，p9-29.
6. Jimenez JJ，Jimenez JG，Daghistani D，et al. Interaction of Chloramphenicol and Metabolites with Colony Stimulating Factors：Possible Role in Chloramphenicol-induced Bone Marrow Injury. Am J Med Sci，1990，300（6）：350-353.
7. Kitamura T，Ando J，Ishihara R，et al. Lack of Carcinogenicity of Thiamphenicol in F344 Rats. Food Chem Toxicol，1997，35（10-11）：1075-1080.
8. Sanguineti M，Rossi L，OgnioE，et al. [Tumours induced in BALB/c and C57Bl/6N mice following chronic administration of chloramphenicol]（Abstract No. 50）. In：1a Riunione Nazionale di Oncologia Sperimentale e Clinica，Parma，23-25 novembre 1983 [1st National Meeting on Experimental and Clinical Oncology，Parma，23-25 November 1983]，Parma，Camera di Commercio，p45（in Italian）.

9. Laporte JR，Vidal X，Ballarin E，et al. Possible Association Between Ocular Chloramphenicol and Aplastic Anaemia —the Absolute Risk is Very Low. Br J Clin Pharmacol，1998，46（2）：181-184.
10. Smith AG，Dovey GJ，Cartwright RA. Topical Chloramphenicol and the Risk of Aute Leukaemia in Adults. Pharmacoepidemiol Drug Saf，2000，9（3）：215-219.
11. Yuan ZR，Shi YF. Chloramphenicol Induces Abnormal Differentiation and Inhibits Apoptosis in Activated T cells. Cancer Res，2008，68（12）：4875-4881.
12. Ohnishi S，Murata M，Ida N，et al. Oxidative DNA damage induced by metabolites of chloramphenicol，an antibiotic drug. Free Radic Res，2015，49（9）：1165-1182.

第三节　糖精及其盐类

糖精及其盐类（saccharin and its salts）化学名为邻苯甲酰磺酰亚胺，1878年由美国科学家发现，作为甜味剂很快被食品工业界和消费者接受，随后又开发出糖精铵、糖精钾、糖精钙、糖精钠等糖精盐类。糖精钠俗称糖精，化学名称为邻苯甲酰磺酰亚胺钠盐，无色至白色，斜方晶体，板状结晶，味极甜，在稀释溶液中的甜度为蔗糖的500倍。糖精是石油化工产品，制糖精的主要原料甲苯、氯磺酸、邻甲苯胺等均为化工原料。糖精作为食品添加剂，除了在味觉上引起甜的感觉，对人体无任何营养价值。主要用于食品工业，可用于食品添加剂、牙膏、香烟及化妆品中。糖精被人摄取后，不易吸收，大部分以原型经肾由尿排出。

一、遗传毒性与致癌表现

（一）动物实验资料

Lessel B（1970年）选择断乳Swiss大鼠，每组雌、雄各20只，用含糖精钠0.005%～5.0%的饲料喂饲，以含1%锥虫蓝饲料为阳性对照，进行2年喂养实验。结果发现，5%糖精钠组中1只雌鼠和4只雄鼠出现膀胱结石；1只雄鼠发现肾结石；1只雌鼠发现移行上皮细胞癌。

Munro（1971年）用雌、雄各60只断乳Charles River大鼠，采用含糖精钠90、270、810、2430mg/kg的饲料喂饲26月，结果观察到4只大鼠出现膀胱移行上皮细胞癌，其中90mg/kg组1只雄性大鼠和1只雌性大鼠；810mg/kg组2只雄性大鼠出现膀胱移行上皮细胞癌。同时还发现，其中67只大鼠均出现膀胱结石。Munro的本次实验未观察到肾移行上皮细胞癌。

加拿大一研究小组（1971年）采用雌、雄断乳SD大鼠各50只，用含5%糖精钠饲料喂饲50周，100只大鼠中有3只雄性大鼠患膀胱癌。另外一研究小组饲养了雌、雄断乳SD大鼠各100只。其中雌、雄各50只大鼠从出生到死亡只喂一种含5%糖精钠的饲料，该组大鼠死亡后尸检发现14只大鼠出现膀胱癌；而其余雌、雄各50只大鼠喂不含糖精钠的饲料，仅有2只大鼠出现患膀胱癌。

Takayama S（1998年）对猴子进行了研究，选取20只初生普通猕猴（Rhesus monkey）（性别不清）。每天喂饲糖精25mg/kg，每周5天，共2年。结果发现，与16只对照组猴相比，染毒组猴没有发生膀胱癌或膀胱上皮细胞增生。

1987年，国际癌症研究所（IARC）将糖精归入2B类，人类可疑致癌物。2010年，国际癌症研究所（IARC）又将糖精及其盐类修订为3类，为对人类致癌性不能进行分类的致癌物。

（二）流行病学资料

1979年12月，美国国家癌症研究所（NCI）的一份报告认为，通过对9000人分析表明，人体较长时间（20年）摄入任何形式的糖精都不会增加癌症发病率，NCI发现，那些摄入大量糖精、且食用时间又较长的人癌症发病率并不比未使用者高。Jensen等进行的流行病学调查表明，第二次世界大战期间出生的丹麦人，膀胱癌发病率与第二次世界大战前20年出生的丹麦人膀胱癌发病率相比并没有差别，而第二次世界大战期间丹麦人的糖精摄取量较战前多4～5倍。

Carmstrong 等在比较 1911—1970 年间英国人肿瘤发生率与糖精钠消费量，也未发现有明显关联。

Kessler 研究小组 1930—1956 年在其诊所进行了一个大样本前瞻性的队列研究。共随访了白种人 21 467 人，他们摄入糖精钠。结果表明，未发现糖精钠与膀胱癌有明显关系。相对危险度（RR）男性为 0.77，女性为 0.61。Hilble 对 40 位男性和 60 位女性糖尿病患者，每天饮用含 0.5 或 5mg/kg 糖精钠的饮水。观察时间为 1～30 年，结果这些人中没有发现膀胱癌患者。Armstrong 等调查了英国在 1966—1975 年死于膀胱癌的 18 733 名患者，其中 219 人有糖精钠摄入史，而随机采取的 19 709 名对照组，有 275 人有糖精钠摄入史。经过年龄调整的相对危险度（RR），男性 RR 为 1.00，女性 RR 为 0.97。似乎摄入糖精钠与患膀胱癌无关。

Howel 曾报告，1974—1976 年在加拿大三个省调查了 821 名新发膀胱癌患者，同时采用类似年龄和相同性别的人做对照，问卷应答率为 78%，结果表明，摄入糖精钠与患膀胱癌存在一定的危险度，尤其是男性，RR 为 1.6，女性 RR 为 0.6 左右。Auerbach 等（1989 年）对 282 名膀胱癌患者的 6503 份病理切片进行分析，结果认为，食用糖精钠与人体膀胱上皮病变之间没有统计学意义。

（三）临床表现

未见相关报道。

（四）防制原则

我国实行糖精钠限量和限制内销政策，在国家食品添加剂使用卫生标准中对糖精钠在加工食品中的使用量作了严格限制，并规定不允许在婴幼儿食品中使用，在水果冻食品中也不允许添加糖精钠。

二、致癌机制

由于对糖精钠的致癌性争论达几十年，其致癌机制也有很大争议。其致癌机制主要是以下假设。

（一）高浓度改变内环境学说

认为高浓度糖精钠长时间喂饲大鼠后改变了尿路的酸碱环境，

pH 升高超过 6.5，引起高浓度钠离子环境，从而降低了尿路的等渗浓度，从而导致尿路大量蛋白质沉积和钙磷化合物沉积，这些外来刺激导致泌尿道上皮细胞增生，从而引发膀胱癌。但该作用仅在高浓度摄取钠盐情况下，而且仅对大鼠该特定物种。因此，该致癌机制无法外推到人类。

（二）污染物学说

Cohen SM 等（1995 年）认为，糖精肯定会导致大鼠发生膀胱癌，外推至人则也有可能发生。Cohen 假设是在糖精中一开始就存在一些污染物，而正是这些污染物导致癌变反应发生。Sasaki 等（2002 年）研究显示，食品中添加糖精钠及糖精会导致胃肠道一些器官 DNA 损伤。而且，制造糖精的原料主要有甲苯、氯磺酸、邻甲苯胺等，均为石油化工产品，糖精在生产过程中因为工艺粗糙、工序不完全等原因而含有重金属、氨化合物、砷等杂物。它们在人体中长期存留、积累，不同程度地影响着人体的健康。

三、危险性评价

由于对糖精钠的致癌性几十年来一直有争论，糖精钠的使用也一直存在争议。1958 年，美国食品和药品管理局（FDA）开始对食品添加剂的使用进行管理，当时糖精被列入最早的 675 种“公认安全”（GRAS）的食品原料名单之中。1972 年，美国 FDA 根据一项大鼠长期喂养实验的结果取消了糖精的“公认安全”资格。1977 年，加拿大的一项多代大鼠喂养实验表明，大剂量的糖精钠可导致雄性大鼠膀胱癌，为此美国 FDA 提议禁止使用糖精类物质。糖精被国际癌症研究所（IARC，1987 年）归入“2B 类”，还被确定为导致膀胱癌的因素之一。但此后大量的科学研究，尤其人群流行病学资料证实，在允许用量范围内无致癌性。

美国 FDA（1991 年）撤回了禁止糖精使用的提议。国际癌症研究所认为，只有高浓度的糖精钠在喂饲雄性大鼠时才观察到膀胱癌发生率的升高，这种致癌性是高剂量和特定对大鼠物种，目前不可以确定该致癌性可以作用于人类，糖精钠从“2B 类”被降为“3 类”物质。2000 年 5 月 15 日，美国政府发表的致癌问题报告中把糖精删除出可能致癌的黑名单，提交该报告的美国国家环境健康科学研究所指出，由于实验显示，超大剂量糖精导致大鼠患癌的情况并不适用于人类，所以不再把糖精列为可能会对人致癌的物质。

到目前为止，糖精在中国、美国、加拿大、日本、澳大利亚等 100 多个国家使用。美国 FDA（1992 年）将糖精的每日容许摄入量（ADI）值从 0～2.5mg/kg 提高到 0～5 mg/kg。联合国粮农组织/世界卫生组织（FAO/WHO）1994 年规定 ADI 为 0～5mg/kg。中国使用糖精容许限量：食品中小于 0.150g/kg，盐汽水中小于 0.08g/kg。

（肖　竞　徐　军　王民生　常元勋）

主要参考文献

1. Mitchell MI. Saccharin，Alternative Sweeteners. Nahors，Lyn O'Brien. Gelardi：Marcel Dekker Inc，1991.
2. Sasaki YF，Kawaguchi S，Kamaya A，et a1. The comet assay with 8 mouse organs：results with 39 currently used food additives. Muta Res，2002，519 (1-2)：103-119.
3. 李晓瑜．非营养型甜味剂的安全性研究进展及管理现状．中国食品卫生杂志，2002，14（4）：43-45.
4. 齐峰，邢宇，孙伟．甜味剂的现状及发展趋势．化学工程师，2005，117（6）：46-47.
5. 刘宁，沈明浩．食品毒理学．北京：中国轻工业出版社，2005.
6. Arnold DL，Krewski D，Munro IC. Saccharin：a toxicological and historical perspective. Toxicology，1983，27（3-4）：179-225.
7. Lessel B. Carcinogenic and teratogenic aspects of saccharin，in SOS/70 Proceedings，Third International Congress，Food Science and Technology，Washington DC，1970，764-766.
8. Takayama S，Sieber SM，Adamson RH，et al. Long-Term feeding of sodium saccharin to nonhuman primates：Implications for urinary tract cancer. Natu Cancer Inst，1998，90（1）：19-25.
9. WHO. Toxicological evaluation of certain food additives a contaminants . WHO.

food additives series 32. Geneva：world Health Organization，1993，105-136.
10. Ashby J. The genotoxicity of sodium saccharin and sodium chloride in relation to their cancer-promoting properties. Food and Chem Toxic，1985，23（4-5）：507-519.
11. 杨德安，石炳毅，李炎唐．糖精钠与膀胱癌动物模型．军医进修学院学报，1987，(2)：174-176.
12. Cohen SM，Garland SM，Cano M，et al. Effects of sodium ascorbate，sodium saccharin and ammonium chloride on the male rat urinary bladder. carcinogenesis，1995，16（11）：2743-2750.
13. US National Toxicology Program and International Agency for Research on Cancer Review of Saccharin，Calorie Control Council. Http：//www. Saccharin. org/toxicology. html
14. Arnold DL，Moodie CA，Grice HC，et al. Long-Term toxicity of ortho-toluenesulfonamide and sodium saccharin in the rat. Toxic and appl pharm，1980，52（1）：113-152.

第四节 金 胺

金胺（auramine）为金黄色粉末，用作染织物、纸及皮革的染料及染料中间体，抗酸性细菌荧光染色、蝾螈活体染色，棉、麻、纸、皮革、脂肪、人造丝等染色。自然界没有天然的金胺，接触金胺及相关物质主要是职业接触，主要通过皮肤吸收或呼吸吸入，当金胺从纸、皮革及纤维制品游离出后，使用人群可通过皮肤接触少量的金胺。目前，金胺制品在欧洲及美国均被禁止生产，中国和印度是目前主要的生产国。印度曾在豌豆，我国也曾在豆制品中检测出金胺。目前还缺乏该物质吸收、分布、代谢、清除的数据。

一、致癌表现

（一）动物实验资料

金胺在 S9 存在时对 TA98、TA1535、TA1538 及 YG10 具有诱突变作用。在 S9 存在情况下，401、1069μg/ml 金胺都可诱导中国仓鼠肺成纤维细胞（V79 细胞）次黄嘌呤鸟嘌呤磷酸核糖基转移酶（HGPRT）位点出现突变；而 45μg/ml 金胺不能诱导小鼠淋巴瘤细胞（L5718Y 细胞）胸苷激酶（Tk）位点的突变；100μg/ml 金胺可诱导中国仓鼠（V79）细胞发生姐妹染色单体交换；4.81μg/ml 金胺可诱导原代培养人肝细胞 DNA 断裂，但没有微核形成。

30 只 Stock 小鼠（15 只雄性，15 只雌性）喂饲含 0.1％的金胺丙酮饲料；27 只 CBA 小鼠（12 只雄性，15 只雌性）喂饲含 0.2％的金胺丙酮饲料共 52 周。喂饲含 0.1％的金胺丙酮饲料组的 Stock 小鼠平均每只摄入 1820mg 金胺，喂饲含 0.2％的金胺丙酮饲料组的 CBA 小鼠平均每只摄入 3640mg 金胺，观察至 113 周。结果表明，喂饲含 0.1％的金胺丙酮组雄性小鼠肝癌发生率为 57％，雌性小鼠肝癌发生率为 30％，对照组小鼠没有肝癌发生；喂饲含 0.2％的金胺丙酮组雄性小鼠肝癌发生率为 58％，雌性小鼠肝癌发生率为 73％，而对照组雄性小鼠肝癌发生率为 11％、雌性小鼠肝癌发生率为 5％。

用含 0.1％金胺的饲料分别喂饲雄性 Wilmslow Wistar 大鼠 9 周或 87 周，然后给予正常饲料直到动物死亡，每组 12 只大鼠。喂饲 9 周的大鼠平均每只摄入 360mg 金胺，喂饲 87 周的大鼠平均每只摄入 10g 金胺。结果发现，喂饲 87 周的大鼠有 11 只（92％）在实验开始后的 91～120 周发生了肝癌，而喂饲 9 周的大鼠与对照组大鼠均没有发生肿瘤。

Williams MH 等（1962 年）对 24 只雄性（8～10 周龄）的 Wilmslow Wistar 大鼠皮下注射 0.1ml/100g 含 2.5％金胺的花生油，每周注射 5 次，持续 21 周，每只大鼠接受金胺总剂量为 110～120mg，20 只存活的大鼠中有 11 只发生皮下纤维肉瘤（55％），3 只发生肝癌（15％），3 只发生肠道（2 只位于盲肠，1 只位于十二指肠）肿瘤，对照组大鼠未出现肿瘤。

国际癌症研究所（IARC，1987 年）将金胺（工业品）归入 2B 类，人类可能致癌物。

（二）流行病学资料

Case RA 对 1921—1952 年间曾在英国化工厂工作的 341 名膀胱

癌患者进行调查研究发现，有298名工人在工作中曾经接触金胺、二氨基联苯、1-萘胺和2-萘胺等。只有32名工人从未接触以上物质，有11名工人接触史不明。研究排除了工人接触对二氨基联苯、1-萘胺、2-萘胺后，有6名单纯接触金胺的工人死于膀胱癌，标化死亡比（SMR）为13.3（95%CI：4.9～29），而当地男性人群膀胱癌的SMR为0.4，差异有统计学意义（$P<0.05$）。对德国一工厂有金胺接触史的191名工人1932—1976年间的死亡率进行统计分析。在接触工人中，共有45名工人死亡，SMR为1.35。其中有10名工人死于肿瘤，包括2名死于膀胱癌、2名死于肺癌，3名死于前列腺癌，3名死于胃癌。但这些工人在此期间不能排除也接触过1-萘胺、2-萘胺。对1900—1964年间在日内瓦从事理发行业的703名男性理发师、677名女性理发师进行随访调查研究，研究一直追踪到1982年，利用年龄、性别及年份特定的瑞士人群作为参比，分析1942—1982年期间的死亡率，结果发现，男性理发师膀胱癌死亡率显著升高，其中10名男性理发师死于膀胱癌，预期死亡为3.9。1970—1980年期间的肿瘤发生率分析表明，男性理发师肿瘤发生率升高，观察到65名肿瘤患者，预期发生数为51.4，其中6名男性理发师发生口腔及咽部肿瘤，预期发生数为2.5；12名男性理发师发生前列腺癌，预期发生数为6.1；11名男性理发师发生膀胱癌，预期发生数为5.3。对于女性理发师，观察到2名膀胱癌患者，预期发生数为1.5。推测理发师肿瘤发生率高的原因之一与润发油中的含金胺的染色剂相关，但不能排除染色剂中的杂质2-萘胺也是致癌物。

（三）临床表现

短时间的接触金胺可刺激眼引起眼的损伤。皮肤接触吸收后可导致皮炎、灼伤、恶心、呕吐。长期接触金胺推测对人可致膀胱癌及肝癌。

（四）防治原则

由于自然界中不存在金胺，人类暴露金胺主要是生产过程中的职业接触。因而生产中穿戴手套预防可能的接触非常重要，应对工人进行健康宣传指导，让他们作业前穿着清洁的防护服装，如手套、工作服、靴子、帽子。作业时戴防尘眼睛和面罩。当皮肤潮湿或受到污染时，应立即以肥皂进行清洗。如果金胺进入眼睛，应立即以水冲洗15分钟。如果接触到皮肤，应立即脱去污染的衣物，以肥皂水冲洗，去医院治疗。如果是吸入，立即脱离暴露环境，如果呼吸或心脏停止应进行呼吸道及心肺复苏抢救。如果是吞入，立即去医院，给予大量的水诱导呕吐。作业工人应每月做尿液检测，每半年进行体格检查，重点注意消化系统与泌尿系统检查。

二、致癌机制

目前对金胺的致癌机制研究甚少，所以尚未明确其致癌机制。用0、0.75、1mg/ml金胺单独处理或联合20mmol/L N-乙酰半胱氨酸（NAC）处理S. cerevisiae. 菌株（RS112），单独处理组RS112的存活率分别为100%、47%、7.4%，而联合处理组RS112的存活率分别为75%、69%、56%。且用NAC预处理RS112后能阻滞金胺所致RS112的染色体重组。用0.5和1.5mg/ml金胺处理RS112发现，1.5mg/ml金胺处理组的活性氧水平比0.5mg/ml金胺组高2倍。由此推测活性氧的产生可能参与了金胺的致癌过程，但仍需通过其他实验证实。

三、危险度评价

未见相关报道。

（凌　敏　崔仑标　王民生　朱宝立）

主要参考文献

1. Brams A，Buchet JP，Crutzen-Fayt MC，et al. A comparative study，with 40 chemicals，of the efficiency of the Salmonella assay and the SOS chromotest (kit procedure). Toxicol Lett，1987，38 (1-2)：123-133.
2. Martelli A，Campart GB，Canonero R，et al. Evaluation of auramine genotoxicity in primary rat and human hepatocytes and in the intact rat. Mutat Res，

1998，414（1-3）：37-47.
3. Kitchin KT，Brown JL. Dose-response relationship for rat liver DNA damage caused by 49 rodent carcinogens. Toxicology，1994，88（1-3）：31-49.
5. Parodi S，Santi L，Russo P，et al. DNA damage induced by auramine O in liver，kidney，and bone marrow of rats and mice，and in a human cell line（alkaline elution assay and SCE induction）. J Toxicol Environ Health，1982，9（5-6）：941-952.
4. Fritzenschaf H，Kohlpoth M，Rusche B，et al. Testing of known carcinogens and noncarcinogens in the Syrian hamster embryo（SHE）micronucleus test in vitro；correlations with in vivo micronucleus formation and cell transformation. Mutat Res，1993，319（1）：47-53.
5. Case RA，Pearson JT. Tumours of the urinary bladder in wor*km*en engaged in the manufacture and use of certain dyestuff intermediates in the British chemical industry. II. Further consideration of the role of aniline and of the manufacture of auramine and magenta（fuchsine）as possible causative agents. Br J Ind Med，1954，11（3）：213-216.
6. Williams MH，Bonser GM. Induction of hepatomas in rats and mice following the administration of auramine. Br J Cancer，1962，16（1）87-91.
7. Pohanish，Richard P. Sittig's Handbook of Toxic and Hazardous Chemicals and Carcinogens，5th ed. New York，NY；William Andrew Publishing，2008，280-281.
8. IARC. Monographs on the Evaluation of Carcinogenic risks to Humans，2010，99：110-140.
9. Brennan RJ，Schiestl RH. Free radicals generated in yeast by the Salmonella test-negative carcinogens benzene，urethane，thiourea and auramine. Mutat Res，1998，403（1-2）：65-73.

第五节 吡咯里西啶

吡咯里西啶生物碱（pyrrolizidine alkaloids，PAs）是自然界广泛分布的一种天然生物碱，大多具有肝细胞毒性和致癌性（IARC，1976 年）。大约 3%的有花植物中都含有 PAs。主要分布在植物界四个科，即紫草科（boraginaceae）、菊科（compositae）、豆科（leguminosae）和兰科（orchidaceae）中。其中大多数有毒的PAs植物来源于紫草科（boraginaceae）、菊科（compositae）、豆科（leguminosae）。目前从这3科植物中分离发现了660多种PAs及其氮氧化衍生物，其中一半以上为有毒生物碱。

由于使用含PAs植物于植物茶和医用草药已经有很长时间，不断有含有毒性PAs植物导致严重肝损伤的报道，尽管美国食品和药品管理局（FDA）于2001年正式禁止这些有毒PAs植物的使用，但含PAs的植物在民间被作为草药和植物茶饮品应用的现象仍然较为普遍。随着国际上对中草药研究的深入，其潜在的毒副作用的研究也越来越受到重视。当前，PAs的毒性和安全使用已成为国际上关注的新热点。

PAs本身没有毒性。毒性主要来自其在体内的代谢产物，即代谢吡咯（metabolic pyrrole）。早期对PAs毒性研究主要集中于肝，其作用的靶器官为肝。在机体内通过代谢活化而致毒，可引起肝细胞出血性坏死、肝巨红细胞症及静脉闭塞症等。因此，早期PAs甚至被称为肝毒吡咯里西啶生物碱（hepatotoxic pyrrolizidine alkaloids，HPA）。目前对吡咯里西啶中野百合碱（monocrotaline）和瑞德灵（riddelliine）有较为详细的动物实验资料证实，可致大鼠、小鼠肝癌、肺癌，甚至可诱发白血病。为此，本文就将上述2种生物碱的研究结果做以介绍。

一、致癌表现

（一）动物实验资料

Robertson KA（1977年）对PAs中的野百合碱（monocrotaline）进行研究，给150只雄性Sprague-Dawley大鼠用不同浓度的野百合碱染毒，其中75只大鼠染毒组剂量20mg/kg，75只染毒组剂量10mg/kg，每周皮下注射染毒2次，染毒1年后继续观察4～10个月。另设50只雄性Sprague-Dawley大鼠作为对照组。结果显示，在两个染毒组中，10个月后有51.6%的大鼠注射部位出现横纹肌肉瘤，有 3.3%的大鼠出现肝细胞癌，另外观察到肝细胞的有丝分裂明显受到抑制。此外，两个染毒组有 10%的染毒大鼠出现转移肿瘤，包括髓系白血病（3.3%）、肝细胞癌（3.3%）、肺腺瘤（3.3%）。

Chan PC 等（2003 年）研究了 PAs 中的植物碱瑞德灵（riddelliine）（千里光碱的一种）。实验分别采用雌、雄各 50 只 Fischer 大鼠，每周 5 天，灌饲给予瑞德灵持续 105 周，观察致癌情况。其中，雄性大鼠灌饲瑞德灵 0 及 1.0mg/kg，雌性大鼠灌饲瑞德灵则采用 0、0.01、0.033、0.1、0.33、1.0mg/kg。结果发现，1.0mg/kg 染毒组中雌性和雄性大鼠，肝血管肉瘤的发生率为 86%，而对照组未见肝血管肉瘤的发生。此外，1.0mg/kg 染毒组雄性大鼠单核细胞白血病（mononuclear cell leukemi）发生率由 4%增加到 18%，而雌性大鼠单核细胞白血病发生率由 24%增加到 28%。同时还发现，许多非肿瘤性的肝毒性反应和肾毒性反应。肝毒性反应主要表现为肝细胞肥大与增生，出现肝囊肿、肝出血。外周血细胞可见嗜酸性粒细胞增加。肾毒性反应表现为肾小球硬化，镜检见肾小管玻璃样小滴，色素沉着及细胞核增大。

另外一组实验中，Chan 等采用雌、雄 B6C3F1 小鼠，灌饲给予瑞德灵，每周 5 天，持续 105 周。其中雌性小鼠灌饲瑞德灵剂量为 0 及 3.0mg/kg，雄性大鼠灌饲瑞德灵 0、0.1、0.3、1.0 和 3.0 mg/kg 剂量。结果发现，3.0mg/kg 剂量组中雄性小鼠肝血管肉瘤发生率，差异具有统计学意义为 62%，远高于对照组雄性小鼠 4%的肝血管肉瘤发生率，差异具有统计学意义（$P<0.05$）。肺支气管肿瘤发生率在雄性小鼠无明显变化，而在 3.0mg/kg 剂量组中，雌性小鼠肺支气管肿瘤发生率 18%，也显著高于对照组雌性小鼠 2%的肺支气管肿瘤发生率，差异具有统计学意义（$P<0.05$）。这表明部分 PAs 具有致肺癌作用。

Kuhara K（1980 年）等对 PAs 中的 clivorine（山冈橐吾碱的一种）进行研究。实验采用 12 只 ACI 大鼠，通过饮水方式给予含 clivorine 0.005%的饮水 340 天，另取 12 只 ACI 大鼠作为对照组。在染毒 440 天后，在染毒组中有 8 只大鼠出现肿瘤，其中 2 只出现肝血管肉瘤，6只大鼠出现横纹肌肉瘤。

国际癌症研究所（IARC，2010年）将吡咯里西啶生物碱中野百合碱（monocrotaline）和瑞德灵（riddelliine），归入2B类，人类可能致癌物。

（二）流行病学资料

未见相关报道。

（三）临床表现

未见相关报道。

（四）防制原则

目前PAs致癌毒性仍然处于研究中，其潜在的毒副作用的研究也越来越受到重视。《中华人民共和国药典》（2010版）中已经开始对含这类生物碱的中药品种进行收载，经过系统的整理和分析，同时结合该类生物碱的研究现状及一些最新研究数据，结果表明，新版药典收载的9种药材品种（不包括饮片）含有肝毒吡咯里西啶类生物碱，并涉及数十种成方制剂；由于大多数品种缺乏该类成分的安全限量检查，其潜在的用药风险可能被忽视。目前，对吡咯里西啶生物碱（PAs）毒性防治还处于开展相关基础研究和进行毒性评价阶段，希望不久可以进一步提升相关品种的安全性控制水平，为安全使用提供建议和保障。

二、致癌机制

由于PAs种类繁多，其致癌机制与不同类型生物碱结构有一定关系。PAs的结构由necine（千里光次碱）和necine acid（千里光次酸）两个部分组成。目前研究比较多的是野百合碱（monocrotaline）和瑞德灵（ridddlelliine）。

Wagner JG等（1993年）研究了野百合碱的代谢产物（monocrotaline metabolize product，MCTP）诱导肺内皮细胞引起亲核DNA交联的作用机制，证明了MCTP是一种亲电性烷化剂。有实验证明当MCTP在5mg/L浓度时，培养1小时就可以诱发肺内皮细胞产生DNA交联；在0.5mg/L时，培养24小时也可引起肺内皮细胞的DNA交联，说明MCTP引起的DNA交联与剂量及时间都有关系。Wagner JG等推论MCTP不但可引起肺内皮细胞DNA交联，同时还引起DNA与蛋白质之间发生交联。

Kim等利用化学反应制备了脱氢野百合碱（dehydromonocrotaline，DHMO），并且发现能引起正常牛胚肾细胞（MDBK）和乳腺癌MCF-7细胞的DNA交联以及DNA与特定蛋白质交联。yang等（2001年）发现千里光碱（其中包括瑞德灵）在与肝微粒体一起孵育后，可诱发胎牛胸腺DNA加合形成相差8个异构同工体，还可进一步与DNA形成交联。

综上，野百合碱的MCTP引起的肺内皮细胞DNA交联，及DNA与蛋白质交联可能是其致癌及产生细胞毒性的原因。

目前通过对瑞德灵的代谢研究发现，普遍认为：

（1）通过肝微粒体产生1,4-二氢吡啶化合物（DHP）和瑞德灵-N-氧化物（ridddlelliine-N-oxide）两类主要代谢产物。

（2）这两种代谢产物可以与胎牛胸腺DNA加合形成相差8个异构同工体，继而形成2个加合物被认定为DHP-3-dGMP，其余6个是DHP的二核苷酸加合物。而DHP的二核苷酸加合物的水平和肝肿瘤的效价密切相关。这些都说明瑞德灵具有与DNA交联基因毒性。

（3）它的8个异构同工体加合物有很强的亲电能力，可与体内很多重要的细胞亲核体如DNA、RNA、酶和蛋白质等发生烷基化作用形成结合吡咯或与DNA交联，从而产生致癌作用。

而吡咯代谢物还可以通过血液循环进入人体其他组织，导致其他癌症的发生。

瑞德灵代谢物的产生和致癌机理见图33-1。

三、危险性评价

未见相关报道。

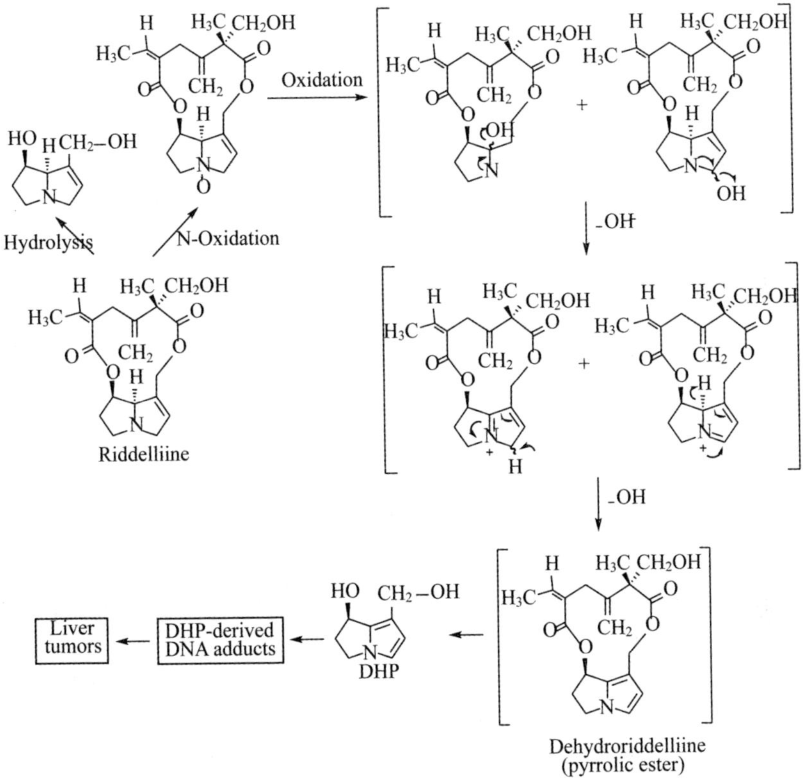

图 33-1 瑞德灵（ridddlelliine）的代谢及致癌机制

（肖 竟 徐 军 王民生 常元勋）

主要参考文献

1. Chou MW，Fu PP. Formation of DHP—derived DNA adducts in vivo from dietary supplements and Chinese herbal plant containing carcinogenic pyrrolizidine alkaloids. Toxicol Ind Health，2006，22（8）：321-327.
2. 王峥涛．中草药中肝毒吡咯里西啶生物碱的分布、检测与安全性评价．第八届全国中药和天然药物学术研讨会．第五届全国药用植物和植物药学学术研讨会，2005：18.

3. Fu PP，Xia Q，Lin G，et al. Pyrrolizidine alkaloids genotoxicity，metabolism enzymes，metabolic activation and mechanisms. Drug Metab Rev，2004，36 (1)：1-55.
4. 季莉莉，檀爱民，汤俊，等. 几种吡咯里西啶类生物碱对肝细胞毒性的探讨. 中国天然药物，2004，2 (4)：239-241.
5. Hoorn CM，Wagner JG，Ruth RA. Effects of monocrotaline pyrrole on cultured rat pulmonary endothelium. Toxicol Appl Pharmacol. 1993，120 (2)：281-287.
6. Kazunori，Hitoshi，Iwao Hirono et al. Carcinogenic activity of clivorine，a pyrrolizidine alkaloid isolated from Ligularia dentate. Cancer Lett，1980，10 (2)：117-122.
7. Chan，Mahler J，Bucher JR，et al. Toxicity and carcinogenicity of riddelliine following 13 weeks of treatment to rats and mice. Toxicology，1994，32 (8)：891-908.
8. Chan PC，Haseman JK，Travlos，et al. Toxicity and carcinogenicity of riddelliinein rats and mic. Toxicol Lett，2003，144 (3)：295-311.
9. 汤俊，服部征雄.《中国药典》含吡咯里西啶生物碱的中药品种与用药安全. 药学学报，2011，(7)：512-523.
10. Ji LL，Zhao XG，Chen L，et al. Pyrrolizidine alkaloid clivorine inhibits human norm al liver L-02 cells growth and activates p38 mitogenactivated protein kinase in L-02 cells. Toxicology，2002，40 (12)：1685-1690.
11. Ji LL，Zhang M，Sheng YC，et al. Pyrrolizidine alkaloid clivorine induces apoptosis in human norm al liver L-02 cells and reduces the expression of p53 protein. Toxicol In Vitro，2005，19 (1)：41-46.
12. Fu PP，Xia Q，Choul W，et al. Genotoxic and tumorigenic pyrrolizidine alkaloids in Chinese herbal plant. Journal of Nanjing Medical University，2005，19 (1)：1-9.
13. Fu PP，Xia Q，Lin G，et al. Genotoxic pyrrolizidine alkaloids mechanisms leading to DNA adduct formation and tumorigenicity. Intl J Mol Sci，2002，3 (9)：948-964.
14. Wagner JG，Petry TW，Ruth RA. Characterization of monocrotaline pyrrole-induced DNA crosslinking in pulmonary artery endothelium. Am J Physiol，1993，264 (5)：517-522.

15. Tepe JJ, Williams RM . Reductive activation of a hydroxylamine hemiacetal derivative of dehydromonocrotaline: the first reductively activated pyrrolizidine alkaloid capable of CROSS—linking DNA. Angew Chem lnt Ed Engl, 1999, 38 (23): 3501-3503.
16. Bellomo G, Thor H, Orrenius S. Increase in cytosolic Ca^{2+} concentration during t-butyl hydroperoxide metabolism by isolated hepatocytes involves NADPH oxidation and mobilization of intracellular Ca^{2+} stores. FEBS Lett, 1984, 168 (1): 38-42.
17. Chou MW, Yan J, Nichols J, et a1. Correlation of DNA adduct formation and riddelliine-induced liver tumorigenesis in F344 rats and B6C3F1 mice. Cancer Lett, 2004, 207 (1): 119-125.
18. Chou MW, Yan J, Williares L, et a1. Identification of DNA adducts derived from riddelliine, a carcinogenic pyrrolizidine alkaloid, in vitro and in vivo. Chem Res Toxicol, 2003, 16 (9): 1130-1137.
19. James R, lh-Chang Hsu, Laurine A. Carstens. Dehydroretronecine-induced Rhabdomyosarcomas in Rats. Cancer Research, 1975, 35: 997-1002.

附　录

IARC 专著分类的致癌因素（第 1～104 卷）
（按分组排列）（至 2014 年 1 月 24 日）

1 类（113 种）

Acetaldehyde associated with consumption of alcoholic beverages	与酒精性饮料消费有关的乙醛
Acid mists，strong inorganic	无机性强酸的酸雾
Aflatoxins	黄曲霉毒素
Alcoholic beverages	酒精性饮料
Aluminium production	铝生产
4-Aminobiphenyl	4-氨基联苯
Areca nut	槟榔子
Aristolochic acid	马兜铃酸
Aristolochic acid，plants containing	马兜铃酸（植物含有）
Arsenic and inorganic arsenic compounds	砷和无机砷化合物
Asbestos（all forms，including actinolite，amosite，anthophyllite，chrysotile，crocidolite，tremolite）	石棉（所有形态，包括起石、铁石棉、直闪石、温石棉、青石棉、透闪石）
Auramine production	金胺生产

续表

Azathioprine	硫唑嘌呤
Benzene	苯
Benzidine	联苯胺
Benzidine, dyes metabolized to	联苯胺（由染料代谢成为）
Benzo [*a*] pyrene	苯并（a）芘
Beryllium and beryllium compounds	铍及铍化合物
Betel quid with tobacco	槟榔嚼块（同时有烟草）
Betel quid without tobacco	槟榔嚼块（不伴有烟草）
Bis (chloromethyl) ether; chloromethyl methyl ether (technical-grade)	双氯甲醚和氯甲甲醚（工业级）
Busulfan	白消安
1,3-Butadiene	1,3-丁二烯
Cadmium and cadmium compounds	镉和镉化合物
Chlorambucil	苯丁酸氮芥
Chlornaphazine	萘氮芥
Chromium (Ⅵ) compounds	铬化合物（6 价）
Clonorchis sinensis (infection with)	中华分支睾吸虫（感染）
Coal, indoor emissions from household combustion of	室内燃烧的煤
Coal gasification	气化的煤
Coal-tar distillation	蒸馏的煤焦油

续表

Coal-tar pitch	煤焦油沥青
Coke production	焦炭生产
Cyclophosphamide	环磷酰胺
Cyclosporine	环孢霉素
Diethylstilbestrol	己烯雌酚
Engine exhaust，diesel	柴油废物
Epstein-Barr virus	EB病毒
Erionite	毛沸石
Estrogen therapy，postmenopausal	雌激素（绝经后治疗使用）
Estrogen-progestogen menopausal therapy（combined）	联合使用雌激素与孕激素治疗围绝经期疾病
Estrogen-progestogen oral contraceptives（combined）	雌激素和孕激素复合避孕药
Ethanol in alcoholic beverages	酒精饮料中的乙醇
Ethylene oxide	环氧乙烷
Etoposide	鬼臼乙叉苷
Etoposide in combination with cisplatin and bleomycin	鬼臼乙叉苷与顺氯氨铂及博来霉素合用
Fission products，including strontium-90	裂变产物，包括锶90
Formaldehyde	甲醛
Haematite mining（underground）	赤铁矿开采（地下）
Helicobacter pylori（infection with）	幽门螺杆菌（感染）
Hepatitis B virus（chronic infection with）	乙型肝炎病毒（慢性感染）
Hepatitis C virus（chronic infection with）	丙型肝炎病毒（慢性感染）

续表

Human immunodeficiency virus type 1（infection with）	人免疫缺陷病毒 1 型（感染）
Human papillomavirus types 16，18，31，33，35，39，45，51，52，56，58，59	人乳头瘤病毒（16、18、31、33、35、39、45、51、52、56、58、59 型）
Human T-cell lymphotropic virus type Ⅰ	人 T 细胞嗜淋巴病毒Ⅰ型
Ionizing radiation（all types）	电离辐射（所有类型）
Iron and steel founding（occupational exposure during）	钢铁铸造（职业暴露期间）
Isopropyl alcohol manufacture using strong acids	用强酸进行的异丙醇生产
Kaposi sarcoma herpesvirus	卡波西肉瘤相关疱疹病毒
Leather dust	皮革尘
Magenta production	品红生产
Melphalan	苯丙氨酸氮芥
Methoxsalen（8-methoxypsoralen） plus ultraviolet A radiation	8-甲氧补骨脂素加长波紫外线
4,4′-Methylenebis（2-chloroaniline）（MOCA）	4,4′-亚双甲（2-氯苯胺）
Mineral oils，untreated or mildly treated	未经处理或温和处理过的矿物油
MOPP and other combined chemotherapy including alkylating agents	MOPP 及其他包括烷化剂的联合化疗
2-Naphthylamine	2-萘胺
Neutron radiation	中子辐照
Nickel compounds	镍化合物

续表

N′-Nitrosonornicotine（NNN）and 4-（*N*-Nitrosomethylamino）-1-（3-pyridyl）-1-butanone（NNK）	N′-亚硝基去甲烟碱和 4-（N-亚硝基甲氨基）-1-（3-吡啶基）-1-丁酮
Opisthorchis viverrini（infection with）	麝猫后睾吸虫（感染）
Outdoor air pollution	室外空气污染
Outdoor air pollution，particulate matter in	室外空气污染，内有细颗粒物
Painter（occupational exposure as a）	油漆工（职业暴露）
Particulate matter in outdoor air pollution（see Outdoor air pollution，particulate matter in）	室外空气污染中的细颗粒物
3,4,5,3′,4′-Pentachlorobiphenyl（PCB-126）	3,4,5,3′,4′-五氯联苯
2,3,4,7,8-Pentachlorodibenzofuran	2,3,4,7,8-五氯二苯并呋喃
Phenacetin	非那西汀
Phenacetin，analgesic mixtures containing	非那西汀，类似混合物中含有
Phosphorus-32，as phosphate	^{32}磷（磷酸盐）
Plutonium	钚
Polychlorinated biphenyls	多氯联苯
Polychlorinated biphenyls，dioxin-like，with a Toxicity Equivalency Factor（TEF）according to WHO（PCBs 77，81，105，114，118，123，126，156，157，167，169，189）	类二噁英多氯联苯，WHO 已规定有毒性当量因子的 12 种物质（多氯联苯 77，81，105，114，118，123，126，156，157，167，169，189）
Radioiodines，including iodine-131	放射性碘（包括^{131}碘）

续表

Radionuclides，alpha-particle-emitting，internally deposited	放射性核素（体内沉积，发射 α 粒子）
Radionuclides，beta-particle-emitting，internally deposited	放射性核素（体内沉积，发射 β 粒子）
Radium-224 and its decay products	镭 224 及其衰变物
Radium-226 and its decay products	镭 226 及其衰变物
Radium-228 and its decay products	镭 228 及其衰变物
Radon-222 and its decay products	氡 222 及其衰变物
Rubber manufacturing industry	橡胶制造工业
Salted fish，Chinese-style	中式腌鱼
Schistosoma haematobium（infection with）	埃及血吸虫（感染）
Semustine [1-（2-Chloroethyl）-3-（4-methylcyclohexyl）-1-nitrosourea，Methyl-CCNU]	司莫司汀 [1-（2-氯乙基）-3-（4-甲基环己基）-1-亚硝脲]
Shale oils	岩页油
Silica dust，crystalline，in the form of quartz or cristobalite	二氧化硅尘，结晶，以钻石或方石英的形式
Solar radiation	日光辐射
Soot（as found in occupational exposure of chimney sweeps）	烟灰（在烟囱清扫职业暴露中发现）
Sulfur mustard	硫芥子气
Tamoxifen	他莫昔芬（三苯氧胺）
2,,3,7,8-Tetrachlorodibenzo-*para*-dioxin	2,3,7,8-四氯二苯-对-二噁英
Thiotepa	噻替哌
Thorium-232 and its decay products	^{232}钍及衰变物

续表

Tobacco, smokeless	烟草（无烟）
Tobacco smoke, second-hand	烟草（有烟，二手的）
Tobacco smoking	烟草（有烟）
ortho-Toluidine	邻甲苯胺
Treosulfan	苏消胺（曲奥舒凡）
Trichloroethylene	三氯乙烯
Ultraviolet radiation（wavelengths 100～400nm, encompassing UVA, UVB, and UVC)	紫外线辐射（波长 100～400 纳米，包含长波黑斑效应紫外线、中波红斑效应紫外线和短波灭菌紫外线）
Ultraviolet-emitting tanning devices	散发紫外线的日光浴装置
Vinyl chloride	氯乙烯
Wood dust	木尘
X-and Gamma-Radiation	X-辐射和 γ-辐射

2A 类（66 种）

Acrylamide	丙烯酰胺
Adriamycin	多柔比星（阿霉素）
Androgenic（anabolic）steroids	雄激素类固醇（用以合成的）
Art glass, glass containers and pressed ware（manufacture of)	工艺玻璃，玻璃容器和压缩器皿制造
Azacitidine	氮杂胞苷

续表

Biomass fuel（primarily wood），indoor emissions from household combustion of	生物质燃料（主要是木头），家庭燃烧时室内释放
Bischloroethyl nitrosourea（BCNU）	双氯乙基亚硝基脲
Captafol	四氯丹
Carbon electrode manufacture	碳电极制造
Chloral	三氯乙醛
Chloral hydrate	水合氯醛
Chloramphenicol	氯霉素
alpha-Chlorinated toluenes（benzal chloride，benzotrichloride，benzyl chloride）and benzoyl chloride（combined exposures）	α-氯化甲苯类（二氯甲基苯、三氯甲苯、苄基氯）苯甲酰氯（联合暴露）
1-（2-Chloroethyl）-3-cyclohexyl-1-nitrosourea（CCNU）	氯乙环己亚硝脲
4-Chloro-ortho-toluidine	4-氯邻甲苯胺
Chlorozotocin	氯脲菌素
Cisplatin	顺铂
Cobalt metal with tungsten carbide	有碳化钨的金属钴
Creosotes	杂酚油
Cyclopenta［*cd*］pyrene	环戊二烯并［cd］芘
Dibenz［*a*,*j*］acridine	二苯并［a,j］丫啶
Dibenz［*a*,*h*］anthracene	二苯并［a,h］蒽
Dibenzo［*a*,*l*］pyrene	二苯并［a,l］芘

续表

Diethyl sulfate	硫酸二乙酯
Dimethylcarbamoyl chloride	二甲甲酰盐酸酯
1,2-Dimethylhydrazine	1,2-二甲肼
Dimethyl sulfate	硫酸二甲酯
Epichlorohydrin	表氯醇，3-氯-1,2-环氧丙烷
Ethyl carbamate（Urethane）	氨基甲酸乙酯（乌拉坦）
Ethylene dibromide	二溴化乙烯
N-Ethyl-*N*-nitrosourea	N-乙基-N-亚硝基脲
Frying，emissions from high-temperature	油炸，高温中的排出物
Glycidol	缩水甘油
Hairdresser or barber（occupational exposure as a）	理发师（职业暴露）
Human papillomavirus type 68	人乳头瘤病毒 68 型
Indium phosphide	磷化铟
IQ（2-Amino-3-methylimidazo［4,5-*f*］quinoline）	氨基甲基咪唑并［4,5-f］喹啉
Lead compounds，inorganic	无机铅化合物
Malaria（caused by infection with *Plasmodium falciparum* in holoendemic areas）	疟疾（在局部人口地方病地区由于感染恶性疟原虫所致）
Mate，hot	冬青茶，巴拉圭茶（热）
Merkel cell polyomavirus（MCV）	梅克尔细胞多瘤病毒
5-Methoxypsoralen	5-甲氧基补骨脂素

续表

Methyl methanesulfonate	甲磺酸甲酯
N-Methyl-*N*′-nitro-*N*-nitrosoguanidine（MNNG）	N-甲基-N′-硝基-N-亚硝基胍
N-Methyl-*N*-nitrosourea	N-甲基-N-亚硝基脲
Nitrate or nitrite (ingested) under conditions that result in endogenous nitrosation	硝酸盐或亚硝酸盐（摄入，在导致内源性亚硝基化的情况下）
6-Nitrochrysene	6-硝基联苯
Nitrogen mustard	氮芥
1-Nitropyrene	1-硝基芘
N-Nitrosodiethylamine	N-亚硝基二乙胺
N-Nitrosodimethylamine	N-亚硝基二甲胺
2-Nitrotoluene	2-硝基甲苯
Non-arsenical insecticides（occupational exposures in spraying and application of）	无砷杀虫剂（在喷雾和应用时的职业暴露）
Petroleum refining（occupational exposures in）	石油提炼（职业暴露）
Pioglitazone	吡格列酮
Polybrominated biphenyls	多溴联苯类
Procarbazine hydrochloride	盐酸甲基苄肼
Shiftwork that involves circadian disruption	昼夜节律紊乱的换班
Styrene-7,8-oxide	氧化苯乙烯
Teniposide	表鬼臼毒噻吩糖苷

续表

Tetrachloroethylene（Perchloroethylene）	四氯乙烯
1,2,3-Trichloropropane	1,2,3-三氯丙烷
Tris（2,3-dibromopropyl） phosphate	三（2,3-二溴丙基） 磷酸酯
Vinyl bromide	溴乙烯
Vinyl fluoride	氟乙烯

2B 类（285 种）

A-alpha-C（2-Amino-9*H*-pyrido［2,3-*b*］indole）	2-氨基-9H-吡啶并（2,3-b）吲哚
Acetaldehyde	乙醛
Acetamide	乙酰胺
Acrylonitrile	丙烯腈
AF-2［2-（2-Furyl）-3-（5-nitro-2-furyl） acrylamide］	2-（2-呋喃基）-3-（5-硝基-2 呋喃基） 丙烯酰胺
Aflatoxin M1	黄曲霉毒素 M_1
Aloe vera， whole leaf extract	库拉索芦荟，全叶提取物
para-Aminoazobenzene	对氨基偶氮苯
ortho-Aminoazotoluene	邻氨基偶氮苯
1-Amino-2,4-dibromoanthraquinone	1-氨基-2,4-二溴蒽醌
2-Amino-5-（5-nitro-2-furyl）-1,3,4-thiadiazole	2-氨基-5-（5-硝基-2-呋喃基）-1,3,4-噻二唑
Amsacrine	胺苯吖啶
ortho-Anisidine	邻甲氧基苯胺

续表

Anthraquinone	蒽醌
Antimony trioxide	三氧化二锑
Aramite	杀螨特
Auramine	金胺
Azaserine	重氮丝氨酸
Aziridine	氮杂环丙烷
Benz [*j*] aceanthrylene	苯并 [j] 醋蒽烯
Benz [*a*] anthracene	苯并 [a] 蒽
Benzo [*b*] fluoranthene	苯并 [b] 荧蒽
Benzo [*j*] fluoranthene	苯并 [j] 荧蒽
Benzo [*k*] fluoranthene	苯并 [k] 荧蒽
Benzofuran	苯并呋喃
Benzo [*c*] phenanthrene	苯并 [c] 菲
Benzophenone	苯甲酮
Benzyl violet 4B	苄基紫 4B
2,2-Bis (bromomethyl) propane-1,3-diol	2,2-双溴甲基丙烷-1,3-二醇
Bitumens, occupational exposure to hard bitumens and their emissions during mastic asphalt work	沥青，职业暴露于硬沥青及在沥青砂胶工程期间的排放物
Bitumens, occupational exposure to straight-run bitumens and their emissions during road paving	沥青，职业暴露于直馏沥青及其在路面摊铺期间的排放物

续表

Bitumens，extracts of steam-refined and air-refined	沥青，蒸气和空气精炼物
BK polyomavirus（BKV）	BK 多瘤病毒
Bleomycin	博来霉素
Bracken fern	羊齿蕨
Bromochloroacetic acid	溴氯代乙酸
Bromodichloromethane	溴二氯甲烷
Butylated hydroxyanisole（BHA）	丁基羟基茴香醚
beta-Butyrolactone	β-丁内酯
Caffeic acid	咖啡酸
Carbazole	咔唑
Carbon black	炭黑
Carbon tetrachloride	四氯化碳
Carpentry and joinery	木工和细木工
Carrageenan，degraded（Poligeenan）	鹿角菜胶，降解（降解角叉胶）
Catechol	儿茶酚
Chlordane	氯丹
Chlordecone（Kepone）	十氯酮（开蓬）
Chlorendic acid	氯菌酸
Chlorinated paraffins of average carbon chain length C12 and average degree of chlorination approximately 60％	平均 12 碳链和约 60％氯化的氯化石腊

续表

para-Chloroaniline	对氯苯胺
3-Chloro-4-（dichloromethyl）-5-hydroxy-2（5*H*）-furanone	3-氯-4-（二氯甲基）-5-羟基-2（5H）-呋喃酮
Chloroform	氯仿
1-Chloro-2-methylpropene	1-氯-2-甲基丙烯
Chlorophenoxy herbicides	氯苯氧基除草剂
4-Chloro-*ortho*-phenylenediamine	4-氯-邻苯二胺
Chloroprene	氯丁二烯
Chlorothalonil	百菌青
Chrysene	䓛（1,2-苯并菲）
CI Acid Red 114	CI 酸性红 114
CI Basic Red 9	CI 碱性红 9
CI Direct Blue 15	CI 直接蓝 15
Citrus Red No. 2	柑橘红 2 号
Cobalt and cobalt compounds	钴及其化合物
Cobalt metal without tungsten carbide	无碳化钨的金属钴
Cobalt sulfate and other soluble cobalt（II）salts	硫酸钴及其他可溶性盐类
Coconut oil，diethanolamine condensate	椰子油（二乙醇胺凝析）
Coffee（urinary bladder）	咖啡（膀胱中）
para-Cresidine	对甲酚定

续表

Cumene	异丙苯
Cycasin	苏铁素
Dacarbazine	氮烯唑胺
Dantron（Chrysazin；1,8-Dihydroxyanthraquinone）	丹蒽醌（柯嗪，1,8-二羟基蒽醌）
Daunomycin	道诺霉素
DDT（4,4′-Dichlorodiphenyltrichloroethane）	滴滴涕（4,4′-双对氯苯基三氯乙烷）
N,*N*′-Diacetylbenzidine	N,N′-二乙酰基联苯胺
2,4-Diaminoanisole	2,4-二氨基苯甲醚
4,4′-Diaminodiphenyl ether	4,4′-二氨基二苯基醚
2,4-Diaminotoluene	2,4-二氨基甲苯
Dibenz [*a*,*h*] acridine	二苯并 [a,h] 吖啶
Dibenz [*c*,*h*] acridine	二苯并 [c,h] 吖啶
7*H*-Dibenzo [*c*,*g*] carbazole	7H-二苯并 [c,g] 咔唑
Dibenzo [*a*,*h*] pyrene	二苯并 [a,h] 芘
Dibenzo [*a*,*i*] pyrene	二苯并 [a,i] 芘
Dibromoacetic acid	二溴乙酸
Dibromoacetonitrile	二溴乙腈
1,2-Dibromo-3-chloropropane	1,2-二溴-3-氯丙烷
2,3-Dibromopropan-1-ol	2,3-二溴正丙醇
Dichloroacetic acid	二氯乙酸
para-Dichlorobenzene	对二氯苯

续表

3,3′-Dichlorobenzidine	3,3′-二氯联苯胺
3,3′-Dichloro-4,4′-diaminodiphenyl ether	3,3′-二氯-4,4′-二氨基二苯基醚
1,2-Dichloroethane	1,2-二氯乙烷
Dichloromethane（Methylene chloride）	二氯甲烷
1,3-Dichloro-2-propanol	1,3-二氯-2-丙醇
1,3-Dichloropropene（technical-grade）	1,3-二氯丙烯（工业级）
Dichlorvos	敌敌畏
Diesel fuel，marine	柴油（船舶用）
Diethanolamine	二乙醇胺
Di（2-ethylhexyl）phthalate	邻苯二甲酸二（2-乙基已基）酯
1,2-Diethylhydrazine	1,2-二乙肼
Diglycidyl resorcinol ether	间苯二酚二缩水甘油醚
Digoxin	异羟洋地黄毒苷（地高辛）
Dihydrosafrole	二氢黄樟素
Diisopropyl sulfate	硫酸二异丙酯
3,3′-Dimethoxybenzidine（*ortho*-Dianisidine）	3,3′-二甲氧基联苯胺（邻联茴香胺）
para-Dimethylaminoazobenzene	对二甲氨基偶氮苯
trans-2-［（Dimethylamino）methylimino］-5-［2-（5-nitro-2-furyl）-vinyl］-1,3,4-oxadiazole	反式-2-［（二甲氨基）甲亚氨基］-5-［2-（5-硝基-2-呋喃基）-乙烯基］-1,3,4-噁二唑
2,6-Dimethylaniline（2,6-Xylidine）	2,6-二甲基苯胺

续表

Dimethylarsenic acid	二甲基胂酸
3,3′-Dimethylbenzidine (*ortho*-Tolidine)	3,3′-二甲联苯胺（邻联甲苯胺）
1,1-Dimethylhydrazine	1,1-二甲肼
3,7-Dinitrofluoranthene	3,7-二硝基荧蒽
3,9-Dinitrofluoranthene	3,9-二硝基荧蒽
1,6-Dinitropyrene	1,6-二硝基芘
1,8-Dinitropyrene	1,8-二硝基芘
2,4-Dinitrotoluene	2,4-二硝基甲苯
2,6-Dinitrotoluene	2,6-二硝基甲苯
1,4-Dioxane	1,4-二噁烷
Disperse Blue 1	分散蓝 1
Dry cleaning (occupational exposures in)	干洗（职业暴露）
Engine exhaust, gasoline	汽车尾气，汽油
1,2-Epoxybutane	1,2-环氧丁烷
Ethyl acrylate	丙烯酸乙酯
Ethylbenzene	乙基苯
Ethyl methanesulfonate	甲磺酸乙酯
Firefighter (occupational exposures in)	消防员（职业暴露）
2-(2-Formylhydrazino)-4-(5-nitro-2-furyl) thiazole	2-（2-甲酰肼基）-4-（5-硝基-2-呋喃基）噻唑
Fuel oils, residual (heavy)	燃油，残留（重质）
Fumonisin B1	伏马菌素 B_1

续表

Furan	呋喃
Fusarium moniliforme, toxins derived from (fumonisin B1, fumonisin B2, and fusarin C)	镰孢霉菌，产毒（伏马菌素 B_1、伏马菌素 B_2、镰菌素 C）
Gasoline	汽油
Ginkgo biloba extract	银杏叶提取物
Glu-P-1（2-Amino-6-methyldipyrido［1,2-*a*：3′,2′-*d*］imidazole）	2-氨基-6-甲二吡啶并［1,2-a：3′,2′-d］咪唑
Glu-P-2（2-Aminodipyrido［1,2-*a*：3′,2′-*d*］imidazole）	2-氨基二吡啶并［1,2-a：3′,2′-d］咪唑
Glycidaldehyde	缩水甘油醛
Goldenseal root powder	白毛茛根粉
Griseofulvin	灰黄霉素
HC Blue No. 1	HC 蓝 1 号
Heptachlor	七氯
Hexachlorobenzene	六氯苯
Hexachlorocyclohexanes	六氯环己烷类
Hexachloroethane	六氯乙烷
2,4-Hexadienal	2,4-己二烯醛
Hexamethylphosphoramide	六甲基磷酰胺
Human immunodeficiency virus type 2（infection with）	人免疫缺陷病毒（HIV）2 型（感染）

续表

Human papillomavirus types 5 and 8（in patients with epidermodysplasia verruciformis）	人乳头瘤病毒 5 型和 8 型（疣状表皮发育不全患者）
Human papillomavirus types 26,53,66,67,70,73,82	人乳头瘤病毒（26、53、66、67、70、73、82 型）
Human papillomavirus types 30,34,69,85,97	人乳头瘤病毒（30、34、69、85、97 型）
Hydrazine	肼
Hydrochlorothiazide	氢氯噻嗪
1-Hydroxyanthraquinone	1-羟基蒽醌
Indeno［1,2,3-*cd*］pyrene	茚并［1,2,3-cd］芘
Iron-dextran complex	铁-葡聚糖络合物
Isoprene	异戊二烯
JC polyomavirus（JCV）	JC 多瘤病毒
Kava extract	卡瓦（醉椒）提取物
Lasiocarpine	毛果天芥菜碱
Lead	铅
Magenta	品红
Magnetic fields，extremely low-frequency	磁场，尤其是低频磁场
MeA-alpha-C（2-Amino-3-methyl-9*H*-pyrido［2,3-*b*］indole）	2-氨基-3-甲基-9H-吡啶并［2,3-b］吲哚
Medroxyprogesterone acetate	醋酸甲羟孕酮
MeIQ（2-Amino-3,4-dimethylimidazo［4,5-*f*］quinoline）	2-氨基-3,4-二甲咪唑并［4,5-f］喹啉
MeIQx（2-Amino-3,8-dimethylimidazo［4,5-*f*］quinoxaline）	2-氨基-3,8-二甲咪唑并［4,5-f］喹喔啉

续表

Melphalan	美法仑（马法兰，苯丙氨酸氮芥）
Methylarsonic acid	甲胂酸
2-Methylaziridine（Propyleneimine）	2-甲氮丙啶
Methylazoxymethanol acetate	醋酸甲基偶氮甲酯
5-Methylchrysene	5-甲基䓛
4,4′-Methylene bis（2-methylaniline）	4,4′-亚甲基双（2-甲苯胺）
4,4′-Methylenedianiline	4,4′-二苯氨基甲烷
Methyleugenol	甲基丁香酚
2-Methylimidazole	2-甲基咪唑
4-Methylimidazole	4-甲基咪唑
Methyl isobutyl ketone	甲基异丁基酮
Methylmercury compounds	甲基汞化合物
2-Methyl-1-nitroanthraquinone（uncertain purity）	2-甲基-1-硝基蒽醌
N-Methyl-*N*-nitrosourethane	N-甲基-N-亚硝基尿烷
α-Methylstyrene	α-甲基苯乙烯
Methylthiouracil	甲基硫脲嘧啶
Metronidazole	甲硝唑（灭滴灵）
Michler's base [4,4′-methylenebis（*N*,*N*-dimethyl）-benzenamine]	米蚩碱
Michler's ketone [4,4′-Bis（dimethylamino） benzophenone]	米蚩酮

续表

Microcystin-LR	微囊藻毒素-LR
Mirex	灭蚁灵
Mitomycin C	丝裂霉素 C
Mitoxantrone	米托蒽醌
3-Monochloro-1,2-propanediol	3-单氯-1,2-丙二醇
Monocrotaline	野百合碱
5-（Morpholinomethyl）-3-［（5-nitrofurfurylidene）amino］-2-oxazolidinone	5-（吗啉代甲基）-3-［（5-硝基呋喃亚甲基）氨基］-2-噁唑烷酮
Nafenopin	萘酚平
Naphthalene	萘
Nickel，metallic and alloys	镍（金属和合金）
Niridazole	尼立达唑
Nitrilotriacetic acid and its salts	氮三乙酸及其盐类
5-Nitroacenaphthene	5-硝基苊
2-Nitroanisole	2-硝基苯甲醚
3-Nitrobenzanthrone	3-硝基苯并蒽酮
Nitrobenzene	硝基苯
Nitrofen（technical-grade）	除草醚（工业级）
2-Nitrofluorene	2-硝基芴

续表

1-［（5-Nitrofurfurylidene）amino］-2-imidazolidinone	1-［（5-硝基呋喃亚甲基）氨基］-2-咪唑啉酮
N-［4-（5-Nitro-2-furyl）-2-thiazolyl］acetamide	N-（4-（5-硝基-2-呋喃基）-2-噻唑基）乙酰胺
Nitrogen mustard *N*-oxide	氮芥 N-氧化物
Nitromethane	硝基甲烷
2-Nitropropane	2-硝基丙烷
4-Nitropyrene	4-硝基芘
N-Nitrosodi-*n*-butylamine	N-亚硝基二-N-丁胺
N-Nitrosodiethanolamine	N-亚硝基二乙醇胺
N-Nitrosodi-*n*-propylamine	N-亚硝基二-N-丙胺
3-（*N*-Nitrosomethylamino）propionitrile	3-（N-亚硝基甲氨基）丙腈
N-Nitrosomethylethylamine	N-亚硝基甲基乙胺
N-Nitrosomethylvinylamine	N-亚硝基甲基乙烯胺
N-Nitrosomorpholine	N-亚硝基吗啉
N-Nitrosopiperidine	N-亚硝基哌啶
N-Nitrosopyrrolidine	N-亚硝基吡咯烷
N-Nitrososarcosine	N-亚硝基肌氨酸
Ochratoxin A	赫曲霉素 A
Oil Orange SS	油橙 SS
Oxazepam	奥沙西泮（去甲羟安定）
Palygorskite（Attapulgite）（long fibres，> 5 micrometres）	>5μm 长纤维坡缕石（硅镁土）
Panfuran S（containing dihydroxymethylfuratrizine）	平菌痢（含二羟甲呋喃三嗪）

续表

Pentosan polysulfate sodium	戊聚硫钠
Pickled vegetables（traditional in Asia）	腌菜（亚洲传统式）
Phenazopyridine hydrochloride	盐酸苯偶氮吡啶（盐酸非那吡啶）
Phenobarbital	苯巴比妥
Phenolphthalein	酚酞
Phenoxybenzamine hydrochloride	盐酸苯氧苄胺
Phenyl glycidyl ether	苯基缩水甘油醚
Phenytoin	苯妥英
PhIP（2-Amino-1-methyl-6-phenylimidazo ［4,5-*b*］ pyridine）	2-氨基-1-甲基-6-苯咪唑并［4,5-b］吡啶
Polychlorophenols and their sodium salts（mixed exposures）	多氯酚类及其钠盐（混合接触）
Ponceau 3R	丽春红 3R
Ponceau MX	丽春红 MX
Potassium bromate	溴酸钾
Primidone	扑米酮（去氧苯比妥）
Printing processes（occupational exposures in）	印刷加工（职业暴露）
Progestins	孕酮类
Progestogen-only contraceptives	避孕用孕激素
1,3-Propane sultone	1,3-丙烷磺内酯
beta-Propiolactone	β-丙内酯
Propylene oxide	氧化丙烯（环氧丙烷）
Propylthiouracil	丙硫氧嘧啶

续表

Pulegone	胡薄荷酮
Radiofrequency electromagnetic fields	频繁放射性电磁场
Refractory ceramic fibres	耐火陶瓷纤维
Riddelliine	瑞德灵
Safrole	黄樟素
Schistosoma japonicum (infection with)	日本血吸虫（感染）
Sodium *ortho*-phenylphenate	邻苯基苯酚钠
Special-purpose fibres such as E-glass and "475" glass fibres	特殊用纤维，如 E-玻璃和"475"玻璃纤维
Sterigmatocystin	柄曲霉素
Streptozotocin	链脲霉素
Styrene	苯乙烯
Sulfallate	菜草畏
Sulfasalazine	柳氮磺胺吡啶
Surgical implants and other foreign bodies：	外科植入物和其他外源物
-Polymeric implants prepared as thin smooth film (with the exception of poly (glycolic acid))	-作为薄滑膜的聚合植入物（聚乙醇酸除外）
-Metallic implants prepared as thin smooth films	-作为薄滑膜的金属植入物
-Implanted foreign bodies of metallic cobalt, metallic nickel and an alloy powder containing 66%～67% nickel, 13%～16% chromium and 7% iron	-植入的外源物（金属钴、金属镍和含 66%～67%镍、13%～16%铬和 7%铁的合金粉）
Talc-based body powder (perineal use of)	滑石粉基爽身粉（会阴部用）
1,1,1,2-Tetrachloroethane	1,1,1,2-四氯乙烷

续表

1,1,2,2-Tetrachloroethane	1,1,2,2-四氯乙烷
Tetrafluoroethylene	四氟乙烯
Tetranitromethane	四硝基甲烷
Textile manufacturing industry (work in)	纺织品制造工业（从事该项工作）
Thioacetamide	硫代乙酰胺
4,4′-Thiodianiline	4,4-二氨基二苯硫醚（4,4′-硫代二苯胺）
Thiouracil	硫尿嘧啶
Titanium dioxide	二氧化钛
Toluene diisocyanates	甲苯二异氰酸酯
Toxaphene (Polychlorinated camphenes)	毒杀芬
Triamterene	三氨喋啶（氨苯蝶啶）
Trichlormethine (Trimustine hydrochloride)	三氯氮芥［三（2-氯乙基）胺］
Trichloroacetic acid	三氯醋酸
Trp-P-1 (3-Amino-1,4-dimethyl-5*H*-pyrido [4,3-*b*] indole)	3-氨基-1,4-二甲基-5H-吡啶并［4,3-b］吲哚
Trp-P-2 (3-Amino-1-methyl-5*H*-pyrido [4,3-*b*] indole)	3-氨基-1-甲基-5H-吡啶并［4,3-b］吲哚
Trypan blue	锥虫蓝（台盼蓝）
Uracil mustard	尿嘧啶氮芥
Vanadium pentoxide	五氧化二钒
Vinyl acetate	乙烯基乙酸酯
4-Vinylcyclohexene	4-乙烯环己烯
4-Vinylcyclohexene diepoxide	4-乙烯基-1-环乙烯基二环氧化物
Welding fumes	焊接烟尘
Zalcitabine	扎西他滨
Zidovudine (AZT)	叠氮胸苷（齐多夫定）

3 类（505 种）

Acenaphthene	二氢苊（威杀灵）
Acepyrene（3,4-dihydrocyclopenta [*cd*] pyrene）	3,4-二氢环戊烷基 [cd] 芘
Aciclovir	阿昔洛韦（开糖环鸟苷）
Acridine orange	吖啶橙
Acriflavinium chloride	吖啶黄
Acrolein	丙烯醛
Acrylic acid	丙烯酸
Acrylic fibres	腈纶
Acrylonitrile-butadiene-styrene copolymers	丙烯腈-丁二烯-苯乙烯共聚物
Actinomycin D	放线菌素 D
Agaritine	蘑菇氨酸
Aldicarb	涕灭威
Aldrin	艾氏剂
Allyl chloride	烯丙基氯
Allyl isothiocyanate	异硫氰酸烯丙酯
Allyl isovalerate	异戊酸烯丙酯
Amaranth	苋菜红
5-Aminoacenaphthene	5-氨基苊
2-Aminoanthraquinone	2-氨基蒽醌
para-Aminobenzoic acid	对氨基苯甲酸
1-Amino-2-methylanthraquinone	1-氨基-2-甲基蒽醌

续表

2-Amino-4-nitrophenol	2-氨基-4-硝基苯酚
2-Amino-5-nitrophenol	2-氨基-5-硝基酚
4-Amino-2-nitrophenol	4-氨基-2-硝基酚
2-Amino-5-nitrothiazole	2-氨基-5-硝基噻唑
11-Aminoundecanoic acid	11-氨基十一酸
Amitrole	氨基三唑（杀草强）
Ampicillin	氨苄西林
Anaesthetics，volatile	挥发性麻醉药
Angelicin plus ultraviolet A radiation	异补骨脂素加长波紫外线辐射
Aniline	苯胺
para-Anisidine	对氨基苯甲醚
Anthanthrene	二苯并芘（蒽嵌蒽）
Anthracene	蒽
Anthranilic acid	邻氨基苯甲酸
Antimony trisulfide	三硫化二锑
Apholate	环磷氮丙啶
para-Aramid fibrils	对芳纶纤维微丝
Arsenobetaine and other organic arsenic compounds that are not metabolized in humans	偶砷（砷甜菜碱）和其他不在人体内代谢的有机胂化合物
Atrazine	阿特拉津

续表

Aurothioglucose	金硫葡糖
2-（1-Aziridinyl）ethanol	2-（1-氮杂环丙烯基）乙醇
Aziridyl benzoquinone	氮杂环丙烯基苯醌
Azobenzene	偶氮苯
11*H*-Benz［*bc*］aceanthrylene	11H-苯并［bc］醋蒽烯
Benz［*l*］aceanthrylene	苯并［l］醋蒽烯
Benz［*a*］acridine	苯并［a］吖啶
Benz［*c*］acridine	苯并［c］吖啶
Benzo［*b*］chrysene	苯并［b］䓛
Benzo［*g*］chrysene	苯并［g］䓛
Benzo［*a*］fluoranthene	苯并［a］荧蒽
Benzo［*ghi*］fluoranthene	苯并［ghi］荧蒽
Benzo［*a*］fluorene	苯并［a］芴
Benzo［*b*］fluorine	苯并［b］芴
Benzo［*c*］fluorene	苯并［c］芴
Benzo［*b*］naphtho［2,1-d］thiophene	苯并［b］萘并［2,1-d］噻吩
Benzo［*ghi*］perylene	苯并［ghi］苝
Benzo［*e*］pyrene	苯并［e］芘
para-Benzoquinone dioxime	对苯醌二肟
Benzoyl peroxide	过氧化苯甲酰
Benzyl acetate	乙酸苄酯

续表

Bis（1-aziridinyl）morpholinophosphine sulfide	双（1-吖丙啶基）吗啉代硫化膦
Bis（2-chloroethyl）ether	双（2-氯乙基）醚
1,2-Bis（chloromethoxy）ethane	1,2-双（氯甲氧基）乙烷
1,4-Bis（chloromethoxymethyl）benzene	1,4-双（氯甲氧甲基）苯
Bis（2-chloro-1-methylethyl）ether	双（2-氯-1-甲基乙基）醚
Bis（2,3-epoxycyclopentyl）ether	双（2,3-环氧戊基）醚
Bisphenol A diglycidyl ether（Araldite）	双酚 A 二缩水甘油醚（环气树脂）
Bisulfites	酸式亚硫酸盐
Blue VRS	VRS 蓝
Brilliant Blue FCF，disodium salt	FCF 亮蓝二钠盐
Bromochloroacetonitrile	溴氯乙腈
Bromoethane	溴乙烷
Bromoform	溴仿
2-Butoxyethanol	2-丁氧基乙醇
1-*tert*-Butoxypropan-2-ol	1-叔丁氧基-2-丙醇
n-Butyl acrylate	丙烯酸正丁酯
Butylated hydroxytoluene（BHT）	丁化羟甲苯
Butyl benzyl phthalate	邻苯二甲酸丁苄酯
gamma-Butyrolactone	γ-丁内酯
Caffeine	咖啡因
Calcium carbide production	碳化钙（电石）生产

续表

Cantharidin	斑蝥素
Captan	克菌丹
Carbaryl	西维因
3-Carbethoxypsoralen	3-羰乙氧基补骨脂素（3-乙酯基补骨脂素）
Carmoisine	酸性淡红
Carrageenan，native	鹿角菜胶，天然
Chloramine	氯胺
Chlordimeform	杀虫脒
Chlorinated drinking-water	氯化饮用水
Chloroacetonitrile	氯乙腈
Chlorobenzilate	乙酯杀螨醇
Chlorodibromomethane	氯二溴甲烷
Chlorodifluoromethane	氯二氟甲烷
Chloroethane	氯乙烷
Chlorofluoromethane	氯氟甲烷
3-Chloro-2-methylpropene	3-氯-2-甲基丙烯
Chloronitrobenzenes	氯代硝基苯
4-Chloro-*meta*-phenylenediamine	4-氯间亚苯基二胺
Chloropropham	氯苯胺灵
Chloroquine	氯喹
5-Chloro-*ortho*-toluidine	5-氯-邻-甲苯胺

续表

2-Chloro-1,1,1-trifluoroethane	2-氯-1,1,1-三氟乙烷
Cholesterol	胆固醇
Chromium, metallic	铬（金属态）
Chromium（Ⅲ）compounds	铬化合物（3 价）
Chrysoidine	碱性橘橙
CI Acid Orange 3	CI 酸性橙 3
CI Acid Orange 20	CI 酸性橙 20
CI Orange G	CI 酸性橙 G
CI Pigment Red 3	CI 颜料红 3
Cimetidine	西咪替丁
Cinnamyl anthranilate	氨茴香肉桂酯
Citrinin	橘青霉素
Clofibrate	氯贝丁酯
Clomiphene citrate	枸橼酸克罗米芬
Coal dust	煤尘
Copper 8-hydroxyquinoline	8-羟基喹啉铜
Coronene	六苯并苯
Coumarin	香豆素
meta-Cresidine	间甲酚定
Crotonaldehyde	巴豆醛
Crude oil	粗油

续表

Cyclamates（sodium cyclamate）	环己基氨基磺酸盐（钠盐）
Cyclochlorotine	环氯素
Cyclohexanone	环己酮
4*H*-Cyclopenta [*def*] chrysene	4H-环戊 [def] 䓛
5,6-Cyclopenteno-1,2-benzanthracene	5,6-环戊-1,2-苯并蒽
D & C Red No. 9	D 和 C 红 9 号
Dapsone	氨苯砜
Decabromodiphenyl oxide	十溴二苯醚（十溴二苯基氧化物）
Deltamethrin	溴氰菊酯
Diacetylaminoazotoluene	二乙酰氨基偶氮苯
Diallate	燕麦敌
1,2-Diamino-4-nitrobenzene	1,2-二氨基-4-硝基苯
1,4-Diamino-2-nitrobenzene	1,4-二氨基-2-硝基苯
2,5-Diaminotoluene	2,5-二氨基甲苯
Diazepam	地西泮
Diazomethane	重氮甲烷
Dibenz [*a*,*c*] anthracene	二苯并 [a,c] 蒽
Dibenz [*a*,*j*] anthracene	二苯并 [a,j] 蒽
Dibenzo-*para*-dioxin	二苯并对二噁英
Dibenzo [*a*,*e*] fluoranthene	二苯并 [a,e] 荧蒽
13*H*-Dibenzo [*a*,*g*] fluorene	13H 二苯并 [a,g] 芴

续表

Dibenzo [*h*,*rst*] pentaphene	二苯并 [h,rst] 戊酚
Dibenzo [*a*,*e*] pyrene	二苯并 [a,e] 芘
Dibenzo [*e*,*l*] pyrene	二苯并 [e,l] 芘
Dibenzothiophene	二苯并噻吩
Dichloroacetonitrile	二氯乙腈
Dichloroacetylene	二氯乙炔
meta-Dichlorobenzene	间二氯苯
ortho-Dichlorobenzene	邻二氯苯
trans-1,4-Dichlorobutene	反式-1,4-二氯丁烯
2,6-Dichloro-*para*-phenylenediamine	2,6-二氯对苯二胺
1,2-Dichloropropane	1,2-二氯丙烷
Dicofol	开乐散
Didanosine	去羟肌苷
Dieldrin	狄氏剂
Diesel fuels, distillate (light)	柴油（蒸馏，轻质）
Di (2-ethylhexyl) adipate	己二酸二（2-乙基己基）酯
N,*N*′-Diethylthiourea	N,N′-二乙基硫脲
Dihydroaceanthrylene	二氢醋蒽烯
Dihydroxymethylfuratrizine (see also Panfuran S)	二羟甲呋喃三嗪（参见平菌痢 S）
Dimethoxane	二甲噁烷
3,3′-Dimethoxybenzidine-4,4′-diisocyanate	3,3′-二甲氧基联苯胺-4,4′-二异氰酸酯

续表

para-Dimethylaminoazobenzenediazo sodium sulfonate	对二甲氨基偶氯苯二偶氮磺酸钠
4,4′-Dimethylangelicin plus ultraviolet A radiation	4,4′-二甲基白芷素加长波长紫外线
4,5′-Dimethylangelicin plus ultraviolet A radiation	4,5′-二甲基白芷素加长波长紫外线
N,*N*′-Dimethylaniline	N,N′-二甲基苯胺
Dimethylformamide	二甲基甲酰胺
Dimethyl hydrogen phosphite	氢亚磷酸二甲基酯
1,4-Dimethylphenanthrene	1,4-二甲基菲
Dinitrosopentamethylenetetramine	二亚硝基五亚甲基四胺
3,5-Dinitrotoluene	3,5-二硝基甲苯
2,4′-Diphenyldiamine	2,4′-二苯基二胺
Disperse Yellow 3	分散黄 3
Disulfiram	戒酒硫
Dithranol	地蒽酚
Doxefazepam	度氟西泮
Doxylamine succinate	琥珀酸多西拉敏
Droloxifene	屈洛昔芬
Dulcin	卫矛醇
Electric fields, extremely low-frequency	电磁砀，尤其是低频率
Electric fields, static	电磁场，静态的
Endrin	异狄氏剂
Eosin	伊红

续表

3,4-Epoxy-6-methylcyclohexylmethyl-3,4-epoxy-6-methylcyclo-hexanecarboxylate	3,4-环氧基-6-甲基环己基甲基-3,4-环氧基-6-甲基环-己烷羧酸酯
cis-9,10-Epoxystearic acid	顺式-9,10-环氧十八烷酸
Estazolam	艾司唑仑
Ethionamide	乙硫异烟胺
Ethylene	乙烯
Ethylene sulfide	环硫乙烷
Ethylenethiourea	乙烯硫脲
2-Ethylhexyl acrylate	丙烯酸-2-乙基己酯
Ethyl selenac	乙基硒
Ethyl tellurac	乙基碲
Eugenol	丁子香酚
Evans blue	伊文思蓝
Fast Green FCF	固绿 FCF
Fenvalerate	氰戊菊酯
Ferbam	福美铁
Ferric oxide	氧化铁
Flat-glass and specialty glass（manufacture of）	扁平玻璃和特制玻璃（制造）
Fluometuron	伏草隆
Fluoranthene	荧蒽

续表

Fluorene	芴
Fluorescent lighting	荧光灯光
Fluorides (inorganic, used in drinking-water)	无机氟化物（饮用水中）
5-Fluorouracil	5-氟尿嘧啶
Fuel oils, distillate (light)	燃油（蒸馏，轻质）
Furazolidone	呋喃唑酮
Furfural	糠醛
Furosemide (Frusemide)	呋塞米（速尿，呋喃苯胺酸）
Fusarium graminearum, *F. culmorum*, and *F. crookwellense*, toxins derived from (zearalenone, deoxynivalenol, nivalenol, and fusarenone X)	禾谷镰刀菌、黄色镰刀菌和克鲁克威尔镰孢菌，产毒（玉米赤霉烯酮、脱氧雪腐镰刀菌烯醇、雪腐镰刀菌烯醇、镰刀菌酮 X）
Fusarium sporotrichioides, toxins derived from (T-2 toxin)	拟枝孢镰刀菌，产毒（T-2 毒素）
Gemfibrozil	吉非罗齐
Glass filament, continuous	玻璃丝，连续的
Glycidyl oleate	油酸缩水甘油酯
Glycidyl stearate	硬脂酸缩水甘油酯
Guinea Green B	基尼绿 B
Gyromitrin	鹿花蕈素
Haematite	赤铁矿
Hair colouring products (personal use of)	染发剂（个人用）

续表

HC Blue No. 2	HC 蓝 2 号
HC Red No. 3	HC 红 3 号
HC Yellow No. 4	HC 黄 4 号
Hepatitis D virus	丁型肝炎病毒
Hexachlorobutadiene	六氯丁二烯
Hexachlorophene	六氯芬
Human papillomavirus genus beta（except types 5 and 8）and genus gamma	人乳头瘤病毒 β 基因型（除 5 型和 8 型）和 γ 基因型
Human papillomavirus types 6 and 11	人乳头瘤病毒（6 型和 11 型）
Human T-cell lymphotropic virus type Ⅱ	人嗜 T 淋巴细胞Ⅱ型病毒
Hycanthone mesylate	甲磺酸海蒽酮（甲磺酸羟胺硫蒽酮）
Hydralazine	肼屈嗪
Hydrochloric acid	盐酸
Hydrogen peroxide	过氧化氢
Hydroquinone	氢醌（对苯二酚）
4-Hydroxyazobenzene	4-羟基偶氮苯
8-Hydroxyquinoline	8-羟基喹啉
Hydroxysenkirkine	羟基克氏千里光碱肾型
Hydroxyurea	羟基脲
Hypochlorite salts	次氯酸盐

续表

Insulation glass wool	绝缘玻璃丝
Iron-dextrin complex	铁-糊精复合物
Iron sorbitol-citric acid complex	铁山梨醇-枸橼酸复合物
Isatidine	松蓝千里光碱
Isonicotinic acid hydrazide（Isoniazid）	异烟肼
Isophosphamide	异磷酰胺
Isopropyl alcohol	异丙醇
Isopropyl oils	异丙基油类
Isosafrole	异黄樟素
Jacobine	夹可宾（千里光碱）
Jet fuel	喷气机燃料
Kaempferol	山萘酚（莰菲醇）
Kojic acid	曲酸
Lauroyl peroxide	过氧化月桂酰
Lead compounds，organic	有机铅化合物
Leather goods manufacture	皮革物品制造
Leather tanning and processing	皮革鞣制和加工
Light Green SF	亮绿 SF
d-Limonene	右旋苧烯（D-柠檬烯）
Lumber and sawmill industries（including logging）	伐木和锯木工业（包括砍伐）
Luteoskyrin	黄变米霉素（藤黄醌茜素）

续表

Madder root（*Rubia tinctorum*）	茜根
Magnetic fields，static	磁场，静态
Malathion	马拉硫磷
Maleic hydrazide	马来酸酰肼
Malonaldehyde	丙二醛
Maneb	代森锰
Mannomustine dihydrochloride	二盐酸甘露醇氮芥
Mate	冬青茶（巴拉圭茶）
Melphalan	右旋苯丙氨酸氮芥（美法仑，马法兰）
Melamine	蜜胺（三聚氰胺）
6-Mercaptopurine	6-巯基嘌呤
Mercury and inorganic mercury compounds	汞和无机汞化合物
Metabisulfites	焦亚硫酸盐（偏亚硫酸氢盐）
Methimazole	甲硫咪唑
Methotrexate	甲氨蝶呤
Methoxychlor	甲氧氯
Methyl acrylate	丙烯酸甲酯
5-Methylangelicin plus ultraviolet A radiation	5-甲基白芷素加长波长紫外线
Methyl bromide	溴甲烷
Methyl *tert*-butyl ether	甲基特（叔）丁基醚
Methyl carbamate	氨基甲酸甲酯

续表

Methyl chloride	甲基氯
1-Methylchrysene	1-甲基䓛
2-Methylchrysene	2-甲基䓛
3-Methylchrysene	3-甲基䓛
4-Methylchrysene	4-甲基䓛
6-Methylchrysene	6-甲基䓛
N-Methyl-*N*,4-dinitrosoaniline	N-甲基-N,4-二亚硝基苯胺
Methylene blue	亚甲蓝（美蓝）
4,4′-Methylenediphenyl diisocyanate	4,4′-亚甲基二苯基二异氰酸酯
2-Methylfluoranthene	2-甲基荧蒽
3-Methylfluoranthene	3-甲基荧蒽
Methylglyoxal	丙酮醛（甲基乙二醛）
Methyl iodide	碘甲烷
Methyl methacrylate	甲基丙烯酸甲酯
N-Methylolacrylamide	N-羟甲基丙烯酰胺
Methyl parathion	甲基对硫磷
1-Methylphenanthrene	1-甲基菲
7-Methylpyrido [3,4-*c*] psoralen	7-甲基吡啶并 [3,4-c] 补骨脂素
Methyl red	甲基红
Methyl selenac	甲基硒
Microcystis extracts	微囊藻抽提物

续表

Mineral oils，highly-refined	矿物油（高度精炼）
Modacrylic fibres	改性聚丙烯腈纤维
Monuron	灭草隆
Morpholine	吗啉
Musk ambrette	葵子麝香
Musk xylene	麝香二甲苯
1,5-Naphthalenediamine	1,5-萘二胺
1,5-Naphthalene diisocyanate	1,5-萘二异氰酸酯
Naphtho [1,2-*b*] fluoranthene	萘并 [1,2-b] 荧蒽
Naphtho [2,1-*a*] fluoranthene	萘并 [2,1-a] 荧蒽
Naphtho [2,3-*e*] pyrene	萘并 [2,3-e] 芘
1-Naphthylamine	1-萘胺
1-Naphthylthiourea（ANTU）	1-萘基硫脲
Nithiazide	硝乙脲噻唑
5-Nitro-*ortho*-anisidine	5-硝基邻茴香胺
9-Nitroanthracene	9-硝基蒽
7-Nitrobenz [*a*] anthracene	7-硝基苯并 [a] 蒽
6-Nitrobenzo [*a*] pyrene	6-硝基苯并 [a] 芘
4-Nitrobiphenyl	4-硝基联苯
3-Nitrofluoranthene	3-硝基荧蒽
Nitrofural（Nitrofurazone）	呋喃西林（硝基糠腙）

续表

Nitrofurantoin	呋喃妥因
1-Nitronaphthalene	1-硝基萘
2-Nitronaphthalene	2-硝基萘
3-Nitroperylene	3-硝基苝
2-Nitropyrene	2-硝基芘
N′-Nitrosoanabasine（NAB）	N′-亚硝基假木贼碱（N-亚硝基毒藜碱，N-亚硝基新烟草碱）
N′-Nitrosoanatabine（NAT）	N′-亚硝基新烟碱（N′-亚硝基安那他品）
N-Nitrosodiphenylamine	正亚硝基二苯胺
para-Nitrosodiphenylamine	对亚硝基二苯胺
N-Nitrosofolic acid	N-亚硝基叶酸
N-Nitrosoguvacine	N-亚硝基四氢烟酸
N-Nitrosoguvacoline	N-亚硝基四氢烟酸甲酯
N-Nitrosohydroxyproline	N-亚硝基羟脯氨酸
3-（*N*-Nitrosomethylamino） propionaldehyde	3-（N-亚硝基甲氨基）丙醛
N-Nitrosoproline	N-亚硝基脯氨酸
Nitrotoluenes	硝基甲苯
5-Nitro-*ortho*-toluidine	5-硝基邻甲苯胺
Nitrovin	硝呋烯腙（双呋咪）
Nodularins	节球藻毒素
Nylon 6	尼龙-6
Oestradiol mustard	雌二醇芥子

续表

Opisthorchis felineus（infection with）	猫后睾吸虫（感染）
Oxyphenbutazone	羟基保泰松
Paint manufacture（occupational exposure in）	油漆制造
Palygorskite（Attapulgite）（short fibres，<5micrometres）	坡缕石（<5μm 短纤维）
Paracetamol（Acetaminophen）	对乙酰氨基酚（扑热息痛）
Parasorbic acid	花楸酸（类山梨酸）
Parathion	对硫磷
Patulin	展青霉素（棒曲霉素）
Penicillic acid	青霉酸
Pentachloroethane	五氯乙烷
Permethrin	氯菊酯（二氯苯醚菊酯）
Perylene	苝（二萘嵌苯）
Petasitenine	蜂斗碱（蜂斗菜碱）
Petroleum solvents	石油溶剂
Phenanthrene	菲
Phenelzine sulfate	硫酸苯乙肼
Phenicarbazide	苯氨脲
Phenol	苯酚
Phenylbutazone	保泰松（苯丁唑酮）

续表

meta-Phenylenediamine	间苯二胺
para-Phenylenediamine	对苯二胺
N-Phenyl-2-naphthylamine	N-苯基-2-萘胺
ortho-Phenylphenol	邻苯基苯酚
Picene	二萘品苯
Picloram	毒莠定
Piperonyl butoxide	增效醚（胡椒基丁醚）
Polyacrylic acid	聚丙烯酸
Polychlorinated dibenzo-*para*-dioxins（other than 2,3,7,8-tetrachlorodibenzo-*para*-dioxin）	多氯二苯并对二噁英（2,3,7,8-四氯二苯并对二噁英除外）
Polychlorinated dibenzofurans	多氯二（联）苯呋喃
Polychloroprene	聚氯丁二烯
Polyethylene	聚乙烯
Polymethylene polyphenyl isocyanate	聚亚甲基聚苯基异氰酸酯
Polymethyl methacrylate	聚甲基丙烯酸甲酯
Polypropylene	聚丙烯
Polystyrene	聚苯乙烯
Polytetrafluoroethylene	聚四氟乙烯
Polyurethane foams	聚氨基甲酸乙酯泡沫树脂
Polyvinyl acetate	聚乙酸乙烯酯

续表

Polyvinyl alcohol	聚乙烯醇
Polyvinyl chloride	聚氯乙烯
Polyvinyl pyrrolidone	聚乙烯吡咯烷酮
Ponceau SX	丽春红 SX
Potassium bis（2-hydroxyethyl） dithiocarbamate	双（2-羟乙基）二硫代氨基甲酸钾
Prazepam	普拉西泮（环丙安定）
Prednimustine	松龙苯芥
Prednisone	泼尼松
Printing inks	油墨
Proflavine salts	3,6-二氨基吖啶盐类
Pronetalol hydrochloride	盐酸萘心定
Propham	苯胺灵
n-Propyl carbamate	氨基甲酸正丙酯
Propylene	丙烯
Ptaquiloside	原蕨苷
Pulp and paper manufacture	纸浆和纸生产
Pyrene	芘
Pyridine	吡啶
Pyrido [3,4-*c*] psoralen	吡啶并 [3,4-c] 补骨脂
Pyrimethamine	乙胺嘧啶
Quercetin	槲皮素

续表

para-Quinone	对苯醌
Quintozene（Pentachloronitrobenzene）	五氯硝基苯
Reserpine	利血平
Resorcinol	间苯二酚
Retrorsine	倒千里光碱
Rhodamine B	罗丹明 B
Rhodamine 6G	罗丹明 6G
Rifampicin	利福平
Ripazepam	利帕西泮
Rosiglitazone	罗格列酮
Rugulosin	皱褶青霉素（细皱青霉素）
Rock（stone） wool	岩棉
Saccharated iron oxide	含糖氧化铁
Saccharin and its salts	糖精及其盐类
Scarlet Red	猩红
Schistosoma mansoni（infection with）	曼氏血吸虫（感染）
Selenium and selenium compounds	硒及其化合物
Semicarbazide hydrochloride	盐酸氨基脲（氨基脲盐酸盐）
Seneciphylline	千里光菲灵
Senkirkine	克氏千里光碱
Sepiolite	海泡石

续表

Shikimic acid	莽草酸
Silica，amorphous	无定型二氧化硅
Simazine	西玛津
Slag wool	渣棉
Sodium chlorite	亚氯酸钠
Sodium diethyldithiocarbamate	二乙基二硫代氨基甲酸钠
Spironolactone	螺内酯
Styrene-acrylonitrile copolymers	苯乙烯丙烯腈共聚物
Styrene-butadiene copolymers	苯乙烯-丁二烯共聚物
Succinic anhydride	琥珀酐
Sudan Ⅰ	苏丹Ⅰ
SudanⅡ	苏丹Ⅱ
Sudan Ⅲ	苏丹Ⅲ
Sudan Brown RR	苏丹棕 RR
Sudan Red 7B	苏丹红 7B
Sulfafurazole（Sulfisoxazole）	磺胺异噁唑
Sulfamethazine	磺胺二甲基嘧啶
Sulfamethoxazole	磺胺甲噁唑
Sulfites	亚硫酸盐类
Sulfur dioxide	二氧化硫
Sunset Yellow FCF	日落黄 FCF

续表

Surgical implants and other foreign bodies: -Organic polymeric materials (as a group) -Orthopaedic implants of complex composition -Cardiac pacemakers -Silicone breast implants -Implanted foreign bodies of metallic chromium or titanium and of cobalt-based, chromium-based and titanium-based alloys, stainless steel and depleted uranium -Dental materials -Ceramic implants	外科植入物和其他外来物：有机聚合物、复合成分的矫形植入物、心脏起博器、硅隆胸植入物、植入的异体（金属铬或钛、钴、铬、钛合金、不锈钢、贫化铀）、牙科材料、陶瓷材料
SV40 polyomavirus	猴肉瘤病毒 40
Symphytine	西门肺草碱
Talc not containing asbestos or asbestiform fibres	不含石棉或石棉样纤维的滑石粉
Tannic acid and tannins	鞣酸（单宁酸）和单宁类
Tea	茶
Temazepam	替马西泮
Terpene polychlorinates (Strobane®)	冰片基氯（氯化松节油）
2,2′,5,5′-Tetrachlorobenzidine	2,2′,5,5′-四氯联苯胺
Tetrachlorvinphos	杀虫畏
Tetrakis (hydroxymethyl) phosphonium salts	四（羟甲基）磷盐
Theobromine	可可碱
Theophylline	茶碱
Thiourea	硫脲

续表

Thiram	福美双（秋兰姆）
Toluene	甲苯
Toremifene	托瑞米芬
Trichlorfon	敌百虫（三氯生）
Trichloroacetonitrile	三氯乙腈
1,1,1-Trichloroethane	1,1,1-三氯乙烷
1,1,2-Trichloroethane	1,1,2-三氯乙烷
Triethanolamine	三乙醇胺
Triethylene glycol diglycidyl ether	三乙二醇二缩水甘油醚（环氧甘醚）
Trifluralin	氟乐灵
4,4′,6-Trimethylangelicin plus ultraviolet A radiation	4,4′,6-三甲基当归根素加长波紫外辐射
2,4,5-Trimethylaniline	2,4,5-三甲苯胺
2,4,6-Trimethylaniline	2,4,6-三甲苯胺
4,5′,8-Trimethylpsoralen	4,5,8-三甲补骨脂素
2,4,6-Trinitrotoluene	2,4,6-三硝基甲苯
Triphenylene	三亚苯（苯并［9,10］菲）
Tris（aziridinyl）-*para*-benzoquinone（Triaziquone）	三（氮丙啶基）对苯醌
Tris（1-aziridinyl）phosphine oxide	三（1-氮丙啶基）氧化膦
2,4,6-Tris（1-aziridinyl）-*s*-triazine	2,4,6-三（1-氮丙啶基）-s-三嗪
Tris（2-chloroethyl）phosphate	三（2-氯乙基）磷酸酯
1,2,3-Tris（chloromethoxy）propane	1,2,3-三（氯甲氧基）丙烷

续表

Tris（2-methyl-1-aziridinyl）phosphine oxide	三（2-甲基-1-氮丙啶）氧化膦
Vat Yellow 4	还原黄 4
Vinblastine sulfate	硫酸长春碱
Vincristine sulfate	硫酸长春新碱
Vinyl chloride-vinyl acetate copolymers	氯乙烯-乙酸乙烯酯共聚物
Vinylidene chloride	偏二氯乙烯
Vinylidene chloride-vinyl chloride copolymers	氯乙烯-偏二氯乙烯共聚物
Vinylidene fluoride	偏氟乙烯
N-Vinyl-2-pyrrolidone	N-乙烯基-2-吡咯烷酮
Vinyl toluene	乙烯基甲苯
Vitamin K substances	维生素 K 物质
Wollastonite	硅灰石
Xylenes	二甲苯
2,4-Xylidine	2,4-二甲苯胺
2,5-Xylidine	2,5-二甲苯胺
Yellow AB	颜料黄 AB
Yellow OB	颜料黄 OB
Zectran	自克威
Zeolites other than erionite（clinoptilolite，phillipsite，mordenite，non-fibrous Japanese zeolite，synthetic zeolites）	除毛沸石外的沸石（斜发沸石、钙十字沸石、丝光沸石、非纤维状日本沸石、合成沸石）
Zineb	代森锌
Ziram	福美锌

4 类（1 种）

Caprolactam	己内酰胺

Acetaminophen（see Paracetamol）	对乙酰氨基酚（见扑热息痛）
Alpha particles（see Radionuclides）	α粒子（见放射性核素）
Attapulgite（see Palygorskite）	硅镁土（见坡缕石）
Beta particles（see Radionuclides）	β粒子（见放射性核素）
N,*N*-Bis（2-chloroethyl）-2-naphthylamine（see Chlornaphazine）	N,N-双-2-氯乙基-2-萘胺（见萘氮芥）
Bis（2-ethylhexyl）phthalate（see Di（2-ethylhexyl）phthalate）	邻苯二甲酸二（2-乙基己基）酯［见邻苯二甲酸二（2-乙基己基）酯］
Boot and shoe manufacture and repair（see Leather dust，Benzene）	靴和鞋制造和修理（见皮革尘，苯）
1,4-Butanediol dimethanesulfonate（see Busulfan）	1,4-丁二醇二甲磺酸（见白消安）
Chimney sweeping（see Soot）	烟囱清扫（见烟灰）
1-（2-Chloroethyl）-3-（4-methylcyclohexyl）-1-nitrosourea（Methyl-CCNU）（see Semustine）	1-（2-氯乙基）-3-（4-甲基环己基）-1-亚硝脲（见司莫司汀）
Chloromethyl methyl ether（see Bis（chloromethyl）ether; chloromethyl methyl ether）	氯甲基甲基醚（见双氯甲醚和氯甲甲醚）
Chlorophenols（see Polychlorophenols）	氯酚类（见多氯酚类）
CI Direct Black 38（see Benzidine，dyes metabolized to）	CI 直接黑 38（见联苯胺，由染料代谢成为）

续表

English	中文
CI Direct Blue 6（see Benzidine，dyes metabolized to）	CI 直接蓝 6（见联苯胺，由染料代谢成为）
CI Direct Brown 95（see Benzidine，dyes metabolized to）	CI 直接棕 95（见联苯胺，由染料代谢成为）
Ciclosporin（see Cyclosporine）	环孢素（见环孢霉素）
Coal tars（see Coal-tar distillation）	煤膏（煤焦油）（见蒸馏的煤焦油）
Continuous glass filament（see Glass filament）	连续玻璃纤维（见玻璃丝）
1,2：3,4-Diepoxybutane（see *Monographs* on 1,3-Butadiene）	1,2：3,4-二环氧丁烷（见 1,3-丁二烯的专著）
Diesel engine exhaust（see Engine exhaust，diesel）	柴油发动机废气（见柴油废物）
Dyes metabolized to benzidine（see Benzidine，dyes metabolized to）	代谢为联苯胺的染料（见联苯胺，由染料代谢成为）
Foreign bodies（see Surgical implants and other foreign bodies）	异物（见外科植入物和其他外源物）
Furniture and cabinet making（see Wood dust）	家具和橱柜制造（见木尘）
Gallium arsenide（see Arsenic and inorganic arsenic compounds）	砷化镓（见砷和无机砷化合物）
Gamma-Radiation（see X-and Gamma-Radiation）	γ 辐射（见 X-辐射和 γ-辐射）
Gasoline engine exhaust（see Engine exhaust，gasoline）	汽油发动机废气（见汽车尾气，汽油）
High-temperature frying（see Frying）	高温油炸（见油炸）
Hot mate（see Mate，hot）	热冬青茶（见冬青茶，热）
Household combustion of biomass fuel（see Biomass fuel，indoor emissions from household combustion of）	家庭生物燃料（木头）室内燃烧（见生物物质燃料，家庭燃烧时室内释放）
Household combustion of coal（see Coal，indoor emissions from household combustion）	家用煤燃烧（见室内燃烧的煤）
Human herpesvirus type 4（see Epstein-Barr virus）	人类疱疹病毒 4 型（见 EB 病毒）

续表

Human herpesvirus type 8（see Kaposi sarcoma herpesvirus）	人类疱疹病毒 8 型（见卡波西肉瘤相关疱疹病毒）
Involuntary smoking（see Tobacco smoke，second-hand）	被动吸烟（见烟草，二手烟）
Iodine-131（see Radioiodines）	碘 131（见放射性碘）
Mustard gas（see Sulfur mustard）	芥子气（见硫芥子气）
Myleran（see Busulfan）	二甲磺酸丁酯（见白消安）
Nickel refining（see Nickel compounds）	镍冶炼（见镍化合物）
Oestrogen（see Estrogen）	雌甾激素（见雌激素）
Oral contraceptives，combined estrogen-progestogen（see Estrogen-progestogen oral contraceptives）	口服避孕药，雌激素-孕酮联合使用（见雌激素和孕激素复合避孕药）
Orange I（see CI Acid Orange 20）	金橙 I（见 CI 酸性橙 20）
Orange G（see CI Orange G）	金橙 G（见 CI 酸性橙 G）
Paving and roofing with coal-tar pitch（see Coal-tar pitch）	煤焦油沥青铺路面和屋面（见煤焦油沥青）
Pentachlorophenol（see Polychlorophenols）	五氯酚（见多氯酚类）
Poligeenan（see Carrageenan，degraded）	降解卡拉胶（角叉胶）（见鹿角菜胶，降解）
Stress（see Volume 100）	精神压力（见第 100 卷）
Strong-inorganic-acid mists containing sulfuric acid（see Acid mists）	含硫酸的强无机酸雾（见无机性强酸的酸雾）
Strontium-90（see Fission products）	锶 90（见裂变产物）
Sunlamps and sunbeds（see Ultraviolet-emitting tanningdevices）	太阳灯和日光浴（见散发紫外线的日光浴装置）
Talc containing asbestiform fibres（see Asbestos）	含有石棉状纤维的滑石粉（见石棉）
Toxins derived from certain *Fusarium* species（see *Fusarium*）	从某些镰刀菌产生的毒素（见镰孢霉菌）

续表

Tungsten carbide with cobalt metal (see Cobalt metal with tungsten carbide)	含钴金属碳化钨（见有碳化钨的金属钴）
Urethane (see Ethyl carbamate)	乌拉坦（见氨基甲酸乙酯）
Wood smoke (see Biomass fuel, indoor emissions from household combustion)	木材燃烧的烟（见生物物质燃料，家庭燃烧时室内释放）

（姜允申　莫宝庆）